# 新版 医学統計学ハンドブック

丹後俊郎・松井茂之［編集］

朝倉書店

# 新 版 へ の 序

初版の「医学統計学ハンドブック」が，当時，北里大学医療衛生学部教授であった宮原英夫先生との共同編者で 1995 年 6 月に刊行され，23 年目を迎える今年，名古屋大学大学院医学系研究科教授の松井茂之との共同編者で新版が刊行される運びになった．

その背景には，初版が刊行された当時から今日までのわずかの間にも，医学研究の進展・多様化がめざましく，その進展を支える形で，さまざまな新しい統計手法がコンピュータの進歩・普及とともに開発されてきており，初版の内容のままでは，時代の変化に対応できなくなってきたことがある．

その変化に対応すべく，新版の多くの章では，新しく開発されてきた統計手法，統計モデルのなかで，重要かつ必要不可欠と考えられるものを十分反映することを目指して，医学統計学関連の学会で世界的に活躍している新進，中堅の学者，研究者に執筆いただいた．その基本構成は統計的方法の視点でまとめた第 I 部「医学研究における統計的方法：基本から発展まで」，研究分野別にまとめた第 II 部「分野別の研究デザインとデータ解析」，統計数理の基礎を簡潔にまとめた第 III 部「医学統計学の数理」の 3 部構成と，初版とほぼ同様とした．その構成のなかで，最近の医学研究の進展・多様化に対処すべく，次の研究分野・トピックスに関する新たな章を加えた．

11 章「欠測データの取扱い」
18 章「因果推論」
19 章「メタアナリシス」
20 章「空間疫学」
24 章「診断医学研究」
25 章「オミクス解析研究」
26 章「オミクスデータの解析」
27 章「画像データの解析」
30 章「ベイズ推測」

一方，医学研究の進展・多様化には影響されない，最も重要な統計学の基礎的な考え方，統計手法，統計モデル，統計数理の基礎，等については，初版と同様に十分な内容で展開している．

医学は，不幸にして病気になってしまったヒトの治療法を学ぶ学問として発達してきた．その病気を診断するための医療技術としてヒトの病気の状態，健康な状態を定量的に教えてくれる貴重な生体情報としての臨床検査の存在が大きい．精度の高い新しい検査法が次々と開発され病気の早期発見，早期診断に役に立っている．しかし，肝心の治療法の進歩はそれほどでもない．その主な理由は，医学は基本的には実験科学であるにもかかわらず，物理実験ほどの精密な実験が困難であることに起因している．つまり，治療効果を示す臨床検査値あるいは症状の変動が，ヒトの生体内に潜むさまざまな観測不可能な要因により大きく影響を受け，かつ個人差も大きいため，治療効果の評価は容易なことではない．この容易でない障壁に切り込んでいける学問分野が医学統計学（medical statistics），生物統計学（biostatistics）なのである．

さまざまな見かけの変動を示すデータのなかに埋もれている真の構造をうまく捉えるには，偶然変動の部分と系統的な変動の部分とを適切に分離する統計モデルの視点が重要である．さらには，研究のデザインからデータ収集，データ解析に至るプロセス全体に対するセンスあるモデリングが決め手となる．医学統計学では，ある治療の効果，あるいは，ある危険因子への曝露のリスクを適切に評価するために「どのように実験・調査デザインを立てるのか，実際にどのようにしてデータをとるのか，どのようにしてデータを解析するのか」など，それぞれのフェーズに統計学の基礎的な考え方，統計モデルが必要となるのである．

一方で，今後もバイオ・IT 技術が進歩し，多様で大規模な生体データ（ビッグデータ）の獲得がますます進むことが予想される．ビッグデータの出現により，今後，医学・医療においても本格的な人工知能の時代が到来するだろうか？もし，ビッグデータによって，疾患の本態・個体差の情報を十分取り出すことができるようになれば，その可能性が出てくるかもしれない．しかし，それは随分と先のことであろう．きわめて複雑なヒトを客観的なデータとして捉えることはそう簡単なことではない．ビッグデータ化がある程度進んでも，不確実で，説明できない要因が大きく消失することはなく，統計的な考え方，モデリングは依然として重要である．

本書の読者対象は，初版と変わりなく，医学を中心とするものの，医学を取り巻く生命科学・生命工学，生物学，農学系の研究あるいは教育に携わっている人々，学生，実務家である．本書では，実際に調査研究を計画する際に必要な調査研究デザインと関連する統計手法を調べたい，あるいは，医学論文を読んでいて理解できない統計手法に遭遇した際にその手法について調べたい，などの読者の要望に役に立つ座右の書となるよう留意した．特に，1）医学および関連領域の分野で必要な調査・研究デザイン，統計解析手法，統計数理について，よく利用される，あるいは，最近注目を浴びている，優先度の高いテーマの選択，2）研究者，教育者だけでなく，統計解析業務に携わる企業などの実務家にも理解できる程度にわかりやすい丁寧な解説，3）ほとんどの章で適用例を示し，必要に応じて，データ，パッケージ・プログラム名を添付するなど実用的な内容となるように努めるよう図った．

最後に，ご多忙にもかかわらず快くご執筆いただいた先生方の熱意，朝倉書店編集部の方々のご尽力に心からの御礼を申し上げたい．

2018 年 6 月

丹後俊郎
松井茂之

# 序

医学知識の変化のスピードには目を見張るものがある．一寸前までは「正しい」とされていた知識が新事実の発見により，「間違っていた」と見直されることもまれではない．同時に，進行している医学研究の細分化，多様化は，一方で，それらの結果を評価するための新しい統計手法の開発を促し，医学統計学も急速に変化が起ってきている．ひと昔前までは，2 標本の差の t 検定のように，同じ手法がいろいろな研究デザインであたかも万能のように適用されていたが，最近では経時的繰返し測定データの解析法など，目的やデータの性格に応じて新しいより適切な手法が使われるようになり，限られた手法だけを利用していればすむ時代ではなくなりつつある．眼を国外の研究論文に向けると，すでに，10 年以上も前から，いろいろなノンパラメトリック手法，マルチリスクファクター評価のためのロジスティックモデル，生存時間評価のための Cox 比例ハザードモデルなど多彩な統計手法が使用されている．

研究者の洞察力，直観力が大切にされなければならないことは，いつの時代でも変ることがない．しかし，それを別にすれば，研究の成否を分ける重要なポイントは出発点で，研究プロトコールを時間をかけて慎重に作成することであろう．それは，たんに，実験 (調査) 方法を明確に定めてその手順を詳細に決めることだけに止まるものではなく，研究目的にかなった方法を選ぶことから始まり，必要な標本の大きさの見積もり，統計解析法の決定という一連のプロセスを包含するものでなければならない．

学会発表が迫っている，論文審査が来週にある，にもかかわらず「実験結果をどのように解析したらよいかわからない」など，せっぱ詰まって相談に来られる研究者が後を絶たないが，残念ながら，この段階から手伝ったのでは，彼らの希望する答えにたどりつけないことが少なくない．実験中のデータの取り方に問題があったり，研究目的に必要なデータが欠如しているなどが，その原因であり，ある程度の統計的知識を持ち合せて実験に臨めば良かったのにと，悔やまれる．

このようなとき，いろいろな領域で行われる実験・調査に必要なデザインと統計手法を網羅し，それらを利用しやすい形で，わかりやすく解説した医学統計学の参考書があれば，手法の理解や研究の計画，実施，解析に役立つにちがいないと考え，本書を企画した．医学ならびにその関連領域の統計では，簡単なようにみえる研究でも，いろいろな領域にまたがる知識が必要とされることが少なくない．そこで，動物実験，臨床試験，疫学調査，臨床検査などの関連諸分野の知識も幅広く取り上げ，どのような問題でもこの本を調べれば役に立つ情報が得られ，沢山の書物を参照しなくてもすむという，ハンドブックの役割をもたせるように工夫した．

このハンドブックは読者対象として，次のような人々を想定している．一つは，医学のいろいろな領域で，実際の問題に直面し，実験計画からその統計処理まで自ら実施しなければならない人々，あるいはその協力者である．興味を抱いた問題を解くのに，どのような手法があって，それをどう利用すればよいかを知りたい学生，研究者，医師らがこれに相当するであろう．第二は，医学論文や研究報告を書いたり読んだりする際に，必要な医学統計やその関連事項の知識をわかりやすい形で求めている人々である．特に，臨床試験の報告では，統計部分の比重が大きく，その部分の理解無しには論文の意味がつかめないということがある．またコンピュータを利用して自分のデータを半ば機械的に処理したが，その統計的意味をまとめておきたい人もこのカテゴリーに入るであろう．

医学統計に興味をもつ読者層の中には，高度な統計知識を自由に駆使している研究者も少なくない．このハンドブックは，これまであまり取り上げられなかった手法も，簡単な手法を中心にしたクックブックに飽き足りないこのような研究者が，さらに新しい知識を獲得するのにも役立つのではないかと期待している．

ハードウェア，ソフトウェア両面の急速の進歩により，コンピュータを利用した統計計算がますます容易かつ正確に行われるようになってきた．しかし，集められたデータをどのように整理するか，計算結果をどのように解釈するかという点においては，現在の統計パッケージは自分から考えを出したり，まとめてくれるわけではない．この本では今後ますます盛んになるであろう統計パッケージの利用を念頭に置いて 22 章に信頼できる「統計ソフトウェア」の解説を加えたが，それ以外の章でも折りに触れて，入力データの取扱いから，結果の解釈まで，統計パッケージによる計算と関連づけてノウハウを例示するように努めた．

このハンドブックの多くの章は，最近の成果や傾向を十分に反映することを目指して，医学統計学関連の学会で世界を舞台に現在活躍している新進，中堅の学者・研究者が執筆している．このことは，この本が医学データの統計処理の際に必要度の高い手法を中心に構成されている一方で，まだあまり知られていないが，近いうちに利用頻度が高まりそうな最新の手法を積極的に取り上げ解説を加えているという特徴にもつながっている．

最後に，執筆者各位の熱意，朝倉書店編集部の諸氏の絶大な御尽力に心からの感謝の気持ちを表しておきたい．

1995 年 6 月

宮 原 英 夫

丹 後 俊 郎

## 編集者


丹後　俊郎　医学統計学研究センター

松井　茂之　名古屋大学大学院医学系研究科生物統計学分野


## 執筆者


井元　清哉　東京大学医科学研究所ヘルスインテリジェンスセンター

植木　優夫　理化学研究所革新知能統合研究センター

牛嶋　大　がん研究会有明病院

金森　敬文　東京工業大学情報理工学院数理・計算科学系

川口　淳　佐賀大学医学部地域医療科学教育センター

久保川達也　東京大学大学院経済学研究科

小西　貞則　中央大学理工学部数学科

小森　理　成蹊大学理工学部情報科学科

佐藤　健一　広島大学原爆放射線医科学研究所計量生物研究分野

佐藤　俊哉　京都大学大学院医学研究科社会健康医学系専攻

大門　貴志　兵庫医科大学医学部医学科

高橋　邦彦　名古屋大学大学院医学系研究科生物統計学分野

田中　司朗　京都大学大学院医学研究科臨床統計学講座

田宮　元　東北大学東北メディカル・メガバンク機構

丹後　俊郎　医学統計学研究センター

手良向　聡　京都府立医科大学大学院医学研究科

内藤　貫太　島根大学総合理工学部数理・情報システム学科

西浦　博　北海道大学大学院医学研究院社会医学分野

西川　正子　東京慈恵会医科大学臨床研究支援センター

橋本　修二　藤田保健衛生大学医学部衛生学講座

長谷川貴大　塩野義製薬株式会社解析センター

服部　聡　大阪大学大学院医学系研究科情報統合医学講座

藤井　良宜　宮崎大学教育文化学部数学教育

藤澤　洋徳　統計数理研究所数理・推論研究系

船渡川伊久子　統計数理研究所データ科学研究系

松井　茂之　名古屋大学大学院医学系研究科生物統計学分野

松浦　正明　帝京大学大学院公衆衛生学研究科

松山　裕　東京大学大学院医学系研究科公共健康医学専攻

南　美穂子　慶應義塾大学理工学部数理科学科

三輪　哲久　農研機構農業環境変動研究センター

森川　敏彦　前久留米大学

山岡　和枝　帝京大学大学院公衆衛生学研究科

横山　徹爾　国立保健医療科学院生涯健康研究部


（五十音順）

# 目　次

## 第 I 部　医学研究における統計的方法: 基本から発展まで

## 第 II 部　分野別の研究デザインとデータ解析

**第 III 部　医学統計学の数理**

# I

# 医学研究における統計的方法: 基本から発展まで

Chapter 1

# 医学研究における統計学的視点

医学はもともと不幸にして病気になってしまったヒトの治療法を学ぶ学問として発達してきた．しかし，最近では病気にならないようにする予防医学が急速に発展してきている．いずれにしてもそのベースには，ヒトの病気の状態，健康な状態を教えてくれる貴重な生体情報としての臨床検査の存在が大きい．最近では，数多くの新しい精度の高い検査法が開発され病気の早期発見，早期診断に役に立っている．しかし，治療法の進歩はそれほどでもない．なぜなら，医学は基本的には実験科学であるにもかかわらず，物理実験ほどの精密な実験は困難であることに起因している．つまり，治療効果を示す臨床検査値あるいは症状がヒトの生体内に潜むさまざまな観測不可能な要因により大きく変動し，かつ個人差も大きいため，治療効果の評価は容易なことではない．この意味で，「薬が効く」ということはすべての患者に一様に効くということではない．同じ薬剤を同じ用法用量で投与されたすべての患者が同じように反応することはきわめて稀である．多くの場合は早期に改善傾向を示す患者もいれば，症状は変わらずついには残念ながら悪化してしまう患者もいる，というように反応は患者によってさまざまである．また，どの患者がどちらの方向に反応するかは事前には予測が難しく，投与後の観察でしかわからないという「予測不可能な個人差」が存在する．つまり，反応にバラツキがあることが治療の効果の解釈を難しくする要因である．この容易でない障壁に切り込んでいける学問分野が実は医学統計学 (biostatistics, medical statistics) であることが意外に知られていない．なぜなら，さまざまな見掛けの変動を示すデータのなかに埋もれている真の構造をうまく捉えるには偶然変動の部分と系統的な変動の部分とを適切に分離する統計モデルの視点が重要となるからである．そのためには，研究のデザインからデータ収集，データ解析にいたるプロセス全体に対するセンスあるモデリングが決め手となるからである．

## 1.1 医学研究のデザイン

医学研究の例を思いつくまま列挙すると，

1）脳血管疾患死亡率を二つの地域 A,B で比較したところ，地域 A が有意に高率であった．その原因を探るために疫学調査を開始する．

2）ある河川の近くに住む住民の健康調査をしたところ，稀にしか発生しない疾患が全国と比較して有意に高率であった．その原因を探る疫学調査に乗り出す．

3）ある化学物質の毒性を評価するための用量比較の動物実験を行う．

4）2 種類の治療法 (薬剤) の効果を比較する臨床試験を行う．

5）糖尿病境界型患者に対する新しい栄養教育法の評価をするため，従来法との臨床試験を実施する．

6）放射線被爆の健康影響を検討するために，原子力発電所とその関連施設の従業員を対象とした大規模な追跡調査 (縦断的調査) を実施する．

7）大気汚染の健康影響を検討するのに，曝露の程度の小さい地域と大きい地域をいくつか選んで現在の健康被害状況を比較する調査を実施する．

8）鉄欠乏性貧血 (iron-deficiency anemia) に関するさまざまな検査診断の比較をすべく，鉄欠乏性貧血の診断に関する論文を MEDLINE を用いて検索する．

9）メタボリックシンドローム患者を対象としたライフスタイル改善プログラムの有効性を評価するために，現在までに公表されている無作為化臨床試験を MEDLINE を用いて検索する．

10）ある多遺伝子疾患の疾患関連遺伝子を検討するために，患者と健常者の一塩基多型のゲノム (オミクス) データベースを利用する

となる．最初の二つは，まず，ある現象の程度を実態調査で「統計学的に比較」して，その結果何か普通でないことを検出・確認してからその原因調査に乗り出す場合で，一次スクリーニングに「統計学的推測」を利用する場合である．3 番目以降の比較はすべてある作用因子の「効果 (effect, efficacy)」，または，「リスク (risk)」の評価に関連しているが

- 1), 2), 6), 7) は観察的調査，研究 (observational study)
- 3), 5) は実験的研究 (experimental study)
- 8), 9) はメタアナリシス (meta-analysis) 研究
- 10) は観察的研究ではあるが，最近のバイオ技術の進展により，生体由来の組織，細胞を分子レベルで捉えたデータベース (ビッグデータ) に基づく分子データ解析研究

と分類できる．ここでは，評価したい因子を積極的に割り付けることができるものを「実験」，そうでないものを「観察」と区別する．したがって，観察的研究では，調査 (survey) ともよばれ，ありのままを観察して因子をもつ集団ともたない集団を比較することになり，データを収集する時間の方向により次の三つに大別することができる．

1. 横断的研究 (cross sectional study)：調査時点のデータを収集する研究で，7) がその例．
2. 後ろ向き研究 (retrospective study)：調査時点から過去にさかのぼってデータを収集する研究で，1), 2) がその例．
3. 前向き研究 (prospective study)：調査開始時点から将来に向かって経時的にデータを収集する研究．縦断的研究 (longitudinal study) ともよばれ，6) がそ

の例.

嗜好品, 食事習慣, 環境汚染等の健康リスク (health risk) を研究する疫学研究 (epidemiological study) は観察的研究の典型であり，ケースコントロール研究 (case-control study) は後ろ向き研究，コホート研究 (cohort study) は前向き研究の例である．一方，実験的研究は，次の三つに分類できよう.

1）動物実験 (animal experiment)

2）臨床試験 (clinical trial)：動物実験でその効果がある程度確認された薬，新しい術式，健康増進プログラム，等の効果をヒトで検証する.

3）疫学的介入研究 (intervention study)：健康リスクを研究する疫学研究であるが，ヒトの健康にとって良い方向へ介入する (例：喫煙本数を減少させる，お酒の飲酒量を減少させる) 研究

メタアナリシス研究は過去に独立に実施された研究成果を網羅的に収集・整理 (システマティックレビュー) しデータ化して，個々の推定値を統合し，効果 (影響) の大きさを推定する研究であり，近年のブーム「根拠に基づく医療 (EBM, evidence-based medicine)」を推進させている研究方法である．最近では，ゲノムデータベースを利用したメタアナリシス研究も盛んである.

次に，研究の目的か，記述的 (descriptive)，探索的 (exploratory)，あるいは検証的 (confirmatory) かどうかで三つに分類することができる．国勢調査，国民栄養調査，患者調査等の横断的調査の多くは調査時点の集団の特徴を数量的に記述することが目的である．これに対して，原因のわからない疾患の危険因子を探したり，種々の毒性を動物実験等で検討する場合，可能性ある因子を多く設定し，それぞれの影響，効果を多面的に探索することが目的になる．一方，何らかの仮説が提案され，それを検証する，あるいは，その誤りを検証する目的には，仮説の下で起こる事象とこれに対立する仮説の下で起こる事象とを比較して仮説の有意性を検証することになる，新薬の効果を調べる臨床試験では，開発段階では探索的であるが，許認可へ向けた申請段階では検証的であるように，目的に応じて，試験デザインが異なることに注意したい.

さて，いずれにしても，研究対象として選択した比較的少ないデータ (標本) から推定された結果を，より大きな集団 (母集団) へ外挿 (extrapolation) あるいは一般化 (generalization) して解釈しようとすることが多い．したがって，標本が母集団からの代表選手として適切か否かを検討する必要がある．ここに，標本の「無作為抽出 (random sampling)」というデザインが登場する．しかし，病院を訪れる患者，保健所の健康診断を受診する住民等，医学研究の研究対象である「標本」は決して母集団の無作為標本ではない．したがって，偏った標本であるために母集団の特性を統計学的に「推定」することはできない．しかし，医学研究の主たる目的は母集団特性の推定にあるのではなく，処理効果の「比較」にあるので，統計学的に「比較できる環境」を整える工夫が必要となる[1]．そのための重要な手続きの一つが「作用因子の割付けの無作為化」，すなわち「無作為割付け (random allocation)」であり，その実験・試

験等を総称して無作為化比較試験 (randomized controlled trials, RCT) という．それは

1) 評価したい因子以外の結果に影響を及ぼす潜在的な因子である交絡因子 (confounding factors) の影響を少なくし，
2) データのバラツキの大きさを群間で均一化する

という重要な役目がある．つまり比較可能性 (comparability)，内的妥当性 (internal validity) が担保でき，統計解析を非常に簡単にし，結果の解釈を単純明瞭にさせる．したがって，これが可能か否かでその研究結果の信憑性，データの解析方法，解釈のしかたが大きく異なるのである．それでは，研究の種類別に無作為割付けの役割とその重要性を解説していこう．

## 1.2 動物実験

ここでは，ラットに 2 種類の薬剤 A, B を投与して 24 時間後の物質 X の血中濃度を測定して，その効果を比較する動物実験を考えてみよう．実験に用いるするラットは薬剤 A, B それぞれについて 10 匹ずつである．以下は実験状況の記録である．

1) まず最初に，薬剤 A の投与実験を行った．実施した日はどんよりとした曇り空の，きわめて寒い日で，実験者の体調もすぐれなかったので，室内の温度を高めに設定して，窓を締め切って行った．また，薬剤 A を投与したラットは薬剤 B を投与する予定のラットに比較すると体重の重いものが多かったが，気にしなかった．
2) 薬剤 B の投与実験を行った日は，快晴で暖かい日であったので，窓を全開して行った．体調も良かったので実験に要した時間も前回の実験よりも短時間で終了した．この原因としては実験に対する慣れもあるかもしれないと考えた．
3) 薬剤 A と薬剤 B を投与したラット 10 匹ずつの両群で測定した物質 X の血中濃度のデータを Student の $t$ 検定で検定した．その結果，薬剤 B を投与したラットの平均血中濃度が薬剤 A に比較して有意に高かったので，薬剤 B は A に比較してより効果の大きいものであると結論した．

さて，この実験では，「観察された血中濃度の差が薬剤だけの効果を表しているだろうか？」という疑問が生じる．なぜなら，次のような点で実験環境が違いすぎる．

- 実験者の体調の違い
- 実験順序の違い (時間的要素)
- 天候の違い (温度，湿度，光)
- 体重の違い (個体差)

これでは，観察された差が薬剤の効果を表しているという結論ははなはだ疑問である．少なくとも，「実験者の技能，光，熱，湿度」等の因子は反応に影響を与える最も基本的な攪乱因子，潜在的な交絡因子であることは多くの種類の実験で知られているわけ

で，これらの因子が異なる実験環境で測定された実験結果はもはや比較できないのである．さらに，動物，ヒトという生体を対象にする場合はさらに，「時間 (日内変動・日間変動)，個体差」等の因子が加わる．したがって，実験では処理以外に結果に影響するかもしれない因子を事前に検討し

- 同一条件に制御できるものは設定する (光，熱，湿度等)，
- 同一条件に制御できないものはそれぞれの処理を「同じ数」だけ「無作為に」割り付ける (時間，個体差，など)

ことが重要となる．つまり「無作為割付け」によって，制御不可能な要因の影響を確率的に均一化して実験誤差 (偶然変動) のなかに組み入れることができるのである．特に重要な点として強調したいことは，**現在の知識ではわからない未知の因子までも誤差に組み込める点が素晴らしい！**のである．こうすることにより，処理群 A と処理群 B との差が処理 A,B の他には偶然だけでしかない，という比較可能性を保つことができる．また，「同数割付け」によって目的とする処理因子の効果が，他の因子と分離されて推定できるという意味で実験結果の解釈を単純にしてくれるのである．これを釣り合い (バランス) のとれた**実験計画** (balanced design) という．この方法が，Fisher によって提唱された**実験計画法** (design of experiment) であり，そのための統計手法が**分散分析** (analysis of variance) である．

いまの実験の例でいえば，次のようにすればよいだろう．

1) 実験室の環境 (光，温度，湿度) は一定にする (⇒ 差は生じない)．
2) 実験は体調が同一コンディションのときに行う (⇒ 差は無視できる)．
3) 各ラットにどの薬剤を投与するかは無作為割付けを行う．体重の違いが実験結果に大きく影響を与える場合には，体重でいくつかのブロックに分類し，それぞれのブロックのなかで処理の無作為割付けを行う．これを実験の**局所管理** (local control) という (⇒ ブロック内の個体差は偶然変動へ転化される)，
4) 実験順序も無作為化を行う．(⇒ 実験順序の差は偶然変動へ転化される)．

無作為化，局所管理，それに偶然変動 (測定誤差) の大きさを評価するために同一条件下で実験を繰り返す**反復** (repetition) の三つを Fisher の実験の 3 原則という．

## 1.3　臨床研究 (観察研究)

ヒトを対象とした臨床研究では病院に来院する患者 (標本) を観察 (診察) し，治療していく過程で生産される病歴データに基づく臨床研究は観察研究であり，次節の実験的な臨床研究とは区別されなければならない．

さて，病院の一室に積み上げられている患者の病歴ファイルに取り組む臨床研究の問題点について議論しよう．残念ながら，結論からいうと，一見，宝のようにみえる診療記録も，残念ながら研究には適さない，研究者を惑わす結果となる可能性が大である．少なくとも，次の種類の研究は診療記録からは妥当な結果は導き出せない！

1）病気の因果論，病気の頻度の関連性に関する研究

2）治療法の効果，特に薬剤の有効性に関する研究

過去の診療記録に基づく臨床研究では，研究対象となる標本は自らの意志で来院してきた患者であり，研究結果を適用したい集団 (母集団) からの無作為に選ばれた患者ではない．したがって，肝疾患に評判の良い先生がいれば肝疾患患者が多く集まる傾向があるというように，ある病院・保健所等の記録またはそれに類するデータの調査では，疾患の種類・程度によって受診率が異なるので，病気の発生状況 (相対頻度) は偏った姿となってしまう．したがって，診療記録に基づく研究のなかで，この未知の受診率が変化することによって結果が大きく異なると想定されるものはすべて実施できないことになる．それらの結果はいずれも誤りとなるからである．この受診率の違いによって結果が歪められる偏りを選択バイアス (selection bias) とよんでいる．ここでは受診であって選択ではないが結果として選択していることになる．この例として Berkson's bias[2] は最も有名であるが，いまだ，その重要性は十分に理解されていないようである．このバイアスは臨床医にはぜひ理解していただきたい基本事項である．Berkson は糖尿病と胆嚢炎が併発する可能性の有無を診療記録に基づいて行う研究を例にあげて，その誤りを指摘したものであった．当時はこの二つの病気が併発するという印象が強く，ある外科医が糖尿病の治療として胆嚢の摘出を行うほどであったらしい．Berkson が紹介した研究では，

- 仮説：糖尿病患者に胆嚢炎併発率が高い
- 方法：研究者が勤務する病院で，糖尿病患者に胆嚢炎の随伴する率と眼科の外来患者 (屈折異常，いわゆる近視) の胆嚢炎の発生率とを比較する

という研究方法を採用し表 1.1 に結果をまとめたものである．Berkson は，すでに述べた問題点「受診率が疾患によって異なる」とともに，二つ以上の疾患を有する患者は一つだけの患者より病院を訪れる割合は大きいこと，したがって，「選択」ではなく「受診」によって得られる標本からはどんなにがんばっても病気の頻度の正しい (不偏な) 推定はできない，という理由からこのような診療記録による研究の結果はどのようにも変わることを示して，この研究は誤りであることを指摘したのである．

**表 1.1** 胆嚢炎と糖尿病との関連—診療記録から屈折異常を対照群として

| | 胆嚢炎 (cholecystitis) | 胆嚢炎ではない | Total |
|---|---|---|---|
| 糖尿病 (diabetes) | 28(4.86%) | 548 | 576 |
| 屈折異常 (refractive errors) | 68(2.54%) | 2606 | 2674 |
| Total | 96(2.95%) | 3154 | 3250 |

このように，診療記録に基づく病気の因果論，疾患の相互関係に関する議論等は記録がどんなに完璧であったとしても，受診行為ゆえの避けることのできない困難性が存在するのである．このようなデータにどんな統計手法を適用したとしてもその結果は明らかに誤りである．

診療記録を利用した臨床調査で生じるバイアスは，患者の意志で来院する受診率によるものだけではない．診療記録のさまざまな不完全性つまり「質」がバイアスの大きな原因となる．診療記録は臨床医が診療活動を行っているうちに自然と蓄積される診療情報である．保健所・企業等が行う健康診断に基づく記録もまた同様である．したがって，これらの記録は臨床医にとっては大事な宝物であるにちがいない．病院の外へ出ていって地域住民を対象とした野外調査を行うのに比較すると，自分の診療所の過去の記録を調査する方がはるかに「楽」であり，自分たちの汗の結晶の産物であるから余計に熱も入るだろう．



しかし，何事も楽をしていいことはできないことをここでも認識すべきである．診療記録はもともと当面の患者治療のために必要な記録を記載するものであり，後のいつ行われるかわからない調査研究用に設計されたものでない．したがって，将来のある時点で，いざ過去を振り返って調査しようとしても，研究に必要なデータの条件 (質と量) が揃っていないのである．具体的な例をいくつか下に列挙しよう．

1) 症状の発現日の記録はあっても持続期間，結果等が記載されていない．

2) 臨床検査値の測定には欠損が多い．

3) 陽性所見はあるが陰性所見は記載が漏れる傾向がある．

4) 他の死因による死亡，転医，治癒・理由不明のため来院せず，など症例の欠落が多い．

5) 特定の疾患に興味が集中している期間では，後で比較対象とすべき他の疾患の記録が前者に比して不完全なものとなっていることが多い．

6) 古い治療法と比較的新しい治療法の効果を比較するために，過去 10 年間とか 20 年間にわたる調査を考えてみよう．当然ながら古い治療法は調査前期に多く，新しい治療法は調査後期に多くなる．したがって，時間の流れに従って生じる，患者の変化，補助治療・看護体制等の治療環境の変化，診断基準の変化，相対的に不完全でかつ欠落している初期の記録等により本当の治療法の差が歪められてしまう．

7) 通常の診療行為は当面の患者の治療を最優先しようとしているのであるから，薬剤の種類，投与量，投与間隔等は患者の背景を観察して医師の限られた経験によって選択され (selection bias)，また，途中の反応をみて適宜変更している場合が圧倒的多数である．したがって，特定の薬剤の効果をさかのぼって評価しようとしても，他のさまざまな要因と解きほぐせないほど混ざり合っている．この状況を交絡による偏り (confounding bias) があるという．そのため，特定薬剤・治療法の効果に関する適切な推論はまず過去の病院記録からは導き出せない．

8) 特に，ある薬剤は重症の患者に投与し，もう一方の薬剤を軽症の患者に投与していれば，もはや，この薬剤の効果は評価できない．

9) 比較的完璧な症例が収集できたと安心して数群に分類して比較してみると，ある群の症例数がきわめて少なくなってしまう等の，症例数の偏りが生じ，推測効率が悪くなる．

つまり，診療記録には前節に述べた比較可能性が明らかに欠如しているので「比較しようがない」のである．もちろん例外はある．ペニシリンの登場のようにあまりにも劇的な効果が明らかな場合である．しかし，劇的な差がある場合は稀であり，そのため，臨床的に意味のある比較的小さな差が診療記録の不完全さゆえに歪められてしまうのである．つまり，治療効果に関する研究は「計画的な治療プロトコルに基づかない過去の病歴データ」からはまず不可能と考えるべきものである．過去の症例を整理して統計処理すれば学会報告ができる…とんでもない！ 診療活動の延長線上に研究が存在すると考えるのは正しくないのである．経験と知識に基づく思考錯誤の治療行為から得られたデータの整理と，新しい知識の創造をめざす計画的な研究から得られる科学的データとはおのずと質が異なる．前者にはすでに述べたような交絡の罠がいたるところに潜んでいる．ここで注意したいのは，病歴データの整理がすべて無意味であるというのではない．過去の病歴データから，有効らしい治療法に関するヒントが生まれる可能性は否定できない．しかし，それはあくまで可能性であって，前向き研究 (prospective study) できちんと検証すべきものである．

## 1.4 臨　床　試　験

患者の病気の治療法を試験する臨床試験 (clinical trial) では，無作為割付けを施す**無作為化比較試験** (randomized controlled trial, RCT) が，新しい治療法の効果を評価するためにヒトに施される実験であり，かつまた，それが最も質の高い科学的なエビデンスを提供してくれる唯一の研究デザインといわれている．

ただ，どんな治療法でもいいというわけではない．実験単位がヒトであるがゆえに実験者にはさまざまな倫理的責任が課せられることになる．効果があると考えられる治療法だけが試験の対象となり，明らかに劣っていると理解されている治療法を患者に適用してはならない．また，試験途中であっても患者の意思で試験から脱落することができる，という点で，他の分野の実験とは大きく異なる．このような倫理的制約のなかで実施される臨床試験における治療法の良し悪しは，理論 (もちろん何らかの狭義の薬理作用に関する理論があるかもしれないが) に基づくというよりは，実際にヒトに適用して得られた治療結果を観察することに基づいて評価するものである．試験のデザインにあたっては臨床的視点が重要であることはいうまでもないが，評価にあたっては，決して，その道の権威の判断を仰ぐ，あるいは，だれかの意見を参考にするものではない．つまり，RCT は，実験・観察によって得られた患者の反応データに基づいて治療効果を評価するものである．同一の治療を施された患者がすべて同じように反応するわけでもない，改善傾向を示す者もいれば，残念ながら悪化してしまう患者もいる．同一の治療群でもこのようなバラツキ (within variation) があることを認めたうえで，「新治療群と対照群との差 (between variation)」を評価するのが RCT であり，これはまさに統計学的推測 (statistical inference) の問題である．また，RCT の結果が RCT に参加しなかった他の患者集団にも一般化できなければ RCT を実施する意味がない．この標本から母集団への推測は古典的な統計的推測である．しかし，無作為抽出ではない標本に基づいて，少数の病院だけで行われる試験の結果だけでは，必ずしも母集団を推測するための適切なエビデンスとはいえない．つまり，**一般化可能性** (generalizability)，**外的妥当性** (external validity) が乏しいのである．外的妥当性を担保するためには，さまざまな病院で行われた試験結果のメタアナリシス (表 1.3，第 31 章参照) が必要である．



もっとも，無作為化は各群の特性を均一にする「可能性が大」なのであって「必ず保証するものではない」．特に標本の大きさが小さい場合には，観測結果に影響を与える交絡因子の分布に偏りを生ずる (バランスが保てない) 確率も高くなる．したがって，重要な交絡因子の分布に偏りがみられた場合には解析で調整する必要がある．このための統計手法として，(1) 反応が計量値であれば，**共分散分析** (analysis of covariance)，(2) 反応が 2 値であれば，**ロジスティック回帰分析** (logistic regression analysis)，Mantel–Haenszel 法，(3) 反応があるイベント発生までの時間であれば **Cox 比例ハザードモデル** (Cox proportional hazards model)，等を適用する．しかし，解析で事後的に調整することには限界があるので，デザイン段階での局所管理の方法が重要となる．たとえば交絡因子で 2～3 のブロックに分けて，それぞれのブロックのなかで割付けを無作為化する**層別無作為化** (stratified randomization)，あるいは，比較的小さい規模の試験であって，重大な影響を与える可能性がある交絡因子を事前に明確に特定できる場合には，層別無作為化に代わって交絡因子の分布の偏りを強制的に最小化する割付け法としての**最小化法** (minimization) 等である．最小化法は患者が試験に登録されるごとに交絡因子の分布の偏り状況を判断して行う逐次操作が必要でありコンピュータの利用が必須である．

ただ，だれしも，無作為化 (乱数) で自分の運命が左右されたのではたまったものではないと感じるであろう．その患者に有効なはずの (担当医師が経験的にそう思っているだけにすぎない) 治療を受ける機会が奪われるといって，無作為化臨床比較試験は倫理上問題があり実施できないと主張する臨床医が多い．一方で，ある治療法を 2～3 人の患者に実施して，成績が続けて良かったりするとその治療法が良いと思い込んでしまう主観的判断が問題である．そこで，図 1.1 をみてみよう．統計ソフト S-Plus を利用して 500 個の 0, 1 の乱数列を表示したものである．それぞれの生起確率は等確率 ($=1/2$) である．確かに，500 個のなかで 1 は 251 個，0 は 249 個，とそれぞれ約半数出現している．ところが，$X$ で示した 10 個の数列では 0 が 8 回現れている，また $Y$ で示したところは逆に 1 が 9 回現れている．つまり，2 回に 1 回の出現が期待される事象であっても，一方が何度も連続して出現することがよくあることを示している．つまり臨床医の経験がこの乱数列のどの局面にいたかで治療法に対する「思い」

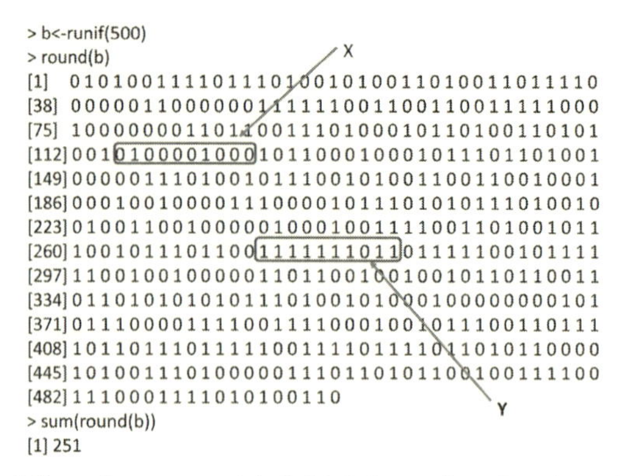


**図 1.1** 統計ソフト S-Plus により生成された 500 個の「0, 1」の一様乱数列

が大きく変化してしまうのである.

また, 治療法には, すべて, それを支持する人, 批判的な人, 無関心な人がおり, 中立的な立場の人は少ないものである. したがって, その治療法が有効であると主張する客観的な証拠を提示しない限り, その治療法に熱心な集団を除いては, 誰も評価はしてくれない!

1) 対照も置かず, 無作為割付けもせずに実施された研究 (オープン試験) では当該治療法に都合良い方向に偏った結論を導いたが,
2) 後にきちんと対照群を置いて比較試験を実施した結果, 対照群に比較して有意に劣ってしまった

いたという事例は, 公表バイアス (publication bias) を考慮するとかなりの頻度に上るものと推測される. Glantz[3] は治療法に対する執着度と試験デザインとの関連を, 1950 年代に肝硬変治療として実施されていた門洞静脈吻合術を評価した 51 の論文で調査した. 結果は表 1.2 に示すように熱心な研究者ほど対照群すら置かずに, また対照群を設置していても無作為割付けを実施していないことがわかる. 対照群を置かない研究でこれほどまでこの手術に支持が偏った理由は, まさに観察者側の偏向と患者側のプラセボ効果 (効果の如何にかかわらず手術を受けたというだけで回復する効果) の何者でもない. 事実, この手術は現在行われていない. したがって, 次のように宣言できる. **治療法 A と治療法 B のどちらが有効かが誰にもわからない無作為化比較臨床試験には倫理上の制約はない.** むしろ, 比較可能性が乏しいデータに「正しい統

**表 1.2** 門洞静脈吻合術を評価した 51 の論文の評価[3]

| 試験デザイン | 手術に対する執心度 | | | 計 |
|---|---|---|---|---|
| | 高い | 中位 | なし | |
| 対照群なし | 24 | 7 | 1 | 32 |
| 対照群あり (非無作為化) | 10 | 3 | 2 | 15 |
| 対照群あり (無作為化) | 0 | 1 | 3 | 4 |

計手法」を適用して誤った結果を導くことの方がはるかに倫理上の問題があるように思われる．将来，その結果に基づいて発生するであろう不必要な研究に費やされる不幸な研究者と研究協力者，費用，時間の地球規模の損失，不必要でかつ不適切な治療を受けることになる最も不幸な患者群を考えてみてほしい．

## 1.5 疫 学 研 究



ヒトの健康に悪い影響を与えるリスク因子を研究する**疫学研究** (epidemiological study) では戦争時代の軍部による人体実験を除くと，リスク因子を無作為にヒトに割り付けることは倫理的に許されない．したがって，喫煙に関する研究では「喫煙者 vs. 非喫煙者」，大気汚染の健康影響に関する研究では「主要幹線道路沿いの住民 vs. 緑の多い住宅街の住民」等を比較するというように，現在住んでいる一人ひとりの嗜好形態，行動様式，生活習慣，社会環境，環境汚染状況の違いを上手に利用した**観察的な研究** (observational study) に求めなければならない．したがって，実験のところで強調したさまざまな潜在的交絡因子 (性，年齢，職業など) が存在し，かつその一部しか実際には観測できないため，比較したい群同士の比較可能性が保証されない．そのため，疫学研究では調査時点で除去できない交絡は統計解析で調整することが必須条件となる．その代表選手は 1.4 節で述べた三つの手法，共分散分析，ロジスティック回帰分析，Cox 比例ハザードモデルである．しかし，無作為割付けができないため，未知の交絡因子まで調整することができない点が疫学研究の限界である．とはいえ，疫学研究はヒトに対するリスクを評価する唯一の研究方法であり，調査方法にさまざまな工夫が施されてきた．その代表的な方法は

1）**コホート研究** (cohort study)
  a）**オープンコホート** (open cohort)：追跡対象の変化 (新エントリー，脱落) を許す
  b）**クローズドコホート** (closed cohort)：追跡対象は不変
2）**ケースコントロール研究** (case-control study)
3）**横断研究** (cross sectional study)

の 3 種類である．これらの研究方法の性質・違いを「喫煙が原因で肺がんという結果が生じた」という作業仮説を設定した研究で説明しよう．

ある地域で原因と考えられる要因「喫煙」の有無で，「喫煙集団」と「非喫煙集団」に分けて (実際には複数カテゴリーに分類されるが)，それぞれの集団 (cohort) の追跡者数 $n_1, n_2$ を一定期間追跡して観察し，それぞれの群で肺がんに新規に罹患した数 $a, c$ をカウントし，**罹患割合** (cumulative incidence, proportion) または**罹患率** (incidence rate) を比較する前向き研究 (prospective study) がコホート研究で，提唱されている「仮説の検証」のための研究方法である．クローズドコホート研究では，罹患割合 (罹患率ということもある) 比較指標として主に**相対リスク RR** (relative risk)

と寄与リスク **AR** (attributable risk) が利用される：

$$RR = \frac{a}{n_1} \div \frac{c}{n_2}$$
$$AR = \frac{a}{n_1} - \frac{c}{n_2}$$

前者をリスク比 (risk ratio)，後者をリスク差 (risk difference) ともよぶ．オープンコホート研究では罹患率だけが推定でき，喫煙集団，非喫煙集団それぞれの群の追跡人年を $m_1, m_2$ と置くと罹患率の比 (incidence rate ratio, IRR) と罹患率の差 (incidence rate difference, IRD) は

$$IRR = \frac{a}{m_1} \div \frac{c}{m_2}$$
$$IRD = \frac{a}{m_1} - \frac{c}{m_2}$$

で定義される．総称でこれらの率に関する比，差もリスク比，リスク差とよばれることがある．しかし，発生割合 (率) が非常に小さい疾患の場合には，大規模な集団を長期間にわたり追跡調査しなければならず，正確な情報を収集しようとすると時間的かつ経済的にも困難な作業となる．さらに，アプローチの性格上，追跡不能 (lost to follow-up) となることも避けられない．まったく無作為に脱落するのであればバイアスはないが，追跡対象疾患の発生と関連ある要因で脱落が生じれば，残った解析可能標本は歪められた標本となってしまう等の問題点がある．

これに対して，研究の第一段階としてまず関連性の高い危険因子をしぼり込む「仮説設定」を目的として，経済的でかつ短期間に結果を獲得するために実施する研究がケースコントロール研究である．それは，結果である肺がん患者 (ケース) と非肺がん患者 (コントロール) の集団を集めて，それぞれの過去の記録または患者の記憶 (recall) から原因である喫煙のデータを収集しようとする後ろ向き研究 (retrospective study) であるが，リスク比もリスク差も計算できない．唯一計算できるのはオッズ比 (odds ratio) である．オッズ (odds) とは競馬でいえば

$$\text{オッズ} = \frac{\text{当たる確率}}{\text{当たらない確率}}$$

となる．オッズが 1 より大であれば当たる確率が当たらない確率より大ということを意味する．ここで推定したいオッズでは

「当たる確率」を $\Longrightarrow$「喫煙者の割合」で

と置き換えることになる．ケース，コントロールそれぞれの群での (喫煙あり，なし) の頻度を $(a, c), (b, d)$ とすると喫煙オッズは

$$\text{ケース群での喫煙オッズ} = \frac{a}{c}$$
$$\text{コントロール群での喫煙オッズ} = \frac{b}{d}$$

となるから，その比は

$$OR = \frac{ad}{bc}$$

となり，コントロール群に比べてケース群の喫煙オッズが何倍となるかを推定するものである．実は，このオッズ比は疫学研究で推定したい肺がんオッズ比 (喫煙集団の肺がんオッズと非喫煙集団の肺がんオッズの比) に一致するので，リスクの指標である相対リスク，寄与リスクが計算できないケースコントロール研究ではオッズ比がよく利用されるのである．さらに，稀な疾患ではほとんど相対リスク $RR$ に一致するからありがたい．ただ，ケースコントロール研究の問題点は，過去の状況を調査しなければならないという記録の不完全性による**情報バイアス** (information bias) の問題と「一般に最適なコントロール群は存在しない」という理論的制約の下で実際にはコントロール群を選択しなければならない**選択バイアス** (selection bias) は避けられない．



これに対して**横断的研究** (cross sectional study) はおもに調査時点の情報を収集する実態調査のことが目的で行われ，ここでは，無作為抽出が要求される．喫煙と肺がんの例では，調査時点の「肺がんに罹患している患者の割合」，すなわち，有病率 (prevalence) が推定できる．喫煙 (リスク因子) に関する情報は現在のものであるだけに，ケースコントロール研究よりは正確な情報が得られる．しかし，「時間経過」の要素が含まれていないので因果関係の推測は基本的に不可能であり，せいぜい**関連性** (association) の議論しかできない．

さて，いずれの方法論においても，疫学研究は実験ではなく観察研究であるから，観察・調査に付随した問題点は避けられない．冒頭に述べた交絡の問題以外にも，

1) 調査に回答しない回答拒否は健康状態と関連していることが少なくない**選択バイアス**
2) 伝統的な測定手段であるアンケート調査の正確度・精密度がよくわからないことが多く，これは精度に格段の進歩がみられる臨床検査を測定手段とした研究に比べるときわめて切れ味が悪くなるという**情報バイアス**
3) 面接調査の方が郵送調査より正確な情報が得られるといわれるが，面接者は面接しようとする対象がケースかコントロールかについてブラインドがかかっていないことが多く，ケースの面接に熱心となる傾向がある**面接バイアス** (interviewer bias)
4) 患者の記憶に多くを依存するケースコントロール研究ではケースの記憶の方がコントロールの記憶より明確であることが多い**リコールバイアス** (recall bias)
5) 食習慣と各種がんに関する研究における食習慣の測定，電磁波と白血病を調査する研究における電磁波の曝露量の測定，のように過去のリスク因子への曝露量に関する測定の信頼性が低い等の**測定誤差** (measurement errors)

等が疫学研究の「疫病」として立ちはだかっていて研究結果の再現性をきわめて低いものにしている．したがって，一般には，単一の疫学研究の結果だけでリスク評価を正し

く行うことは難しく，同じ条件で繰り返し行った類似の研究をまとめて評価することが必要になる．そのための統計手法としてここにメタアナリシス (meta-analysis, 第31章参照) が有効な方法として登場する．しかし，疫学研究は RCT と違って「無作為割付けができない」等のデザイン上の困難さからさまざまなバイアスを制御できない調査で推定された個々の推定値には系統的なバイアスに基づく「違い」があるにもかかわらず，メタアナリシスにより，一見「統合できた」推定値だけを主張することは誤った印象を与えると批判されている[4~7]．表 1.3 には米国医療政策研究局 (AHCPR, Agency for Health Care Policy and Research) によるエビデンスの分類を示す．そこに疫学調査から得られるエビデンスのレベルの低さが示されている．RCT と疫学研究の違いをよく理解し，メタアナリシスの適用とその解釈にあたっては，慎重でなければならない．

**表 1.3** 米国医療政策研究局 (AHCPR) によるエビデンスの分類

| ランク | 研究デザイン |
|---|---|
| Ia | 無作為化比較試験のメタアナリシスによる<br>(Evidence obtained from meta-analysis of randomized controlled trials) |
| Ib | 少なくとも一つのランダム化比較試験による<br>(Evidence obtained from at least one randomized controlled trial) |
| IIa | 少なくとも一つのよくデザインされた非無作為化比較試験による<br>(Evidence obtained from at least one well controlled study without randomization) |
| IIb | 少なくとも一つの他のタイプのよくデザインされた準実験的研究による<br>(Evidence obtained from at least one other type of well designed quasi-experimental study) |
| III | よくデザインされた非実験的記述的研究による．比較試験，相関研究，ケースコントロール研究等<br>(Evidence obtained from well designed non-experimental descriptive studies ; such as comparative studies, correlation studies and case control studies) |
| IV | 専門家委員会のレポートや意見 and/or 権威者の臨床経験<br>(Evidence obtained from expert committee reports or opinions and/or clinical experience of respected authorities) |

## 1.6 分子データ解析研究

近年のバイオ技術の進展より，生体由来の組織や細胞を分子レベルで捉えることが可能となり，DNA 配列 (点変異，挿入・欠失，コピー数，染色体構造等)，遺伝子発現，DNA メチル化，タンパク質発現，代謝物質等のさまざまな分子データが生み出されている．さらに，シークエンスやアレー技術の低コスト化により，全ゲノム，全遺伝子等を対象とした網羅的な解析が盛んになり，分子データのビックデータ化が進んでいる．全ゲノム，全遺伝子等の分子全体を表すデータはオミクスデータ (omics data)

と総称される．

医学研究における分子データ解析の大きな意義として，疾患の理解につながることがあげられる．たとえば，多遺伝子疾患の疫学研究において患者と健常人の一塩基多型のゲノムデータを比較することで疾患関連遺伝子を新たに発見できる可能性がある．一方，がん細胞の遺伝子発現解析では，特徴的な遺伝子発現プロファイルをもつ，がんのサブグループを発見できる可能性がある．さらに，候補関連遺伝子 (群) の機能解析を行うことで疾患の未知のメカニズムを発見できるかもしれない．以上の試みは，疾患の発生や進行を抑制するための新たな手がかり (治療ターゲットなど) を見出すための第一歩にもなる．一般に，この種の研究は疾患メカニズムの発見や仮説生成を目的とした探索的な研究である．もし治療ターゲットの候補が見出されれば，後続の基礎研究で更なる検討が行われる．



疾患を分子レベルで捉えることは，疾患メカニズムの理解のみならず，これまで捉えることができなかった個体間差を捉えることにもつながる．すなわち，分子データ解析研究の別の意義として，分子診断法や分子マーカーの開発があげられる．これには，(健常人に対する) 疾患リスクの診断，疾患の早期発見のためのスクリーニング検査，確定・除外診断，鑑別診断，予後を含めた病態診断，治療効果・副作用の診断等，きわめて多岐のものが含まれる．これより，分子診断法の開発においては，臨床上，公衆衛生上の意義，使用目的，研究のゴールが明確であることが特に重要となり，これに沿った形で開発の方法，評価やバリデーションの基準が検討される必要がある (fit-for-purpose)．このように分子診断法の開発は，基本的にはケースバイケースであり，分野全体としてみると捉えどころがないものに思えるかもしれない．しかしながら，多くの分子診断法に対して，「エビデンス」の根幹をなす基本的な要素がある．**分析的妥当性** (analytical validity)，**臨床的妥当性** (clinical validity)，**臨床的有用性** (clinical utility) がその代表である[8,9]．

分析的妥当性は，分子診断法による分子データの測定の妥当性を表す．これには，分子の真の状態 (真値) に対する測定の正確性，繰り返し測定での再現性，評価者の違いも含めて臨床で想定される諸条件の変動に対する頑健性が含まれる．

臨床的妥当性は，診断結果と臨床変数 (臨床上の表現型や治療後のアウトカムなど) との関連性，さらには，診断結果に基づく臨床変数の予測精度を表す．予測精度に対しては臨床的に意味のある水準が求められる．単に，診断結果 (分子マーカー) と臨床変数の関連性について統計的有意性が示されたというレベルでは不十分であり，一定以上の関連の強さが求められる．一般に，臨床的に意味のある予測精度を達成することはかなり高いハードルである．

臨床的有用性は，分子診断法自体，あるいは，これと組み合わせて実施される治療等の介入が治療成績の向上をもたらし，最終的に患者の利益につながるものであることを表す．臨床有用性の評価は，分子診断法に基づかない従来の診断・治療のプラクティスに対する有効性や，分子診断法に基づいた治療の有効性の評価を通して行われ，ランダム化臨床試験の実施が標準的である．疾患によっては，新規分子診断法の実施により (従来の治療成績と比べて) 十分に良い治療成績が達成されることをもって臨床的有用性を主張できる場合もある[10]．

改めて，分子データ解析研究には多種多様な研究があるが，研究の目的・ゴールを明確にすることが重要であり，そのうえで，適切な研究デザイン，データ解析の方法を選択する必要がある．用いる統計的方法は疾患や研究目的等によって大きく異なり，定型的な仮説検定の適用だけでは大きな限界がある．伝統的な統計的推測に加えて，高度な統計モデリング，判別・予測解析等を駆使することも必要となる．統計家の専門性・力量が大きく試される分野であり，それだけその貢献度が大きな分野ともいえる．また，臨床・疫学分野の研究者や加えて，分子生物学，バイオインフォマティクス，計算生物学の研究者も参加した学際性豊かな研究体制となる．そのなかで，臨床データと分子データの両方を扱い，分子診断法のエビデンスをつくり出し，評価する統計家には重要な役割があることはいうまでもない．

## 1.7 論文の書き方

研究の最終目標は新しい成果を公表することにある．公表する以上，その研究成果が「適切な」成果である必要がある．つまり，どのような研究デザインであれ，その限界を十分に理解したうえで「適切にデザインされ，適切に実施され，適切に解析され，さらに適切に報告される」ことが重要となる．しかし，現実には「不適切なデザイン，不適切な実施，不適切な解析，かつ，不適切な報告」が少なくない．したがって，これらの不適切さの連鎖による真実とはほど遠いバイアスのかかった結果とその解釈は，治療法に対する誤った評価を与えてしまう危険性が大きい．このような観点から，少なくとも研究成果を報告する際には少なくともこれだけの情報は報告すべきというガイドラインが提案されている．代表的な例としては，次のようなものがあるが詳細は当該の章に譲るので研究者はぜひ参考にしていただきたい．

1) 臨床試験のための CONSORT (CONsolidated Standards Of reporting Randomized Trials)．詳細は第 16 章．
2) 観察的研究のための STROBE (STrengthening the Reporting of OBservational studies in Epidemiology)．詳細は第 17 章．
3) メタアナリシス研究のための PRISMA (Preferred Reporting Items for Systematic reviews and Meta-Analyses)．詳細は第 19 章．
4) 診断精度に関する研究のための STARD (STAndards for Reporting Diagnostic accuracy studies)．詳細は第 24 章．

## 文　　献


1) 丹後俊郎. 統計学のセンス (医学統計学シリーズ 1): 第 2 章, 朝倉書店, 1998.
2) Berkson, J. *Biometrics Bulletin* **2**: 47–53, 1946.
3) Glantz, SA. *Primer of Biostatistics*, 3rd ed, McGraw-Hill, 1992.
4) Taubes, G. *Science*14 July **269**: 164–169, 1995.
5) Greenland, S. *Am J Epidemiol* **140**: 290–296, 1994a.
6) Greenland, S. *Am J Epidemiol* **140**: 300–301, 1994b.
7) Greenland, S. *Am J Epidemiol* **140**: 783–787, 1994c.
8) Teutsch, SM, LA Bradley, GE Palomaki, JE Haddow, M Piper, N Calonge, WD Dotson, MP Douglas and AO Berg; EGAPP Working Group. *Genet Med* **11**: 3–14, 2009.
9) McShane, LM, MM Cavenagh, TG Lively, DA Eberhard, WL Bigbee, PM Williams, JP Mesirov, MY Polley, KY Kim, JV Tricoli, JM Taylor, DJ Shuman, RM Simon, JH Doroshow and BA Conley. *BMC Med* **11**: 220, 2013.
10) Sparano, JA, RJ Gray, DF Makower, KI Pritchard, KS Albain, DF Hayes, et al. *N Engl J Med* **373**: 2005–2014, 2015.


1

# Chapter 2

# データの記述

一般に，データにはバラツキがある．特に，生物のデータは個体差による大きな変動を含むことが多い．このようなデータでは，個々のデータを眺めても，その特性を見出すことは難しい．データの記述とは，変動を含むデータから，その分布特性や規則性を記述することをいう．2.1 節ではデータの記述の概要を述べ，2.2〜2.7 節では個々の方法を説明する．

## 2.1　データの尺度と記述の概要

データの性質によって利用可能な方法が異なる．まず，計量や計数等のデータの性質を説明し，次いで計量データと計数データごとに記述の概要を述べる．

### 2.1.1　データの尺度

データの性質による分類を表 2.1 に示す．データは質的データと数量データに大別される．**質的データ** (qualitative data) とはカテゴリーに分類されたデータである．たとえば，「はい」または「いいえ」のような 2 肢選択あるいは多肢選択の回答から得られる．質的データのなかでカテゴリーが二つのものを，0–1 データという．カテゴリーが三つ以上の場合には，カテゴリーに順序があるものと順序がないものに分けられる．たとえば，疾病分類や職業分類のカテゴリーには順序がないが，疾病の経過の「改善」「不変」「悪化」，尿検査の「−」「±」「+」には順序がある．**データの尺度** (scale) とは情報の詳しさの水準を表すものである．順序のない質的データは名義尺度 (nominal scale) の水準，順序のある質的データは順序尺度 (ordinal scale) の水準にあるという．順序尺度の水準は，本来，数量的な情報でありながら，調査法がないかあるいは難しいために，カテゴリーに分類されるものであり，名義尺度よりも詳しい

**表 2.1**　データの性質による分類

| | | | |
|---|---|---|---|
| 質的データ | 0–1 データ | | |
| | カテゴリーが 3 以上 | 順序のあるもの<br>順序のないもの | 計数データ |
| 数量データ | 離散データ | | |
| | 連続データ ··· | | 計量データ |

情報の水準にある．

**数量データ** (quantitative data) とは，身長や 1 日の喫煙本数のように，数で表されたデータである．数には順序と距離があり，四則演算ができる．順序のある質的データには順序があっても距離はない．数量データのうち，距離をもつが意味のある零点をもたないものを間隔尺度 (interval scale) の水準，距離と意味のある零点の両方もつものを比尺度 (ratio scale) の水準にあるという．調査や実験から得られる数量データは比尺度がほとんどであり，間隔尺度はあまり見あたらない．数量データのなかで，連続的な値をとるものを連続データ，離散的な値しかとらないものを離散データという．連続データは対象とするものを計器を用いて「量る」ことにより得られ，離散データは単に「数える」ことで得られる．離散データと質的データは異なる尺度をもつが，利用可能な解析方法に共通するものが多いゆえ，両者をまとめて計数データといい，それとの対比で連続データを計量データということがある．



質的データに解析的操作を加えて，数量データに変えることを**数量化** (quantification) という．たとえば，症状の出現頻度の「いつも」「ときどき」「なし」のカテゴリーに対して，それぞれ「2」「1」「0」の得点を与える等である．数量化の方法としては，カテゴリーに任意な得点を与える，あるいは，何らかの基準に従って得点を与える等がある．しかし，質的データからより詳しい情報をもつ数量データに変えるという数量化は，外部からの情報を追加しない限り，原理的には不可能である．データにいかなる解析的操作を加えても，データのもつ情報が減ることはあっても，増えることはないからである．解析の便宜等の理由から数量化を行う場合もあるが，その妥当性に問題が残ることに注意しなければならない．質的データを数量化したデータは，零点が任意であるゆえ間隔尺度をもつことになる．

### 2.1.2　計量データの記述の概要

記述の対象が 1 項目の場合，そのデータについて，平均や標準偏差等が検討の対象となる．2 項目以上になると，さらに項目間のデータの関連性が興味の対象となる．ここでは，1 項目の計量データに対して，記述の概要を説明する．以下では，いろいろな方法や用語を説明なしで用いる (次節以降で説明)．2 項目の計量データの関連性に関する記述の方法は 2.7 節で扱い，3 項目以上は他章に譲る．

計量データとして，フルクトサミンの血中濃度を取り上げる．いま，糖尿病 (未治療) の者 63 人と糖尿病でない者 90 人について，フルクトサミンを測定した．このデータから，糖尿病と非糖尿病の間でフルクトサミンに差があるかどうか，あるいは，差がどの程度であるかを調べることにしよう．

平均と標準偏差の算定をもって解析の第一歩とするのを見かけるが，必ずしも適切とはいえない．第一段階として，データの分布をみることが大切である．データの分布は図で表現するとわかりやすく，分布表現の方法にはヒストグラム，度数折れ線，幹葉図，箱ひげ図がある．図 2.1 に糖尿病と非糖尿病のフルクトサミンデータの度数

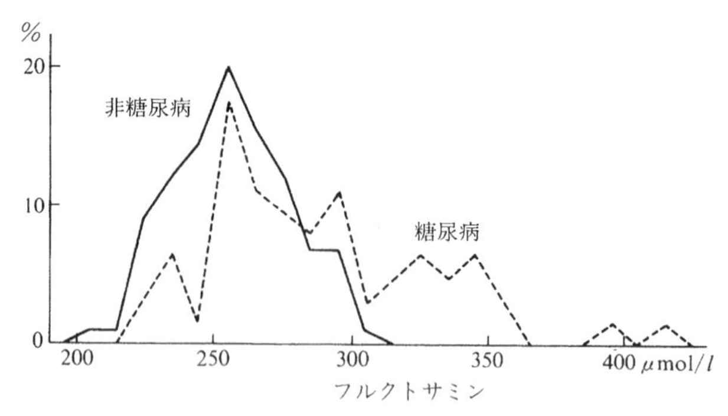


**図 2.1** フルクトサミンデータの度数折れ線

折れ線を示す．非糖尿病では分布が 250〜260 $\mu$mol/$l$ を中心にほぼ左右対称である．糖尿病では分布が右に裾を引いており，非糖尿病に比べて広がりが大きい．

全体のデータから飛び離れた値を外れ値という．外れ値の検出には分布表現の方法を用いるが，Grubbs–Smirnov 検定等の有意性検定も知られている．外れ値を安易に除外することは適切でなく，外れ値の生じた原因を調べることが先決である．このデータには 400 $\mu$mol/$l$ 以上の大きな値があり，外れ値にみえるが，分布の歪みからみて異常なものでないと判断される．

第二段階として，データの分布特性を要約統計量で表現する．分布の歪みが大きい場合や外れ値を含んでいる場合，平均と標準偏差よりも中央値と四分偏差，あるいは，データを変数変換したうえで平均と標準偏差を利用する方が適切なことが多い．この例では，分布の歪みと外れ値の状況からみて，いずれの方法を用いてもよいと思われる．フルクトサミンの中央値は糖尿病が 283 $\mu$mol/$l$ であり，非糖尿病 258 $\mu$mol/$l$ よりも 25 $\mu$mol/$l$ 大きい．四分偏差は糖尿病が 29 $\mu$mol/$l$ であり，非糖尿病 14 $\mu$mol/$l$ の 2 倍程度である．

その後の段階として，群の間でみられた差が有意かどうかを検定する等に進むことになろう．その方法は次章以降に示されているが，適切な方法を選択するためにも，データの分布をみておくことが肝要である．データの分布が正規分布に近いかどうか (データの正規性) を判断するために，歪度と尖度やそれらの検定，あるいは，正規確率紙を用いることがある．分布が大きく歪んでいる場合，正規分布に近づけるために，データの変換を行うこともある．非糖尿病ではデータ分布は正規分布に近いが，糖尿病では正規分布からかなりずれている．データを対数変換すると，いずれも正規分布に近くなる．両群でフルクトサミンに有意差があることは検定しなくとも明らかであろう．

### 2.1.3　計数データの記述の概要

計数データとして，眼底検査の KW 分類を取り上げる．KW 分類は細動脈の狭窄

**表 2.2**　眼底検査の単純集計

| | | 男性 | | 女性 | |
|---|---|---|---|---|---|
| 眼底検査 (KW 分類) | 0 | 1 | (　1.0) | 5 | (　3.1) |
| | I | 63 | ( 60.6) | 83 | ( 51.9) |
| | IIa | 37 | ( 35.6) | 67 | ( 41.9) |
| | IIb | 3 | (　2.9) | 4 | (　2.5) |
| | III, IV | 0 | (　0.0) | 1 | (　0.6) |
| 計 | | 104 | (100.0) | 160 | (100.0) |

(　) 内は計に対する割合 (%)

や反射亢進等の程度が進むにつれて，0, I, IIa, IIb, III, IV に分類するもので，順序のあるカテゴリー分類である．表 2.2 は KW 分類のデータを男女別に単純集計したものである．単純集計は，調査目的に関連した項目について，データの分布の状態を知るために行われる．計数データの単純集計は計量データの度数分布表に対応する．単純集計結果をヒストグラム等に描くこともあるが，計数データは計量データほど情報が詳しくないので，詳しい分布特性が議論されることは少ない．次節以降の方法は計量データに適用されることが多い．計数データの分布の要約統計量として，比率 (パーセント) がある．表 2.2 では男女ともに I が最も多く，次いで IIa が多く，0 と IIb 以上が少ない．パーセントをみると，男性は女性よりも I が多く，IIa が少ないことがわかる．



さらに詳しい分析に進むとき，クロス集計を行う．クロス集計は 2 項目間の関連性をみるためである．表 2.3 は男性における KW 分類と運動習慣のクロス表である．この表では，KW 分類の 0 と I を「正常」, IIa 以上を「異常」と二つにまとめている．カテゴリーの併合は情報をいく分捨てることになるが，解釈や解析の便宜から行うことも少なくない．ただし，クロス表の作成後，関連性をより強くみせるため，安易にカテゴリーを併合すべきでない．この例は KW 分類の通常の判定 (0 と I を「正常」, IIa 以上を「異常」) に従っている．運動が週 1 回以上，月 1 回以上 (週 1 回未満)，なし (月 1 回未満) の KW 分類の異常割合はそれぞれ 29%, 33%, 43%であり，運動の頻度の低い群ほど高い．運動は動脈硬化の予防になるといわれており，眼底異常と多少関係があるのかもしれない．クロス集計上の問題は 2.7 節で扱う．

その後の段階としては，ここでみられた二つの項目の関連性が有意かどうかを検討することになろう．また，両者の関連を修飾するような因子があれば，三次元以上の

**表 2.3**　眼底検査と運動習慣のクロス集計 (男性)

| | | 運動習慣 | | | | | | 計 |
|---|---|---|---|---|---|---|---|---|
| | | 週 1 回以上 | | 月 1 回以上 | | なし | | |
| 眼底検査 | 正常 | 17 | ( 70.8) | 10 | ( 66.7) | 37 | ( 56.9) | 64 |
| | 異常 | 7 | ( 29.2) | 5 | ( 33.3) | 28 | ( 43.1) | 40 |
| 計 | | 24 | (100.0) | 15 | (100.0) | 65 | (100.0) | 104 |

正常：KW 分類 0 と I．異常：KW 分類 IIa 以上．
(　) 内は計に対する割合 (%)

クロス表を作成する必要も生ずる．さらに多くの因子を考慮するため，ロジスティックモデルに基づく解析を行うこともある．これらの説明は他章に譲る．

## 2.2 データの分布表現

データの分布をみる最も単純な方法は，プロット図である．図 2.2 は，薬 A の毒性試験におけるラットの胸腺重量データのプロット図である．用量の多い群ほど，胸腺重量が低下しており，また，バラツキが小さくなっていることがわかる．プロット図は群内のデータ数が少ないと (10 個程度以下) 良いデータの分布表現であるが，データ数が多く点が重なると，分布の特性がみにくくなる．以下，ヒストグラム，幹葉図，箱ひげ図を説明する．

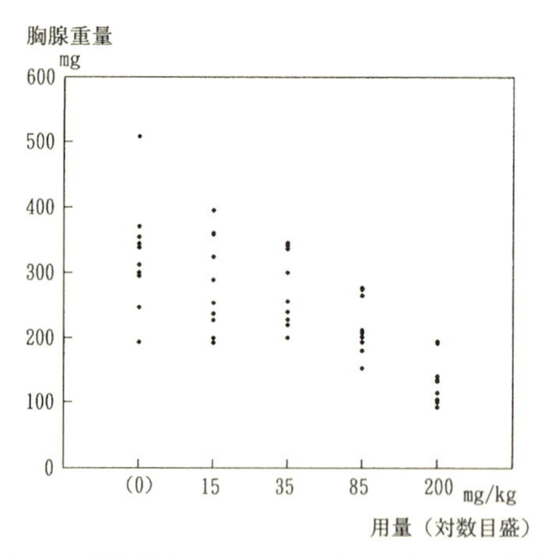


**図 2.2** ラットの胸腺重量データのプロット図 (薬 A の毒性試験データ)

### 2.2.1 ヒストグラム

表 2.4 に非糖尿病のフルクトサミンデータの**度数分布表** (frequency distribution table) を示す．度数分布表は，主としてヒストグラム作成のためにあるが，後述する正規確率紙にも用いる．計量データを，その大きさによりいくつかの群に分けることを階級分けという．階級分けされたデータは，属する階級に定められた階級値をとるものとみなされる．階級値には階級の中央の値，すなわち，下限と上限の和を 2 で割った値が当てられる．階級分けはデータのもつ情報をある程度捨てることにより，データの取扱いを簡便にし，データの分布特性をみやすくする．階級分けのために，階級数と階級幅を定める．階級数はあまり少ないと情報の損失が大きく，多すぎると分布特性がみえにくくなる．通常，10〜20 として，データ数により増減する．階級幅はデータの最小値と

**表 2.4** フルクトサミンデータの度数分布表 (非糖尿病)

| 番号 | 階級 ($\mu$mol/$l$) 上限 下限 | 度数 | 累積度数 | 相対度数 (%) | 累積相対度数 (%) |
|---|---|---|---|---|---|
| 1 | 200〜209 | 1 | 1 | 1.1 | 1.1 |
| 2 | 210〜219 | 1 | 2 | 1.1 | 2.2 |
| 3 | 220〜229 | 8 | 10 | 8.9 | 11.1 |
| 4 | 230〜239 | 11 | 21 | 12.2 | 23.3 |
| 5 | 240〜249 | 13 | 34 | 14.4 | 37.8 |
| 6 | 250〜259 | 18 | 52 | 20.0 | 57.8 |
| 7 | 260〜269 | 14 | 66 | 15.6 | 73.3 |
| 8 | 270〜279 | 11 | 77 | 12.2 | 85.6 |
| 9 | 280〜289 | 6 | 83 | 6.7 | 92.2 |
| 10 | 290〜299 | 6 | 89 | 6.7 | 98.9 |
| 11 | 300〜309 | 1 | 90 | 1.1 | 100.0 |
| | 計 | 90 | — | 100.0 | — |



最大値の差を階級数で割り，その前後の値とすればよい．階級幅は一定にしておく方が便利であり，また，階級の下限は切りの良い数字に揃えることが多い．例では，最小値 207 $\mu$mol/$l$ と最大値 304 $\mu$mol/$l$ の差を 10 で割り ($(304-207)/10 = 9.7$ $\mu$mol/$l$)，階級幅を 10 $\mu$mol/$l$ に，階級数を 11 にしている．

データを順に階級に振り分けて，各々の階級に属するデータ数を数える．これを度数 (frequency) という．ある階級以下の度数を合計したものを累積度数 (cumulative frequency) という．たとえば，230〜239 $\mu$mol/$l$ の階級の累積度数は，$1+1+8+11 = 21$ となる．二つ以上の分布を比べるとき，データ数が異なると比較が難しい．度数，累積度数を総数で割れば (それぞれ相対度数 (relative frequency)，累積相対度数 (cumulative relative frequency) という)，全体が 1 (100%) となり比較しやすい．累積相対度数から，たとえば，フルクトサミン 290 $\mu$mol/$l$ 未満 (正常の目安) の割合が 92%であることがわかる．

度数分布表から度数あるいは相対度数を棒グラフ状に図示したものを，ヒストグラム (histogram) という．ヒストグラムは階級分けしたデータに基づくことからデータがある程度多い (50 個程度以上) 場合に用いられる．図 2.3 は，非糖尿病のフルクトサミンデータの度数分布表 (表 2.4) に基づいて，相対度数で作成したヒストグラムである．ヒストグラムは柱の面積で階級に属するものの割合を表現し，高さで頻度を表現する棒グラフとは異なる．描き方としても，階級の上限と下限の上に柱を立て，棒グラフのように任意に柱の間を空けるようなことはしない．図 2.3 のヒストグラムから読み取れる，データ分布の特性を下記に示す．

1) 中央部が高く，両方の裾が急速に低くなっている (山型という)．
2) 山が単峰である．
3) 峰が 250〜260 $\mu$mol/$l$ の中央付近にある．
4) 山が 250〜260 $\mu$mol/$l$ を中心に，左右対称である．
5) データの 7 割ぐらいが，230〜280 $\mu$mol/$l$ の間にある．

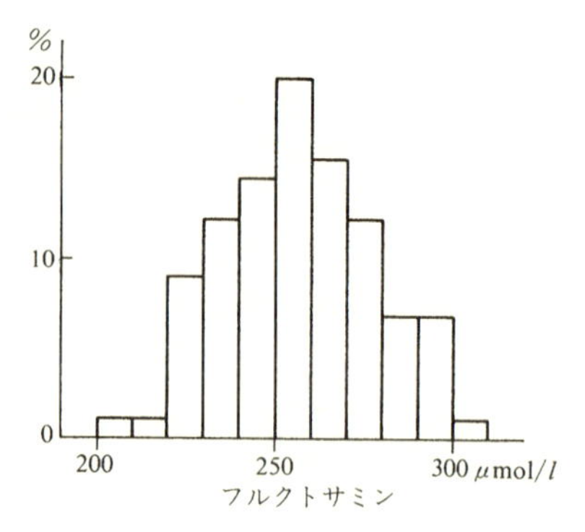


**図 2.3** フルクトサミンデータのヒストグラム (非糖尿病)

ヒストグラムの典型的な形として，山型とL型がある．血圧や血清総コレステロールのように，ある値付近が正常というものは山型を示すことが多い．血液，尿，母乳中の毒性物質の濃度のように，正常ならば0に近く，異常になると大きな値になるものはL型を示す．また，山の峰が一つ (単峰) であれば，等質集団であることが多く，二つ (双峰) であれば混合集団の可能性が高い．分布が対称でないことを歪みがあるという．ヒストグラムの各柱の中央を折れ線で結んだものを，度数折れ線という．二つのヒストグラムは重ねて描けないが，度数折れ線は描けるので比較には便利である．先に示した図 2.1 は，糖尿病と非糖尿病のフルクトサミンデータの度数折れ線を重ねて描いたものである．糖尿病の分布はかなり歪んでおり，外れ値 (2.5 節参照) もみられる．

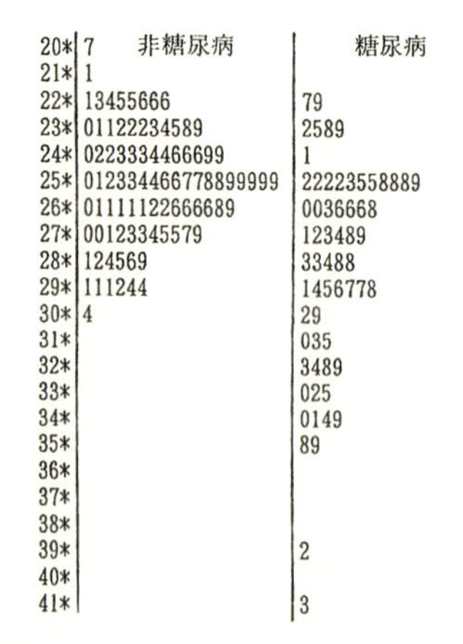

| | 非糖尿病 | 糖尿病 |
|---|---|---|
| 20* | 7 | |
| 21* | 1 | |
| 22* | 13455666 | 79 |
| 23* | 01122234589 | 2589 |
| 24* | 0223334466699 | 1 |
| 25* | 012334466778899999 | 22223558889 |
| 26* | 01111122666689 | 0036668 |
| 27* | 00123345579 | 123489 |
| 28* | 124569 | 33488 |
| 29* | 111244 | 1456778 |
| 30* | 4 | 29 |
| 31* | | 035 |
| 32* | | 3489 |
| 33* | | 025 |
| 34* | | 0149 |
| 35* | | 89 |
| 36* | | |
| 37* | | |
| 38* | | |
| 39* | | 2 |
| 40* | | |
| 41* | | 3 |

**図 2.4** フルクトサミンデータの幹葉図

### 2.2.2 幹　葉　図

幹葉図 (stem-leaf display) はデータの分布表現の方法である．図 2.4 は，図 2.1 の二つの度数折れ線を 2 枚の幹葉図で示したものである．データを幹 (度数分布表の階級に当たる) と葉に分ける．たとえば，「235」のデータは「23」の幹と「5」の葉に分け，「23*」の場所に「5」と書き込む．この操作が終わったら，葉を大きさの順に並べる．想定した幹から大きくはみ出した数値は欄外に書くこともある．幹葉図は度数分布表と異なり，数値の情報がほぼ完全に残されている．たとえば，非糖尿病のフルクトサミンの最大値は幹葉図から 304 $\mu$mol/$l$ と読み取れ，また，非糖尿病の「23*」の幹に比較的 0〜4 の葉が多い等もわかる．数値情報を残していることから，データ数が 10 個程度でも用いることができる．一方，幹葉図の葉の個数は度数のため，データ総数が異なる分布は幹葉図よりも相対度数に基づくヒストグラムの方が比較しやすい．



### 2.2.3 箱 ひ げ 図

図 2.5 は，図 2.1 の度数折れ線，図 2.4 の幹葉図と同じデータに対する箱ひげ図 (box-whisker plot) である．表 2.5 に箱ひげ図の作成に必要な数値を示す．箱ひげ図の作成手順は下記のとおりである．

1) データを小さい方から数えて 25%, 50%, 75%に当たる値を求める．それぞれを下部ヒンジ，中央値，上部ヒンジという．下部ヒンジと上部ヒンジの間で箱をつくり (箱の幅は適当にする)，中央値のところに線を入れて箱を区切る．
2) 上部ヒンジと下部ヒンジの差を求める．これをヒンジ散布度という．(下部ヒンジ) $-1.5\times$ (ヒンジ散布度)，および，(上部ヒンジ) $+1.5\times$ (ヒンジ散布度) を内境界点という．二つの内境界点の内側で最も近いデータまで，箱から上下に線 (ひげ) を延ばす．
3) (下部ヒンジ) $-3\times$ (ヒンジ散布度)，および，(上部ヒンジ) $+3\times$ (ヒンジ散布度) を外境界点という．内境界点の外側で外境界点の内側にあるデータを外側

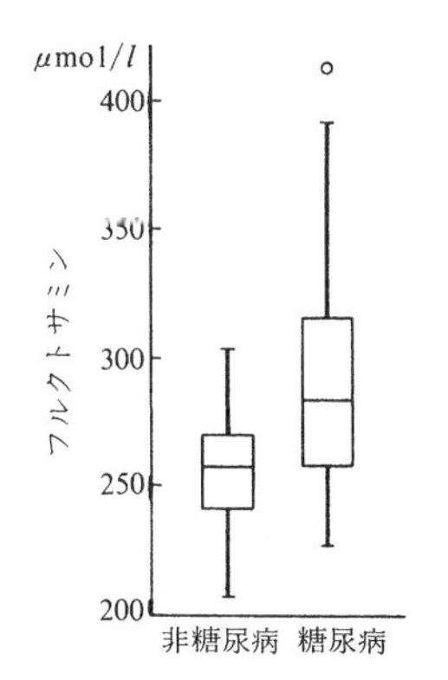


図 2.5 フルクトサミンデータの箱ひげ図

表 2.5 フルクトサミンデータの箱ひげ図作成上の数値

| | 非糖尿病 | 糖尿病 |
|---|---|---|
| 下部ヒンジ | 241.5 $\mu$mol/$l$ | 258.0 $\mu$mol/$l$ |
| 中央値 | 257.5 | 283.0 |
| 上部ヒンジ | 270.3 | 315.0 |
| ヒンジ散布度 | 28.8 | 57.0 |
| 内境界点 | 198.4，313.4 | 172.5，400.5 |
| 外境界点 | 155.3，356.5 | 87.0，486.0 |

値といい，図に「∘」で書き込む．外境界点の外側のデータを極外値といい，• で書き込む．

箱ひげ図の箱は作成手順からわかるように，データの 50%が入る．それが中央値で二等分されている．上下のひげの先端までの間にデータのほとんど (正規分布では 98%) が入り，∘ と • が外れ値の候補となる．図 2.5 の非糖尿病では，箱の中央に線がきており，上下のひげがほぼ同じ長さであり，これらは分布が対称であることを表している．一方，糖尿病では，箱の中央よりも下に線があり，上のひげが下のひげよりも長く，これは分布が大きい方に裾を引き歪んでいることを表している．外れ値の候補も一つある．また，糖尿病は非糖尿病に比べて中央値が大きく，また，箱が長いことからバラツキが大きいこともわかる．箱ひげ図は分布の中央，対称性と外れ値に焦点を当てて情報を示している．その分，ヒストグラムや幹葉図に比べて理解しにくい面があり，また，データ数が多い場合に詳しい分布特性をみるには適切でない．一方，データ数が 10 個程度あれば用いることができ，多くの群についても箱ひげ図を並べて比較できるので便利である．

## 2.3 要約統計量

データから求められる量を統計量 (statistic) といい，データ分布にみられる特性を要約的に表す統計量を**要約統計量** (summary statistics) という．要約統計量には代表値や散布度等がある．表 2.6 にフルクトサミンデータの主な要約統計量の値を示す．

**表 2.6** フルクトサミンデータの要約統計量

| | 非糖尿病 | 糖尿病 |
|---|---|---|
| 人数 | 90 人 | 63 人 |
| 平均 | 255.8 $\mu$mol/$l$ | 288.6 $\mu$mol/$l$ |
| 標準偏差 | 21.0 $\mu$mol/$l$ | 40.0 $\mu$mol/$l$ |
| 中央値 | 257.5 $\mu$mol/$l$ | 283.0 $\mu$mol/$l$ |
| 四分偏差 | 14.4 $\mu$mol/$l$ | 28.5 $\mu$mol/$l$ |
| 25%点 | 241.5 $\mu$mol/$l$ | 258.0 $\mu$mol/$l$ |
| 75%点 | 270.3 $\mu$mol/$l$ | 315.0 $\mu$mol/$l$ |
| 歪度 | 0.02 | 0.80 |
| 尖度 | 2.44 | 3.34 |

### 2.3.1 代表値

代表値 (representative value) とはデータ分布の中心的な位置を表すものである．算術平均 (単に平均) (mean) が最も広く使われている．$n$ 個のデータを $x_1, x_2, \ldots, x_n$ で表すと，算術平均 ($\bar{x}$) は，

$$\bar{x} = \frac{x_1 + x_2 + \cdots + x_n}{n} = \frac{\sum_{i=1}^{n} x_i}{n}$$

である．算術平均はデータ群の重心を指し，ヒストグラムでみると図形が釣り合うように置いた支点の位置である．**中央値** (median) は大きさの順に並べたとき，中央にくるデータの値であり，データ数 $n$ が奇数のとき $(n+1)/2$ 番目のデータ，$n$ が偶数のとき $n/2$ 番目と $(n/2+1)$ 番目のデータの和の 1/2 である．ヒストグラムでみると，面積を縦に二等分する位置になる．これら以外の代表値に**幾何平均** (geometric mean) がある．これは対数変換したデータの算術平均を指数変換したものと定義される．

分布が対称に近ければ，平均と中央値はほぼ一致する．分布が歪んでくると両者はだんだん離れていく．極端に大きなデータがあると，平均は大きく影響されるが，中央はほとんど影響されない．大きく歪んだ分布では，平均は代表値としての意味が不明確であり，中央値の使用が適切である．表 2.6 のフルクトサミンデータをみると，データ分布が対称な非糖尿病では平均 256 $\mu$mol/$l$ は中央値 258 $\mu$mol/$l$ とほぼ一致し，データ分布がやや歪んでいる糖尿病では平均 289 $\mu$mol/$l$ は中央値 283 $\mu$mol/$l$ よりもいく分大きい．

2

### 2.3.2 散　布　度

散布度 (dispersion) とはデータのバラツキの大きさを表すものである．下式の標準偏差 $s$ (standard deviation) が，平均と組み合わせて最も広く使われている．

$$s = \sqrt{\frac{(x_1 - \bar{x})^2 + (x_2 - \bar{x})^2 + \cdots + (x_n - \bar{x})^2}{n-1}} = \sqrt{\frac{\sum_{i=1}^{n} (x_i - \bar{x})^2}{n-1}}$$

個々のデータと平均との差を偏差 (deviation)，偏差の 2 乗を平均したものを分散 (variance) という．標準偏差は分散の正の平方根である．分散はデータの単位の 2 乗を単位としてもつが，平方根をとった標準偏差はデータの単位に戻る．たとえば，単位が mmHg の血圧データでは，分散は $\mathrm{mmHg}^2$ という具体的意味をもたない単位になるが，標準偏差はデータと同じ mmHg の単位である．データのバラツキの記述には，分散よりも標準偏差の方が理解しやすい．また，分散の計算では，偏差の個数 $n$ で割らずに $n-1$ で割っている．これは，偏差にはすべて加えると 0 となる制約があり，自由に動ける偏差が $n-1$ 個，すなわち本質的なバラツキの原因の個数が $n-1$ 個のためである．

標準偏差の意味を，一般的なヒストグラムから捉えることは難しい．ヒストグラムがおおよそ山型であれば，平均から標準偏差を ± した範囲にデータの約 7 割が入り，2 倍の標準偏差を ± した範囲に約 95%が入る．このようにみると，平均と標準偏差の値とデータのバラツキ具合を対応づけることができる．ヒストグラムが正規分布に近い場合，平均と標準偏差で分布の特性はほとんど完全に表現される．一方，ヒストグラムが山型とは著しく異なる場合 (たとえば，L 型など)，平均と標準偏差で分布の特性を表現するのは適切ではない．また，平均は外れ値の影響を強く受けるが，標準偏差は大きな偏差を 2 乗することで一層影響が大きい.

中央値と組み合わせて使う散布度に，四分偏差 (quartile deviation) がある．ヒストグラムの面積を 4 等分する点を四分点 (quartile) といい，小さい順に第 1 四分点 $Q_1$，第 2 四分点 (中央値)，第 3 四分点 $Q_3$ という．四分偏差は $(Q_3 - Q_1)/2$ である．ここで，2 で割るのは単なる習慣にすぎない．四分偏差は中央値と同様に外れ値の影響をほとんど受けない．表 2.6 のフルクトサミンデータをみると，非糖尿病では標準偏差 21 $\mu$mol/$l$，四分偏差 14 $\mu$mol/$l$，糖尿病では標準偏差 40 $\mu$mol/$l$，四分偏差 29 $\mu$mol/$l$ である.

その他の散布度として，**範囲** (range) (= 最小値と最大値の差) がある．範囲はデータ数が多くなるとともに大きくなる性質があるので，データ数が少ないときに用いる散布度である．また，平均の大きさを調整したバラツキの指標に，**変動係数** (coefficient of variation) (= 標準偏差／平均) がある．平均と標準偏差は同じ単位をもつゆえ，その比である変動係数は単位をもたない．そのために，異なる単位をもつ項目の間で，バラツキの大きさを比較する際に用いることができる．変動係数は臨床検査の分野でよく用いられている.

### 2.3.3 パーセント点

分布の特性を表現するものに，**パーセント点** (percentile) がある．ある分布で $100p$ パーセント点が $q$ であるとは，$q$ 以下の割合が $100p$ パーセントであることを指す．単にパーセント点といえば，下から累積する下側パーセント点を指し，上から累積する場合は上側パーセント点という．パーセント点を求めるためには，まず，$n$ 個のデータを小さい方から順に並べ替えて,

$$x_{(1)} \leq x_{(2)} \leq \cdots \leq x_{(n)}$$

と置く．$x_{(i)}$ を $i$ 番目の**順序統計量** (order statistic) という．このとき，$0 < p < 1$ に対して，$100p$ パーセント点 $q_p$ は，$(n+1)p$ の整数部を $k$，小数部を $\delta$ と置くと，下記で表される.

$$q_p = (1 - \delta)x_{(k)} + \delta x_{(k+1)}$$

中央値は 50%点，第 1 四分点は 25%点，第 3 四分点は 75%点である．歪んだデータ分布では，平均と標準偏差でなく，中央値と［25%点，75%点］の使用が望ましい[1]．たとえば，糖尿病のフルクトサミンデータでは，中央値が 283 $\mu$mol/$l$，［25%点，75%点］が［258，315 $\mu$mol/$l$］であり，258〜315 $\mu$mol/$l$ にデータ全体の 50%が含まれていることがわかる.

### 2.3.4 歪度と尖度

**歪度** $b_1$ (skewness) と**尖度** $b_2$ (kurtosis) はより詳しい特性をみるためのものであり，データ数がある程度多い (30 個程度以上) 場合に用いられる.

$$b_1 = \frac{\sqrt{n}\sum_{i=1}^{n}(x_i - \bar{x})^3}{\left\{\sum_{i=1}^{n}(x_i - \bar{x})^2\right\}^{\frac{3}{2}}}$$

$$b_2 = \frac{n\sum_{i=1}^{n}(x_i - \bar{x})^4}{\left\{\sum_{i=1}^{n}(x_i - \bar{x})^2\right\}^{2}}$$

歪度は分布が左右対称のとき 0 となり，分布が右に裾を引くと (あるいは右に外れ値あり) 正，左に裾を引くと (左に外れ値あり) 負になる．尖度は分布が正規分布に近いときほぼ 3 になり，裾が短いと 3 より小さく，裾が長いと (左右に外れ値あり) 3 より大きい．いずれも分布が正規分布に近いかどうかをみるために用いることが多い．表 2.6 のフルクトサミンデータをみると，非糖尿病では歪度 0.0 と尖度 2.4，糖尿病では歪度 0.8 と尖度 3.3 であり，糖尿病で分布がやや右に裾を引いていることがわかる．なお，尖度は本定義から 3 を引いたものを指すこともある．



## 2.4　データの正規性

データが正規分布に従う (とみなせる) ことを，データに正規性があるという．次章以降でわかるように，データの正規性の有無によって，検定や推定の方法が異なる．以下に正規性の判定方法を述べる．

### 2.4.1　正 規 確 率 紙

相対度数折れ線と累積相対度数折れ線は，それぞれ密度関数と分布関数に対応する．図 2.6 の非糖尿病のフルクトサミンデータの相対度数折れ線はおおよそ山型，単峰，対称であり，図 2.7 の正規分布の密度関数に近いようにみえる．また，累積相対度数折れ線は S 字状の曲線で，正規分布の分布関数に近いようにみえる．データ分布が正規分布に近いかどうかは，正規確率紙を用いて確かめられる．

**正規確率紙** (normal probability paper) は，正規分布の分布関数が直線になるように，縦軸の目盛りを 0 と 1 (100%) の近くでは広く，0.5 (50%) の近くでは狭く調整したものである (図 2.7)．累積相対度数を正規確率紙にプロットして，だいたい直線

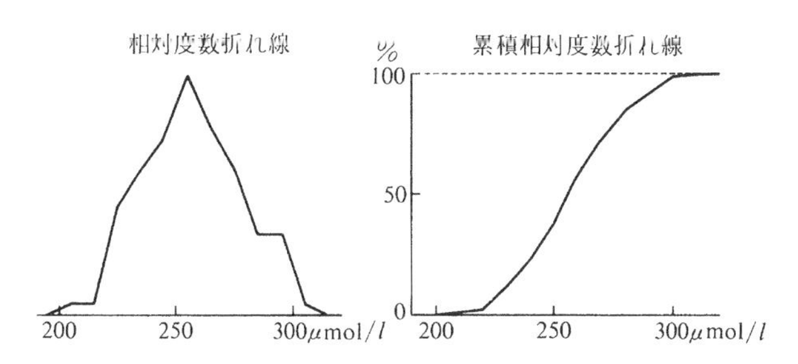


**図 2.6**　フルクトサミンデータの相対度数と累積相対度数折れ線 (非糖尿病)

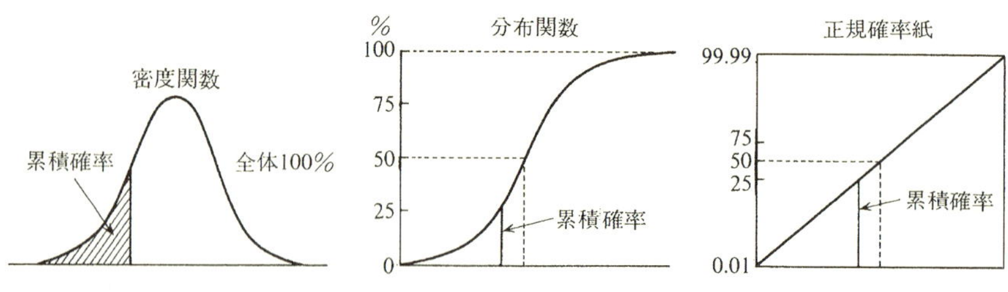


**図 2.7** 正規分布の密度関数，分布関数と正規確率紙

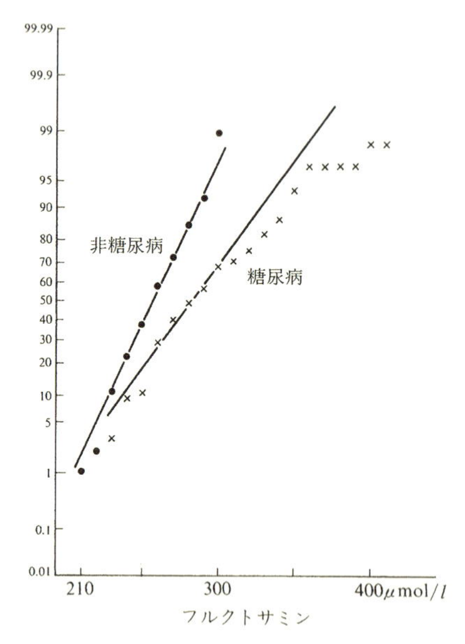


**図 2.8** フルクトサミンデータの正規確率紙へのプロット

上に並べば正規分布とみなしうる．図 2.8 は糖尿病と非糖尿病のフルクトサミンデータを正規確率紙にプロットしたものである．横軸の値が階級の上限値 (図では値をまるめてある) になっているが，これは累積相対度数がその階級 (階級の上限値) までを累積したもののためである．縦軸の目盛りの両端が 0.01 と 99.99 で終わっているのは，正規分布が理論的には両側に限りなく裾を引くためである．また，直線を引くのは，主として点が直線上に並んでいるかどうかをみやすくするためである．直線は中央付近の点がよくのるように描く．これは，端の点が中央の点に比べて少数のデータで計算されており，信頼性が低いからである．非糖尿病では各点がよく直線上に並んでおり，データの正規性があるとみなされる．糖尿病では後ろの方の点が直線よりも下になっており，分布が正規分布よりも大きい値の割合が大きい，すなわち，裾を右に引いていることがわかる．

### 2.4.2 Q-Q プロット

順序統計量 $x_{(i)}$ 以下の割合は，$p_i = i/(n+1)$ である．これを累積比率という．順序統計量 $x_{(i)}$ を横軸，累積比率 $p_i$ を縦軸にとり，各点をプロットした図形を Q プロット (quantile plot) という．Q プロットはデータを階級分けしないで描いた累積相対度数折れ線に相当する．累積比率の代わりに，それに対応する標準正規分布のパーセント点 (正規スコアという) で描いた図形を，正規確率の **Q-Q** プロット (quantile-quantile plot) という．図 2.9 は非糖尿病のフルクトサミンデータの正規確率の Q-Q プロットである．Q-Q プロットは正規確率紙の上に累積相対度数をプロットしたものに相当し，点が直線的に並んでいれば正規分布とみなすことができる．データ数が 20 個以下の場合，点が直線上に並んでいるかどうかの判断が難しいが，データ数が少ないと分布の形状がわかりにくいのは当然である．Q-Q プロットは縦軸と横軸を入れ替えて描くこともある．

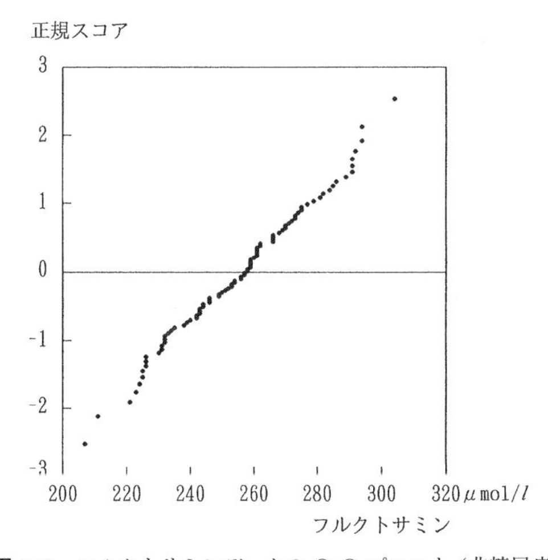


**図 2.9** フルクトサミンデータの Q-Q プロット (非糖尿病)

### 2.4.3 正規性の検定

データの正規性は正規確率紙または Q-Q プロットで判断するのが基本であるが，歪度と尖度を用いて検定することもある．帰無仮説をデータに正規性がある (正規母集団からの標本) と置くと，歪度 $b_1$ と尖度 $b_2$ の検定はそれぞれ有意水準 $\alpha$ の棄却域が下記で表される．

$$Z_1 = \frac{|b_1|}{\sqrt{\frac{6(n-1)}{(n+1)(n+2)}}} > Z\left(\frac{\alpha}{2}\right)$$

$$Z_2 = \frac{\left|b_2 - \frac{3(n-1)}{(n+1)}\right|}{\sqrt{\frac{24n(n-2)(n-3)}{(n+1)^2(n+3)(n+5)}}} > Z\left(\frac{\alpha}{2}\right)$$

ここで，$Z(\alpha/2)$ は標準正規分布の上側 $100\alpha/2\%$点である．

フルクトサミンデータに適用すると，有意水準 5%として，非糖尿病では，

$$b_1 = 0.02 \quad Z_1 = 0.06 < 1.96 = Z(0.025)$$

$$b_2 = 2.44 \quad Z_2 = 1.04 < 1.96$$

となり，いずれも有意でない．この結果は厳密にいうと，データの正規性が否定されなかったことを意味するが，正規性ありとみなすことが多い．一方，糖尿病では，

$$b_1 = 0.80 \quad Z_1 = 2.66 > 1.96$$

$$b_2 = 3.34 \quad Z_2 = 0.79 < 1.96$$

となり，歪度が有意であり，データの正規性が否定される．検定の性質から，データ数があまり多いとごくわずかの正規性からのずれでも有意となり，逆に，データ数があまり少ない (30 個程度以下) と正規性からかなりずれていても有意とならないことがある．

## 2.5　欠損値と外れ値

**欠損値** (missing value) とは，本来得られるはずが実際には得られなかったデータのことである．欠損値は実験動物の死亡による測定不能，臨床試験の不完全例，疫学調査の回答の漏れ等で生ずる．欠損の原因が調査や実験の目的とまったく無関係であれば，解析上は単にデータ数が減ったり，不揃いになるだけかもしれないが，一方，目的と関係していれば，解析結果を偏らせるかもしれない．調査や実験の計画やデータ収集段階の対応によって，欠損値を減らすことが基本である．欠損値が生じ，再調査や再実験ができない場合，欠損の原因を調べたり，残りのデータの信頼性や解析結果の偏りの可能性を吟味したりすることが大切である．

**外れ値** (outlier) とは，一群のデータとしては奇妙に飛び離れたデータのことをいう．外れ値はヒストグラム，幹葉図，箱ひげ図により視覚的に検出することが基本であるが，棄却検定で有意性を調べることもある．外れ値と異なる概念の用語として，異常値がある．**異常値** (abnormal value) とは，しかるべき理由により他のデータとは異質と考えられ，修正あるいは削除すべきと判定されたデータのことである．後述するように，外れ値が異常値かどうかによって，その対処は異なる．

### 2.5.1 外れ値の棄却検定

外れ値の棄却検定として Grubbs–Smirnov 検定がある．外れ値の候補を最大値または最小値とし，帰無仮説を一群のデータがすべて正規分布に従うとし，対立仮説を最大値 (または最小値) が正規分布に従わないと置く．有意水準 $\alpha$ の棄却域は下記で表される．

$$T = \frac{x_{(n)} - \bar{x}}{s} > T_n(\alpha) \ \text{(最大値 } x_{(n)} \text{ が外れ値の候補の場合)}$$

$$T = \frac{\bar{x} - x_{(1)}}{s} > T_n(\alpha) \ \text{(最大値 } x_{(1)} \text{ が外れ値の候補の場合)}$$

ここで，$T_n(\alpha)$ は Grubbs–Smirnov 検定の上側 $100\alpha$%点である．

糖尿病のフルクトサミンデータで，最大値 413 $\mu$mol/$l$ を有意水準 5%で検定すると，

$$T = \frac{413 - 288.6}{40.0} = 3.11 > 3.04 = T_{63}(0.05)$$

となり，有意である．この結果はこの値が外れ値である，または，もともと分布が正規分布よりも歪んでいる，のいずれかを意味する．すでにみたように，糖尿病のデータ分布は正規分布よりも裾を引いていることから，この値は外れ値でないと判断される．このデータは対数変換すると正規分布に近くなり，対数正規分布とみなすことができる．このとき，最大値は棄却検定で有意にならない．



Grubbs–Smirnov 検定は外れ値が 1 個のときに検出力が大きく，2 個以上あると検出力が低いことが知られている．一方の外れ値が他方を隠すというマスク効果のためである．複数の外れ値に対する検定方法が提案されているが[2)]，箱ひげ図等のデータの分布表現によって判断することが勧められる．

### 2.5.2 外れ値の対処方法

外れ値の対処として，外れ値を無条件に削除したり，あるいは，無条件にノンパラメトリックな方法 (他章を参照) を採用することは適切とはいえない．外れ値の原因を調べ，それが異常値かどうかを判断することが基本である．外れ値が 1) ほぼ確実に異常値，2) ほぼ確実に異常値でない，および，3) 異常値かどうかわからないという三つの場合に応じて，対処を考えることになろう．

1) 外れ値がほぼ確実に異常値であると判断される場合，修正する，あるいは，修正できなければ削除する．たとえば，原簿とチェックしてデータの記入ミスである，これまでの知識から判断して起こりえる (たとえば，人の安静時の収縮期血圧値が 300 mmHg 以上) 等であれば，確実に異常値である．また，正常者のなかに異常者が混入しており，それがほぼ確実であれば，異常者を別に扱うことになろう．

2) 外れ値がほぼ確実に異常値でないと判断される場合，データ分布が正規分布でないことを意味している．このようなデータの解析では，変数変換して正規分布に近づける，あるいは，特定の分布を想定しない方法を採用する，等の対処

が考えられる．先の糖尿病と非糖尿病の間でフルクトサミンの代表値を比較する場合でいえば，それぞれの対処は変数変換したデータで平均をとる，中央値を採用するに当たる．

3) 外れ値が異常値であるかどうかわからない場合，対処の仕方が難しい．外れ値を除いた場合と除かなかった場合の解析結果が同一であれば，その結果から結論を導けばよい．一方，二つの解析結果が異なれば，結論を保留する，あるいは，信頼性が不十分であることを明記したうえで一方の結果を採用する，等の対処が考えられる．

## 2.6 データの変換

解析にあたって，さまざまなねらいからデータの変換を行うことがある．分散安定化変換 (variance stabilizing transformation) とは，いくつかの群の間で，データの分散が大きく異なる場合に，それを一様に近づけることをねらいとする変換の総称である．たとえば，分散分析を適用する前処理として，データに分散安定化変換を施すことがある．正規化変換 (normalizing transformation) とは，データ分布が正規分布とかなりずれている場合に，正規分布に近づけることをねらいとする変換の総称である．正規分布を前提とした解析手法が比較的整備されており，それらの解析手法を使いたい場合，正規化変換の適用が考慮される．

具体的な変換として，以下，べき変換と計数値の変換を述べる．

### 2.6.1 べき変換

べき変換 (あるいは，べき正規変換，Box–Cox 変換 (transformation)) とは，下記の $x$ から $y$ への変換である．

$$
\begin{aligned}
y &= \frac{x^{\lambda}-1}{\lambda}, \quad \lambda \neq 0 \\
&= \log x, \qquad \lambda = 0
\end{aligned}
$$

ここで $\lambda$ をべき指数という．べき変換はべき乗変換 ($y = x^{\lambda}$) を $\lambda = 0$ (このとき対数変換) での関数のつながりを保つように拡張したものである．$\lambda = 1/2$ のべき乗変換を平方根変換という．

べき変換は正規化や分散安定化等をねらいとして用いられる．たとえば，糖尿病のフルクトサミンデータは正規分布よりもかなり歪んでいるが，対数変換すると正規分布に近づく．表 2.7 のデータ (図 2.2 のプロット図を参照) のように，平均とともに標準偏差が比例して小さくなっている (変動係数が一様) 場合，対数変換によって標準偏差が一様に近づく．また，平均とともに分散が比例して大きくなっている場合には，平方根変換で標準偏差が一様に近づくことが知られている[3)]．

表 2.7 ラットの胸腺重量データ (薬 A の毒性試験データ)

| | 対照群 | 投与群：用量 (mg/kg) | | | |
|---|---|---|---|---|---|
| | | 15 | 35 | 85 | 200 |
| 例数 | 10 | 10 | 10 | 10 | 10 |
| 平均 (mg) | 326.1 | 283.5 | 281.1 | 217.3 | 133.6 |
| 標準偏差 (mg) | 83.0 | 72.5 | 58.3 | 41.8 | 35.1 |
| 変動係数 (%) | 25.5 | 25.6 | 20.7 | 19.2 | 26.3 |

### 2.6.2 計数値の変換

比率を対象とする変換に，逆正弦変換，ロジット変換，プロビット変換がある．逆正弦変換 (arcsine transformation) とは，比率 $p = x/n$ を下記の $y$ に変換するものである．

$$y = \sin^{-1}\left(\sqrt{p}\right)$$

この変換は分散安定化をねらいとする．たとえば，動物実験で，数匹の動物からなるいくつかの群において，各動物で白血球 100 個中の好酸球の個数が測定されている．群間での好酸球割合の比較に分散分析の適用を考える．二項分布では分散が比率に依存するため，群間の分散の一様性を仮定できないが，逆正弦変換した $y$ では母比率によらず，分散が $1/n$ の正規分布に近似的に従う．なお，Poisson 分布に従う独立な $n$ 個のデータの平均については，平方根変換すると母平均の如何によらず，分散が近似的に $1/4n$ になる．

ロジット変換 (logit transformation) とは，比率 $p$ を $\log\{p/(1-p)\}$ に変換するものである．プロビット変換 (probit transformation) は比率を標準正規分布の分布関数の値 (正規スコア) に変換するものである．いずれの変換も，比率が 0 と 1 の間の値しかとれない制限を除いて，取扱いをしやすくすることを主なねらいとしている．

## 2.7 関連性の記述

各個体について，対になっている二つの項目，たとえば，身長と体重等を変量とみるとき，これを 2 変量データという．$2 \times 2$ 分割表に表されたデータも 2 変量の 0–1 データとみなせる．このとき，個々の項目の分布の特性とともに，項目間の関連性に関心が生ずる．ここでは，2 項目間の関連性をみる方法として，計量データに対する散布図と相関係数，順位相関係数，計数データに対するクロス集計と関連性の尺度を説明する．

### 2.7.1 散布図と相関係数

散布図 (scatter diagram) は一対の計量データの関連性をみるための最も基本的な方法で，対のデータの一方を $x$ 軸，他方を $y$ 軸にとり，各個体のデータを座標上にプロットしたものである．図 2.10 に，36 人の 1 日の糖質摂取量と血清アポ蛋白 A-I 濃

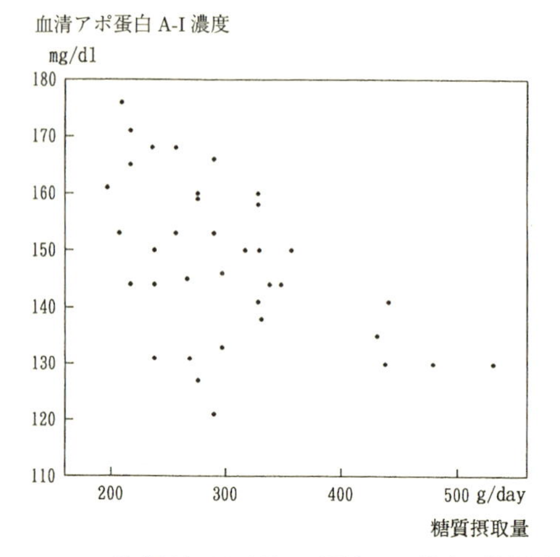


**図 2.10** 糖質摂取量と血清アポ蛋白 A-I 濃度の散布図

度 (HDL の主要構成蛋白) の散布図を示す．散布図のねらいは関連性をみることにあり，データの絶対的な大きさを問題にしないので，必ずしも座標軸上に 0 点を示す必要はない．図でも $x$ 軸と $y$ 軸の始まりは各々の最小値を参考に定めている．図をみると，点の散らばりが右下がりの楕円に近い形になっている．これは，糖質摂取量の多い者は総じてアポ蛋白 A-I が低い傾向があることを表している．二つの変量の間に，一方の値が大きいとき他方も大きいという関係がある場合，正の相関があるという．逆に，一方の値が大きいとき他方が小さいという関係がある場合，負の相関があるという．

**相関係数** (correlation coefficient) とは相関の程度を表す尺度である．$n$ 個の対データを $(x_1, y_1), (x_2, y_2), \cdots, (x_n, y_n)$ と置くと，相関係数 $r$ は次式で表される．

$$r = \frac{\sum_{i=1}^{n} (x_i - \bar{x})(y_i - \bar{y})}{n-1} \cdot \frac{1}{s_x s_y}$$

ここで，$\bar{x}$ と $\bar{y}$ は $x$ と $y$ の平均，$s_x$ と $s_y$ は標準偏差である．相関係数は $-1$ から 1 までの値をとり，すべての点が右上がりの直線上に並んだとき 1，右下がりの直線上に並んだとき $-1$，点がランダムに散らばっているとき 0 となる．相関係数の値が $-0.3$ ～0.3 程度では，散布図の上で相関をはっきりとは観察できない．図 2.10 の散布図では，負の相関が観察され，相関係数は $-0.51$ と計算される．相関係数の値と散布図の点のちらばり具合を対応づけて覚えておくとよい．

相関の程度を相関係数で表すと便利であるが，相関係数だけで関連性をみると誤りをおかすこともある．図 2.11 の①では項目間に二次曲線的な関係があるが，相関係数は 0 に近い．また，②では一部の点が飛び離れているだけであるが，相関係数の値はかなり大きい．このように，相関係数は全体的な直線的関連を表しており，一般的

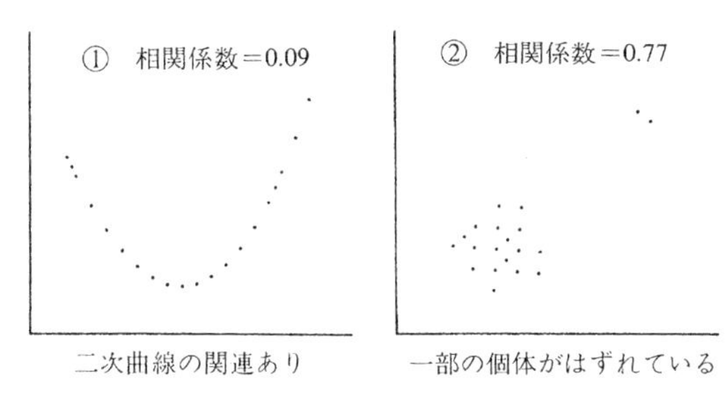


**図 2.11** 特殊な散布図 (架空データ)

な関連性は散布図をみる方が無難である.



### 2.7.2 順位相関係数

二つの変量の直線的な関係でなく，単調な関係をみる尺度に，順位相関係数 (rank correlation coefficient) がある．$n$ 個の対データを順位に替えた相関係数が Spearman の順位相関係数である．すなわち，$x_1, x_2, \ldots, x_n$ の大きさの順位を $u_1, u_2, \ldots, u_n$ とし，$y_1, y_2, \ldots, y_n$ の大きさの順位を $v_1, v_2, \ldots, v_n$ と置くと (同じ値には順位の平均値を割り当てる)，Spearman の順位相関係数 $r_s$ は下式で表される．

$$r_s = \frac{\sum_{i=1}^{n} (u_i - \bar{u})(v_i - \bar{v})}{n-1} \cdot \frac{1}{s_u s_v}$$

ここで，$\bar{u}$ と $\bar{v}$ は $u$ と $v$ の平均，$s_u$ と $s_v$ は標準偏差である．

$n$ 個の対データから，$i$ 番目と $j$ 番目 $(1 \leq i < j \leq n)$ の対データを比較して，$x_i < x_j$ かつ $y_i < y_j$，または，$x_i > x_j$ かつ $y_i > y_j$ となる場合の数を $C$ と置き，逆に $x_i < x_j$ かつ $y_i > y_j$，または，$x_i > x_j$ かつ $y_i < y$ となる場合の数を $D$，$x_i = x_j$ となる場合の数を $T_x$，$y_i = y_j$ となる場合の数を $T_y$，$x_i = x_j$ かつ $y_i - y_j$ となる場合の数を $T_{xy}$ と置く．このような比較の場合の総数は $n(n-1)/2$ であり，$C + D + T_x + T_y - T_{xy} = n(n-1)/2$ となる．このとき，Kendall の順位相関係数 $\tau$ は下式で表される．

$$\tau = \frac{C - D}{\sqrt{\left\{\frac{n(n-1)}{2} - T_x\right\}\left\{\frac{n(n-1)}{2} - T_y\right\}}}$$

順位相関係数 $r_s$ と $\tau$ はいずれも一方の変量が大きくなるとともに，他方も大きくなっていれば 1，他方が小さくなっていれば $-1$，また，二つの変量がランダムであれば 0 となる．図 2.10 のデータでは，$r_s = -0.53$, $\tau = -0.39$ と計算される．なお，Kendall の順位相関係数にはタイ (同順位) に対する処理が違うものがある．

### 2.7.3 クロス集計と関連性の尺度

クロス集計は，二つの計数データ (あるいは計量データをカテゴリーに分類したデータ) の関連性をみるための方法である．調査目的から具体化された作業仮説を検討するためのものであり，意味もなくクロス集計を行うことは避けるべきである．クロス集計によって得られた集計表を，**分割表**あるいは**クロス表** (contingency table) という．一方のカテゴリー数を $R$，他方のそれを $C$ とすると，$R$ 行，$C$ 列の分割表ができる．これを $R \times C$ 分割表という．分割表の内側の升目をセル，合計欄を周辺という．質問票調査等では，特に $2 \times 2$ 分割表が作成されることが多い．表 2.8 は眼底異常と運動習慣の有無の $2 \times 2$ 分割表であり，先に示した表 2.3 ($2 \times 3$ 分割表) について運動習慣を有無の 2 区分にまとめたものである．

**表 2.8** 眼底検査と運動習慣の分割表 (男性)

| | | 運動習慣 | | | | 計 |
|---|---|---|---|---|---|---|
| | | なし | | あり | | |
| 眼底検査 | 正常 | 37 | ( 56.9) | 27 | ( 69.2) | 64 |
| | 異常 | 28 | ( 43.1) | 12 | ( 30.8) | 40 |
| 計 | | 65 | (100.0) | 39 | (100.0) | 104 |

正常：KW 分類 0 と I．異常：KW 分類 IIa 以上．
(・) 内は計に対する割合 (%)

クロス集計におけるパーセントのとり方には，①横にとる (行の周辺を 100%)，②縦にとる (列の周辺を 100%)，③総数でとる (総合計が 100%) の 3 方式がある．集計の目的が二つの項目の関連性をみることであれば，③のパーセントは無意味である．二つの項目に因果関係を想定している場合，原因と思われる項目の合計を 100%とするように，パーセントを縦または横にとるのが原則である．表 2.8 でパーセントを縦にとっているのは，運動習慣の少ないことが原因で，眼底異常がより多く起こると考えているためである．一方，逆に，眼底異常が原因で，運動を控えているとも考えられる (この例には高度異常者が含まれないので，そのような可能性は小さいと思われる)．横断調査ではパーセントを縦にとるか横にとるかを迷うこともあろうが，解析者の視点を明らかにするために，いずれかのパーセントを示すべきである．一方の周辺が固定されている場合には，それを 100%としてパーセントをとる以外にない．たとえば，肺がんと喫煙に関するケースコントロール研究では，肺がん患者の合計数，対照者の合計数が先に定められているゆえ，それらを 100%にして，喫煙割合を求めることになり，上記の原則と逆になる．

クロス表における関連性の程度を数値で表すことがある．二つの項目が 0–1 データの場合 ($2 \times 2$ 分割表の形式)，**四分点相関係数** (あるいは $\varphi$ 係数という)(four-fold point correlation coefficient) がある．$2 \times 2$ 分割表の各セルのデータ数を表 2.9 の記号で記すと，$\varphi$ は下式で表される．

$$\phi = \frac{n_{01}n_{10} - n_{00}n_{11}}{\sqrt{n_{0.}n_{1.} - n_{.0}n_{.1}}}$$

これは 2 変量 0–1 データに相関係数 $r$ を適用したものと同一である．表 2.8 では，

**表 2.9** $2 \times 2$ 分割表の記号

| | | 要因 B | | 計 |
|---|---|---|---|---|
| | | なし | あり | |
| 要因 A | なし | $n_{00}$ | $n_{01}$ | $n_{0.}$ |
| | あり | $n_{10}$ | $n_{11}$ | $n_{1.}$ |
| 計 | | $n_{.0}$ | $n_{.1}$ | $n$ |

$\varphi = -0.12$ と計算される．$2 \times 2$ 分割表では $\varphi$ 係数，順位相関係数 $r_s$ と $\tau$ は同一のものになる．これら以外の関連性の指標として，二つの比率の差，二つの比率の比，オッズ比があり，疫学研究では比較的よく使われている．

$2 \times 2$ 分割表以外の分割表において，両方の項目に順序がある場合，順位相関係数を使うことができる．たとえば，表 2.3 に Kendall の順位相関係数を適用すると，$n = 104$, $C = 514$, $D = 841$, $T_x = 2796$, $T_y = 2461$ より，$\tau = -0.11$ となる．一方の項目に順序があり他方に順序がない場合や両方に順序がない場合には，いくつかの関連性の指標が提案されている[4)]．

2

## 文　献


1) 丹後俊郎. 医学への統計学 第 3 版 (統計ライブラリー), 朝倉書店, 2013.
2) Barnett, V and T Lewis. *Outliers in Statistical Data*, 3rd ed, Wiley, 1994.
3) Armitage, P and G Berry. *Statistical Methods in Medical Research*, 3rd ed, Blackwell, 1994. (椿美智子, 椿　広計訳. 医学研究のための統計的方法, サイエンティスト社, 2001).
4) Everitt, BS. *The Analysis of Contingency Tables*, 2nd ed, Chapman & Hall/CRC, 1992.

Chapter 3

# 計量データの推定と検定

本章では，観測される応答が血圧や体重等の連続型である場合を扱う．そして，同一集団の各個体内で観測値が得られている場合の一標本解析，2 群間で比較を行う二標本解析，さらには 3 群以上の間で違いを評価する三標本以上解析に大きく分けて，推定と検定の各方法について述べる．

## 3.1 一 標 本 解 析

本節では，処置前後のように各個体内で対応して観測値が得られている場合の一標本解析を扱う．まず，評価される応答が正規分布に従っていることを仮定した対応のある **$t$ 検定** (paired-$t$ test) とこれに対応する区間推定について述べる．次に，評価される応答の分布を仮定しない **Wilcoxon** 符号付き順位検定 (Wilcoxon-signed rank test) を紹介する．最後に，観測データがある理論分布に従っているかを評価する **Kolmogorov–Smirnov** 検定について述べる．

### 3.1.1 対応のある $t$ 検定と区間推定

**a. 対応のある $t$ 検定**

各個体で処置前後のように対応して観測値が得られている場合に，対応のある $t$ 検定 (paired-$t$ test) が用いられる．$n$ 例の対応する観測値の組合せを $(X_1, Y_1), \cdots, (X_n, Y_n)$ とし，差を $Z_j = Y_j - X_j \, (j = 1, \cdots, n)$ と置く．処置前後で観測値が得られている場合，$X_j$ と $Y_j$ はそれぞれ投与前値と投与後値に対応する．そして，$Z_j$ の分布が，以下の正規分布に従うと仮定できるとする．

$$Z_j \sim N\left(\delta, \sigma^2\right), \quad j = 1, \cdots, n$$

このとき，母平均 $\delta$ の推定量 $\hat{\delta}$ として，標本平均 $\bar{Z}$

$$\hat{\delta} = \bar{Z} = \frac{\sum_{j=1}^{n} Z_j}{n}$$

を用いることは自然であろう．母平均 $\delta$ が 0 であれば，処置前後で観測値が変化していないことを意味し，正であれば，観測値が増加したことになる．そこで，母平均 $\delta$ に対して検定を行うことで，処置前後での観測値の変化を判断することにする．観測値が変化しなかったという帰無仮説 $H_0 : \delta = 0$ に対する対立仮説は以下の三つが考えられる．

$$H_{11} : \delta > 0, \quad H_{12} : \delta < 0, \quad H_{13} : \delta \neq 0$$

これらの仮説検定における検定統計量は共通であり，

$$T = \frac{\bar{Z}}{s/\sqrt{n}}$$

で定義される検定統計量 $T$ を用いる．この検定統計量は帰無仮説の下で自由度 $(n-1)$ の $t$ 分布に従うことが知られている．また，$s^2$ は分散 $\sigma^2$ の推定量であり，

$$s^2 = \frac{\sum_{j=1}^{n} \left(Z_j - \bar{Z}\right)^2}{n-1}$$

で得られる．よって，対立仮説 $H_{11}, H_{12}$，それぞれに対応する仮説検定の $p$ 値は $1 - F_{n-1}(T)$, $F_{n-1}(T)$ となる．また，対立仮説 $H_{13}$ に対応する両側検定の $p$ 値は $2\{1 - F_{n-1}(|T|)\}$ と得られる．なお，$F_\nu(\cdot)$ は自由度 $\nu$ の $t$ 分布の分布関数とする．$p$ 値は，観測データから計算した検定統計量の実現値の極端さを表す指標である．したがって，$p$ 値が有意水準 $\alpha$ よりも小さければ，帰無仮説が正しいとした場合にきわめて稀なことが起こったと考え，帰無仮説が誤りであったと判断する．すなわち，帰無仮説を棄却する，あるいは検定が有意であったという．

**b.　対応のある $t$ 検定に基づいた信頼区間**

ここでは，処置前後で観測値が変化したかどうかを評価するだけでなく，観測値の変化の大きさを事前に規定した精度の範囲内で推定することを考える．すなわち，信頼係数 $1 - \alpha$ を用いて，母平均 $\delta$ に対する信頼区間 $(\delta_L, \delta_U)$ を

$$\Pr(\delta_L \leq \delta \leq \delta_U) = 1 - \alpha$$

をみたすように求める．

$$\frac{\bar{Z} - \delta}{s/\sqrt{n}}$$

は, 自由度 $(n-1)$ の $t$ 分布に従うことが知られている．このとき, $\alpha = \alpha_1 + \alpha_2$ $(\alpha_1, \alpha_2 \geq 0)$ に対して，

$$\Pr\left(-t_{n-1}(\alpha_1) \leq \frac{\bar{Z} - \delta}{s/\sqrt{n}} \leq t_{n-1}(\alpha_2)\right) = 1 - \alpha$$

が成り立つ．ここで，$t_\nu(\alpha)$ は自由度 $\nu$ の $t$ 分布の上側 $100\alpha$%点である．したがって，

$$\Pr\bigl(\bar{Z} - t_{n-1}(\alpha_2)s/\sqrt{n} \leq \delta \leq \bar{Z} + t_{n-1}(\alpha_1)s/\sqrt{n}\bigr) = 1 - \alpha$$

となり，母平均 $\delta$ に対する $100(1-\alpha)$%信頼区間が得られる．この信頼区間の幅が最小となるのは，$\alpha_1 = \alpha_2 = \alpha/2$ の場合であり，通常は，これが用いられる．この場合，$\alpha$ の両側検定で棄却されないパラメータの範囲に対応する．

### c. 対応のある $t$ 検定の適用例

Hommel *et al.*[1] で示されている，糖尿病性腎症を伴うインスリン依存の糖尿病患者を対象とした無作為化比較試験のデータに対応のある $t$ 検定を適用した結果を述べる．Captopril，またはプラセボが無作為に割り付けられ，各被験者で収縮期血圧が無作為割付け前 (投与前) とその 1 週後 (投与後) に測定された．その結果を表 3.1 に示した．なお，本データは後ほど述べる 3.2 節の二標本解析の適用例としても用いられるが，ここでは群別の一標本解析の例示として用いた．

**表 3.1** 収縮期血圧 (mmHg) の測定結果

| | Captopril 群 | | | | プラセボ群 | | |
|---|---|---|---|---|---|---|---|
| 被験者 | 投与前 | 投与後 | 変化量 | 被験者 | 投与前 | 投与後 | 変化量 |
| 1 | 147 | 137 | −10 | 1 | 133 | 139 | 6 |
| 2 | 129 | 120 | −9 | 2 | 129 | 134 | 5 |
| 3 | 158 | 141 | −17 | 3 | 152 | 136 | −16 |
| 4 | 164 | 137 | −27 | 4 | 161 | 151 | −10 |
| 5 | 134 | 140 | 6 | 5 | 154 | 147 | −7 |
| 6 | 155 | 144 | −11 | 6 | 141 | 137 | −4 |
| 7 | 151 | 134 | −17 | 7 | 156 | 149 | −7 |
| 8 | 141 | 123 | −18 | | | | |
| 9 | 153 | 142 | −11 | | | | |

このとき，Captopril 群の収縮期血圧に対して対応のある $t$ 検定を適用すると，変化量の標本平均 $\bar{Z}$ は $-12.7$ mmHg であり，分散の推定量 $s^2$ は 80.8 であったことから検定統計量 $T$ は $-12.7/\sqrt{80.8/9} = -4.23$ と算出された．帰無仮説の下で，この検定統計量は自由度 8 の $t$ 分布に従うことから，両側検定の $p$ 値は 0.003 であり，有意水準 5%で有意に収縮期血圧が低下したといえた．さらに，収縮期血圧変化量の 95%信頼区間は，$(-19.6, -5.8)$ と算出され，信頼区間に 0 を含んでおらず，検定結果と対応した．同様に，プラセボ群の $p$ 値は 0.166 であり，95%信頼区間は，$(-12.0, 2.6)$ であった．したがって，プラセボ群では，有意水準 5%で有意に収縮期血圧が低下したとはいえなかった．また，信頼区間に 0 を含んでいたことからも，同様の解釈が導かれた．

### 3.1.2 Wilcoxon 符号付き順位検定

各個体で処置前後のように対応して観測値が得られている場合に，**Wilcoxon 符号付き順位検定** (Wilcoxon-signed rank test) は用いられる．$n$ 例の対応する観測値の組合せを $(X_1, Y_1), \cdots, (X_n, Y_n)$ とし，差を $Z_j = Y_j - X_j \ (j = 1, \cdots, n)$ と置く．$X_j$ の分布と $Y_j$ の分布が等しいという帰無仮説は，$Z_j$ の分布が原点に関して対称であることに置き換えられる．そこで，$Z_j$ の絶対値 $|Z_j|$ を昇順に並べ替え，正の $Z_j$ の順位和を検定統計量 $T_+$ とする．等しい絶対値がない場合，すなわちタイが存在しないとき，検定統計量 $T_+$ の期待値と分散はそれぞれ

$$\mathrm{E}(T_+) = n(n+1)/4, \quad \mathrm{Var}(T_+) = n(n+1)(2n+1)/24$$

と導かれる．また，タイが存在する場合，補正係数を引いた以下の分散を用いる必要がある．

$$\mathrm{Var}(T_+) = n(n+1)(2n+1)/24 - \sum (t^3 - t)/48$$

ここに，第二項の補正係数の分子はすべてのタイについて加え，$t$ は各タイの大きさを示す．$n$ が大きいとき，帰無仮説の下で，

$$Z = \{T_+ - \mathrm{E}(T_+)\} / \sqrt{\mathrm{Var}(T_+)}$$

は，平均 0，分散 1 の標準正規分布 $N(0,1)$ に漸近的に従うことが知られている．よって，片側検定の $p$ 値は $1-\Phi(Z)$ または $\Phi(Z)$ となる．また，両側検定の $p$ 値は $2(1-\Phi(|Z|))$ と得られる．なお，$\Phi(\cdot)$ は標準正規分布の分布関数とする．



**a.　Wilcoxon 符号付き順位検定の適用例**

表 3.1 に示された収縮期血圧を評価した無作為化比較試験のデータに適用した結果を紹介する．Captopril 群の収縮期血圧に対して，Wilcoxon 符号付き順位検定を適用すると，収縮期血圧が増加したのは 1 例のみであり，その絶対値は最小であったことから，検定統計量 $T_+$ は 1 と得られる．また，検定統計量 $T_+$ の期待値と分散は，タイが存在することを考慮し，それぞれ $\mathrm{E}(T_+) = 22.5$，$\mathrm{Var}(T_+) = 71$ と算出された．したがって，両側検定の $p$ 値は 0.011 であり，有意水準 5%で有意に Captopril 群では収縮期血圧が低下したといえた．同様に，プラセボ群の $p$ 値は 0.128 であり，有意水準 5%で有意に収縮期血圧が低下したとはいえなかった．

### 3.1.3　Kolmogorov–Smirnov 検定

観測されたデータが正規分布等，ある理論分布に従っているかを評価したい場合がある．たとえば，3.1.1 項で述べた対応のある $\boldsymbol{t}$ 検定では，$n$ 例の観測値 $Z_j$ $(j = 1, \cdots, n)$ の分布が，正規分布に従うことを仮定しており，この想定をみたしているかを確認したい状況が考えられる．**Kolmogorov–Smirnov** 検定は，正規分布を含むある理論分布 $F(z)$ にデータが従うかどうかを検定する方法である．

まず，観測データ $Z_j$ を昇順に並べたものを $z_{(1)} < z_{(2)} < \cdots < z_{(n)}$ とする．そして，これらから得られる経験分布関数 $F^*(z)$ を以下のように定義する．

$$F^*(z) = j/n, \quad z_{(j)} \le z < z_{(j+1)}, \quad j = 0, 1, \cdots, n$$

ここで，$z_{(0)} = -\infty$，$z_{(n+1)} = \infty$，$F^*(z_{(0)}) = 0$，$F^*(z_{(n+1)}) = 1$ とする．つまり，$z$ の値を $-\infty$ から増加させていき，$z$ の値が観測値 $z_{(j)}$ に等しくなるたびに $F^*(z)$ の値が $1/n$ ずつ増加する階段関数の形状に経験分布関数はなっている．Kolmogorov–Smirnov 検定では，経験分布関数 $F^*(z)$ と理論分布 $F(z)$ の乖離を以下の検定統計量 $D$ で評価する．

$$\begin{aligned}D &= \max|F^*(z) - F(z)| \\ &= \max\left(\max_{1\leq j\leq n}\left|j/n - F(z_{(j)})\right|, \max_{1\leq j\leq n}\left|(j-1)/n - F(z_{(j)})\right|\right)\end{aligned}$$

経験分布関数 $F^*(z)$ が理論分布 $F(z)$ と一致するという帰無仮説の下で，$\sqrt{n}D$ は，以下の分布に従うことが知られている．

$$\Pr(\sqrt{n}D \leq x) = \frac{\sqrt{2\pi}}{x}\sum_{k=1}^{\infty} e^{-(2k-1)^2\pi^2/(8x^2)}$$

$\Pr(\sqrt{n}D \leq K_\alpha) = 1-\alpha$ である $K_\alpha$ を用いて，$\sqrt{n}D > K_\alpha$ をみたす場合，有意水準 $\alpha$ で帰無仮説が棄却され，経験分布関数 $F^*(z)$ が理論分布 $F(z)$ と異なるといえる．

## 3.2 二 標 本 解 析

本節では，2 群間で比較を行う二標本解析を扱う．まず，評価される応答が正規分布に従い，かつ分散が等しいと仮定した Student の $t$ 検定とこれに対応する区間推定について述べる．また，この等分散性の仮定が成り立つかを評価するための検定方法も紹介する．次に，評価される応答の分布を仮定しないで群間比較を行う Wilcoxon の順位和検定とこれに対応する区間推定法を紹介する．さらに，応答に影響を与える予後因子が存在する場合に，その影響を調整する van Elteren の順位和検定について述べる．最後に，無作為化比較試験を対象に，割付け方法を考慮した無作為化モデルに基づく推論を紹介する．

### 3.2.1 Student の $t$ 検定と区間推定

#### a. Student の $t$ 検定

群 A と群 B の二つの群があり，各群の応答 $Y_{ij}$ $(i = \mathrm{A, B};\ j = 1, \cdots, n_i)$ の分布が，以下の等分散の正規分布に従うと仮定できるものとする．

$$群\ \mathrm{A}: Y_{\mathrm{A}j} \sim N\left(\mu+\delta, \sigma^2\right), \quad 群\ \mathrm{B}: Y_{\mathrm{B}j} \sim N\left(\mu, \sigma^2\right)$$

そして，治療効果を表す母平均の差 $\delta$ に対する検定が，**Student の $t$ 検定** (Student's $t$ test) である．治療効果がないという帰無仮説 $H_0 : \delta = 0$ に対する対立仮説は以下の三つが考えられる．

$$H_{11}: \delta > 0, \quad H_{12}: \delta < 0, \quad H_{13}: \delta \neq 0$$

母平均の差の推定値とその分散は，

$$\hat{\delta} = \bar{Y}_{\mathrm{A}} - \bar{Y}_{\mathrm{B}} = \sum_{j=1}^{n_{\mathrm{A}}}\frac{Y_{\mathrm{A}j}}{n_{\mathrm{A}}} - \sum_{j=1}^{n_{\mathrm{B}}}\frac{Y_{\mathrm{B}j}}{n_{\mathrm{B}}}, \quad \mathrm{Var}(\hat{\delta}) = \frac{s^2}{n_{\mathrm{A}}} + \frac{s^2}{n_{\mathrm{B}}}$$

である．ここに，$s^2$ は共通分散の推定量であり，

$$s^2 = \frac{(n_{\rm A}-1)\,S_{\rm A}^2 + (n_{\rm B}-1)\,S_{\rm B}^2}{n_{\rm A}+n_{\rm B}-2}, \quad S_i^2 = \sum_{j=1}^{n_i} \frac{\left(Y_{ij}-\bar{Y}_i\right)^2}{n_i-1}, \quad i = {\rm A, B}$$

で得られる．そして，Student の $t$ 検定の検定統計量 $T$ は

$$T = \frac{\hat{\delta}}{\sqrt{\mathrm{Var}(\hat{\delta})}} = \frac{\hat{\delta}}{s\sqrt{1/n_{\rm A}+1/n_{\rm B}}}$$

で定義される．この検定統計量は帰無仮説の下で自由度 $(n_{\rm A}+n_{\rm B}-2)$ の $t$ 分布に従うことが知られている．よって，対立仮説 $H_{11}, H_{12}$ それぞれに対応する片側検定の $p$ 値は $1-F_{n_{\rm A}+n_{\rm B}-2}(T)$, $F_{n_{\rm A}+n_{\rm B}-2}(T)$ となる．また，対立仮説 $H_{13}$ に対応する両側検定の $p$ 値は $2\{1-F_{n_{\rm A}+n_{\rm B}-2}(|T|)\}$ と得られる．なお，$F_\nu(\cdot)$ は自由度 $\nu$ の $t$ 分布の分布関数とする．

**b. Student の $t$ 検定に基づいた信頼区間**

ここでは，Student の $t$ 検定に基づき，治療効果を表す母平均の差 $\delta$ に対する信頼区間を考える．すなわち，信頼係数 $1-\alpha$ を用いて，

$$\Pr(\delta_L \le \delta \le \delta_U) = 1-\alpha$$

をみたす信頼区間 $(\delta_L, \delta_U)$ を求める．

$$\frac{\hat{\delta}-\delta}{s\sqrt{1/n_{\rm A}+1/n_{\rm B}}}$$

は，自由度 $(n_{\rm A}+n_{\rm B}-2)$ の $t$ 分布に従うことが知られている．よって，$\alpha = \alpha_1+\alpha_2$ に対して，

$$\Pr\left(-t_{n_{\rm A}+n_{\rm B}-2}(\alpha_1) \le \frac{\hat{\delta}-\delta}{s\sqrt{1/n_{\rm A}+1/n_{\rm B}}} \le t_{n_{\rm A}+n_{\rm B}-2}(\alpha_2)\right) = 1-\alpha$$

が成り立つ．ここで，$t_\nu(\alpha)$ を自由度 $\nu$ の $t$ 分布の上側 $100\alpha\%$点である．したがって，

$$\Pr\left(\hat{\delta} - t_{n_{\rm A}+n_{\rm B}-2}(\alpha_2)s\sqrt{\frac{1}{n_{\rm A}}+\frac{1}{n_{\rm B}}} \le \delta \le \hat{\delta} + t_{n_{\rm A}+n_{\rm B}-2}(\alpha_1)s\sqrt{\frac{1}{n_{\rm A}}+\frac{1}{n_{\rm B}}}\right)$$
$$= 1-\alpha$$

となり，母平均の差 $\delta$ に対する $100(1-\alpha)\%$信頼区間が得られる．この信頼区間の幅が最小となるのは，$\alpha_1 = \alpha_2 = \alpha/2$ の場合であり，通常は，これが用いられる．

**c. Student の $t$ 検定の適用例**

表 3.1 に示された収縮期血圧を評価した無作為化比較試験のデータに適用した結果を紹介する．投与前後の収縮期血圧変化量について，Captopril 群とプラセボ群の間で比較することを考える．Captopril 群とプラセボ群における変化量の平均値は，それぞれ −12.7 mmHg, −4.7 mmHg であり，Captopril 群の治療効果であるこれらの差は，−8.0 mmHg であった．また，共通分散の推定量 $s^2$ は 73.0 であることから，検定統計量 $T$ は −1.85 と算出された．帰無仮説の下で，この検定統計量は自由度 14 の $t$ 分布に従うことから，両側検定の $p$ 値は 0.086 であり，収縮期血圧の変化量について，有意水準 5%で有意な差があるとはいえなかった．さらに，収縮期血圧変化量の差の 95% 信頼区間は，(−17.2, 1.3) と算出された．

### 3.2.2 等分散性の検定

前項で述べたように，母平均を比較する Student の $t$ 検定では，各群の応答が正規分布に従うことに加え，分散が等しいことを仮定していた．したがって，等分散性の仮定が成り立つかを評価したい場合がある．ここでは，その検定方法について述べる．

群 A と群 B の二つの群があり，各群の応答 $Y_{ij}$ $(i = \mathrm{A}, \mathrm{B}; j = 1, \cdots, n_i)$ の分布が，以下の正規分布に従うと仮定できるものとする．

$$\text{群 A} : Y_{\mathrm{A}j} \sim N\left(\mu_{\mathrm{A}}, \sigma_{\mathrm{A}}^2\right), \quad \text{群 B} : Y_{\mathrm{B}j} \sim N\left(\mu_{\mathrm{B}}, \sigma_{\mathrm{B}}^2\right)$$

そして，群間で分散が等しいという帰無仮説 $H_0 : \sigma_{\mathrm{A}}^2 = \sigma_{\mathrm{B}}^2$ とこれに対する対立仮説 $H_1 : \sigma_{\mathrm{A}}^2 \neq \sigma_{\mathrm{B}}^2$ を設定する．各群の不偏分散 $s_i^2\,(i = \mathrm{A}, \mathrm{B})$ は，

$$s_i^2 = \sum_{j=1}^{n_i} \frac{\left(Y_{ij} - \bar{Y}_i\right)^2}{n_i - 1}$$

と得られる．ここで，$\bar{Y}_i = \sum_{j=1}^{n_i} Y_{ij}/n_i$ である．このとき，$(n_i - 1)s_i^2/\sigma_i^2$ は，自由度 $(n_i - 1)$ の $\chi^2$ 分布に従うことが知られている．したがって，帰無仮説の下で，これらを各自由度で割ったものの比 $F$ は，

$$F = \frac{s_{\mathrm{A}}^2/\sigma_{\mathrm{A}}^2}{s_{\mathrm{B}}^2/\sigma_{\mathrm{B}}^2} = \frac{s_{\mathrm{A}}^2}{s_{\mathrm{B}}^2}$$

となり，不偏分散の比に等しくなる．このとき，$F$ は自由度 $(n_{\mathrm{A}}-1, n_{\mathrm{B}}-1)$ の $F$ 分布に従う．$F_{k_1,k_2}(\alpha)$ を自由度 $(k_1, k_2)$ の $F$ 分布の上側 $100\alpha$%点とすると，$F_{k_1,k_2}(1-\alpha) = 1/F_{k_1,k_2}(\alpha)$ という関係がある．これを利用して，$s_{\mathrm{A}}^2/s_{\mathrm{B}}^2 > F_{n_{\mathrm{A}}-1,n_{\mathrm{B}}-1}(\alpha/2)$ または $< 1/F_{n_{\mathrm{A}}-1,n_{\mathrm{B}}-1}(\alpha/2)$ が成り立つとき，有意水準 $\alpha$ で帰無仮説を棄却する．

### 3.2.3 Wilcoxon の順位和検定と区間推定

#### a. Wilcoxon の順位和検定

群 A と群 B の二つの群があり，各群の分布の形は同じであるが，その形状は未知であるとする．そして，群間で分布の位置 (location) が異なるかどうかについての検定問題を考える．まず，群 A および群 B それぞれの応答を

$$X_j \sim F(x), \quad j = 1, \cdots, n_{\mathrm{A}}, \qquad Y_j \sim F(x - \theta), \quad j = 1, \cdots, n_{\mathrm{B}}$$

とする．このとき，帰無仮説 $H_0 : \theta = 0$ に対する対立仮説は以下の三つが考えられる．

$$H_{11} : \theta > 0, \quad H_{12} : \theta < 0, \quad H_{13} : \theta \neq 0$$

これらの仮説検定における検定統計量は共通であり，以下の統計量を用いる．まず，$X_j, Y_j$ すべての応答を対象にして，小さい方から大きい順へ並べ替え，各応答について順位を与える．つまり，最小値に対して 1 が与えられ，最大値には $n_{\mathrm{A}} + n_{\mathrm{B}}$ という順位が与えられる．もし，タイが存在する場合には，これらに対して平均順位を与える．たとえば，群 A および群 B それぞれの応答が $X_1 = 2, X_2 = 3, X_3 = 5, Y_1 = 1, Y_2 = 3, Y_3 = 4$

のとき，順位は $\{2, \underline{3.5}, 6, 1, \underline{3.5}, 5\}$ となる．このとき，検定統計量 $W$ は群 A の順位和として与えられる．この統計量を用いた検定を **Wilcoxon の順位和検定** (Wilcoxon rank-sum test) とよぶ．

帰無仮説の下での統計量 $W$ の分布から $p$ 値を求める方法として，並べ替え理論により直接数え上げる方法と，あるいは $n_{\mathrm{A}}, n_{\mathrm{B}}$ が大きければ正規近似を用いる方法がある．まず，並べ替え理論による方法について，例を通してその仕組みを示す．ここでは，群 A および群 B それぞれの応答が $X_1 = 3, X_2 = 5, Y_1 = 1, Y_2 = 4$ とする．そして，順位は $\{2, 4, 1, 3\}$ と与えられる．考えられる並びとこれらに対応する確率，そして統計量 $W$ の一覧を表 3.2 に示す．

**表 3.2** 並べ替えの一覧

| 群 A | 群 B | 確率 | 統計量 $W$ |
|---|---|---|---|
| 1, 3 | 4, 5 | 1/6 | 3 |
| 1, 4 | 3, 5 | 1/6 | 4 |
| 1, 5 | 3, 4 | 1/6 | 5 |
| 3, 4 | 1, 5 | 1/6 | 5 |
| 3, 5 | 1, 4 | 1/6 | 6 |
| 4, 5 | 1, 3 | 1/6 | 7 |

観測された統計量 $W_{obs}$ は 6 であることから，対立仮説 $H_{11}$ に対応する仮説検定の $p$ 値は，$W_{obs}$ 以上の並べ替えが起こる確率に対応し，0.333 (=2/6) となる．対立仮説 $H_{12}$ の $p$ 値は，$W_{obs}$ 以下の確率である 0.833 (=5/6) である．また，統計量 $W$ の期待値は，$2(1+2+3+4)/4 = 5$ である．この期待値と $W_{obs}$ と同じ差をもつ，もう 1 つの統計量は 4 であることから，統計量 $W$ が 4 以下または 6 以上となる確率が対立仮説 $H_{13}$ に対応する両側検定の $p$ 値であり，0.667 (=4/6) と得られる．

次に，正規近似を用いる方法を示す．タイが存在しないとき，統計量 $W$ の期待値と分散はそれぞれ

$$\mathrm{E}(W) = n_{\mathrm{A}}\left(n_{\mathrm{A}} + n_{\mathrm{B}} + 1\right)/2, \quad \mathrm{Var}(W) = n_{\mathrm{A}} n_{\mathrm{B}}\left(n_{\mathrm{A}} + n_{\mathrm{B}} + 1\right)/12$$

と導かれる．また，タイが存在する場合，分散 $\mathrm{Var}(W)$ に補正係数

$$1 - \frac{\sum(t^3 - t)}{(n_{\mathrm{A}} + n_{\mathrm{B}})^3 - (n_{\mathrm{A}} + n_{\mathrm{B}})}$$

を乗ずる必要がある．ここに，補正係数の分子はすべてのタイについて加え，$t$ は各タイの大きさを示す．$n_{\mathrm{A}}$ と $n_{\mathrm{B}}$ がともに大きいとき，帰無仮説の下で，

$$Z = \{W - \mathrm{E}(W)\}/\sqrt{\mathrm{Var}(W)}$$

は，平均 0，分散 1 の標準正規分布 $N(0,1)$ に漸近的に従うことが知られている．よって，対立仮説 $H_{11}, H_{12}$ それぞれに対応する片側検定の $p$ 値は $1 - \Phi(Z)$, $\Phi(Z)$ となる．また，対立仮説に対応する両側検定の $p$ 値は $2\{1 - \Phi(|Z|)\}$ と得られる．なお，

$\Phi(\cdot)$ は標準正規分布の分布関数とする．$n_{\mathrm{A}}$ と $n_{\mathrm{B}}$ のうち，小さい方が 8 程度であれば，正規近似の精度はかなり良く，実用的には十分といわれている．

標本サイズの小さい群の各応答について，もう一方の群でこれよりも小さい値が得られる応答の度数の総和 $U$ を用いた **Mann–Whitney の *U* 検定**と Wilcoxon の順位和検定は，統計的には同じ性質をもつ．このため，まとめて **Wilcoxon–Mann–Whitney 検定**ともよばれる．また，スコアとして順位を与えたときの線形順位検定にも Wilcoxon の順位和検定は対応する．

### b. Wilcoxon の順位和検定に基づいた信頼区間

Wilcoxon の順位和検定に基づいた $\theta$ の信頼区間は，推定と検定の対応関係から導かれる．ここで，$100(1-2\alpha)$%信頼区間の下限と上限をそれぞれ $\theta_L, \theta_U$ と置く．そして，有意水準 $\alpha$ で下記の片側検定

$$H_0 : \theta = \theta_L, \quad H_1 : \theta > \theta_L$$

を行ったときに，帰無仮説を棄却できる最大値が $\theta_L$ である．同様に，同じ有意水準で，

$$H_0 : \theta = \theta_U, \quad H_1 : \theta < \theta_U$$

の仮説を棄却できる最小値が $\theta_U$ となる．

Garthwaite は，$\theta_L, \theta_U$ を効率的に得るための手順を提案した[2)]．まず，群 B の応答のみに $\hat{\theta}$ を加えた

$$x_1, \ldots, x_{n_{\mathrm{A}}}, \quad y_1 + \hat{\theta}, \ldots, y_{n_{\mathrm{B}}} + \hat{\theta}$$

から無作為に $n_{\mathrm{A}}$ 個を取り出して群 A の応答としてみなし，その他を群 B の応答として $\theta$ を推定する．これを $(2-\alpha)/\alpha$ 回繰り返し，2 番目に小さい値および大きい値それぞれを $t_1, t_2$ とする．そして，$(\hat{\theta}+t_1, \hat{\theta}+t_2)$ を $100(1-2\alpha)$%信頼区間の初期値と設定する．$k$ 番目の信頼区間を $(L_k, U_k)$ と置き，$L_{k+1}, U_{k+1}$ を以下の式で更新していく．

$$L_{k+1} = \begin{cases} L_k + c\alpha/k, & T(L_k) < T^*(L_k) \text{ のとき} \\ L_k - c(1-\alpha)/k, & T(L_k) \geq T^*(L_k) \text{ のとき} \end{cases}$$

$$U_{k+1} = \begin{cases} U_k - c\alpha/k, & T(U_k) > T^*(U_k) \text{ のとき} \\ U_k + c(1-\alpha)/k, & T(U_k) \leq T^*(U_k) \text{ のとき} \end{cases}$$

ここに，$y_j$ に $L_k$ を加えたときの検定統計量を $T^*(L_k)$，また無作為に $n_{\mathrm{A}}$ 個を抽出し，群 A の応答としたときの検定統計量を $T(L_k)$ とする．$T^*(U_k), T(U_k)$ についても同様に定義される．また，$l = 2/\{Z_\alpha(2\pi)^{-1/2}\exp(-Z_\alpha^2/2)\}$ と置き，$L_{k+1}$ へ更新する際には $c = l(\hat{\theta} - L_k)$, $U_{k+1}$ へ更新する際には $c = l(U_k - \hat{\theta})$ とする．これらの手順を収束するまで繰り返すことで，$100(1-2\alpha)$%信頼区間を得られる．Garthwaite[2)] は，最初の 1000 回の繰り返しで真値へ近づき，さらに 5000 回の繰り返しで安定した値へ収束することを述べている．

### c.　Wilcoxon の順位和検定の適用例

表 3.1 に示された収縮期血圧を評価した無作為化比較試験のデータに適用した結果を示す．投与前後の収縮期血圧変化量について，Captopril 群とプラセボ群の間で母集団分布の位置に差が認められるかを考える．検定統計量 $W$ を Captopril 群の順位和とすると，57 と得られる．このとき，期待値，およびタイによる補正係数を乗した分散はそれぞれ $\mathrm{E}(W) = 76.5, \mathrm{Var}(W) = 89.25 \times 0.99 = 88.59$ であることから，$Z = (57 - 76.5)/\sqrt{88.59} = -2.07$ である．よって，両側検定の $p$ 値は 0.038 と算出され，有意水準 5%で有意差が認められた．

## 3.2.4　van Elteren の順位和検定

群 A と群 B の二つの群があり，群間で分布の位置 (location) が異なるかどうかについて検定するのに用いられるのが Wilcoxon の順位和検定であった．このとき，もし応答に影響を与える予後因子が存在する場合には，その影響を調整することで，群間差の偏りを除き，かつ検定の効率を高めることができる．応答が連続量で正規分布を仮定できる状況，つまり $t$ 検定の適用が可能な場合であれば，分散分析や共分散分析により予後因子の影響を調整することができる．しかしながら，**Wilcoxon の順位和検定**の適用を考える状況では，正規性の仮定をみたさず，分散分析や共分散分析による調整は適切でない．そこで，**van Elteren の順位和検定** (van Elteren rank-sum test) の適用が考えられる．この検定は，予後因子がカテゴリー変数のときに実施が可能であり，各予後因子の組合せから構成される層ごとに Wilcoxon の順位和検定を適用する．そして，これらの結果を併合するという**層別解析** (stratified analysis) に基づく方法である．つまり，**層別 Wilcoxon の順位和検定**の一つと解釈できる．

層 $k\,(=1,\cdots,K)$ における群 A および群 B それぞれの応答を

$$X_{kj} \sim F_k(x), \quad j = 1, \cdots, n_{\mathrm{A}k}, \qquad Y_{kj} \sim F_k(x - \theta_k), \quad j = 1, \cdots, n_{\mathrm{B}k}$$

とする．このとき，両側検定での帰無仮説および対立仮説は

$$H_0 : \theta_k = 0, \quad すべての\ k = 1, \cdots, K$$

$$H_1 : \theta_k \neq 0, \quad いずれかの\ k = 1, \cdots, K$$

である．また，片側検定での対立仮説は，$H_1 : \theta_k > (\text{or} <)\ 0$，いずれかの $k = 1, \cdots, K$ である．van Elteren の順位和検定で用いる検定統計量 $U$ は，まず層ごとに応答へ順位スコアを与え，群 A の順位和として与えられる Wilcoxon の順位和検定の統計量 $W_k$ を求める．そして，各層に層の大きさに反比例した重み $c_k = 1/(n_{\mathrm{A}k} + n_{\mathrm{B}k} + 1)$ を与えた 1 次結合

$$U = \sum_{k=1}^{K} c_k W_k$$

として求められる．van Elteren は，層それぞれの大きさが異なっていても，各層で

の群間差が似ていれば，この重み $c_k$ は広範囲の対立仮説に対して漸近的に最大の検出力をもつことを示した[3]．統計量 $U$ は各層で算出された統計量 $W_k$ の一次結合であることから，簡便に正規近似を用いた方法で $p$ 値が求められる．タイが存在しない場合，帰無仮説の下での統計量 $W_k$ の期待値と分散はそれぞれ

$$\mathrm{E}(W_k) = n_{\mathrm{A}k}(n_{\mathrm{A}k} + n_{\mathrm{B}k} + 1)/2, \quad \mathrm{Var}(W_k) = n_{\mathrm{A}k}n_{\mathrm{B}k}(n_{\mathrm{A}k} + n_{\mathrm{B}k} + 1)/12$$

である．よって，統計量 $U$ の期待値と分散はそれぞれ

$$\mathrm{E}(U) = \sum_{k=1}^{K} \frac{n_{\mathrm{A}k}}{2}, \quad \mathrm{Var}(U) = \sum_{k=1}^{K} \frac{n_{\mathrm{A}k}n_{\mathrm{B}k}}{12(n_{\mathrm{A}k} + n_{\mathrm{B}k} + 1)}$$

と得られる．また，層内でタイが存在する場合，分散 $\mathrm{Var}(W_k)$ に補正係数

$$1 - \frac{\sum(t_k^3 - t_k)}{(n_{\mathrm{A}k} + n_{\mathrm{B}k})^3 - (n_{\mathrm{A}k} + n_{\mathrm{B}k})}$$

を乗する必要がある．ここに，補正係数の分子は同一層内のすべてのタイについて加え，$t_k$ は同一層内の各タイの大きさを示す．そして，帰無仮説の下で，

$$Z = \{U - \mathrm{E}(U)\}/\sqrt{\mathrm{Var}(U)}$$

は，平均 0，分散 1 の標準正規分布 $N(0,1)$ に漸近的に従う．よって，両側 $p$ 値は $2\{1 - \Phi(|Z|)\}$ と得られる．なお，$\Phi(\cdot)$ は標準正規分布の分布関数とする．

**a. 適 用 例**

Mehrotra *et al.*[4] で示されている世界の四つの地域で行われた無作為化比較試験の適用例を紹介する．ワクチンの低用量群と高用量群が，試験参加者へ無作為に割り付けられ，血液中の免疫反応が評価された．その結果を表 3.3 に示した．

**表 3.3** ワクチンの試験結果

| 層(地域) | 免疫反応 | |
|---|---|---|
| | 低用量群 | 高用量群 |
| 1 | 5, 29, 65, 69, 84, 169, 225 | 50, 58, 125, 486 |
| 2 | 15, 23, 29, 30, 50, 58, 64, 79, 81, 88, 129, 189, 234, 410 | 25, 34, 66, 129, 135, 155, 321, 379, 389 |
| 3 | 24, 24, 24, 25, 31, 54, 55, 65, 119, 124, 184, 265, 413 | 23, 38, 45, 50, 78, 85, 98, 141, 230, 235, 408, 935 |
| 4 | 6, 11, 14, 19, 30, 34, 35, 39, 49, 60, 94, 123, 136, 139, 144, 148, 155, 189, 294, 376, 843 | 13, 24, 38, 103, 111, 119, 139, 144, 185, 195, 228, 270, 458 |

このデータに対して van Elteren の順位和検定を適用することを考え，統計量 $U$ とその期待値および分散は，

$$U = 40/12 + 146.5/24 + 151/26 + 339/35 = 24.93$$

$$\mathrm{E}(U) = 7/2 + 14/2 + 13/2 + 21/2 = 27.50$$

$$\mathrm{Var}(U) = 28/144 + 126/288 + 156/312 + 273/420 = 1.78$$

と算出される．よって，検定統計量 $Z = -1.925$ となり，両側検定の $p$ 値は 0.054 と得られ，有意水準 5%でワクチンの用量間で免疫反応に有意な差があるとはいえなかった．

### b. Mantel–Haenszel 検定との関係

**van Elteren** の順位和検定を適用するデータは，層ごとに表 3.4 のような群と応答の分割表へまとめることができる．ここでは，各応答を一つのカテゴリーとみなしている．

**表 3.4** 層 $k$ の群と応答の分割表

| 群 | 応答のカテゴリー | | | |
|---|---|---|---|---|
| | 1 | 2 | ... | $R$ |
| A | $n_{kA1}$ | $n_{kA2}$ | ... | $n_{kAR}$ |
| B | $n_{kB1}$ | $n_{kB2}$ | ... | $n_{kBR}$ |
| 合計 | $n_{k\cdot 1}$ | $n_{k\cdot 2}$ | ... | $n_{k\cdot R}$ |



そして，応答のカテゴリー $r\,(=1,\cdots,R)$ に対して，

$$S_r = \frac{\sum_{l=1}^{r-1} n_{k\cdot l} + (n_{k\cdot r}+1)/2}{\sum_{l=1}^{R} n_{k\cdot l} + 1}$$

という **modified ridit** スコアを与える．ここに，分子は順位，分母は van Elteren の順位和検定で用いた層の重みにそれぞれ対応する．つまり，modified ridit スコアは順位を層の重みで標準化したスコアと解釈できる．そして，分割表の層別解析で用いられる **Mantel–Haenszel** 検定を適用すると，van Elteren の順位和検定と一致することが Koch *et al.*[5] で示されている．

### c. SAS での実行

van Elteren の順位和検定を SAS で利用する際には，Modified ridit スコアを用いた Mantel–Haenszel 検定として実行する．下記にそのプログラム例を示す．

```
PROC FREQ;
 TABLES Stratum * Group * Response
                           / CMH2 SCORES = modridit NOPRINT;
RUN;
```

ここで，いくつかの留意点がある．TABLES ステートメントでの変数の指定は必ず，層，群，応答の順で指定する必要がある．また，オプションの CMH2 は Mantel–Haenszel 検定の実行，SCORES オプションで modified ridit スコアの利用をそれぞれ指定している．さらに，NOPRINT オプションを指定することで，表 3.4 のような横に長い分割表を出力しない．そして，Mantel–Haenszel 検定の結果のうち，対立仮説が「ANOVA 統計量 (英語版では row mean scores differ)」の結果が van Elteren の順位和検定に対応する．

## 3.2.5 無作為化に基づく検定

### a. 母集団モデル

$t$ 検定や共分散分析等の多くの統計的推論は母集団モデル (population model) の

下で成り立っている．このモデルでは，標本が母集団を代表し，それぞれ独立で同じ確率分布に従う確率変数であることを仮定している．ここでは，母集団モデルの下での2群比較を考えてみる．群Aと群Bそれぞれで仮定される母集団から $n_{\mathrm{A}}$ 個と $n_{\mathrm{B}}$ 個の標本が無作為に抽出されたとする．各群で $n_i$ $(i = \mathrm{A}, \mathrm{B})$ 個の応答 $(Y_{i1}, \ldots, Y_{in_i})$ が観測され，これらは各群の母集団分布を特徴づけるパラメータ $\theta_i$ をもつ $G(y|\theta_i)$ に従うとする．この関係は図3.1に示すとおりである．

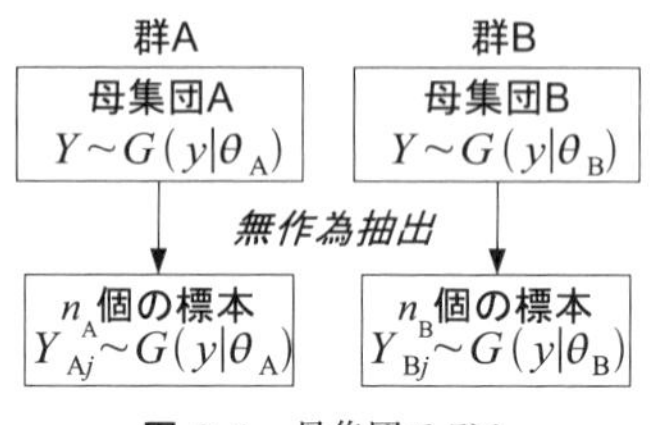


**図 3.1** 母集団モデル

この下で群間比較を行う場合の仮説は，それぞれパラメータ $\theta_i$ に対して，

$$H_0 : \theta_{\mathrm{A}} = \theta_{\mathrm{B}}, \quad H_1 : \theta_{\mathrm{A}} \neq \theta_{\mathrm{B}}$$

と設定される．そして，尤度を用いて多くの統計的推測の手法が導出されている．たとえば，$t$ 検定では，分布 $G$ がパラメータ $\theta_i = (\mu_i, \sigma^2)$ をもつ正規分布とし，

$$H_0 : \mu_{\mathrm{A}} = \mu_{\mathrm{B}}, \quad H_1 : \mu_{\mathrm{A}} \neq \mu_{\mathrm{B}}$$

の仮説が検定される．

しかしながら，この母集団モデルに基づく統計的推測を無作為化比較試験 (randomized controlled trial) へ適用する際には注意する必要がある．なぜなら，無作為化比較試験では，被験者が各群の母集団から抽出されてはいないからである．さらに，試験へ登録される被験者は，専門的知識や被験者登録の見込み等の観点から非無作為に選択された施設から適格条件をみたし同意を得られた方である．そして，無作為にどちらかの群へ割り付けられる．このように各群の被験者は無作為に抽出されていないにもかかわらず，通常，操作上の仮定としてこの母集団モデルを導入し，あたかもこの仮定が成り立っているかのようにして割付け方法とは無関係な統計手法で解析が行われている．Lachin は図3.2を示し[6]，このモデルを擬似母集団モデル (invoked population model) とよんだ．つまり，無作為化比較試験で母集団モデルに基づく統計的推測を適用した場合が擬似母集団モデルとなり，母集団モデルと擬似母集団モデルの間で実質的に解析方法は同じとなる．このモデルの下では，応答を確率変数，割付け結果を固定と考える．

**b. 無作為化モデル**

無作為化比較試験においては，無作為抽出の仮定が成り立たない．そこで，割付け

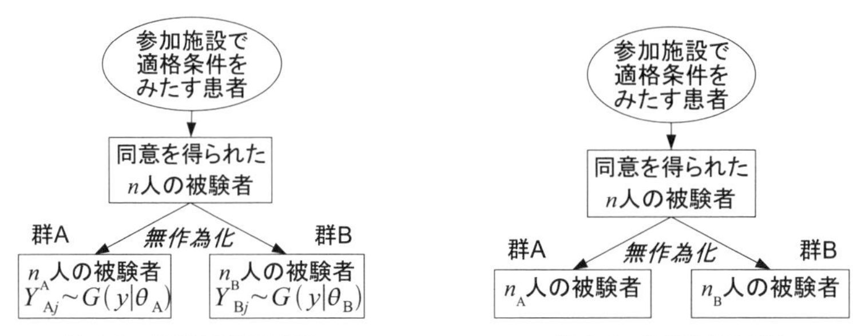


**図 3.2** 擬似母集団モデル　　**図 3.3** 無作為化モデル



方法を考慮した**無作為化モデル** (randomization model) に基づく推論を行うことを考える．無作為化が意味するところは，無作為化の方法によって生じる割付けのデータ列 ABAAB $\cdots$ を確率変数と考える．用いられた無作為化の方法によってこの性質が異なり，これを考慮して統計的推測が行われるモデルを Lachin は図 3.3 を示して[6]無作為化モデルとよんだ．このモデルの下では，割付け結果を確率変数，応答を固定と考える．すなわち，これは Fisher が提案した[7] **並べ替え検定** (permutation test) に対応する．

**c. (擬似) 母集団モデルと無作為化モデルの比較**

予後因子のない 2 群からなる無作為化比較試験において，割付け方法に依存しない擬似母集団モデルによる統計的推測が正しいものとなっているかを考える．Lachin は，**完全無作為化法** (complete randomization) または割付けの最終時点で同数割付けを保証する**無作為割付け規則** (random allocation rule) で割付けを行い[8]，**線形順位検定** (linear rank test) を用いて群間比較を行う場合には，擬似母集団モデルと無作為化モデルは，漸近的に一致することを示した．その論拠は以下のとおりである．$n$ 例の応答を $Y_1, \ldots, Y_n$ とし，これをスコアへ変換する．被験者 $j$ のスコアを $C_j\ (j = 1, \cdots, n)$，スコアの平均値を $\bar{C}$ と置く．また，被験者 $j$ の割付け結果を $T_j\ (j = 1, \cdots, n)$ とする．群 A へ割り付けられた場合には $T_j = 1$，群 B の場合には $T_j = 0$ である．このとき，**線形順位検定**の統計量 $S$ は，

$$S = \sum_{j=1}^{n} (C_j - \bar{C}) T_j$$

で与えられる．まず，擬似母集団モデルの下では，応答を確率変数，割付けを固定と考えることから，統計量 $S_{\text{pop.}}$ は，

$$S_{\text{pop.}} = \sum_{j=1}^{n} (C_j - \bar{C}) t_j = \sum_{j=1}^{n} \left( t_j - \frac{n_{\text{A}}}{n} \right) C_j$$

と表せる．よって，この分散は

$$\mathrm{Var}(S_{\text{pop.}}) = \mathrm{Var}(C_j) \sum_{j=1}^{n} \left( t_j - \frac{n_{\text{A}}}{n} \right)^2 = \frac{n_{\text{A}} n_{\text{B}}}{n} \mathrm{Var}(C_j) \tag{3.1}$$

と算出される．

一方，無作為化モデルの下では，割付けを確率変数，応答を固定と考えることから，統計量 $S_{\mathrm{ran.}}$ は，

$$S_{\mathrm{ran.}} = \sum_{j=1}^{n}(c_j - \bar{c})T_j$$

と表せる．よって，この分散は

$$\mathrm{Var}(S_{\mathrm{ran.}}) = \sum_{j=1}^{n}(c_j - \bar{c})^2\mathrm{Var}(T_j) + \sum_{j=1}^{n}\sum_{\substack{j'=1\\ j'\neq j}}^{n}(c_j - \bar{c})(c_{j'} - \bar{c})\mathrm{Cov}(T_j, T_{j'})$$

である．特に，完全無作為化法と無作為割付け規則のような割付けでは，被験者 $j$ または $j'$ によらず，$\mathrm{Var}(T_j)$ と $\mathrm{Cov}(T_j, T_{j'})$ は一定であることから，

$$\mathrm{Var}(S_{\mathrm{ran.}}) = \{\mathrm{Var}(T_j) - \mathrm{Cov}(T_j, T_{j'})\}\sum_{j=1}^{n}(c_j - \bar{c})^2$$

となる．完全無作為化法で割り付けられた場合には，$\mathrm{Var}(T_j) = 1/4, \mathrm{Cov}(T_j, T_{j'}) = 0$ より，

$$\frac{1}{4}\sum_{j=1}^{n}(c_j - \bar{c})^2$$

である．また，無作為割付け規則の場合には，$\mathrm{Var}(T_j) = 1/4, \mathrm{Cov}(T_j, T_{j'}) = -1/\{4(n-1)\}$ より，

$$\frac{n}{4(n-1)}\sum_{j=1}^{n}(c_j - \bar{c})^2$$

となる．また，観測された群 A の例数で条件づけた統計量 $S_{\mathrm{ran.}}$ の分散は，

$$\mathrm{Var}(S_{\mathrm{ran.}}|N_{\mathrm{A}}(n) = n_{\mathrm{A}}) = \frac{n_{\mathrm{A}}n_{\mathrm{B}}}{n}\left(\frac{\sum_{j=1}^{n}(c_j - \bar{c})^2}{n-1}\right) \tag{3.2}$$

であることが知られている．そして，式 (3.2) は，式 (3.1) の一致推定量であることがわかる．したがって，大規模な無作為化比較試験では，二つのモデルの統計量の分散は等しくなる．また，帰無仮説の下で，統計量の期待値は両モデルで 0 と等しいことから，完全無作為化法，または無作為割付け規則を用いた無作為化比較試験では，擬似母集団モデルと無作為化モデルの統計的推測は同等と考えられる．

また，Matts and Lachin[9] は置換ブロック法 (permuted block designs) が用いられた場合，ブロック内で割付けの相関が生じることから，擬似母集団モデルの下での統計量の分散が無作為化モデルよりも小さくなることを示した[9]．特に，ブロックサイズが小さくなるにつれて，この差は大きくなる．したがって，置換ブロック法を用いた無作為化比較試験において，擬似母集団モデルの下での統計的推測は第一種の

誤り確率が名目有意水準以下に保たれない．

次に，重要な予後因子が存在する無作為化比較試験を考える．**層別無作為化法** (stratified randomization) または **Pocock–Simon 法**で割付けを実施した場合については，擬似母集団モデルの下での共分散分析と無作為化モデルの下での統計的推測が同等であることを Hasegawa and Tango は示した[10]．ここでは，二つの離散型の予後因子が存在し，これらが割付けで考慮されたとする．群 $i$ $(= \mathrm{A}, \mathrm{B})$ で 1 番目の予後因子が水準 $k$ $(= 1, \cdots, K)$，2 番目の因子水準が $l$ $(= 1, \cdots, L)$ である被験者 $n_{ikl}$ 例の $j$ 番目の被験者の応答として

$$Y_{ijkl} = \mu + \delta_i + \alpha_k + \beta_l + \varepsilon_{ijkl}$$

である線形モデルを考える．ここに, 予後因子間に交互作用効果はなく, $\mathrm{Var}(\varepsilon_{ijkl}) = \sigma_E^2$ とする．無作為化モデルで用いる統計量を各群の平均値の差とすると，割付けパターン $w$ での統計量は

$$S_w = (\delta_{\mathrm{A}(w)} - \delta_{\mathrm{B}(w)}) + \sum_k \left[ \frac{n_{\mathrm{A}k\cdot(w)}}{n_{\mathrm{A}(w)}} - \frac{n_{\mathrm{B}k\cdot(w)}}{n_{\mathrm{B}(w)}} \right] \alpha_k$$
$$+ \sum_l \left[ \frac{n_{\mathrm{A}\cdot l(w)}}{n_{\mathrm{A}(w)}} - \frac{n_{\mathrm{B}\cdot l(w)}}{n_{\mathrm{B}(w)}} \right] \beta_l + (\bar{\varepsilon}_{\mathrm{A}\ldots(w)} - \bar{\varepsilon}_{\mathrm{B}\ldots(w)})$$

と表せる．層別無作為化法は，割付けで考慮した因子の同時分布を揃える割付け方法であり，また Pocock–Simon 法は，割付けで考慮した因子の周辺分布を揃える割付け方法であることから，

$$S_w = (\delta_{\mathrm{A}(w)} - \delta_{\mathrm{B}(w)}) + (\bar{\varepsilon}_{\mathrm{A}\ldots(w)} - \bar{\varepsilon}_{\mathrm{B}\ldots(w)})$$

となる．よって，この分散は，

$$\mathrm{Var}(S_w) = \frac{n_{\mathrm{A}} + n_{\mathrm{B}}}{n_{\mathrm{A}} n_{\mathrm{B}}} \sigma_E^2$$

であり，これは擬似母集団モデルで二つの予後因子を共変量とした共分散分析を用いたときの群間差の分散と漸近的に一致する．したがって，層別無作為化法または Pocock–Simon 法を用いたときの無作為化モデルと共分散分析による統計的推測は一致する．

このように，無作為化比較試験において，用いられる割付け方法によっては，無作為化モデルと擬似母集団モデルの統計的推測は漸近的に一致する．しかしながら，本来は，割付け方法が考慮された無作為化モデルに基づく解析を実施することで，無作為化比較試験における統計的推測の妥当な土台が与えられる．今後，この無作為化モデルの研究，および実際の適用に向けた議論が盛んになることが望まれる．

## 3.3　三標本以上の解析

本節では，3 群以上の間で違いを評価する三標本以上の解析を扱う．まず，評価さ

れる応答の分布を仮定しないで群間の違いを評価する Kruskal–Wallis 検定を紹介する．次に，群に順序関係があり，その順序に応じて分布の位置が一定方向へ変わるかどうかを評価する Jonckheere–Terpstra 検定について述べる．

### 3.3.1 Kruskal–Wallis 検定

$I$ 個の群があり，各群の分布の形は同じであるが，その形状は未知であるとする．そして，いずれかの群で分布の位置 (location) が異なるかどうかについての検定問題を考える．まず，群 $i\ (=1,\cdots,I)$ の被験者 $j$ の応答を

$$X_{ij} \sim F(x-\theta_i), \quad j=1,\cdots,n_i$$

とする．このとき，帰無仮説 $H_0$，および対立仮説 $H_1$ は，それぞれ以下のように設定される．

$$H_0: \theta_1=\theta_2=\cdots=\theta_I, \quad H_1: \text{少なくとも一つの } \theta_i \text{ は他の } \theta_{i'} \text{ と異なる}$$

すなわち，各群の応答の分散が共通の大きさであり，平均値のみが異なる正規分布に従うことを仮定した**一元配置分散分析**の仮説を分布の位置が異なる場合に置き換えたものに対応する．二標本の解析である **Student の $t$ 検定**を三標本以上の場合へ拡張したのが一元配置分散分析と考えると，**Kruskal–Wallis 検定** (Kruskal–Wallis test) は，Wilcoxon の順位和検定を三標本以上へ拡張したものと位置づけられる．

まず，$n=\sum_{i=1}^{I} n_i$ 個のすべての応答 $X_{ij}$ を対象にして，小さい方から大きい順へ並べ替え，各応答 $X_{ij}$ について順位 $R_{ij}$ を与える．つまり，最小値に対して 1 が与えられ，最大値には $n$ という順位が与えられる．もし，タイが存在する場合には，これらに対して平均順位を与える．

さて，タイが存在しないとき，$R_{ij}$ 全体の期待値 $\mu_R$ と分散 $\sigma_R^2$ はそれぞれ

$$\mu_R=(n+1)/2, \quad \sigma_R^2=n(n+1)/12$$

と導かれる．また，タイが存在する場合，分散 $\sigma_R^2$ に補正係数

$$1-\frac{\sum(t^3-t)}{n^3-n}$$

を乗する必要がある．ここに，補正係数の分子はすべてのタイについて加え，$t$ を各タイの大きさを示す．大標本の下で帰無仮説が正しい場合，検定統計量

$$S=\frac{\sum_{i=1}^{I} n_i(\bar{R}_{i\cdot}-\mu_R)^2}{\sigma_R^2}$$

は，自由度 $I-1$ の $\chi^2$ 分布に漸近的に従うことが知られている．ここで $\bar{R}_{i\cdot}=\sum_{i=1}^{n_i} R_{ij}/n_i$ である．よって，仮説検定の $p$ 値は $1-F_{I-1}(S)$ となる．なお，$F_\nu(\cdot)$ は自由度 $\nu$ の $\chi^2$ 分布の分布関数とする．

### a. 適 用 例

Chan and Walmsley[11] で示されている無作為化比較試験への適用例を紹介する．ギプス固定解除後に行われた 3 種類の運動間で膝の屈曲範囲を比較した試験であり，その結果を表 3.5 に示した．

**表 3.5** 膝の屈曲範囲データ (度)

| 運動 1 | 運動 2 | 運動 3 |
|---|---|---|
| 44 | 70 | 80 |
| 44 | 77 | 76 |
| 54 | 48 | 34 |
| 32 | 64 | 80 |
| 21 | 71 | 73 |
| 28 | 75 | 80 |



このデータに対して Kruskal–Wallis 検定を適用し，運動間で膝の屈曲範囲が異なるかを検定する．タイが存在することを踏まえ，$R_{ij}$ 全体の期待値 $\mu_R$ と分散 $\sigma_R^2$ はそれぞれ

$$\mu_R = \frac{18+1}{2} = 9.5, \quad \sigma_R^2 = \frac{18(18+1)}{12} \times \left(1 - \frac{(2^3-2)+(3^3-3)}{18^3-18}\right) = 28.4$$

と導かれる．よって，検定統計量 $S$ は，

$$S = \frac{6(4.17-9.5)^2 + 6(10.83-9.5)^2 + 6(13.5-9.5)^2}{28.4} = 9.76$$

となり，これは自由度 2 の $\chi^2$ 分布に漸近的に従うことから，$p$ 値は 0.008 と得られ，有意水準 5%で運動間で膝の屈曲範囲が異なるといえた．

## 3.3.2 Jonckheere–Terpstra 検定

$I$ 個の群があり，低用量，中用量，高用量等と群に順序がある場合を考える．また，各群の分布の形は同じであるが，その形状は未知であるとする．そして，群の順序に応じて分布の位置 (location) が一定方向へ変わるかどうか，すなわち，群が用量の場合には用量反応関係があるかについての検定問題を考える．まず，群 $i\ (=1,\cdots,I)$ の被験者 $j$ の応答を

$$X_{ij} \sim F(x-\theta_i), \quad j = 1,\cdots,n_i$$

とする．このとき，帰無仮説 $H_0$，および対立仮説 $H_1$ は，それぞれ以下のように設定される．

$$H_0 : \theta_1 = \theta_2 = \cdots = \theta_I$$

$H_1 : \theta_1 \geq \theta_2 \geq \cdots \geq \theta_I$ のうち，少なくとも一つの不等式が成り立つ

これに対する検定を **Jonckheere–Terpstra** 検定 (Jonckheere–Terpstra test) と

よぶ．ここで，二つの分布 $F(x-\theta_k)$ と $F(x-\theta_l)$ の比較において，$\theta_k > \theta_l$ が成り立っている場合，分布 $F(x-\theta_k)$ からの観測値 $X_{kj}$ は，分布 $F(x-\theta_l)$ からの観測値 $X_{lj'}$ よりも小さな値が観測されやすい．

そこで，Mann–Whitney の $U$ 検定の考え方を利用し，まずはタイが存在しない場合を考え，$X_{kj} < X_{lj'}$ のとき $\varepsilon_{kj,lj'} = 1$，また $X_{kj} > X_{lj'}$ のとき $\varepsilon_{kj,lj'} = 0$ とする $\varepsilon_{kj,lj'}$ を定義する．そして，任意の群 $k$ と群 $l$ に対して，$S_{k,l} = \sum_{j=1}^{n_k}\sum_{j'=1}^{n_l}\varepsilon_{kj,lj'}$ と置く．このとき，$S_{k,l}$ の期待値は帰無仮説の下で $n_k n_l/2$，対立仮説の下で $n_k n_l/2$ よりも大きな値となる．したがって，統計量 $S$ を

$$S = \sum_{k=1}^{I-1}\sum_{l=k+1}^{I}(2S_{k,l} - n_k n_l)$$

と定義する．帰無仮説の下で，この期待値は 0 となり，分散 $\mathrm{Var}(S)$ は

$$\mathrm{Var}(S) = \frac{n^2(2n+3) - \sum_{i=1}^{I} n_i^2(2n_i+3)}{18}$$

となる．ここに，$n = \sum_{i=1}^{I} n_i$ である．

次に，タイが存在する場合には，$X_{kj} < X_{lj'}$，$X_{kj} = X_{lj'}$，$X_{kj} > X_{lj'}$ それぞれに対して，$\varepsilon_{kj,lj'}$ を 1, 1/2, 0 と定義する．このとき，帰無仮説の下で統計量 $S$ の期待値は 0 であり，分散 $\mathrm{Var}(S)$ は

$$\begin{aligned}\mathrm{Var}(S) = {} & \frac{n(n-1)(2n+5) - \sum_{i=1}^{I} n_i(n_i-1)(2n_i+5) - \sum t(t-1)(2t+5)}{18} \\ & + \frac{\left\{\sum_{i=1}^{I} n_i(n_i-1)(n_i-2)\right\}\left\{\sum t(t-1)(t-2)\right\}}{9n(n-1)(n-2)} \\ & + \frac{\left\{\sum_{i=1}^{I} n_i(n_i-1)\right\}\left\{\sum t(t-1)\right\}}{2n(n-1)}\end{aligned}$$

となる．ここに，$t$ は各タイの大きさを示し，タイに関する和はすべてのタイについて加えている．

大標本の下で帰無仮説が正しい場合，検定統計量 $J = S/\sqrt{\mathrm{Var}(S)}$ は，漸近的に標準正規分布に従うことが知られている．よって，仮説検定の $p$ 値は $1-\Phi(J)$ となる．なお，$\Phi(\cdot)$ は標準正規分布の分布関数とする．

**a. 適 用 例**

Ali et al.[12] で示されている超音波プローブに対する除菌効果を評価した試験への適用例を紹介する．3 種類の殺菌方法について除菌率を評価しており，その結果を表 3.6 に示した．

このデータに対して Jonckheere–Terpstra 検定を適用し，除菌方法がティッシュペーパー，生理食塩水，石鹸の順で除菌率が高いかを検定する．タイが存在することを踏まえ，統計量 $S$，および分散 $\mathrm{Var}(S)$ はそれぞれ

**表 3.6**　3 種類の除菌方法の除菌率データ

| 除菌方法 | 除菌率 (%) |
|---|---|
| ティッシュペーパー | 61, 56, 44, 37, 48, 51, 62, 49, 36, 54, 48, 58, 25, 40, 47, 35, 13, 28, 41, 25, 27, 38, 40, 49, 25 |
| 生理食塩水 | 83, 86, 81, 68, 80, 84, 68, 77, 72, 62, 80, 82, 70, 79, 76, 74, 80, 69, 60, 82, 77, 87, 82, 79, 63 |
| 石鹸 | 95, 96, 97, 97, 98, 99, 97, 99, 98, 98, 99, 99, 98, 99, 100, 99, 99, 97, 98, 99, 98, 100, 100, 99, 98 |

$$S = 620 + 625 + 625 = 1870$$

$$\mathrm{Var}(S) = 42125 + 8.65 + 26.59 = 42160.25$$

と導かれる．よって，検定統計量 $J$ は，

$$J = 1870/\sqrt{42160.25} = 9.11$$

となり，$p$ 値は $< 0.001$ と得られ，有意水準 5%で除菌方法がティッシュペーパー，生理食塩水，石鹸の順で除菌率が高いといえた．

## 文　　献


1) Hommel, E, et al. *Br Med J* **293**: 467–470, 1986.
2) Garthwaite, PH. *Biometrics* **52**: 1387–1393, 1996.
3) van Elteren, PH. *Bull Inst Inter Stat* **37**: 351–361, 1960.
4) Mehrotra, DV, X Lu and X Li. *Am Stat* **64**: 121–130, 1996.
5) Koch, GG, IA Amara, GW Davis and DB Gillings. *Biometrics* **38**: 563–595, 1982.
6) Lachin, JM. *Controll Clin Trials* **9**: 289–311, 1988a.
7) Fisher, RA. *The Design of Experiments*, Oliver & Boyd, 1971.
8) Lachin, JM. *Controll Clin Trials* **9**: 312–326, 1988b.
9) Matts, JP and JM Lachin. *Controll Clin Trials* **9**: 345–364, 1988.
10) Hasegawa, T and T Tango. *J Biopharm Stat* **19**: 106–119, 2009.
11) Chan, Y and RP Walmsley. *Phys Ther* **77**: 1755–1762, 1997.
12) Ali, A, A Rasheed, AA Siddiqui, M Naseer, S Wasim and W Akhtar. *Int J Stat Med Res* **4**: 203–207, 2015.

Chapter 4

# 実験計画法と分散分析

## 4.1 実験計画法総説

### 4.1.1 実験計画法とは

実験に基づく研究・技術開発の手順は図 4.1 のように表される．**実験計画法** (design of experiments, experimental design) は，文字どおり実験を実施する前の「計画」のための統計的手法であり，「1) 処理の選定」「2) 実験の配置」の二つの事項が取り扱われる．また，実験を実施しデータを観測した後の「3) データ解析」においても統計的手法が使われる．

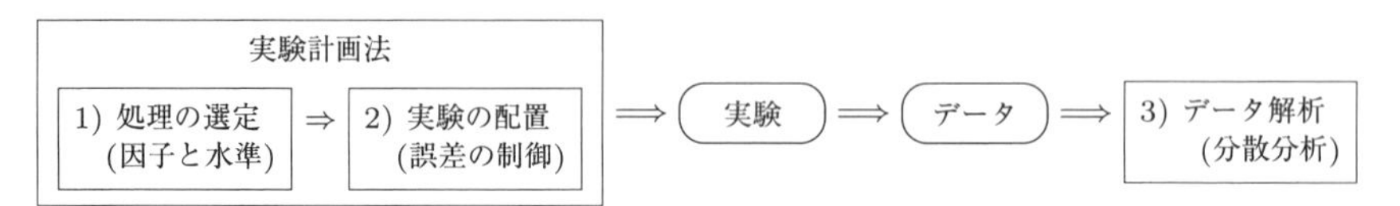


**図 4.1** 実験の計画からデータ解析まで

一般に実験の目的は，研究や技術開発の対象となる特性値 (たとえば医薬研究では，特定の疾患に対する治癒率や生存時間等，農業研究では，作物の収量や食味等) と，その特性値に影響を及ぼすと考えられる各種の原因群 (薬剤の種類，治療法，水稲品種，施肥量等) とのあいだの関係を解明することであるといえる．実験研究の最大の特徴は，研究者・技術者が処理条件を自由に設定できるということである．実験を成功に導くためには，どのような処理条件を設定するかがきわめて重要であり，これが図 4.1 の「1) 処理の選定」の問題である．

また実験においては，取り上げた処理条件以外の管理できないさまざまな原因によって必ず実験誤差が生じる．このとき，統計的なデータ解析を行うために誤差を推定するとともに，推定精度を高めるために誤差を減少させることが重要である．この問題が図 4.1 の「2) 実験の配置」において扱われる．

実験計画法は，R. A. Fisher によって 1920 年代に農業実験に導入された[1)]．その後，その有効性は広く認識され，現在では医薬・農業・工業等の自然科学分野だけでなく社会科学分野でも用いられている．実験において利用できる資源 (実験費用・設備，時間，労働力など）には限りがある．したがって，実験を実施する前に効率的な実験を計画することが重要である．実験計画が不備なためにデータに必用な情報が含まれていない場合，実験後に最新の統計理論や統計パッケージを利用しても有効な結論を引き出すことはできない．

### 4.1.2 処理の選定

#### a. 因子と水準

実験で取り上げる特定の原因を**因子** (factor) とよび，因子のとる個々の条件を**水準** (level) とよぶ．たとえば薬効に関する実験で，プラセボ・対照薬・新薬の 3 種の薬剤を比較する場合，薬剤は 3 水準をもつ因子となる．あるいは毒性試験において，ラットの性別 (雄，雌) に対して，4 段階の薬剤濃度 0 ppm, 25 ppm, 50 ppm, 100 ppm の影響を調べる場合，性別は 2 水準の因子，薬剤濃度は 4 水準の因子となる．

#### b. 交互作用と主効果

二つの因子に関して，一方の因子の効果が他方の因子の水準ごとに異なるとき，これら二つの因子のあいだに**交互作用** (interaction) が存在するという．たとえば上記の毒性試験の例で，性別によって薬剤の影響が異なる場合，性別と薬剤とのあいだに交互作用があるという．さらに三つ以上の因子間の交互作用を定義することもできる．交互作用の概念を理解しておくことは，どのような因子を実験で取り上げるかを決めるときに重要である．

ある因子の効果に関して，他の因子のすべての水準組合せに対する平均的な効果を**主効果** (main effect) とよぶ．主効果と交互作用を総称して**要因効果** (factorial effects) とよぶ．

#### c. 因子の役割と分類

因子は，その役割によって次のように分類される[2,3]．実験における因子の役割について理解しておくことは，取り上げる因子の選定や，水準の設定において役に立つ．

1) **制御因子** (controllable factor): 実験の場においても，実験後の適用の場においても，水準の設定が制御できる因子をいう．その最適水準を探索することが実験の目的となる．
2) **標示因子** (indicative factor): その水準の比較が目的ではなく，他の制御因子との交互作用を調べるために取り上げる因子をいう．適用の場では水準が選択できない場合が多い．
3) **環境因子** (environmental factor): 実験の場でも，適用の場でも水準の設定が制御できない因子を環境因子という．医薬実験や農業実験において，実験の場においても外気温の影響を受ける場合等がそうである．このとき，環境因子 (たとえば外気温) と制御因子とのあいだに交互作用が存在する場合には注意が必要である．
4) **ブロック因子** (block factor): 実験誤差を減少させるため，後述する局所管理

(4.1.3 項 a.) の原則に基づいて導入される因子をブロック因子という．その水準は実用的な意味をもたない．

#### d. 処理の選定に基づく実験の分類

実験に取り上げる処理組合せの観点から，実験は表 4.1 のように分類される．

**表 4.1** 処理の選定に基づく実験の分類

- 一元配置 (1 因子実験)
- 多元配置 (多因子実験)
  - 要因実験 (すべての水準組合せを実施)
  - 一部実施要因実験 (水準組合せの一部分を実施)
    - ラテン方格法 (主効果のみを評価)
    - 直交表 (主効果と低次交互作用を評価，水準数は 2 または 3)

一つの因子のみを取り上げる実験を**一元配置** (one-way layout)，または **1 因子実験** (single-factor experiment) とよぶ．一元配置実験では他の因子との交互作用を評価することはできない．以下，取り上げる因子の数に応じて二元配置 (2 因子実験)，三元配置 (3 因子実験) 等とよぶ．一般に二元配置以上の実験を総称して**多元配置** (multi-way layout)，あるいは**多因子実験** (multi-factor experiment) とよぶ．

多元配置実験のうち，取り上げた因子の水準組合せをすべて実施するものを**要因実験** (factorial experiment) という．要因実験では高次の交互作用も含めて，すべての要因効果を推定することができる．しかし要因実験では，取り上げる因子の数が増えるに従って実験規模が極端に大きくなる．一方，現実には 3 因子以上の高次交互作用は無視できる場合が多い．このとき，要因実験の一部分のみを実施し，主効果と必要な低次の交互作用を評価できるように設計した実験を**一部実施要因実験** (fractional factorial experiment) という．すべての因子の水準数が等しく，因子間の交互作用が存在しない場合は，**ラテン方格** (Latin square) を用いて水準組合せを決めることができる．因子数が多く，各因子の水準数が 2 または 3 のときには直交表を用いて実験を構成することができる[2~4]．

#### e. 処　　理

取り上げた因子の水準組合せを**処理** (treatment) という．たとえば，ラットの性別 2 水準，薬剤濃度 4 水準を取り上げる二元配置実験では，処理の数は $2 \times 4 = 8$ となる．処理の一つとして，他の処理との比較を目的として取り上げられるものを**対照処理** (control)，あるいは**標準処理** (standard) とよぶ．医薬実験におけるプラセボや現行薬剤，農業実験における標準品種等が対照処理となる．

### 4.1.3 実 験 の 配 置

#### a. Fisher の 3 原則

実験において，一つの処理を施す単位を**実験単位** (experimental unit) という．たとえば，医薬実験における 1 人の患者，農業実験における一定面積の農地等が実験単位となる．処理組合せを決定したあと，それを実験単位に割り当てることが実験配置の問題である．Fisher は，実験誤差の大きさを評価するとともに，実験誤差を減少させるために，1) 反復，2) 無作為化，3) 局所管理の三つの原則に基づいて処理を実験単位に配置することを提唱した．これを **Fisher の 3 原則** (Fisher's three principles) という．

1) 反復 (replication): 同じ処理を少なくとも二つ以上の実験単位に配置することを反復という．実験後に誤差の大きさを推定するためには，必ず反復が必要である．また，$n$ 回の反復データから計算された平均値の分散は，個々のデータの分散の $1/n$ となるので，反復によって平均値の誤差分散を減少させることができる．なお文献によっては，同じ処理を複数の実験単位で実施することを繰り返しとよぶこともある．

2) 無作為化 (randomization): 実験に伴う誤差としては，偶然誤差 (random error) と系統誤差 (systematic error) とが考えられる．偶然誤差は各実験単位において確率的に生じる誤差であり，反復の実施により，その大きさを評価 (推定) することができる．一方，系統誤差は一定の方向に偏りを 生じさせるような誤差である．たとえば，農業実験における肥沃度の不均一性，医薬実験における年齢・体重・生活習慣のアンバランス等である．系統誤差による偏りの影響を防ぐためには，処理を実験単位に無作為に割り当てればよい．この方法を無作為化という．ランダム化とよばれることもある．

3) 局所管理 (local control): 処理数や反復数が増えると多くの実験単位が必要となり，そのため大きな系統誤差が生じる可能性がある．このとき実験全体を複数のブロック (block) に分割し，系統誤差の影響を取り除く方法を局所管理，あるいはブロッキング (blocking) という．ブロック間に大きな差があっても興味のある処理の比較には影響しない．ブロック内においては，処理を無作為に (ランダムに) 配置するとともに，実験の場をできる限り均一に管理する．

### b.　実験配置に基づく実験の分類

実験計画は実験配置の観点からは表 4.2 のように分類される．

反復と無作為化の原則により，処理を実験単位に完全にランダムに配置する方法を**完全無作為化法** (completely randomized design) という．実験全体にわたって系統誤差が想定されず，ブロックを構成する必要がない場合にこの方法が使われる．一元配置，二元配置のいずれも完全無作為化法による実施が可能である．

局所管理の原則に基づいてブロックを構成し，ブロック内で処理組合せの一式をランダムに配置する方法を**乱塊法** (らんかいほう，randomized block design) という (完備ブロック計画とよばれることもある)．乱塊法は，実験配置に関する Fisher の 3 原則 (反復，無作為化，局所管理) を取り入れた方法である．ラテン方格を用いると 2 種類以上のブロックを考えることもできる．

処理数が多いため，各ブロックにおいて全処理の一部分を実施する実験を不完備ブ

**表 4.2** 実験配置に基づく実験の分類

ブロックの導入の観点
- 完全無作為化法 (ブロックを導入しない)
- ブロック計画
  - 乱塊法 (完備ブロック計画)
  - 不完備ブロック計画 (処理の一部分をブロック内で実施)
    - 連結型 (すべての処理比較が可能)<br>釣合い型不完備ブロック計画 (BIBD) 等
    - 交絡法 (ブロックと高次交互作用を交絡)<br>直交表を利用
  - 2 種類のブロック因子を導入
    - ラテン方格法，直交表

無作為化の手順の観点
- 分割法 (多元配置で無作為化を段階的に実施)

ロック計画 (incomplete block design) という．不完備ブロック計画のうち，すべての処理比較を同じ精度で行う計画を釣合い型不完備ブロック計画 (balanced incomplete block design, BIBD) という．多元配置で，ブロック効果と高次の交互作用を重ね合わせる方法を交絡法 (confounding) という[2]．

多元配置において，無作為化を段階的に行う方法を分割法 (split-plot design) という．被験者に対して経時的に繰り返し測定が行われるデータも，分割法データとして解析される場合がある．

## 4.2 一元配置分散分析

### 4.2.1 完全無作為化法

#### a. 実験配置とデータ

実験で取り上げる一つの因子 A の水準数を $a$ とする．また繰り返し数 (反復数) を $n$ とする．一元配置完全無作為化法による実験では，$a$ 通りの処理を $an$ 個の実験単位に無作為に割り当てる．例として，タンパク質を強化した飼料が子豚の体重増に効果があるかどうかを調べるために，表 4.3 の六つの処理を考える[4]．

**表 4.3** タンパク質強化飼料の水準

| | |
|---|---|
| $A_1$: | 現行飼料 |
| $A_2$: | 植物性タンパク質を標準量添加したもの |
| $A_3$: | 植物性タンパク質を標準量の 2 倍添加したもの |
| $A_4$: | 植物性タンパク質を標準量の 3 倍添加したもの |
| $A_5$: | 動物性タンパク質を標準量添加したもの |
| $A_6$: | 動物性タンパク質を標準量の 2 倍添加したもの |

繰り返し数を $n=3$ とし，全体で $an=18$ 頭の子豚を用意し，1 から 18 までの番号をつける．$a=6$ 通りの処理を 18 頭の子豚に無作為に割り当てる．表 4.4 は一定期間 (6 週間) 後の体重増のデータである．表 4.4 の (・) 内に無作為に割り当てた子

**表 4.4**　子豚の体重増 (kg)

| 飼料 | $A_1$ | $A_2$ | $A_3$ | $A_4$ | $A_5$ | $A_6$ |
|---|---|---|---|---|---|---|
| | 23 (12) | 23 (3) | 29 (9) | 29 (15) | 27 (1) | 34 (17) |
| | 25 (7) | 27 (11) | 24 (16) | 27 (2) | 30 (13) | 29 (18) |
| | 21 (4) | 24 (14) | 23 (6) | 32 (5) | 24 (8) | 32 (10) |
| 平均 | 23.0 | 24.7 | 25.3 | 29.3 | 27.0 | 31.7 |

豚の番号を示す．

**b.　データの構造モデル**

水準 $A_i$ の第 $j$ 番目の観測データを $y_{ij}$ $(i=1,\cdots,a;\ j=1,\cdots,n)$ と表す．観測データは，次の構造モデル

$$y_{ij} = \mu_i + e_{ij} = \mu + \alpha_i + e_{ij}, \quad e_{ij} \sim N(0,\sigma^2) \tag{4.1}$$

$$\mu = \frac{1}{a}\sum_{i=1}^{a}\mu_i, \quad \alpha_i = \mu_i - \mu, \quad \sum_{i=1}^{a}\alpha_i = 0$$

に従うものとする．$\mu_i$ は水準 $A_i$ における特性値の母平均である．$\mu$ は $a$ 個の水準にわたる平均であり，一般平均とよぶ．$\alpha_i$ は一般平均からの差を表し，$\sum_{i=1}^{a}\alpha_i = 0$ が成り立つ．$e_{ij}$ は実験誤差であり，互いに独立に，平均 0，分散 $\sigma^2$ の正規分布 $N(0,\sigma^2)$ に従うものとする．

**c.　平方和の分解と分散分析表**

表 4.4 の 18 個の観測値は変動している．その変動は，

- 処理の違いによる変動
- 実験誤差による変動

の二つの要因に基づくものである．**分散分析** (analysis of variance, ANOVA) は，データ全体の変動を，異なる要因による変動に分解することによって，データを解析する統計手法である．

処理平均 $\bar{y}_{i\cdot}$ と総平均 $\bar{y}_{\cdot\cdot}$ を

$$\bar{y}_{i\cdot} = \frac{1}{n}\sum_{j=1}^{n}y_{ij}, \quad \bar{y}_{\cdot\cdot} = \frac{1}{a}\sum_{i=1}^{a}\bar{y}_{i\cdot} = \frac{1}{an}\sum_{i=1}^{a}\sum_{j=1}^{n}y_{ij}$$

とする．個々の観測値と総平均との差 $y_{ij} - \bar{y}_{\cdot\cdot}$ は

$$y_{ij} - \bar{y}_{\cdot\cdot} = (\bar{y}_{i\cdot} - \bar{y}_{\cdot\cdot}) + (y_{ij} - \bar{y}_{i\cdot})$$

と表される．両辺を 2 乗して和を計算することにより，次の三つの**平方和** (sum of squares) が得られる．

1) 総平方和:　$S_T = \sum_{i=1}^{a}\sum_{j=1}^{n}(y_{ij} - \bar{y}_{\cdot\cdot})^2$

　自由度:　$\nu_T = an - 1$

2) 処理平方和:　$S_A = \sum_{i=1}^{a}\sum_{j=1}^{n}(\bar{y}_{i\cdot} - \bar{y}_{\cdot\cdot})^2$

　自由度:　$\nu_A = a - 1$

3）誤差平方和: $S_e = \sum_{i=1}^{a}\sum_{j=1}^{n}(y_{ij} - \bar{y}_{i\cdot})^2$

自由度: $\nu_e = a(n-1)$

このとき,

$$S_T = S_A + S_e, \quad \nu_T = \nu_A + \nu_e$$

という加法関係が成り立つ.

総平方和 $S_T$ は, $an$ 個の数値 $y_{ij}$ の全体的な変動を表す. 処理平方和 $S_A$ は, 処理の違いによる変動を表している. 誤差平方和 $S_e$ は処理水準内での変動, すなわち実験誤差による変動を表している. 平方和 $S_A$, $S_e$ を対応する自由度で割った値 $V_A = S_A/\nu_A$, $V_e = S_e/\nu_e$ を**平均平方** (mean square), または分散という. その比 $F_A = V_A/V_e$ を **$F$ 比** ($F$-ratio) という. このように総平方和を意味のある個別の平方和に分解して解析する方法が分散分析である. その結果は表 4.5 の分散分析表 (ANOVA table) にまとめられる. 誤差の行の平均平方 $V_e$ は誤差分散 $\sigma^2$ の推定値を与える ($\hat{\sigma}^2 = V_e$).

**表 4.5** 分散分析表 (一元配置完全無作為化法)

| 変動因 | 自由度 | 平方和 | 平均平方 $V$ | $F$ 比 |
|---|---|---|---|---|
| 処理 $A$ | $\nu_A = a-1$ | $S_A$ | $V_A = S_A/\nu_A$ | $V_A/V_e$ |
| 誤差 $E$ | $\nu_e = a(n-1)$ | $S_e$ | $V_e = S_e/\nu_e$ | |
| 全体 $T$ | $\nu_T = an-1$ | $S_T$ | | |

### d. 一様性の検定

われわれの興味の対象となるのは, 処理水準を変えることによって, 特性値に対する効果に違いが出るかどうかということである. そこで, すべての処理間に差がないという**帰無仮説** (null hypothesis)

$$H_A^0: \ \mu_1 = \cdots = \mu_a = \mu, \quad \alpha_1 = \cdots = \alpha_a = 0 \tag{4.2}$$

を考える. この帰無仮説の下で処理平均平方 $V_A$ は単に誤差分散 $\sigma^2$ の推定値となり, $F$ 比 $F_A = V_A/V_e$ は自由度 $(\nu_A, \nu_e)$ の $F$ 分布に従う. したがって,

$$F_A = V_A/V_e > F(\nu_A, \nu_e; \alpha) \tag{4.3}$$

のときに有意水準 $\alpha$ で帰無仮説 (4.2) を棄却する. $F(\nu_A, \nu_e; \alpha)$ は自由度 $(\nu_A, \nu_e)$ の $F$ 分布の上側 $\alpha$ 点である. 有意水準 $\alpha$ としては, 通常 5% ($\alpha = 0.05$, 分散分析表において "*" で表記), または 1% ($\alpha = 0.01$, "**" で表記) が用いられる.

表 4.4 のデータの分散分析表は表 4.6 で与えられる. $F$ 比は $F_A = 4.58 > 3.106 = F(5, 12; 0.05)$ であり 5%水準で有意である. 処理間の多重比較については 5.2.2 項において解説する.

**表 4.6** 子豚の体重増の分散分析表 (一元配置完全無作為化法)

| 変動因 | 自由度 | 平方和 | 平均平方 | $F$ 比 | $p$ 値 |
|---|---|---|---|---|---|
| 飼料 $A$ | 5 | 153.83 | 30.77 | 4.58* | 0.0144 |
| 誤差 $E$ | 12 | 80.67 | 6.72 | | |
| 全体 $T$ | 17 | 234.50 | | | |

### e. アンバランストなモデルの解析

一元配置完全無作為化法においては，各水準における繰返し数 (反復数) が異なる場合でも解析することができる．この場合をアンバランストなモデル (unbalanced model) とよぶ．例として，水稲 6 品種について温室内のポットを実験単位とし，葉いもち病斑面積率を観測したデータを表 4.7 に示す[4)]．

**表 4.7** 水稲 6 品種の葉いもち病斑面積率 (%)
(アンバランストな一元配置完全無作為化法)

| 品種 | $n_i$ | 繰り返し | | | | | 平均 |
|---|---|---|---|---|---|---|---|
| $A_1$ | 4 | 22 | 25 | 24 | 27 | | 24.5 |
| $A_2$ | 3 | 25 | 29 | 31 | | | 28.3 |
| $A_3$ | 5 | 19 | 24 | 21 | 22 | 26 | 22.4 |
| $A_4$ | 3 | 27 | 29 | 31 | | | 29.0 |
| $A_5$ | 5 | 30 | 33 | 33 | 35 | 37 | 33.6 |
| $A_6$ | 4 | 28 | 30 | 31 | 33 | | 30.5 |
| 計 | 24 | | | | | 総平均 | 28.1 |



水準 $A_i$ の繰り返し数を $n_i$ とし，第 $j$ 番目の観測データを $y_{ij}$ $(i = 1, \cdots, a;\ j = 1, \cdots, n_i)$ とする．処理平均 $\bar{y}_{i\cdot}$ と総平均 $\bar{y}_{\cdot\cdot}$ は，

$$\bar{y}_{i\cdot} = \frac{1}{n_i}\sum_{j=1}^{n_i} y_{ij}, \quad \bar{y}_{\cdot\cdot} = \frac{1}{N}\sum_{i=1}^{a}\sum_{j=1}^{n_i} y_{ij} \quad \left(N = \sum_{i=1}^{a} n_i\right)$$

により計算される．平方和の計算と分散分析表 (表 4.8) の作成は繰り返し数が等しい場合と同様である．

1) 総平方和: $S_T = \displaystyle\sum_{i=1}^{a}\sum_{j=1}^{n_i}(y_{ij} - \bar{y}_{\cdot\cdot})^2$ (自由度: $\nu_T = N - 1$)

2) 処理平方和: $S_A = \displaystyle\sum_{i=1}^{a}\sum_{j=1}^{n_i}(\bar{y}_{i\cdot} - \bar{y}_{\cdot\cdot})^2$ (自由度: $\nu_A = a - 1$)

3) 誤差平方和: $S_e = \displaystyle\sum_{i=1}^{a}\sum_{j=1}^{n_i}(y_{ij} - \bar{y}_{i\cdot})^2$ (自由度: $\nu_e = N - a$)

**表 4.8** 分散分析表 (アンバランストな一元配置完全無作為化法)

| 変動因 | 自由度 | 平方和 | 平均平方 $V$ | $F$ 比 |
|---|---|---|---|---|
| 処理 $A$ | $\nu_A = a - 1$ | $S_A$ | $V_A = S_A/\nu_A$ | $V_A/V_e$ |
| 誤差 $E$ | $\nu_e = N - a$ | $S_e$ | $V_e = S_e/\nu_e$ | |
| 全体 $T$ | $\nu_T = N - 1$ | $S_T$ | | |

表 4.7 のデータの分散分析表を表 4.9 に示す．$F$ 比は $F_A = 12.90 > 4.25 = F(5, 18; 0.01)$ であり 1%水準で有意である．処理間の多重比較については 5.2.3 項において解説する．

**表 4.9** 水稲 6 品種葉いもち病斑面積率データの分散分析表

| 変動因 | 自由度 | 平方和 | 平均平方 | $F$ 比 | $p$ 値 |
|---|---|---|---|---|---|
| 品種 $A$ | 5 | 390.93 | 78.19 | 12.90** | 1.99E − 05 |
| 誤差 $E$ | 18 | 109.07 | 6.06 | | |
| 全体 $T$ | 23 | 500.00 | | | |

### 4.2.2 乱　塊　法

#### a. 実験配置とデータ

乱塊法では，まず実験全体を $r$ 個のブロック $R_1, \ldots, R_r$ に分割する．次に各ブロック内で $a$ 通りの処理を無作為に配置する．例として，小麦 5 品種 $A_1, \ldots, A_5$ を三つのブロックで比較するための乱塊法実験の配置を図 4.2 に示す．また実験後の収量データを表 4.10 に与える[4]．

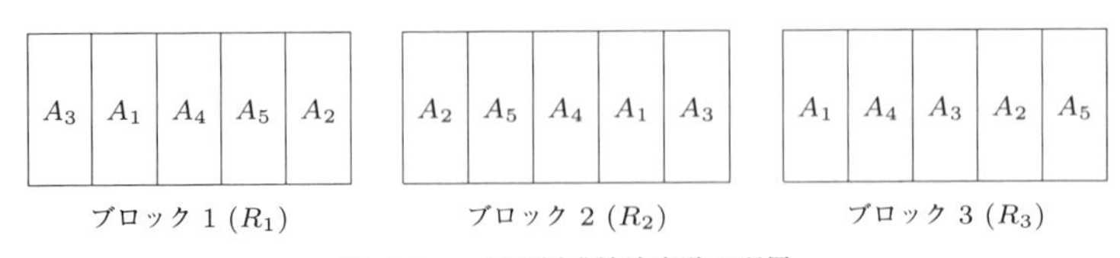


**図 4.2** 一元配置乱塊法実験の配置

**表 4.10** 小麦 5 品種の収量 (t/ha)
(一元配置乱塊法)

| 品種 | ブロック $R_1$ | $R_2$ | $R_3$ | 平均 |
|---|---|---|---|---|
| $A_1$ | 4.9 | 5.8 | 5.1 | 5.27 |
| $A_2$ | 5.9 | 6.9 | 6.2 | 6.33 |
| $A_3$ | 5.6 | 5.9 | 5.2 | 5.57 |
| $A_4$ | 4.9 | 4.9 | 5.1 | 4.97 |
| $A_5$ | 6.0 | 6.5 | 5.7 | 6.07 |
| 平均 | 5.46 | 6.00 | 5.50 | 5.64 |

#### b. データの構造モデル

水準 $A_i$ のブロック $R_j$ における観測値を $y_{ij}$ $(i = 1, \cdots, a;\ j = 1, \cdots, r)$ とする．観測データの構造モデルは，

$$y_{ij} = \mu + \alpha_i + \rho_j + e_{ij}, \quad e_{ij} \sim N(0, \sigma^2) \tag{4.4}$$
$$\sum_{i=1}^{a} \alpha_i = 0, \quad \sum_{j=1}^{r} \rho_j = 0$$

で与えられる．完全無作為化法の場合と同様に，$\mu$ は一般平均，$\alpha_i$ は水準 $A_i$ の効果である．$\rho_j$ はブロック $R_j$ の効果を表し，一般平均からのプラスマイナスの差で表現する．

### c.　平方和の分解と分散分析表

分散分析の考え方は完全無作為化法の場合と同様である．一元配置乱塊法実験においては，データ全体の変動は

- 処理の違いによる変動
- ブロックの違いによる変動
- 実験誤差による変動

の三つの要因に分解される．

処理平均 $\bar{y}_{i\cdot}$ とブロック平均 $\bar{y}_{\cdot j}$ と総平均 $\bar{y}_{\cdot\cdot}$ を

$$\bar{y}_{i\cdot} = \frac{1}{r}\sum_{j=1}^{r} y_{ij}, \quad \bar{y}_{\cdot j} = \frac{1}{a}\sum_{i=1}^{a} y_{ij}, \quad \bar{y}_{\cdot\cdot} = \frac{1}{ar}\sum_{i=1}^{a}\sum_{j=1}^{r} y_{ij}$$

とすると，個々の観測値と総平均との差 $y_{ij} - \bar{y}_{\cdot\cdot}$ は

$$y_{ij} - \bar{y}_{\cdot\cdot} = (\bar{y}_{i\cdot} - \bar{y}_{\cdot\cdot}) + (\bar{y}_{\cdot j} - \bar{y}_{\cdot\cdot}) + (y_{ij} - \bar{y}_{i\cdot} - \bar{y}_{\cdot j} + \bar{y}_{\cdot\cdot})$$

と表される．両辺を 2 乗し和を計算すると，次の四つの平方和が得られる．

1）総平方和:　$S_T = \sum_{i=1}^{a}\sum_{j=1}^{r}(y_{ij} - \bar{y}_{\cdot\cdot})^2$

　自由度:　$\nu_T = ar - 1$

2）処理平方和:　$S_A = \sum_{i=1}^{a}\sum_{j=1}^{r}(\bar{y}_{i\cdot} - \bar{y}_{\cdot\cdot})^2$

　自由度:　$\nu_A = a - 1$

3）ブロック平方和:　$S_R = \sum_{i=1}^{a}\sum_{j=1}^{r}(\bar{y}_{\cdot j} - \bar{y}_{\cdot\cdot})^2$

　自由度:　$\nu_R = r - 1$

4）誤差平方和:　$S_e = \sum_{i=1}^{a}\sum_{j=1}^{r}(y_{ij} - \bar{y}_{i\cdot} - \bar{y}_{\cdot j} + \bar{y}_{\cdot\cdot})^2$

　自由度:　$\nu_e = (a-1)(r-1)$

完全無作為化法の場合と同様に，加法性

$$S_T = S_A + S_R + S_e, \quad \nu_T = \nu_A + \nu_R + \nu_e$$

が成り立つ．平方和を対応する自由度で割った値 $V_A = S_A/\nu_A$, $V_R = S_R/\nu_R$, $V_e = S_e/\nu_e$ を平均平方として，結果は表 4.11 の分散分析表にまとめられる．

**表 4.11** 分散分析表 (一元配置乱塊法)

| 変動因 | 自由度 | 平方和 | 平均平方 | $F$ 比 |
|---|---|---|---|---|
| ブロック $R$ | $\nu_R = r-1$ | $S_R$ | $V_R = S_R/\nu_R$ | $V_R/V_e$ |
| 処理 $A$ | $\nu_A = a-1$ | $S_A$ | $V_A = S_A/\nu_A$ | $V_A/V_e$ |
| 誤差 $E$ | $\nu_e = (a-1)(r-1)$ | $S_e$ | $V_e = S_e/\nu_e$ | |
| 全体 $T$ | $\nu_T = ar-1$ | $S_T$ | | |

#### d. 一様性の検定

処理間に差がないという帰無仮説は，完全無作為化法の場合と同様に式 (4.2)

$$H_A^0:\ \alpha_1 = \cdots = \alpha_a = 0$$

で表され，式 (4.3)

$$F_A = V_A/V_e > F(\nu_A, \nu_e; \alpha)$$

により検定する．また，ブロック間に差がないという帰無仮説

$$H_R^0:\ \rho_1 = \cdots = \rho_r = 0 \tag{4.5}$$

についても，

$$F_R = V_R/V_e > F(\nu_R, \nu_e; \alpha) \tag{4.6}$$

の基準で検定することもできる．

表 4.10 の小麦品種比較実験データの分散分析表を表 4.12 に示す．品種の効果は高度に (1%水準で) 有意である．品種間の多重比較については，5. 2. 1 項で検討する．

**表 4.12** 小麦 5 品種比較実験の分散分析表

| 変動因 | 自由度 | 平方和 | 平均平方 | $F$ 比 | $p$ 値 |
|---|---|---|---|---|---|
| ブロック $R$ | 2 | 0.972 | 0.486 | 6.47* | 0.0213 |
| 品種 $A$ | 4 | 3.783 | 0.946 | 12.58** | 0.0016 |
| 誤差 $E$ | 8 | 0.601 | 0.0752 | | |
| 全体 $T$ | 14 | 5.356 | | | |

### 4.2.3 釣合い型不完備ブロック計画

#### a. 実験配置とデータ

$a$ 通りの処理 $A_1, \ldots, A_a$ を $b$ 個のブロック $B_1, \ldots, B_b$ で実施する計画を考える．ブロックの大きさ (一つのブロックで実施される処理の数) を $k$ とする．ここで $k < a$ とすると，各ブロックでは $a$ 通りの処理の一部分を実施することになる．このような計画を不完備ブロック計画 (incomplete block design) とよぶ．さらに次の三つの条件

1) すべての処理は等しく $r$ 回実施される．

2) すべてのブロックの大きさは等しく $k$ である．

3) 任意の二つの処理 $A_i, A_j$ は，等しく $\lambda$ 個のブロックで同時に実施される (この $\lambda$ を会合数という)

をみたす計画を釣合い型不完備ブロック計画 (balanced incomplete block design, BIBD) という．パラメータ $(a, b, r, k, \lambda)$ は，次の関係

$$ar = bk, \quad r(k-1) = \lambda(a-1) \tag{4.7}$$

をみたす．ただし，式 (4.7) は BIBD が存在するための必要条件であって，十分条件ではない．

図 4.3 は $a = 6, b = 10, r = 5, k = 3, \lambda = 2$ の例である．開発中の野菜・穀物含有ビスケット 6 種類 $(A_1, \ldots, A_6)$ の味を比較するため 10 人の検査員 (ブロック) を選んだ[4)]．1 人の検査員は 3 種類のビスケットを味見し，0 ～ 9 の点数をつける．その実験計画を図 4.3 に示す．判定結果の点数は (・) 内に与えられている．実験配置においては各段階で無作為化を行う．まず 6 種類のビスケットをランダムに $A_1, \ldots, A_6$ に対応づける．次にどの検査員がどのブロックを担当するかをランダムに決める．最後に各ブロック内での処理の順番もランダムに実施する．

4

| ブロック | 検査員番号 | ビスケット種類 () 内は点数 | | | ブロック平均値 |
|---|---|---|---|---|---|
| $B_1$ | 4 | $A_2$ (6) | $A_6$ (4) | $A_4$ (9) | 6.33 |
| $B_2$ | 7 | $A_5$ (4) | $A_3$ (5) | $A_2$ (4) | 4.33 |
| $B_3$ | 2 | $A_2$ (2) | $A_5$ (9) | $A_1$ (4) | 5.00 |
| $B_4$ | 6 | $A_4$ (3) | $A_1$ (2) | $A_5$ (4) | 3.00 |
| $B_5$ | 1 | $A_1$ (2) | $A_3$ (7) | $A_4$ (4) | 4.33 |
| $B_6$ | 5 | $A_2$ (4) | $A_3$ (8) | $A_4$ (7) | 6.33 |
| $B_7$ | 8 | $A_1$ (3) | $A_3$ (2) | $A_6$ (2) | 2.33 |
| $B_8$ | 3 | $A_6$ (5) | $A_1$ (4) | $A_2$ (4) | 4.33 |
| $B_9$ | 10 | $A_5$ (4) | $A_3$ (2) | $A_6$ (2) | 2.67 |
| $B_{10}$ | 9 | $A_6$ (2) | $A_4$ (2) | $A_5$ (7) | 3.67 |

**図 4.3** BIBD によるビスケット食味実験 (実験計画とデータ)

### b. データの構造モデルと平方和の計算

処理 $A_i$ のブロック $B_j$ におけるデータを $y_{ij}$ とすると，その構造モデルは

$$y_{ij} = \mu + \alpha_i + \beta_j + e_{ij}, \quad i = 1, \cdots, a;\ j = 1, \cdots, b \tag{4.8}$$
$$\sum_{i=1}^{a} \alpha_i = 0, \quad \sum_{j=1}^{b} \beta_j = 0, \quad e_{ij} \sim N(0, \sigma^2)$$

と表される．$\mu$ は一般平均，$\alpha_i$ は水準 $A_i$ の効果，$\beta_j$ はブロック $B_j$ の効果を表す．$e_{ij} \sim N(0, \sigma^2)$ は実験誤差である．式 (4.8) の添え字 "$i$" と "$j$" に関して，$ab$ 通りのすべての組合せに対してデータが存在するわけではない．データの総数は $N = ar = bk$ である．

処理平均 $\bar{y}_{i\cdot}$ とブロック平均 $\bar{y}_{\cdot j}$ と総平均 $\bar{y}_{\cdot\cdot}$ を

$$\bar{y}_{i\cdot} = \frac{1}{r}\sum\nolimits_{(j)} y_{ij}, \quad \bar{y}_{\cdot j} = \frac{1}{k}\sum\nolimits_{(i)} y_{ij}, \quad \bar{y}_{\cdot\cdot} = \frac{1}{N}\sum\nolimits_{(i)}\sum\nolimits_{(j)} y_{ij}$$

とする．ここで，$\sum_{(i)}$, $\sum_{(j)}$, $\sum_{(i)}\sum_{(j)}$ 等の記号は，データの存在する添え字に関して和を計算することを意味する．たとえば処理平均 $\bar{y}_{i\cdot} = (1/r)\sum_{(j)} y_{ij}$ は，処理 $A_i$ の実施された $r$ 個のブロックのデータから計算する．

分散分析の考え方は一元配置乱塊法の場合と同様である．総平方和を処理平方和，ブロック平方和，誤差平方和に分解する．ただし乱塊法の場合と違って，平方和を単純に計算しただけでは加法性が成り立たない．処理効果の検定を行うためには，処理平方和を調整する必要がある．

1）総平方和: $S_T = \sum_{(i)}\sum_{(j)}(y_{ij} - \bar{y}_{\cdot\cdot})^2$

自由度: $\nu_T = N - 1$

2）ブロック平方和 (未調整)： $S_R = k\sum_{j=1}^{b}(\bar{y}_{\cdot j} - \bar{y}_{\cdot\cdot})^2$

自由度: $\nu_R = b - 1$

3）処理平方和 (調整済み)： $S_A^* = \frac{r}{e}\sum_{i=1}^{a}(\bar{y}_{i\cdot} - \bar{y}_{\cdot(i)})^2$ (4.9)

自由度: $\nu_A = a - 1$

4）誤差平方和: $S_e = S_T - S_B - S_A^*$

自由度: $\nu_e = N - a - b + 1$

式 (4.9) の $\bar{y}_{\cdot(i)}$ は処理 $A_i$ の実施された $r$ 個のブロック平均をさらに平均したものである．たとえば図 4.3 の例で，処理 $A_1$ は五つのブロック $B_3$, $B_4$, $B_5$, $B_7$, $B_8$ で実施されているので，

$$\begin{aligned}\bar{y}_{\cdot(1)} &= \frac{\bar{y}_{\cdot 3} + \bar{y}_{\cdot 4} + \bar{y}_{\cdot 5} + \bar{y}_{\cdot 7} + \bar{y}_{\cdot 8}}{5} \\ &= \frac{5.00 + 3.00 + 4.33 + 2.33 + 4.33}{5} = 3.80\end{aligned}$$

となる．また，式 (4.9) の $e$ は

$$e = \frac{1 - 1/k}{1 - 1/a} = \frac{a(k-1)}{k(a-1)} = \frac{a\,\lambda}{k\,r}$$

で与えられ，**効率係数** (efficiency factor) とよばれる．乱塊法では $a = k$ により $e = 1$ となる．不完備ブロック計画 ($k < a$) では $e < 1$ である．

平方和を対応する自由度で割った値を平均平方として，表 4.13 の分散分析表が得られる．処理間に差がないという帰無仮説 $H_A^0$: $\alpha_1 = \cdots = \alpha_a = 0$ は，乱塊法の場合と同様に $F_A = V_A^*/V_e > F(\nu_A, \nu_e; \alpha)$ のときに棄却される．ブロックに関しては，その水準に再現性がなく，通常はブロック間の差の検定を行うことはない．仮にブロック間に差がないという帰無仮説 $H_B^0$: $\beta_1 = \cdots = \beta_b = 0$ を検定したいのであれば，処理平方和の場合と同様に，処理に関して調整したブロック平方和を計算すればよい．

表 4.13　分散分析表 (BIBD)

| 変動因 | 自由度 | 平方和 | 平均平方 | $F$ 比 |
|---|---|---|---|---|
| ブロック $B$ | $\nu_B = b - 1$ | $S_B$ | | |
| 処理 $A$ | $\nu_A = a - 1$ | $S_A^*$ | $V_A^* = S_A^*/\nu_A$ | $V_A^*/V_e$ |
| 誤差 $E$ | $\nu_e = N - a - b + 1$ | $S_e$ | $V_e = S_e/\nu_e$ | |
| 全体 $T$ | $\nu_T = N - 1$ | $S_T$ | | |

#### c.　解 析 例

不完備ブロック計画の分散分析の計算は複雑なので，通常は統計パッケージを利用する．図 4.3 の食味実験データの分散分析表を表 4.14 に示す．処理 $A$ (ビスケット) の効果は 5%水準 ($p = 0.0266$) で有意である．

表 4.14　ビスケット食味実験の分散分析表

| 変動因 | 自由度 | 平方和 | 平均平方 | $F$ 比 | $p$ 値 |
|---|---|---|---|---|---|
| ブロック $B$ | 9 | 52.03 | | | |
| ビスケット $A$ | 5 | 44.94 | 8.989 | 3.512* | 0.0266 |
| 誤差 $E$ | 15 | 38.39 | 2.559 | | |
| 全体 $T$ | 29 | 135.37 | | | |



## 4.3　要 因 実 験

### 4.3.1　二元配置実験

#### a.　実験配置とデータ

水準数 $a$ の因子 $A$ と水準数 $b$ の因子 $B$ による二元配置 (two-way layout) 実験 (2 因子実験) を考える．処理組合せの数は $ab$ となる．この $ab$ 個の処理は，完全無作為化法，あるいはブロックを導入した乱塊法によって実施することができる．本項では，繰り返し数を $n$ とする完全無作為化法について解説する (乱塊法の場合も解析は同様である)．

例として表 4.15 にラットに対する毒性試験データを示す[4)]．因子としてラットの性別 $S$ ($S_1$: 雄, $S_2$: 雌) と薬剤濃度 $C$ ($C_1$: 0 ppm, $C_2$: 25 ppm, $C_3$: 50 ppm, $C_4$: 100 ppm) を取り上げた．雄 20 匹 (ラット番号 1～20)，雌 20 匹 (ラット番号 21～40) のラットを用意し，それぞれ薬剤の 4 水準を無作為に割り当てた．表 4.15 の ( ) 内に無作為に割り当てたラット番号を示す．特性値として，13 週間後の赤血球数 ($\times 10^4$) を観測した．

#### b.　データの構造モデル

水準 $A_iB_j$ の第 $k$ 番めの観測データを $y_{ijk}$ ($i = 1, \cdots, a$; $j = 1, \cdots, b$; $k = 1, \cdots, n$) とする．観測データの構造モデルは，

**表 4.15** ラット毒性試験データ (赤血球数 $\times 10^4$)
(二元配置完全無作為化法, (・) 内はラット番号)

| 性別 $S$ | 薬剤濃度 $C$ | 繰り返しデータ | | | | | 平均 |
|---|---|---|---|---|---|---|---|
| $S_1$: 雄 | $C_1$: 0ppm | 803 (5) | 838 (2) | 836 (17) | 822 (3) | 804 (7) | 820.6 |
| | $C_2$: 25ppm | 824 (13) | 839 (1) | 772 (14) | 812 (19) | 844 (20) | 818.2 |
| | $C_3$: 50ppm | 786 (16) | 775 (8) | 768 (10) | 758 (6) | 730 (15) | 763.4 |
| | $C_4$: 100ppm | 722 (18) | 779 (11) | 647 (9) | 716 (4) | 710 (12) | 714.8 |
| $S_2$: 雌 | $C_1$ | 705 (40) | 744 (35) | 716 (26) | 777 (24) | 799 (30) | 748.2 |
| | $C_2$ | 733 (27) | 818 (31) | 750 (37) | 769 (25) | 718 (34) | 757.6 |
| | $C_3$ | 745 (23) | 809 (36) | 721 (33) | 777 (32) | 739 (29) | 758.2 |
| | $C_4$ | 712 (39) | 720 (22) | 718 (28) | 703 (21) | 707 (38) | 712.0 |
| | | | | | | 総平均 | 761.6 |

$$y_{ijk} = \mu + \alpha_i + \beta_j + (\alpha\beta)_{ij} + e_{ijk}, \quad e_{ijk} \sim N(0, \sigma^2) \tag{4.10}$$

$$\sum_{i=1}^{a} \alpha_i = 0, \quad \sum_{j=1}^{b} \beta_j = 0, \quad \sum_{i=1}^{a} (\alpha\beta)_{ij} = \sum_{j=1}^{b} (\alpha\beta)_{ij} = 0$$

と表される. $\mu$ は一般平均, $\alpha_i$ は水準 $A_i$ の主効果, $\beta_j$ は水準 $B_j$ の主効果である. $(\alpha\beta)_{ij}$ は水準組合せ $A_iB_j$ における交互作用効果を表す. 一般に因子 $A$ と因子 $B$ の交互作用を $A\times B$ と書く. $e_{ijk} \sim N(0, \sigma^2)$ は実験誤差である.

### c. 平方和の分解と分散分析表

分散分析においては, 一元配置の場合と同様にデータ全体の変動を意味のある変動に分解する. 二つの因子 $A$ と $B$ の組合せによる処理の変動は, さらに主効果と交互作用に分解される. すなわち, 全体の変動が

- 処理の組合せによる変動
  - 因子 $A$ の主効果による変動
  - 因子 $B$ の主効果による変動
  - 因子 $A$ と因子 $B$ との交互作用による変動
- 実験誤差による変動

のように分解される.

一元配置の場合と同様に, 平均値 $\bar{y}$ の添え字に使われる "." (ドット) は, その添え字に関して平均を計算することを表す. たとえば $\bar{y}_{ij.} = (1/n)\sum_{k=1}^{n} y_{ijk}$ は処理組合せ $A_iB_j$ における平均を表す. これらの処理平均値を用いて平方和は次のように計算される.

1) 総平方和: $S_T = \sum_{i=1}^{a}\sum_{j=1}^{b}\sum_{k=1}^{n}(y_{ijk} - \bar{y}_{...})^2$

自由度: $\nu_T = abn - 1$

2) $A$ の主効果: $S_A = \sum_{i=1}^{a}\sum_{j=1}^{b}\sum_{k=1}^{n}(\bar{y}_{i..} - \bar{y}_{...})^2$

自由度: $\nu_A = a - 1$

3）$B$ の主効果:　$S_B = \sum_{i=1}^{a}\sum_{j=1}^{b}\sum_{k=1}^{n}(\bar{y}_{\cdot j \cdot} - \bar{y}_{\cdots})^2$

自由度:　$\nu_B = b - 1$

4）$A{\times}B$ 交互作用:　$S_{A\times B} = \sum_{i=1}^{a}\sum_{j=1}^{b}\sum_{k=1}^{n}(\bar{y}_{ij\cdot} - \bar{y}_{i\cdot\cdot} - \bar{y}_{\cdot j\cdot} + \bar{y}_{\cdots})^2$

自由度:　$\nu_{A\times B} = (a-1)(b-1)$

5）誤差平方和:　$S_e = \sum_{i=1}^{a}\sum_{j=1}^{b}\sum_{k=1}^{n}(y_{ijk} - \bar{y}_{ij\cdot})^2$

自由度:　$\nu_e = ab(n-1)$

一元配置の場合と同様に，平方和と自由度に関して加法性

$$S_T = S_A + S_B + S_{A\times B} + S_e, \quad \nu_T = \nu_A + \nu_B + \nu_{A\times B} + \nu_e$$

が成り立つ．平方和を対応する自由度で割った値を平均平方として，結果は表 4.16 の分散分析表にまとめられる．

4

**表 4.16**　分散分析表 (二元配置完全無作為化法)

| 変動因 | 自由度 | 平方和 | 平均平方 $V$ | $F$ 比 |
|---|---|---|---|---|
| 主効果 $A$ | $\nu_A = a-1$ | $S_A$ | $V_A = S_A/\nu_A$ | $V_A/V_e$ |
| 主効果 $B$ | $\nu_B = b-1$ | $S_B$ | $V_B = S_B/\nu_B$ | $V_B/V_e$ |
| 交互作用 $A{\times}B$ | $\nu_{A\times B} = (a-1)(b-1)$ | $S_{A\times B}$ | $V_{A\times B} = S_{A\times B}/\nu_{A\times B}$ | $V_{A\times B}/V_e$ |
| 誤差 $E$ | $\nu_e = ab(n-1)$ | $S_e$ | $V_e = S_e/\nu_e$ | |
| 全体 $T$ | $\nu_T = abn-1$ | $S_T$ | | |

### d.　要因効果の検定

因子 $A$ と $B$ とのあいだに交互作用が存在しないという帰無仮説は

$$H^0_{A\times B}:\ (\alpha\beta)_{ij} \equiv 0, \quad i = 1, \cdots, a;\ j = 1, \cdots, b \tag{4.11}$$

と表すことができる．この帰無仮説は

$$F_{A\times B} = V_{A\times B}/V_e > F(\nu_{A\times B}, \nu_e; \alpha) \tag{4.12}$$

のときに棄却される．主効果に対する検定は一元配置の場合と同様に，たとえば $A$ の主効果に関しては，$F_A = V_A/V_e > F(\nu_A, \nu_e; \alpha)$ のときに，帰無仮説 $H^0_A$:　$\alpha_1 = \cdots = \alpha_a = 0$ を棄却する．

表 4.15 のラット毒性試験データの分散分析表を表 4.17 に示す．$F_{S\times C} = 3.27 > 2.901 = F(3, 32; 0.05)$ であるから，交互作用は 5%水準で有意である．表 4.18 の二元表より，雄 ($S_1$) では 50 ppm ($C_3$) から機能の低下が現れるのに対し，雌 ($S_1$) では 100 ppm ($C_4$) で機能の低下が現れている．すなわち，薬剤に対する感受性が雄と雌とで異なっていることがわかる．

**表 4.17** ラット毒性試験の分散分析表

| 変動因 | 自由度 | 平方和 | 平均平方 | $F$ 比 | $p$ 値 |
|---|---|---|---|---|---|
| 性別 $S$ | 1 | 12425.6 | 12425.6 | 12.26** | 0.00139 |
| 薬剤濃度 $C$ | 3 | 35354.1 | 11784.7 | 11.62** | 2.59e-05 |
| 交互作用 $S \times C$ | 3 | 9946.9 | 3315.6 | 3.27* | 0.03377 |
| 誤差 $E$ | 32 | 32444.8 | 1013.9 | | |
| 全体 $T$ | 39 | 90171.4 | | | |

**表 4.18** 性別 × 薬剤濃度二元表
(赤血球数の平均値 $\times 10^4$)

| | 薬剤濃度 | | | | |
|---|---|---|---|---|---|
| 性別 | $C_1$ | $C_2$ | $C_3$ | $C_4$ | 平均 |
| $S_1$ | 820.6 | 818.2 | 763.4 | 714.8 | 779.3 |
| $S_2$ | 748.2 | 757.6 | 758.2 | 712.0 | 744.0 |
| 平均 | 784.4 | 787.9 | 760.8 | 713.4 | 761.6 |

### 4.3.2 ラテン方格法

複数の因子の水準数が等しく，また因子間に交互作用が存在しない場合は，ラテン方格 (Latin square) を用いてすべての主効果を評価するための水準組合せを構成することができる．さらに局所管理の原則に基づいてブロックを導入するとき，複数の原因による系統誤差の影響を除くことができる．

ラテン方格とは，$a$ 個のラテン文字 (アルファベット) を $a$ 行 × $a$ 列に並べ，どの文字も各行・各列に一度ずつ現れるようにしたものである．表 4.19 に 4×4 のラテン方格を示す．また $a$ 個のギリシャ文字を各行・各列に一度ずつ現れるように並べ，さらにラテン文字 $(A, B, \cdots)$ とギリシャ文字 $(\alpha, \beta, \cdots)$ のすべての組合せが一度ずつ現れるように並べたものをグレコラテン方格 (Graeco–Latin square) という (表 4.20).

**表 4.19** 4 × 4 ラテン方格

| | 列 | | | |
|---|---|---|---|---|
| 行 | 1 | 2 | 3 | 4 |
| 1 | $A$ | $B$ | $C$ | $D$ |
| 2 | $B$ | $A$ | $D$ | $C$ |
| 3 | $C$ | $D$ | $A$ | $B$ |
| 4 | $D$ | $C$ | $B$ | $A$ |

**表 4.20** 4 × 4 グレコラテン方格

| | 列 | | | |
|---|---|---|---|---|
| 行 | 1 | 2 | 3 | 4 |
| 1 | $A\,\alpha$ | $B\,\beta$ | $C\,\gamma$ | $D\,\delta$ |
| 2 | $B\,\gamma$ | $A\,\delta$ | $D\,\alpha$ | $C\,\beta$ |
| 3 | $C\,\delta$ | $D\,\gamma$ | $A\,\beta$ | $B\,\alpha$ |
| 4 | $D\,\beta$ | $C\,\alpha$ | $B\,\delta$ | $A\,\gamma$ |

4 水準因子 $A$ と $B$ を考える．表 4.20 のアルファベット 4 文字 $A, B, C, D$ を因子 $A$ の 4 水準 $A_1$, $A_2$, $A_3$, $A_4$ に対応させ，ギリシャ文字 $\alpha, \beta, \gamma, \delta$ を因子 $B$ の 4 水準 $B_1$, $B_2$, $B_3$, $B_4$ に対応させる．次に実験は 4 日間にわたるものとして，実験日をブロック (因子 $R$) とする．また 1 日のなかでも実験順序が系統誤差を与える可能性があれば，実験順序を新たなブロック (因子 $C$) として導入する．そのためには表 4.20 の行を実験日を表す 4 水準 $R_1$, $R_2$, $R_3$, $R_4$ に対応させ，列を実験順序を表す 4 水準 $C_1$, $C_2$, $C_3$, $C_4$ に対応させればよい．結果として表 4.21 の実験配置が得られる．

**表 4.21**　グレコラテン方格による水準組合せ
(数字は，各因子の水準を表す)

| 処理番号 | 実験日 $R$ | 順序 $C$ | $A$ | $B$ | 処理番号 | 実験日 $R$ | 順序 $C$ | $A$ | $B$ |
|---|---|---|---|---|---|---|---|---|---|
| 1 | 1 | 1 | 1 | 1 | 9 | 3 | 1 | 3 | 4 |
| 2 | 1 | 2 | 2 | 2 | 10 | 3 | 2 | 4 | 3 |
| 3 | 1 | 3 | 3 | 3 | 11 | 3 | 3 | 1 | 2 |
| 4 | 1 | 4 | 4 | 4 | 12 | 3 | 4 | 2 | 1 |
| 5 | 2 | 1 | 2 | 3 | 13 | 4 | 1 | 4 | 2 |
| 6 | 2 | 2 | 3 | 4 | 14 | 4 | 2 | 1 | 1 |
| 7 | 2 | 3 | 4 | 1 | 15 | 4 | 3 | 2 | 4 |
| 8 | 2 | 4 | 1 | 2 | 16 | 4 | 4 | 3 | 3 |

ラテン方格やグレコラテン方格を用いれば，少ない数の実験単位を用いて各因子の主効果を評価することができる．ただしラテン方格法では，因子のあいだの交互作用を評価することができない．さらに隠れた交互作用が主効果の評価に影響することもありうる．たとえば因子 $A$ とブロック $R$ とのあいだに交互作用が存在すれば，その交互作用が因子 $B$ の主効果の評価に影響を与えるので注意が必要である．

4

## 4.4　母数モデルと変量モデル

取り上げた因子の水準の効果が固定された母数 (パラメータ) として表されるモデルを**母数モデル** (fixed-effects model) という．固定効果モデルとよばれることもある．分散分析においては，処理効果を表す未知母数 (すなわち処理平均) に関する推測が興味の対象となる．

一方，水準の効果を変量 (確率変数) と考えるモデルを**変量モデル** (random-effects model) という．多くの場合，その変量の分散の推定が解析の目的となる．

多元配置において，母数モデルの因子と変量モデルの因子を両方を含んでいる場合を**混合モデル** (mixed-effects model) という．たとえば，治療法 (因子 $A$) を多施設 (因子 $B$) で比較する実験を考える．治療法に関してはその水準の比較が目的であり，母数モデルである．一方，施設に関しては，その選ばれた特定の施設に興味があるのではなく，施設間の変動，さらに治療法と施設との交互作用に興味があり，変量モデルと考えられる．全体として混合モデルとなる．

## 4.5　枝分かれ配置

すべての因子が変量モデルであり，各因子の水準の設定が段階的に行われる実験配置を**枝分かれ配置** (nested design) という．各因子の水準は具体的な意味をもたず，また上位の因子の水準が異なれば，下位の因子の水準は共通性をもたない．この実験計画は，測定値の誤差が段階的に生じるとき，各段階の誤差を評価する実験として利用される．たとえば特定の成分の測定値が，施設間 (因子 $A$)，施設内の測定器 (因子

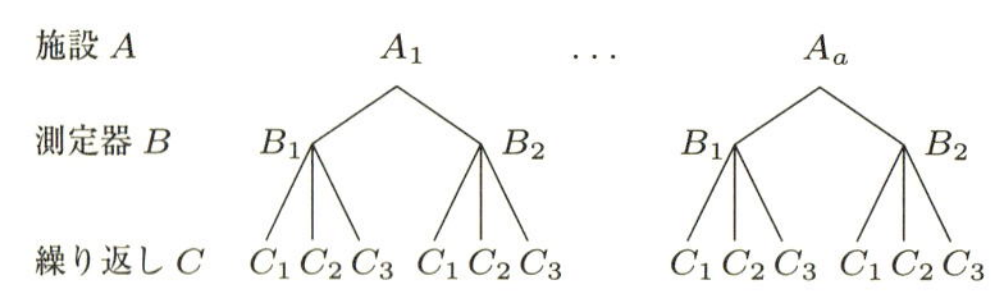


**図 4.4** 枝分かれ配置

$B$)，測定の繰り返し (因子 $C$) によって変動する可能性があるとする．このとき，施設間の変動，測定器の変動，測定の繰り返しによる変動の評価が興味の対象となる．

$a$ 個の施設を選び，各施設内で $b$ 個の測定器を用いて $c$ 回の測定を行う場合の実験配置を図 4.4 に示す．このとき，施設が異なれば (水準 $A_i$ が異なれば)，因子 $B$ の水準 $B_j$ は対応関係をもたない．各段階で反復が行われているので，施設間の分散 $\sigma_A^2$，測定器間の分散 $\sigma_B^2$，繰り返しによる分散 $\sigma_C^2$ を個別に推定することができる．

## 文　献

1) Fisher, RA. *The Design of Experiments*, Oliver & Boyd, 1935.
2) 奥野忠一, 芳賀敏郎. 実験計画法, 培風館, 1969.
3) 田口玄一. 第 3 版 実験計画法 上・下, 丸善, 1976, 1977 (復刻版は 2010) .
4) 三輪哲久. 実験計画法と分散分析 (統計解析スタンダード), 朝倉書店, 2015.

Chapter 5

# 検定の多重性の調整

## 5.1 多重比較総説

### 5.1.1 検定の多重性と誤り率

#### a. 多重比較とは

統計的データ解析においては，得られた 1 組のデータ $\boldsymbol{y}$ に対して複数の検定を行う場合がある．これを**多重検定** (multiple tests)，あるいは**多重比較** (multiple comparisons) とよぶ．このとき，検定を繰り返すことによって第一種の誤りの確率が大きくなることを**検定の多重性** (multiplicity) という．この検定の多重性を適切に制御する統計的手法が**多重比較法** (multiple comparison procedures) である．

#### b. 仮説と検定のファミリー

一般に $m$ 個の未知パラメータ (母数) $\theta_1, \ldots, \theta_m$ に興味があり，$m$ 個の帰無仮説と対立仮説

$$\begin{cases} \text{帰無仮説 } H_i^0\text{: } \theta_i = \theta_i^0, \\ \text{対立仮説 } H_i^A\text{: } \theta_i \neq \theta_i^0, \end{cases} \quad i = 1, \cdots, m$$

を考える．$\theta_i^0$ $(i = 1, \cdots, m)$ は既知の定数である．ここで $m$ 個の帰無仮説の集合

$$\mathcal{H} = \{H_1^0, \ldots, H_m^0\}$$

を帰無仮説のファミリー (family) とよぶ．たとえば $a$ 水準の一元配置分散分析 (4.2 節) において，$a$ 個の母平均 $\mu_1, \ldots, \mu_a$ のすべてのペア $\mu_i, \mu_j$ $(i \neq j)$ に対して値が等しいかどうかを検定する場合 (5.2.1 項参照)，検定の数は $m = {}_aC_2 = a(a-1)/2$ であり，$m$ 個の帰無仮説は

$$H_1^0: \theta_1 = \mu_1 - \mu_2 = 0, \cdots, \ H_m^0: \theta_m = \mu_{a-1} - \mu_a = 0$$

と表される $(\theta_1^0 = \cdots = \theta_m^0 = 0)$.

各帰無仮説 $H_i^0: \theta_i = \theta_i^0$ に対して，観測データ $\boldsymbol{y}$ に基づく検定結果を

$$\phi_i(\boldsymbol{y}) = \begin{cases} 1, & \text{帰無仮説 } H_i^0 \text{ を棄却} \\ 0, & \text{帰無仮説 } H_i^0 \text{ を受容} \end{cases}$$

と表し，その全体

$$\phi_{\mathcal{H}}(\boldsymbol{y}) = \{\phi_1(\boldsymbol{y}), \ldots, \phi_m(\boldsymbol{y})\}$$

を検定のファミリーとよぶ.

### c. 部分帰無仮説と完全帰無仮説

多重比較では複数の帰無仮説 $H_1^0, \ldots, H_m^0$ が対象となる．そして実際に成り立っているのは $m$ 個の帰無仮説のうち一部分だけの可能性がある．そこで，添え字の部分集合 $V \subset \{1, \cdots, m\}$ を考え，$V$ に含まれる添え字をもつ帰無仮説のみが成り立っているという状況を

$$H_V^0 = \bigcap_{i \in V} H_i^0 \tag{5.1}$$

で表し，**部分帰無仮説** (partial null hypothesis) とよぶ．特に $V = \{1, \cdots, m\}$ の場合，すなわちファミリー $\mathcal{H}$ のすべての帰無仮説が成り立っている場合を**完全帰無仮説** (complete null hypothesis) とよぶ．実際にはパラメータ $\theta_i$ $(i = 1, \cdots, m)$ の値は未知なので，どの部分帰無仮説が成り立っているのかは未知である．

### d. 多重比較における誤り率

特定の帰無仮説 $H_i^0$ に対して，通常の仮説検定と同様に，$H_i^0$ が成り立っているときに $H_i^0$ を棄却すること $(\phi_i(\boldsymbol{y}) = 1)$ を**第一種の誤り** (type I error) といい，$H_i^0$ が成り立っていないときに $H_i^0$ を受容すること $(\phi_i(\boldsymbol{y}) = 0)$ を**第二種の誤り** (type II error) という．多重比較においても第一種の誤りを中心に考える．

いま真に成り立っている帰無仮説を $H_V^0 = \bigcap_{i \in V} H_i^0$ とする．すなわち，集合 $V$ に含まれる添え字をもつ帰無仮説 $H_i^0$ $(i \in V)$ が成り立っているとする．$m$ 回の検定のうち第一種の誤りの数を $M(\boldsymbol{y}|H_V^0)$ とすると，「$\phi_i(\boldsymbol{y}) = 1 \Leftrightarrow$ 帰無仮説 $H_i^0$ を棄却」に注意して，

$$M(\boldsymbol{y}|H_V^0) = \sum_{i \in V} \phi_i(\boldsymbol{y})$$

と表される．$M(\boldsymbol{y}|H_V^0)$ は観測データ $\boldsymbol{y}$ に依存するので確率変数である．このとき，

$$FWER = \Pr\{M(\boldsymbol{y}|H_V^0) > 0|H_V^0\} \tag{5.2}$$

を**ファミリー単位誤り率** (family-wise error rate) という．すなわち $FWER$ は，真に成り立っている帰無仮説のうち，少なくとも一つ以上で第一種の誤りをおかす確率である．文献によっては，$FWER$ を**実験単位誤り率** (experiment-wise error rate) とよぶこともある．

一方，個別の帰無仮説ごとに第一種の誤りの確率を考えた

$$CWER = \max_{i \in V} \Pr\{\phi_i(\boldsymbol{y}) = 1 \ \ (\text{仮説 } H_i^0 \text{ を棄却})|H_i^0\} \tag{5.3}$$

を**比較単位誤り率** (comparison-wise error rate) という．$CWER$ では他の帰無仮説に関係なく，特定の帰無仮説 $H_i^0$ に着目して誤りの確率を考えている．

一般に式 (5.2), (5.3) の確率は，成立している帰無仮説 $H_i^0$ $(i \in V)$ だけでなく，対立仮説 $H_j^A\colon \theta_j \neq \theta_j^0$ $(j \notin V)$ のパラメータの値 $\theta_j$ にも影響される．

### 5.1.2 ファミリー単位誤り率の制御

#### a. 検定の多重性

比較単位誤り率 $CWER$ を一定値 $\alpha$ 以下にするためには，個々の検定 $\phi_i(\boldsymbol{y})$ を第一種の誤り率が $\alpha$ 以下になるように設計すればよい．しかし，個々の検定の誤り率が $\alpha$ 以下であっても，多数の検定を行うと，そのどれかで誤りをおかしてしまう確率(ファミリー単位誤り率 $FWER$) は $\alpha$ よりも大きくなってしまう．すなわち検定の多重性の問題が生じる．ファミリー単位誤り率を制御する方法とは，この検定の多重性を考慮した方法である．$FWER$ を $\alpha$ 以下に保つことを $FWER$ を保障する (guarantee, maintain)，あるいは制御する (control) と表現する．

式 (5.2) の $FWER$ の定義は仮定している帰無仮説に依存する．そして実際にどの帰無仮説が成立しているかは未知である．そこで，完全帰無仮説を含めてすべての部分帰無仮説の下で $FWER$ を $\alpha$ 以下に保障することを，強い意味で制御する (strongly control) という．一方，完全帰無仮説の下でのみ $FWER$ を $\alpha$ 以下に保障することを，弱い意味で制御する (weekly control) という．以下に，強い意味で $FWER$ を制御する方法を説明する．

5

#### b. 同時信頼区間に基づく方法

$m$ 個の母数 $\theta_1, \ldots, \theta_m$ に対する同時信頼区間 (simultaneous confidence intervals) を $\theta_i \in [\hat{L}_i(\boldsymbol{y}),\ \hat{U}_i(\boldsymbol{y})]$ $(i = 1, \cdots, m)$ とする．すなわち，

$$\Pr\{\theta_i \in [\hat{L}_i(\boldsymbol{y}),\ \hat{U}_i(\boldsymbol{y})],\ i = 1, \cdots, m\} \geq 1 - \alpha \tag{5.4}$$

が成り立つように信頼区間 $[\hat{L}_i(\boldsymbol{y}),\ \hat{U}_i(\boldsymbol{y})]$ を構成する．ここで，$\hat{L}_i(\boldsymbol{y}), \hat{U}_i(\boldsymbol{y})$ は観測データ $\boldsymbol{y}$ から計算される．各帰無仮説 $H_i^0$: $\theta_i = \theta_i^0$ に対して，

$$\theta_i^0 \notin [\hat{L}_i(\boldsymbol{y}),\ \hat{U}_i(\boldsymbol{y})] \implies H_i^0 \text{ を棄却}$$

とすれば，$FWER$ は $\alpha$ 以下に保障される．なぜなら，いま成立している部分帰無仮説を $H_V^0 = \bigcap_{i \in V} H_i^0$ とする．同時信頼区間 (5.4) はすべての $\theta_i$ に対するものであるから，成り立っている帰無仮説について

$$\Pr\{\theta_i^0 \in [\hat{L}_i(\boldsymbol{y}),\ \hat{U}_i(\boldsymbol{y})],\ i \in V\} \geq 1 - \alpha$$

である．したがって，どれかの $i \in V$ で $\theta_i^0 \notin [\hat{L}_i(\boldsymbol{y}),\ \hat{U}_i(\boldsymbol{y})]$ となる確率 (すなわち間違って $H_i^0$ を棄却する確率) は $\alpha$ 以下となる．このことはどの部分仮説においても成り立つので，この同時信頼区間に基づく検定方式は強い意味でファミリー単位誤り率 $FWER$ を制御する．

同時信頼区間に基づく方法は，帰無仮説が棄却されたとき，次のようにパラメータの方向に関する判定も行うことができる．

$$\begin{cases} \hat{L}_i(\boldsymbol{y}) > \theta_i^0 & \Longrightarrow \quad \theta_i > \theta_i^0 \text{ と判定} \\ \hat{U}_i(\boldsymbol{y}) < \theta_i^0 & \Longrightarrow \quad \theta_i < \theta_i^0 \text{ と判定} \end{cases}$$

対比較における Tukey 法，対照との比較における Dunnett 法，対比に対する Scheffé 法 (5.2 節参照) は同時信頼区間に基づく方法である．

### c. Bonferroni の方法

$m$ 個の任意の確率事象 $E_1, \ldots, E_m$ に対して，

$$\Pr\left(\bigcup_{i=1}^{m} E_i\right) \leq \sum_{i=1}^{m} \Pr(E_i) \tag{5.5}$$

が成り立つ．この不等式を **Bonferroni** の不等式 (Bonferroni inequality) という．検定のファミリー $\phi_{\mathcal{H}}(\boldsymbol{y}) = \{\phi_1(\boldsymbol{y}), \ldots, \phi_m(\boldsymbol{y})\}$ の各検定において，第一種の誤りをおかすという事象を $E_i$ とする．ここで各検定に対して，第一種の誤り率を

$$\Pr(E_i|H_i^0) = \Pr\{\phi_i(\boldsymbol{y}) = 1|H_i^0\} \leq \alpha/m$$

となるように設計すれば，任意の部分帰無仮説 $H_V^0 = \bigcap_{i \in V} H_i^0$ に対して

$$FWER = \Pr\left(\bigcup_{i \in V} E_i|H_V^0\right) \leq \sum_{i \in V} \Pr(E_i|H_i^0) \leq \#\{V\} \times \frac{\alpha}{m} \leq \alpha$$

が成り立ち $FWER$ が $\alpha$ 以下に保証される ($\#\{V\}$ は集合 $V$ の要素数).

Bonferroni の不等式は，どのような事象 $E_1, \ldots, E_m$ に対しても成立する．したがって，どのような検定の問題にも適用できる (各検定が独立でなくてもよい)．ただし検定の数 $m$ が多くなると，$\alpha/m$ の値は極端に小さくなるので，個々の検定は非常に厳しい (有意差を検出しにくい保守的な) ものになる．

### d. 閉検定手順

帰無仮説のファミリー $\mathcal{H} = \{H_1^0, \ldots, H_m^0\}$ に対して，すべての部分帰無仮説 (および完全帰無仮説) $H_V^0 = \bigcap_{i \in V} H_i^0$ からなる集合

$$\bar{\mathcal{H}} = \{H_V^0|V \subset \{1, \cdots, m\}\}$$

を $\mathcal{H}$ の閉包とよぶ．$\bar{\mathcal{H}}$ は共通部分の演算に関して閉じている．すなわち

$$H_V^0 \in \bar{\mathcal{H}},\ H_U^0 \in \bar{\mathcal{H}} \implies H_V^0 \cap H_U^0 \in \bar{\mathcal{H}}$$

が成り立つ．次に各部分帰無仮説 $H_V^0$ に対し

$$\Pr\{\phi_V(\boldsymbol{y}) = 1|H_V^0\} \leq \alpha$$

となるように水準 $\alpha$ の検定方式 $\phi_V(\boldsymbol{y})$ を定める．特定の帰無仮説 $H_i^0 \in \mathcal{H}$ は，$i \in V$ なるすべての $V$ に対して部分帰無仮説 $H_V^0$ が棄却された場合に棄却する．この方法を**閉検定手順** (closed testing procedure) という[1)]．

いま，真に成り立っている帰無仮説を $H_V^0 = \bigcap_{i \in V} H_i^0$ とする．$H_i^0$ $(i \in V)$ のうち，どれか一つでも間違って棄却すれば，ファミリー単位の第一種の誤りをおかしたことになる．ところが，$H_i^0$ $(i \in V)$ が棄却される場合には，必ず $H_V^0$ が棄却されていなければならない．閉検定手順の定義により，仮説 $H_V^0$ が成り立っているときに $H_V^0$ を棄却する確率は $\alpha$ 以下であるから，$FWER$ も $\alpha$ 以下になる．

$H_V^0$ に対する検定方式 $\phi_V(\boldsymbol{y})$ は，確率分布が仮定できる場合は，その確率分布に基

づいて構成すればよい．例としては対比較における REGW 法がある (5.2.1 項 c.)．一方 $V$ の要素の数を $v = \#\{V\}$ とすれば，$H_V^0$ は $v$ 個の帰無仮説が同時に成り立つという仮説であるから，Bonferroni の不等式により，各 $H_i^0$ $(i \in V)$ を $\alpha/v$ の水準で検定することができる．この方法を **Holm の方法** (Holm's method) という[2)]．すべての検定を $\alpha/m$ 水準で行う Bonferroni 法よりも，Holm の方法の方が検出力が高くなる．

## 5.2　一元配置での多重比較

本節では一元配置実験における処理平均の多重比較法を解説する．取り上げた因子 $A$ は $a$ 個の処理 $A_1, \ldots, A_a$ をもつとする (文献によっては，$a$ 個の水準をもつ，あるいは $a$ 群をもつということもある)．$a$ 個の処理平均と誤差分散の推定値を

$$\bar{y}_{i\cdot} \sim N(\mu_i,\ \sigma^2/n_i), \quad i = 1, \cdots, a$$
$$\hat{\sigma}^2 \sim \sigma^2 \chi^2(\nu_e)/\nu_e$$

とする．$n_i$ は処理 $A_i$ の繰り返し数である．反復数 $r$ の乱塊法においては繰り返し数は等しく $n_i \equiv n = r$ となる．$\bar{y}_{i\cdot}$ は $n_i$ 個のデータの平均なので分散は $\sigma^2/n_i$ である．誤差分散の推定値 $\hat{\sigma}^2$ は，完全無作為化法か乱塊法かに応じて，それぞれの分散分析表の誤差の行の平均平方から得られる ($\hat{\sigma}^2 = V_e = S_e/\nu_e$)．

### 5.2.1　対　比　較

処理 $A_i$ と $A_j$ のすべての対 (つい，ペア) を考えて，その母平均が等しいかどうか比較する方法を対比較 (ついひかく，pairwise comparisons) という．帰無仮説のファミリーは

$$\mathcal{H} = \{H_{ij}^0 \colon \mu_i = \mu_j\ (\mu_i - \mu_j = 0), \quad 1 \le i, j \le a\} \tag{5.6}$$

であり，対象となる比較の数は $m = {}_aC_2 = a(a-1)/2$ である．最初に繰り返し数の等しい場合 $n_i \equiv n$ について説明する．例として，一元配置乱塊法 (4.2.2 項) による小麦品種比較実験のデータ (表 4.10，表 4.12)：

$$a = 5,\ n = 3,$$
$$\bar{y}_{1\cdot} = 5.27,\ \bar{y}_{2\cdot} = 6.33,\ \bar{y}_{3\cdot} = 5.57,\ \bar{y}_{4\cdot} = 4.97,\ \bar{y}_{5\cdot} = 6.07$$
$$\hat{\sigma} = \sqrt{V_e} = \sqrt{0.0752} = 0.274,\ \nu_e = 8$$

を解析する．

#### a.　LSD　法

LSD 法 (最小有意差法) は，対比較において比較単位の過誤率 $CWER$ を制御する方法である．

判定基準値

$$LSD(\alpha) = \hat{\sigma}\sqrt{2/n} \cdot t(\nu_e; \alpha/2) \tag{5.7}$$

を計算し，

$$|\bar{y}_{i\cdot} - \bar{y}_{j\cdot}| > LSD(\alpha) \tag{5.8}$$

のときに，処理 $A_i$ と $A_j$ に有意差ありと判定する．$t(\nu_e; \alpha/2)$ は自由度 $\nu_e$ の $t$ 分布の片側 $\alpha/2$ 点 (両側 $\alpha$ 点) である．$LSD(\alpha)$ は**最小有意差** (least significant difference, LSD) とよばれる．

表 4.10 の小麦品種比較実験の例では，$t(8; 0.025) = 2.306$ を用いて $LSD(0.05) = 0.274 \times \sqrt{2/3} \times t(8, 0.025) = 0.516$ であり，判定結果は

| $A_4$ | $A_1$ | $A_3$ | $A_5$ | $A_2$ |
|---|---|---|---|---|
| 4.97 | 5.27 | 5.57 | 6.07 | 6.33 |
| | | | ――――― | ――――― |
| | | ――――― | ――――― | |
| | ――――― | ――――― | | |
| ――――― | ――――― | | | |

となる．ここで，下線で結ばれた処理のあいだには有意差がないことを意味している．

**LSD 法の特徴と考え方**

式 (5.8) の判定方式は，

$$|\bar{y}_{i\cdot} - \bar{y}_{j\cdot}| > LSD(\alpha) \iff |t| = \frac{|\bar{y}_{i\cdot} - \bar{y}_{j\cdot}|}{\hat{\sigma}\sqrt{2/n}} > t(\nu_e; \alpha/2)$$

と書き直すことができる．すなわち LSD 法は，各比較に有意水準 $\alpha$ の $t$ 検定を実行していることと同値であり，比較単位誤り率 $CWER$ は $\alpha$ 以下に保障される．しかし $m = a(a-1)/2$ 回の検定を繰り返すと，どこかで間違って有意差ありと判定する確率，すなわちファミリー単位誤り率 $FWER$ は $\alpha$ より高くなる．たとえば $a = 5$, $\nu_e = 8$, $\alpha = 0.05$ の場合，完全帰無仮説 $H^0_{12345}$: $\mu_1 = \cdots = \mu_5$ の下で，ファミリー単位誤り率は $FWER = 0.236$ となる．

**保護付き LSD 法**

まず最初に分散分析の $F$ 検定で，完全帰無仮説

$$H^0_{1\cdots a}: \mu_1 = \cdots = \mu_a$$

を検定し，この完全帰無仮説が棄却された場合のみ，LSD 法を実行する方法を**保護付き LSD 法** (protected LSD, PLSD, Fisher's PLSD) という．一方，完全帰無仮説の検定を実行することなく，LSD 法による検定を行う方法を保護なし LSD 法 (unprotected LSD) という．保護付き LSD 法は，完全帰無仮説の下で，すなわち弱い意味で，ファミリー単位誤り率 $FWER$ を保障する．しかし，その他の部分帰無仮説の下では必ずしもファミリー単位誤り率を保障しない．

**b. Tukey 法**

**Tukey 法** (Tukey's method) はファミリー単位誤り率 $FWER$ を $\alpha$ 以下に保障する方法である[3]．Tukey 法では，LSD 法よりも厳しい判定基準値

$$HSD(\alpha) = (\hat{\sigma}/\sqrt{n}) \cdot q(a, \nu_e; \alpha) \tag{5.9}$$

を計算し，LSD 法と同様に

$$|\bar{y}_{i}. - \bar{y}_{j}.| > HSD(\alpha) \tag{5.10}$$

のときに，処理 $A_i$ と $A_j$ とに有意差ありと判定する．$q(a, \nu_e; \alpha)$ は Student 化した範囲の上側 $\alpha$ 点である．式 (5.9) の判定基準値は Tukey の **HSD** (honestly significant difference) とよばれる．文献によっては，**WSD** (wholly significant difference) とよばれることもある．$HSD(\alpha)$ の値は処理の数 $a$ に依存し，$a$ が増えるほど値が大きくなる (判定が厳しくなる)．

表 4.10 の小麦品種比較実験の例では，$q(5, 8; 0.05) = 4.886$ を用いて，$HSD(0.05) = 0.274/\sqrt{3} \times q(5, 8; 0.05) = 0.773$ であり，判定結果は

| $A_4$ | $A_1$ | $A_3$ | $A_5$ | $A_2$ |
|---|---|---|---|---|
| 4.97 | 5.27 | 5.57 | 6.07 | 6.33 |

となる．



**Tukey 法の特徴と考え方**

Tukey 法は同時信頼区間に基づく方法 (5.1.2 項 b.) である．処理のすべてのペアに対して母平均の差 $\mu_i - \mu_j$ の同時信頼区間

$$\begin{aligned} \mu_i - \mu_j &\in [\hat{L}_{ij}(\boldsymbol{y}),\ \hat{U}_{ij}(\boldsymbol{y})] \\ &= \big[\bar{y}_{i}. - \bar{y}_{j}. - HSD(\alpha),\ \bar{y}_{i}. - \bar{y}_{j}. + HSD(\alpha)\big], \quad 1 \le i, j \le a \end{aligned}$$

を考える．この同時信頼区間に関して

$$\Pr\{\mu_i - \mu_j \in [\hat{L}_{ij}(\boldsymbol{y}),\ \hat{U}_{ij}(\boldsymbol{y})],\ 1 \le i, j \le a\} = 1 - \alpha \tag{5.11}$$

が成り立つ．Student 化した範囲の上側 $\alpha$ 点 $q(a, \nu_e; \alpha)$ は，式 (5.11) が成り立つように定められている．式 (5.10) の判定方式は，信頼区間がゼロを含まないことと同値，すなわち

$$|\bar{y}_{i}. - \bar{y}_{j}.| > HSD(\alpha) \quad \Longleftrightarrow \quad 0 \notin [\hat{L}_{ij}(\boldsymbol{y}),\ \hat{U}_{ij}(\boldsymbol{y})]$$

である．したがって，Tukey 法は強い意味でファミリー単位誤り率 $FWER$ を $\alpha$ 以下に保障する．Tukey 法は，パラメータの同時信頼区間を与えるという点で有効な方法である．

処理平均 $\bar{y}_{i}.$ $(i = 1, \cdots, a)$ の範囲 (最大値と最小値との差) をその標準誤差で割った値

$$Q = \max_{i,j} \frac{|\bar{y}_{i}. - \bar{y}_{j}.|}{\hat{\sigma}/\sqrt{n}} = \frac{\max_i \bar{y}_{i}. - \min_i \bar{y}_{i}.}{\hat{\sigma}/\sqrt{n}} \tag{5.12}$$

を Student 化した範囲 (Studentized range) という．このとき，

$$Q > q(a, \nu_e; \alpha) \iff \text{どれかのペアで } |\bar{y}_{i\cdot} - \bar{y}_{j\cdot}| > HSD(\alpha)$$
$$\iff \text{どれかのペアで } H_{ij}^0\text{: } \mu_i = \mu_j \text{ が棄却される}$$

が成り立つ．したがって，すべての処理の母平均が等しいという帰無仮説

$$H_{1\cdots a}^0\text{: } \mu_1 = \cdots = \mu_a$$

に関して，$Q > q(a, \nu_e; \alpha)$ のときに棄却することにすれば，水準 $\alpha$ の検定方式が与えられる．

### c. REGW 法

**REGW 法** (REGW method) は，対比較において閉検定手順を適用し，ファミリー単位誤り率 $FWER$ を制御する方法である．

母平均 $\mu_i$ $(i = 1, \cdots, a)$ の添え字の部分集合 $P \subset \{1, \cdots, a\}$ を考え，$P$ に含まれる添え字をもつ母平均がすべて等しいという仮説を

$$H^0(P)\text{: } \mu_i = \mu_j, \quad i, j \in P \tag{5.13}$$

と表す．たとえば $P = \{1, 2, 5\}$ の場合，$H^0(P)$: $\mu_1 = \mu_2 = \mu_5$ である．次に，仮説 $H^0(P)$ に対して，水準

$$\alpha_p = \begin{cases} 1 - (1-\alpha)^{p/a}, & p < a - 1 \\ \alpha, & p = a - 1, a \end{cases} \tag{5.14}$$

の検定を構築する．$p$ は $P$ に含まれる要素の数である．特定のペア $\mu_i$, $\mu_j$ については，$i, j \in P$ となるすべての部分集合 $P$ に対して $H^0(P)$ が式 (5.14) の水準で棄却されたときに，帰無仮説 $H_{ij}^0$: $\mu_i = \mu_j$ を棄却する．仮説 $H^0(P)$ の検定に式 (5.12) の Student 化した範囲を使う方法を REGWQ 法とよび，$F$ 検定を使う方法を REGWF 法とよぶ．通常は REGWQ 法が使われる．

表 4.10 の小麦品種比較実験の例では，REGWQ 法の判定結果は

| $A_4$ | $A_1$ | $A_3$ | $A_5$ | $A_2$ |
|---|---|---|---|---|
| 4.97 | 5.27 | 5.57 | 6.07 | 6.33 |

である．$\bar{y}_{2\cdot} - \bar{y}_{3\cdot} = 0.76$ は Tukey 法では有意とならない．しかし REGWQ 法では有意と判定される．

**REGW 法の特徴と考え方**

REGW 法は閉検定手順 (5.1.2 項 d.) に基づく方法である．対比較の帰無仮説のファミリー $\mathcal{H} = \{H_{ij}^0\text{: } \mu_i = \mu_j \ (1 \le i, j \le a)\}$ に対して，閉包集合 ($\mathcal{H}$ の要素の共通部分全体からなる集合) を考える．$\bar{\mathcal{H}}$ の要素は $a$ 個の母平均に関して，いくつかが等しいという仮説になる．たとえば，$a = 5$ の場合，

$$\mu_1 = \mu_2 = \mu_5, \quad \mu_3 = \mu_4$$

のような部分帰無仮説が $\bar{\mathcal{H}}$ の要素となる．一般に $P_1,\ldots,P_g$ を添え字 $\{1,\cdots,a\}$ の互いに素な部分集合の組とし，同じ $P_k$ $(k=1,\cdots,g)$ に含まれる添え字をもつ母平均は等しいという仮説を $H^0(P_1,\ldots,P_g)$ と表す．上記の例の場合，$P_1=\{1,2,5\}$，$P_2=\{3,4\}$ とすると，$H^0(P_1,P_2)$: $\mu_1=\mu_2=\mu_5$，$\mu_3=\mu_4$ である．$\bar{\mathcal{H}}$ の要素 $H^0(P_1,\ldots,P_g)$ に関して，個々の部分集合に対する仮説 $H^0(P_k)$ を，式 (5.14) の有意水準で検定すれば，$H^0(P_1,\ldots,P_g)$ に対する検定の有意水準は $\alpha$ 以下に保たれる．証明は，Hochberg and Tamhane[4], Hsu[5] 等に与えられている．

REGW 法は，Ryan[6], Einot and Gabriel[7], Welsch[8] 等によって改良が加えられながら発展した．そのため，この手法は Ryan–Einot–Gabriel–Welsch 法とよばれる．

**d.　その他の方法** (SNK 法，Duncan 法)

統計パッケージで利用できる対比較手法として，SNK 法や Duncan 法等がある．

式 (5.13) の帰無仮説 $H^0(P)$ を水準 $\alpha_p\equiv\alpha$ で検定する方法を **SNK 法** (Student–Newman–Keuls method) という．また，$H^0(P)$ を水準 $\alpha_p=1-(1-\alpha)^{p-1}$ で検定する方法を **Duncan 法** (Duncan's method) という．いずれも判定手順は REGW 法と同じである．すなわち，$i,j\in P$ となるすべての $H^0(P)$ が棄却されたときに，特定の帰無仮説 $H^0_{ij}$: $\mu_i=\mu_j$ を棄却する．

SNK 法，Duncan 法ともに，ファミリー単位誤り率 $FWER$ は $\alpha$ 以下には保障されない[4,5]．特に Duncan 法では，処理の数 $a$ が増えたときに $FWER$ は大きくなる．Duncan 法は，その対価として検出力を高くしようとする (第二種の誤りを小さくしようとする) ものである[9,10]．

**e.　アンバランストモデルでの対比較**

一元配置完全無作為化法実験では，処理の繰り返し数 $n_i$ が揃っていない場合がある (4.2.1 項 e.)．そのとき，処理 $A_i$, $A_j$ の繰り返し数を $n_i$, $n_j$ とすると，繰り返し数が揃っている場合の計算における $\hat{\sigma}/\sqrt{n}$ の部分をすべて

$$\hat{\sigma}\sqrt{\frac{1}{2}\left(\frac{1}{n_i}+\frac{1}{n_j}\right)}$$

に置き換えて計算すればよい．LSD 法，Tukey 法の判定基準値は

$$LSD_{ij}(\alpha)=\hat{\sigma}\sqrt{\frac{1}{n_i}+\frac{1}{n_j}}\cdot t(\nu_e;\alpha/2)$$

$$HSD_{ij}(\alpha)=\hat{\sigma}\sqrt{\frac{1}{2}\left(\frac{1}{n_i}+\frac{1}{n_j}\right)}\cdot q(a,\nu_e;\alpha)$$

となる．REGWQ 法では式 (5.13) の帰無仮説 $H^0(P)$ を，

$$Q=\max_{i,j\in P}\frac{|\bar{y}_{i\cdot}-\bar{y}_{j\cdot}|}{\sqrt{\frac{1}{2}\left(\frac{1}{n_i}+\frac{1}{n_j}\right)}}>q(p,\nu_e;\alpha_p)$$

の場合に棄却する．$n_i \equiv n$ の場合と同様に，集合 $P$ の要素数 $p$ に応じた式 (5.14) の水準 $\alpha_p$ を用いる．

**Tukey–Kramer 法**

特に Tukey 法で，アンバランストな場合に，

$$|\bar{y}_{i\cdot} - \bar{y}_{j\cdot}| > HSD_{ij}(\alpha) \quad \Longrightarrow \quad H_{ij}^0\text{: } \mu_i = \mu_j \text{ を棄却}$$

によって検定する方式を **Tukey–Kramer 法** (Tukey–Kramer method) という[11]．Tukey–Kramer 法がファミリー単位誤り率 $FWER$ を保障することは，アンバランストな場合でも同時信頼区間

$$[\hat{L}_{ij}(\boldsymbol{y}),\ \hat{U}_{ij}(\boldsymbol{y})] = \left[\bar{y}_{i\cdot} - \bar{y}_{j\cdot} - HSD_{ij}(\alpha),\ \bar{y}_{i\cdot} - \bar{y}_{j\cdot} + HSD_{ij}(\alpha)\right]$$

に対して，

$$\Pr\{\mu_i - \mu_j \in [\hat{L}_{ij}(\boldsymbol{y}),\ \hat{U}_{ij}(\boldsymbol{y})],\ 1 \le i, j \le a\} \ge 1 - \alpha$$

が成り立つことによる[12]．

### 5.2.2 対照処理との比較

#### a. 仮説のファミリーと対立仮説

処理のうちの一つが対照処理 (control) であり，対照処理と他の試験処理との比較のみに興味がある場合を考える．ここでは $A_1$ を対照処理，$A_2, \ldots, A_a$ を試験処理とする．帰無仮説のファミリーは

$$\mathcal{H} = \{H_{i1}^0\text{: } \mu_i = \mu_1\ (\mu_i - \mu_1 = 0),\ i = 2, \cdots, a\}$$

であり，興味の対象となる比較の数は $m = a - 1$ となる．

対照処理との比較の問題においては，「他の処理が対照処理と異なるかどうか」を検出したい場合と，「他の処理は対照処理よりも値が大きいか (あるいは小さいか)」を検出したい場合がある．この検出したい事柄を対立仮説として

1) $H_{i1}^{A\pm}$: $\mu_i \neq \mu_1$,　両側対立仮説
2) $H_{i1}^{A+}$: $\mu_i > \mu_1$,　上片側対立仮説
3) $H_{i1}^{A-}$: $\mu_i < \mu_1$,　下片側対立仮説

と表す．1) に対応する検定を両側検定，2) と 3) に対応する検定を片側検定という．

対照処理との比較の例として，一元配置完全無作為化法 (4.2.1 項) による子豚の体重増についての飼料比較実験データ (表 4.4，表 4.6)：

$$a = 6,\ n = 3$$
$$\bar{y}_{1\cdot} = 23.0,\ \bar{y}_{2\cdot} = 24.7,\ \bar{y}_{3\cdot} = 25.3,\ \bar{y}_{4\cdot} = 29.3,\ \bar{y}_{5\cdot} = 27.0,\ \bar{y}_{6\cdot} = 31.7$$
$$\hat{\sigma} = \sqrt{V_e} = \sqrt{6.72} = 2.59,\ \nu_e = 12$$

を解析する．この実験では現行飼料 (対照処理) $A_1$ に対して効果のある飼料を選ぶことが目的なので，上片側対立仮説 $H_{i1}^{A+}$: $\mu_i > \mu_1$ $(i = 2, \cdots, 5)$ を考える．

### b.　Dunnett 法

**Dunnett 法** (Dunnett's method) は，対照との比較において，ファミリー単位誤り率 $FWER$ を制御するための方法である[13)].

1）両側 Dunnett 法の計算手順

両側対立仮説 $H_{i1}^{A\pm}$：$\mu_i \neq \mu_1$ に対しては，

$$|\bar{y}_{i\cdot} - \bar{y}_{1\cdot}| > D''(\alpha) = \hat{\sigma}\sqrt{2/n} \cdot d''(a-1, \nu_e; \alpha) \tag{5.15}$$

のときに，$\mu_i$ は $\mu_1$ とは有意に異なると判定する．

2）片側 Dunnett 法の計算手順

上片側対立仮説 $H_{i1}^{A+}$：$\mu_i > \mu_1$ に対しては，

$$\bar{y}_{i\cdot} - \bar{y}_{1\cdot} > D'(\alpha) = \hat{\sigma}\sqrt{2/n} \cdot d'(a-1, \nu_e; \alpha) \tag{5.16}$$

のときに，$\mu_i$ は $\mu_1$ より有意に大きいと判定する．一方，下片側対立仮説 $H_{i1}^{A-}$：$\mu_i < \mu_1$ に対しては，

$$\bar{y}_{i\cdot} - \bar{y}_{1\cdot} < -D'(\alpha) = -\hat{\sigma}\sqrt{2/n} \cdot d'(a-1, \nu_e; \alpha) \tag{5.17}$$

のときに，$\mu_i$ は $\mu_1$ より有意に小さいと判定する．

判定基準値計算のための $d''(a-1, \nu_e; \alpha)$ と $d'(a-1, \nu_e; \alpha)$ については，Hochberg and Tamhane[4)], Hsu[5)] 等に与えられている．

表 4.4 の飼料比較実験の例では，$d'(5, 12; 0.05) = 2.502$ を使って，片側検定のための判定基準値は $D'(0.05) = 2.59 \times \sqrt{2/3} \times 2.502 = 5.30$ となる．各処理と対照処理との差は

$$\bar{y}_{2\cdot} - \bar{y}_{1\cdot} = 1.7,\ \bar{y}_{3\cdot} - \bar{y}_{1\cdot} = 2.3,\ \bar{y}_{4\cdot} - \bar{y}_{1\cdot} = 6.3,$$
$$\bar{y}_{5\cdot} - \bar{y}_{1\cdot} = 4.0,\ \bar{y}_{6\cdot} - \bar{y}_{1\cdot} = 8.7$$

であるから，$A_1$ に比べて有意に効果のあるのは $A_4$ と $A_6$ である．

**Dunnett 法の特徴と考え方**

Dunnett 法は Tukey 法と同様に，同時信頼区間を構成することによってファミリー単位誤り率 $FWER$ を制御する方法である．

両側対立仮説 $H_{i1}^{A\pm}$：$\mu_i \neq \mu_1$ については，両側信頼区間

$$\begin{aligned}\mu_i - \mu_1 &\in [\hat{L}_{i1}(\boldsymbol{y}),\ \hat{U}_{i1}(\boldsymbol{y})] \\ &= \left[\bar{y}_{i\cdot} - \bar{y}_{1\cdot} - D''(\alpha),\ \bar{y}_{i\cdot} - \bar{y}_{1\cdot} + D''(\alpha)\right], \quad i = 2, \cdots, a\end{aligned}$$

を考える．このとき

$$\Pr\{\mu_i - \mu_1 \in [\hat{L}_{i1}(\boldsymbol{y}),\ \hat{U}_{i1}(\boldsymbol{y})],\ i = 2, \cdots, a\} = 1 - \alpha$$

が成り立つ (この式が成り立つように $d''(a-1, \nu_e; \alpha)$ の値が決められている)．式 (5.15) の判定方式は，この信頼区間がゼロを含まないことと同値であり，

$$|\bar{y}_{i\cdot} - \bar{y}_{1\cdot}| > D''(\alpha) \iff 0 \notin [\hat{L}_{i1}(\boldsymbol{y}),\ \hat{U}_{i1}(\boldsymbol{y})]$$

が成り立つ．したがって，同時信頼区間に関する議論 (5. 1. 2 項 b.) よりファミリー単位誤り率 $FWER$ が保障される．

上片側対立仮説 $H_{i1}^{A+}$: $\mu_i > \mu_1$ に対しては，上片側信頼区間

$$\mu_i - \mu_1 \in [\hat{L}_{i1}(\boldsymbol{y}),\ \infty) = \left[\bar{y}_{i\cdot} - \bar{y}_{1\cdot} - D'_a(\alpha),\ \infty\right), \quad i = 2, \cdots, a$$

を考える．$d'(a-1, \nu_e; \alpha)$ の値は

$$\Pr\{\mu_i - \mu_1 \in [\hat{L}_{i1}(\boldsymbol{y}),\ \infty),\ i = 2, \cdots, a\} = 1 - \alpha$$

が成り立つように決められている．両側検定の場合と同様に

$$\bar{y}_{i\cdot} - \bar{y}_{1\cdot} > D'_a(\alpha) \quad \iff \quad 0 \notin [\hat{L}_{i1}(\boldsymbol{y}),\ \infty)$$

が成り立ち，式 (5.16) の判定方式は信頼区間がゼロを含まないことと同値である．

**c. アンバランストなモデルでの Dunnett 法**

一元配置完全無作為化法で繰り返し数 $n_i$ が不揃いの場合 (アンバランストなモデルの場合)，繰り返し数が等しいことを仮定した $d''(a-1, \nu_e; \alpha)$, $d'(a-1, \nu_e; \alpha)$ を使うとファミリー単位誤り率 $FWER$ が保障されない場合がある．この点は対比較の Tukey–Kramer 法とは異なる．しかし，$d''(a-1, \nu_e; \alpha)$, $d'(a-1, \nu_e; \alpha)$ の計算は数値計算的に困難ではないので，統計パッケージを用いてアンバランストな場合の Dunnett 法を実行することができる．

**d. $t$ 検 定**

対照処理との比較において比較単位誤り率 $CWER$ を制御するには，各比較の誤り率が $\alpha$ 以下になるように個々の検定を設計する．したがって，各比較において通常の **$t$ 検定** ($t$-test) を実行すればよい．

1) 両側対立仮説 $H_{i1}^{A\pm}$: $\mu_i \neq \mu_1$

$$|\bar{y}_{i\cdot} - \bar{y}_{1\cdot}| > \hat{\sigma}\sqrt{2/n} \cdot t(\nu_e; \alpha/2) \implies \text{帰無仮説 } H_{i1}^0: \mu_i = \mu_1 \text{ を棄却}$$

2) 上片側対立仮説 $H_{i1}^{A+}$: $\mu_i > \mu_1$

$$\bar{y}_{i\cdot} - \bar{y}_{1\cdot} > \hat{\sigma}\sqrt{2/n} \cdot t(\nu_e; \alpha) \implies \text{帰無仮説 } H_{i1}^0: \mu_i = \mu_1 \text{ を棄却}$$

3) 下片側対立仮説 $H_{i1}^{A-}$: $\mu_i < \mu_1$

$$\bar{y}_{i\cdot} - \bar{y}_{1\cdot} < -\hat{\sigma}\sqrt{2/n} \cdot t(\nu_e; \alpha) \implies \text{帰無仮説 } H_{i1}^0: \mu_i = \mu_1 \text{ を棄却}$$

ここで，$t(\nu_e; \alpha)$ は自由度 $\nu_e$ の $t$ 分布の片側 $\alpha$ 点である．

### 5. 2. 3 対 比 の 検 定

**a. 対比のファミリー**

処理効果の母平均 $\mu_i$ $(i = 1, \cdots, a)$ の線形結合 $\sum_{i=1}^{a} c_i \mu_i$ で，係数 $\boldsymbol{c} = (c_1, \ldots, c_a)$

の和がゼロになるもの，すなわち $\sum_{i=1}^{a} c_i = 0$ をみたすものを**対比** (contrast) という．Scheffé 法では，無限に存在するすべての対比に対する帰無仮説の全体

$$\mathcal{H} = \left\{ H_{\boldsymbol{c}}^0\colon\ \sum_{i=1}^{a} c_i\,\mu_i = 0, \quad \left( \sum_{i=1}^{a} c_i = 0 \right) \right\} \tag{5.18}$$

をファミリーとして考える．

例として，アンバランストな一元配置完全無作為化法 (4.2.1 項 e.) による葉いもち病斑面積率のデータ (表 4.7，表 4.9) を解析する．処理平均値を表 5.1 に示す．品種群 $\{1,2,3\}$ と $\{4,5,6\}$ とは，異なる母本 (品種の親) からの品種である．これら二つの品種群のあいだで母平均に差があるかどうか，すなわち，次の帰無仮説

$$H_{\boldsymbol{c}}^0\colon\ \frac{\mu_1+\mu_2+\mu_3}{3} - \frac{\mu_4+\mu_5+\mu_6}{3} = 0 \tag{5.19}$$

を考える．この線形結合が対比であることは容易にわかる．

**表 5.1**　水稲 6 品種の葉いもち病斑面積率の平均値

| 品種 | $A_1$ | $A_2$ | $A_3$ | $A_4$ | $A_5$ | $A_6$ |
|---|---|---|---|---|---|---|
| 繰り返し数 $n_i$ | 4 | 3 | 5 | 3 | 5 | 4 |
| 処理平均 $\bar{y}_{i\cdot}$ | 24.5 | 28.3 | 22.4 | 29.0 | 33.6 | 30.5 |

$\hat{\sigma} = \sqrt{V_e} = \sqrt{6.06} = 2.46\ (\nu_e = 18)$



### b.　Scheffé 法

**Scheffé 法** (Scheffé's method) は，すべての対比に関する帰無仮説のファミリー式 (5.18) に対して $FWER$ を保障する方法である．

判定基準値

$$S_{\boldsymbol{c}}(\alpha) = \hat{\sigma}\sqrt{(a-1)\cdot\sum_{i=1}^{a}(c_i^2/n_i)\cdot F(a-1,\nu_e;\alpha)}$$

を計算し，

$$\left|\sum_{i=1}^{a} c_i\,\bar{y}_{i\cdot}\right| > S_{\boldsymbol{c}}(\alpha) \tag{5.20}$$

のときに帰無仮説 $H_{\boldsymbol{c}}^0\colon \sum_{i=1}^{a} c_i\,\mu_i = 0$ を棄却する．$F(a-1,\nu_e;\alpha)$ は自由度 $(a-1,\nu_e)$ の $F$ 分布の上側 $\alpha$ 点である．

表 5.1 の例では，$F$ 分布の 1%点 $F(5,18;0.01) = 4.248$ を用いると

$$\left|\sum_{i=1}^{a} c_i\,\bar{y}_{i\cdot}\right| = \left|\frac{\bar{y}_{1\cdot}+\bar{y}_{2\cdot}+\bar{y}_{3\cdot}}{3} - \frac{\bar{y}_{4\cdot}+\bar{y}_{4\cdot}+\bar{y}_{6\cdot}}{3}\right| = 6.0$$

$$\sum_{i=1}^{a}\frac{c_i^2}{n_i} = \frac{1}{9}\left(\frac{1}{4}+\frac{1}{3}+\frac{1}{5}+\frac{1}{3}+\frac{1}{5}+\frac{1}{4}\right) = 0.174$$

$$S_{\boldsymbol{c}}(0.01) = 2.46\times\sqrt{5\times 0.174\times 4.248} = 4.73$$

であるから 1%水準で有意である．

**Scheffé 法の特徴と考え方**

Scheffé 法は，Tukey 法や Dunnett 法と同様に同時信頼区間に基づく方法である．対比についての信頼区間

$$\sum_{i=1}^{a} c_i\,\mu_i \in [\hat{L}_{\boldsymbol{c}}(\boldsymbol{y}),\ \hat{U}_{\boldsymbol{c}}(\boldsymbol{y})]$$

$$= \left[\sum_{i=1}^{a} c_i\,\bar{y}_{i\cdot} - S_{\boldsymbol{c}}(\alpha),\ \sum_{i=1}^{a} c_i\,\bar{y}_{i\cdot} + S_{\boldsymbol{c}}(\alpha)\right] \tag{5.21}$$

を考える．このとき

$$\Pr\left\{\text{すべての対比について}\quad \sum_{i=1}^{a} c_i\,\mu_i \in [\hat{L}_{\boldsymbol{c}}(\boldsymbol{y}),\ \hat{U}_{\boldsymbol{c}}(\boldsymbol{y})]\right\} = 1-\alpha$$

が成り立つ．証明は三輪[14) ]等を参照されたい．式 (5.20) の判定方式は，式 (5.21) の信頼区間がゼロを含まないことと同値である．したがって，同時信頼区間に関する議論 (5.1.2 項 b.) よりファミリー単位誤り率 $FWER$ が保障される．

**c.　対比の $t$ 検定**

比較単位誤り率 $CWER$ を制御するには，特定の対比に対して通常の $t$ 検定を実行すればよい．すなわち

$$\left|\sum_{i=1}^{a} c_i\,\bar{y}_{i\cdot}\right| > \hat{\sigma}\cdot\sqrt{\sum_{i=1}^{a}\frac{c_i^2}{n_i}}\cdot t(\nu_e;\alpha/2) \tag{5.22}$$

のときに，帰無仮説 $H_{\boldsymbol{c}}^0$: $\sum_{i=1}^{a} c_i\,\mu_i = 0$ を棄却する．

複数の対比を考えて，それぞれに $t$ 検定を行えば，ファミリー単位誤り率 $FWER$ は $\alpha$ よりも大きくなる．ただ一つの対比を検定することが実験の目的である場合には $t$ 検定を行うことができる．

### 5.2.4　順序制約の下での多重比較

**a.　傾向のある対立仮説**

一元配置分散分析における処理平均値のモデル

$$\bar{y}_{i\cdot} \sim N(\mu_i,\ \sigma^2/n_i),\quad i=1,\cdots,a$$

$$\hat{\sigma}^2 \sim \sigma^2\chi^2(\nu_e)/\nu_e$$

を考える．帰無仮説

$$H_{1\cdots a}^0:\ \mu_1 = \cdots = \mu_a \tag{5.23}$$

に対して，対立仮説

$$H^A:\ \mu_1 \le \cdots \le \mu_a,\quad \text{少なくとも一つは厳密な不等号} \tag{5.24}$$

を傾向のある対立仮説 (ordered alternative hypothesis) という．用量反応関係等，傾向のある対立仮説を仮定できる場面は多い．

**b. Bartholomew 検定**

式 (5.23) と式 (5.24) の帰無仮説と対立仮説に対して，Bartholomew[15] は $\sigma^2$ が既知の場合の尤度比検定統計量

$$\bar{\chi}^2 = \frac{1}{\sigma^2}\sum_{i=1}^{a} n_i\,(\hat{\mu}_i - \bar{y}_{\cdot\cdot})^2, \quad \bar{y}_{\cdot\cdot} = \sum_{i=1}^{a} n_i\,\bar{y}_{i\cdot} \Big/ \sum_{i=1}^{a} n_i \tag{5.25}$$

を導いた[15]．ここで $\hat{\mu}_i$ $(i = 1, \cdots, a)$ は，制約条件 $\mu_1 \leq \cdots \leq \mu_a$ の下で平方和 $\sum_{i=1}^{a} n_i\,(\bar{y}_{i\cdot} - \mu_i)^2$ を最小にする $\mu_i$ であり，**単調回帰推定量** (isotonic regression estimator) とよばれる．これらはまた，誤差に正規分布を仮定したときの制約条件の下での $\mu_i$ の最尤推定量である．

$\sigma^2$ が未知の場合，Bartholomew は

$$\bar{E}^2 = \frac{\sum_{i=1}^{a} n_i\,(\hat{\mu}_i - \bar{y}_{\cdot\cdot})^2}{\sum_{i=1}^{a} n_i\,(\hat{\mu}_i - \bar{y}_{\cdot\cdot})^2 + \sum_{i=1}^{a} n_i\,(\bar{y}_{i\cdot} - \hat{\mu}_i)^2 + \nu_e\,\hat{\sigma}^2} \tag{5.26}$$

を提案している．一方，式 (5.25) の $\sigma^2$ を推定量で置き換えた

$$\bar{B}^2 = \frac{\sum_{i=1}^{a} n_i\,(\hat{\mu}_i - \bar{y})^2}{\hat{\sigma}^2} \tag{5.27}$$

を用いることによって順序制約の下での対比の同時信頼区間を構成することができる[16]．サンプルサイズが等しい場合 $(n_i \equiv n)$ の $\bar{E}^2$ と $\bar{B}^2$ の検定基準値は，それぞれ Robertson et al.[17] と Miwa[18] に与えられている．

Bartholomew 検定は比較的早い時期に開発され，その検出力が高いことも知られている．しかしサンプルサイズ $n_i$ が不揃いの場合に，$\bar{\chi}^2$ や $\bar{E}^2$ の確率計算がきわめて困難であるため利用が限られていた．Miwa *et al.*[16] は，サンプルサイズが不揃いの場合にも $\bar{\chi}^2$ の確率分布を高速に精度良く計算する方法を示し，**Bartholomew 検定** (Bartholomew's test) を実行することを可能としている[16]．

**c. Williams 検定** (Williams's test)

Williams[19] は帰無仮説式 (5.23) と対立仮説式 (5.24) に対して，次の検定統計量を提案した．

$$W_a = \frac{\hat{\mu}_a - \bar{y}_{1\cdot}}{\hat{\sigma}\sqrt{1/n_a + 1/n_1}} \tag{5.28}$$

サンプルサイズが等しい場合 $(n_i \equiv n)$ の検定基準値の数表は Williams[19, 20] に与えられている．

さらに Williams は，次のようなステップダウンによる検定を与えている．

- ステップ $a$: $j = a$ と置く．
- ステップ $j$: $\bar{y}_{1\cdot}, \ldots, \bar{y}_{j\cdot}$ を用いて $W_j$ を計算し，$H^0_{1\cdots j}$: $\mu_1 = \cdots = \mu_j$ を検定する．有意でなければ $H^0_{1\cdots j}$ を受容し終了する．有意であれば，$\mu_1 < \mu_j$ と判定し，次のステップに進む．
- ステップ $j-1$: $j = j-1$ と置いて $j = 2$ まで検定を繰り返す．

このステップダウン法は，対照処理 $A_1$ との比較に対する閉検定手順になっている[1]．

式 (5.28) の検定統計量の代わりに

$$W'_a = \frac{\hat{\mu}_a - \hat{\mu}_1}{\hat{\sigma}\sqrt{1/n_a + 1/n_1}} \tag{5.29}$$

を用いる方法を修正 **Williams 法** (modified Williams method) という[21]．一般に修正 Williams 法の方が検出力が高くなる．

**d. 片側 Student 化範囲**

すべてのペアに対する対比較 $H^0_{ij}$: $\mu_i = \mu_j$ $(i < j)$ に対して，式 (5.24) の対立仮説が想定される場合，Hayter[22] は片側 **Student 化範囲** (one-sided Studentized range) に基づく検定

$$\bar{y}_{j\cdot} - \bar{y}_{i\cdot} > (\hat{\sigma}/\sqrt{n}) \cdot h(a, \nu_e; \alpha) \implies \text{仮説 } H^0_{ij} \text{ を棄却} \tag{5.30}$$

を提案した．判定基準値 $h(a, \nu_e; \alpha)$ は Hayter and Liu[23] に与えられている．

この手法は同時信頼区間に基づく方法である．すなわち，$\mu_j - \mu_i$ $(1 \leq i < j \leq a)$ に対する片側同時信頼区間

$$\mu_j - \mu_i \in [\hat{L}_{ij}(\boldsymbol{y}),\ \infty) = \left[\bar{y}_{j\cdot} - \bar{y}_{i\cdot} - (\hat{\sigma}/\sqrt{n}) \cdot h(a, \nu_e; \alpha),\ \infty\right)$$

を考える．このとき，$h(a, \nu_e; \alpha)$ は

$$\Pr\{\mu_j - \mu_i \in [\hat{L}_{ij}(\boldsymbol{y}),\ \infty), \quad 1 \leq i < j \leq a\} = 1 - \alpha$$

が成り立つように決められている．式 (5.30) の判定方式は同時信頼区間がゼロを含まないことと同値であり，ファミリー単位誤り率 $FWER$ が保障される (5. 1. 2 項 b.)．

つねに $h(a, \nu_e; \alpha) < q(a, \nu_e; \alpha)$ の関係にあるので，$\mu_j - \mu_i$ の正の差を検出するためには，片側 Student 化範囲に基づく方法の方が Tukey 法よりも検出力が高い．

## 5. 3 ノンパラメトリック法と FDR 法

### 5. 3. 1 ノンパラメトリック法

一般に，伝統的な実験計画法に基づいた分散分析においては，誤差の確率分布が正規分布から外れても，結論に大きく影響しないといわれている．しかし，調査データ，環境データ，臨床データ等では，データの分布が正規分布から大きく外れることがある．本項で順位に基づいたノンパラメトリック法による多重比較手法を説明する．

$a$ 水準 $A_1, \ldots, A_a$ をもつ一元配置完全無作為化法実験を考える．水準 $A_i$ の繰り返し数を $n_i$ とし，第 $k$ 番目の観測データ $y_{ik}$ $(i = 1, \cdots, a;\ k = 1, \cdots, n_i)$ は，確率分布 $\mathcal{F}_i$ に従うものとする．本項では簡単のために $n_1 = \cdots = n_a = n$ とする．サンプルサイズ $n_i$ が異なる場合については，Hochberg and Tamhane[4] 等を参照されたい．

**a. Steel–Dwass 法** (対比較)

すべての水準のペア $A_i$, $A_j$ に対して，両者が同じ分布に従うという帰無仮説のファミリー

$$\mathcal{H} = \{H_{ij}^0:\ \mathcal{F}_i = \mathcal{F}_j,\ 1 \leq i, j \leq a\}$$

を考える．

特定の水準組合せ $(A_i,\ A_j)$ について，$2n$ 個のデータ $y_{ik}$, $y_{jk}$ $(k = 1, \cdots, n)$ を込みにして順位 $1, \cdots, 2n$ をつける．ここで，順位づけには $(A_i,\ A_j)$ についての $2n$ 個のデータのみを用いる．$A_j$ のデータにつけられた順位を $r_{jk}$ $(k = 1, \cdots, n)$ とし，その順位和を

$$T_{ij} = \sum_{k=1}^{n} r_{jk}$$

とする．帰無仮説 $H_{ij}^0\colon \mathcal{F}_i = \mathcal{F}_j$ の下で $T_{ij}$ の期待値と分散は

$$\mathrm{E}[T_{ij}] = \frac{n(2n+1)}{2}, \quad \mathrm{Var}[T_{ij}] = \frac{n^2(2n+1)}{12}$$

で与えられる．帰無仮説 $H_{ij}^0\colon \mathcal{F}_i = \mathcal{F}_j$ は

$$|t_{ij}| = \frac{|T_{ij} - \frac{1}{2} - \mathrm{E}[T_{ij}]|}{\sqrt{\mathrm{Var}[T_{ij}]}} > q(a, \infty; \alpha)/\sqrt{2} \tag{5.31}$$

のときに棄却される．ここで，$q(a, \infty; \alpha)$ は自由度 $\infty$ に対する Student 化した範囲の上側 $\alpha$ 点である．この方法を **Steel–Dwass 法** (Steel–Dwass method) という[24, 25]．

**b. Steel 法** (対照処理との比較)

水準 $A_1$ が対照処理であり，対照処理との比較のファミリー

$$\mathcal{H} = \{H_{j1}^0:\ \mathcal{F}_j = \mathcal{F}_1,\ j = 2, \cdots, a\}$$

を考える．

対比較の場合と同様に，水準 $(A_1,\ A_j)$ のデータ $y_{1k}$, $y_{jk}$ $(k = 1, \cdots, n)$ を用いて順位づけを行い，順位和・期待値・分散

$$T_{j1} = \sum_{k=1}^{n} r_{jk}, \quad \mathrm{E}[T_{j1}] = \frac{n(2n+1)}{2}, \quad \mathrm{Var}[T_{j1}] = \frac{n^2(2n+1)}{12}$$

を計算する．両側検定では，

$$|t_{j1}| = \frac{|T_{j1} - \frac{1}{2} - \mathrm{E}[T_{j1}]|}{\sqrt{\mathrm{Var}[T_{j1}]}} > d''(a-1, \infty; \alpha) \tag{5.32}$$

のときに，帰無仮説 $H_{j1}^0\colon \mathcal{F}_j = \mathcal{F}_1$ を棄却する．$d''(a-1, \infty; \alpha)$ は両側 Dunnett 検定のための判定基準値である (5.2.2 項 b.)．この方法を **Steel 法** (Steel's method) という[26]．

パラメトリック法の場合と同様に，対照処理との比較では片側対立仮説

$$H_{j1}^{A+}:\ \mathcal{F}_1 \prec \mathcal{F}_j$$

を考えることもできる．ここで "$\mathcal{F}_1 \prec \mathcal{F}_j$" は，$\mathcal{F}_j$ の方が $\mathcal{F}_1$ よりも確率的に大きな値をとることを意味する．すなわち，それぞれの分布関数を $F_1, F_j$ とすれば，任意の $x$ において $F_1(x) \geq F_j(x)$ が成り立つ．対立仮説 $H_{j1}^{A+}$ に対しては，

$$t_{j1} = \frac{T_{j1} - \frac{1}{2} - \mathrm{E}[T_{j1}]}{\sqrt{\mathrm{Var}[T_{j1}]}} > d'(a-1, \infty; \alpha) \tag{5.33}$$

のときに，帰無仮説 $H_{j1}^0: \mathcal{F}_j = \mathcal{F}_1$ を棄却すればよい．

**c. Shirley–Williams 法** (傾向のある対立仮説)

帰無仮説 $H_{1\cdots a}^0: \mathcal{F}_1 = \cdots = \mathcal{F}_a$ に対して，対立仮説

$$H^A:\ \mathcal{F}_1 \preceq \cdots \preceq \mathcal{F}_a, \quad \text{少なくとも一つは} \prec$$

を考える．$an$ 個のデータ $y_{ik}$ $(i = 1, \cdots, a;\ k = 1, \cdots, n)$ を込みにして順位づけを行い，第 $i$ 水準の順位の平均を $\bar{R}_i = \sum_{k=1}^{n} r_{ik}/n$ とする．次の最大値

$$\hat{R}_a = \max_{2 \leq i \leq a} \frac{\bar{R}_i + \cdots + \bar{R}_a}{a - i + 1}$$

を求め，検定統計量

$$t_a = \frac{\hat{R}_a - \bar{R}_1}{\sqrt{a(an+1)/6}} \tag{5.34}$$

を計算する．この値が Williams 検定 (5.2.4 項 c.) における自由度 $\infty$ に対応する判定基準値よりも大きければ帰無仮説 $H^0: \mathcal{F}_1 = \cdots = \mathcal{F}_a$ を棄却する．

さらに Williams の検定と同様に閉検定手順を適用し，次のように対照処理との比較を行うことができる:

- ステップ $a$: $j = a$ と置く．
- ステップ $j$: $jn$ 個のデータ $y_{ik}$ $(i = 1, \cdots, j;\ k = 1, \cdots, n)$ を用いて帰無仮説 $H_{1\cdots j}^0: \mathcal{F}_1 = \cdots = \mathcal{F}_j$ を検定する．有意でなければ $H_{1\cdots j}^0$ を受容し終了する．有意であれば，$\mathcal{F}_1 \prec \mathcal{F}_j$ と判定し，次のステップに進む．
- ステップ $j-1$: $j = j - 1$ と置いて $j = 2$ まで検定を繰り返す．

この方法を **Shirley–Williams 法** (Shirley–Williams method) とよぶ[27]．

### 5.3.2 FDR 法

遺伝子研究等においては，非常に多数の検定が行われることがある．このときファミリー単位誤り率 $FWER$ を制御する手法を適用すると，検定がきわめて保守的になる (検出力が弱くなる) 可能性がある．この問題に対応するため，Benjamini と Hochberg は FDR とよばれる誤り率を提案した[28]．

**表 5.2** $m$ 個の帰無仮説に対する検定結果 (各判定の数)

| | 帰無仮説を受容 | 帰無仮説を棄却 | 計 |
|---|---|---|---|
| 帰無仮説が真 | $U$ | $V$ | $m_0$ |
| 帰無仮説が偽 | $T$ | $S$ | $m-m_0$ |
| 計 | $m-R$ | $R$ | $m$ |

$m$ 個の帰無仮説からなるファミリー $\mathcal{H}=\{H_1^0,\ldots,H_m^0\}$ を考える．この $m$ 個の帰無仮説のうち，$m_0$ 個が真に成り立っているとする $(0 \leq m_0 \leq m)$．検定結果は表 5.2 のように要約される．

$R$ は棄却された帰無仮説の数で，観測可能な確率変数である．一方，帰無仮説 $H_1^0,\ldots,H_m^0$ のうち，どの $m_0$ 個が真に成り立っているかは未知 ($m_0$ の値自体も未知) であるから，確率変数 $U, V, S, T$ は観測することができない．

ここで，間違って棄却された帰無仮説の割合

$$Q=\frac{V}{R}=\frac{V}{V+S}$$

を考える．ただし，$R=V+S=0$ のときは，$Q=0$ と定義する．この $Q$ も確率変数である．その期待値

$$FDR=\mathrm{E}[Q]=\mathrm{E}[V/R]=\mathrm{E}[V/(V+S)] \tag{5.35}$$

を **FDR** (false discovery rate) とよぶ．一方ファミリー単位誤り率 $FWER$ は，真の帰無仮説が一つ以上間違って棄却される確率

$$FWER=\Pr\{V>0\}=\Pr\{Q>0\}$$

である．このとき，次の性質が成り立つ:

a) すべての帰無仮説が真であれば ($m_0=m$ ならば)，$FDR=FWER$ となる．$m-m_0=0$ であるからつねに $S=0$ であり，$V>0$ のとき $Q=V/R=1$ となる．したがって，$FDR=\mathrm{E}[Q]=\Pr\{Q=1\}=\Pr\{Q>0\}=FWER$ が成り立つ．

b) $m_0<m$ ならば，$FDR \leq FWER$ となる．一般に $Q=V/(V+S) \leq 1$ である．したがって，$FDR=\mathrm{E}[Q] \leq 1 \times \Pr\{Q>0\}=FWER$ が成り立つ．

性質 b) により，$FDR \leq \alpha$ を保障する手法は，必ずしも $FWER \leq \alpha$ を保障するとは限らない．しかし性質 a) により，すべての帰無仮説が真の場合には $FWER$ は $\alpha$ 以下に保障されている．すなわち，$FDR$ を制御する方法は，弱い意味で $FWER$ を制御する方法である (5.1.2 項)．

Benjamini and Hochberg[28] は，$FDR$ を制御するための次のような手順を与えている．帰無仮説 $H_1^0,\ldots,H_m^0$ に対して個別に検定を考え，その $p$ 値を $P_1,\ldots,P_m$ とする．それを昇順に並べたものを $P_{(1)} \leq \cdots \leq P_{(m)}$ とし，$P_{(i)}$ に対応する帰無仮説を $H_{(i)}^0$ で表す．

- $P_{(i)} \le (i/m)\,\alpha$ をみたす最大の $i$ を $k$ とする．すなわち次式が成り立つ．

$$P_{(k)} \le (k/m)\,\alpha$$
$$P_{(i)} > (i/m)\,\alpha, \quad i = k+1, \cdots, m$$

- このとき，$H^0_{(i)}$ $(i = 1, \cdots, k)$ をすべて棄却する．

この方法は，各帰無仮説に対する検定が独立であれば $FDR$ を $\alpha$ 以下に制御する．

FDR 法に関しては，現在もなお研究が続けられている．$FWER$ を制御する方法よりも検出力が高いという理由だけで使用すべきではない．研究の目的に応じて $FDR$ の制御と $FWER$ の制御とを使い分ける必要がある[28)]．

## 5.4　*p* 値の調整法

本節および次節で述べる方法は方法論的にも興味深いものだが，特に近年医薬品開発および臨床試験に関連して発展を遂げている．最初に関連する重要なガイドラインをあげておこう[49, 61)]．

### 5.4.1　複数の仮説と *p* 値調整法

ここでは複数の仮説あるいは多重仮説 (multiple hypotheses) に対する ***p*** **値の調整法** (*p*-value adjustment method) について説明する．これは複数の仮説の検定 (**多重検定**：multiple tests) を行うときに，各仮説ごとに計算された $p$ 値だけに基づいて，**多重性の調整** (multiplicity adjustment) を行う**多重検定手順** (multiple testing procedure, **MTP**) のことを指す．個々の $p$ 値は各仮説に対応して個別に計算されるので，検定統計量間の相関は考慮されない．したがってその分検出力は低下するが，簡便に多重性の調整を行える利点がある．特に尺度の異なる複数のエンドポイント (**多重エンドポイント**，multiple endpoints) がある場合等，検定統計量間の同時分布を求めるのが困難な場合にも使用できる．また次節で述べる複雑な仮説構造の下で仮説検定を行いたい場合にも容易に対応できる．

検証したい仮説が複数ある場合には，**検定全体としての第一種の誤り率** (真に成り立っている帰無仮説のいずれかが棄却される確率) $FWER$ が事前に設定された水準 $\alpha$ の値を超えないように，個々の検定の有意水準を調整するか，逆に $\alpha$ を固定して $p$ 値の方を調整しなければならない．前者を $\boldsymbol{\alpha}$ **調整** ($\alpha$-adjustment)，後者を ***p*** **値調整** (*p*-value adjustment) とよぶ．両者は検定として同値な結果を与える．

**多重検定** (multiple testing) の全体の有意水準を検定ごとの個別水準 (individual level) と区別して，**多重水準** (multiple level) とよぶ．あるいは**局所水準** (local level) に対して**大域水準** (global level) とよぶ．

### 5.4.2　基本的な方法：Bonferroni 法，Sidak 法および Simes 法

$p$ 値調整のよく知られた方法として **Bonferroni 法** (Bonferroni method) と

**Sidak 法** (Sidak method) がある．いま検定したい $m$ 個の帰無仮説をそれぞれ $H_1, H_2, \ldots, H_m$ とし，それぞれについて個別に検定を行った結果，各仮説に対応して $m$ 個の $p$ 値 $p_1, p_2, \ldots, p_m$ が得られたものとする．これらの $p$ 値は多重性の調整を行っていないので，**生 $\boldsymbol{p}$ 値** (raw $p$-value) あるいは**粗 $\boldsymbol{p}$ 値** (crude $p$-value) とよばれる．昇順に並べ替えた $p$ 値をそれぞれ $p_{(1)} \le p_{(2)} \le \cdots \le p_{(m)}$ とし，対応する仮説を $H_{(1)}, H_{(2)}, \ldots, H_{(m)}$ とする．さらに順序づけられた各 $p$ 値 $p_{(i)}$ $(i = 1, \cdots, m)$ と比較する局所水準を $\alpha_{(i)}$ $(i = 1, \cdots, m)$ とする．

**a.　Bonferroni 法と $\boldsymbol{FWER}$ の制御**

$E_1, E_2, \ldots, E_m$ を $m$ 個の事象としたとき，以下の不等式が成り立つ．これを **Bonferroni の不等式** (Bonferroni inequality) とよぶ．

$$\Pr\left(\bigcup_{i=1}^{m} E_i\right) \le \sum_{i=1}^{m} \Pr(E_i)$$

ここに $\Pr(E)$ は事象 $E$ が起こる確率を表す．これから帰無仮説 $H_1, H_2, \ldots, H_m$ がすべて成り立つ，すなわち**完全帰無仮説** (complete hull hypothesis) $H_G = \bigcap_{i=1}^{m} H_i$ の仮定の下で，

$$FWER = \Pr\left(\bigcup_{i=1}^{m} (p_i \le \alpha/m)\right) \le \sum_{i=1}^{m} (\alpha/m) = \alpha$$

となる．したがって Bonferroni 法では，個別水準を $\alpha_i = \alpha/m\,(i = 1, \cdots, m)$ とし，$p_i \le \alpha_i$ のときに $H_i$ を棄却する．また $\tilde{p}_i = mp_i$ とし，$\tilde{p}_i \le \alpha$ のときに $H_i$ を棄却してもよい．このように直接 $\alpha$ と比較するように「調整された」$p$ 値 $\tilde{p}_i$ を，**調整 $\boldsymbol{p}$ 値** (adjusted $p$-value) とよぶ．

一般的に任意のインデックス集合 $I = \{i_1, \ldots, i_k\} \subseteq \{1, \cdots, m\}$ に対応する**積仮説** (intersection hypothesis) $H_I = \bigcap_{j=1}^{k} H_{i_j}$ の下で $FWER$ は $\Pr(\bigcup_{j=1}^{k} (p_{i_j} \le \alpha/m)) \le (k/m)\alpha \le \alpha$ となるから，Bonferroni 法はあらゆる帰無仮説の下で $FWER$ を制御する，すなわち **$\boldsymbol{FWER}$ を強制御する** (control $FWER$ strongly or in a strong sense) ことがわかる．完全帰無仮説の下でのみ $FWER$ を制御する MTP は **$\boldsymbol{FWER}$ を弱制御する** (control $FWER$ weakly or in a weak sense) という．

**b.　Sidak　法**

Sidak 法では，Bonferroni 法と同様に **Sidak の不等式** (Sidak inequality)

$$\Pr\left(\bigcup_{i=1}^{m} E_i\right) \le 1 - \prod\nolimits_{i=1}^{m} \{1 - \Pr(E_i)\} \text{ あるいは } \prod\nolimits_{i=1}^{m} \Pr(\bar{E}_i) \le \Pr\left(\bigcap_{i=1}^{m} \bar{E}_i\right)$$

ただし $\bar{E}_i$ は $E_i$ の余事象 (事象 $E_i$ を否定する事象) の関係を利用して $p_i \le \alpha_i = 1-(1-\alpha)^{1/m}$ のときに仮説 $H_i$ を棄却する．Sidak 法の調整 $p$ 値は $\tilde{p}_i = 1-(1-p_i)^m$ である．Sidak 法は Bonferroni 法を若干改善する．

### c. Simes 法

Simes 法[29] では $\alpha_{(i)} = (i/m)\alpha \ (i = 1, \cdots, m)$ とし，もし $p_{(i)} \le \alpha_{(i)}$ となるような $p_{(i)}$ があれば，完全帰無仮説 $H_G$ を棄却する．対応する調整 $p$ 値は $\tilde{p}_{(i)} = (m/i)p_{(i)}$ である．Bonferroni 法や Sidak 法と異なり，Simes 法では，「どの仮説が棄却されるかまではわからない」(つまり $p_{(i)} \le \alpha_{(i)}$ であっても仮説 $H_{(i)}$ が棄却されるわけではない) が，後出の 5.4.5 項 c. の Hommel 法のように閉手順化することにより各仮説の検定に利用できる．検定統計量が多変量正規に従い非負 (つまり 0 か正) の相関をもつときこの方法は $FWER$ を制御する．より一般の場合は $FWER$ の制御が保証されないことに注意する．

## 5.4.3 重み付き法：重み付き Bonferroni 法，重み付き Sidak 法，重み付き Simes 法

重み付き **Bonferroni** 法 (weighted Bonferroni method) は，各仮説の名目有意水準を Bonferroni 法の $\alpha_i = \alpha/m$ ではなく，より一般的に $\alpha_i = w_i\alpha$，ただし $\sum_{i=1}^{m} w_i = 1$ としたもので，Bonferroni 法と同様 $FWER$ を強制御し，対応する調整 $p$ 値は，$\tilde{p}_i = p_i/w_i$ となる．通常の Bonferroni 法は，$w_i = 1/m$ と置いた特殊な場合になっている．重み付き Bonferroni 法は，有意水準 $\alpha$ を分割するという意味で分割法 (split method) ともよばれる．

同様にして重み付き **Sidak** 法 (weighted Sidak method) も構成できる．この場合は名目有意水準を $\alpha_i = 1 - (1-\alpha)^{w_i}$，あるいは調整 $p$ 値を $\tilde{p}_i = 1 - (1-p_i)^{1/w_i}$ とする．ただし $\sum_{i=1}^{m} w_i = 1$．実際このとき Sidak の不等式から

$$\Pr\left(\bigcup_{i=1}^{m}(p_i \le \alpha_i)\right) \le 1 - \prod_{i=1}^{m}\{1 - \Pr(p_i \le \alpha_i)\}$$

$$= 1 - \prod_{i=1}^{m}\{(1-\alpha)^{w_i}\} = 1 - (1-\alpha)^{\sum_{i=1}^{m} w_i} = \alpha$$

となる．この方法は多重比較における Peritz の方法 (または CTP 法) で使われている．

Simes 法も同様に拡張されて，$\alpha_{(i)} = \sum_{k=1}^{i} w_{(k)}\alpha \ (i = 1, \cdots, m)$，ただし $\sum_{k=1}^{m} w_{(k)} = 1$ とし，もし $p_{(i)} \le \alpha_{(i)}$ となるような $p_{(i)}$ があれば，完全帰無仮説 $H_G$ を棄却する．任意の積仮説 $H$ についても同様の基準を用いて $H$ を棄却することができる．

## 5.4.4 閉検定手順と決定行列

### a. 閉検定手順

Marcus et al.[30] により提案された閉じた検定手順あるいは閉検定手順 (closed testing procedure, **CTP**) とよばれる一般的な手法は，MTP の検出力を上げる強力な

手法であり，最初の開発以来現在にいたるまで，さまざまな応用がなされている．検定は逐次的に進行し，略して**閉手順** (closed procedure) ともよばれる．次項の修正 Bonferroni 法の項でこの手法が用いられるため，ここで簡単な説明を与える．CTP に関する詳しい説明は，たとえば森川[31～33] あるいは永田・吉田[64]，三輪[34]，Dmitrienko et al.[35] 等を参照されたい．

CTP とは，検定したい複数の仮説 (**基本仮説** elementary hypothesis とよばれる) の**族** (family) を $F$，$F$ に含まれる任意の仮説を $H_i$ としたとき，$H_i$ を成分として含むすべての**積仮説** (intersection hypothesis) が (個別) 水準 $\alpha$ で棄却されたときに，仮説 $H_i$ を多重水準 $\alpha$ で棄却するような検定手順のことである．たとえば $F = \{H_1, H_2, H_3\}$ のとき，$H_1$ を含むすべての積仮説 $H_1, H_1 \cap H_2, H_1 \cap H_3, H_1 \cap H_2 \cap H_3$ がそれぞれ (個別) 水準 $\alpha$ で棄却されたときに，$H_1$ を多重水準 $\alpha$ で棄却する．$H_2, H_3$ についても同様である．

CTP は $FWER$ を**強制御** (strong control) する．実際検定したい仮説族 $F = \{H_1, \ldots, H_m\}$ に対し，ある積仮説 $H_P = \bigcap_{i \in P} H_i, P \subseteq \{1, \cdots, m\}$ を真の帰無仮説 (真に成り立つ帰無仮説) とすると

$$FWER = \Pr(\text{いずれかの } H_i \text{棄却}, i \in P | H_P\} \leq \Pr(H_P \text{棄却} \, | H_P) \leq \alpha$$

となる．以下に述べるように CTP はコヒーレントな MTP となっている．

**b. コヒーレンスとコンソナンス**

二つの積仮説 $H_P, H_Q$ について $P \subset Q$ の関係があるとき，$H_Q$ は $H_P$ を imply するという．“imply” は含意する，つまり「意味を含む」あるいは「(暗に) 意味する」ということであるが，$H_Q$ が $H_P$ を imply するとき，$H_Q$ が成立すれば $H_P$ も成立し，逆に $H_P$ が棄却されれば，$H_Q$ は棄却されるべきであるというのが**コヒーレンス** (coherence) の考え方である．CTP はコヒーレンス性を保ちながら検定していくような MTP であり，その結果上記のように $H_i$ 自身および $H_i$ を imply する積仮説がすべて (個別) 水準 $\alpha$ で棄却されるときに，多重水準 $\alpha$ で $H_i$ を棄却する手順となる．MTP がコヒーレンス性をもつことを**コヒーレント** (coherent) という．

任意の積仮説 $H_Q$ が棄却されれば，$H_Q$ に imply される少なくとも一つの $H_P, P \subset Q$ が棄却されるとき MTP は**コンソナンス性** (consonance) をもつ，あるいは**コンソナント** (consonant) であるという．コンソナントな CTP は手順が簡略になる利点がある．

Dmitrienko et al.[35] は，CTP を一般的に実行するためのアルゴリズムとして**決定行列アルゴリズム** (decision matrix algorithm, DMA) を提示している．ある多重検定問題において，あらゆる積仮説に対して $p$ 値を求めることができるものとする．このとき，DMA を用いることにより，どのような CTP に対しても調整 $p$ 値を求めることができる．①まず仮説集合 $F$ に含まれる仮説 $H_i$ $(i = 1, \cdots, m)$ を横 (列) に配列し，対応する $p$ 値を $p_i$ $(i = 1, \cdots, m)$ とする．②$H_i \in F$ $(i = 1, \cdots, m)$ を成分とするすべての積仮説 $H_I = \bigcap_{i \in I} H_i$ $(I \subseteq \{1, \cdots, m\})$ を縦 (行) に配列し，対応する $p$ 値

$p_I$ を求める．これは全部で $k=2^m-1$ 行となる．③ $\mathbf{D}$ を，第 $j$ 積仮説が基本仮説 $H_i$ を含んでいる (すなわち imply する) とき 1，含んでいないとき 0 となるような要素 $D_{ji}$ からなる行列とする．④ $p_{ji}=p_{*j}D_{ji}$ $(i=1,\cdots,m;\ j=1,\cdots,k)$ とする．ここに $p_{*j}$ は第 $j$ 積仮説に対する $p$ 値である．行列で表現すれば，$P=\mathrm{diag}\{p_{*j}\}D$ となる．ここに $\mathrm{diag}\{p_{*j}\}$ は $p_{*j}$ を第 $j$ 対角成分とする対角行列．$P$ を決定行列 (decision matrix) とよぶ．⑤これから第 i 仮説に対する調整 $p$ 値 $\tilde{p}_i$ を $\tilde{p}_i=\max_j p_{ji}$ とする．すなわち $\tilde{p}_i \le \alpha$ のときに仮説 $H_i$ を棄却する．決定行列と DMA の使用例は 5.5 節に示されている (表 5.3，5.4)．

### 5.4.5 修正 Bonferroni 法と CTP

一つの試験内で設定される複数の仮説は，互いに相関をもつのが普通であり，仮説間の相関性が高い場合には Bonferroni 法や Sidak 法の検出力がかなり低くなる可能性がある．極端な場合，各仮説が完全に相関するのであれば，明らかに多重性の調整は不要である．したがって仮説間の相関性を考慮しない上述のような方法は，検出力を犠牲にすることにより $FWER$ を制御する保守的な (conservative) 方法となる．

Bonferroni 法の保守性を改良する方法として，**Holm 法**や **Hochberg 法**など**修正 Bonferroni 法** (modified Bonferroni procedures) あるいは**改良 Bonferroni 法** (improved Bonferroni procedures) とよばれる一連の手法が開発されている．これらはいずれも CTP を利用する．種々の修正 Bonferroni 法の違いは積仮説を検定する基準の違いである．そしてそのうちの一部の検定法は，**下降法** (step-down procedure, SDP) あるいは**上昇法** (step-up procedure, SUP) として知られる**逐次棄却検定手順** (sequentially rejective testing procedure, SRTP) に帰着する．これはこれらの MTP のコンソナンス性によるものである．ここではこれら簡便法の代表的手法である Holm 法と Hochberg 法および Hommel 法に絞って具体的な手順を説明する．

#### a. Holm 法

Holm[36] により提案されたこの手順は，CTP において積仮説の検定に Bonferroni 基準を用いるものである．つまり任意の添え字集合 $I \subseteq \{1,\cdots,m\}$ を考え，対応する積仮説を $H_I=\bigcap_{i\in I}H_i$ とする．このとき $I$ の要素数を $|I|$ で表すことにすると，Bonferroni 基準により $\min_{i\in I}p_i \le \alpha/|I|$ あるいは $p_I=|I|\min_{i\in I}p_i \le \alpha$ のときに積仮説 $H_I$ を棄却する．この手順は，$\alpha_{(i)}=\alpha/(m-i+1)(i=1,\cdots,m)$ すなわち $\alpha_{(1)}=\alpha/m, \alpha_{(2)}=\alpha/(m-1),\cdots,\alpha_{(m)}=\alpha$ としたうえで，最小 $p$ 値 $p_{(1)}$ から順に $p_{(i)}$ を $\alpha_{(i)}$ と比較し，$p_{(i)} \le \alpha_{(i)}$ なら仮説 $H_{(i)}$ を棄却して次の仮説 $H_{(i+1)}$ に進み，$p_{(i)} > \alpha_{(i)}$ なら $H_{(i)}$ 以降の仮説を受容して検定を終了する SRTP に帰着する．このように最小 $p$ 値から始め，$p$ 値の昇順に検定を進めていく手順は**下降手順** (SDP) として知られている．またこのような逐次手順としての Holm 法 (Holm procedure) に対する調整 $p$ 値は，$\tilde{p}^*_{(i)}=(m-i+1)p_{(i)}$ $(i=1,\cdots,m)$ としたうえで

$$\tilde{p}_{(1)} = \tilde{p}^*_{(1)} = mp_{(1)}, \tilde{p}_{(i)} = \max\{\tilde{p}_{(i-1)}, \tilde{p}^*_{(i)}\} = \max_{1 \le j \le i} \tilde{p}^*_{(j)},\ i = 2, \cdots, m$$

により得られる．このとき単に $\tilde{p}_{(i)} \le \alpha$ のときに，仮説 $H_{(i)}$ を棄却すればよい．

### b.　Hochberg 法

Hochberg 法 (Hochberg procedure)[37] は積仮説 $H_I$ の検定に以下の Hochberg 基準を用いて CTP を適用するもので，この基準は Simes 基準を少しだけゆるめて SRTP が使えるようにしたものである．

Hochberg 基準：積仮説 $H_I = \bigcap_{j=1}^{k} H_{i_j}$, $I = \{i_1, \ldots, i_k\} \subseteq \{1, \cdots, m\}$ の検定において，昇順に並べ替えた $p$ 値を $p_{(i_1)} \le p_{(i_2)} \le \cdots \le p_{(i_k)}$ とする．このときいずれかの $j$ で $p_{(i_j)} \le \alpha/(k-j+1)$ が成り立つときに，積仮説 $H_I$ を棄却する．

結果としてこの手順では，Holm 法と同じ基準 $\alpha_{(i)} = \alpha/(m-i+1)$ を用い，最大 $p$ 値 $p_{(m)}$ から順に $p_{(i)}$ を $\alpha_{(i)}$ と比較し，$p_{(i)} > \alpha_{(i)}$ なら仮説 $H_{(i)}$ を受容して，次の仮説 $H_{(i-1)}$ に進み，$p_{(i)} \le \alpha_{(i)}$ なら仮説 $H_{(1)}, \ldots, H_{(i)}$ を棄却して検定を終了するような逆手順となる．Holm 法と逆に，最大 $p$ 値から $p$ 値の降順に検定を進めていくので**上昇法** (SUP) とよばれており，Holm 法より検出力が高くなる．

Hochberg 法は各検定が独立の場合以外必ずしも $\alpha$ を制御することが保証されない．シミュレーション結果では正の相関の場合ほぼ $FWER$ を制御することが知られており，通常正の相関が見込める多重エンドポイントの場合によく使われる．それ以外は使用にあたって注意が必要である．

上昇法としての Hochberg 法における局所調整 $p$ 値は Holm 法の場合と同じ $\tilde{p}^*_{(i)} = (m-i+1)p_{(i)}$ $(i = 1, \cdots, m)$ である．しかし検定順序が Holm 法と逆なので調整 $p$ 値は，

$$\tilde{p}_{(m)} = \tilde{p}^*_{(m)} = p_{(m)},\ \tilde{p}_{(i)} = \min\{\tilde{p}^*_{(i)}, \tilde{p}_{(i+1)}\} = \min_{i \le j \le m} \tilde{p}^*_{(j)},\ i = m-1, \cdots, 1$$

となる．そして $\tilde{p}_{(i)} < \alpha$ のときに仮説 $H_{(i)}$ を棄却する

図 5.1 は，仮説が二つの場合の Bonferroni 検定，Holm 検定，Hochberg 検定の棄却域の関係を示している (仮説が二つの場合 Hommel 法は Hochberg 法に等しい)．

### c.　Hommel 法

Hommel 法 (Hommel procedure)[38] は，閉検定手順における積仮説の検定に **Simes 基準** (Simes criterion)[29] を用いるものである．Hommel 法は Holm 法や Hochberg 法よりも検出力が高いことが知られている．

Hommel 法は，以下のような簡便法に帰着する．

$k = 1, \cdots, m$ の順に，すべての $i = 1, \cdots, k$ に対して $p_{(m-k+i)} > \frac{i}{k}\alpha$ が成り立つかどうかを調べる．そのような最大の $k$ に対して，$p_{(i)} \le \alpha/k$ が成り立つすべての仮説 $H_{(i)}$ を棄却する．

Hochberg 基準と Simes 基準を比べると

$$\alpha/(m-i+1) - (i/m)\alpha = \frac{(m-i)(1-i)}{(m-i+1)m} \le 0$$

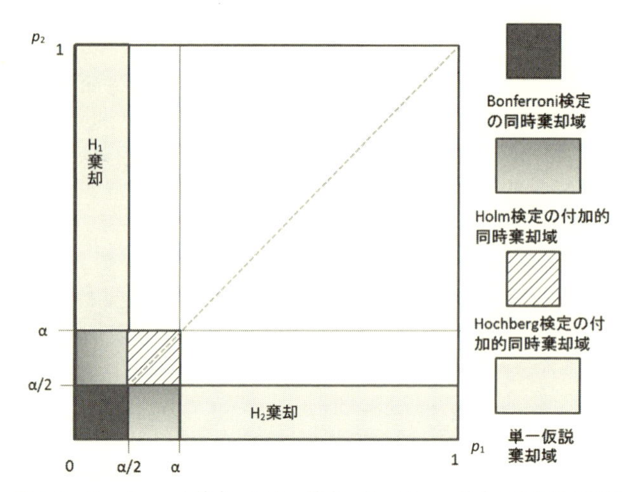


**図 5.1** Bonferroni 検定，Holm 検定，Hochberg 検定の棄却域の関係

ゆえ後者の方が緩い基準となっている．つまり一般に Hommel 法の方が Hochberg 法より検出力が高くなるが，Hochberg 法と同様の *FWER* 制御の問題に注意する．

**d. 重み付け法** (weighting methods)

Holm 法は閉検定手順において，積仮説の検定に Bonferroni 法を適用するものであるが，そのコンソナンス性から a. に述べたように逐次的な手順 (下降法) に帰着する．重み付き **Holm 法 1**(weighted Holm procedure: WHP1) は，積仮説の検定に単純な Bonferroni 法ではなく 5.6.3 項の重み付き Bonferroni 法を用いるように Holm 法を修正したもので，以下のような手順に帰着する．

$q_i = p_i/w_i$ $(i = 1, \cdots, m)$ と置き，$q_i$ を昇順に並べて $q_{(1)} \leq q_{(2)} \leq \cdots \leq q_{(m)}$ とする．また対応する仮説と重みを $H_{(1)}, H_{(2)}, \ldots, H_{(m)}$ および $w_{(1)}, w_{(2)}, \ldots, w_{(m)}$ とする．Holm 法と同様に $q_{(1)}$ から順に検定していき，$q_{(i)} \leq \alpha/\sum_{k=i}^{m} w_{(k)}$ なる限り，対応する仮説 $H_{(i)}$ を棄却して検定を続ける．$q_{(i)} > \alpha/\sum_{k=i}^{m} w_{(k)}$ となったところで検定を停止し，$H_{(i)}$ 以降の仮説を受容する．この重み付き手順は Holm[36] 自身により提案された．調整 $p$ 値は $\tilde{p}^*_{(i)} = q_{(i)}\sum_{k=i}^{m} w_{(k)} = p_{(i)}\{\sum_{k=i}^{m} w_{(k)}/w_{(i)}\}$ と置いたうえで，$\tilde{p}_{(1)} = \tilde{p}^*_{(1)}$, $\tilde{p}_{(i)} = \max\{\tilde{p}_{(i-1)}, \tilde{p}^*_{(i)}\}$ $(i = 2, \cdots, m)$ とすればよい．ただしここでの重み $w_{(i)}$，$p$ 値 $p_{(i)}$，調整 $p$ 値 $\tilde{p}_{(i)}$ は $q_{(i)}$ に対応づけられていることに注意する．この方法の逆手順 (WHCP1) は重みが等しい場合以外 *FWER* を制御しないので重み付き Hochberg 法として機能しない．順序付き $p$ 値 $p_{(1)} \leq p_{(2)} \leq \cdots \leq p_{(m)}$ に基づく重み付き **Holm 法 2** (weighted Holm procedure, WHP2) が Benjamini and Hochberg[57] により提案されており，この方法も *FWER* を制御する．またその逆手順もほぼ $\alpha$ を制御する．したがってこちらの手順が重み付き **Hochberg 法 2** (weighted Hochberg procedure, WHCP2) とみなされるが，重み付けしているに

もかかわらず $q_i$ の昇順に棄却されていかないという不整合性がある．確実な方法はCTPの定義に従い決定行列アルゴリズムを用いることである．

**e. 数 値 例**

順序づけられている5個の $p$ 値 0.001, 0.013, 0.015,0.022, 0.08[32] に対して，Holm法, Hochberg法, Hommel法を適用による調整 $p$ 値は以下のようになる．*印は (多重水準での) 5%有意を示す．

Holm法 ：0.005* 0.052 0.052 0.052 0.080

Hochberg法：0.005* 0.044* 0.044* 0.044* 0.080

Hommel法 ：0.005* 0.025* 0.025* 0.0275* 0.080

**f. その他の修正 Bonferroni 法**

修正Bonferroni法とよばれている方法として，その他にもRom法[39], Shaffer法[40]等の方法が存在するが，ここでは説明を省略する．より詳しくは原著の他Morikawa, et al.[41], D'Agostino and Russel[60], Commelli[58]，森川[31, 32] 等を参照されたい．

### 5.4.6 固定順序法 (階層法)

$p$ 値調整法の枠組みで，興味深いもう一つの方法として**階層法** (hierarchical procedure) あるいは**固定順序法** (fixed sequence procedure) とよばれる方法がある．この手順はCTPとして解釈することができ，$FWER$ を強制御する．「日本で」俗に閉手順とよばれているのはこの方法であるが，この方法がCTP全体を表すわけではない．階層法では，仮説の重要性 (臨床的重要性あるいは有意な結果の得られやすさなど) に従ってあらかじめ仮説を順序づける．$m$ 個の帰無仮説 $H_1, H_2, \ldots, H_m$ はすでにこの重要性の順に並べられているものとしよう．このとき対応する $p$ 値 $p_1, p_2, \ldots, p_m$ について，この順にそれぞれ水準 $\alpha$ で検定していく．そして $p_i \leq \alpha$ なら $H_i$ を棄却し，次の仮説 $H_{i+1}$ に進む．$p_i > \alpha$ なら $H_i$ 以下の仮説を受容して手順を終了する．この手順の調整 $p$ 値は $\tilde{p}_i = \max_{1 \leq j \leq i} p_j \ (i = 1, \cdots, m)$ であり，$\tilde{p}_i \leq \alpha$ なら多重水準 $\alpha$ で仮説 $H_i$ を棄却する．森川[32] は，アレルギー性鼻炎の臨床試験で，階層法により鼻閉，鼻汁，くしゃみの順に検定していくような多重エンドポイントの例を示している．

### 5.4.7 ソフトウェアなど

SASではPROC MULTTEST，Rではmultcompパッケージのp.adjust関数で調整 $p$ 値の計算ができる．

## 5.5 構造化仮説群に対する調整法：ゲートキーピング法，グラフィカルな方法，フォールバック法，固定順序法

5.2.4項では，順序制約の下での多重比較法が説明された．これは一次元的な順序構造 (全順序，total order) をもつ構造化仮説群 (structured hypotheses) に対する古典的な手法である．本節ではより一般的な順序構造をもつ仮説群に対する新しい多

重性調整法を紹介する．これらの手法は，臨床試験において主要評価項目だけでなく副次評価項目の評価も検証的な枠組みで扱いたいという規制上の要求を引き金にして近年大きく発展してきた．現在では多重比較，多重エンドポイント解析，多時点解析，非劣性検証と優越性検証，全母集団解析と部分母集団解析等の**多重性** (multiplicity) を含む解析ならびにそれらの組合せを含むまでに発展してきている．

これらの問題を扱う方法は大きく二つに分かれる．ひとつはゲートキーピング法で，もうひとつはグラフィカル手法である．両者は互いに関係しているが，本節ではこの二つの方法を中心に，関連手法としてフォールバック法および固定順序法についても説明する．ゲートキーピング法，グラフィカル手法のいずれも**部分順序** (partial order) の構造をもつ仮説群を扱える閉手順となっているが，後者はコンソナントな検定族に限定することにより逐次的に検定を進めていく**逐次棄却検定手順** SRTP となり，また視覚性をもつビジュアルな方法として扱える利点がある．5.5.1 項でゲートキーピング法を，5.5.2 項でグラフィカルな方法を説明する．ただし紙数の制限からゲートキーピング法についてはアルゴリズムの詳細まで立ち入る余裕はない．この方法を発展させてきた Dmitrienko らの一連の論文ならびに Dmitrienko et al.[35, 42, 45] 等の成書や森川[43] 等を参照されたい．またグラフィカルな方法についても詳細は Bretz et al.[55, 56, 72] 等の論文ならびに Bretz et al.[44], Bretz et al.[73] 第 14 章等を参照されたい．なお杉谷・森川はゲートキーピング法およびグラフィカルな方法について最新の包括的レヴューを与えている．

### 5.5.1 ゲートキーピング法

「個々の仮説を順序づける」階層法 (または固定順序法) を「仮説群に関する順序付け」に拡張したアプローチが**ゲートキーピング法** (gatekeeping procedure, GKP) とよばれる多重検定法である (図 5.2)．この方法は Dmitrienko らにより発展させられてきた．

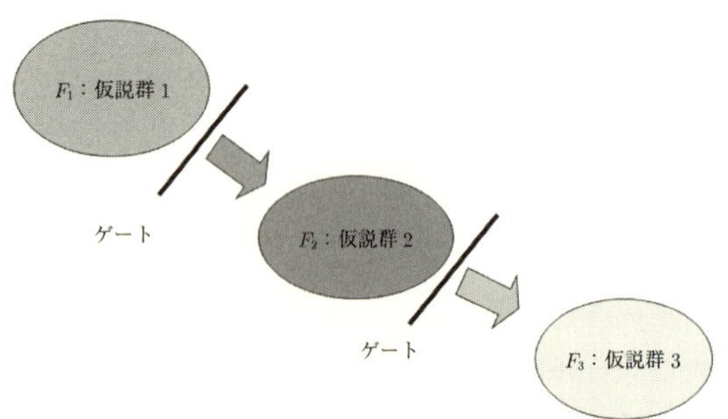


**図 5.2** ゲートキーピング法のイメージ

興味のある仮説の集合を重要度の順に群分けし，$F_1, F_2, \ldots, F_g$ とする．ただし

$$F_i = \{H_{i1}, \ldots, H_{in_i}\}, \qquad i = 1, \cdots, g$$

である．ゲートキーピング法では設定された仮説群の順番に検定していく．各仮説群の間にはゲート (gate) が設けられ，上位の仮説群の検定結果がある条件を満足したときにゲートが開き，次の仮説群が検定可能となる．上位の仮説群 $F_i$ は $F_{i+1}$ 以降の下位の仮説群に対するゲートキーパー (gatekeeper，門番) とみなすことができる．

**直列ゲートキーピング法** (serial gatekeeping procedure, SGKP) では $F_i$ 内の仮説が「すべて (all)」棄却されたときにゲートが開き次の仮説群 $F_{i+1}$ の検定に進む．また**並列ゲートキーピング法** (parallel gatekeeping procedure, PGKP) では $F_i$ 内の「少なくとも一つ (any)」の仮説が棄却されたときにゲートが開き次の仮説群 $F_{i+1}$ の検定に進む．ゲートキーピング法の初期の仕事として Maurer et al.[50] が SGKP アプローチを考察したが，その後 Dmitrienko at al.[68] が PGKP の解法を示し，さらにその後 SGKP と PGKP を組み合わせた**樹木型ゲートキーピング法** (tree gatekeeping procedure, TGKP) や，**打ち切りゲートキーピング法** (truncated gatekeeping procedure, TRGKP)，**混合手順** (mixture procedure, MXP) など現在にいたるまでこのアプローチの目覚しい発展がみられる[35, 45~48]．

図 5.3 は最も簡単な直列/並列ゲートキーピングの仮説構造例を示している．

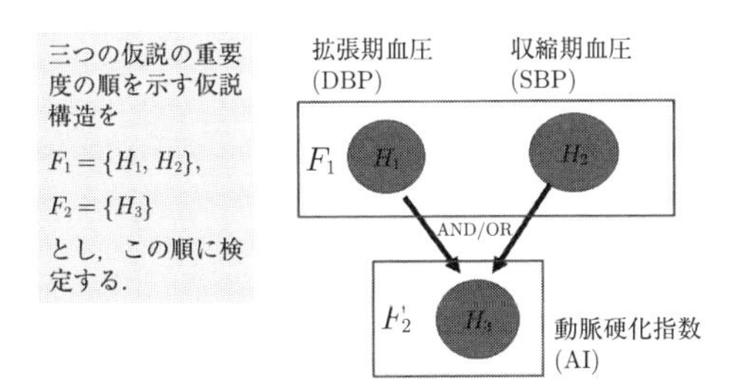


直列 GK：DBP, SBP ともに効果あり，並列 GK：DBP, SBP のいずれかで効果あり
⇒AI に関する効果を評価

**図 5.3** 直列/並列ゲートキーピングの例 (仮想例)：$F_1 = \{H_1, H_2\}$, $F_2 = \{H_3\}$

### a. **直列ゲートキーピング法** (SGKP)

直列ゲートキーピング法 SGKP は簡単で，$i = 1, \cdots, g$ の順に各 $F_i$ に対して水準 $\alpha$ の CTP (たとえば Holm 検定) を適用し，その結果 $F_i$ 内のすべての検定結果が有意となったときにのみ次の仮説群 $F_{i+1}$ に進めばよい．この手順は各積仮説 $H$ の検定において，$H$ を構成する仮説で最上位のファミリーに属するものだけからなる積仮説に Bonferroni 検定を適用するような CTP と同値である．重み付き Holm 検定を用いる場合は，当初決めたファミリー内相対重みを保持しながら重み付き Bonferroni 法により各積仮説の検定を行う．5.4.6 項の固定順序法は明らかに SGKP の特殊な場合

**表 5.3** Holm 型直列ゲートキーピング法に対する決定行列と調整 $p$ 値

| 積仮説 H | $p$ 値 | $H_1$ | $H_2$ | $H_3$ |
|---|---|---|---|---|
| $H_{100}$ | $p_1$ | $p_1$ | | |
| $H_{010}$ | $p_2$ | | $p_2$ | |
| $H_{001}$ | $p_3$ | | | $p_3$ |
| $H_{110}$ | $p_{12} = \min(2p_1, 2p_2)$ | $p_{12}$ | $p_{12}$ | |
| $H_{101}$ | $p_1$ | $p_1$ | | $p_1$ |
| $H_{011}$ | $p_2$ | | $p_2$ | $p_2$ |
| $H_{111}$ | $p_{12} = \min(2p_1, 2p_2)$ | $p_{12}$ | $p_{12}$ | $p_{12}$ |
| 調整 $p$ 値 | $\max(p)$ | $\max(p_1, p_{12})$ | $\max(p_2, p_{12})$ | $\max(p_1, p_2, p_3, p_{12})$ |

である．

図 5.3 の例での Holm 型 SGKP の決定行列および調整 $p$ 値を表 5.3 に示す．ここで積仮説は表がみやすいように $H = H_{\delta_1\delta_2\delta_3} = {H_1}^{\delta_1} \cap {H_2}^{\delta_2} \cap {H_3}^{\delta_3}$ の形で表現されている．ここに $\delta_i$ $(i = 1, 2, 3)$ は $H_i$ が積仮説 $H$ に含まれるとき 1，含まれないときに 0 となるようなインデックスである．$H_{111}$ の検定では下位仮説群の仮説 $H_3$ の重みは 0 となり．したがって $H_1 \cap H_2$ の検定が行われる．$H_{101}$ や $H_{011}$ の検定も同様である．つまり積仮説に $F_1 = \{H_1, H_2\}, F_2 = \{H_3\}$ の仮説が同居する場合には $F_2$ の仮説 $H_3$ は無視される．これにより $F_1$ の仮説がすべて棄却されるまでは $F_2$ の仮説の検定が抑止されることになる．結果として得られる調整 $p$ 値が表の下に示してある．すなわち $\tilde{p}_1 = \max\{p_1, 2\min(p_1, p_2)\}$, $\tilde{p}_2 = \max\{p_2, 2\min(p_1, p_2)\}$, $\tilde{p}_3 = \max\{p_1, p_2, p_3, 2\min(p_1, p_2)\}$ となる．

**b. 並列ゲートキーピング法** (PGKP)

並列ゲートキーピング PGKP では，直列ゲートキーピングと異なり，上位ファミリー $F_i$ のいずれかの仮説が棄却されたときに，下位ファミリー $F_{i+1}$ の棄却が可能となる．

Dmitrienko, et al.[68] は，この問題に対応する Bonferroni 型 PGKP を考案した．この方法は決定行列を用いるもので，直列ゲートキーピング法 SKGP 同様 CTP に従い，ゆえに強い意味で $FWER$ を制御する．Bonferroni 型 PGKP では各ファミリー $F_i$ $(i = 1, \cdots, g-1)$ の検定に (重み付き) Bonferroni 法を用い，$F_g$ の検定には (重み付き) Holm 法を用いる．任意の積仮説は重み付き Bonferroni 法により検定されるが，$H$ に含まれるファミリー $F_i$ の仮説 $H_{ij} \in H$ の重み $w_{ij}$ の和を $w_i$ (ただし $\sum_{j=1}^{n_i} w_{ij} = 1$) としたとき，仮説 $H_{ij}$ に対する重みは，$w_i^* = \prod_{k=0}^{i-1} (1 - w_k)(i = 1, \cdots, g)$，ただし $w_0 = 0$ としたうえで，$w_{ij}^* = w_i^* w_{ij}$ $(i = 1, \cdots, g-1)$, $w_{gj}^* = w_g^*(w_{ij}/w_i)$ のように決められる．表 5.4 は図 5.3 の例に対する Bonferroni 型 PGKP の決定行列を示したもので，調整 $p$ 値は以下のようになる．$\tilde{p}_1 = 2p_1$, $\tilde{p}_2 = 2p_2$, $\tilde{p}_3 = \max\{p_3, 2\min(p_1, p_2), 2\min(p_1, p_3), 2\min(p_2, p_3)\}$.

ここでもし $2p_1 \leq \alpha$ だったとしよう．このとき $H_1$ を含むすべての積仮説 $H_{100}, H_{110}, H_{101}, H_{111}$ は水準 $\alpha$ で棄却される．したがって $H_1$ は多重水準 $\alpha$ で

**表 5.4** Bonferroni 型並列ゲートキーピング法に対する決定行列と調整 $p$ 値

| 積仮説 $H$ | $p$ 値 | $H_1$ | $H_2$ | $H_3$ |
|---|---|---|---|---|
| $H_{100}$ | $2p_1$ | $2p_1$ | | |
| $H_{010}$ | $2p_2$ | | $2p_2$ | |
| $H_{001}$ | $p_3$ | | | $p_3$ |
| $H_{110}$ | $p_{12} = \min(2p_1, 2p_2)$ | $p_{12}$ | $p_{12}$ | |
| $H_{101}$ | $p_{13} = \min(2p_1, 2p_3)$ | $p_{13}$ | | $p_{13}$ |
| $H_{011}$ | $p_{23} = \min(2p_2, 2p_3)$ | | $p_{23}$ | $p_{23}$ |
| $H_{111}$ | $p_{12}$ | $p_{12}$ | $p_{12}$ | $p_{12}$ |
| 調整 $p$ 値 | $\max(p)$ | $2p_1$ | $2p_2$ | $\max(p_3, p_{12}, p_{13}, p_{23})$ |

棄却され，並列ゲートキーピングの条件は満足される．実際このとき $2p_2 \le \alpha$ なら $H_2$ も棄却され，さらに $p_3 \le \alpha$ なら $H_3$ も棄却される．また $\tilde{p}_2 = 2p_2 > \alpha$ なら $H_2$ は棄却されないが，それでも $2p_3 \le \alpha$ なら $H_3$ は棄却される．

PGKP の一般的アルゴリズムについては Dmitrienko et al.[45, 46, 49] および森川[43] を参照されたい．上の CTP と同値な逐次型アルゴリズムは Dmitrienko et al.[45, 46, 50] により与えられている．なお上で $w_{ij}^* = w_i^*(w_{ij}/w_i)(i = 1, \cdots, g)$ とする流儀もある．

**c. 樹木型ゲートキーピング法** (TGKP)

ここでは説明を省略するが Dmitrienko et al.[47, 48, 51, 52] は，直列ゲートキーピングと並列ゲートキーピングを組み合わせた，より現実的な仮説間の従属構造を反映する樹木型ゲートキーピング法を閉手順の枠組みで開発した．このアプローチによってゲートキーピング法は飛躍的にさまざまな順序仮説構造を扱えるようになった．

**d. ソフトウェア**

SAS では樹木型ゲートキーピング法用の treegate マクロが開発されている．次項にみるように R においても gMCP パッケージを用いて GKP を構築できる．また multxpert パッケージでは並列ゲートキーピングが可能となっている．

### 5.5.2 グラフィカルな方法

以下に示すグラフ (図 5.4) は仮説が二つの場合の重み付き Holm 法 (5.4.5 項 d.) をグラフィカルな方法 (graphical approach, GA) で扱う場合のグラフィカルな表現の一般形を示している．

グラフィカルな方法は，このようなグラフィカル表現およびそれと同値な数式表現により，種々の仮説構造に適用できる多重検定手法である．この方法を用いれば 5.4

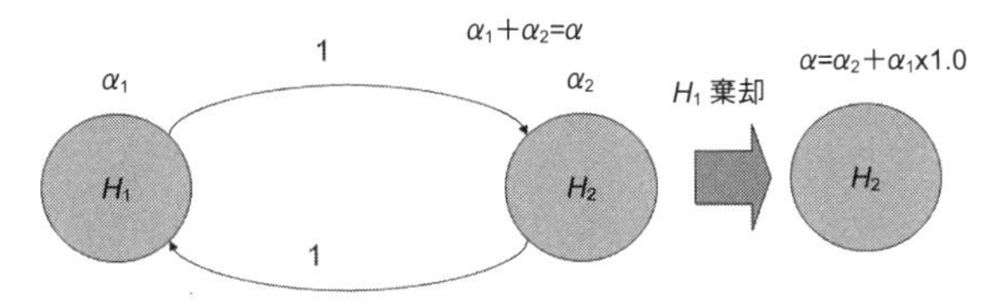


**図 5.4** グラフィカルな方法：二つの仮説に順序関係がない場合 (重み付き Holm 法)

節で説明した $p$ 値ベースの多重比較法や 5.5.1 項のゲートキーピング法，あるいは後述のフォールバック法などさまざまな多重検定を実現でき，かつグラフ表現を用いることにより，仮説間の関係を視覚的に把握することが可能となる．

これまでと同様，一般に検定したい $m$ 個の帰無仮説をそれぞれ $H_1, H_2, \ldots, H_m$ とし，それぞれについて個別に検定を行った結果，各仮説に対応して $m$ 個の $p$ 値 $p_1, p_2, \ldots, p_m$ が得られたものとする．GA ではこれらの仮説の構造を有向グラフ (directed graph) で表す．個々の仮説はノード (node) に対応し，仮説間の関係は有向辺 (directed edge) で表す．そして各ノードには積仮説の検定に重み付き Bonferroni 法を用いるときの $\alpha$ の重み (weight) を付加する．ノード $i$ につけられた値 $\alpha_i = w_i\alpha$ は，与えられたグラフに対し局所水準 $\alpha_i$ で仮説 $H_i$ を検定することを表す．ただし

$$\sum_{i=1}^{m} w_i \leq 1, w_i \geq 0, \qquad i = 1, \cdots, m$$

である．そして重み付き Bonferroni 法により $p_i \leq \alpha_i$，あるいは $p_i/w_i \leq \alpha$ となる仮説 $H_i$ を棄却する．棄却された仮説に対応するノード $i$ はもはや必要ないのでもとのグラフから削除し，それに伴って残りのノードに $\alpha_i$ を再配分する．この配分率は，ノード $i$ からノード $j$ へ $g_{ij}$ の割合で配分するよう決めておき，有向辺 $i \to j$ に付加する．$g_{ij}$ についても $\alpha_i$ と同様に，

$$\sum_{j=1}^{m} g_{ij} \leq 1, g_{ij} \geq 0, g_{ii} = 0, \qquad i, j = 1, \cdots, m$$

なる条件を与えておく．$g_{ii} = 0$ となるのは，$H_i$ が棄却されたとき，$i \to i$ の $\alpha$ の再配分は無意味となるためである．配分率 $g_{ij}$ からなる $m \times m$ 行列 $G = (g_{ij})$ を推移行列 (transition matrix) とよぶ．$G$ は仮説 $H_i$ の棄却による $\alpha$ の再配分

$$\alpha_j = \alpha_j + \alpha_i g_{ij}, \qquad j(\neq i) = 1, \cdots, m$$

を与える．ここでの等号は右辺の値を左辺に代入し，$\alpha_j$ を更新することを表す．棄却された $H_i$ はもはや検定されないので $\alpha_i = 0$ とセットする．$\alpha$ の再配分が終わると，次のステップのために，以下のように推移行列を更新しておく．

$$g_{kj} = (g_{kj} + g_{ki}g_{ij})/(1 - g_{ki}g_{ik}), \qquad j(\neq i) = 1, \cdots, m$$

$(1 - g_{ki}g_{ik})$ で割るのは，ノード $k \to j$ のもとの配分率 $g_{kj}$ にノード $i$ を経由する $k \to i \to j$ の配分率 $g_{ki}g_{ij}$ を追加したとき，$k \to i \to k$ に対応する $g_{ki}g_{ik}$ は配分されないので，$g_{kj} + g_{ki}g_{ij}$ の和が $(1 - g_{ki}g_{ik})$ となるためである．

この 1 サイクルの処理が終わると，退化した新しいグラフの各ノードに対し再度重み付き Bonferroni 検定が実施される．1 サイクルで複数の仮説を棄却することもできるが，その場合は一つの仮説を一つだけ棄却することにすると手順が簡単になる．上のアルゴリズムは，棄却可能な，どの仮説を選んで進めても最終結果は同じになる

ことがわかっている．このようにして一つの仮説が棄却されるごとにグラフを更新しながら，検定を進めていく．$\alpha$ の更新により，各ノードの $\alpha$ の値は単調に増加するので，残っているノードの仮説が棄却される可能性は高くなる．この検定手順はコンソナンス性をもった (すなわちコンソナントな) 閉手順であり，したがって最大 $m$ 回で終了する SRTP となっている．これがグラフィカルな方法の特徴となっている．調整 $p$ 値による方法も同様に定式化できるが，紙数制限のためここでは説明を省略する．

例 **1**：**Holm** 法 (仮説が二つの場合)

最初に述べたように図 5.4 は仮説が二つの場合の重み付き Holm 法の一般形を示している．各仮説は片側水準 $\alpha = 0.025$ で検定するものとし，各仮説に等しい水準 $\alpha_1 = \alpha_2 = 0.025/2 = 0.0125$ を割り振って検定することにすれば通常の Holm 法に帰着する．まず二つの仮説 $H_1, H_2$ のいずれかで有意な結果を得れば，その水準を配分率 1 で他の仮説に配分する．仮説に対する生 $p$ 値 $p_1 = 0.01, p_2 = 0.02$ が得られたものとする．いまの場合

$$\boldsymbol{\alpha} = \begin{pmatrix} \alpha_1 \\ \alpha_2 \end{pmatrix} = \begin{pmatrix} 0.0125 \\ 0.0125 \end{pmatrix}, \quad G = \begin{pmatrix} 0 & 1 \\ 1 & 0 \end{pmatrix}$$

であり，$p_1 = 0.01 < \alpha_1 = 0.0125$ であるから，$H_1$ を棄却する．$\alpha$ の更新：$\alpha_2 = \alpha_2 + \alpha_1 = \alpha = 0.025$, $G$ の更新：$G = (0)$ である．$p_2 = 0.02 < \alpha_2 = 0.025$ ゆえ $H_2$ も棄却される．調整 $p$ 値は，$\tilde{p}_1 = 0.01/0.5 = 0.02$, $\tilde{p}_2 = \max\{0.02/1, 0.02\} = 0.02$ である．

例 **2**：固定順序法 (仮説が三つの場合)

仮説が三つの場合の固定順序法 (fixed sequence procedure) に対応するグラフは図 5.5(a) のようになる．ただし $\alpha$ は仮説の順序に従って $\alpha_1 = \alpha$, $\alpha_2 = 0$, $\alpha_3 = 0$ のように指定される．

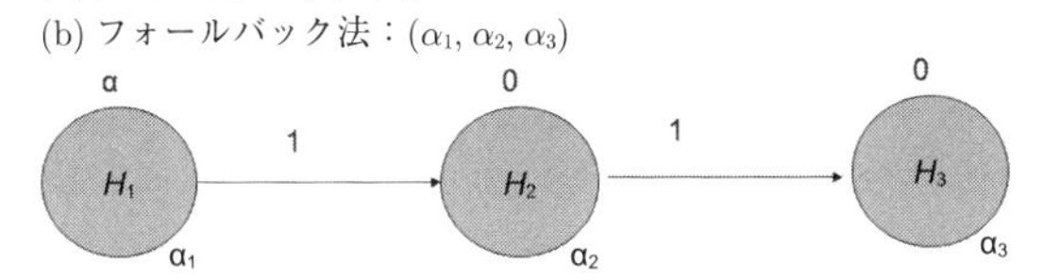


**図 5.5**　グラフィカルな方法：(a) 固定順序法，(b) フォールバック法

固定順序法では $H_1, H_2, H_3$ の順にそれぞれ水準 $\alpha$ で検定され，前の検定結果が有意となる場合に限って次の仮説の検定に移る．片側水準 $\alpha = 0.025$ の固定順序法では，$\boldsymbol{\alpha}$ と $G$ は以下のようになる．

$$\boldsymbol{\alpha} = \begin{pmatrix} \alpha_1 \\ \alpha_2 \\ \alpha_3 \end{pmatrix} = \begin{pmatrix} 0.025 \\ 0 \\ 0 \end{pmatrix}, \quad G = \begin{pmatrix} 0 & 1 & 0 \\ 0 & 0 & 1 \\ 0 & 0 & 0 \end{pmatrix}$$

**例 3**：フォールバック法 (fallback procedure：仮説が三つの場合)

固定順序法では各検定で丸々 $\alpha$ が使えるが，ある仮説が一度棄却され損なうと後続の仮説はすべて検定不能となってしまう．この欠点をカバーする (fallback) ために考案されたのがフォールバック法 (fallback procedure) で，各仮説に非ゼロの $\alpha$ を配分することにより，上位の仮説が棄却されなくても下位仮説が検定できるようになっている (図 5.5(b))．しかも上位仮説が棄却されればその $\alpha$ の持ち分を下位仮説が継承でき検出力が増強される．この方法は Wiens[53] により考案され，Wiens and Dmitrienko[54], Dmitrienko, et al.[45, 46, 51] 等により用途や拡張が検討されている．たとえば仮説が三つで $\alpha_1 = \alpha_2 = \alpha_3 = 0.025/3$ とした場合の $\boldsymbol{\alpha}$ と $G$ は以下のようになる．$\alpha_i$ の値は等しくなくてもよい．

$$\boldsymbol{\alpha} = \begin{pmatrix} \alpha_1 \\ \alpha_2 \\ \alpha_3 \end{pmatrix} = \begin{pmatrix} 0.025/3 \\ 0.025/3 \\ 0.025/3 \end{pmatrix}, \quad G = \begin{pmatrix} 0 & 1 & 0 \\ 0 & 0 & 1 \\ 0 & 0 & 0 \end{pmatrix}$$

フォールバック法で下位の仮説から上位の仮説に制御を戻すことを可能とすることにより，検出力強化を図ることが可能となる．このような方法を改良フォールバック法 (improved fallback procedure) とよぶ (図 5.6)．$\alpha_1 = \alpha_2 = \alpha_3 = 0.025/3$ とした場合の初期 $\boldsymbol{\alpha}$，および $G$ は

$$\boldsymbol{\alpha} = \begin{pmatrix} \alpha_1 \\ \alpha_2 \\ \alpha_3 \end{pmatrix} = \begin{pmatrix} 0.025/3 \\ 0.025/3 \\ 0.025/3 \end{pmatrix}, \quad G = \begin{pmatrix} 0 & 1 & 0 \\ 0 & 0 & 1 \\ 1/2 & 1/2 & 0 \end{pmatrix}$$

のようになる．

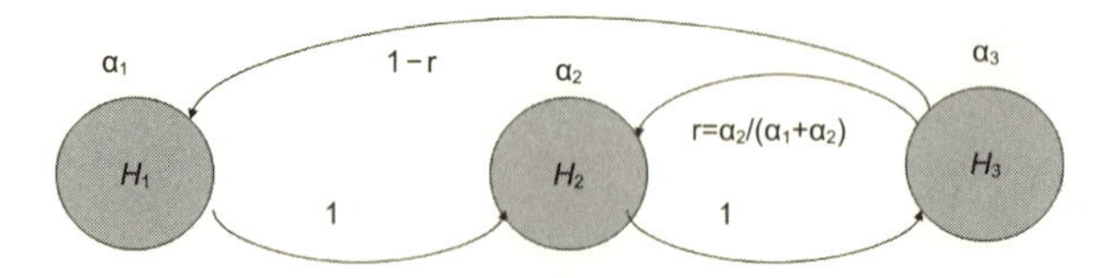


**図 5.6** グラフィカルな方法：改良フォールバック法

**例 4**：並列ゲートキーピング法 1 (PGKP：仮説が三つの場合)

$$\boldsymbol{\alpha} = \begin{pmatrix} \alpha_1 \\ \alpha_2 \\ \alpha_3 \end{pmatrix} = \begin{pmatrix} \alpha/2 \\ \alpha/2 \\ 0 \end{pmatrix}, \quad G = \begin{pmatrix} 0 & 0 & 1 \\ 0 & 0 & 1 \\ 0 & 0 & 0 \end{pmatrix}$$

グラフで書き表せば図 5.7 のようになる．

最初に仮説 $H_1$ と $H_2$ が水準 $\alpha/2$ で検定され，そのいずれかが棄却されれば $H_3$ に

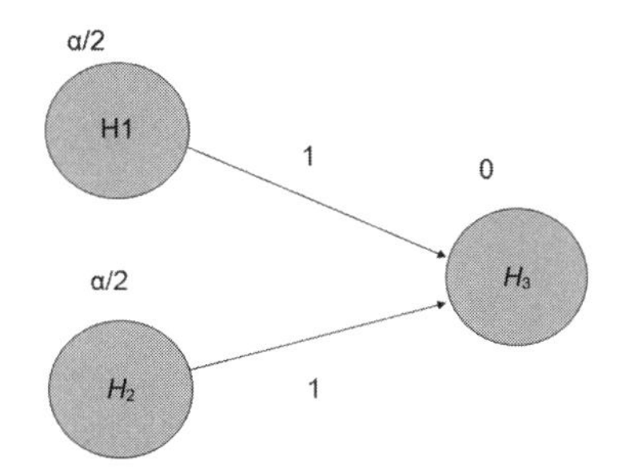


**図 5.7** グラフィカルな方法：並列ゲートキーピング法

$\alpha/2$ が配分される．また両方棄却されれば $\alpha/2+\alpha/2=\alpha$ が丸ごと配分される．これは 5.5.1 項 b. で説明した Bonferroni 型並列ゲートキーピング法になっている．

例 5：上位仮説の検出力強化を図る並列ゲートキーピング法

並列ゲートキーピングも工夫次第で上位仮説の検出力強化を図ることができる．同じく仮説が三つの場合で，$\boldsymbol{\alpha}$ と $G$ を以下のように定めるものとしよう．

$$\boldsymbol{\alpha}=\begin{pmatrix}\alpha_1\\ \alpha_2\\ \alpha_3\end{pmatrix}=\begin{pmatrix}\alpha/2\\ \alpha/2\\ 0\end{pmatrix},\quad G=\begin{pmatrix}0 & 1/2 & 1/2\\ 1/2 & 0 & 1/2\\ 0 & 0 & 0\end{pmatrix}$$

グラフで書き表せば図 5.8 のようになる．これは二つの階層的仮説ファミリー $F_1=\{H_1,H_2\}$, $F_2=\{H_3\}$ に対して打ち切りゲートキーピング法 (truncated gatekeeping procedure, TRGKP) により上位ファミリーの検出力強化を図った Dmitrienko, et al.[47, 52] の並列ゲートキーピング法に他ならない．このように本来難しい並列ゲートキーピングのロジックがやすやすとつくれてしまうことがグラフィカルな方法のひとつの利点となっている．

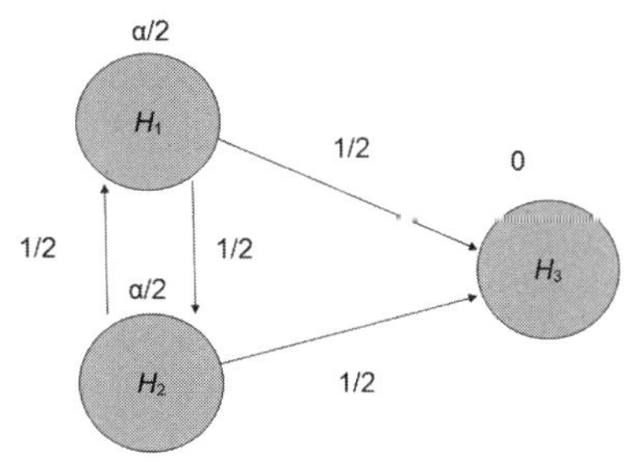


**図 5.8** グラフィカルな方法：上位仮説の検出力強化を図った並列ゲートキーピング法

例 6：直列ゲートキーピング法 (SGKP：仮説が三つの場合)

例 4 と同じファミリー構成で，直列ゲートキーピングを扱うことを考える．グラフィ

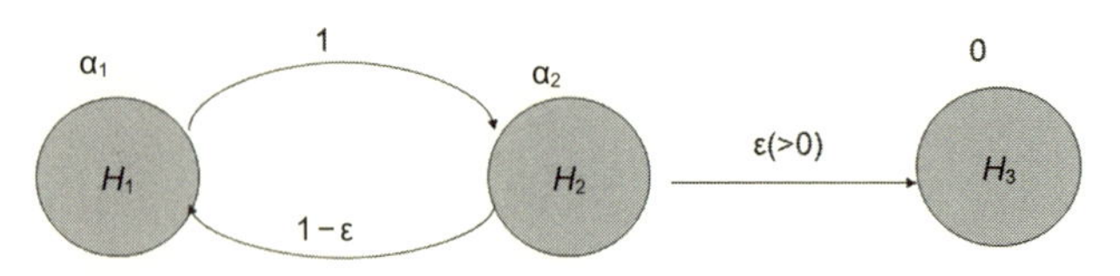


**図 5.9** グラフィカルな方法：直列ゲートキーピング法

カルアプローチで直列ゲートキーピング法を可能にするには少し工夫がいる．$\varepsilon$ をごく小さい正の値として，図 5.9 にする．

グラフィカルな方法はさまざまな構造化仮説に対してきわめて柔軟な対応を許す．グラフィカルな方法は，当初は Bonferroni 型の手法として開発されたが，Simes 法をベースにした方法やパラメトリックな検定をベースにした方法等に拡張されてきている．

なおグラフィカルな方法は R の gMCP パッケージで実現されており，gMCP 関数による調整 $p$ 値の計算の他，graphGUI 関数による対話形式のグラフ作成が可能となっている．Bretz et al.[55,56] の他，R マニュアルを参照されたい．

## 文　　献

1) Marcus, R, E Peritz and KR Gabriel. *Biometrika* **63**: 655–660, 1976.
2) Holm, S. *Scand J Stat* **6**: 65–70, 1979.
3) Tukey, JW. *Unpublished Report*, Princeton University, 1953.
4) Hochberg, Y and AC Tamhane. *Multiple Comparison Procedures*, Wiley, 1987.
5) Hsu, JC. *Multiple Comparisons: Theory and Methods*, Chapman & Hall, 1996.
6) Ryan, TA. *Psycol Bull* **57**: 318–328, 1960.
7) Einot, I and KR Gabriel. *J Am Stat Assoc* **70**: 574–583, 1975.
8) Welsch, RE. *J Am Stat Assoc* **72**: 566–575, 1977.
9) Duncan, DB. *Biometrics* **11**: 1–42, 1955.
10) 三輪哲久. 応用統計学 **26**: 99–109, 1997.
11) Kramer, CY. *Biometrics* **12**: 307–310, 1956.
12) Hayter, AJ. *Ann Stat* **12**: 61–75, 1984.
13) Dunnett, CW. *J Am Stat Assoc* **50**: 1096–1121, 1955.
14) 三輪哲久. 実験計画法と分散分析 (統計解析スタンダード), 朝倉書店, 2015.
15) Bartholomew, DJ. *Biometrika* **41**: 36–48, 1959.
16) Miwa, T, AJ Hayter and W Liu. *Comp Stat Data Anal* **34**: 17–32, 2000.
17) Robertson, T, FT Wright and RL Dykstra. *Order Restricted Statistical Inference*, Wiley, 1988.
18) Miwa, T. *Jpn J Biom* **19**: 1–9, 1998.
19) Williams, DA. *Biometrics* **27**: 103–117, 1971.
20) Williams, DA. *Biometrics* **28**: 519–531, 1972.
21) Marcus, R. *Biometrika* **63**: 177–183, 1976.

22) Hayter, AJ. *J Am Stat Assoc* **85**: 778–785, 1990.
23) Hayter, AJ. and W Liu. *Comp Stat Data Anal* **22**: 17–25, 1996.
24) Dwass, M. *Contributions to Probability and Statistics*, Stanford University Press, 1960.
25) Steel, RGD. *Technometrics* **2**: 197–207, 1960.
26) Steel, RGD. *Biometrics* **15**: 560–572, 1959.
27) Shirley, E. *Biometrics* **27**: 103–117, 1977.
28) Benjamini, Y and Y Hochberg. *J Roy Stat Soc Ser B* **57**: 289–300, 1995.
29) Simes, RJ. *Biometrika* **73**: 751–754, 1986.
30) Marcus, R, E Peritz and KR Gabriel. *Biometrika* **63**: 655–660, 1976.
31) 森川敏彦. 丹後俊郎, 上坂浩之編. 臨床試験ハンドブック: 第 27 章, 朝倉書店, 2006.
32) 森川敏彦. 計量生物学 **29** 特別号: S15–S32, 2008a.
33) 森川敏彦. 計量生物学 **29** 特別号: S99–S105, 2008b.
34) 三輪哲久. 計量生物学 **29** 特別号: S5–S14, 2008.
35) Dmitrienko, A, et al. *Analysis of Clinical Trials Using SAS: A Practical Guide*, SAS Press, 2005.
36) Holm, S. *Scand J Stat* **6**: 65–70, 1979.
37) Hochberg, Y. *Biometrika* **75**: 800–803,1988.
38) Hommel, G. *Biometrika* **75**: 383–386, 1988.
39) Rom, DM. *Biometrika* **77**: 663–665, 1995.
40) Shaffer, JP. *J Am Stat Assoc* **81**: 826–831, 1986.
41) Morikawa, T, A Terao and M Iwasaki. *J Biopharm Stat* **6**: 343–349, 1996.
42) Dmitrienko, A, et al. *Multiple Testing Problems in Pharmaceutical Statistics*, CRC/Chapman & Hall, 2010.
43) 森川敏彦. 丹後俊郎, 小西貞則編. 医学統計学の事典: pp.68–71, 朝倉書店, 2010.
44) Bretz, F, T Hothorn and P Westfall. *Multiple Comparisons Using R*, Chapman & Hall/CRC, 2011.
45) Dmitrienko, A, et al. *Pharmaceutical Statistics Using SAS: A Practical Guide*. SAS Press, 2006.
46) Dmitrienko, A, et al. *Biom J* **48**: 984–991, 2006.
47) Dmitrienko, A, et al. *Stat Med* **26**: 2465–2478, 2007.
48) Dmitrienko, A, et al. *Stat Med* **27**: 3446–3451, 2008.
49) FDA (Food and Drug Administration) (2017). *Draft Guidance for Multiple Endpoints in Clinical Trials*, 2017.
50) Maurer, W, L Hothorn and W Lehmacher. In Vollmar, J ed. *Biometric in der Chemisch-Pharmazeutischen Industrie*, Vol 6, 3–18, Fischer Verlag, 1995.
51) Dmitrienko, A, AC Tamhane and BL Wiens. *Biom J* **50**: 667–677, 2008.
52) Dmitrienko, A, et al. *Stat Med* **26**: 2465–2478, 2007. Correction; Dmitrienko,A, et al. *Stat Med* **27**: 3452, 2008.
53) Wiens, BL. *Pharm Stat* **2**: 211–215, 2003.
54) Wiens, BL and A Dmitrienko. *J, Biophram Stat* **15**: 929–942, 2005.
55) Bretz, F, W Maurer and G Hommel. *Stat Med* **30**: 1489–1501, 2011a.
56) Bretz, F, et al. *Biom J* **53**: 894–913, 2011b.

57) Benjamini, Y and Y Hochberg. *Scand J Stat* **24**: 407–418, 1997.
58) Commelli, M. Multiple endpoints, In Chow, S-C. ed. *Encyclopedia in Biopharmaceutical Statistics*, Wiley, 2003.
59) CPMP. Points to consider on switching between superiority and non-inferioriy, 2000.
60) D'Agostino, M and H Russel. In Armitage, P and T Colton, eds. *Encyclopedia of Biostatistics*, Vol 5, Wiley, 1998.
61) EMA (European Medicines Agency). *Guideline on Multiplicity Issues in Clinical Trials*, 2016.
62) Morikawa, T and T Yamanaka. Multiple comparison, In Lovric, M, ed. *International Encyclopedia of Statistical Sciences*, Springer, 2011.
63) 森川敏彦. 計量生物学, **27** 特別号: S62–S63, 2006.
64) 永田 靖, 吉田道弘. 統計的多重比較法の基礎, サイエンティスト社, 1998.
65) Dmitrienko, A, and AC Tamhane. *Pharm Stat* **6**: 171–180, 2007.
66) Bretz, F, W Maurer, W Brannath and M Posch. *Stat Med* **28**: 586–604 2009.
67) Chen, X, X Luo and T Capizzi. *Stat Med* **24**: 1385–1397, 2005.
68) Dmitrienko, A, W Offen and PH Westfall. *Stat Med* **22**: 2387–2400, 2003.
69) Dmitrienko, A, G Kordzakhia and AC Tamhane. *J Biopharm Stat* **21**: 726–747, 2011a.
70) Dmitrienko, A and AC Tamhane. *Stat Med* **30**: 1473–1488, 2011b.
71) 杉谷利文, 森川敏彦. 計量生物学, **38**(1): 41–78, 2017.
72) Bretz, F, et al. *Stat Med* **28**: 586–604, 2009.
73) Bretz, F, W Maurer and J Maca. In Young, WR and Chen eds. *Clinical Biostatistics and Biopharmaceutical Applications*: Chap14, D–G, Chapman & Hall/CRC, 2015.

# Chapter 6 線形回帰モデル

線形回帰モデルは，興味のある変数 (**目的変数**，**反応変数**，response variable) の平均を他の変数 (**説明変数**，explanatory variable) の線形和で表すモデルである．説明変数が一つのモデルを**単回帰モデル** (simple linear regression model) といい，説明変数が複数のモデルを**重回帰モデル** (multiple linear regression model) という．**線形回帰モデル** (linear regression model) といった場合にはどちらも含めたモデルを考える．

## 6.1 単回帰モデル

ある説明変数 $X$ の値 $x$ が与えられたときに，目的変数 $Y$ を

$$Y = \beta_0 + \beta_1 x + \epsilon \tag{6.1}$$

と表すモデルを単回帰モデルという．ここで，$\epsilon$ は誤差 (error) で平均は 0，分散は $\sigma^2$ とする．また，特に断りがない限り，誤差は互いに独立と仮定する．説明変数 $X$ と目的変数 $Y$ との関係を表す $\beta_0, \beta_1$ を**回帰係数** (regression coefficient) とよび，$\sigma^2$ を**誤差分散** (error variance) とよぶ．誤差分散は，説明変数では説明できない目的変数のバラツキである．ここでは，説明変数の値は所与のものとして，確率変数としては扱わないこととする．

いま，説明変数 $X$ の $n$ 個の値 $x_1, x_2, \ldots, x_n$ の各々に対して目的変数の観測値 $y_1, y_2, \ldots, y_n$ が得られたとし，回帰係数 $\beta_0, \beta_1$ と誤差分散 $\sigma^2$ を推定することを考える．

### 6.1.1 回帰係数と誤差分散の推定

パラメータの推定は，観測値 $y_i$ とモデルの下での平均 $\beta_0 + \beta_i x_i$ の差である残差に基づいて行う．**最小二乗推定法** (least squares method) は回帰係数の推定法で，残差 2 乗和：

$$S(\beta_0, \beta_1) = \sum_{i=1}^{n} (y_i - (\beta_0 + \beta_1 x_i))^2$$

を最小にする $\beta_0, \beta_1$ の値を推定値とするものである．$S(\beta_0, \beta_1)$ の $\beta_0, \beta_1$ による偏微

分を 0 として得られる推定方程式：

$$\sum_{i=1}^{n}(y_i-(\beta_0+\beta_1 x_i))=0$$
$$\sum_{i=1}^{n}x_i(y_i-(\beta_0+\beta_1 x_i))=0$$

を解くことにより，$S(\beta_0,\beta_1)$ を最小にする解は

$$\hat{\beta}_1=\frac{\sum_{i=1}^{n}(x_i-\bar{x})(y_i-\bar{y})}{\sum_{i=1}^{n}(x_i-\bar{x})^2}=\frac{s_{xy}}{s_{xx}} \tag{6.2}$$
$$\hat{\beta}_0=\bar{y}-\hat{\beta}_1\bar{x}$$

であることがわかる．ここで，$\bar{x},\bar{y}$ は標本平均，$s_{xy}$ は標本共分散，$s_{xx}$ は標本分散であり，

$$\bar{x}=\frac{1}{n}\sum_{i=1}^{n}x_i,\bar{y}=\frac{1}{n}\sum_{i=1}^{n}y_i,s_{xy}=\frac{1}{n}\sum_{i=1}^{n}(x_i-\bar{x})(y_i-\bar{y}),\ s_{xx}=\frac{1}{n}\sum_{i=1}^{n}(x_i-\bar{x})^2$$

である．推定されたモデルにより求められた目的変数の値 $\hat{y}_i=\hat{\beta}_0+\hat{\beta}_1 x_i$ を当てはめ値 (fitted value) とよび，観測値と当てはめ値との差 $\hat{e}_i=y_i-\hat{y}_i$ を残差 (residual) とよぶ $(i=1,\cdots,n)$．推定された回帰直線 $y=\hat{\beta}_0+\hat{\beta}_1 x$ は標本平均を値とする座標 $(\bar{x},\bar{y})$ を通る．

残差 2 乗和の期待値を求めると $\mathrm{E}\left[\sum_{i=1}^{n}\hat{e}_i^2\right]=(n-2)\sigma^2$ であるから，誤差分散の不偏推定値は

$$\hat{\sigma}^2=\frac{1}{n-2}\sum_{i=1}^{n}\hat{e}_i^2=\frac{1}{n-2}\sum_{i=1}^{n}(y_i-\hat{y}_i)^2$$

で与えられる．また，$r$ を目的変数と説明変数の標本相関係数，つまり，$r=s_{xy}/\sqrt{s_{xx}\cdot s_{yy}}$，$s_{yy}=(1/n)\sum_{i=1}^{n}(y_i-\bar{y}^2)$ とすると

$$\hat{\sigma}^2=\frac{n}{n-2}s_{yy}(1-r^2)$$

とも表すことができ，説明変数との標本相関係数の絶対値が 1 に近いほど誤差分散推定値が小さくなることがわかる．

最小二乗法による回帰係数の推定は，数学的に扱いやすく計算が簡便であることから 19 世紀初頭から用いられている方法であるが，後述のように正規性の仮定を置いたときの最尤推定量でもあり，最良線形不偏推定量という望ましい性質ももつ．

### 6.1.2 平均への回帰

回帰係数推定値 $\hat{\beta}_1$ を，目的変数と説明変数それぞれの標本標準偏差 $\mathrm{sd}_x(=\sqrt{s_{xx}})$，$\mathrm{sd}_y(=\sqrt{s_{yy}})$，変数間の標本相関係数 $r$ で表すと

$$\hat{\beta}_1=r\left(\frac{\mathrm{sd}_y}{\mathrm{sd}_x}\right)$$

である．これが意味することは，

1) 説明変数の値が $\mathrm{sd}_x$ 増えたとき，目的変数の平均的変化は $\hat{\beta}_1 \mathrm{sd}_x = r \cdot \mathrm{sd}_y$ である．
2) 二つの変数を標準偏差が 1 になるように基準化したとき，標本相関係数が回帰係数推定値となる．

$|r| \neq 1$ のとき，説明変数の値に対して目的変数の値は，相対的な意味で平均に近い値をとりやすい．これが平均への回帰 (regression to the mean) とよばれる現象である．Galton[1] は，父親と息子の身長の相関関係を調べ，父親の背が高いとき，その息子の身長の平均は父親の身長よりも低く，父親の背が低いとき，その息子の身長の平均は父親よりも高くなることを示したが，これは平均への回帰現象の一つの著名な例である．

### 6.1.3 例：哺乳動物の睡眠時間への単回帰モデルの当てはめ

哺乳動物の睡眠時間は，妊娠期間や体重でどのように説明できるだろうか．51 種の哺乳動物の睡眠時間，妊娠期間，体重のデータがある[2] (R パッケージ `faraway`, `mammalsleep` データフレーム)．まず，睡眠時間 (時間/1 日当たり) の妊娠期間 (日) による単回帰モデルを考えよう．統計量の値は $\bar{x} = 142.07, \bar{y} = 10.35, s_{xy} = -419.35, s_{xx} = 20295.0$ であった．これより，回帰係数推定値は，$\hat{\beta}_1 = -419.35/20295.0 = -0.021$,　$\hat{\beta}_0 = 10.35 + 0.021 \times 142.07 = 13.29$ と計算される．当てはめられたモデルは，妊娠期間が $x$ の動物に対して睡眠時間を

$$\hat{y} = 13.29 - 0.021 \times x$$

と予測する．誤差分散推定値は $\hat{\sigma}^2 = 13.5$ であった．図 6.1(a) は横軸を妊娠期間，縦軸を睡眠時間とした散布図に，推定した回帰直線を描いたものである．回帰直線は四角で示した標本平均を座標とする点を通る．

次に，睡眠時間を体重 (kg) で説明する単回帰モデルを当てはめると，回帰係数推定値は $\hat{\beta}_1 = -0.0015$,　$\hat{\beta}_0 = 10.69$，誤差分散推定値は 20.10 であった．図 6.1(b) は睡眠時間と体重の散布図に推定した回帰直線を描いたものである．睡眠時間は体重と

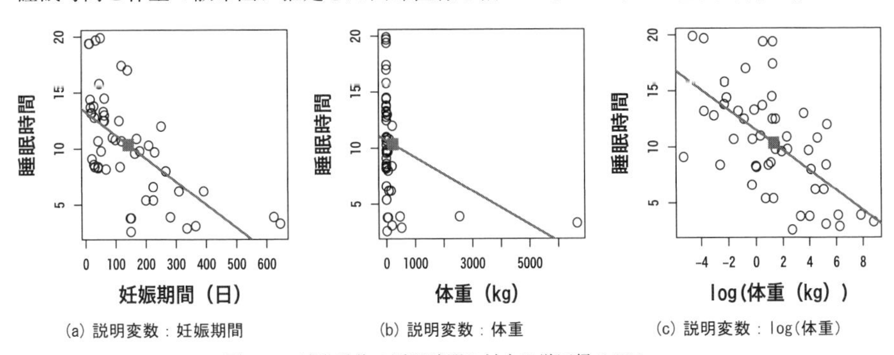


(a) 説明変数：妊娠期間　(b) 説明変数：体重　(c) 説明変数：log(体重)

**図 6.1** 哺乳動物の睡眠時間に対する単回帰モデル

線形の関係にあるようにはみえない．体重はアフリカ象 (6654 kg) とアジア象 (2547 kg) が飛び離れて重く，回帰直線はこれらの値に強い影響を受け，この 2 点と他の動物の標本平均の 3 点のみで回帰直線がほぼ決まってしまう．そこで，体重の対数を説明変数としてモデルを当てはめてみると誤差分散推定値は 14.12 に下がった．図 6.1(c) は睡眠時間と体重の対数の散布図に，推定された回帰直線を描いたものである．体重そのものよりも，体重の対数をとったものの方が，睡眠時間と線形の関係性をもち，バラツキもより多く説明できることがわかる．このように説明変数は，必要ならば，目的変数との線形相関が高くなるように変数変換したものを用いるとよい．目的変数と説明変数の Pearson 相関係数と順位相関係数が大きく異なることは，単調関数を上手く選ぶことにより強い線形相関をもつように説明変数を変換できる可能性が高いことを示唆する．睡眠時間と体重の Pearson 相関係数は $-0.32$ だが，Spearman の順位相関は $-0.59$ である．体重の対数をとると睡眠時間との Pearson 相関係数は $-0.61$ になる．目的変数を変数変換して線形回帰モデルを当てはめることに関しては 6.6.2 項を参照のこと．

## 6.2 線形回帰モデルの表現

目的変数 $Y$ を $p$ 個の説明変数 $X_1, X_2, \ldots, X_p$ で表す線形回帰モデルは

$$Y = \beta_0 + \beta_1 X_1 + \cdots + \beta_p X_p + \epsilon$$

と表される．ここで，誤差 $\epsilon$ は平均がゼロで，分散は観測によらず一定であり，観測値は互いに独立であるとする．

いま，$n$ 個の観測対象それぞれに対して $p$ 個の説明変数の値と目的変数の観測値が得られるとする．観測対象 $i(=1, \cdots, n)$ の説明変数の値を $x_{i1}, x_{i2}, \ldots, x_{ip}$ とし，これに対する目的変数を $Y_i$ で表し，その観測値を $y_i$ とする．このとき，モデルは

$$Y_i = \beta_0 + \beta_1 x_{i1} + \cdots + \beta_p x_{ip} + \epsilon_i, \quad i = 1, \cdots, n \tag{6.3}$$

と表せる．ここで誤差 $\epsilon_i$ は平均がゼロ，分散は $\sigma^2$ で互いに独立と仮定する．のちの統計的推測においては誤差に正規性を仮定するが，ここでは正規性を仮定しない．モデル (6.3) をベクトルで表すと，

$$\begin{pmatrix} Y_1 \\ Y_2 \\ \vdots \\ Y_n \end{pmatrix} = \beta_0 \begin{pmatrix} 1 \\ 1 \\ \vdots \\ 1 \end{pmatrix} + \beta_1 \begin{pmatrix} x_{11} \\ x_{21} \\ \vdots \\ x_{n1} \end{pmatrix} + \cdots + \beta_p \begin{pmatrix} x_{1p} \\ x_{2p} \\ \vdots \\ x_{np} \end{pmatrix} + \begin{pmatrix} \epsilon_1 \\ \epsilon_2 \\ \vdots \\ \epsilon_n \end{pmatrix}$$

であり，さらに，説明変数の値を行列で表すと．

$$\underbrace{\begin{pmatrix} Y_1 \\ Y_2 \\ \vdots \\ Y_n \end{pmatrix}}_{\equiv \boldsymbol{Y}} = \underbrace{\begin{pmatrix} 1 & x_{11} & x_{12} & \ldots & x_{1p} \\ 1 & x_{21} & x_{22} & \ldots & x_{2p} \\ \vdots & \vdots & \vdots & \ddots & \vdots \\ 1 & x_{n1} & x_{n2} & \ldots & x_{np} \end{pmatrix}}_{\equiv \boldsymbol{X}} \underbrace{\begin{pmatrix} \beta_0 \\ \beta_1 \\ \vdots \\ \beta_p \end{pmatrix}}_{\equiv \boldsymbol{\beta}} + \underbrace{\begin{pmatrix} \epsilon_1 \\ \epsilon_2 \\ \vdots \\ \epsilon_n \end{pmatrix}}_{\equiv \boldsymbol{\epsilon}}$$

と表せる．回帰係数パラメータの数を $p^*$ と表す．定数項を含める通常の場合 $p^* = p+1$ である．上記のように定めた $\boldsymbol{Y}, \boldsymbol{X}, \boldsymbol{\beta}, \boldsymbol{\epsilon}$ は，$\boldsymbol{Y}$ は大きさ $n$ の目的変数ベクトル，$\boldsymbol{X}$ は大きさ $n \times p^*$ のモデル (計画) 行列，$\boldsymbol{\beta}$ は大きさ $p^*$ の回帰係数ベクトル，$\boldsymbol{\epsilon}$ は大きさ $n$ の誤差ベクトルである．なお，モデル行列 $\boldsymbol{X}$ の列は一次独立で，よって $\boldsymbol{X}^t\boldsymbol{X}$ は正則行列であるとする．あらためてモデルを行列とベクトルで表すと

線形回帰モデル：　$\boldsymbol{Y} = \boldsymbol{X}\boldsymbol{\beta} + \boldsymbol{\epsilon}$　ここで $\mathrm{E}(\boldsymbol{\epsilon}) = \boldsymbol{0}, \mathrm{Var}(\boldsymbol{\epsilon}) = \sigma^2 I_n$

である．$\boldsymbol{Y}$ の平均ベクトルと共分散行列は $\mathrm{E}[\boldsymbol{Y}] = \boldsymbol{X}\boldsymbol{\beta}$, $\mathrm{Var}(\boldsymbol{Y}) = \sigma^2 I_n$ と表せる．

行列 $\boldsymbol{X}$ の第 $i$ 行は，観測対象 $i$ の定数項に対する 1 と説明変数の値を並べたベクトルだが，これを縦ベクトルとして $\boldsymbol{x}_i = (1, x_{i1}, \ldots, x_{ip})^t$ と表すと観測対象ごとに表したモデル式 (6.3) は，

$$Y_i = \boldsymbol{x}_i^t\boldsymbol{\beta} + \epsilon_i, \quad i = 1, \cdots, n$$

また，$\boldsymbol{X} = (\boldsymbol{x}_1, \boldsymbol{x}_2, \ldots, \boldsymbol{x}_n)^t$ と表せる．

## 6.3 説 明 変 数

線形回帰モデルにおける「線形」とは，目的変数の期待値が回帰係数パラメータに関して線形であることを意味する．よって，説明変数としては観測された変数そのものだけではなく，観測値を多項式や非線形関数で変換したものや，複数の説明変数の積である交互作用項等を含めることもできる．たとえば，

$$Y_i = \beta_0 + \beta_1 x_{i1} + \beta_2 \log(x_{i2}) + \beta_3 x_{i3}^2 + \beta_4 x_{i1} x_{i4} + \epsilon_i, \qquad i = 1, \cdots, n$$

というモデルも線形回帰モデルであり，これは，$x'_{i2} = \log(x_{i2}), x'_{i3} = x_{i3}^2, x'_{i4} = x_{i1}x_{i4}$ と置けば，

$$Y_i = \beta_0 + \beta_1 x_{i1} + \beta_2 x'_{i2} + \beta_3 x'_{i3} + \beta_4 x'_{i4} + \epsilon_i, \qquad i = 1, \cdots, n$$

と書き直せ，線形回帰モデル (6.3) の形で表せる．

**因子変数の扱い**

性別や処置タイプ，職業といったカテゴリカルな値をとる因子 (factor) 変数も説明変数としてモデルに含めることができる．因子変数の各カテゴリーを水準 (level) とよぶ．たとえば因子変数「性別」の水準は「男性」と「女性」である．

因子変数を説明変数としてモデルに含める場合に，SAS や R 等の統計パッケージの出力を理解するには，因子変数がどのように数値化されているかを理解しておく必要がある．因子変数を説明変数として扱うには，各水準の効果・影響を表すパラメータを考え，それに対応するダミー変数を用いて水準の情報を数値化する．このとき注意しなければならないのはパラメータの**識別可能性** (identifiability) である．因子変数が複数ある場合にも識別可能性を保つ一つの方法は，全体共通の定数項 $\alpha$ をモデルに含め，水準数 $K$ の因子変数に対して，第一水準を基準として，第二水準以降の水準 $j(2 \leq j \leq K)$ と第一水準の効果・影響の差をパラメータ $\beta_j$ とするものである．水準数 $K$ の因子変数に対するパラメータ数は $K-1$ となる．パラメータ $\beta_j(2 \leq j \leq K)$ に対応するダミー変数は，この因子変数が水準 $j$ の観測に対しては 1，その他の水準の場合には 0 とする．このダミー変数の取り方は**処理対比** (treatment contrast) とよばれ，たとえば統計ソフトウェア R では因子変数をモデルに含める場合のデフォルトになっている．

## 6.4 回帰係数の最小二乗推定量，誤差分散推定量

目的変数の観測値 $\boldsymbol{y} = (y_1, \ldots, y_n)^t$ が得られたとき，残差 2 乗和は

$$
\begin{aligned}
S(\boldsymbol{\beta}) &= \sum_{i=1}^{n} (y_i - (\beta_0 + \beta_1 x_{i1} + \cdots + \beta_p x_{ip}))^2 \\
&= (\boldsymbol{y} - \boldsymbol{X\beta})^t (\boldsymbol{y} - \boldsymbol{X\beta})
\end{aligned}
$$

と表せる．これは $\boldsymbol{\beta}$ の二次関数で，$\boldsymbol{X}^t\boldsymbol{X}$ は正定値行列なので，$S(\boldsymbol{\beta})$ の $\boldsymbol{\beta}$ による偏微分ベクトルを $\boldsymbol{0}$ とした式を整理して得られる正規方程式：

$$
\boldsymbol{X}^t\boldsymbol{y} = \boldsymbol{X}^t\boldsymbol{X}\boldsymbol{y} \tag{6.4}
$$

を解くことによって回帰係数の**最小二乗推定量** (least squares estimator)

$$
\widehat{\boldsymbol{\beta}} = \left(\boldsymbol{X}^t\boldsymbol{X}\right)^{-1} \boldsymbol{X}^t\boldsymbol{Y}
$$

を得る．平均ベクトルと共分散行列は

$$
\mathrm{E}[\widehat{\boldsymbol{\beta}}] = \boldsymbol{\beta}, \qquad \mathrm{Var}(\widehat{\boldsymbol{\beta}}) = \sigma^2 \left(\boldsymbol{X}^t\boldsymbol{X}\right)^{-1} \tag{6.5}
$$

であり，$\widehat{\boldsymbol{\beta}}$ は $\boldsymbol{\beta}$ の不偏推定量である．

ある説明変数が他の説明変数と，あるいは，他の説明変数の線形結合と相関が高いとき，これらの変数は**多重共線性** (co-linearity) をもつという．説明変数間に多重共線性がある場合，行列 $\boldsymbol{X}^t\boldsymbol{X}$ は非正則に近くなるので回帰係数の推定は不安定になり，推定量の分散が大きくなる．最小二乗法で回帰係数の推定を安定して行うには，多重共線性をもたないように説明変数を選択することが望ましい．観測サイズ $n$ に比べて多くの説明変数がある場合，回帰回帰係数の最小二乗推定は不安定になる，このよう

な場合には，目的関数に回帰係数の絶対値や 2 乗和の定数倍の罰則項を加えて最小化を行う**正則化** (regularization) 法を用いるとよい[3〜5]．

線形回帰モデルに対して最小二乗推定量 $\widehat{\boldsymbol{\beta}}$ は，$\boldsymbol{\beta}$ の線形で不偏な推定量のなかで分散が最も小さい推定量，**最良線形不偏推定量** (best linear unbiased estimator, BLUE) であることを述べているのが次の Gauss–Markov 定理である．

**Gauss–Markov 定理**

$\mathrm{E}[\boldsymbol{Y}] = \boldsymbol{X}\boldsymbol{\beta}$ で $\mathrm{Var}(\boldsymbol{Y}) = \sigma^2 I_n$ であるとし，$\widehat{\boldsymbol{\beta}}$ を $\boldsymbol{\beta}$ の最小二乗推定量 $\widehat{\boldsymbol{\beta}} = \left(\boldsymbol{X}^t\boldsymbol{X}\right)^{-1}\boldsymbol{X}^t\boldsymbol{Y}$ とする．$\boldsymbol{a}$ を $\boldsymbol{\beta}$ と同じ大きさの任意の定数ベクトルとしたとき，$\boldsymbol{a}^t\boldsymbol{\beta}$ に対する不偏で $\boldsymbol{Y}$ に関して線形な推定量のなかで，分散が最小の推定量は $\boldsymbol{a}^t\widehat{\boldsymbol{\beta}}$ である．

証明は，Agresti[3]，Wood[6] 等を参照のこと．

観測対象 $i(=1,\cdots,n)$ の当てはめ値 $\hat{y}_i = \boldsymbol{x}_i^t\widehat{\boldsymbol{\beta}}$ と残差 $\hat{e}_i = y_i - \hat{y}_i = y_i - \boldsymbol{x}_i^t\widehat{\boldsymbol{\beta}}$ を，すべての観測対象についてまとめて，ベクトルとして $\widehat{\boldsymbol{y}}$ と $\widehat{\boldsymbol{e}}$ とすると

$$\widehat{\boldsymbol{y}} = \boldsymbol{X}\widehat{\boldsymbol{\beta}}, \quad \widehat{\boldsymbol{e}} = \boldsymbol{y} - \boldsymbol{X}\widehat{\boldsymbol{\beta}}$$

と表せる．また，$P = \boldsymbol{X}\left(\boldsymbol{X}^t\boldsymbol{X}\right)^{-1}\boldsymbol{X}^t$ とすると，$\widehat{\boldsymbol{y}} = P\boldsymbol{y}$，$\widehat{\boldsymbol{e}} = (I_n - P)\,\boldsymbol{y}$ とも表すことができる．行列 $P$ と $I_n - P$ は，それぞれ $\boldsymbol{X}$ の列ベクトルが張る空間 $\mathcal{L}(\boldsymbol{X})$ とその直交補空間 $\mathcal{L}^{\perp}(\boldsymbol{X})$ への正射影行列である．つまり，$\widehat{\boldsymbol{y}}$ は $\boldsymbol{y}$ の $\mathcal{L}(\boldsymbol{X})$ への正射影であり，$\widehat{\boldsymbol{e}}$ は $\boldsymbol{y}$ の $\mathcal{L}^{\perp}(\boldsymbol{X})$ へ正射影である．誤差分散の推定に関しては，残差平方和の期待値が $(n-p^*)\sigma^2$ であることから，$\sigma^2$ の不偏推定量

$$\widehat{\sigma}^2 = \frac{\widehat{\boldsymbol{e}}^t\widehat{\boldsymbol{e}}}{n-p^*} = \frac{1}{n-p^*}\sum_{i=1}^{n}\hat{e}_i^2 \tag{6.6}$$

を得る．

## 6.5　正規性の仮定の下での統計的推測

本節では，誤差に正規性も仮定した以下の線形回帰モデルについて，推定や検定，信頼区間等の統計的推測について述べる．なお，$N_k(\boldsymbol{\mu}, \Sigma)$ で平均ベクトル $\boldsymbol{\mu}$，共分散行列 $\Sigma$ の $k$ 変量正規分布を表す．

線形回帰モデル　　$\boldsymbol{Y} = \boldsymbol{X}\boldsymbol{\beta} + \boldsymbol{\epsilon}$,　ここで $\boldsymbol{\epsilon} \sim N_n(\boldsymbol{0}, \sigma^2 I_n)$

目的変数ベクトルの分布で考えると $\boldsymbol{Y} \sim N_n(\boldsymbol{X}\boldsymbol{\beta}, \sigma^2 I_n)$ である．

### 6.5.1　回帰係数の最尤推定量，誤差分散推定量とその分布

目的変数の観測値 $\boldsymbol{y} = (y_1, \ldots, y_n)^t$ が得られたとき，対数尤度関数は，

$$l(\boldsymbol{\beta}, \sigma^2; y_i, i=1,\cdots,n) = -\frac{n}{2}\log(2\pi\sigma^2) - \frac{1}{2\sigma^2}\sum_{i=1}^{n}\left\{y_i - \boldsymbol{x}_i^t\boldsymbol{\beta}\right\}^2$$
$$= -\frac{n}{2}\log(2\pi\sigma^2) - \frac{1}{2\sigma^2}\underbrace{(\boldsymbol{y}-\boldsymbol{X}\boldsymbol{\beta})^t(\boldsymbol{y}-\boldsymbol{X}\boldsymbol{\beta})}_{\text{残差 2 乗和}}$$

であり，これを最大にする $\boldsymbol{\beta}$ は残差 2 乗和を最小にする $\boldsymbol{\beta}$ でもある．つまり，回帰係数の**最尤推定量** (maximum likelihood estimator, MLE) は最小二乗推定量であり，

$$\widehat{\boldsymbol{\beta}}_{MLE} = \widehat{\boldsymbol{\beta}} = \left(\boldsymbol{X}^t\boldsymbol{X}\right)^{-1}\boldsymbol{X}^t\boldsymbol{Y} \tag{6.7}$$

で与えられる．回帰係数推定量 $\widehat{\boldsymbol{\beta}}$ は線形推定量なので $\boldsymbol{Y}$ が多変数正規分布に従うとき，$\widehat{\boldsymbol{\beta}}$ も多変数正規分布に従う．式 (6.5) の結果とまとめると，

$$\widehat{\boldsymbol{\beta}} \sim N_{p^*}\left(\boldsymbol{\beta},\ \sigma^2(\boldsymbol{X}^t\boldsymbol{X})^{-1}\right)$$

次に，残差 2 乗和 $\widehat{\boldsymbol{e}}^t\widehat{\boldsymbol{e}}$ の分布について考えよう．$I_n - P = I_n - \boldsymbol{X}(\boldsymbol{X}^t\boldsymbol{X})^{-1}\boldsymbol{X}^t$ は射影行列で対角和が $n-p^*$ であるから，大きさが $n\times(n-p^*)$ で $I_n - P = QQ^t$, $Q^tQ = I_{n-p^*}$ となる行列 $Q$ が存在する．これを用いると残差 2 乗和は，

$$\widehat{\boldsymbol{e}}^t\widehat{\boldsymbol{e}} = \left(Q^t(\boldsymbol{Y}-\boldsymbol{X}\boldsymbol{\beta})\right)^t\left(Q^t(\boldsymbol{Y}-\boldsymbol{X}\boldsymbol{\beta})\right)$$

と表せる．また，$Q^t(\boldsymbol{Y}-\boldsymbol{X}\boldsymbol{\beta}) \sim N_{n-p^*}\left(\boldsymbol{0}, \sigma^2 I_{n-p^*}\right)$ であるから，残差 2 乗和は自由度 $n-p^*$ のカイ二乗分布に従う確率変数を $\sigma^2$ 倍したもので

$$\widehat{\boldsymbol{e}}^t\widehat{\boldsymbol{e}} \sim \sigma^2\chi^2_{n-p^*}$$

であることがわかる．誤差分散推定量 $\hat{\sigma^2} = \widehat{\boldsymbol{e}}^t\widehat{\boldsymbol{e}}/(n-p^*)$ はカイ二乗分布の $\sigma^2$ 倍に従う残差 2 乗和をその自由度で割ったものであり，これからも $\hat{\sigma^2}$ が不偏推定量であることがわかる．またこれは，制限付き最尤推定量 (6.10.1 項参照) としても導出できる．最尤推定量は，$\widehat{\boldsymbol{e}}^t\widehat{\boldsymbol{e}}/n$ であるが，これは不偏推定量ではない．

回帰係数推定量 $\widehat{\boldsymbol{\beta}}$ と残差 $\widehat{\boldsymbol{e}}$ は，いずれも正規分布に従い，要素間の共分散が 0 であるので互い独立である．$\hat{\sigma^2}$ は $\widehat{\boldsymbol{e}}$ から計算されるので，回帰係数推定量 $\widehat{\boldsymbol{\beta}}$ と誤差分散推定量 $\widehat{\sigma}^2$ も互いに独立である．

### 6.5.2 回帰係数の $t$ 値，信頼区間，予測区間

大きさ $p^*$ の定数ベクトル $\boldsymbol{a}(\neq \boldsymbol{0})$ に対して $\boldsymbol{a}^t\boldsymbol{\beta}$ の推測を考えたとき，$\sigma_a^2 = \sigma^2\boldsymbol{a}^t(\boldsymbol{X}^t\boldsymbol{X})^{-1}\boldsymbol{a}$, $\widehat{\sigma}_a^2 = \widehat{\sigma}^2\boldsymbol{a}^t(\boldsymbol{X}^t\boldsymbol{X})^{-1}\boldsymbol{a}$ とすると，前項の結果より，

1) $\boldsymbol{a}^t\widehat{\boldsymbol{\beta}} \ \sim\ N(\boldsymbol{a}^t\boldsymbol{\beta},\ \sigma_a^2)$,
2) $(n-p^*)\widehat{\sigma}_a^2 \ \sim\ \sigma_a^2\chi^2_{n-p^*}$,
3) $\boldsymbol{a}^t\widehat{\boldsymbol{\beta}}$ と $\widehat{\sigma}_a^2$ は独立

が成り立つ．よって，仮説 $H_0 : \boldsymbol{a}^t\boldsymbol{\beta} = c_0$ の下で，統計量

$$T = \frac{\boldsymbol{a}^t\widehat{\boldsymbol{\beta}} - c_0}{\widehat{\sigma}_a} \tag{6.8}$$

は自由度 $n-p^*$ の $t$ 分布 $t_{n-p^*}$ に従う．

回帰係数 $\beta_j (j=0,1,\cdots,p)$ に関する統計的推測には，第 $j+1$ 成分が 1 でその他すべてが 0 のベクトルを $\boldsymbol{a}$ と考え，仮説 $H_0 : \beta_j = \beta_{j0}$ の下で

$$T_j = \frac{\widehat{\beta}_j - \beta_{j0}}{\widehat{\sigma}_{\beta_j}} \sim t_{n-p^*} \tag{6.9}$$

であることを用いる．たとえば，自由度 $k$ の上側 $100\alpha$%点を $t_{\alpha,k}$ と表すと，$\beta_j$ の $100(1-\alpha)$%両側信頼区間は，

$$[\hat{\beta}_j - t_{\alpha/2,n-p^*}\hat{\sigma}_{\beta_j}, \hat{\beta}_j + t_{\alpha/2,n-p^*}\hat{\sigma}_{\beta_j}]$$

で与えられる．また，多くの統計パッケージで回帰係数推定値に伴って出力される $t$ 値は，$H_0 : \beta_j = 0$ の下での $t$ 統計量で，回帰係数推定値を標準誤差推定値で割った $t_j = \hat{\beta}_j / \hat{\sigma}_{\beta_j}$ である．

説明変数ベクトル $\boldsymbol{x}_0$ が与えられたときの目的変数の平均 $\boldsymbol{x}_0^t\boldsymbol{\beta}$ の信頼区間を構成するには，$\boldsymbol{a} = \boldsymbol{x}_0$ として，

$$T = \frac{\boldsymbol{x}_0^t\widehat{\boldsymbol{\beta}} - \boldsymbol{x}_0^t\boldsymbol{\beta}}{\widehat{\sigma}\sqrt{\boldsymbol{x}_0^t(\boldsymbol{X}^{-1}\boldsymbol{X})^{-1}\boldsymbol{x}_0}} \sim t_{n-p^*} \tag{6.10}$$



であることを用いる．これより，$\boldsymbol{x}_0^t\boldsymbol{\beta}$ の $100(1-\alpha)$%両側信頼区間は，

$$\left[\boldsymbol{x}_0^t\widehat{\boldsymbol{\beta}} - t_{\alpha/2,n-p^*}\sqrt{\boldsymbol{x}_0^t(\boldsymbol{X}^{-1}\boldsymbol{X})^{-1}\boldsymbol{x}_0},\ \boldsymbol{x}_0^t\widehat{\boldsymbol{\beta}} + t_{\alpha/2,n-p^*}\sqrt{\boldsymbol{x}_0^t(\boldsymbol{X}^{-1}\boldsymbol{X})^{-1}\boldsymbol{x}_0}\right]$$

で与えられる．

次に，説明変数ベクトル $\boldsymbol{x}_0$ が与えられたときの目的変数 $y$ の予測区間を求めよう．$\boldsymbol{x}_0$ が与えられたときの目的変数の予測値は $\boldsymbol{x}_0^t\widehat{\boldsymbol{\beta}}$ で，もし $y$ が観測されたとすると，そのときの残差 $c$ は，$y$　$\boldsymbol{x}_0^t\widehat{\boldsymbol{\beta}}$ であり，$y$ と $\boldsymbol{x}_0^t\widehat{\boldsymbol{\beta}}$ は独立と考えられるから，$e$ の分散は $\sigma^2(1+\boldsymbol{x}_0^t(\boldsymbol{X}^t\boldsymbol{X})^{-1}\boldsymbol{x}_0)$ である．これより $\sigma^2$ を $\widehat{\sigma}^2$ で置き換えたとき

$$\frac{y - \boldsymbol{x}_0^t\widehat{\boldsymbol{\beta}}}{\hat{\sigma}\sqrt{1+\boldsymbol{x}_0^t(\boldsymbol{X}^t\boldsymbol{X})^{-1}\boldsymbol{x}_0}} \sim t_{n-p^*}$$

が成り立つ．よって説明変数ベクトルが $\boldsymbol{x}_0$ のときの目的変数 $y$ の $100(1-\alpha)$%両側予測区間は

$$\left[\boldsymbol{x}_0^t\widehat{\boldsymbol{\beta}} - t_{\alpha/2,n-p^*}\sqrt{1+\boldsymbol{x}_0^t(\boldsymbol{X}^{-1}\boldsymbol{X})^{-1}\boldsymbol{x}_0},\right.$$
$$\left.\boldsymbol{x}_0^t\widehat{\boldsymbol{\beta}} + t_{\alpha/2,n-p^*}\sqrt{1+\boldsymbol{x}_0^t(\boldsymbol{X}^{-1}\boldsymbol{X})^{-1}\boldsymbol{x}_0}\right]$$

で与えられる．

## 6.6 モデルの評価・比較の指標と統計量

モデルの当てはまりの良さを測り，モデルを比較するための評価指標に，**決定係数** (coefficience of determination, multiple $R$-squared)，**自由度調整済み決定係数** (adjusted coefficient of determination, adjusted $R$-squared)，**AIC** (赤池情報量規準, Akaike's information criterion)，**BIC** (ベイズ情報量規準，Bayesian information criterion) 等がある．また，入れ子構造をなすモデル間の比較を検定の枠組みで行う方法として ***F*** **検定** (尤度比検定) がある．

### 6.6.1 決定係数，自由度調整済み決定係数

決定係数は，モデルの当てはまり具合を，目的変数のバラツキがどれだけ線形回帰モデルで説明できたのかで測るモデル評価指標である．まず，目的変数の偏差積和は，残差 2 乗和と当てはめ値の偏差積和の和として以下のように分解できることを述べておく．

$$\sum_{i=1}^{n}(y_i - \bar{y})^2 = \sum_{i=1}^{n}(y_i - \hat{y}_i)^2 - \sum_{i=1}^{n}(\hat{y}_i - \bar{y})^2$$

決定係数 $R^2$ は，目的変数の標本分散のうち，モデルで説明される標本分散の割合であり，

$$R^2 = \frac{\text{当てはめ値の標本分散}}{\text{観測値の標本分散}} = 1 - \frac{\text{残差の標本分散}}{\text{観測値の標本分散}}$$
$$= 1 - \frac{\frac{1}{n}\sum_{i=1}^{n}(y_i - \hat{y}_i)^2}{\frac{1}{n}\sum_{i=1}^{n}(y_i - \bar{y})^2}$$

である．決定係数は 0 以上，1 以下の値をとり，1 に近いほどモデルの当てはまりが良いことを示す．**重相関係数** (multiple correlation coefficient) $R$ は目的変数と当てはめ値の相関係数で

$$R = \frac{\frac{1}{n}\sum_{i=1}^{n}(y_i - \bar{y})(\hat{y}_i - \bar{y})}{\sqrt{\frac{1}{n}\sum_{i=1}^{n}(y_i - \bar{y})^2 \frac{1}{n}\sum_{i=1}^{n}(\hat{y}_i - \bar{y})^2}}$$

である．用いる記号が示すとおり，重相関係数の 2 乗は決定係数と等しい．

決定係数は，説明変数を加えるほど値が大きくなり，標本サイズが小さく説明変数を複数含めた場合には，モデルの母集団への当てはまりを過大に示してしまう傾向がある．この偏りを小さくするよう補正したものが，以下で与えられる自由度調整済み決定係数 $R^{2*}$ で，これは分散推定値に不偏推定値を用いたものである．

$$R^{2*} = 1 - \frac{\frac{1}{n-p^*}\sum_{i=1}^{n}\hat{e}_i^2}{\frac{1}{n-1}\sum_{i=1}^{n}(y_i - \bar{y})^2}$$

**自由度調整済み重相関係数**は自由度調整済み決定係数の平方根である．

### 6.6.2 AIC, BIC

AIC (赤池情報量規準)[7,8] と BIC (ベイズ情報量規準)[5,9] は統計モデルの良さを予測精度で評価する指標であり，

$$AIC = -2 \times \text{最大対数尤度} + 2 \times \text{パラメータ数}$$
$$BIC = -2 \times \text{最大対数尤度} + \log(\text{標本サイズ}) \times \text{パラメータ数}$$

と計算される．最大対数尤度は，パラメータに最尤推定値を用いたときの対数尤度の値で，パラメータ数は回帰係数パラメータと分散パラメータを合わせた数である．AIC は最尤推定値の下での平均対数尤度の不偏推定量を $-2$ 倍したものであり，パラメータ数の 2 倍を加えるのは，パラメータ推定に用いたデータを予測精度を測るための対数尤度の計算にも用いることによる偏りの調整のためである．BIC はベイズ理論に基づくモデルの事後確率による評価規準である．

AIC や BIC は，目的変数の観測値が同じものであれば，異なる説明変数を用いた線形回帰モデル間の比較のみならず，異なる分布を仮定したモデル，たとえば，ガンマ回帰モデルを当てはめた場合との比較にも用いることができる．また，目的変数を変数変換した場合も，最尤推定量の不変性[10] により，確率変数変換に対する修正項を加えるだけで，変換前の目的変数に対するモデルの AIC や BIC が計算できる．連続で微分可能な単調関数 $h$ で $z_i = h(y_i)$ と変数変換した場合を考えると，$y$ の確率密度関数 $f_y$ は $z$ の確率密度関数 $f_z$ で $f_y(y) = f_z(z) \cdot |h'|$ と表せる．よって $z_i (i = 1, \cdots, n)$ に当てはめたモデルの AIC から観測値 $y_i$ のモデルとして AIC を計算するには $-2\sum_{i=1}^{n} \log(|h'(y_i)|)$ を加えればよい．たとえば，$z_i = \log(y_i)$ と変数変換した場合は，$z_i$ に対するモデルの AIC に $-2\sum_{i=1}^{n} \log(1/y_i) = 2\sum_{i=1}^{n} \log(y_i)$ を加えると $y_i$ に対するモデルとしての AIC が計算される．



### 6.6.3 *F* 検定 (尤度比検定)

入れ子構造をなす二つのモデルを，検定の枠組みで比較する方法に $F$ 検定 (尤度比検定) がある．入れ子構造をなすとは，一方のモデルの説明変数がもう一方のモデルの説明変数すべてを含むことをいう．あるいは，一方のモデルがもう一方のモデルの回帰係数のいくつかが 0 であるようなもの，とも言い換えることができる．以下の，$p$ 個の説明変数をもつモデル S と，モデル S の $p$ 個の説明変数に $q$ 個の説明変数を加えたモデル L を考える．いずれも誤差は独立・等分散の正規分布に従うとする．

モデル S：$Y = \beta_0 + \beta_1 X_1 + \cdots + \beta_p X_p + \epsilon$

モデル L：$Y = \beta_0 + \beta_1 X_1 + \cdots + \beta_p X_p + \beta_{p+1} X_{p+1} + \cdots + \beta_{p+q} X_{p+q} + \epsilon$

$n$ 個の観測対象に対する観測値が得られたとし，モデル S とモデル L を当てはめたときの残差 2 乗和をそれぞれ $\mathrm{RSS}_S, \mathrm{RSS}_L$ と表す．モデル L の誤差が平均 0，分散 $\sigma^2$ の正規分布に従うとすると，回帰係数の値によらず $\mathrm{RSS}_L/\sigma^2$ は自由度 $n-(p+q+1)$ のカイ二乗分布に従う．また，$\beta_{p+1} = \cdots = \beta_{p+q} = 0$ のとき，$(\mathrm{RSS}_S - \mathrm{RSS}_L)/\sigma^2$

は自由度 $q$ のカイ二乗分布に従う．よって，

仮説 $H_0$ : $\beta_{p+1} = \cdots = \beta_{p+q} = 0$ (モデル S を支持)

の下で

$$F = \frac{(\mathrm{RSS}_S - \mathrm{RSS}_L)/q}{\mathrm{RSS}_L/(n-(p+q+1))} \sim F(q, n-(p+q+1))$$

である．$F$ 検定は，この $\boldsymbol{F}$ 統計量が有意水準に対する棄却限界値より大きいときに仮説 $H_0$ を棄却し，$\beta_{p+1}, \ldots, \beta_{p+q}$ のいずれかは 0 でないと判断する．

モデル S とモデル L の下での誤差分散の最尤推定量はそれぞれ $\hat{\sigma}_{\mathrm{S}}^{2*} = \mathrm{RSS}_{\mathrm{S}}/n$ と $\hat{\sigma}_{\mathrm{L}}^{2*} = \mathrm{RSS}_{\mathrm{L}}/n$ である．対数尤度比を求めると

$$\begin{aligned}\log\left(L\left(\widehat{\boldsymbol{\beta}}_{\mathrm{L}}, \hat{\sigma}_{\mathrm{L}}^{2*}\right)\right) - L\left(\widehat{\boldsymbol{\beta}}_{\mathrm{S}}, \hat{\sigma}_{\mathrm{S}}^{2*}\right) &= \frac{n}{2}\log\left(\frac{\hat{\sigma}_{\mathrm{S}}^{2*}}{\hat{\sigma}_{\mathrm{L}}^{2*}}\right) = \frac{n}{2}\log\left(\frac{\mathrm{RSS}_{\mathrm{S}}}{\mathrm{RSS}_{\mathrm{L}}}\right)\\ &= \frac{n}{2}\log\left(1 + \frac{q}{n-(p+q+1)}F\right)\end{aligned}$$

であり，この関係性から $F$ 検定は尤度比検定[10, 11] であることがわかる．観測サイズ $n$ が十分に大きいとき，$H_0$ の仮定の下で対数尤度比の 2 倍は，近似的に自由度 $q$ のカイ二乗分布に従うことを用いた検定もできる．

## 6.7 当てはまりのチェック

線形回帰モデルに対する上記の統計的推測では，誤差の等分散性や正規性等を仮定している．モデルを当てはめたときには，そのような仮定がみたされているのか，残差にモデルでは説明できない情報が残っていないか，モデルの当てはまりに問題がないかを確認する必要がある．

### 6.7.1 当てはめ値と残差，Q-Q プロット

当てはめ値 $(\widehat{\boldsymbol{y}})$ に対する残差 $(\widehat{\boldsymbol{e}})$ をプロットすることによって，モデルの当てはまりの問題点を探ることができる．残差のバラツキが当てはめ値によらず一定で，当てはめ値と残差の間に目立った関係性がないことが望ましい．当てはめ値と残差の標本相関は 0 だが，たとえば二次の関係性が残っている可能性もある．また，当てはめ値が大きいほど残差のバラツキが大きくなるということもある．このような場合には，説明変数の追加や変数変換等によってモデルが改良できる可能性がある．

残差が正規分布に従っていると考えられるかを確認するには，**正規 Q-Q プロット** (normal Q-Q plot) を用いる．正規 Q-Q プロットは，基準化残差の経験分布と標準正規分布の，対応する分位点を座標とする点 $(\Phi^{-1}((i+a)/n+b)), \hat{e}^{*(i)})$ $(i = 1, \cdots, n)$ を描いたものである．ここで，$\Phi(\cdot)$ は標準正規分布の分布関数，$a, b$ は調整定数 (たとえば統計ソフト $R$ では $a = -3/8, b = 1/4$)，$\hat{e}^{*(i)}$ は基準化残差 $\hat{e}_1^{(*)}, \ldots, \hat{e}_n^{(*)}$ を小さいものから順に並べたときの $i$ 番目の値である．基準化残差が正規分布に従っているならば，正規 Q-Q プロットの点はほぼ直線をなすと期待される．

### 6.7.2　テコ比，Cook の距離

テコ比，Cook の距離は，モデルの当てはめへの各観測の影響を測る尺度である．モデルによる当てはめ値ベクトル $\widehat{\boldsymbol{y}}$ が観測値ベクトル $\boldsymbol{y}$ の線形変換として $\widehat{\boldsymbol{y}} = H\boldsymbol{y}$ と表せるとき，この変換行列 $H$ をモデルの影響行列 (influence matrix) という．線形回帰モデルの場合は $\widehat{\boldsymbol{y}} = \boldsymbol{X}\widehat{\boldsymbol{\beta}} = \boldsymbol{X}\left(\boldsymbol{X}^t\boldsymbol{X}\right)^{-1}\boldsymbol{X}^t\boldsymbol{y}$ であるから，影響行列は

$$H = \boldsymbol{X}\left(\boldsymbol{X}^t\boldsymbol{X}\right)^{-1}\boldsymbol{X}^t$$

である．影響行列 $H$ の第 $i$ 対角成分 $h_{ii}$ を観測 $i$ に対する**テコ比** (leverage) という．テコ比は観測 $i$ が全体の当てはまりに対して影響を与える可能性を示す．テコ比は説明変数の値だけから計算され，0 から 1 の間の値をとる．また，テコ比の総和は，$\mathrm{tr}\left(\boldsymbol{X}(\boldsymbol{X}^t\boldsymbol{X})^{-1}\boldsymbol{X}^t\right) = p^*$ で回帰係数パラメータ数と等しい．テコ比が大きいということは，その観測値が全体の当てはまりに強い影響を与える可能性があるということであり，説明変数のある値が他の値から大きく離れている場合にテコ比は大きくなる．たとえば，哺乳動物の睡眠時間を体重で説明する単回帰モデル (図 6.1(b)) では，アフリカ象の体重 (6654 kg) が他の動物から大きく離れて重いので，モデルの当てはまりに強い影響を与えうることは図からもわかるが，テコ比はそれを示す 0.87 と大きな値である．体重の対数をとった図 6.1(c) では，アフリカ象も飛び離れた値ではなく，テコ比はどの動物に対しても 0.13 以下であった．

**Cook の距離** (Cook's distance) は各観測値がどれだけ推定に影響を与えているかを示す指標である．観測 $k$ の観測値を除いて当てはめたモデルによる回帰係数ベクトル推定値を $\hat{\boldsymbol{\beta}}^{[k]}$，観測 $i$ に対する当てはめ値を $\hat{y}_i^{[k]}$ としたとき，観測 $k$ の Cook の距離は

$$d_k = \frac{1}{p^*\hat{\sigma}^2}\sum_{i=1}^{n}\left(\hat{y}_i^{[k]} - \hat{y}_i\right)^2 = \frac{1}{p^*\hat{\sigma}^2}\left(\hat{\boldsymbol{\beta}}^{[k]} - \hat{\boldsymbol{\beta}}\right)^t\left(\boldsymbol{X}^t\boldsymbol{X}\right)\left(\hat{\boldsymbol{\beta}}^{[k]} - \hat{\boldsymbol{\beta}}\right)$$

で与えられる．Cook の距離が大きいということは，その観測値を取り除いたときに当てはめ値の変化が大きい，あるいは，回帰係数ベクトル推定値の変化が大きいということ，つまり，その観測値が当てはめ結果に大きな影響を与えているということを意味する．

Cook の距離は，残差 $\hat{e}_k$，基準化残差 $\hat{e}_k^*$ とテコ比 $h_{kk}$ で以下のように表すこともできる．

$$d_k = \frac{\hat{e}_k^2}{p^*\hat{\sigma}^2}\frac{h_{kk}}{(1-h_{kk})^2} = \frac{\hat{e}_k^{*2}}{p^*}\frac{h_{kk}}{1-h_{kk}}$$

哺乳動物の睡眠時間を体重で説明する単回帰モデル (図 6.1(b)) では，アフリカ象の観測値を除くと回帰係数が大きく変化するということは図からも予想できるが，Cook の距離は 8.0 ととても大きな値である．体重の対数で説明する単回帰モデル (図 6.1(c)) ではどの動物に対しても Cook の距離は 0.25 以下である．

### 6.7.3 例：哺乳動物の睡眠時間に対する線形回帰モデルの当てはめ

6.1.3 項で単回帰モデルを当てはめた 51 種の哺乳動物の睡眠時間に対して，説明変数として体重 (kg) の対数，妊娠期間，捕食指標を用いて線形回帰モデルを当てはめた．捕食指標は 5 段階 (5 水準) で 1 が最も捕食されることが少なく，5 が最も捕食されやすい．順序因子変量ではあるが特に順序因子としては扱わず処理対比を用いた．

表 6.1 に回帰係数推定値，その標準誤差推定値，$t$ 値，$p$ 値 ($\Pr(>|t|)$) を示した．体重の対数と妊娠期間は，$p$ 値をみるとどちらも説明力はあると思われるが強く有意というほどではない．捕食指標の四つの回帰係数は捕食指標 1 との平均の差であり，たとえば，他の変数の値が等しいときの捕食指標 3 と捕食指標 1 の平均睡眠時間の差の推定値は $-2.2864$ であった．捕食指標という一つの因子変量の有意性は，個々のダミー変数の $p$ 値ではなく，この変量を含むモデルと含まないモデルに対する $F$ 統計量に対する $p$ 値により判断する (たとえば R パッケージなら anova 関数で求められる)．体重の対数と妊娠期間を説明変数に用いたモデルに捕食指標を加えるときの $F$ 統計量は 5.14，$p$ 値は 0.0017 であり，強く有意であった．自由度調整済み決定係数は 0.56，$AIC$ は 268.6 であった．

**表 6.1** 哺乳動物の睡眠時間に対する線形回帰モデルの当てはめ結果 ($n = 51$)

目的変数：睡眠時間

| | 回帰係数推定値 | 標準誤差 | $t$ 値 | $\Pr(>\|t\|)$ |
|---|---|---|---|---|
| 定数項 | 14.0833 | 0.9985 | 14.10 | 0.0000 |
| log(体重) | −0.4734 | 0.2234 | −2.12 | 0.0398 |
| 妊娠期間 | −0.0102 | 0.0052 | −1.97 | 0.0557 |
| 捕食指標 2 | 0.0391 | 1.2516 | 0.03 | 0.9752 |
| 捕食指標 3 | −2.2864 | 1.5049 | −1.52 | 0.1358 |
| 捕食指標 4 | −1.5797 | 1.4883 | −1.06 | 0.2943 |
| 捕食指標 5 | −5.0935 | 1.2977 | −3.93 | 0.0003 |
| 捕食指標 | $F$ 統計量 5.14 (自由度 4, 44)，$p$ 値 0.0017 | | | |

$\hat{\sigma}^2 = 9.60$, 自由度調整済み決定係数 $R^{2*} = 0.561$, $AIC = 268.6$

図 6.2 は，統計ソフト R による残差と当てはめ値の散布図，正規 Q-Q プロット，Cook の距離の図である．残差と当てはめ値の散布図をみると，当てはめ値が大きいほどバラツキが大きい傾向があり，誤差の等分散性の仮定をみたしていないことが疑われる．正規 Q-Q プロットは点がほぼ直線をなすので，誤差が正規分布に従うことへの反証はないが，誤差の等分散性がみたされないのであれば，これはあまり意味をなさない．Cook の距離は目立って大きな値をとるものはない．

睡眠時間を目的変数としたモデルの結果をみると，当てはめ値が大きくなるとバラツキも大きくなる傾向があった．そこで睡眠時間の対数を目的変数としてモデルを当てはめた結果が表 6.2 である．説明変数は，体重の対数，妊娠期間の対数，捕食指標とした．目的変数を対数変換したので，回帰係数推定値は比較できないが，$p$ 値は概ね小さくなっている．捕食指標をモデルに加えるときの $F$ 統計量は 10.455 (自由度 4,

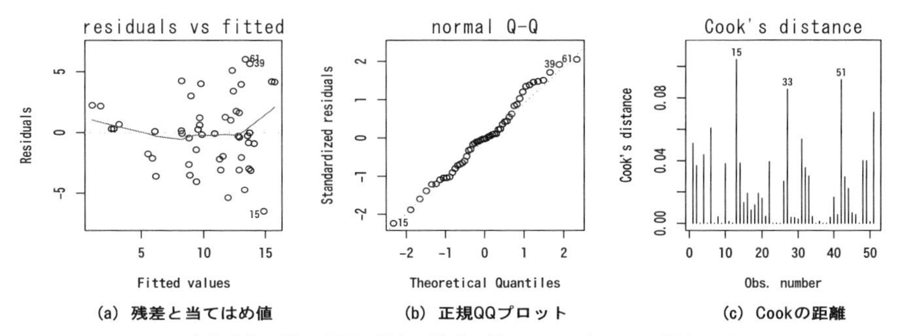


(a) 残差と当てはめ値　(b) 正規QQプロット　(c) Cookの距離

**図 6.2** 哺乳動物の睡眠時間に対する線形回帰モデルの当てはめ結果のプロット

**表 6.2** 哺乳動物の睡眠時間の対数に対する線形回帰モデルの推定値 ($n = 51$)

目的変数：log (睡眠時間)

| | 回帰係数推定値 | 標準誤差 | $t$ 値 | Pr(>\|$t$\|) |
|---|---|---|---|---|
| 定数項 | 3.4242 | 0.2630 | 13.02 | 0.0000 |
| log(体重) | −0.0508 | 0.0193 | −2.63 | 0.0118 |
| log(妊娠期間) | −0.2010 | 0.0596 | −3.37 | 0.0016 |
| 捕食指標 2 | −0.0646 | 0.1189 | −0.54 | 0.5894 |
| 捕食指標 3 | −0.4058 | 0.1338 | −3.03 | 0.0041 |
| 捕食指標 4 | −0.1164 | 0.1398 | −0.83 | 0.4094 |
| 捕食指標 5 | −0.6897 | 0.1224 | −5.64 | 0.0000 |
| 捕食指標 | $F$ 統計量 10.455 (自由度 4, 44), $p$ 値 $4.9 \times 10^{-6}$ | | | |
| $\hat{\sigma}^2 = 0.086$, 自由度調整済み決定係数 $R^{2*} = 0.704$, $AIC^* = 253.8$ | | | | |

44) でこれに対する $p$ 値は $4.9 \times 10^{-6}$ とずっと小さくなっている．睡眠時間のモデルとして変換に伴う項を加えたときの $AIC$ は 253.8 で睡眠時間を目的変数としたモデルの 268.6 よりも小さい．自由度調整済み決定係数も 0.704 と 1 に近づいている．図示していないが，当てはめ値と残差のバラツキの傾向も改善されていた．線形回帰モデルを用いるならば，睡眠時間の対数を目的変数とした方がよいといえる．

## 6.8 変 数 選 択

モデルに含める説明変数は，目的変数の変動を十分に表すことができ，かつ，データに過度に当てはまることのないように選択することが望ましい．変数の選択は，物理的な特性等，変数に関してあらかじめもっている知見や関心等にも基づいて行われるが，ここではデータから探索的に，AIC や BIC 等の評価基準や，$F$ 統計量による検定手順に基づいて選択する方法を考える．$F$ 統計量は，選択の対象とする変数を入れた場合と入れなかった場合の入れ子構造の二つのモデルの比較に対する検定統計量を用いる．

説明変数の候補となる変数が互いに独立であれば，変数をモデルに含めるかどうかは，個々の変数ごとに判断ができるが，変数に相関がある場合は，他にどの変数がモデルに含まれているかによって，その変数を含めたモデルの評価規準の値が変わるので，注意が必要である．

説明変数のすべての組合せのモデルを当てはめ，各々を AIC 等の評価基準で評価してモデルを選択する方法を総当たり法という．可能であれば望ましい方法ではあるが，変数が多い場合は，組合せ数が膨大になり計算が困難になる．

**変数減少法**は，候補の変数すべてを含めたモデルから出発して，除いたときに評価基準値が最も良くなる変数から順に取り除き，除いても評価基準値が良くなる変数がなくなったときにモデルの探索を終える．$F$ 統計量を用いる場合は，対する $p$ 値が有意水準を超えて最も大きい変数から順に取り除き，$p$ 値が有意水準を超える変数がなくなったときに探索を終える．**変数増加法**は，定数のみのモデルから出発して，加えたときに評価基準値が最も良くなる変数から順にモデルに取り入れ，加えても評価基準値が良くなる変数がなくなったときに探索を終える．$F$ 統計量を用いる場合は，対する $p$ 値が有意水準以下で最も小さい変数から順に加えて，$p$ 値が有意水準以下の変数がなくなったときに探索を終える．このほかにも変数の増加と減少を繰り返す変数増減法や，変数増加法のあとで減少法を行う等の方法もある．

多数の説明変数を用いる場合に，目的変数に正則化項を加えることによって，回帰係数推定値の縮小や変数選択を最適化問題として自動的に行い，予測能力を高いモデルを推定する方法として，リッジ回帰 (ridge regression)[12], lasso[13], elastic net[14] 等がある[3,4]．

**例：哺乳動物の睡眠時間の対数に対する線形回帰モデルにおける変数選択**

例として，哺乳動物の睡眠時間を説明するモデルを探索する．6.7.3 項の結果から判断して目的変数を睡眠時間の対数とし，線形回帰モデルに含める説明変数の選択を行うこととする．説明変数の候補は，体重 (kg) の対数，脳の重さ (g) の対数，最長寿命 (年)，妊娠期間 (日) の対数，捕食指標 (5 水準の因子変量)，睡眠時曝露度 (5 水準の因子変量)，危険曝露度 (5 水準の因子変量) の 7 変数である．表 6.3 は，AIC を評価規準として，(a) は変数増加法で (b) は変数減少法で変数選択をしたときの，各ステップでのモデルのパラメータ数，AIC, BIC，自由度調整済み決定係数，$F$ 統計量とその $p$ 値を示したものである．ここでは，評価基準による選択の特徴をみるために，探索を終える基準をみたしていても，候補変数がなくなるまで追加・削除を繰り返した．

AIC による変数増加法で選択されたのは，睡眠時曝露度，log(妊娠期間)，危険曝露度，log(体重) の 4 変数であり，AIC による変数減少法で選択されたのは，危険曝露度，log(妊娠期間)，log(体重)，捕食指標，最長寿命，睡眠時曝露度の 6 変数であった．なお，AIC による総当たり法で選択されたのは，変数減少法と同じモデルであった．BIC による総当たり法では，危険曝露度，log(妊娠期間)，log(体重) の 3 変数のモデルが選択され，自由度調整済み決定係数による総当たり法では，危険曝露度，log(妊娠期間)，log(体重)，捕食指標，最長寿命，睡眠時曝露度の 6 変数のモデルが選択された．

**表 6.3** 睡眠時間の対数に対する線形回帰モデルの変数選択 ($n = 51$)

(a) 変数増加法

| ステップ | 加えた変数 | パラメータ数 | $AIC$ | $BIC$ | 調整済決定係数 | $F$ 統計量 ($p$ 値) |
|---|---|---|---|---|---|---|
| 0 | (定数項のみ) | 2 | 310.34 | 314.20 | 0.000 | — |
| 1 | +睡眠時曝露度 | 6 | 263.97 | 275.56 | 0.626 | 21.89(0.000) |
| 2 | +log(妊娠期間) | 7 | 252.35 | 265.87 | 0.707 | 13.78(0.001) |
| 3 | +危険曝露度 | 11 | 243.77 | 265.02 | 0.768 | 3.94(0.009) |
| 4 | +log(体重) | 12 | 240.42 | 263.60 | 0.786 | 4.42(0.042) |
| 5 | +捕食指標 | 16 | 240.44 | 271.35 | 0.796 | 1.52(0.216) |
| 6 | +最長寿命 | 17 | 238.76 | 271.61 | 0.805 | 2.61(0.115) |
| 7 | +log(脳の重さ) | 18 | 240.38 | 275.16 | 0.801 | 0.26(0.617) |

(b) 変数減少法

| ステップ | 除いた変数 | パラメータ数 | $AIC$ | $BIC$ | 調整済決定係数 | $F$ 統計量 ($p$ 値) |
|---|---|---|---|---|---|---|
| 0 | (すべての変数) | 18 | 240.38 | 275.16 | 0.801 | — |
| 1 | −log(脳の重さ) | 17 | 238.76 | 271.61 | 0.805 | 0.26(0.613) |
| 2 | −睡眠時曝露度 | 13 | 238.82 | 263.93 | 0.795 | 1.42(0.244) |
| 3 | −最長寿命 | 12 | 239.75 | 262.93 | 0.788 | 2.23(0.143) |
| 4 | −捕食指標 | 8 | 241.48 | 256.93 | 0.767 | 1.91(0.125) |
| 5 | −log(体重) | 7 | 243.87 | 257.39 | 0.752 | 3.71(0.060) |
| 6 | −log(妊娠期間) | 6 | 278.99 | 290.59 | 0.497 | 23.79(0.000) |
| 7 | −危険曝露度 | 2 | 310.34 | 314.20 | 0.000 | 6.72(0.000) |

パラメータ数にかかる係数はAICの2に対してBICは$\log(n)$であるため，BICはAICよりも変数の少ないモデルを選択する傾向にある．$F$検定もAICより変数の少ないモデルを選択する傾向にある．自由度調整済み決定係数は，わかりやすい評価規準ではあるが，モデル選択基準としては，AICやBICの方が理論的に裏づけされているという利点がある．

この解析例では，AICに基づく変数増加法の各ステップでは，AICもBICも$F$検定で有意水準を0.05としたときも同じモデルを支持するが，変数減少法では，AICが6変数のモデルを支持するの対して，BICは3変数，$F$統計量は2変数のモデルを支持する．なお，いずれの基準もデータによる確率変動を含むものであり，基準値のわずかな差を重要視しすぎず，モデルの簡潔性や解析対象に合わせた総合的な判断が必要である．

## 6.9 誤差が独立等分散ではない場合

これまで，誤差に独立等分散を仮定するモデルを考えてきたが，実際の問題では，観測に時系列相関があったり，分散が観測ごとに異なる等，誤差に独立等分散を仮定できない場合がある．誤差が分散共分散行列$\sigma^2 W$の多変量正規分布に従っているとするとき，つまり，

$$\boldsymbol{Y} = \boldsymbol{X\beta} + \boldsymbol{\epsilon}, \quad \boldsymbol{\epsilon} \sim N_n(\boldsymbol{0}, \sigma^2 W)$$

としたとき，回帰係数$\boldsymbol{\beta}$の最尤推定量は

$$\widehat{\boldsymbol{\beta}} = \left(\boldsymbol{X}^t W^{-1} \boldsymbol{X}\right)^{-1} \boldsymbol{X}^t W^{-1} \boldsymbol{Y} \tag{6.11}$$

で与えられる．これは重み付き残差 2 乗和：

$$S_W(\boldsymbol{\beta}) = (\boldsymbol{y} - \boldsymbol{X\beta})^t\, W^{-1}\, (\boldsymbol{y} - \boldsymbol{X\beta})$$

の最小化によって得られる推定量でもある．分散パラメータの推定に関しては 6.10.1 項を参照のこと．

## 6.10　線形混合効果モデル

線形混合効果モデル (linear mixed-effects model) は，説明変数の係数に未知定数である**母数効果** (fixed-effects) と確率変数である**変量効果** (random-effects) の両方を含む線形モデルであり，以下のように表せる．

$$\text{線形混合効果モデル} \qquad \boldsymbol{Y} = \boldsymbol{X\beta} + \boldsymbol{Zu} + \boldsymbol{\epsilon}, \tag{6.12}$$

$$\boldsymbol{u} \sim N_q(\boldsymbol{0}, \boldsymbol{D}), \boldsymbol{u} \sim N_n(\boldsymbol{0}, \boldsymbol{R}), \quad \boldsymbol{u} \perp\!\!\!\perp \boldsymbol{\epsilon}$$

ここで $\boldsymbol{Y}$ は大きさ $n$ の目的変数ベクトル，$\boldsymbol{X}$ は大きさ $n \times p$ の母数効果のモデル行列，$\boldsymbol{\beta}$ は大きさ $p$ の母数効果ベクトル，$\boldsymbol{Z}$ は大きさ $n \times q$ の変量効果のモデル行列，$\boldsymbol{u}$ は大きさ $q$ の変量効果ベクトル，$\boldsymbol{\epsilon}$ は大きさ $n$ の誤差ベクトルである．また，$\boldsymbol{u}$ と $\boldsymbol{\epsilon}$ は独立であり，$G$ と $R$ は正定値対称行列とする．

たとえば，ある母集団から被験者を選び，各被験者の血圧を複数回計測する場合，計測値は各被験者固有の個体特性値のまわりにばらつくと考えられ，個体特性値はこの母集団固有の分布に従うと考えられる．この母集団固有の分布の平均を母数効果，個体特性値のこの平均からの偏差を変量効果とし，バラツキを正規分布と仮定したとき，これは線形混合効果モデル (6.12) で表すことができる．

線形混合効果モデル (6.12) は階層モデルとして

$$\boldsymbol{Y}|\boldsymbol{u} \sim N(\boldsymbol{X\beta} + \boldsymbol{Zu},\ \boldsymbol{R}) \tag{6.13}$$

$$\boldsymbol{u} \sim N(0,\ \boldsymbol{D})$$

とも記述できる．また，目的変数ベクトル $Y$ の周辺分布は，

$$\boldsymbol{Y} \sim N_n\left(\boldsymbol{X\beta},\ \boldsymbol{V}\right), \quad \boldsymbol{V} = \boldsymbol{ZDZ}^t + \boldsymbol{R}$$

である．よって母数効果ベクトル $\boldsymbol{\beta}$ の最尤推定量は，(6.11) より，

$$\widehat{\boldsymbol{\beta}} = \left(\boldsymbol{X}^t \boldsymbol{V}^{-1} \boldsymbol{X}\right)^{-1} \boldsymbol{X}^t \boldsymbol{V}^{-1} \boldsymbol{Y}$$

で与えられる．

### 6.10.1　分散パラメータの推定

分散パラメータの最尤推定量はモデルが母数効果を含む場合は一般に不偏性をもたな

い．**制限付き最尤推定量** (restricted maximum likelihood estimator, REMLE)[16,17] は，母数効果を推定することによる自由度の減少を反映させた分散パラメータの推定量であり，陽に推定方程式の解が求まる場合は，その解が，従来より不偏性をもつとして知られている推定量と一致することが多い．また，最尤推定量と同様に，解析解がないような場合でも，数値的最適化により推定値が求まるという利点がある．

分散パラメータを $\theta_i(i=1,\cdots,r)$ とする．$n\times(n-p)$ 行列 $A$ の階数が $n-p$ で $A^t\boldsymbol{X}=\boldsymbol{0}$ をみたすとき，$\boldsymbol{Z}=A^t\boldsymbol{Y}$ を誤差対比という．制限付き最尤推定量は誤差対比に対する最尤推定量である．任意の誤差対比 $\boldsymbol{Z}=A^t\boldsymbol{Y}$ に対して，その対数尤度 $l_R(\boldsymbol{\theta})$ の $-2$ 倍は，

$$-2l_R(\boldsymbol{\theta})=C_0+\log|\boldsymbol{V}(\boldsymbol{\theta})|+\log|\boldsymbol{X}^t\boldsymbol{V}(\boldsymbol{\theta})^{-1}\boldsymbol{X}|+\boldsymbol{y}^t\boldsymbol{V}^{-1}(I_n-P_V)\boldsymbol{y} \quad (6.14)$$

と表せる．ここで，$P_V=\boldsymbol{X}\left(\boldsymbol{X}^t\boldsymbol{V}^{-1}\boldsymbol{X}\right)^{-1}\boldsymbol{X}^t\boldsymbol{V}^{-1}$ とする．一方，観測値ベクトル $\boldsymbol{y}$ に対する対数尤度 $l(\boldsymbol{\beta},\boldsymbol{\theta})$ の $\boldsymbol{\beta}$ に最尤推定量 $\widehat{\boldsymbol{\beta}}$ を入れたプロファイル対数尤度 $l_p(\boldsymbol{\theta})$ の $-2$ 倍は，

$$-2l_p(\boldsymbol{\theta})=C_1+\log|\boldsymbol{V}(\boldsymbol{\theta})|+\boldsymbol{y}^t\boldsymbol{V}^{-1}(I_n-P_V)\boldsymbol{y} \quad (6.15)$$

である．制限付き最尤推定量は式 (6.14) の最小値，最尤推定量は式 (6.15) の最小値を与える $\boldsymbol{\theta}$ であるが，式 (6.14) の第三項の有無が，たとえば線形回帰モデルの誤差分散の推定において残差 2 乗和を $n-p^*$ で割るか，$n$ で割るかの違いとなる．

例として，$m$ 人の被験者それぞれが，ある変量の値を四つの状態で観測したとする次のモデルを考える．

$$Y_{ik}=\mu_k+u_i+\epsilon_{ik},\quad i=1,\cdots,m,\ k=1,\cdots,4 \quad (6.16)$$
$$u_i\ \sim\ N(0,\sigma_u^2),\ \epsilon_{ik}\ \sim\ N(0,\sigma^2)\quad \text{互いに独立}$$

ここで $\mu_k$ は状態 $k$ の平均 (母数効果)，$u_i$ は被験者 $i$ の個体効果 (変量効果) である．三つの残差 2 乗和 $S_W,S_B,S_T$ を

$$S_W=\sum_{i=1}^{m}\sum_{k=1}^{4}(y_{ik}-\bar{y}_{\cdot k}-\bar{y}_{i\cdot}+\bar{y}_{\cdot\cdot})^2,\ S_B=\sum_{i=1}^{m}(\bar{y}_{\cdot k}-\bar{y}_{\cdot\cdot})^2,\ S_T=\sum_{i=1}^{m}\sum_{k=1}^{4}(y_{ik}-\bar{y}_{\cdot k})^2$$

としたとき，分散パラメータ $\sigma^2,\sigma_u^2$ の最尤推定量，制限付き最尤推定量はどちらも

$$\hat{\sigma}^2=\begin{cases}\dfrac{1}{3m^*}S_W, & S_B>\dfrac{1}{12}S_W\ \text{のとき}\\ \dfrac{1}{4m^*}S_T, & S_B\le\dfrac{1}{12}S_W\ \text{のとき}\end{cases} \quad (6.17)$$

$$\hat{\sigma}_u^2=\begin{cases}\dfrac{1}{m^*}S_B-\dfrac{1}{12m^*}S_W, & S_B>\dfrac{1}{12}S_W\ \text{のとき}\\ 0, & S_B\le\dfrac{1}{12}S_W\ \text{のとき}\end{cases} \quad (6.18)$$

と表すことができ，最尤推定量は $m^*=m$, 制限付き最尤推定量は $m^*=m-1$ と

したものである．各推定量の推定方程式，$\partial l_P(\boldsymbol{\theta})/\partial\boldsymbol{\theta} = \mathbf{0}, \partial l_R(\boldsymbol{\theta})/\partial\boldsymbol{\theta} = \mathbf{0}$ の解は，式 (6.17), (6.18) で $S_B > 1/12S_W$ のときの式であるが，これらの期待値は，制限付き最尤推定量を与える $m^* = m - 1$ のときに，推定するパラメータである $\sigma^2, \sigma_u^2$ と等しくなる．

制限付き最尤推定量の一致性，漸近正規性，有効性については，Speed[18] を参照されたい．

### 6.10.2 変量効果の予測：最良線形不偏予測量

変量効果 $\boldsymbol{u}$ の予測量 $\hat{\boldsymbol{u}}$ が線形であるとは，ある定数行列 $M$ で $\hat{\boldsymbol{u}} = M\boldsymbol{Y}$ と表せることであり，不偏であるとは $\mathrm{E}[\hat{\boldsymbol{u}}] = \mathrm{E}[\boldsymbol{u}]$ をみたすことをいう．線形で不偏な推定量のなかで $\mathrm{Var}(\hat{\boldsymbol{u}} - \boldsymbol{u})$ が最小となる予測量を**最良線形不偏予測量** (best linear unbiased predictor, BLUP)[15] という．線形混合効果モデルに対する最良線形不偏予測量は以下で与えられる．

$$\hat{\boldsymbol{u}} = \boldsymbol{D}\boldsymbol{Z}^t\boldsymbol{V}^{-1}(\boldsymbol{Y} - \boldsymbol{X}\hat{\boldsymbol{\beta}}) = \boldsymbol{D}\boldsymbol{Z}^t P\boldsymbol{Y}$$

最良線形不偏予測量 $\hat{\boldsymbol{u}}$ はさまざまな考え方で導出される．まず，最尤推定量 $\hat{\boldsymbol{\beta}}$ と $\hat{\boldsymbol{u}}$ は，$\boldsymbol{u}$ と $\boldsymbol{y}$ の同時密度関数を最大にする $\boldsymbol{\beta}$ と $\boldsymbol{u}$ である[15]．ベイズ流の考え方で，$\boldsymbol{\beta}$ の事前分布を improper な一様分布としたときの事後モードでもある[19]．線形性，不偏性，最良性をみたす予測量として直接 $\hat{\boldsymbol{u}}$ を求めることもできる[20]．この他の導出や，他の統計理論との関連等，BLUP に関する詳細は，Robinson[18] を参照されたい．

$m$ 人の被験者が，四つの状態でのある変数値を観測した，(6.16) のモデルにおける被験者 $i(=1, \cdots, m)$ の個体効果 $u_i$ の最良線形不偏予測量 $\hat{u}_i$ は

$$\hat{u}_i = \alpha\left(\hat{y}_{i\cdot} - \hat{y}_{\cdot\cdot}\right), \text{ ここで } \alpha = \frac{4\sigma_u^2}{\sigma^2 + 4\sigma_u^2}, \ \hat{y}_{i\cdot} = \frac{1}{4}\sum_{k=1}^{4}, \ \hat{y}_{\cdot\cdot} = \frac{1}{4m}\sum_{i=1}^{m}\sum_{k=1}^{4} y_{ik}$$

で与えられる．$\alpha$ は 1 未満の正の値であり，最良線形不偏予測量 $\hat{u}_i$ は，個体効果をパラメータとしたときの推定値 $\hat{y}_{i\cdot} - \hat{y}_{\cdot\cdot}$ に $\alpha$ を乗じて縮小させたものである．$\alpha$ は誤差分散 $\sigma^2$ が個体効果の分散 $\sigma_u^2$ と比較して大きいほど小さい値をとり，縮小の度合いが大きくなる．

## 文　献


1) Galton, C. *Anthropological Institute of Great Britain and Ireland* **15**: 246–263, 1886.
2) Allison, T and D Cicchett. *Science* **194**: 732–734, 1976.
3) Agresti, A. *Foundation of Linear and Generalized Linear Models*, Wiley, 2015.
4) Hastie, T, R Tibshirani and J Friedman. *The Elements of Statistical Learning: Data Mining, Inference, and Prediction*, 2nd ed, Springer, 2009.
5) 小西貞則. 多変量解析入門, 岩波書店, 2009.

6) Wood, SN. *Generalized Additive Models — An Introduction with R*, Chapman & Hall/CRC, 2006.
7) Akaike, H. *IEEE Transaction on Automatic Control* **AC-19**: 716–723, 1974.
8) 小西貞則, 北川源四郎. 情報量規準 (シリーズ〈予測と発見の科学〉2), 朝倉書店, 2004.
9) Schwarz, G. *Ann Stat* **6**: 461–464, 1978.
10) 吉田朋広. 数理統計学 (講座 数学の考え方 21), 朝倉書店, 2006.
11) 宮岡悦良, 野田一夫. 入門・演習　数理統計, 共立出版, 1990.
12) Hoerl, AE and RW Kennard. *Technometrics* **42**: 55–67, 1970.
13) Tibshirani, R. *J R Stat Soc Ser B* **58**: 267–288, 1996.
14) Zou, H and T Hastie. *J R Stat Soc Ser B* **67**(2): 301–320, 2005.
15) Henderson, CR. *J Animal Sci* **53**: 10–41, 1973.
16) Speed, TP. *Encyclopedia of Statistical Sciences*, Vol 1, Wiley, 2006.
17) Thompson, WA. *Biometrics* **29**: 527–550, 1973.
18) Robinson, GK. *Stat Sci* **6**: 15–32, 1991.
19) Lindley, DV and AFM Smith. *J R Stat Soc Ser B* **34**: 1–41, 1972.
20) Harville, DA. In Gianola, D and K Hammond, eds. *Advances in Statistical Methods for Genetic Improvement of Livestock*: pp.239–276, Springer, 1990.

6

Chapter 7

# 計数データの解析

計数データとは，人数や回数のように整数値で表されるデータのことをいう．医学研究では，疾病の有無や病状の分類等，多くの研究において計数データが生じる．本章では，計数データに関する分析方法やその考え方について述べる．

## 7.1　計数データに対する確率モデルと推測方法

計数データには，さまざまなタイプがある．第一のタイプは，観測される反応が，二つの結果のうちのどちらかに分類されるものである．たとえば，診断の際には，頭痛や腹痛のようにある症状の有無が記録されるであろうし，疾病の原因を調べる際には喫煙の有無や運動習慣の有無のように要因を二つに分類して観測することもある．このタイプのデータを**2値反応データ** (binary response data) という．

第二のタイプは，観測される反応が三つ以上に分けられるものである．このタイプのデータは，**多値反応データ** (multiple response data) といい，分類された反応をそれぞれ**カテゴリー** (category) という．多値反応データのなかには，カテゴリーの間に順序のあるものと順序のないものがある．たとえば，慢性腎臓病の診断において，「腎不全」「高度低下」「中等度低下」「軽度低下」「腎症はあるが，機能は正常」の五つのステージに腎機能を分類する場合等が，順序のある場合となる．順序のあるカテゴリーに分類されたデータのことを，特に**順序カテゴリカルデータ** (ordered categorical data) という．ヒトを対象とする場合には，計量値のデータであっても個体差や測定時間によって測定値が大きく変化するものがある．そのため，目的によっては個々の測定値を用いるよりもいくつかのカテゴリーに分けて分析する方が傾向を把握しやすい場合もある．上で述べた腎機能のステージについても，eGFR とよばれる計量値に基づいて分類されている．ただし，カテゴリーの分け方によって結果が異なることがあるため，標準的な分類方法がない場合には，どのような理由でカテゴリーを分けたのかをしっかり明記する必要がある．一方，血液側を A 型，B 型，O 型，AB 型の四つに分類した場合には，カテゴリー間に順序があるわけではない．カテゴリーの間に順序があるかどうかによって，解析する際の視点が変わってくることもあるため，この違いについては意識しておく必要がある．

第三のタイプは，1 年間に起こったてんかんの回数や転倒の回数等，一定時間に生じたイベントの回数を記録したデータである.

上の三つのタイプによって，解析する際に用いる確率モデルは異なる．2 値反応データの場合には，すべての個体において反応が生じる確率が一定で，各個体の測定値は独立であるという仮定が用いられる．この場合，$n$ 人の個体を調べて反応があった個体の人数 $x$ の分布として，標本サイズ $n$，反応確率 $p$ の二項分布モデルが基本モデルとして用いられることが多い．ただし，状況に応じて，ベータ二項分布や負の二項分布等の他の確率モデルが用いられる場合もある．多値反応データの場合には，基本モデルとして多項分布モデルが用いられる．多項分布モデルは，それぞれのカテゴリーに分類される確率は一定で，各個体は独立であるため，二項分布の自然な拡張となっている．また，イベントの回数の分布としては Poisson 分布が基本的なモデルとして用いられることが多い．

ここでは，二項分布の確率 $p$ の推定問題について考えよう．$x$ が標本サイズ $n$，反応確率 $p$ の二項分布に従うものとする．このとき，$p$ の推定量 $\hat{p}$ として $x/n$ が用いられる．二項分布の性質から $x$ の平均は $np$，分散 $np(1-p)$ であり，$\hat{p}$ の平均は $p$，分散は $p(1-p)/n$ となる．分散を $\hat{p}(1-\hat{p})/n$ で推定し，$\hat{p}$ を平均と分散で標準化した

$$\frac{\hat{p}-p}{\sqrt{\hat{p}(1-\hat{p})/n}}$$

は標本サイズ $n$ が大きいときには標準正規分布で近似できる．この近似を用いると，$p$ の 95%信頼区間

$$\hat{p}-1.96\sqrt{\hat{p}(1-\hat{p})/n} \sim \hat{p}+1.96\sqrt{\hat{p}(1-\hat{p})/n}$$

が得られる．この近似を良くするために，$\hat{p}$ に対して，逆正弦関数等の変換をした後に正規近似を用いる方法等も提案されている[1]．もう一つの方法として，正規近似を用いずに正確に信頼区間を構成する方法がある．$x$ の観測値を $a$ として，$\Pr(x \geq a)$ を計算すると，この確率は $p$ の関数となる．そして，$\Pr(x \geq a) = 0.025$ となる $p$ の値を $p_1$ とする．同様に，$\Pr(x \leq a) = 0.025$ となる $p$ の値を $p_2$ とする．このとき，正確な 95%信頼区間は

$$p_1 \sim p_2$$

となる.

## 7.2 比率の比較

2 値反応データでの比率の 2 群比較を考える．計量データの場合と同様に，対応がない場合と対応がある場合に分けて考える必要がある．薬剤の臨床試験では，薬の効果を調べるために被験者を無作為に二つの群に割り付ける方法が用いられる．この 2 群は異なる被験者で構成されており，その結果は独立に分布する．この場合を対応がないデータとよぶ．一方，クロスオーバー試験のように，同じ被験者に対して新薬と

従来薬の両方を用いる場合がある．このときには，新薬の結果と従来薬の結果は，同一被験者に対する結果であるため対応がある場合とよぶ．ヒトの場合には，個体差が大きい．そのため，対応がある場合には，二つの処理に同一被験者を用いることで，この個体差をある程度調整することができる．

### 7.2.1 対応がない場合

まず，対応がない場合の2群の比率の比較を考える．ここでは，2群を処理群と対照群とよぶこととし，それぞれの群のサイズ(群に属する個体の数)を $n_1$ と $n_2$ とする．それぞれの群である反応が生じた個体の数を調べたところ，その数は処理群は $x_1$，対照群は $x_2$ であった．このようなデータは，表7.1(a)のように **2×2表** (two-by-two table)に表されることが多い．

**表 7.1** 2×2表

(a) 観測度数

| | 反応 あり | 反応 なし | 計 |
|---|---|---|---|
| 処理群 | $x_1$ | $n_1 - x_1$ | $n_1$ |
| 対照群 | $x_2$ | $n_2 - x_2$ | $n_2$ |

(b) 期待度数

| | 反応 あり | 反応 なし | 計 |
|---|---|---|---|
| 処理群 | $m_1$ | $n_1 - m_1$ | $n_1$ |
| 対照群 | $m_2$ | $n_2 - m_2$ | $n_2$ |

そして，それぞれの群での反応ありの比率 $x_1/n_1$ と $x_2/n_2$ に基づいて，処理群と対照群での反応ありの確率が等しいかどうかを判断することになる．このデータは2値反応データであることから，$x_1$ に対しては標本サイズ $n_1$，反応確率 $p_1$ の二項分布を，$x_2$ に対しては標本サイズ $n_2$，反応確率 $p_2$ の二項分布を仮定する．

$p_1$，$p_2$ は，それぞれ $x_1/n_1$，$x_2/n_2$ で推定できるが，$p_1 = p_2$ としてもいつも $x_1/n_1 = x_2/n_2$ が成り立つわけではない．そのため，$x_1/n_1$ と $x_2/n_2$ との差が確率的なバラツキによって偶然生じた違いであるか，$p_1$ と $p_2$ が異なっているために生じたものなのかを判断する必要がある．統計的検定はそのような判断の基準を与えてくれる．ここでは，よく用いられる二つの統計的検定を紹介する．

**a. Pearson の $\chi^2$ 検定** (Pearson's chi-squared test)

統計的検定では，処理群と対照群の反応確率に違いがない，すなわち $p_1 = p_2$ という仮説からスタートする．この仮説を帰無仮説 (null hypothesis) という．この仮説が成り立っていると仮定したときの，共通する反応確率 $p$ は，二つの群のデータすべてを用いて

$$\hat{p} = \frac{x_1 + x_2}{n_1 + n_2}$$

で推定できる．この $p$ の推定値を用いて $x_1$ の期待値 $m_1$ と $x_2$ の期待値 $m_2$ を求めると，

$$m_1 = n_1\hat{p} = \frac{n_1(x_1 + x_2)}{n_1 + n_2}, \qquad m_2 = n_2\hat{p} = \frac{n_2(x_1 + x_2)}{n_1 + n_2}$$

となる．一方，反応しない個体数についても期待値が計算でき，処理群では $n_1 - m_1$，対照群では $n_2 - m_2$ となる．これらの期待値を表にまとめたものが，表 7.1(b) である．

もし，$p_1 = p_2$ であれば，表 7.1 の (a) の観測度数と (b) の期待値の違いは小さくなる可能性が高く，$p_1 \neq p_2$ であれば，その違いは大きくなる可能性が高くなる．そこで，(a) と (b) の違いの大きさを測る量を決めて，その値に基づいて帰無仮説が成り立つかどうかを判断する．このような量を統計量という．処理群で反応のあった個体数 $x_1$ の分散は，二項分布の性質から $n_1 p_1(1-p_1)$ となり，この分散は

$$n_1 \hat{p}(1-\hat{p}) = \frac{m_1(n_1 - m_1)}{n_1}$$

で推定できる．そこで，$x_1$ と $m_1$ の違いを

$$\frac{(x_1 - m_1)^2}{m_1(n_1 - m_1)/n_1}$$

で測ることにする．この式を変形すると

$$\frac{(x_1 - m_1)^2}{m_1} + \frac{\{(n_1 - x_1) - (n_1 - m_1)\}^2}{n_1 - m_1}$$

となる．これは処理群での観測度数と期待度数のずれを (観測度数 − 期待度数)$^2$/期待度数 の形で表し，その和を計算したものになっている．対照群についても同じように計算し，それを加えたものが，次の $\chi^2$ となる．

$$\chi^2 = \frac{(x_1 - m_1)^2}{m_1} + \frac{\{(n_1 - x_1) - (n_1 - m_1)\}^2}{n_1 - m_1} + \frac{(x_2 - m_2)^2}{m_2} + \frac{\{(n_2 - x_2) - (n_2 - m_2)\}^2}{n_2 - m_2}$$

この $\chi^2$ は，**Pearson のカイ二乗統計量** (Pearson's chi-squared statistic) とよばれる．

ここでは，$2 \times 2$ 表の解析について考えているが，すべてのセルについて (観測度数 − 期待度数)$^2$/期待度数 の形を計算し，その和を考える方法は，一般の $I \times J$ 表の解析でも用いることができる．

$2 \times 2$ 表の場合には，$\chi^2$ 統計量は次のように変形することで簡単に計算することができる．

$$\chi^2 = \frac{N\{x_1(n_2 - x_2) - (n_1 - x_1)x_2\}^2}{n_1 n_2 (x_1 + x_2)(N - x_1 - x_2)}$$

ここで，$N = n_1 + n_2$ である．

処理群と対照群の反応確率が異なっていると，$\chi^2$ は大きくなる傾向がある．そのため，$\chi^2$ がある程度大きいときに，2 群の反応確率に違いがあると判断する．この基準を決めるために，帰無仮説，すなわち $p_1 = p_2$ を仮定したときの $\chi^2$ の分布を調べよう．この分布は，$n_1, n_2, p_1, p_2$ の値によって異なるが，$n_1$ と $n_2$ がある程度大きくなると，自由度 1 のカイ二乗分布に近づくことが知られている．そこで，$\chi^2$ 検定で

は，有意水準 $\alpha$ を設定し，観測された $\chi^2$ の値より大きな値が生じる確率が有意水準 $\alpha$ よりも小さくなるときに，帰無仮説を棄却する．たとえば，有意水準を 5%と設定すると，自由度 1 のカイ二乗分布が 3.84 以上の値をとる確率が 5%であるから，観測された $\chi^2$ の値が 3.84 よりも大きな値をとるときに，有意水準 5%で処理群と対照群の反応確率に有意な差があるという．

カイ二乗検定では，統計量 $\chi^2$ の分布をカイ二乗分布で近似するため，より近似を良くするために，次のような補正式が利用されることが多い．

$$\chi^2 = \frac{N\left\{|x_1(n_2 - x_2) - (n1 - x_1)x_2| - (N/2)\right\}^2}{n_1 n_2 (x_1 + x_2)(N - x_1 - x_2)} \tag{7.1}$$

この式のなかの $-(N/2)$ の部分を Yates の補正という．

上のような判断では，帰無仮説の下で $\chi^2$ 統計量が，実際に観測された $\chi^2$ よりも大きな値が生じる確率が重要な役割を果たしている．この確率を $\boldsymbol{p}$ **値** ($p$-value) という．$p$ 値は有意水準に関わりなく計算できるため，多くの統計ソフトで表示される．$p$ 値が求まれば，有意水準と比較することで有意差があるかどうかを判断できるというメリットもある．ただし，標本サイズが大きくなると，反応確率の差が一定でも $p$ 値は小さくなるため，$p$ 値そのものが直接 2 群の反応確率の差の大きさを反映しているわけではない点を考慮しなければならない．

**例**：Nomura et al.[2] は，化学療法の際に生じる口腔粘膜炎の発生率を下げることを目的とした臨床試験を実施した．表 7.2 は，処理群とプラセボ群の口腔粘膜症の発症の有無を調べた結果である．

**表 7.2** 化学療法の副作用に関する臨床研究

| | 口腔粘膜炎 | | |
|---|---|---|---|
| | あり | なし | 計 |
| 処理群 | 9 | 24 | 33 |
| プラセボ群 | 24 | 9 | 33 |
| 計 | 33 | 33 | 66 |

式 (7.1) の Yates の補正を行った $\chi^2$ の値を求めると，

$$\chi^2 = \frac{66\left\{|9 \times 9 - 24 \times 24| - 66/2\right\}^2}{33 \times 33 \times 33 \times 33} = 11.88$$

となる．自由度 1 のカイ二乗分布で 11.88 以上の値が出る確率を調べると 0.0006 となる．したがって，有意水準 5%で処理群とプラセボ群で反応確率に有意差があるといえる．

### b. Fisher の正確検定

Pearson の $\chi^2$ 検定では，帰無仮説での統計量 $\chi^2$ の分布をカイ二乗分布で近似して，帰無仮説を棄却するかどうかを判断[3] した．しかし，四つのセルの期待度数がすべて 5 以上でないと，この近似は良くない．そのため，期待度数が 5 未満のセルがあるときには，Fisher によって提案された方法が用いられることが多い．この方法の特徴は，$x_1 + x_2$ を条件づけたときの $x_1$ の条件付き分布を考えるところにある．この条件付き分布は，$x_1 + x_2 = t$ とすると，

$$\Pr(x_1 | x_1 + x_2 = t) = \frac{t!(N-t)!n_1!n_2!}{N!x_1!(n_1 - x_1)!(t - x_1)!(n_2 - t + x_1)!} \tag{7.2}$$

と表され，共通する発生率 $p$ に関係なく同じ分布となる．このように近似を用いずに正確な条件付き分布に基づいて検定を構成していることから，**Fisher** の正確検定あるいは Fisher の直接確率法 (Fisher's exact test) 等とよばれている．

$x_1$ の観測された値を $a$ とする．Fisher の正確検定では，$\chi^2$ のような統計量は用いず，対立仮説にあわせて $x_1 \leq a$ あるいは $x_1 \geq a$ の確率を用いる．対立仮説として，$p_1 < p_2$ を考えるときには $x_1 \leq a$ の確率を求める．具体的には $t$ を固定したままで，$x_1 \leq a$ の範囲で $x_1$ を動かしながら式 (7.2) の確率を計算し，その和を求めることになる．この確率を片側 $p$ 値という．また，対立仮説として $p_1 > p_2$ を考えるときには $x_1 \geq a$ の確率を片側 $p$ 値とする．

対立仮説として $p_1 \neq p_2$ を考えるときには少し複雑である．まず，$x_1 \leq a$ あるいは $x_1 \geq a$ の確率のうち，小さい方を求める．ただし，

$$\Pr(x_1 \geq a | x_1 + x_2 = t) = 1 - \Pr(x_1 < a | x_1 + x_2 = t)$$

が成り立つので，まず，とりうる $x_1$ の範囲が小さい方だけを計算しておけば，もう一方はすぐに求めることができる．このとき，$\Pr(x_1 \leq a | x_1 + x_2 = t)$ と $\Pr(x_1 \geq a | x_1 + x_2 = t)$ のうち小さい方の値を 2 倍したものを両側 $p$ 値とする．カイ二乗検定では両側検定を考えているので，Fisher の正確検定でも両側 $p$ 値を用いて有意差があるかどうかを判断するのが一般的である．ただし，両側 $p$ 値の計算方法には，このほかに対数オッズ比 $\log x_1(n_2 - x_2)/x_2(n_1 - x_1)$ の絶対値に基づく方法もある．このときには，観測された表の対数オッズ比の絶対値を基準として，$x_1 + x_2 = t$ を満足する $2 \times 2$ 表のなかで対数オッズ比の絶対値がこの基準以上となる表の確率の和を用いる．

**例**：Donders et al.[4] は，細菌性膣炎に対する抗菌剤の効果を調べるために臨床試験を実施した．表 7.3 はその結果をまとめたものである．

**表 7.3** 細菌性膣炎に関する臨床試験

| | 治癒 | 未治癒 | 計 |
|---|---|---|---|
| 処理群 | 5 | 8 | 13 |
| プラセボ群 | 2 | 10 | 12 |
| 計 | 7 | 18 | 25 |

処理群とプラセボ群も治癒した人の期待度数はいずれも 5 未満であるので，Fisher の正確検定の両側検定を適用しよう．まず，$x_1 + x_2 = 7$ を固定して，帰無仮説の下

でこの観測された表が得られる条件付き確率を求める.

$$\Pr(x_1 = 5|x_1 + x_2 = 7) = \frac{7!18!13!12!}{25!5!8!2!10!} = 0.1767$$

次に, $x_1$ が 6 の場合と 7 の場合を考える.

$$\Pr(x_1 = 6|x_1 + x_2 = 7) = \frac{7!18!13!12!}{25!6!7!1!11!} = 0.0428$$

$$\Pr(x_1 = 7|x_1 + x_2 = 7) = \frac{7!18!13!12!}{25!7!6!0!12!} = 0.0036$$

$\Pr(x_1 \geq 5|x_1 + x_2 = 7)$ はこの三つの確率の合計なので, 0.2231 となる. 一方, $\Pr(x_1 \leq 5|x_1 + x_2 = 7)$ は, $1 - 0.0036 - 0.0428 = 0.9536$ となる. よって, 両側 $p$ 値は 0.4462 であり, 有意水準 5%で処理群とプラセボ群で治癒率に違いがあるとはいえない, という結論となる.

また, 対数オッズ比に基づく方法では, 観測された表の対数オッズ比 1.14 を求める. $x_1$ をいろいろ動かして対数オッズ比の絶対値が 1.14 以上となる場合を考えると, $x_1$ の値が 0,1,2,5,6,7 の場合が対象となる. $x_1$ の値が 5, 6, 7 の場合にはそのような表が出る確率はすでに計算している. $x_1$ の値が 0, 1, 2 の場合の確率はそれぞれ 0.0016, 0.0250, 0.1285 であるから, $\Pr(x_1 \leq 2|x_1 + x_2 = 7) = 0.1551$ であり, 両側 $p$ 値は 0.3782 となる. 両側 $p$ 値の値は多少異なるが, 有意水準 5%での判断は同じとなる.

### 7.2.2 対応がある場合

同一被験者に対して新薬と従来薬の両方を用いる場合を例に, 対応のある場合について考えよう. 各被験者は新薬の効果の有無と従来薬の効果の有無によって表 7.4(a) のように四つに分類された結果のうちの一つに入る.

**表 7.4** 対応のある場合の 2 × 2 表

(a) 観測される表

| | | 従来薬 | | |
|---|---|---|---|---|
| | | 効果あり | 効果なし | 計 |
| 新 | 効果あり | $a$ | $b$ | $a + b$ |
| 薬 | 効果なし | $c$ | $d$ | $c + d$ |
| | 計 | $a + c$ | $b + d$ | $N$ |

(b) 確率

| | | 従来薬 | | |
|---|---|---|---|---|
| | | 効果あり | 効果なし | 計 |
| 新 | 効果あり | $p_{11}$ | $p_{12}$ | $p_{11} + p_{12}$ |
| 薬 | 効果なし | $p_{21}$ | $p_{22}$ | $p_{21} + p_{22}$ |
| | 計 | $p_{11} + p_{21}$ | $p_{12} + p_{22}$ | 1 |

ここでは, まず各被験者は表 7.4(b) で与えられる確率で, 四つのセルに入るものとする. このとき, 表 7.4(a) のデータは, 標本サイズ $N$ の多項分布に従う. 新薬が効果がある確率は $p_{11} + p_{12}$ で, 従来薬が効果がある確率は $p_{11} + p_{21}$ で表されるので, その差は $p_{12} - p_{21}$ となる. この差は, $(b - c)/N$ で推定できる. 帰無仮説として, $p_{12} = p_{21}$ を考えると, $b - c$ は平均 0, 分散 $N(p_{12} + p_{21})$ となる. 分散の推定値として, $b + c$ を用いると, $N$ が大きいときには,

$$\frac{(b - c)^2}{b + c}$$

は，自由度 1 のカイ二乗分布で近似できる．ただし，Pearson の $\chi^2$ の場合と同様に，カイ二乗分布での近似を良くするために，次のような修正を用いることも多い．

$$\chi_M^2 = \frac{(|b-c|-1)^2}{b+c}$$

この $\chi_M^2$ の観測された値を $a$ とすると，両側 $p$ 値は自由度 1 のカイ二乗分布が $a$ 以上の値をとる確率で与えられる．両側 $p$ 値が有意水準よりも小さいときに，帰無仮説 $p_1 = p_2$ が棄却される．この検定は，**McNemar 検定** (McNemar test) とよばれる[5]．

上の説明では，多項分布モデルを用いているので，各被験者において二つの薬の効果のある確率は一定であると仮定している．しかし，同一の被験者に二つの薬を適用するデザインを用いるのは，その効果の個人差が大きいことが想定される場合である．そのため，効果のある確率が一定であると仮定するのではなく，その値が個体ごとに変化する場合を想定する方が望ましい．すなわち，表 7.4(b) の確率は被験者ごとに変化すると考えることになる．ただし，帰無仮説としてどの被験者においても $p_{12} = p_{21}$ であると考えると，$b-c$ の平均は 0 で，分散は $b+c$ で推定できることには変わりはないので，そのような確率モデルの場合でも McNemar 検定を適用することができる．

**McNemar の正確検定**

McNemar 検定においても $\chi_M^2$ の帰無仮説での分布に対してカイ二乗分布での近似を用いているため，標本サイズ $N$ が小さいときにはその近似の良さが問題となる．そこで，Fisher の正確検定と同様に条件付き分布を利用することを考えてみよう．両方の薬がともに効果があったり，ともに効果のなかった被験者は，基本的には効果の違いに関する情報をほとんどもっていない．そのため，ここでは被験者のうち二つの薬のうち一方のみ効果があったものだけを考えることにする．このとき，帰無仮説が正しいと仮定すると，効果のあった薬が新薬であるか，従来薬であるかは対等であるから，どちらも確率 1/2 で生じると考えることができる．そうすると，$b$ の分布は，標本サイズ $b+c$，反応確率 1/2 の二項分布となり，この分布を用いて両側 $p$ 値を次のように求めることができる．

$$p\text{ 値} = \frac{1}{2^{b+c-1}} \sum_{i=0}^{\min(b,c)} \binom{b+c}{i}$$

そして，この $p$ 値が有意水準よりも小さいときに，新薬と従来薬の間に効果の有意差があると判断すればよい．この検定を **McNemar の正確検定** (McNemar exact test) とよぶ．

**例**：Bongers et al.[6] は，便秘をもつ乳児に対して，便秘薬に対する無作為化クロスオーバー試験を実施した．新薬と従来薬のどちらを先に用いるかによって，結果が異なる可能性があるため，先に用いる薬を無作為に割付けを行った．しかし，分析の結果その影響はないと判断し，二つのグループをまとめた分析を行っている．その結果，研究を最後まで実施した 24 名のうち，新薬のみで軟便となった乳児が 4 名 (17%) おり，従来薬のみで軟便となった乳児は 0 名 (0%) であった．ここでは，両方で軟便となった乳児の数や両方で軟便とならなかった乳児の数はわからないが，McNemar 検定は適用できる．ただし，この場合には $b+c$ の数が 4 であるから，正確検定を用いることにする．いま，$b=4, c=0$ であるから

$$\text{両側 } p \text{ 値} = \frac{1}{2^3}\binom{4}{0} = 0.125$$

となる．有意水準 5%では，新薬と従来薬の間に有意な差はみられない．しかし，この計算の過程をみると $b+c=4$ ではどんな結果が得られても有意になることはないことがわかる．本当に検証するには $b+c$ がもっと大きくなるように計画する必要があるだろう．

比較のために $\chi_M^2$ を求めると，

$$\chi_M^2 = \frac{(|4-0|-1)^2}{4+0} = 2.25$$

となる．この場合の $p$ 値は 0.134 となる．正確法の両側 $p$ 値と近い値となっている．

## 7.3 層別による交絡因子の調整

ヒトを対象とした研究では，疾病の発生等の結果を一つの要因のみで説明することは難しい．多くの疾病では，年齢や性別，職業，喫煙の有無などさまざまな要因が疾病の発生に影響することはよく知られている．前節では，臨床試験を中心に説明してきたため，被験者を無作為に二つの群に割り付けることでその他の要因の調整を行っているものと考えてきた．一方，観察研究では要因を割り付けることはできないため，主たる要因以外の要因を測定することで調整することが必要である．ここでは，他の要因で層に分けることで調整をする方法について考えていく．

### 7.3.1 Simpson のパラドックス

人工的なデータではあるが，表 7.5 のような二つの $2\times2$ 表を考えよう．どちらの $2\times2$ 表も性別と治療効果の関係を調べるもので年齢によって二つの表に分けられている．

表 7.5 の左側の表は 40 歳未満の人を，右側の表は 40 歳以上の人を対象としている．このようにある要因に基づいてデータを分けていくことを層別という．それぞれの表

**表 7.5** 人工的なデータ

(a) 40 歳未満

| | 反応 | | |
|---|---|---|---|
| | あり | なし | 計 |
| 男性 | 20 | 80 | 100 |
| 女性 | 80 | 320 | 400 |

(b) 40 歳以上

| | 反応 | | |
|---|---|---|---|
| | あり | なし | 計 |
| 男性 | 240 | 160 | 400 |
| 女性 | 60 | 40 | 100 |

をみると，どちらの $2 \times 2$ 表でも効果のある人の割合は，男性と女性で同じである．しかし，年齢を考慮せずに二つの表をひとまとめにするとどうなるだろうか．男性では 500 人中 260 人で，52%の人が効果があるのに対して，女性では 500 人中 140 人で，28%の人が効果があるという結果になる．このまとめた表を用いるとオッズ比は 2.8 であり，Yates の補正を行ったカイ二乗統計量は 59.00, $p$ 値は 0.001 未満であるから，男性と女性の間で効果のある人の割合に有意差があるという結果になる．このように，層別して考えると関連がないにもかかわらず，まとめた表をつくると関連が示されるというような現象は **Simpson** のパラドックス (Simpson's paradox) として知られている[7]．逆に層別して考えると関連があるにもかかわらず，まとめると関連がみられない場合もある．表 7.5 の場合には，層ごとに男性と女性の割合が大きく異なっていることと，年齢層によって効果の割合が大きく異なっていることからこのような現象が起こっている．二つの因子の間の関係を調べる際に，別の因子を考慮するかどうかによって結果が異なるような現象を交絡といい，この場合の年齢のように交絡を引き起こす因子のことを交絡因子という．

### 7.3.2 Mantel–Haenszel 検定

交絡因子を調整する方法の一つとして，層別したデータを使って解析する方法がある．2 つの因子 A と B の間の関連を調べることを目的とする場合を考える．交絡因子の影響を調整するため，交絡因子によって層別された $2 \times 2$ 表を作成し，それを表 7.6 のように表す．ただし，$k = 1, 2, \cdots, K$ とする．

**表 7.6** 第 $k$ 層の $2 \times 2$ 表

| | | 因子 B | | |
|---|---|---|---|---|
| | | あり | なし | 合計 |
| 因子 A | あり | $x_{1k}$ | $n_{1k} - x_{1k}$ | $n_{1k}$ |
| | なし | $x_{2k}$ | $n_{2k} - x_{2k}$ | $n_{2k}$ |
| 合計 | | $x_{1k} + x_{2k}$ | $N_k - x_{1k} - x_{2k}$ | $N_k$ |

$x_{1k}, x_{2k}$ は，それぞれ標本サイズ $n_{1k}, n_{2k}$，反応確率 $p_{1k}, p_{2k}$ の二項分布に従うものと考える．Mantel–Haenszel 検定は，すべての層において，オッズ比が 1 であること，すなわち

$$\psi_k = \frac{p_{1k}(1 - p_{2k})}{p_{2k}(1 - p_{1k})} = 1, \qquad k = 1, 2, \cdots, K$$

を帰無仮説とする検定方法である．Mantel and Haenszel[8] は，$p_{1k} = p_{2k}$ を仮定するとき，$x_{1k} + x_{2k}$ を条件づけたときの $x_{1k}$ の分布が $p_{1k}$ や $p_{2k}$ の値にかかわらず決まることに着目した．この条件付き分布は超幾何分布であり，$x_{1k}$ の平均 $m_{1k}$ と分散 $v_{1k}$ は，

$$m_{1k} = n_{1k}\frac{x_{1k}+x_{2k}}{N_k}$$
$$v_{1k} = \frac{n_{1k}n_{2k}(x_{1k}+x_{2k})(N_k-x_{1k}-x_{2k})}{N_k^2(N_k-1)}$$

で与えられる．さらに，各層のデータは独立と考えると，$\sum_{k=1}^{K} x_{1k}$ の平均は $\sum_{k=1}^{K} m_{1k}$，分散は $\sum_{k=1}^{K} v_{1k}$ となるので，

$$\chi_{MH}^2 = \frac{(\sum_{k=1}^{K} x_{1k} - \sum_{k=1}^{K} m_{1k})^2}{\sum_{k=1}^{K} v_{1k}}$$

は，帰無仮説の下で自由度1のカイ二乗分布で近似することができる．この $\chi_{MH}^2$ に基づいた検定を **Mantel–Haenszel 検定** (Mantel–Haenszel test) とよぶ．具体的には，$\chi_{MH}^2$ の観測値を $a$ とすると，Mantel–Haenszel 検定の $p$ 値は，自由度1のカイ二乗分布が $a$ 以上の値をとる確率で与えられるので，$p$ 値があらかじめ設定した有意水準よりも小さいときに帰無仮説を棄却する．

Cochran[9] は，$x_{1k}$ の分散 $v_{1k}$ の分母を $N_k^3$ として同様の統計量を提案している．この違いは，Mantel–Haenszel 検定では条件付き分布を考えているのに対して，Cochran[9] は二つの二項分布モデルを用いている点からきている．ただし，この二つの統計量の違いはかなり小さいので，これらの検定を **Cochran–Mantel–Haenszel 検定**とよぶこともある．

**例**：表 7.7 は，八つの施設で実施された臨床試験のデータである．施設ごとに新薬と対照薬を用いた群で，その反応の有無を調べた結果を表している．施設番号1をみてみると，$x_{11} = 11$ であり，超幾何分布を仮定したときの平均は $36 \times 21/73 = 10.36$ であり，分散は $36 \times 37 \times 21 \times 52/(73^2 \times 72) = 3.79$ である．同様に，他の7施設についても平均と分散を計算する．それぞれの施設での処理群で反応が成功である人の数の和は 55 で，平均の和は 46.30，分散の和は 11.86 となる．よって，$\chi_{MH}^2 = (55-46.30)^2/11.86 = 6.38$ となる．$p$ 値は自由度1のカイ二乗分布が 6.38 以上の値をとる確率であるから 0.012 となる．よって，$p$ 値は 0.05 より小さく，有意水準を 5%とすると処理群と対照群で反応確率に違いがあることが示せる．

**表 7.7** 多施設臨床試験データ

| 施設番号 | 処理 | 反応 | | 施設番号 | 処理 | 反応 | |
|---|---|---|---|---|---|---|---|
| | | 成功 | 反対 | | | 成功 | 反対 |
| 1 | 処理群 | 11 | 25 | 5 | 処理群 | 6 | 11 |
| | 対照群 | 10 | 27 | | 対照群 | 0 | 12 |
| 2 | 処理群 | 16 | 4 | 6 | 処理群 | 1 | 10 |
| | 対照群 | 22 | 10 | | 対照群 | 0 | 10 |
| 3 | 処理群 | 14 | 5 | 7 | 処理群 | 1 | 4 |
| | 対照群 | 7 | 12 | | 対照群 | 1 | 8 |
| 4 | 処理群 | 2 | 14 | 8 | 処理群 | 4 | 2 |
| | 対照群 | 1 | 16 | | 対照群 | 6 | 1 |

**共通オッズ比の推定**

Mantel–Haenszel 検定の特徴は，$\sum_{k=1}^{K} x_{1k}$ に基づいて検定を構成している点にある．$x_{1k}$ が全体的に $m_{1k}$ よりも大きい場合や，全体的に $m_{1k}$ よりも小さいときに帰無仮説を棄却することになる．そのため，Mantel–Haenszel 検定で帰無仮説が棄却されると，オッズ比がどれくらい 1 と異なっているのか，という点が興味の対象となる．層ごとにオッズ比が異なる場合も考えられるが全体的な指標を得るために，すべての層のオッズ比が等しいという仮定の下で，その共通するオッズ比を推定する方法が用いられる．

共通オッズ比の推定量としては，重み付き最小二乗推定量と Mantel–Haenszel 推定量を紹介する．**重み付き最小二乗推定量** (weighted least square estimator) は，各層の $2 \times 2$ 表でオッズ比 $\hat{\psi}_k = x_{1k}(n_{2k} - x_{2k})/x_{2k}(n_{1k} - x_{1k})$ を計算し，重み $w_k$ を使った対数オッズ比の重み付き平均をとったものを対数オッズ比の推定量とするものであり，

$$\log \hat{\psi}_{WLS} = \frac{\sum_k w_k \log \hat{\psi}_k}{\sum_k w_k}$$

と表せる．ただし，$w_k$ として，$\log \hat{\psi}_k$ の漸近分散の推定量の逆数，すなわち，

$$\frac{1}{w_k} = \frac{1}{x_{1k}} + \frac{1}{n_{1k} - x_{1k}} + \frac{1}{x_{2k}} + \frac{1}{n_{2k} - x_{2k}}$$

が用いられる．このとき，$\log \hat{\psi}_{WLS}$ の漸近分散は，$1/\sum_k w_k$ で与えられるので，$\log \hat{\psi}_{WLS}$ の分布を正規分布で近似することでオッズ比の信頼区間を構成することができる．$\psi$ の 95%信頼区間は，

$$\hat{\psi}_{WLS} \exp\left\{-1.96/\sqrt{\sum_k w_k}\right\} \sim \hat{\psi}_{WLS} \exp\left\{1.96/\sqrt{\sum_k w_k}\right\}$$

となる．ただし，データのなかに観測度数が 0 のセルがある場合には，各層での対数オッズ比の推定値のなかに，有限な値とならないものが含まれるため，共通オッズ比の推定ができないという問題がある．

もう一つの **Mantel–Haenszel 推定量** (Mantel–Haenszel estimator) は，次の式で与えられる．

$$\hat{\psi}_{MH} = \frac{\sum_k x_{1k}(n_{2k} - x_{2k})/N_k}{\sum_k x_{2k}(n_{1k} - x_{1k})/N_k}$$

この推定量は，計算がシンプルなうえ，各層の標本サイズが大きくなる場合でも，層の数が大きくなる場合でも，全体の標本サイズが大きくなれば，共通オッズ比 $\psi$ に近づくという良い性質をもっている．また，上の例のようにセルの度数のなかに 0 が含まれている場合にも推定量が得られるという利点もある．また，$R_k = x_{1k}(n_{2k} - x_{2k})/N_k$，$S_k = x_{2k}(n_{1k} - x_{1k})/N_k$ と表すと，Mantel–Haenszel 推定量は $\psi$ に関する方程式 $\sum_k (R_k - \psi S_k) = 0$ の解として与えられ，このことが Mantel–Haenszel 推定量の良

い性質を導いているといわれている．また，この性質を利用して，Robins et al.[10] は $\log \hat{\psi}_{MH}$ の分散の推定量 $\hat{v}^2_{MH}$ を次の形で与えられている．

$$\hat{v}^2_{MH} = \frac{1}{2R^2}\sum_k (x_{1k}+n_{2k}-x_{2k})R_k/N_k + \frac{1}{2S^2}\sum_k (x_{2k}+n_{1k}-x_{1k})S_k/N_k + \frac{1}{2RS}\sum_k \left\{(x_{1k}+n_{2k}-x_{2k})S_k + (x_{2k}+n_{1k}-x_{1k})R_k\right\}/N_k$$

ただし，$R=\sum_k R_k$, $S=\sum_k S_k$ である．$\log \hat{\psi}_{MH}$ の分散の推定量については，このほかにもいろいろな推定量が提案されている．この点については佐藤ら[11] に詳しく述べられている．$\hat{\psi}_{MH}$ に基づく共通オッズ比 $\psi$ の 95%信頼区間は，

$$\hat{\psi}_{MH}\exp\{-1.96\hat{v}_{MH}\} \sim \hat{\psi}_{MH}\exp\{1.96\hat{v}_{MH}\}$$

となる．共通オッズ比の推定量としては，このほかにもそれぞれの層で二つの二項分布を仮定したときの最尤推定量や周辺を条件づけたときの条件付き分布を考えたときの最尤推定量等も用いられる．

**例**：もう一度，表 7.7 を考えよう．このデータには度数 0 のセルが存在するため，重み付き最小二乗推定量は計算できない．そこで，Mantel–Hasenszel 推定量を求めてみよう．

$$\hat{\psi}_{MH} = \frac{11\times 27/73 + 16\times 10/52 + \cdots + 4\times 1/13}{25\times 10/73 + 4\times 22/52 + \cdots + 2\times 6/13} = 2.13$$

$\log \hat{\psi}_{MH}$ の分散の推定量は 0.092 であることから，Mantel–Haenszel 推定量の信頼区間の上限と下限は $\exp(\log 2.13 \pm 1.96\sqrt{0.092})$ となり，信頼区間は $1.18 \sim 3.87$ となる．

共通オッズ比を推定する際には，前提としてすべての層のオッズ比が等しいという仮定を置いている．このオッズ比の均一性をチェックするための検定として，Breslow–Day 検定 (Breslow–Day test) が用いられる．この検定では，共通するオッズ比が Mantel–Haenszel 推定値と一致すると仮定して，$x_{1k}$ の平均 $e_k$ と分散 $v_k$ を求める．平均 $e_k$ は

$$\frac{e_k\{n_{2k}-x_{1k}-x_{2k}+e_k\}}{\{n_{1k}-e_k\}\{x_{1k}+x_{2k}-e_k\}} = \hat{\psi}_{MH}$$

をみたすので，この式を $e_k$ に関する二次方程式として解くことで $e_k$ を求めることができる．ただし，二次方程式の解は二つ存在するが，$2\times 2$ 表の四つの期待度数がすべて非負になるのは一つだけとなる．そして，分散 $v_k$ は，$e_k$ を用いて，次のように表される．

$$v_k = \left(\frac{1}{e_k} + \frac{1}{n_{1k}-e_k} + \frac{1}{x_{1k}+x_{2k}-e_k} + \frac{1}{n_{2k}-x_{1k}-x_{2k}+e_k}\right)^{-1}$$

このとき，次の統計量を考える．

$$\chi^2_{BD} = \sum_k \frac{\{x_{1k} - e_k\}^2}{v_k}$$

Breslow–Day 検定では，帰無仮説としてすべての層のオッズ比が等しいという仮説を考え，この統計量が大きな値をとるときに帰無仮説を棄却する．帰無仮説の下で，統計量 $\chi^2_{BD}$ は自由度 $K-1$ のカイ二乗分布に従うものとして検定を構成している．これに対して，すべての層の標本サイズを大きくしても，$\chi^2_{BD}$ は自由度 $K-1$ のカイ二乗分布よりも少し大きめの値が出ることが指摘されている．ただ，カイ二乗分布との差は非常に小さいため，実際にはそのまま Breslow–Day 検定が用いられることが多い．

## 7.4 多群の比率の比較

三つ以上の群の比率の比較を考えよう．群の数を $r$ として，$r$ 個の群を $G_1, G_2, \ldots, G_r$ とする．群 $G_i$ の標本サイズを $n_i$，反応ありである個体の数を $x_i$ とする．ここで，$x_i$ は標本サイズ $n_i$, 反応確率 $p_i$ の二項分布に従うものと仮定する．そして，帰無仮説 $p_1 = p_2 = \cdots = p_r$ を考える．この検定は，二つの群の比較で用いた Pearson の $\chi^2$ 検定と同じように構成することができる．まず，各セルの期待度数を求める．帰無仮説の下では，すべての群の反応ありの確率は等しいので，その共通の確率を $\hat{p} = \sum_i x_i / \sum_i n_i$ で推定する．この推定値を用いると，$x_i$ の期待度数 $m_i$ は $n_i\hat{p}$ となる．一方，反応なしである個体の数 $n_i - x_i$ の期待度数は $n_i - m_i$ となる．ここで，$2r$ 個の観測度数に対して (観測度数 − 期待度数)$^2$/期待度数 を求めて，その和を求めたものを $\chi^2$ とする．$\chi^2$ は次の式で与えられる．

$$\chi^2 = \sum_{i=1}^{r} \left\{ \frac{(x_i - m_i)^2}{m_i} + \frac{\{(n_i - x_i) - (n_i - m_i)\}^2}{n_i - m_i} \right\}$$

統計量 $\chi^2$ は，各群の標本サイズ $n_i$ が大きいときには，自由度 $r-1$ の $\chi^2$ 分布で近似できる．よって，$\chi^2$ の観測値を $a$ とすると，自由度 $r-1$ のカイ二乗分布が $a$ 以上の値をとる確率を $p$ 値とし，$p$ 値が有意水準より小さいとき，すべての群の反応確率 $p_i$ が同じという帰無仮説は棄却される．

**群の間に順序がある場合**

ある薬の効果を調べる際には，群によって薬の用量を変えた動物実験や臨床試験が行われることがある．この場合には，各群に対して薬の用量が決まっており，この薬の用量によって群の間には順序が生じる．ここでは薬の用量を増やすことによってその効果が大きくなることを示すことが目的となる．そこで，次のような設定をで考えていくことにする．群の数を $r$ として，$r$ 個の群 $G_1, G_2, \ldots, G_r$ を考える．群 $G_i$ の標本サイズを $n_i$ とし，それぞれの個体に用量 $d_i$ の薬を投与する．ただし，$d_1 < d_2 < \cdots < d_r$ とする．試験の結果として効果があった個体の数を $x_i$ とする．いま，各群での効果の

あった個体の割合が，薬の投与量とどのような関係があるかを調べることにする．用量 $d$ を投与したときに効果のある割合 $p$ に対して，ロジスティックモデル，すなわち，

$$\log \frac{p}{1-p} = \alpha + \beta d$$

を仮定することになる．このモデルの下で，$\beta = 0$ を帰無仮説とする検定を考える．

$\beta$ の値が大きくなると $\sum_{i=1}^{r} x_i d_i$ は大きくなる傾向があるので，このことを利用したのが，次の統計量である．

$$\chi^2_{CA} = \frac{\left\{\sum_{i=1}^{r} x_i d_i - \hat{p}\sum_{i=1}^{r} n_i d_i\right\}^2}{\hat{p}(1-\hat{p})\left\{\sum_{i=1}^{r} n_i d_i^2 - (\sum_{i=1}^{r} n_i d_i)^2/n\right\}}$$

ただし，$n = \sum_{i=1}^{r} n_i$, $\hat{p} = \sum_{i=1}^{r} x_i/n$ とする．ここで，$\hat{p}\sum_{i=1}^{r} n_i d_i$ は，帰無仮説の下での $\sum_{i=1}^{r} x_i d_i$ の平均の推定量であり，分母は，$\sum_{i=1}^{r} x_i d_i - \hat{p}\sum_{i=1}^{r} n_i d_i$ の分散の推定量である．この統計量は，帰無仮説が成り立つときには，それぞれの層の標本サイズ $n_i$ が大きくなると，自由度 1 のカイ二乗分布で近似できる．そこで，$\chi^2_{CA}$ の観測値を $a$ とするとき，自由度 1 のカイ二乗分布が $a$ 以上の値をとる確率を $p$ 値とする．この $p$ 値が有意水準よりも小さいときに帰無仮説を棄却することになる．この検定は，Cochran–Armitage 検定 (Cochran–Armitage test) とよばれる．

この検定では，構成する際にロジスティックモデルを仮定しているが，ロジスティックモデルではなく回帰モデルを仮定しても導くことができる．また，スコアの値を変更してもその影響はそれほど大きくないことが知られている．ただし，あるカテゴリーが他のカテゴリーよりも非常に多くの観測値を含む場合には影響が大きくなる場合もある．この点については，Agresti[12] の 2.5.4 項に詳しく書かれている．また，ここでは用量反応関係を考えているが，用量でなくても各群に対応する $d$ の値をうまく設定できればこの検定法を適用することができる．

**例**：表 7.8 は Rentnakaran et al.[13] が実施した産後 3 か月での耐糖能異常の有病率を調べた研究の結果である．分娩前の妊娠糖尿病スクリーニングの際に募集した妊婦を対象に，産後 3 か月の有病率を調べている．妊娠糖尿病スクリーニングの結果に基づいて四つのグループに分け，それぞれの耐糖能異常の状況を調べている．妊娠時に糖尿病や耐糖能以上をもつグループの方が，産後 3 か月での耐糖能異常の割合が高くなっている．この研究では，薬剤の用量反応のように各グループに用量を対応させることができないが，正常 GCT，正常耐糖能群から順に 1, 2, 3, 4 の値を $d$ として割り当てることにする．このとき，Cochran–Armitage 検定を実施してみよう．

**表 7.8** 産後 3 か月での耐糖能異常の有病率

| | 正常 GCT 正常耐糖能 | 異常 GCT 正常耐糖能 | 妊娠耐糖能異常 | 妊娠糖尿病 | 合計 |
|---|---|---|---|---|---|
| 有病者 | 3 | 17 | 15 | 45 | 80 |
| 標本サイズ | 93 | 166 | 91 | 137 | 487 |
| 有病率 | 3.2% | 10.2% | 16.5% | 32.8% | |

$$\sum_{i=1}^{r} x_i d_i = 3 \times 1 + 17 \times 2 + 15 \times 3 + 45 \times 4 = 262$$

$$\sum_{i=1}^{r} n_i d_i = 93 \times 1 + 166 \times 2 + 91 \times 3 + 137 \times 4 = 1246$$

$$\sum_{i=1}^{r} n_i d_i^2 = 93 \times 1^2 + 166 \times 2^2 + 91 \times 3^2 + 137 \times 4^2 = 3768$$

$$\hat{p} = \frac{3 + 17 + 15 + 45}{93 + 166 + 91 + 137} = \frac{80}{487} = 0.164$$

となるので，求める統計量は

$$\chi^2_{CA} = \frac{(262 - 0.164 \times 1246)^2}{0.164 \times (1 - 0.164)(3768 - 1246^2/487)} = 41.25$$

となる．自由度 1 のカイ二乗分布が 41.25 以上となる確率は 0.001 未満となるので，$p < 0.001$ となる．よって，有意水準 5%で四つの群での有病率が等しいという帰無仮説は棄却され，$d$ の値に対応して有病率が高くなる傾向があることが示せる．

## 7.5 層別 $r \times 2$ 表の解析

$2 \times 2$ 表の場合と同様に，交絡因子で層別した場合の解析方法について考えよう．層の数を $K$ として，各層において $r$ 個の群 $G_1, G_2, \ldots, G_r$ があるものとする．どの層においても $G_i$ 群では，用量 $d_i$ の薬剤を投与する．ただし，$d_1 < d_2 < \cdots < d_r$ とする．第 $k$ 層での群 $G_i$ の標本サイズを $n_{ik}$ とし，反応があった患者の数を $x_{ik}$ とする．いま，$x_{ik}$ の分布は，標本サイズ $n_{ik}$，反応確率 $p_{ik}$ の二項分布であるものとし，

$$\log \frac{p_{ik}}{1 - p_{ik}} = \alpha_k + \beta d_i$$

をみたすものとする．ここで，$\alpha_k$ は層によって異なってもよいが，$\beta$ は共通と考えている．これは，$2 \times 2$ 表の場合と同様に，オッズ比が層にかかわらず一定であることを意味している．帰無仮説：$\beta = 0$ の検定に対して，Cochran–Armitage 検定の場合と同様に，各層で $\sum_i^r x_{ik} d_i$ を計算し，すべての層でそれを合計した $T = \sum_{k-1}^K \sum_i^r x_{ik} d_i$ に基づいた検定を考える．各層において，分割表の行の和や列の和を条件づけた分布を考えると，この統計量の分布は $\beta$ のみに依存した分布となる．そこで，この分布を用いて，帰無仮説の下での $T$ の平均を計算すると，

$$E(T) = \sum_{k=1}^{K} \sum_{i=1}^{r} p_k n_{ik} d_i$$

となる．ただし，$p_k$ は帰無仮説の下での $k$ 層での共通の確率を表している．そこで，$E(T)$ の推定量として，

$$\hat{E}(T) = \sum_{k=1}^{K}\sum_{i=1}^{r}\frac{x_{+k}}{n_{+k}}n_{ik}d_i$$

を用いる．さらに，$T - \hat{E}(T)$ の分散の推定値として，

$$V = \sum_{k=1}^{K}\frac{x_{+k}(n_{+k} - x_{;k})}{n_{+k}(n_{+k} - 1)}\left(\sum_{i=1}^{r}n_{ik}d_i^2 - n_{+k}\bar{d}_k^2\right)$$

を用いる．ただし，$x_{+k} = \sum_{i=1}^{r} x_{ik}$，$n_{+k} = \sum_{i=1}^{r} n_{ik}$，$\bar{d}_k = \sum_{i=1}^{r} n_{ik}d_i$ である．このとき，統計量

$$\chi^2_{ME} = \frac{(T - \hat{E}(T))^2}{V}$$

は，帰無仮説の下では近似的に自由度 1 のカイ二乗分布に従うことから，検定を構成できる．$\chi^2_{ME}$ の観測値を $a$ とすると，$p$ 値は自由度 1 のカイ二乗分布が $a$ 以上の値をとる確率として求めることができる．この検定は，**拡張 Mantel 検定** (extend Mantel test) とよばれている．構成の仕方からもわかるように，層が一つの場合には Cochran–Armitage 検定とほとんど同じとなっているが，統計量を構成する際の平均や分散の計算において条件付き分布を用いていることから，分散の推定値がほんの少し違っている．

**例**：入江ら[14] は，4 歳未満児を対象にインフルエンザワクチン接種後の免疫反応を調べたところ，表 7.9 のような結果が得られた．

**表 7.9**　年齢別接種前抗体価別の接種後免疫達成率

| | 接種前低免疫 | | 接種前高免疫 | |
|---|---|---|---|---|
| 年齢 | 免疫達成数 | 標本サイズ | 免疫達成数 | 標本サイズ |
| 0 歳児 | 6 | 63 | 0 | 1 |
| 1 歳児 | 14 | 61 | 4 | 4 |
| 2 歳児 | 29 | 43 | 21 | 21 |
| 3 歳児 | 20 | 33 | 31 | 33 |

全体的には免疫達成率は年齢が上がるほど高くなっている傾向があるが，これは接種前の免疫反応の違いの影響を受けると考え，免疫反応で層別して分析を行っている．そこで，各年齢群でのスコア $d_i$ を年齢にあわせて，0,1,2,3 として，拡張 Mantel 検定を適用してみよう．$\sum_i x_{ik}d_i$ は，低免疫層では 132 で高免疫層では 139 となっているので，$T = 132 + 139 = 271$ となる．そして，帰無仮説の下での $E(T)$ および $V(T)$ は，それぞれ 222.50 と 53.06 であることから

$$\chi^2_{ME} = \frac{(271 - 222.50)^2}{53.06} = 44.34$$

となる．このときの $p$ は 0.001 以下であり，有意水準 5%で帰無仮説は棄却され，スコアに応じて免疫反応率が高くなる傾向がみられた．ただし，このデータの場合には，接種前に高免疫であった子どもはほとんど接種後も高免疫であるため，ほとんど低免

**表 7.10**　2 元表データ

| | $C_1$ | $C_2$ | $\ldots$ | $C_c$ | 計 |
|---|---|---|---|---|---|
| $G_1$ | $x_{11}$ | $x_{12}$ | $\ldots$ | $x_{1c}$ | $x_{1+}$ |
| $G_2$ | $x_{21}$ | $x_{22}$ | $\ldots$ | $x_{2c}$ | $x_{2+}$ |
| $\vdots$ | $\vdots$ | $\vdots$ | $\ddots$ | $\vdots$ | $\vdots$ |
| $G_r$ | $x_{r1}$ | $x_{r2}$ | $\ldots$ | $x_{rc}$ | $x_{r+}$ |
| 計 | $x_{+1}$ | $x_{+2}$ | $\ldots$ | $x_{+c}$ | $N$ |

疫層での結果によって決まっていることもわかる．実際に，低免疫層だけを考えて，Cochran–Armitage 検定を用いると，検定統計量の値は，43.2 であり $p$ 値は 0.001 以下となっている．

## 7.6　$r \times c$ 表の解析

ここでは，一般の 2 元表の解析について簡単に説明する．基本的なアイデアは 7.4 節や 7.5 節で取り扱った $r \times 2$ 表の場合と同様である．行は $r$ 個の群 $G_1, G_2, \ldots, G_r$ に分かれており，列は $c$ 個のカテゴリーに分かれている $r \times c$ 分割表を考える．この分割表の $i$ 行 $j$ 列の度数を $x_{ij}$ とすると表 7.10 となる．ここでは，すべての度数の合計を $N$ として $\{x_{ij}\}$ は標本サイズ $N$，それぞれのセルの確率 $p_{ij}$ の多項分布に従うものと仮定する．この場合の興味の一つは，行と列の間に関連があるかどうかを調べることにある．もし，関連がなければ，行ごとに列の割合を調べると，どの群でも同じ割合になる．そこで，帰無仮説：$p_{ij} = p_{i+}p_{+j}$ の検定を考える．ここで，$p_{i+} = \sum_{j=1}^{c} p_{ij}, p_{+j} = \sum_{i=1}^{r} p_{ij}$ である．帰無仮説を仮定したときの各セルの期待度数 $m_{ij}$ は

$$m_{ij} = \frac{x_{i+}x_{+j}}{N}$$

で与えられる．この場合も，$2 \times 2$ 表の場合と同様に，観測度数と期待度数のずれを次の Pearson のカイ二乗統計量で測ることにする．

$$\chi^2 = \sum_{i=1}^{r}\sum_{j=1}^{c} \frac{(x_{ij} - m_{ij})^2}{m_{ij}}$$

$\chi^2$ は，標本サイズ $N$ が大きくなると，帰無仮説の下で自由度 $(r-1)(c-1)$ のカイ二乗分布で近似される．そのため，$\chi^2$ の観測値を $a$ とすると，$p$ 値は，自由度 $(r-1)(c-1)$ のカイ二乗統計量が $a$ より大きい値をとる確率で与えられる．

**両方のカテゴリーに順序がある場合**

ここでは，行と列のカテゴリーに順序がある場合を考える．行のカテゴリーに対応するスコアを $d_1, d_2, \ldots, d_r$ とし，列のカテゴリーに対応するスコアを $e_1, e_2, \ldots, e_c$ とする．ここでは，対数オッズ比 $\log \psi_{ij}$ に対して，

$$\log \psi_{ij} = \log \frac{p_{11}p_{ij}}{p_{i1}p_{1j}} = \beta(d_i - d_1)(e_j - e_1)$$

が成り立っているものとして，$\beta = 0$ の検定を考えよう．次の統計量

$$U = \sum_{i=1}^{r}\sum_{j=1}^{c} d_i e_j x_{ij}$$

を考える．行和と列和を条件づけた分布を考えると，その分布はオッズ比のみに依存する分布となる．帰無仮説の下でこの条件付き分布での $U$ の平均の推定量は

$$\hat{E}[U] = \sum_{i=1}^{r}\sum_{j=1}^{c} d_i e_j \frac{x_{i+}x_{+j}}{N}$$

となる．さらに，$U - \hat{E}[U]$ の分散の推定量を

$$\hat{V} = \frac{1}{N-1}\left\{\sum_{i=1}^{r}(d_i - \bar{d})^2 x_{i+}\right\}\left\{\sum_{j=1}^{c}(e_j - \bar{e})^2 x_{+j}\right\}$$

とする．ただし，$\bar{d} = \sum_{i=1}^{r} d_i x_{i+}$, $\bar{e} = \sum_{j=1}^{c} e_j x_{+j}$ である．このことを利用して次のカイ二乗統計量を考える．

$$\chi^2 = \frac{(U - \hat{E}[U])^2}{\hat{V}} = \frac{(N-1)\sum_{i=1}^{r}\sum_{j=1}^{c}(d_i - \bar{d})(e_j - \bar{e})x_{i+}x_{+j}}{\{\sum_{i=1}^{r}(d_i - \bar{d})^2 x_{i+}\}\{\sum_{j=1}^{c}(e_j - \bar{e})^2 x_{+j}\}}$$

$N$ が十分大きいときには，$\chi^2$ は自由度 1 のカイ二乗分布で近似できるので，$\chi^2$ の観測値を $a$ とすると，自由度 1 のカイ二乗分布が $a$ 以上の値をとる確率を $p$ 値とすればよい．$\chi^2$ は，各個体に対して，行スコアを $X$ の値，列スコアを $Y$ の値としたときの $X$ と $Y$ の相関係数を $r$ とすると，$\chi^2 = (n-1)r^2$ が成り立つ．そして，この検定は Mantel の相関検定とよばれる[15)]．

**層別データでの相関検定**

7.3 節でも述べたように，交絡因子を調整するためには交絡因子で層別する方法がとられる．相関検定を層別データに拡張することもできる．まず，それぞれの層で，上の統計量 $U, \hat{E}[U], \hat{V}$ を計算し，第 $k$ 層の値をそれぞれ $U_k, \hat{E}[U_k], V_k$ と表すことにする．このとき，

$$\chi^2 = \frac{\left\{\sum_k^K (U_k - \hat{E}[U_k])\right\}^2}{\sum_k^K V_k}$$

とすると，統計量 $\chi^2$ は，近似的に自由度 1 のカイ二乗分布になるので，この統計量を利用して検定を行うことができる．

ここでは，計数データの分析の基本的な方法や考え方を中心に紹介した．さらに詳しい内容については，柳川[16)]，Agresti[12)], Fleiss et al.[17)] 等を参照するとよい．

## 7.7 カッパ係数

異なる評価者が同一の対象について，疾患の有無の診断や，疾患の程度 (軽度，中

表 **7.11** 評価者 2 名の場合の各評価カテゴリーのクロス表集計

| 評価者 A | 評価者 B | | | | | |
|---|---|---|---|---|---|---|
| | 1 | 2 ... | $j$ | ... | $C$ | 計 |
| 1 | $n_{11}$ | $n_{12}$ | $n_{1j}$ | | $n_{1C}$ | $n_{1\cdot}$ |
| 2 | $n_{21}$ | $n_{22}$ | $n_{2j}$ | | $n_{2C}$ | $n_{2\cdot}$ |
| ⋮ | | | | | | |
| $i$ | $n_{i1}$ | $n_{i2}$ | $n_{ij}$ | | $n_{iC}$ | $n_{i\cdot}$ |
| ⋮ | | | | | | |
| $C$ | $n_{C1}$ | $n_{C2}$ | $n_{Cj}$ | | $n_{CC}$ | $n_{C\cdot}$ |
| 計 | $n_{\cdot 1}$ | $n_{\cdot 2}$ | $n_{\cdot j}$ | | $n_{\cdot C}$ | $n$ |

等度，重度など) のようにカテゴリーデータとして評価を行う場合の評価の再現性 (評価者間信頼性 (interrater reliability/agreement))，あるいは，同じ評価者が同一の対象について異なるときに繰り返し評価を行う場合の評価の一致性 (評価者内信頼性 (intrarater reliability/agreement)) の検討においては，カテゴリー数を $C$ 個，評価者数を 2 名とすれば，データの分布は $C \times C$ のクロス表に要約される．カッパ係数は，このような状況での一致性をはかる指標として用いられる．Cohen[18] により提唱されたので **Cohen** のカッパ (Cohen's kappa) ともよばれる．このカッパの統計量を拡張した**重み付きカッパ** (weighted kappa) や，層別のカッパを共通と仮定して統合したカッパ (common kappa) 等がある．いずれも評価者間一致性では 2 名の評価者，評価者内一致性では異なる 2 機会を仮定する．

いま，2 名の評価者 A, B が $n$ 名の被験者に対して $C$ 個の順序カテゴリーのいずれかに判定する場合を考える．頻度分布を表 7.11 に示すクロス表の表記を用いて要約する．すなわち，同一被験者について評価者 A がカテゴリー $i$ と判定し，評価者 B がカテゴリー $j$ と判定した被験者数を $n_{ij}$ とする．$C \times C$ のクロス表の周辺頻度として，評価者 A がカテゴリー $i$ に判定した被験者数を $n_{i\cdot}$，評価者 B がカテゴリー $j$ に判定した被験者数を $n_{\cdot j}$ とする．最も単純な $C = 2$ の場合は名義カテゴリーでもよい．また，$n_{ij}, n_{i\cdot}, n_{\cdot j}$ それぞれの全被験者に対する割合をそれぞれ $p_{ij} = n_{ij}/n$, $p_{i\cdot} = n_{i\cdot}/n$, $p_{\cdot j} = n_{\cdot j}/n$ とする．

### 7.7.1 Cohen のカッパ係数

**Cohen** のカッパ係数 ($K$) は，偶然の一致を調整した一致性の指標である．評価者は 2 名で被評価者 $n$ 名を，まず二つの相反するカテゴリー ($C = 2$) に判定し，評価者の結果は統計的に独立であることを仮定する．観測された一致割合は $p_o = \frac{n_{11}+n_{22}}{n}$ であるが，偶然の一致により平均的に一致する割合として，周辺頻度から偶然性による一致 (chance agreement) の期待度数，すなわち，

$$p_e = \left(\frac{n_{1\cdot}}{n}\right)\left(\frac{n_{\cdot 1}}{n}\right) + \left(\frac{n_{2\cdot}}{n}\right)\left(\frac{n_{\cdot 2}}{n}\right)$$

を調整分として，カッパ係数算出式の分母および分子から差し引く．Cohen のカッパ

係数 $K$ は，

$$K = \frac{p_o - p_e}{1 - p_e}$$

で与えられる．一般に，カテゴリー数が 3 以上の場合は，$p_0 = \sum_{i=1}^{c} n_{ii}/n, p_e = \sum_{i=1}^{c}(n_{i\cdot}n_{\cdot i})/n^2$ と置き換えて上記 $K$ に代入する．2 名の評価が完全に一致する場合は $K = 1$，偶然性による一致を超えて一致する場合は $K \geq 0$, 偶然性による一致ほどに一致していなければ $K \leq 0$ となるが，$K$ の最小値は周辺頻度に依存して $-1$ から 0 の間をとる．Fleiss et al.[19] は，Cohen のカッパ係数の漸近分散を (真の $K \neq 0$ の場合) 次のように与えた．

$$\mathrm{Var}\,(K) = \frac{1}{(1-K)^2 n}\left[\sum_{i=1}^{c} p_{ii}\{1-(p_{i\cdot}+p_{\cdot i})(1-K)\}^2 \right.$$
$$\left. + (1-K)^2 \sum_{\substack{i=1 \\ j=1}}^{c} \sum_{i \neq j} p_{ij}(p_{i\cdot}+p_{\cdot j})^2 - \{K - p_e(1-K)\}^2 \right]$$

漸近正規性を利用し，$100(1-\alpha)$%信頼区間 $[K - z_{\alpha/2}\,(\mathrm{Var}\,(K))^{\frac{1}{2}},\ K + z_{\alpha/2}\,(\mathrm{Var}\,(K))^{\frac{1}{2}}]$ が求められる．ここに，$z_{\alpha/2}$ は標準正規分布の上側 $\alpha/2 \cdot 100$%点である．特別な場合として，2 評価者の判定が独立である (関連性がない) ことを帰無仮説とする場合 ($H_0 : K = 0$) は，

$$\mathrm{Var}\,(K) = \frac{1}{(1-p_e)^2 n}\left\{p_e + {p_e}^2 - \sum_{i=1}^{c} p_{i\cdot}p_{\cdot i}(p_{i\cdot}+p_{\cdot i})\right\}$$

となることから標準誤差 ($s.e.$) を求め，漸近正規性を利用した検定を行う．

二つ以上の条件・層・方法での独立なカッパ係数 ($K_i$, $i = 1, \cdots, g$) を比較する場合，それぞれのカッパ係数 $K_i$ の分散の逆数で重みをつけた共通カッパ係数 $K_{\mathrm{com}}$ を求め，$(K_{\mathrm{com}} - K_i)^2$ の加重和が帰無仮説 ($H_0 : K_1 = \cdots = K_g$) の下で自由度 $g-1$ のカイ二乗分布に従うことを利用する．詳細は Fleiss et al.[20] を参照してほしい．

### 7.7.2 重み付きカッパ

順序カテゴリーの場合は，評価者 A と評価者 B の評価が異なっていたとしてもその差異の程度を反映させた重みをつけて一致性を評価することが考えられる．同一被験者について評価者 A が判定したカテゴリー $i$ と評価者 B が判定したカテゴリー $j$ の遠近を反映させる重み $w_{ij}$ として，

$$w_{ij} = 1 - \frac{|i-j|^k}{|c-1|^k}$$

を用いた重み付きカッパは $k$ 次重み付きカッパ ($K_w$) とよばれ，Cohen[21] により提唱された．よく用いられるのは，一次 (Cicchetti–Allison) の重み，二次 (Fleiss–Cohen) の重みである．0 次の重みの場合は，通常の Cohen のカッパに帰着する．これはまた

一致した評価にのみ重み 1 を与え，いかなる不一致評価でも重み 0 を与えていること ($i=j$ のとき $w_{ij}=1, i \neq j$ のとき $w_{ij}=0$) になる．重み付きカッパ $K_w$ は以下の式で定義される．

$$K_w = \frac{p_{ow} - p_{ew}}{1 - p_{ew}}$$

ここで，$p_{ow} = \sum_{i=1}^{c} \sum_{j=1}^{c} w_{ij} n_{ij}/n$, $p_{ew} = \sum_{i=1}^{c} \sum_{j=1}^{c} w_{ij} n_{i\cdot} n_{\cdot j}/n^2$ である．漸近分散は Fleiss et al.[19], Fleiss et al.[20] を参照してほしい．区間推定や検定は，漸近正規性を利用して Cohen のカッパと同様に行うことができる．

### 7.7.3 3 名以上の複数評価者でのカッパ係数

Fleiss[22] は Cohen のカッパ係数を評価者数 $r(>2)$ の場合に拡張した (Fleiss の拡張カッパ係数，$K_{mc}$)．$r$ 名の評価者が $k$ 名の被験者に対して $C$ 個の順序カテゴリーのいずれかに判定する場合を考える．被験者 $i$ についてカテゴリー $j$ と判定した評価者数を $k_{ij}$ とする．Fleiss[22] の $K_{mc}$ は以下のようになる．

$$K_{mc} = \frac{1}{(1-p_e)} \frac{1}{kr(r-1)} \left\{ \Sigma\Sigma {k_{ij}}^2 - kr - kr(r-1)\Sigma_{j=1}^{c} p_j^2 \right\}$$

Shoukri[23] は Cohen のカッパ係数との対応をわかりやすいように以下のように表現している．

$$K_{mc} = \frac{1}{1-p_e}(p_o - p_e)$$

ここで, $p_o = \sum_{i=1}^{k} \sum_{j=1}^{c} (k_{ij}^2 - rk)/kr(r-1)$, $p_e = \sum_{j=1}^{c} {p_j}^2$, $p_j = 1/(rk) \cdot \sum_{i=1}^{k} k_{ij}$ である．$p_j$ は全部の判定数のうちカテゴリー $j$ と判定した割合となる．漸近分散は Woolson[24] により与えられた．$k$ 名の被験者が，3 名以上の異なる評価者によって判定を受けるが，その評価者数が被験者によって必ずしも同じではない場合のカッパ係数は，Landis and Koch[25], Fliss and Cuzick[26] らにより提唱された．評価者はある評価者達の集団から代表として選ばれたと考え，被験者ごとに異なる評価者であってもよい．ただし，判定は評価者によらない (exchangeable ratings，評価者にバイアスはない) ことを仮定する．詳細は Shoukri[23] 等を参照してほしい．

### 7.7.4 カッパ係数の限界

疾病の診断 (有無) の判定方法のゴールドスタンダード (gold standard) が存在する場合，新しい簡易検査法の再現性評価にカッパ係数を用いることには問題がある．たとえば，疾病「有」とゴールドスタンダードで判定された被験者 (患者) 集団 100 名について，簡易検査法で評価者 2 名による再現性評価をした結果，$(n_{11}, n_{22}) = (70, 10)$ であっても $(n_{11}, n_{22}) = (10, 70)$ であってもカッパ係数は同じである．$n_{11}$ は正解で一致した数であり，$n_{22}$ は誤りだが一致した数である (カテゴリー 1 の定義を疾病「有」とする)．応用においてそれらの意味合いはまったく異なり $n_{22}$ が大きいことは好ましくない．しかし，カッパ係数では正解で一致か誤りで一致かは区別されない．

カッパ係数の限界については多くの指摘がなされている．よく指摘されている問題点は，一致している割合は同じであっても，カッパ係数は周辺頻度から偶然性による一致の期待度数を調整しているので，周辺確率の影響を受けるということ (疾病の有無の場合であれば，有病率の影響を受けるということ) や，カテゴリーの数 (集約させるカテゴリーの区切り方) の影響を受けるということ等がある (Altman[27], Nelson and Pepe[28])．

## 文　　献


1) Anscombe, FJ. *Biometrika* **35**: 246–254, 1948.
2) Nomura, M, et al. *Ann Oncol* **24**: 1062–1066, 2012.
3) Cochran WG. *Biometrics* **10**: 417–451, 1954.
4) Donders, GGG, et al. *Int J Gynecology and Obstetrics* **120**: 131–136, 2013.
5) McNemar, Q. *Psychometrika* **12**: 153–157, 1947.
6) Bongers, MEJ, et al. *Nutrition Journal*, http://www.nutritionj.com/contents/6/1/8, 2007.
7) Simpson, EH. *J R Stat Soc Ser B* **13**: 238–241, 1951.
8) Mantel, N and W Haenszel. *J Nat Cancer Inst* **22**: 719–748, 1959 .
9) Cochran, WG. *Biometrics* **10**: 417–451, 1954.
10) Robins, J, et al. *Biometrics* **42**: 311–323, 1986.
11) 佐藤俊哉, 高木廣文, 柳川　堯, 柳本武美. 統計数理 **46**: 153–177, 1998.
12) Agresti, A. *An Introduction to Categorical Data Analysis*, 2nd ed, Wiley Interscience, 2007.
13) Retnakaran, R, et al. *Cardiovascular and Metabolic Risk* **31**: 2026–2031, 2008.
14) 入江　伸, 他. 感染症誌 **81**: 284–290, 2007.
15) Mantel, N. *Cancer Res* **27**: 209–220, 1967.
16) 柳川　堯. 離散多変量データの解析, 共立出版, 1986.
17) Fleiss, JL, et al. *Statistical Methods for Rates and Proportions*, 3rd ed, Wiley Interscience, 2003.
18) Cohen, J. *Educ Psychol Meas* **20**: 37–46, 1960.
19) Fleiss, JL, J Cohen and BS Everitt. *Psychol Bull* **72**: 323–327, 1969.
20) Fleiss, JL, B Levin and MC Paik. *Stat Methods Rates and Proportions*, 3rd ed, Wiley, 2003.
21) Cohen, J. *Psychol Bull* **70**: 213–220, 1968.
22) Fleiss, JL. *Psychol Bull* **76**: 378–382, 1971.
23) Shoukri, MM. *Measures of Interobserver Agreement and Reliability*, 2nd ed, CRC Press, 2011.
24) Woolson, WRC. *Statistical Methods for the Analysis of Biomedical Data*, Wiley, 1987.
25) Landis, JR and GG Koch. *Biometrics* **33**: 671–679, 1976.
26) Fleiss, JL and J Cuzick. *Appl Psychol Meas* **3**: 537–542, 1979.
27) Altman, DG. *Practical Statistics for Medical Research*, Chapman & Hall, 1991.

28) Nelson, CJ and MS Pepe. *Statist Method Med Res* **9**: 475–496, 2000.

Chapter 8

# 計数データの回帰モデル

## 8.1 はじめに

Nelder and Wedderburn[1] により提案された一般化線形モデル (generalized linear model, GLM) は今日の医学分野における統計学的推測の根幹をなす基本モデルである[2]．それは，古典的な線形モデルにおける誤差項に仮定されていた正規分布の枠組みを外し，正規分布になじまない応答変数に対しても統一的な線形推測が可能となるようにしたものである．本章では，応答変数が，2 値データ (binary data)，カテゴリカルデータ (categorical data)，カウントデータ (count data) 等の計数データ (enumeration data) に関する回帰モデルを解説する．まず最初にいくつかの例をあげよう．

1）ロジスティック回帰モデル

表 8.1 は，ある薬剤の 50%致死量 (LD50, median lethal dose) を推定することを目的とした動物を利用した毒性実験のデータである．この種のデータ解析の一つの方法は，各用量群 $i$ の観測死亡数 $d_i$ が死亡確率 $p_i$ を母数にもつ二項分布 $Bino(p_i, m_i)$ に従う確率変数で，対数用量 $x_i$ に対する用量反応曲線がロジスティック曲線に従うモデルを導入することである．

$$d_i \sim Bino(p_i, m_i)$$
$$\log \frac{p_i}{1-p_i} = \beta_0 + \beta_1 x_i$$

**表 8.1** 毒性試験データ

| $\log_{10}$(用量) | 標本数 | 死亡数 |
|---|---|---|
| 1.691 | 59 | 4 |
| 1.724 | 60 | 10 |
| 1.755 | 62 | 19 |
| 1.784 | 56 | 31 |
| 1.811 | 63 | 52 |
| 1.837 | 59 | 53 |
| 1.861 | 62 | 60 |
| 1.884 | 60 | 60 |

2）ロジスティック回帰モデル

アメリカのフラミンガムで開始された冠状動脈性心疾患 (CHD) に関する大規模コホート研究[3] では，調査対象者 $i$ ごとに (A) 検討するリスクファクター $\boldsymbol{x_i} = (x_{i1}, \ldots, x_{ir})$ を追跡開始時点で観測，(B) 12 年間の追跡期間での CHD の発生の有無 $d_i = 0$ (無), 1 (有) を観測した．当該疾患の発生確率 $p_i$ に影響を与えるリスクファクターを検討する一つのモデルは次のように表現できる．

$$d_i \sim Bino(p_i, 1)$$
$$\log \frac{p_i}{1 - p_i} = \beta_0 + \beta_1 x_{i1} + \cdots + \beta_r x_{ir}$$

3）比例オッズ回帰モデル

スコットランドの冠状動脈性心疾患 (CHD) に関する大規模横断研究[4] では，(A) リスクファクター $\boldsymbol{x_i} = (x_{i1}, \ldots, x_{ir})$，(B) 調査対象者 $i$ ごとに CHD の診断結果 $y_i$ $\{= 0$ (CHD なし)，$= 1$ (狭心症 grade I)，$= 2$ (狭心症 grade II)，$= 3$ (心筋梗塞)$\}$ を観測した．$y_i$ の値は多項分布 (multinomial distribution) に従うと考えられる．この順序カテゴリカルデータにロジスティック回帰モデルを適用しようとすると，$y_i$ をどこかで分割して $(0, 1)$ の 2 値に変化しなければならない．ここでは，4 カテゴリーあるので，3 通りの 2 値化が考えられ，それぞれのリスクファクターに 3 通りのオッズ比が推定される．もし「3 通りの真のオッズ比はすべて等しい」という条件が成立すれば，CHD の発生に影響を与えるリスクファクターを検討する一つのモデルは

$$y_i \sim Multinomial((p_{i1}, p_{i2}, p_{i3}, p_{i4}), 1)$$
$$\log \frac{q_{ik}}{1 - q_{ik}} = \theta_k + \beta_1 x_{i1} + \cdots + \beta_r x_{ir}, \quad k = 2, \cdots, 4$$

と表現できる．ここに $q_{ik} = \Pr\{y_i \geq k\} = p_{ik} + \cdots + p_{i4}$ は $k$ 番目以降の累積確率を表す．

4）Poisson 回帰モデル

ある県内の市町村ごとの死亡率の比較に標準化死亡比 (standardized mortality ratio, SMR) がよく用いられる．それは観測死亡数 $y_i$ を，県全体または国全体の年齢階級死亡率に基づいて計算される期待死亡数 $E_{0i}$ で除した比である．死亡率の地域差を説明するために，社会経済的要因 $\boldsymbol{x_i} = (x_{i1}, \cdots, x_{ir})$ を説明変数として行われる回帰モデルの一つは，死亡数が期待死亡数 $\mu_i$ をもつ Poisson 分布 $Po(\mu_i)$ に従う対数線形モデル (log-linear model)

$$y_i \sim Po(\mu_i)$$
$$\log \mu_i = \log E_{0i} + \beta_1 x_{i1} + \cdots + \beta_r x_{ir}$$

であろう．この線形モデルから，説明変数で調整された SMR の推定値が

$$\widehat{SMR}_i = \frac{\hat{\mu}_i}{E_{0i}}$$

として求められる．

8

## 8.2 最 尤 推 定

ここでは，正規線形回帰モデル，ロジスティック回帰モデル，Poisson 回帰モデルの三つを取り上げ，その最尤推定法の推定方程式がまったく同様の形式で表現でき，それが一般化線形回帰モデルへとつながることをみる．ここで，応答変数のデータを $y_i(i=1,\cdots,n)$，$r$ 個の説明変数からなる回帰変数のベクトルを $\boldsymbol{x}_i=(x_{i0},x_{i1},\ldots,x_{ir})^t$，$(x_{i0}=1)$ とし，回帰パラメータのベクトルを $\boldsymbol{\beta}=(\beta_0,\beta_1,\beta_2,\ldots,\beta_r)^t$ としておく．つまり，線形モデルとして $\boldsymbol{x}_i^t\boldsymbol{\beta}=\beta_0+\beta_1x_{i1}+\cdots+\beta_rx_{ir}$ を考える．

### 8.2.1 正規線形回帰モデル

前節でみたように，正規線形回帰モデルでは，$y_i(i=1,\cdots,n)$ が，回帰変数ベクトル $\boldsymbol{x}_i$ が所与の下で，お互いに独立に，正規分布に従うことを仮定する:

$$y_i=\boldsymbol{x}_i^t\boldsymbol{\beta}+\epsilon_i,\ \epsilon\sim N(\mu_i,\ \sigma^2) \tag{8.1}$$

すなわち

$$f(y_i|\mu,\sigma^2,\boldsymbol{x}_i)=\frac{1}{\sigma(2\pi)^{1/2}}\exp\left\{-\frac{1}{2}\left(\frac{y_i-\mu_i}{\sigma}\right)^2\right\},\ -\infty<y<\infty$$

ここで，期待値と回帰変数との関係は

$$\mu_i=\mathrm{E}(y_i|\boldsymbol{x}_i)=\boldsymbol{x}_i^t\boldsymbol{\beta} \tag{8.2}$$

で表現できる．一方，分散は回帰変数に依存せず等分散

$$\mathrm{Var}(y_i|\boldsymbol{x}_i)=\sigma^2 \tag{8.3}$$

となる．最尤推定量 (MLE) $\hat{\boldsymbol{\beta}}$ は分散 $\sigma^2$ とは独立に次の連立方程式の解となる．

$$\sum_{i=1}^{n}(y_i-\mu_i)\boldsymbol{x}_i=\boldsymbol{0} \tag{8.4}$$

### 8.2.2 ロジスティック (Bernoulli) 回帰モデル

ロジスティック回帰モデル (logistic regression model) は別名 Bernoulli 回帰モデル (Bernoulli regression model) ともよばれるが，このモデルでは，$y_i(i=1,\cdots,n)$ が，

$$y_i=\begin{cases}1, & \text{当該イベント発生}\\ 0, & \text{当該イベント発生せず}\end{cases} \tag{8.5}$$

という 2 値 (binary) を有し，回帰変数ベクトル $\boldsymbol{x}_i$ が所与の下で，互いに独立に，次の密度をもつ Bernoulli 分布に従うことを仮定する：

$$f(y_i|\mu_i, \boldsymbol{x}_i) = \mu_i^{y_i}(1-\mu_i)^{1-y_i} \tag{8.6}$$

ここで，期待値 (イベント発生確率) と回帰変数との関係は，ロジスティック関数で

$$\mathrm{E}(y_i|\boldsymbol{x}_i) = \Pr\{y_i = 1|\boldsymbol{x}_i\} = \mu_i = \frac{1}{1+\exp(-\boldsymbol{x}_i^t\boldsymbol{\beta})} \tag{8.7}$$

とモデル化され，変形すると

$$\log\frac{\mu_i}{1-\mu_i} = \boldsymbol{x}_i^t\boldsymbol{\beta} \tag{8.8}$$

となる．一方，分散は，

$$\mathrm{Var}(y_i|\boldsymbol{x}_i) = \mu_i(1-\mu_i) \tag{8.9}$$

である．対数尤度関数は

$$l(\boldsymbol{\beta}) = \sum_{i=1}^{n}\{y_i\log\mu_i + (1-y_i)\log(1-\mu_i)\} \tag{8.10}$$

となるから，最尤推定量 (MLE) $\hat{\boldsymbol{\beta}}$ は式 (8.4) と同じ形の推定方程式の解となることがわかる．なお，$n$ 個の説明変数ベクトル $\boldsymbol{x}_i$ $(i=1,\cdots,n)$ のなかで，相異なる説明変数の組合せが $J$ 個あり，それらに番号をつけたものを改めて $\boldsymbol{x}_j$ $(j=1,\cdots,J)$ とし，その標本数を $n_j$，当該イベントの発生数を $d_j$ と置くと，$d_j$ は二項分布 $Bino(p(\boldsymbol{x}_j), n_j)$ に従う確率変数と考えられ，対数尤度関数は

$$l(\boldsymbol{\beta}) = \sum_{j=1}^{J} d_j\log p(\boldsymbol{x}_j) + (n_j - d_j)\log(1-p(\boldsymbol{x}_j))$$

となり，推定方程式は

$$\sum_{i=1}^{J}(d_i - n_jp(\boldsymbol{x}_j))\boldsymbol{x}_i = \sum_{i=1}^{J}(d_i - E(d_j|\boldsymbol{x}_j))\boldsymbol{x}_i = 0 \tag{8.11}$$

となることに注意したい．

### 8.2.3 Poisson 回帰モデル

Poisson 回帰モデルでは，$y_i (i=1,\cdots,n)$ が，回帰変数ベクトル $\boldsymbol{x}_i$ が所与の下で，お互いに独立に，次の密度をもつ Poisson 分布に従うことを仮定する：

$$f(y_i|\boldsymbol{x}_i) = \frac{e^{-\mu_i}\mu_i^{y_i}}{y_i!} \tag{8.12}$$

ここで，期待値と回帰変数との関係は

$$\mu_i = \mathrm{E}(y_i|\boldsymbol{x}_i) = \exp(\boldsymbol{x}_i^t\boldsymbol{\beta})$$

つまり，

$$\log\mu_i = \boldsymbol{x}_i^t\boldsymbol{\beta}$$

と対数線形モデルとなり，期待値 $\mu_i$ が非負であることを保証している．一方，分散は期待値と同一である．

$$\mathrm{Var}(y_i|\boldsymbol{x}_i) = \exp(\boldsymbol{x}_i^t\boldsymbol{\beta}) = \mu_i \tag{8.13}$$

対数尤度関数は

$$l(\boldsymbol{\beta}) = \sum_{i=1}^{n}\{y_i\boldsymbol{x}_i^t\boldsymbol{\beta} - \exp(\boldsymbol{x}_i^t\boldsymbol{\beta}) - \ln y_i!\} \tag{8.14}$$

となり，ここでも最尤推定量 (MLE) $\hat{\boldsymbol{\beta}}$ は式 (8.4) と同じ形の推定方程式の解となる．

## 8.3 一般化線形モデル

一般化線形モデル (generalized linear model, GLM) は，次の三つの成分で規定されるモデルである．

(1) ランダム成分 (random component)

データ $y_i(i = 1, \cdots, n)$ は回帰変数ベクトル $\boldsymbol{x}_i$ が所与の下で，お互いに独立に，次の指数型分布族 (exponential distribution family) に従うことを仮定する：

$$f(y_i|\theta_i, \phi, \boldsymbol{x}_i) = \exp\left\{\frac{\theta_i y_i - b(\theta_i)}{a_i(\phi)} + c(y_i, \phi)\right\} \tag{8.15}$$

ここに $\theta_i$ は正準母数 (canonical parameter)，$\phi$ は散らばりの母数 (dispersion parameter)，または局外母数 (nuisance parameter) とよばれる．指数型分布族は正規分布，Bernoulli 分布，二項分布，Poisson 分布など多くの分布を含む分布族である．指数型分布族の期待値と分散は

$$\mu_i = \mathrm{E}(y_i|\boldsymbol{x}_i) = b^{'}(\theta_i) \tag{8.16}$$

$$\mathrm{Var}(y_i|\boldsymbol{x}_i) = a_i(\phi)b^{''}(\theta_i) \tag{8.17}$$

で与えられる．ここで，$b^{''}(\theta)$ は期待値 $\mu$ だけの関数であり，分散関数 (variance function) とよばれる．この意味で，

$$V(\mu_i) = b^{''}(\theta_i) \tag{8.18}$$

としておく．また，$a_i(\cdot)$ は

$$a_i(\phi) = \phi/u_i, \quad (u_i \text{ は既知}) \tag{8.19}$$

の形に特定する．つまり，GLIM での分散の式 (8.17) は

$$\mathrm{Var}(y_i|\boldsymbol{x}_i) = a_i(\phi)V(\mu_i) \tag{8.20}$$

という形となる．さて，典型的な分布で調べてみると次のとおりである．

1) 正規分布: $y \sim N(\mu, \sigma^2)$

$$a(\phi) = \phi,\ b(\theta) = \theta^2/2,\ \mu = \theta,\ V(\mu) = 1$$

2）Bernoulli 分布: $y \sim Ber(\mu)$，または，$y \sim Bino(\mu, 1)$

$$a(\phi) = 1,\ b(\theta) = \log\{1 + \exp(\theta)\},\ \mu = 1/\{1 + \exp(-\theta)\},\ V(\mu) = \mu(1 - \mu)$$

3）二項分布: $y = d/m,\ d \sim Bino(\mu, m)$

$$a(\phi) = 1/m,\ b(\theta) = \log\{1 + \exp(\theta)\},\ \mu = 1/\{1 + \exp(-\theta)\},\ V(\mu) = \mu(1 - \mu)$$

4）$Po$ 分布: $y \sim Po(\mu)$

$$a(\phi) = 1,\ b(\theta) = \exp(\theta),\ \mu = \exp(\theta),\ V(\mu) = \mu$$

(2) 系統的成分 (systematic component)

通常の線形モデルで考える説明変数，共変量の線形結合を GLIM では改めて線形予測子 (linear predictor) とよび，$\eta$ で表す：

$$\eta_i = \boldsymbol{x}_i^t \boldsymbol{\beta} \tag{8.21}$$

(3) 連結関数 (link function)

期待値 $\mu_i$ と線形予測子 $\eta_i$ とを連結する関数 $g(\cdot)$：

$$g(\mu_i) = \eta_i = \boldsymbol{x}_i^t \boldsymbol{\beta} \tag{8.22}$$

を連結関数とよぶ．連結関数のなかで，特別な，しかし，標準的に利用されるのが正準連結関数 (canonical link function)

$$g(\mu_i) = \theta_i = \eta_i = \boldsymbol{x}_i^t \boldsymbol{\beta} \tag{8.23}$$

である．この連結関数による推測は $\theta$ の十分統計量が利用できるので，他の連結関数より特に小標本で望ましい性質がある．たとえば，それぞれの分布での正準連結関数は次のとおりである．

1）正規分布：$\eta = g(\mu) = \mu$ (正規線形モデル)

2）二項分布：$\eta = g(\mu) = \log\{\mu/(1 - \mu)\}$ (ロジスティック回帰モデル)

3）Poisson 分布：$\eta = g(\mu) = \log \mu$ (Poisson 回帰モデル)

これ以外の連結関数としては

1）プロビット変換：$\Phi^{-1}(\mu) = \eta$

2）complementary log–log 変換：$\log(-\log(1 - \mu)) = \eta$

3）Box–Cox 変換：

$$\eta = \begin{cases} (\mu^\alpha - 1)/\alpha, & \alpha \neq 0 \\ \log \mu, & \alpha = 0 \end{cases} \tag{8.24}$$

等もよく利用される．

8

### 8.3.1 最 尤 推 定

さて，最尤推定量 $\hat{\boldsymbol{\beta}}$ は対数尤度

$$l(\boldsymbol{\beta}) = \log L(\boldsymbol{\beta}) = \sum_{i=1}^{n} \left\{ \frac{\theta_i y_i - b(\theta_i)}{a_i(\phi)} + c(y_i, \phi) \right\} \tag{8.25}$$

を最大にする，つまり，$\beta_s$ $(s = 0, 1, \cdots, r)$ の推定方程式は

$$\frac{\partial l}{\partial \beta_s} = \sum_{i=1}^{n} v_i (y_i - \mu_i) x_{is} = 0 \tag{8.26}$$

をみたす．ここに

$$v_i = \frac{1}{a_i(\phi) V(\mu_i) g'(\mu_i)} \tag{8.27}$$

である．ここで，正準連結関数を考えれば，

$$g(\mu) = \theta \Rightarrow g'(\mu) b''(\theta) = g'(\mu) V(\mu) = 1$$

つまり，前節で導いた式 (8.4) と同じ推定方程式となることがわかる．次に，式 (8.26) を $\beta_t$ で偏微分すると

$$\frac{\partial^2 l}{\partial \beta_s \partial \beta_t} = \sum_{i=1}^{n} \left\{ \frac{\partial v_i}{\beta_t} (y_i - \mu_i) x_{is} + v_i (-1) \frac{\partial \mu_i}{\partial \beta_t} x_{is} \right\} \tag{8.28}$$

となる．その期待値をとると

$$\mathrm{E}\left( \frac{\partial^2 l}{\partial \beta_s \partial \beta_t} \right) = -\sum_{i=1}^{n} w_i x_{is} x_{it} \tag{8.29}$$

ここに，

$$w_i = \frac{1}{a_i(\phi) V(\mu_i) (g'(\mu_i))^2} \quad (> 0) \tag{8.30}$$

である．したがって，Fisher のスコア法を利用すれば，ベクトル表示で，

$$\begin{aligned} \hat{\boldsymbol{\beta}}^{(k+1)} &= \hat{\boldsymbol{\beta}}^{(k)} - \left[ \mathrm{E}\left( \frac{\partial^2 l}{\partial \boldsymbol{\beta} \partial \boldsymbol{\beta}^t} \right) \right]^{-1}_{\hat{\boldsymbol{\beta}}^{(k)}} \left[ \frac{\partial l}{\partial \boldsymbol{\beta}} \right]_{\hat{\boldsymbol{\beta}}^{(k)}} \\ &= \hat{\boldsymbol{\beta}}^{(k)} + \left[ \sum_{i=1}^{n} \hat{w}_i \boldsymbol{x_i} \boldsymbol{x_i}^t \right]^{-1}_{\hat{\boldsymbol{\beta}}^{(k)}} \left[ \sum_{i=1}^{n} \hat{w}_i g'(\hat{\mu}_i)(y_i - \hat{\mu}_i) \boldsymbol{x_i} \right]_{\hat{\boldsymbol{\beta}}^{(k)}} \end{aligned} \tag{8.31}$$

を解けばよい．最尤推定値の漸近分散は Fisher の情報行列の逆行列

$$\mathrm{Var}(\hat{\boldsymbol{\beta}}) = \left[ \sum_{i=1}^{n} \hat{w}_i \boldsymbol{x_i} \boldsymbol{x_i}^t \right]^{-1} \tag{8.32}$$

で与えられる．ここでは，式 (8.31) をさらに変形してみよう．

$$\hat{\boldsymbol{\beta}}^{(k+1)} = \left[\sum_{i=1}^{n}(\sqrt{\hat{w}_i}\boldsymbol{x_i})(\sqrt{\hat{w}_i}\boldsymbol{x_i^t})\right]_{\hat{\boldsymbol{\beta}}^{(k)}}^{-1} \times \left[\sum_{i=1}^{n}(\sqrt{\hat{w}_i}\boldsymbol{x_i})\left(\sqrt{\hat{w}_i}\boldsymbol{x_i^t}\hat{\boldsymbol{\beta}} + \sqrt{\hat{w}_i}g^{'}(\hat{\mu}_i)(y_i - \hat{\mu}_i)\right)\right]_{\hat{\boldsymbol{\beta}}^{(k)}}$$

となる．これは

$$\left[\sqrt{\hat{w}_i}(\hat{\eta}_i + g^{'}(\hat{\mu}_i)(y_i - \hat{\mu}_i))\right]_{\hat{\boldsymbol{\beta}}^{(k)}} = (\sqrt{\hat{w}_i}\boldsymbol{x_i})^t\boldsymbol{\beta}^{(k+1)} + \epsilon_i \tag{8.33}$$

という回帰モデルの最小二乗解の反復計算となることがわかる．言い換えれば，$\boldsymbol{\beta}$ の最尤推定の反復計算の各過程は，

- 重み $\hat{w}_i = 1/\left[a_i(\hat{\phi})V(\hat{\mu}_i)(g^{'}(\hat{\mu}_i))^2\right]$
- 従属変数 $\hat{\eta}_i + g^{'}(\hat{\mu}_i)(y_i - \hat{\mu}_i)$
- 説明変数 $\boldsymbol{x_i}$

と設定した通常の重み付き線形回帰モデルで最小二乗解と同値となることがわかる．たとえば，正規分布のケースであれば，重みは $\hat{v}_i = 1/\phi$，従属変数，説明変数はそれぞれ $y_i, \boldsymbol{x}_i$ となり，繰り返しなしの通常の線形回帰モデルに一致する．

### 8.3.2 モデルの適合度の評価

一般化線形モデルのデータに対する適合度を評価する方法としては，尤度比検定規準の考え方を利用したスケール化されたデビアンス (scaled deviance) を利用する．それは，モデルがデータで完全に説明されているフルモデル

$$\text{full model } f : \tilde{\theta} = \theta(y_i)$$

の対数尤度 $l_f$ と $r+1$ 個 (intercept を考慮しての「+1」) の母数をもつモデルの最大対数尤度 $l_r$ との差の 2 倍で定義される：

$$S(r,f) = -2\log\frac{L(\hat{\boldsymbol{\beta}})}{L_f} = \sum_{i=1}^{n}2u_i\frac{y_i(\tilde{\theta}_i - \hat{\theta}_i) - b(\tilde{\theta}_i) + b(\hat{\theta}_i)}{\phi} = \frac{D(r,f)}{\phi}$$

ここで，$D(r,f)$ をデビアンス (deviance) とよぶ．スケール化されたデビアンスは，現在のモデルが正しいという帰無仮説の下で漸近的に (正規線形モデルでは正確に) 自由度 $n-r-1$ の $\chi^2$ 分布に従う．たとえば，正規線形モデルでは

$$S(r,f) = \frac{\sum_{i=1}^{n}(y_i - \hat{\mu}_i)^2}{\sigma^2} \sim \chi^2_{n-p-1} \text{ 分布}$$

とよく知られた性質が導かれる．二項分布では，

$$\begin{aligned} S(r,f) &= D(r,f) \\ &= 2\sum_{i=1}^{n}\left\{d_i\log\frac{d_i}{m_i\hat{\mu}_i} + (m_i - d_i)\log\frac{m_i - d_i}{m_i - m_i\hat{\mu}_i}\right\} \sim \chi^2_{n-p-1} \text{ 分布} \end{aligned}$$

が得られる．Poisson 分布では

$$S(r,f)=D(r,f)=2\sum_{i=1}^{n}\left(y_i\log\frac{y_i}{\hat{\mu}_i}-(y_i-\hat{\mu}_i)\right)\sim\chi^2_{n-p-1}\text{ 分布}$$

が得られる．なお，多くの観測度数 $m_i$ または，$y_i$ が小さいと，これらの $\chi^2$ 分布への漸近性がくずれ，デビアンスの性質が悪くなる．このような場合にはどちらかというと次の Pearson 適合度統計量が推奨される．

$$X^2=\sum_{i=1}^{n}\frac{(y_i-\hat{\mu}_i)^2}{\mathrm{V}(\hat{\mu}_i)}\sim\chi^2_{n-r-1}\text{ 分布}$$

### 8.3.3 デビアンス分析

さて，デビアンスは局外母数 $\phi$ を含まない統計量であるため，これを用いて正規線形モデルではいわゆる分散分析 (analysis of variance)，二項モデル，Poisson モデルではデビアンス分析 (analysis of deviance) が展開できる．その準備として

$$M_r=r+1\text{ 個の母数を含むモデル}$$

として，二つのモデル $M_r$ と $M_q$ $(r>q)$ を比較することを考えよう．つまり，ここで，興味ある検定仮説は

$H_0$ : モデル $M_r$ から除かれた $(r-q)$ 個の母数の効果はない

$H_0$ : モデル $M_r$ から除かれた $(r-q)$ 個の母数の効果はある

である．まず，正規線形モデルでは「最大モデルの母数の数を $r_{\max}$」として，そのデビアンス (= 残差平方和) を $D(r_{\max},f)$，自由度を $n-r_{\max}-1$ とすると，「最大モデルを前提にした」散らばりのパラメータ $\phi$ は，

$$\hat{\phi}=\hat{\sigma^2}=\frac{D(r_{\max},f)}{n-r_{\max}-1}\tag{8.34}$$

で推定され，帰無仮説の検定統計量はよく知られた分散分析の $F$ 検定統計量となる：

$$F=\frac{\left(\frac{D(r,f)}{\sigma^2}-\frac{D(q,f)}{\sigma^2}\right)/(r-q)}{\hat{\sigma}^2/\sigma^2}=\frac{\Delta D(r,q)/(r-q)}{\hat{\sigma}^2}\sim F_{r-q,n-r_{\max}-1}\text{ 分布}$$

一方，二項分布，Poisson 分布の場合には スケール化されたデビアンス = デビアンス であるので単純に，「デビアンスの差として」尤度比検定統計量が定義できる．つまり，大きいモデル $M_p$ が正しいという帰無仮説の下で

$$\begin{aligned}\Delta D(r,q)&=-2\log\frac{l_q(\hat{\boldsymbol{\beta}})}{l_f}+2\log\frac{l_r(\hat{\boldsymbol{\beta}})}{l_f}\\&=-2\log\frac{l_q(\hat{\boldsymbol{\beta}})}{l_r(\hat{\boldsymbol{\beta}})}\sim\chi^2_{r-q}\text{ 分布}\end{aligned}\tag{8.35}$$

が成立し，モデル $M_r$ から除かれた $r-q$ 個の母数の有意性検定が尤度比検定により計算できる．これを繰り返し適用することによりデビアンス分析ができるのである．

### 8.3.4 過　分　散

正規線形モデルを除くと，確率変数 $Y_i$ の分散関数が期待値の関数となっている．

$$\text{二項分布}: V(\mu) = \mu(1-\mu)$$
$$\text{Poisson 分布}: V(\mu) = \mu$$

これは，同じ説明変数の値 $\boldsymbol{x_i}$ をもつ個体すべてが同じ確率分布，すなわち，同じ期待値 $\mu_i$，同じ分散 $V(\mu_i)$ をもつというかなり強い条件が課せられている．現実には，まったく同じ年齢，同じ生活習慣を有していても個体差があり，観測・制御不可能な要因により期待値が変化する．このような場合には観測値の分散が分布で規定されている分散より大きくなる．この現象を過分散 (over-dispersion) といい，程良く適合しているモデルでもデビアンス，Pearson 統計量がかなり大きくなり，有意に適合が悪いという答えを出してしまう．たとえば，二項分布の例で，$\mu_i$ に個体差があり，平均 $\mu$，分散 $\tau^2$ を有する確率変数であると仮定すると

$$\begin{aligned}
\mathrm{E}(y_i) &= \mathrm{E}_\mu(\mathrm{E}(y_i|\mu_i)) = \mu \\
\mathrm{Var}(y_i) &= \mathrm{Var}_\mu[\mathrm{E}(y_i|\mu_i)] + \mathrm{E}_\mu[\mathrm{Var}(y_i|\mu_i)] \\
&= \frac{1}{m_i}\mu(1-\mu) + \frac{m_i-1}{m_i}\tau^2 > \frac{1}{m_i}\mu(1-\mu)
\end{aligned}$$

となる．ベータ二項分布はこの種の過分散を積極的にモデル化するために利用されるが，一般的に適用できるほどの柔軟性はない．そこで，

$$\tau^2 = c\mu(1-\mu)$$

と置けば

$$\mathrm{Var}(y_i) = (1 + c(m_i - 1))\frac{1}{m_i}\mu(1-\mu) = \sigma^2\frac{1}{m_i}\mu(1-\mu)$$

と表現される．Poisson モデルでも同様である．この方法を擬似尤度法[5)] (quasi-likelihood method) という．つまり，分散関数を

$$V(\mu) \Longleftarrow \sigma^2 V(\mu) \tag{8.36}$$

とする方法である．したがって，モデルをフィットさせた後で，残差等を検討しても系統的な不適合がみられない場合には Pearson $\chi^2$ 適合度統計量で

$$\hat{\sigma}^2 = X^2/(n-p-1) \tag{8.37}$$

と推定し，パラメータ $\boldsymbol{\beta}$ の共分散行列を

$$\mathrm{Var}(\hat{\boldsymbol{\beta}}) = \hat{\sigma}^2\left[\sum_{i=1}^{n}\hat{w}_i\boldsymbol{x_i}\boldsymbol{x_i}^t\right]^{-1} \tag{8.38}$$

と変更し，興味あるパラメータの検定，信頼区間を計算する．

### 8.3.5 回帰係数の解釈

一般化線形モデルで用いられる説明変数は間隔尺度である計量値，連続量であることが多いが，名義尺度，順序尺度である $K$ 個のカテゴリー (グループ) からなる変数を利用することも多い．その場合には，ダミー変数を作成しなければならない．その代表的な方法の一つが，基準カテゴリー (reference category) を定義してそれに対する「差」を表現する $(K-1)$ 個のダミー変数を定義することである．たとえば，カテゴリー変数 $x_j$ が 4 カテゴリーの場合，第一カテゴリーを基準カテゴリーとし，第 2 カテゴリー以降のダミー変数を $(x_{j2}, \ldots, x_{j4})$ とすると，表 8.2 のように作成することになる．また，合成変量 $Z$ のなかの変数 $x_j$ に対応する部分は

$$\beta_j x_j \Rightarrow \beta_{j2} x_{j2} + \cdots + \beta_{jK} x_{jK}$$

と変更されることに注意したい．たとえば，冠状動脈性疾患のリスクファクターに関する大規模コホート研究において，喫煙 (1 日当たりの喫煙量) の影響をみるために，アンケート調査において

$$\{1{:=} \text{喫煙経験なし},\ 2{:=}\ 1\ \text{箱未満},\ 3{:=}\ 1\ \text{箱},\ 4{:=}\ 1\ \text{箱より多い}\}$$

という質問票が作成されている．この場合，「喫煙経験なし」を規準カテゴリーとして，喫煙の影響を考えてみよう．変数 $x_1$ を喫煙として，他の変数は連続変数として，ロジスティック回帰モデルは

$$\frac{p(\boldsymbol{x})}{1-p(\boldsymbol{x})} = \exp\left(\beta_0 + \beta_{12}x_{12} + \beta_{13}x_{13} + \beta_{14}x_{14} + \beta_2 x_2 + \cdots + \beta_r x_r\right)$$

となる．左辺はリスクファクター $\boldsymbol{x}$ をもつ個体の冠状動脈性疾患を発症する確率 $p(\boldsymbol{x})$ の発症しない確率 $1-p(\boldsymbol{x})$ に対する比，すなわち発症オッズ (incidence odds) である．そこで，「喫煙経験のない人」の発症確率 $p(\boldsymbol{x}_{\mathrm{A}})$ と「1 日 1 箱より多く喫煙する」人の発症確率 $p(\boldsymbol{x}_{\mathrm{B}})$ を比較してみよう．ここに

$$\boldsymbol{x}_{\mathrm{A}} = (0, 0, 0, x_2, x_3, \cdots, x_r)$$

$$\boldsymbol{x}_{\mathrm{B}} = (0, 0, 1, x_2, x_3, \cdots, x_r)$$

である．ここで，ある因子の効果を比較できるということは，他のリスクファクターの値が同じという条件が必要である．その条件の下で，それぞれの発症確率は

**表 8.2** 説明変数 $x_j$ のダミー変数の例

| カテゴリー | ダミー変数 | | |
|---|---|---|---|
| | $x_{j2}$ | $x_{j3}$ | $x_{j4}$ |
| 1 | 0 | 0 | 0 |
| 2 | 1 | 0 | 0 |
| 3 | 0 | 1 | 0 |
| 4 | 0 | 0 | 1 |

**表 8.3** 回帰係数の解釈

| 喫煙 $x_j$ | カテゴリー | 係数 $\beta$ | オッズ比，または相対リスク (基準カテゴリーに対する) |
|---|---|---|---|
| $x_{j1}$ | 1 | 0 | 1.00 |
| $x_{j2}$ | 2 | $\beta_{j2}$ | $\exp(\beta_{j2})$ |
| $\vdots$ | $\vdots$ | $\vdots$ | $\vdots$ |
| $x_{jK}$ | $K$ | $\beta_{jK}$ | $\exp(\beta_{jK})$ |

$$\frac{p(\boldsymbol{x}_{\mathrm{A}})}{1-p(\boldsymbol{x}_{\mathrm{A}})} = \exp\left(\beta_0 + \beta_2 x_2 + \cdots + \beta_r x_r\right)$$

$$\frac{p(\boldsymbol{x}_{\mathrm{B}})}{1-p(\boldsymbol{x}_{\mathrm{B}})} = \exp\left(\beta_0 + \beta_{14} + \beta_2 x_2 + \cdots + \beta_r x_r\right)$$

となり，その比をとると，オッズ比 (odds ratio) が

$$\phi_{A/B} = \frac{p(\boldsymbol{x}_{\mathrm{A}})}{1-p(\boldsymbol{x}_{\mathrm{A}})} \div \frac{p(\boldsymbol{x}_{\mathrm{B}})}{1-p(\boldsymbol{x}_{\mathrm{B}})} = \exp\left(\beta_{14}\right)$$

と計算できることがわかる．このオッズ比を他の変数 (交絡因子) を調整した調整オッズ比 (adjusted odds ratio) とよぶ (表 8.3 参照)．ただ，稀な疾患 (rare disease) の場合はオッズ比は相対リスク (relative risk) と解釈できる．一方，Poisson 回帰モデルにおいて同様な計算により導かれる指標は死亡率，罹患率等の率比 (rate ratio) であるが，この場合も相対リスクとよばれる．

## 8.4 比例オッズモデル

スコットランドの冠状動脈性心疾患に関する大規模横断研究では，(A) 検討するリスクファクター $\boldsymbol{x_i} = (x_{i1}, \cdots, x_{ir})$，(B) 調査対象者 $i$ ごとに CHD の診断結果 $y_i\{(0)$ CHD なし，(1) 狭心症 grade I，(2) 狭心症 grade II，(3) 心筋梗塞 $\}$ を観測した．その結果は，表 8.4 のように $2 \times 4$ 分割表にまとめられる．一般に，結果変数が $K$ 個のカテゴリーに分類された順序カテゴリカル変数である場合，調査対象者 $i$ の結果変数 $y_i$ のとりえる値は $(1, 2, \cdots, K)$ であり，$y_i = k$ となる確率は次の多項分布で記述できる：

$$y_i|\boldsymbol{x}_i \sim Multinomial((p_{i1}, \ldots, p_{iK}), 1), \sum_{k=1}^{K} p_{ik} = 1, \qquad i = 1, \cdots, n \quad (8.39)$$

次に，あるリスクファクター $\boldsymbol{x}$ (添え字 $i$ を省略) を有する層で順序カテゴリー変数の頻度分布が $(a_1, a_2, \cdots, a_K)$ であるとして，次の累積確率を定義しよう：

$$q_k(\boldsymbol{x}) = \Pr\{y \geq k|\boldsymbol{x}\}, \qquad k = 2, \cdots, K$$

表 8.4 の例では，$\boldsymbol{x}$ が「リスク因子 (+)」とすると

$$q_2(\boldsymbol{x}) = (a_2 + a_3 + a_4)/m_a,\ q_3(\boldsymbol{x}) = (a_3 + a_4)/m_a,\ q_4(\boldsymbol{x}) = a_4/m_a$$

**表 8.4** 結果変数が $K=4$ カテゴリーの順序尺度である場合の $2\times 4$ 分割表

| | カテゴリー | | | | |
|---|---|---|---|---|---|
| | 1<br>CHD なし | 2<br>狭心症 I | 3<br>狭心症 II | 4<br>心筋梗塞 | 計 |
| リスク因子 (+) | $a_1$ | $a_2$ | $a_3$ | $a_4$ | $m_a$ |
| リスク因子 (−) | $b_1$ | $b_2$ | $b_3$ | $b_4$ | $m_b$ |

| Table 1 | $2\times 2$ 分割表 $(k=2)$ | | |
|---|---|---|---|
| | CHD なし | 狭心症 + 心筋梗塞 | オッズ比 |
| リスク因子 (+) | $a_1$ | $a_2+a_3+a_4$ | |
| リスク因子 (−) | $b_1$ | $b_2+b_3+b_4$ | |
| | | | $OR_2=\frac{(a_2+a_3+a_4)b_1}{(b_2+b_3+b_4)a_1}$ |

| Table 2 | $2\times 2$ 分割表 $(k=3)$ | | |
|---|---|---|---|
| | CHD なし + 狭心症 I | 狭心症 II + 心筋梗塞 | オッズ比 |
| リスク因子 (+) | $a_1+a_2$ | $a_3+a_4$ | |
| リスク因子 (−) | $b_1+b_2$ | $b_3+b_4$ | |
| | | | $OR_3=\frac{(a_3+a_4)(b_1+b_2)}{(b_3+b_4)(a_1+a_2)}$ |

| Table 3 | $2\times 2$ 分割表 $(k=4)$ | | |
|---|---|---|---|
| | CHD なし + 狭心症 | 心筋梗塞 | オッズ比 |
| リスク因子 (+) | $a_1+a_2+a_3$ | $a_4$ | |
| リスク因子 (−) | $b_1+b_2+b_3$ | $b_4$ | |
| | | | $OR_4=\frac{a_4(b_1+b_2+b3)}{b_4(a_1+a_2+a_3)}$ |

となる．各カテゴリーの確率

$$p_k(\boldsymbol{x})=\Pr\{y=k|\boldsymbol{x}\},\quad k=1,\cdots,K$$

を利用して

$$q_k(\boldsymbol{x})=p_k(\boldsymbol{x})+p_{k+1}(\boldsymbol{x})+\cdots+p_K(\boldsymbol{x})$$

と表現しておく．この累積確率 $q_k(\boldsymbol{x})$ に対して，次のロジスティック回帰モデル

$$\log\frac{q_k(\boldsymbol{x})}{1-q_k(\boldsymbol{x})}=\theta_k+\beta_1x_1+\cdots+\beta_rx_r,\qquad k=2,\cdots,K \tag{8.40}$$

を適用してみよう．ここで，定数項 $\theta_k$ は $k$ に依存することに注意しよう．たとえば，リスク因子 $x_1=1$ の $x_1=0$ (他の説明変数の値は同じ) に対するオッズの関係をみてみると

$$\frac{q_k(x_1=1)/[1-q_k(x_1=1)]}{q_k(x_1=0)/[1-q_k(x_1=0)]}=e^{\beta_1} \tag{8.41}$$

となり，二つのオッズがカテゴリー $k$ に依存せず，比例していることがわかる．つまり，式 (8.40) が比例オッズモデル (proportional odds model) とよばれる所以である．言い換えれば，$k$ に依存せずオッズ比が一定の値 $\exp(\beta_1)$ となるので，通常のロ

ジスティック回帰モデルと同様に，このオッズ比を利用してリスクファクターの影響を解釈することになる．たとえば，表 8.4 の例では，$k = 2, 3, 4$ について，三つの分割表を作成し，それぞれのオッズ比 $OR_1, OR_2, OR_3$ を推定しているが，比例オッズモデルでは真のオッズ比は三つとも同じとなる．したがって，比例オッズモデルを適用する際には，比例オッズ性の確認が重要となる．

さて，式 (8.39) で，$n$ 個の説明変数ベクトル $\boldsymbol{x}_i$ $(i = 1, \cdots, n)$ のなかで，相異なる説明変数の組合せが $J$ 個あり，それらに番号をつけたものを改めて $\boldsymbol{x}_j$ $(j = 1, \cdots, J)$ とし，その標本数を $n_j$，各カテゴリーの頻度分布を $(a_{j1}, a_{j2}, \ldots, a_{jK})$，とすると，次の多項分布

$$(a_{j1}, a_{j2}, \ldots, a_{jK}) \mid \boldsymbol{x}_j \sim Multinomial((p_1(\boldsymbol{x}_j), \ldots, p_K(\boldsymbol{x}_j)), n_j),$$
$$j = 1, \cdots, J$$

で記述でき，対数尤度関数は

$$l(\boldsymbol{\phi}) = \sum_{j=1}^{J} \sum_{k=1}^{K} a_{jk} \log p_k(\boldsymbol{x}_j)$$

となる．ここに，$\boldsymbol{\phi} = (\theta_2, \ldots, \theta_K, \beta_1, \ldots, \beta_r)$ であり，最尤推定量は一般化線形モデルの枠組みで考えることができるが，少々複雑になるので省略する．一方，比例オッズ性の仮定 (proportional odds assumption) を検証するには，次の非比例オッズモデル (non-proportional odds model)

$$\log\left(\frac{q_2(\boldsymbol{x})}{1 - q_2(\boldsymbol{x})}\right) = \theta_2 + \beta_1 x_1 + \cdots + \beta_r x_r$$
$$\log\left(\frac{q_k(\boldsymbol{x})}{1 - q_k(\boldsymbol{x})}\right) = \theta_k + (\beta_1 + \gamma_{1k})x_1 + \cdots + (\beta_r + \gamma_{rk})x_r, \quad k = 3, \cdots, K$$

を考えると，比例オッズ性の帰無仮説は

$$H_0 : \gamma_{jk} = 0, \quad j = 1, \cdots, r;\ k = 3, \cdots, K \tag{8.42}$$

となる．$\boldsymbol{\gamma} = (\gamma_{13}, \cdots, \gamma_{r3}, \gamma_{14}, \cdots, \gamma_{rK})$ と置くと，エフィシェントスコアは

$$U(\boldsymbol{\phi}_2, \boldsymbol{\gamma}) = \left(\frac{\partial l}{\partial \theta_2}, \ldots, \frac{\partial l}{\partial \theta_K}, \frac{\partial l}{\partial \beta_1}, \ldots, \frac{\partial l}{\partial \beta_r}, \frac{\partial l}{\partial \gamma_{13}}, \ldots, \frac{\partial l}{\partial \gamma_{rK}}\right)$$

となり，比例オッズ性の仮定は次のエフィシェントスコア検定で行える：．

$$H_0 : X^2 = U(\hat{\boldsymbol{\phi}}_2, \boldsymbol{\gamma} = 0) H^{-1}(\hat{\boldsymbol{\phi}}_2, \boldsymbol{\gamma} = 0) U(\hat{\boldsymbol{\phi}}_2, \boldsymbol{\gamma} = 0)^t \sim \chi^2_{(K-2)r}$$

ここに $\hat{\boldsymbol{\phi}}_2$ と $\hat{H}$ は，帰無仮説 (8.42) における最尤推定値とヘッシアン行列である．

## 8.5　条件付きロジスティック回帰モデル

通常のロジスティック回帰モデルで推定されるパラメータの妥当性は標本数がパラ

メータ数に比較して十分大きいときに成立する漸近理論「最尤推定値 $\hat{\boldsymbol{\theta}}$ は漸近的に平均 $\boldsymbol{\theta}$，分散行列 $\boldsymbol{\Sigma}(\boldsymbol{\theta})$ の多変量正規分布に従う」に基づいている．しかし，標本数に比較してパラメータが多い，データが少ない，等の場合のように漸近理論が破綻するような場合には偏った推定値 (biased estimate) が計算されてしまう．このような場合には以下に説明する条件付き尤度に基づく推測を行うのがよい．このモデルを通常は条件付きロジスティック回帰モデル (conditional logistic regression model) とよんでいる．

条件付き最尤法 (conditional maximum likelihood method) の必要性が生じるのは，マッチドケースコントロール研究 (matched case-control study) に代表される層別解析 (stratified analysis) の場合である．$k$ 番目のケースに対して $M_k$ 例のコントロールをマッチングした研究におけるロジスティック回帰モデルは，第 $k$ 層内の第 $j(=0,1,\cdots,M_k)$ 番目 (ケースは $j=0$) の説明変数のプロファイル $\boldsymbol{x}_{kj}$ とすると

$$\log\frac{p(\boldsymbol{x}_{kj})}{1-p(\boldsymbol{x}_{kj})}=\gamma_k+\boldsymbol{x}_{kj}^t\boldsymbol{\beta} \tag{8.43}$$

と表現される．ここに $\gamma_k$ は層化パラメータで，推定する興味のない局外パラメータである．このロジスティック回帰モデルでは，ケースの数が増大するにつれてモデルに含まれるパラメータの数も同じ速度で増大してしまい，漸近性の条件が満足されず，かなり偏った推定値となってしまう．1：1 マッチングで，かつ，説明変数 (2 値変数) が 1 個の場合には，通常のロジスティック回帰モデルによるオッズ比の推定値は真値の 2 乗に収束することが示される[6])．

まず，式 (8.43) のモデルの番号として，第 $k$ 層の $j$ 番目の標本を一連の標本番号 $i=(M_1+1)+\cdots+(M_{k-1}+1)+j(=1,\cdots,n)$ で書き換え，$e_{ik}=1$ (対象者 $i$ が $k$ 層に属す); $=0$(属さない) とし，$\boldsymbol{e}_i=(e_{i1},\ldots,e_{iK})^t$ と置くと，モデルは次のように表現できる

$$\log\frac{p(\boldsymbol{x}_i)}{1-p(\boldsymbol{x}_i)}=\boldsymbol{e}_i^t\boldsymbol{\gamma}+\boldsymbol{x}_i^t\boldsymbol{\beta}$$

さて，このように書き換えたモデルの尤度関数は

$$l(\boldsymbol{\beta},\boldsymbol{\gamma})=\frac{\exp(\boldsymbol{\beta}\boldsymbol{X}^t\boldsymbol{y}+\boldsymbol{\gamma}\boldsymbol{E}^t\boldsymbol{y})}{\Pi_{i=1}^n(1+\exp(\boldsymbol{\beta}\boldsymbol{x}_i^t+\boldsymbol{\gamma}\boldsymbol{e}_i^t))}$$

となる．ここで，$\boldsymbol{X}=(\boldsymbol{x}_1,\ldots,\boldsymbol{x}_n)^t$, $\boldsymbol{E}=(\boldsymbol{e}_1,\ldots,\boldsymbol{e}_n)^t$, $\boldsymbol{y}=(y_1,\ldots,y_n)^t$ である．さて，$\boldsymbol{\beta},\boldsymbol{\gamma}$ の十分統計量は，それぞれ，$\boldsymbol{t}=\boldsymbol{X}^t\boldsymbol{y}$，$s=\boldsymbol{E}^t\boldsymbol{y}$ であるから，$\boldsymbol{s}$ で条件付きした尤度を計算するとパラメータ $\boldsymbol{\gamma}$ は消去される．すなわち，$\boldsymbol{\beta}$ の $\boldsymbol{s}$ による条件付き尤度は一般に

$$l(\boldsymbol{\beta}|\boldsymbol{s})=\Pr\{\boldsymbol{X}^t\boldsymbol{Y}=\boldsymbol{t}|\boldsymbol{E}^t\boldsymbol{Y}=\boldsymbol{s}\}=\frac{C(\boldsymbol{t},\boldsymbol{s})\exp(\boldsymbol{t}^t\boldsymbol{\beta})}{\sum_{\boldsymbol{u}\in\Omega}C(\boldsymbol{u},\boldsymbol{s})\exp(\boldsymbol{u}^t\boldsymbol{\beta})} \tag{8.44}$$

と表現できる．ここで，

$$C(\boldsymbol{t}, \boldsymbol{s}) = \#\{\boldsymbol{y} : \boldsymbol{X}^t \boldsymbol{y} = \boldsymbol{t}, \boldsymbol{E}^t \boldsymbol{y} = \boldsymbol{s}\}$$
$$\Omega = \{\boldsymbol{X}^t \boldsymbol{y} : \boldsymbol{E}^t \boldsymbol{y} = \boldsymbol{s}\}$$

である．ここで，$\#\{a : 条件\ b\}$ は条件 $b$ を満足する要素 $a$ の個数である．条件付き尤度 (8.44) を具体的に計算していくと，$\boldsymbol{s} = (1, \cdots, 1)^t$，$C(\boldsymbol{t}, \boldsymbol{s}) = 1$, $\exp(\boldsymbol{t}^t \boldsymbol{\beta}) = \Pi_{k=1}^K \exp(\boldsymbol{x}_{k0}^t \boldsymbol{\beta})$, $\Omega = \Omega_1 \times \cdots \times \Omega_K$, $\Omega_k = \{\boldsymbol{x}_{kj}, j = 1, \cdots, M_k\}$ となるので，

$$l(\boldsymbol{\beta} \mid \boldsymbol{s}) = \prod_{k=1}^{K} \left( 1 + \sum_{j=1}^{M_k} \exp\left[ \left( \boldsymbol{x}_{kj}^t - \boldsymbol{x}_{k0}^t \right) \boldsymbol{\beta} \right] \right)^{-1}$$

と表現できる．

## 8.6 適　用　例

### 8.6.1 ロジスティック回帰モデル

表 8.1 に示す毒性データの量反応曲線にロジスティック回帰モデルを統計ソフト R あるいは S-Plus の「glm 関数」を利用して適用してみよう．頻度データそのものを利用できるプログラムは下に示すとおり．

**R, S-Plus program：表 8.5, 8.6**

```
x<- c(1.691, 1.724, 1.755, 1.784, 1.811, 1.837, 1.861, 1.884)
d<-  c(4,10,19,31,52,53,60,60)
n<-  c(59,60,62,56,63,59,62,60)
a<- n-d
dose<- data.frame(x,n,d,a)
glm(cbind(d,a) ~ x, family=binomial, data=dose)
```

推定結果は

$$\log \frac{p}{1-p} = -64.77 + 36.53x$$

となった．推定誤差は $s.e.(\hat{\beta}_0) = 5.51$, $s.e.(\hat{\beta}_1) = 3.10$ である．したがって，$\mathrm{LD}_{50}$ は $p = 1/2$ つまり，$\beta_0 + \beta_1 x = 0$ なる $x$ であり，$x = 64.77/36.53 = 1.77$ と推定される．また，デビアンス分析表は表 8.5 に示すとおりで，モデルの適合度は尤度比検定で $\chi^2 = 4.07, \mathrm{df} = 6$, two-tailed $p = 0.66$ と悪くない．また，モデルによる推定値，Pearson 残差を 8.6 に示す．特別に系統的な残差のパターンは観察されない．

**表 8.5**　デビアンス分析表

| モデル | デビアンス | 自由度 | Δ デビアンス |
|---|---|---|---|
| $\alpha$ | 295.57 | 7 | |
| $\alpha, \beta$ | 4.072 | 6 | 291.50 |

**表 8.6** ロジスティック回帰モデルによる推定値，Pearson 残差

| 用量 | 観測死亡数 | 期待死亡数 | Pearson 残差 |
|---|---|---|---|
| 1.691 | 4 | 2.814129 | 0.7243993 |
| 1.724 | 10 | 8.595520 | 0.5175526 |
| 1.755 | 19 | 21.181350 | −0.5841375 |
| 1.784 | 31 | 33.572048 | −0.7014382 |
| 1.811 | 52 | 50.434568 | 0.4935732 |
| 1.837 | 53 | 53.813842 | −0.3741935 |
| 1.861 | 60 | 59.609438 | 0.2576191 |
| 1.884 | 60 | 58.979104 | 1.0191012 |

### 8.6.2 条件付きロジスティック回帰モデル

表 8.7 はエストロゲンホルモンの使用と子宮内膜がんに関するロサンゼルス研究の一部 ($n = 126$) で，「エストロゲンの使用量 (dose) が多いほど子宮内膜がん発症 (case = 1) のリスクが高まる」という量反応関係を調整なしの粗相対危険度 (オッズ比) と「胆囊疾患の有無 (gal)」で調整した調整相対危険度を推定し，傾向性の検定を適用した結果である．この研究では，年齢階級でマッチングし 1 ケースに 4 コントロールの 1 : 4 という形式でとられたものであるが，ここでは 1 : 1 マッチングの解析例を示した[6,7]．調査された，子宮内膜がん (case: あり = 1，なし = 0) のリスクファクターは，胆囊疾患 (gall: あり = 1，なし = 0)，高血圧 (hyp: あり = 1，なし = 0)，肥満 (ob: あり = 1，なし = 0)，エストロゲン (dose: 用量カテゴリーで 0,1,2,3) 等であり，データ構造は，「1 ケース」のレコードの後に年齢をマッチングした「1 コントロール」のレコードが続く形で，63 組，126 例で構成されている．表 8.7 は，下に示す統計ソフト SAS の PHREG を利用したプログラム[7] の結果である．なお，変数 time はケースが 1，コントロールが 2 となる変数で，変数 dose1, dose2, dose3 は dose から作成された各用量群を表すダミー変数 (表 8.2 参照) である．

**表 8.7** 子宮内膜がんに関するエストロゲンの相対危険度 (オッズ比)[7]

| | 用量 | | | | 傾向性の検定 |
|---|---|---|---|---|---|
| | なし | 0.1〜0.299 | 0.3〜0.625 | 0.626〜 | |
| コントロール | 39 | 9 | 11 | 4 | |
| ケース | 12 | 16 | 15 | 16 | |
| 粗相対危険度 | 1 | 4.59 | 3.00 | 12.00 | |
| 95%信頼区間 | | 1.37〜15.42 | 1.16〜10.82 | 2.14〜32.40 | |
| 調整相対危険度 | 1 | 4.76 | 3.28 | 7.46 | $\chi^2 = 10.33$ |
| 95%信頼区間 | | 1.37〜16.59 | 1.04〜10.33 | 1.90〜29.27 | $p = 0.0013$ |

**エストロゲン使用量** (dose) **の用量ごとの相対危険度** (gall で調整)

```
PROC PHREG;
    MODEL time*case(0)= dose1 dose2 dose3/RL;
    STRATA icco;   (icco はマッチングペアの順番を示す変数)
相対危険度の傾向性の検定 (gall で調整)
PROC PHREG;
    MODEL time*case(0)= dose gall/RL;
    STRATA icco;
```

### 8.6.3　比例オッズモデル

スコットランド心疾患研究 (Scottish heart health study)[4] はアンケートと健康診断からなる大規模クロスセクショナル研究で，1984〜1986 年に実施され，スコットランドの 22 区域の 40〜59 歳の住民から無作為に抽出された 10,359 例からなる (Smith, et al.[4])．CHD の分類は，8.1 節で述べたように，44 カテゴリーに分類されていた．Woodward et al.[8] は比例オッズモデルの適用例としてこのデータを紹介し，適用結果から比例オッズモデルの紹介をしている．ここではその一部を引用した．表 8.8 では，男女別に，3 種類の 2 値化した Table 1, Table 2, Table 3 (表 8.4 参照) について，それぞれロジスティック回帰モデルの推定値 $\hat{\beta}_j$ と比例オッズモデルの推定値を比較している．男性ではオッズ比 ($\exp(\hat{\beta}_j)$) がほぼ一定を示し，比例オッズの

**表 8.8**　スコットランド心疾患研究への比例オッズモデルの適用例[8]．3 種類の 2 値化に関して，それぞれのロジスティック回帰モデルを適用した回帰係数 ($\hat{\beta}_j$, $\exp(\hat{\beta}_j)$ がオッズ比) の推定値と比例オッズモデルによる推定値との比較

| リスクファクター | ロジスティック回帰モデルの回帰係数の推定値 (男性) | | | |
|---|---|---|---|---|
| | Table 1 | Table 2 | Table 3 | POM |
| Age ($\geq$ 50, $<$ 50 years) | 0.79 | 0.85 | 0.93 | 0.90 |
| HDL-cholesterol | −0.93 | −1.05 | −1.10 | −1.00 |
| Total cholesterol | 0.18 | 0.26 | 0.27 | 0.18 |
| Housing tenure(renter, owener) | 0.63 | 0.69 | 0.56 | 0.69 |
| Parental CHD(yes, no) | 0.60 | 0.78 | 0.79 | 0.72 |
| Fibrinogen | 0.18 | 0.26 | 0.27 | 0.18 |
| Smoking status(smoker, non) | 0.40 | 0.51 | 0.54 | 0.43 |
| **リスクファクター** | **ロジスティック回帰モデルの回帰係数の推定値 (女性)** | | | |
| | Table 1 | Table 2 | Table 3 | POM |
| Age ($\geq$ 50, $<$ 50 years) | 0.10 | 0.70 | 0.91 | 0.30 |
| HDL-cholesterol | −0.46 | −0.57 | −0.95 | −0.55 |
| Body mass index | 0.03 | 0.01 | 0.02 | 0.05 |
| Housing tenure(renter, owener) | 0.56 | 0.73 | 0.70 | 0.59 |
| Parental CHD(yes, no) | 0.06 | 0.59 | 0.83 | 0.13 |
| Fibrinogen | 0.20 | 0.34 | 0.38 | 0.23 |
| Marital status(single, married) | 0.28 | 0.15 | 0.07 | 0.35 |

仮定が満足されていることが理解できる．しかし，女性では，年齢と Parental CHD に関して比例オッズ性が崩れている (スコア検定 $p = 0.004$)．女性の最終的な解析では，年齢と Parental CHD の交互作用項を導入して比例オッズモデルを適用している (結果表は省略).

### 8.6.4 Poisson 回帰モデル

治療効果を調べる臨床試験で，発病あるいは死亡等のイベント発生がエンドポイントである場合には，Cox 比例ハザードモデルが代表的な統計モデルであるが，発病あるいは死亡へのリスクを検討する長期にわたる大規模な追跡調査で，稀な疾患 (rare disease) の場合には，時間変数，曝露変数，を含めたすべての説明変数をカテゴリーに変換し，カテゴリカル変数群で層化し，層ごとの発病 (死亡) 数は Poisson 分布に従うと仮定した Poisson 回帰モデルを適用するのが常套手段である[9]．その例として，あるエネルギー研究所での低濃度放射線の健康影響を調査するために実施された，従業員 7778 名の追跡調査 (1943-1977) の解析に Poisson 回帰モデルを適用した例[10, 11]を紹介しよう．説明変数としては

1) $x_1 =$ 累積被爆線量 (dose): 4 カテゴリー
2) $x_2 =$ 年齢 (age at risk): 9 カテゴリー
3) $x_3 =$ 暦年 (year at risk): 4 カテゴリー
4) $x_4 =$ 就業期間 (employment): 4 カテゴリー
5) $x_5 =$ 追跡期間 (follow-up): 4 カテゴリー

を取り上げている．標本は全体で，最大 $4 \times 9 \times 4 \times 4 \times 4 = 2304$ 個の層に層別されるが，実際には 390 の層に層別された．層 $(i = 1, \cdots, 390)$ ごとに死亡数 $y_i$，人年 $n_i$ (person–years) を集計して，死亡率 $y_i/n_i$ を計算し，Poisson 回帰モデル

$$y_i \sim Po(\mu_i)$$
$$\log \mu_i = \log n_i + \sum_{k=2}^{4} \beta_{1k} x_{i1k} + \sum_{k=2}^{9} \beta_{2k} x_{i2k} + \cdots + \sum_{k=2}^{4} \beta_{5k} x_{i5k}$$

を適用している．その結果の一部として，全死因に関する解析のプロセスと累積被爆線量の第一カテゴリーを基準とした，各線量カテゴリーにおける死亡相対リスクの推

**表 8.9** あるエネルギー研究所の低濃度放射線被爆に関する追跡調査の全死因に関する Poissson 回帰モデルの適合度と相対リスク[10, 11]

| モデル | No of パラメータ | デビアンス | d.f. | relative risk for each dose category | | | |
|---|---|---|---|---|---|---|---|
| | | | | 0 | 0.1〜0.9 | 1.0〜4.9 | 5.0+ |
| 1. constant | 1 | 1720 | 389 | | | | |
| 2. (1)+dose | 4 | 1699 | 386 | 1.00 | 1.04 | 1.47 | 1.05 |
| 3. (2)+age | 12 | 414 | 378 | 1.00 | 0.91 | 1.00 | 0.73 |
| 4. (3)+year | 15 | 406 | 375 | 1.00 | 0.91 | 1.00 | 0.75 |
| 5. (4)+follow-up | 18 | 377 | 372 | 1.00 | 0.90 | 0.93 | 0.69 |
| 6. (5)+employment | 21 | 369 | 369 | 1.00 | 0.92 | 1.05 | 0.83 |

**表 8.10** あるエネルギー研究所の低濃度放射線被爆に関する追跡調査の全死因に関する Poissson 回帰モデル：各変数の有意性検定[10, 11)]

| Model | No of parameters | deviance | d.f. | Δ deviance | Δ d.f. | two-tailed $p$-value |
|---|---|---|---|---|---|---|
| 1. constant | 1 | 1720 | 389 | | | |
| 2. (1)+dose | 4 | 1699 | 386 | 21 | 3 | 0.0001 |
| 3. (2)+age | 12 | 414 | 378 | 1285 | 8 | $<$ 0.0001 |
| 4. (3)+year | 15 | 406 | 375 | 8 | 3 | 0.0460 |
| 5. (4)+follow-up | 18 | 377 | 372 | 29 | 3 | $<$ 0.0001 |
| 6. (5)+employment | 21 | 369 | 369 | 8 | 3 | 0.0460 |

定値を表 8.9 に示す．線量だけを入れたモデルでは，線量の増大につれて相対リスクの増大の傾向がみられ，特に 3 番目の線量カテゴリーで相対リスクが 1.47 を示した．しかし，モデルのデビアンス = 1699，df = 386 で適合度がきわめて悪い．他の交絡因子を説明変数に順々に入れていくとモデルの適合度が徐々に良くなり，全変数を入れた段階ではデビアンス = 369, df = 369 ときわめて良くなり，また，過分散 (over-dispersion) もみられない．その結果，線量の増大と死亡との間に正の傾向はみられない．また，デビアンス分析による各変数の有意性を尤度比検定 (8.35) で行うと，表 8.10 に示すごとくになる．年齢効果がはるかに大きいことがわかる．

## 文　　献


1) Nelder, JA and RWM Wedderburn. *J R Stat Soc Ser A* **34**: 370–384, 1972.
2) McCullagh, P and JA Nelder. *Generalized Linear Models*, 2nd ed, Chapman & Hall/CRC, 1989.
3) Truett, J, J Cornfield and W Kannel. *J Chronic Dis* **20**: 511–524, 1967.
4) Smith, WCS, H Tunstall-Pedoe, IK Crombie and R Taverndale. *Scotland Med J* **34**: 550–555, 1989.
5) Wedderburn, RWM. *Biometrika* **61**: 439–447, 1974.
6) Breslow, NE and NE Day. *Statistical Methods in Cancer Research: The Analysis of Case-control Studies*, IARC Scientific Publication, 1980.
7) 丹後俊郎, 山岡和枝, 高木晴良. 新版 ロジスティック回帰分析 — SAS を利用した統計解析の実際 —(統計ライブラリー), 朝倉書店, 2013.
8) Woodward, M, K Laurent and H Tunstall-Pedoe. *Statistician* **44**: 69–80, 1995.
9) Frome, EL and H Checkoway. *Am J Epidemiol* **121**: 309–321, 1985.
10) Pearce, N and H Checkoway. *Am J Epidemiol* **125**: 1085–1091, 1987.
11) 丹後俊郎. 統計モデル入門 (医学統計学シリーズ 2), 朝倉書店, 2000.

Chapter 9

# 生存時間解析

## 9.1 生存時間解析の基礎概念

### 9.1.1 生存時間データと打ち切り

生存時間解析 (survival analysis) とは，ある関心のある事象 (イベント) が生ずるまでの期間を分析する統計的方法のことで，医学研究できわめて広範に用いられている．たとえば抗悪性腫瘍薬の臨床開発においては，標準的な治療法に対して，新規治療が生存期間の延長をもたらすか否かが主要な関心となる．胃がんを対象としたトラスツブマブ (Trastsumab, 抗がん剤) に対する臨床第 III 相試験 (ToGA 試験) では，無作為化時点を原点とし，任意の原因による死亡までの期間 (全生存期間) の延長により評価がなされた[1)]．急性インフルエンザを対象としたタミフルの臨床第 III 相試験においては，無作為化からインフルエンザ寛解までの期間により評価が行われた[2)]．このようにイベントとしては必ずしも「死亡」をとる必要はないが，その場合でも，以下で用いる用語では「生存関数」のように，死亡を意識した用語をそのまま用いる．

臨床研究において生存期間を評価する場合，ある被験者が引っ越し等の理由で研究の途中でそれ以上参加できなくなることがありうる．その場合には，最後に来院した日以降のデータが得られず，生存期間を観察できないことになる．あるいは，実際の研究では適当な時点で統計解析を実施し研究結果をまとめることになるが，その時点でイベントを発現していない場合もありうる．その場合にもそれ以降のデータは未観測の状態で統計解析を実施することになり，それ以降のイベントの発現の情報が利用できないことになる．このような関心のあるイベントが観察されない状態は**打ち切り** (censoring) とよばれる．このような打ち切りは，イベントが打ち切り以降に生じるという情報をもつことから，特に**右側打ち切り** (right-censoring) とよばれる．実際の医学研究では，ある区間内のいずれかにイベントが生じたという情報のみが観察される**区間打ち切り** (interval-censoring) 等，他の打ち切りも現れるが，特に断らない場合には右側打ち切りの場合を考える．

右側打ち切りデータを記述するための記号を導入する．非負に値をとる確率変数 $T$ をイベントが生じるまでの期間 (生存期間) とし，$C$ を打ち切りを司る (潜在的) 打ち切り時間を表す確率変数とする．各被験者からは $T$ ないしは $C$ のいずれか先に生じた方，$X = \min(T, C)$ が観察され，イベントが観察されたか否か $\Delta = I(T \le C)$ が観察されるとする．各被験者から $(X, \Delta)$ が観察されるものとする．被験者数を $n$ とし，被験者 $i$ に対する $(X, \Delta)$ を，$(X_i, \Delta_i)$ $(i = 1, 2, \cdots, n)$ と，下付きの添え字で表すものとし，被験者間で互いに独立と仮定する．議論を単純にするために，任意の $t$ について $\Pr(X > t) > 0$ および $\Pr(T > C) > 0$ を仮定しておく．

### 9.1.2 生存関数とハザード関数

生存期間 $T$ の累積分布関数を $F(t) = \Pr(T \le t)$ により，確率密度関数を $f(t) = dF(t)/dt$ と書くこととする．生存時間解析では，累積分布関数や確率密度関数よりも，むしろ，以下に述べる**生存関数** (survival function) や**ハザード関数** (hazard function) により確率分布が記述されることが多い．生存関数は $S(t) = 1 - F(t) = \Pr(T > t)$ により定義される．ハザード関数は，$\lambda(t) = \lim_{h \to 0} h^{-1} \Pr(t \le T < t + h | T \ge t) = f(t)/S(t)$ により定義され，$\Lambda(t) = \int_0^t \lambda(u) du$ を**累積ハザード関数** (cumulative hazard function) とよぶ．ハザード関数は，その定義から，瞬間死亡率と解釈される量である．確率密度関数，累積分布関数，ハザード関数，累積ハザード関数のいずれか一つを決めると他が決まり，したがって確率分布が定義される．$S(t) = e^{-\lambda t}$ で与えられる場合，$T$ は指数分布 $EX(\lambda)$ に従うというが，このとき $\lambda(t) = \lambda$ と，ハザード関数が時間によらず一定となる．他に，Weibull 分布，対数正規分布等が代表的な生存時間における確率分布である．

### 9.1.3 パラメトリック推測と尤度関数

通常の打ち切りのない連続型のデータに対しては，パラメトリックモデル，特に，正規分布を仮定して，最尤法により統計解析を行うことがよく行われる．生存時間解析の場合には，打ち切りにより生存時間が観測されない被験者が存在するため，尤度を構成する際には $(X_i, \Delta_i)$ の同時確率分布を考える必要がある．潜在的打ち切り時間 $C$ の累積分布関数と確率密度関数を，それぞれ $G(t) = \Pr(C > t), g(t) = dG(t)/dt$ と書くこととする．ここで，$T \perp C$，すなわち，潜在的打ち切り時間 $C$ が生存時間と独立と仮定すると，尤度関数 (likelihood function) は

$$\prod_{i=1}^{n} \Pr(X_i = x_i, \Delta_i = \delta_i) = \prod_{i=1}^{n} \{f(x_i) G(x_i)\}^{\delta_i} \times \{S(x_i) g(x_i)\}^{1-\delta_i}$$
$$\propto \prod_{i=1}^{n} \{\lambda(x_i)\}^{\delta_i} \times \{S(x_i)\} \tag{9.1}$$

により与えられる．$f(x)$ に指数分布，Weibull 分布等，適当なパラメトリックモデル $\{f(x; \theta)\}$ を仮定すると，その未知パラメータ $\theta$ は尤度関数 (9.1) に基づく最尤法により推定することができ，統計的推測が可能となる．信頼性工学の分野では，パラメトリックモデルの当てはめによる分析がしばしば用いられる．一方で，打ち切りが存在

する場合には，ヒストグラムや幹葉図を描くことができず，パラメトリックモデルの適切性を確認することが困難となる．医学研究では分布型の想定をすることが困難なことが多く，パラメトリック法よりも，次節で紹介するノンパラメトリック法による推測が好まれる傾向にある．回帰分析においても，仮定の少ないセミパラメトリック推測が好まれる傾向にある．

## 9.2 一標本および二標本問題

### 9.2.1 ノンパラメトリック推測：Nelson–Aalen 推定量と Kaplan–Meier 推定量

本項では一標本問題を考え，累積ハザード関数および生存関数のノンパラメトリック推定を扱う．$n$ 例の被験者が，$J$ 個の異なる時点でイベントを発現したとして，早い順に $t_{(1)} < t_{(2)} < \cdots < t_{(J)}$ と記載することにする．$t_{(0)} = 0$ と置く．$t_{(j)}$ の直前を $t-_{(j)}$ と書き，$t-_{(j)}$ において at-risk にある被験者数，すなわち，$t_{(j)}$ 以前にイベントが生じておらず打ち切られてもいない被験者数を $n_{(j)}$ と書き，$n_{(j)}$ 例のうちで時点 $t_{(j)}$ でイベントを生じた被験者数を $d_{(j)}$ と書くことにする．累積ハザード関数に対する **Nelson–Aalen 推定量**は，

$$\hat{\Lambda}(t) = \sum_{t_{(j)} \le t} \frac{d_{(j)}}{n_{(j)}} \tag{9.2}$$

により定義される．(9.2) は各時点でのイベント発現率を累積しているが，各時点での発現率の算出の際には，その時点で at-risk にある被験者数 $n_{(j)}$ を対象にしており，このようにして打ち切り例を考慮している．累積ハザード関数が $t_{(1)} < t_{(2)} < \cdots < t_{(J)}$ のみでジャンプする離散分布と考えて，その $t_{(j)}$ での跳躍量の期待値を $p_{(j)} = \mathrm{E}\{d_{(j)}/n_{(j)}\}$ とする．形式的に $d_{(j)} \sim Bin(n_{(j)}, p_{(j)})$ であり，$d_{(j)}$，$(j = 1, 2, \cdots, J)$ が互いに独立であるとみなすと，

$$\begin{aligned}\mathrm{Var}\{\hat{\Lambda}(t)\} &= \sum_{t_{(j)} \le t} \mathrm{Var}\Big(\frac{d_{(j)}}{n_{(j)}}\Big) = \sum_{t_{(j)} \le t} \frac{1}{n_{(j)}^2} \mathrm{Var}(d_{(j)}) \\ &= \sum_{t_{(j)} \le t} \frac{p_{(j)}\{1 - p_{(j)}\}}{n_{(j)}} \simeq \sum_{t_{(j)} \le t} \frac{p_{(j)}}{n_{(j)}}\end{aligned}$$

となることから，$p_{(j)}$ を $d_{(j)}/n_{(j)}$ で近似して置き換えることで，Nelson–Aalen 推定量の分散の推定量が，

$$\mathrm{Var}\{\hat{\Lambda}(t)\} =\simeq \sum_{t_j \le t} \frac{d_{(j)}}{n_{(j)}^2}$$

により与えられる．ただし，実際には $d_{(j)}$ $(j = 1, 2, \cdots, J)$ は過去の履歴に依存するため独立ではなく，この計算は形式的なものである．過去の履歴を与えた下での条件付き独立性に上の議論を置き換える必要があるが，計数過程マルチンゲールの理論が

この計算の正当化の見通しの良い証明を与える[3~5].

次に，生存関数の推定を考える．$\Lambda(t) = -\log S(t)$ なる関係より，$\exp(-\hat{\Lambda}(t))$ により生存関数を推定することも可能であるが，以下に述べる **Kaplan–Meier 推定量**が広く用いられる．$t_{(j)} < t \leq t_{(j+1)}$ なる $t$ での生存関数の値を考える．$T$ が $t_{(1)} < t_{(2)} < \cdots < t_{(J)}$ 以外でイベントが生じない離散分布とすると，条件付き確率の計算を繰り返し適用すると，

$$
\begin{aligned}
S(t) &= \Pr(T > t) = \Pr(T > t_{(j)}) \\
&= \Pr(T > t_{(j)} | T > t_{(j-1)}) \times \Pr(T > t_{(j-1)}) = \cdots \\
&= \Pr(T > t_{(j)} | T > t_{(j-1)}) \times \Pr(T > t_{(j)} | T > t_{(j-1)}) \times \cdots \times \Pr(T > t_{(0)})
\end{aligned}
$$

となる．$\Pr(T > t_{(j)} | T > t_{(j-1)}) \simeq (n_{(j)} - d_{(j)})/n_{(j)}$ の置き換えをすることで，

$$
\hat{S}(t) = \prod_{t_{(i)} \leq t} \frac{n_{(j)} - d_{(j)}}{n_{(j)}}
$$

を得る．この推定量は Kaplan–Meier 推定量[6]，あるいは，**積極限推定量** (product-limit estimator) 等とよばれる．Kaplan–Meier 推定量は，累積ハザード関数が $t_{(1)} < t_{(2)} < \cdots < t_{(J)}$ でのみジャンプする離散分布を想定し，各時点での累積ハザード関数のジャンプ幅を未知パラメータとして，(9.1) に基づいて最尤推定量を求めることでも導出することができる．すなわち，ノンパラメトリック最尤推定量としても解釈することができる．このように Nelson–Aalen 推定量および Kaplan–Meier 推定量は離散分布を意識した形で説明できるが，$T$ が連続な場合にも妥当な推定量となっている[4,5].

時刻 $t$ を固定したとき，Kaplan–Meier 推定量 $\hat{S}(t)$ の分散は，**Greenwood の公式**

$$
\hat{\sigma}^2_{\mathrm{GW}}(t) = \{\hat{S}(t)\}^2 \sum_{t_{(j)} \leq t} \frac{d_{(j)}}{n_{(j)}(n_{(j)} - d_{(j)})}
$$

により推定できる．この公式は，Nelson–Aalen 推定量の分散公式を考えたときのように，各時点での $d_{(j)}$ が互いに独立であると形式的にみなすことで導かれ，各点ごとの 95%信頼区間が，$\hat{S}(t) \pm 1.96\hat{\sigma}_{GW}(t)$ により構成できる．ただし，この信頼区間は生存確率に対するものであるにもかかわらず $[0,1]$ に含まれない場合があり都合が悪い場合もあるので，$g : [0,1] \to (-\infty, \infty)$ なる単調関数 $g(x)$ を用いて，デルタ法を介して

$$
g^{-1}\left(g(\hat{S}(t)) \pm \sqrt{\left\{\dot{g}(\hat{S}(t))\right\}^2 \hat{\sigma}^2_{\mathrm{GW}}(t)}\right.
$$

とすることにより $[0,1]$ に収まる信頼区間が構成できる．ここで，$\dot{g}(x) = dg(x)/dx$ とし，$g(x)$ としては補対数変換 $g(x) = \log(-\log(x))$ やロジット変換 $g(x) = \log(x) - \log(1-x)$ 等をとることができる．このように構成した信頼区間を $[l(t), u(t)]$

9

と書くことにすると，これは，固定した $t$ に対して $0.95 \simeq \Pr\{l(t) \le S(t) \le u(t)\}$ であり，各点ごとの 95%信頼区間とよばれる．一方で，ある区間 $[a, b]$ を考えて，$0.95 \simeq P\{\tilde{l}(t) \le S(t) \le \tilde{u}(t); t \in [a, b]\}$ を保障する区間 $[\tilde{l}(t), \tilde{u}(t)]$ のことを，$[a, b]$ 上の 95%同時信頼域という．同時信頼域の構成方法については Andersen et al.[5]，Fleming and Harrington[4] に説明がある．

### 9.2.2 生存関数の群間比較：ログランク検定

本項では，生存時間解析における二標本検定問題，すなわち，治療群，対照群の二つ群の生存曲線を仮説検定により比較する問題を考える．治療群，対照群の生存曲線をそれぞれ，$S_1(t)$, $S_0(t)$ と記載する．仮説検定問題

$$\text{帰無仮説}\quad H_0 : S_1(t) = S_0(t)$$
$$\text{対立仮説}\quad H_1 : S_1(t) \neq S_0(t)$$

を考える．ただし，帰無仮説の等号は，すべての $t$ について成り立つ場合を示しており，特定の $t$ において生存関数が一致することを問題にしているわけではないことに注意する．さまざまな検定方法が提案されているが，その多くが**重み付きログランク検定** (weighted log-rank test) として，統一的に理解することができる．$J$ 個の時点で，群 1 あるいは群 0 のいずれかの被験者でイベントが生じたものとし，それを早い順に $t_{(1)} < t_{(2)} < \cdots < t_{(J)}$ と書くこととし，$t_{(0)} = 0$ と置く．時点 $t-_{(j)}$ における群 1 および群 0 の at-risk にある被験者数をそれぞれ $n_{1(j)}$, $n_{0(j)}$ とし，時点 $t_{(j)}$ で各群で生じたイベント数を $d_{1(j)}$, $d_{0(j)}$ とする．すなわち，いずれかの群の Kaplan–Meier 曲線が減少する点で，表 9.1 に示したような $2 \times 2$ 表をつくる．この分割表は，時点 $t_{(j)}$ において at-risk にある被験者を対象にしており，Nelson–Aalen 推定量や Kaplan–Meier 推定量の場合と同様に，対象被験者を調整することで打ち切りの影響を考慮している．イベントが発現した時点にわたっての一連の $2 \times 2$ 表の列を，層別された $2 \times 2$ とみなして，**Mantel–Haenszel** 検定流の併合を行う．すなわち，検定統計量として

$$W = \frac{\sum_{j=1}^{J} w_{(j)}(d_{1(j)} - \bar{e}_{1(j)})}{\sqrt{\mathrm{Var}\left(\sum_{j=1}^{J} w_{(j)}(d_{1(j)} - \bar{e}_{1(j)})\right)}} \tag{9.3}$$

を考える．ただし，$w_{(j)}$ は第 $j$ 分割表に対する重みであり，$\bar{e}_{1(j)} = n_{1(j)}d_{(j)}/n_{(j)}$ は，帰無仮説が正しい下での，(1,1) セルに対する期待度数である．(9.3) の分母に現

**表 9.1** ログランク検定のための時点 $t_{(j)}$ での $2 \times 2$ 表

| イベント | 群 1 | 群 0 | 計 |
|---|---|---|---|
| あり | $d_{1(j)}$ | $d_{0(j)}$ | $d_{(j)}$ |
| なし | $n_{1(j)} - d_{1(j)}$ | $n_{0(j)} - d_{0(j)}$ | $n_{(j)} - d_{(j)}$ |
| 計 | $n_{1(j)}$ | $n_{0(j)}$ | $n_{(j)}$ |

れる分散は，各時点の $d_{1(j)}$ が互いに独立に超幾何分布に従うとして

$$\mathrm{Var}\left(\sum_{j=1}^{J} w_{(j)}(d_{1(j)} - \bar{e}_{1(j)})\right) = \sum_{j=1}^{J} w_{(j)}^2 \mathrm{Var}(d_{1(j)})$$
$$= \sum_{j=1}^{J} w_{(j)}^2 \frac{n_{1(j)} n_{0(j)} d_{(j)} (n_{(j)} - d_j)}{n_{(j)}^2 (n_{(j)} - 1)}$$

により与えられる．各時点の分割表は実際には独立ではなく，この計算は形式的なものであるが，計数過程の理論により正当化することができ，帰無仮説が正しい下で $W$ は標準正規分布に分布収束し，それに基づいて検定を行うことができる．

定数の重み $w_{(j)} = 1$ を用いた場合が**ログランク検定** (log-rank test) とよばれ，$\tilde{S}(t) = \prod_{j=1}^{J}(n_{(j)} + 1 - d_{(j)})/(n_{(j)} + 1)$ とした場合は，**一般化 Wilcoxon 検定** (generalized Wilcoxon test) とよばれる．他にもさまざまな重みが提案されており，代表的なものを表 9.2 に示す．いずれの重みを用いたときに検出力が高いかは，両群の生存関数の形状による．群 1 と群 0 の累積ハザード関数を $\Lambda_1(t)$ および $\Lambda_0(t)$ と書くことにする．2 群間にある定数 $\alpha$ により $\Lambda_1(t) = \Lambda_0(t) \times \alpha$ なる関係，すなわち，比例ハザード性の関係があるとき，ログランク検定が重み付きログランク検定のなかで最も漸近検出力を高くする．一方で，比例オッズ性 $\{1 - S_1(t)\}/S_1(t) = \{1 - S_0(t)\}/S_0(t) \times \alpha$ が成り立っている場合には，一般化 Wilcoxon 検定が，最も高い漸近検出力をもつ[30]．

**表 9.2** 重み付きログランク検定の重み

| 検定 | 重み |
|---|---|
| ログランク | $w_{(j)} = 1$ |
| Gehan の一般化 Wilcoxon 検定 | $w_{(j)} = n_{(j)}$ |
| Tarone–Ware 検定 | $w_{(j)} = \sqrt{n_{(j)}}$ |
| Peto–Peto の一般化 Wilcoxon 検定 | $w_{(j)} = \tilde{S}(t_{(j)})$ |
| 修正 Peto–Peto 検定 | $w_{(j)} = \tilde{S}(t_{(j)}) \frac{n_{(j)}}{n_{(j)}+1}$ |
| $G^{\rho,\gamma}$ 検定 | $w_{(j)} = \{\tilde{S}(t_{(j)})\}^{\rho}\{1 - \tilde{S}(t_{(j)})\}^{\gamma}$ |

多標本への拡張については Andersen et al.[5] 等を参照せよ．

## 9.3 Cox 比例ハザードモデル

### 9.3.1 モデルの定義と解釈

本節では，生存時間解析における最も基本的なモデルである **Cox 比例ハザードモデル** (Cox proportional hazards model) を取り扱う．このモデルは，1972 年に Cox[7] により提案された方法であり，医学研究においてきわめて広範に応用されている．Cox 比例ハザードモデルの提案を中心とした医学統計学における顕著な功績により，D.R.Cox 卿は，第 1 回 International Prize in Statistics の受賞者に選出された．

説明変数 (共変量) からなる $p$ 次元ベクトルを $Z$ と書く．説明変数 $Z$ を与えた下での条件付き生存関数を，$S(t|Z) = \Pr(T > t|Z)$ により定義する．条件付きハザード関数 $\lambda(t|Z)$ および条件付き累積ハザード関数 $\Lambda(t|Z)$ も，9.1.2 項にある定義の確率を条件付き確率に置き換えることで定義する．各被験者に対して $(X, \Delta, Z)$ が観察されるとし，被験者 $i$ に対するデータを $(X_i, \Delta_i, Z_i)$ で表す．

Cox 比例ハザードモデルは

$$\lambda(t|Z) = \lambda_0(t)e^{\beta^t Z} \tag{9.4}$$

により定義される．ここで，$\beta$ は回帰係数であり，$\lambda_0(t)$ はベースラインハザード関数 (baseline hazard function) とよばれる．説明変数 (共変量) と生存期間の関連に主たる関心がある場合，その部分にはパラメトリックモデルの仮定を置くとしても，関心のない部分についてはできるだけ仮定に依存しないで推測を行いたい．Cox 比例ハザードモデル (9.4) は $\lambda_0(t)$ を局外母数として，具体的な関数型を仮定しないモデルで，セミパラメトリックモデル (semiparametric model) とよばれる．

最も簡単な場合として，説明変数が一つ ($p = 1$) で，$Z$ が 2 値の場合を考える．たとえば治療群と対照群の二つの治療を比べる無作為化試験を考えることにしよう．治療 A に割り付けられた場合には $Z = 1$ とし，治療 B であれば $Z = 0$ とする．このとき，$\lambda(t|Z = 1) = \lambda_0(t)e^{\beta}$ および $\lambda(t|Z = 0) = \lambda_0(t)$ となることから，両者の比は，$\lambda(t|Z = 1)/\lambda(t|Z = 0) = e^{\beta}$ となり，$t$ に依存しない．この式は $Z = 1$ の被験者のハザードと $Z = 0$ のハザード比が $e^{\beta}$ で与えられることを意味しており，$\beta$ は対数ハザード比とよばれる．より一般の複数の説明変数がモデルに含まれる場合には，各説明変数に対する回帰係数は，他の説明変数の値を条件づけた下で，当該説明変数が 1 単位増えた場合の，条件付き対数ハザード比として解釈され，その指数変換が条件付きハザード比として解釈される．

### 9.3.2 部分尤度による推測

議論を簡単にするために，特に断らない場合には，複数の被験者に同時にイベントが生じていない，すなわちタイイベントが存在しないものとして議論を進める．条件 $T \perp C|Z$ を仮定する．この条件はランダム打ち切りの条件とよばれる．Cox 比例ハザードモデルに対する尤度関数は，

$$\prod_{i=1}^{n} \left[\lambda_0(x_i)e^{\beta^t Z_i}\right]^{\delta_i} \times \left[\exp\left(-\Lambda_0(x_i)\right)\right]^{e^{\beta^t Z_i}} \tag{9.5}$$

で与えられるが，これは $\lambda_0(t)$ に依存しており，$\beta$, $\lambda_0(t)$ について最大化することは困難である．Cox 比例ハザードモデルの主たる関心は回帰係数にあることから，$\lambda_0(t)$ に依存しないで推測が可能となることが望ましい．Cox[7,8] は部分尤度法 (partial likelihood method) という方法を導入した．部分尤度は

$$L(\beta) = \prod_{j=1}^{J} \frac{e^{\beta^t Z_{(j)}}}{\sum_{k \in R_{(j)}} e^{\beta^t Z_k}} \tag{9.6}$$

により定義される．ここで，$R_{(j)}$ は時点 $t_{(j)}$ において at-risk にある被験者全体とし，$Z_{(j)}$ は $t_{(j)}$ 時点でイベントを生じた被験者の説明変数を表す．

部分尤度 (9.6) の導出のアイディアの概略を説明する．説明を簡単にするために，イベントが 2 時点のみで生じたとして考える．$t_{(0)} = 0$ とし，$t_{(1)} < t_{(2)}$ でイベントが生じたとする．(1) と (2) はそれぞれ，$t_{(1)}$ および $t_{(2)}$ でイベントを生じた被験者 id を示す．$t_{(0)}$ 以降 $t_{(1)}$ までに生じた打ち切りの時刻および被験者 id に関する情報を $c_{(1)}$ と書き，$t_{(1)}$ 以降 $t_{(2)}$ までのそれを $c_{(2)}$ と書くことにする．$V_1 = \{c_{(1)}, t_{(1)}\}$, $V_2 = \{c_{(2)}, t_{(2)}\}$, $W_1 = (1)$, $W_2 = (2)$ と置く．$V_1$ は，原点 0(= $t_{(0)}$ 以降 $t_{(1)}$ までのイベントおよび打ち切りの時刻に関する情報，$W_1$ は $t_{(1)}$ においてどの被験者にイベントが生じるかの情報である．同様にして，$V_2$ は $t_{(1)}$ 以降 $t_{(2)}$ までのイベントおよび打ち切りの時刻に関する情報，$W_2$ は $t_{(2)}$ においてどの被験者にイベントが生じるかの情報である．$V_1, W_1.V_2, W_2$ の尤度を $f_{V_1,W_1.V_2,W_2}(v_1, w_1.v_2, w_2)$ と書くと，条件付き確率の計算を繰り返し適用することで，

$$
\begin{aligned}
& f_{V_1,W_1.V_2,W_2}(v_1, w_1.v_2, w_2) \\
&= f_{W_2|V_1,W_1.V_2}(w_2|v_1, w_1.v_2) \times f_{V_1,W_1.V_2}(v_1, w_1.v_2) \\
&= \cdots\cdots \\
&= f_{W_2|V_1,W_1.V_2}(w_2|v_1, w_1.v_2) f_{V_2|V_1,W_1}(w_2|v_1, w_1) f_{W_1|V_1}(w_1|v_1) f_{V_1}(v_1)
\end{aligned}
\tag{9.7}
$$

と変形される．ただし $f_{W_2|V_1,W_1.V_2}(w_2|v_1, w_1.v_2)$ は $V_1 = v_1$, $W_1 = w_1$, $V_2 = v_2$ を与えた下での $W_2$ の条件付き確率密度関数 (尤度) とし，他の関数も同様に定義する．(9.7) の第二項は時点 $t_{(1)}$ までのイベントと打ち切り時間およびそれがどの被験者に生じたかに関する情報がわかった下で，$t_{(2)}$，すなわち次のイベントがいつ起きるかと，$t_{(1)}$ 以降 $t_{(2)}$ 以前に生じる打ち切り時間に関する尤度である．第　項は，$t_{(2)}$ とそれまでの打ち切り時間がわかった下で，それらがどの被験者に生じるかの尤度と解釈される．第三，四項もそれぞれ同様の解釈となる．すなわち，第一，三項は被験者に関する尤度，第二，四項は時間に関する尤度ということになる．Cox 回帰がハザード関数に関して積型のモデルになっており，回帰係数に関する情報は被験者に関する情報である第一，三項が大半を保持していることが期待できる．第二，四項を無視して，第一，三項のみを考えたのが部分尤度である．イベント数が 2 回のみの場合で説明したが，この議論は任意のイベント回数でも通用し，部分尤度は，

$$
\prod_{j=1}^{J} \frac{\lambda_0(t_{(j)}|Z_{(j)})}{\sum_{k \in R_{(j)}} \lambda_0(t_{(j)}|Z_k)} = \prod_{j=1}^{J} \frac{\lambda_0(t_{(j)}) e^{\beta^t Z_{(j)}}}{\sum_{k \in R_{(j)}} \lambda_0(t_{(j)}) e^{\beta^t Z_k}}
$$

とハザード関数で表される．$\lambda_0(t_{(j)})$ が分子と分母で打ち消し合うことで，(9.6) が得られる．以上の議論からわかるように，部分尤度による方法で，ベースラインハザード関数に依存しないで回帰係数の推測が可能となるのは，Cox 比例ハザードモデルの

ハザード関数の定義 (9.4) に強く依存している．実際，9.6 節で導入する比例ハザード性をみたさないセミパラメトリックモデルでは部分尤度による方法はうまく機能しない．

部分尤度関数 (9.6) を最大にする $\beta$ を最大部分尤度推定量とよび，$\hat{\beta}$ と書くこととする．$\hat{\beta}$ を求めるには，(9.6) に対する対数部分尤度関数 $l(\beta) = \log L(\beta)$ を最大にする $\beta$ を求めればよいが，したがって，スコア関数

$$U(\beta) = \frac{\partial}{\partial\beta} l(\beta) = \sum_{j=1}^{J} \left\{ Z_{(j)} - \frac{\sum_{l \in R_{(j)}} Z_l e^{\beta^t Z_l}}{\sum_{l \in R_{(j)}} e^{\beta^t Z_l}} \right\} \tag{9.8}$$

のゼロ点，すなわち，$U(\beta) = 0$ の解を求めることで得られ，**Newton–Raphson 法**により容易に求めることができる．$\hat{\beta}$ の分布は漸近的に $N(\beta, I^{-1}(\hat{\beta}))$ に従う．ここで，

$$I(\beta) = \frac{\partial^2}{\partial\beta\partial\beta^t} l(\beta)$$

であり，**観測 Fisher 情報行列** (observed Fisher information matrix) に相当する．これに基づいて，部分尤度関数 (9.6) を通常の尤度のようにして，Wald 検定，スコア検定，尤度比検定，信頼区間の構成等の統計的推測をすることができる．

統計的推測の基礎になるのは，$\hat{\beta}$ の**漸近正規性** (asymptotic normality) であるが，それはスコア関数 (9.8) の漸近正規性によりもたらされる．スコア関数 (9.8) は独立同一分布に従う確率変数の和にはなっておらず，過去の履歴に依存した量の和となっている．したがって，通常の独立同一分布に従う標本に対する最尤推定量の漸近正規性の議論はそのままでは適用することができず，Cox[7] でもその点は未解決のまま残されていた．Tsiatis が Cox 比例ハザードモデルに対する最大部分尤度推定量の一致性，漸近正規性を示した[9]．しかし，その取扱いは見通しが良くないものであった．Andersen and Gill[10] は，**計数過程マルチンゲール** (counting process martingale) の理論をもとにした一致性と漸近正規性の証明と分散推定量を与えた．そこで用いられた方法は非常に見通しが良く，拡張性に富んでおり，9.6 節に示す**比例ハザード性** (proportional hazards) をみたさないモデルの推測等の著しい発展につながった．その技術的な詳細については，Fleming and Harrington[4], Andeersen et al.[5] 等に詳しい説明がある．

ベースライン累積ハザード関数 $\Lambda_0(t)$ が，イベントが観察された時点 $t_{(1)} < t_{(2)} < \cdots < t_{(J)}$ のみでジャンプするものとし，時点 $t_{(j)}$ におけるジャンプ量を $\lambda_0[t_{(j)}]$ と書くことにする．$(\beta, \{\lambda_0[t_{(j)}]\}_{j=1}^{J})$ をパラメータとして尤度関数 (9.5) を $(\beta, \{\lambda_0[t_{(j)}]\}_{j=1}^{J})$ の関数とみなし，$L(\beta, \{\lambda_0[t_{(j)}]\}_{j=1}^{J})$ と書く．固定した $\beta$ に対し，(9.5) を最大にする $\{\lambda_0[t_{(j)}]\}_{j=1}^{J}$ を $\{\lambda_0[t_{(j)}; \beta]\}_{j=1}^{J}$ と書くことにすると，$L(\beta, \{\lambda_0[t_{(j)}]; \beta]\}_{j=1}^{J})$ は部分尤度 (9.6) に一致する[11]．すなわち，Cox 比例ハザードモデルにおいては，プロファイル尤度による推測が部分尤度による推測に一致する

ことを意味する.

ここまではタイイベントがないものとして，つまり同じ時点で複数の被験者にイベントが観察されないとしてきた．$T$ を連続とした場合には原理的にはタイイベントは生じないが，実際にはイベントを評価する時点が完全には連続的ではないことから，タイイベントが観察される場合がある．たとえば $t_{(j)}$ 時点で 3 人の被験者にイベントが生じたとしておく．これらの被験者を A,B,C とよんでおく．この場合，部分尤度の時点 $t_{(j)}$ での寄与 $e^{\beta^t Z_{(j)}}/\sum_{k\in R_{(j)}} e^{\beta^t Z_{(k)}}$ を 3 名分考える必要がある．たとえば，A,B,C の順にイベントが生じたとすると，被験者 A に対しては，$t_{(j)}$ 時点でのリスクセットを用いて分母 $\sum_{k\in R_{(j)}} e^{\beta^t Z_{(k)}}$ を計算すればよいが，被験者 B のイベントに対しては被験者 A をリスクセットより除く必要がある．すなわち，3 人の被験者のイベント時刻の順番により部分尤度が変わるが，順番が決定できないことが問題となる．すべてのイベントの発現順を考えて平均化することが考えられ正確法とよばれるが，多くの時点でタイイベントが生じた場合には組合せが膨大となり，計算時間が多大となる欠点がある．計算負荷が少ない方法として Breslow の方法と Efron の方法がある[12)].

ベースラインハザード関数は **Breslow 推定量**

$$\hat{\Lambda}_0(t) = \sum_{t_{(j)}\le t} \frac{d_{(j)}}{\sum_{k\in R_{(j)}} e^{\beta^t Z_{(k)}}} \tag{9.9}$$

により推定することができる[11)].

### 9.3.3 適用例: CGD データ

Thernean and Grambsch[12)] の Chap.4 にある CGD データは，128 例の慢性肉芽腫の症例に対するインターフェロンガンマ ($\gamma$IFN-g) 製剤の有効性を調べた，プラセボ対照無作為化試験からのデータである．プラセボ群，インターフェロン群にそれぞれ，65 例，63 例が割り付けられた．評価項目は重大な感染症の発現であり，無作為化時点を原点として，感染症の発現するまでの期間が再発事象として記録されている．ここでは，最初の重大な感染症が発現するまでの期間を考える．プラセボ群，インターフェロン群で，30 例，14 例にイベントがそれぞれ生じた．各群の生存関数を Kaplan–Meier 法で推定した結果を図 9.1 に示す．Kaplan–Meier 推定量の性質から，イベントが観察された時点で曲線が減少する．図中の Kaplan–Meier 推定値にところどころ付された縦棒は，その時点で打ち切りが生じていいることを示している．インターフェロン群の生存曲線が上に位置し，インターフェロンを投与した方が感染症発現までの期間を延長する傾向を示している．ログランク検定および一般化 Wilcoxon 検定による $p$ 値はそれぞれ，$p = 0.0006$ および $p = 0.0026$ と，いずれの検定によっても二群間で生存曲線が有意に異なっていた．二群間の感染症発現のリスクの違いをハザード比で要約するために，インターフェロン群に割り付けられた場合には $Z = 1$，プラセボ群に割り付けられた場合には $Z = 0$ とし，Cox

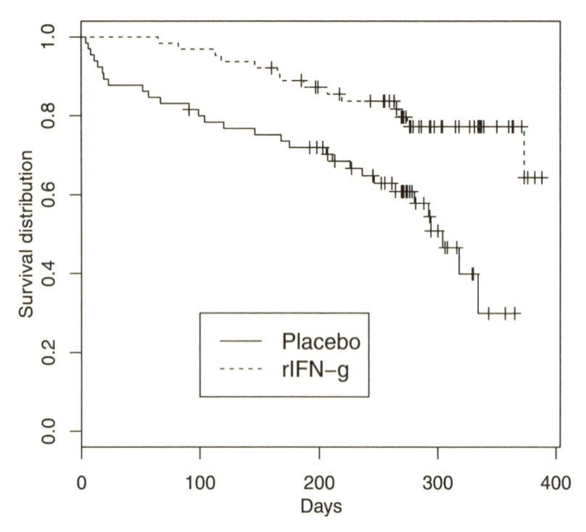


**図 9.1** 単変量モデルに対する Kaplan–Meier 法による生存関数の推定

比例ハザードモデル $\lambda(t|Z) = \lambda_0(t)\exp(\eta Z)$ を当てはめた．説明の都合上，このモデルを二群比較モデルとよんでおくことにする．回帰係数の最大部分尤度推定値は $\hat{\eta} = -1.094$ (標準誤差: 0.335) となり，ハザード比 (hazard ratio) は $\exp(\hat{\eta}) = 0.335$ (95%信頼区間: $0.174, 0.645$) となる．モデル $\lambda(t|Z) = \lambda_0(t)\exp(\eta Z)$ の定義より，$\log(-\log S(t|Z=1)) = \log(-\log S(t|Z=0)) + \eta$ が成り立つ．$\hat{S}(t|Z=1)$ および $\hat{S}(t|Z=0)$ をそれぞれの群の生存関数の Kaplan–Meier 推定量とすると，比例ハザード性が成り立つならば，$\log(-\log \hat{S}(t|Z=1))$ と $\log(-\log \hat{S}(t|Z=0))$ を時間に対してプロットすると平行になることが期待される．図 9.2 にこのプロットを示す．

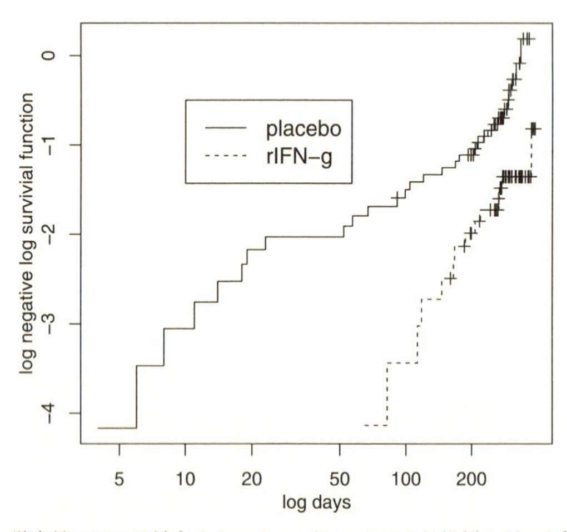


**図 9.2** 単変量モデルに対する log–log プロットによる比例ハザード性の確認

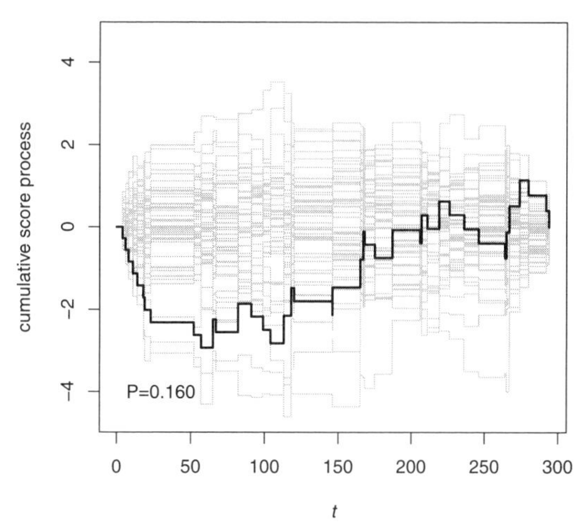


**図 9.3** 単変量モデルに対する標準化スコア過程による比例ハザード性の確認

おおむね平行にみえるが，しかしいくらかプロットが近づく傾向があるようにもみえる．この方法は二群比較における比例ハザード性の確認のための簡明な方法を与えるが，視覚的な評価に基づくために判断が主観的にならざるを得ない欠点がある．より客観的な方法として，9.4.2 項で説明する累積標準化スコア過程による方法がある．その適用結果を図 9.3 に示す．図の見方や検定統計量の説明は 9.4.2 項を参照してほしいが，モデルが正しく特定されているという帰無仮説に対する，標準化スコア過程に基づく上限型検定の $p$ 値は $p = 0.160$ であり，著しい比例ハザード性からの乖離は示唆されなかった．

次に，割付けに加えて，年齢・性別・体重を説明変数として追加したモデルを当てはめてみる．説明の便宜上，このモデルを多変量モデルとよんでおく．適用した結果を表 9.3 に示す．年齢に対する回帰係数が 0 であるという帰無仮説に対する $p$ 値が $p = 0.061$ と小さく，年齢と感染症発現までの期間の間の関連を示唆する．10 歳当たりのハザード比が 0.478 (0.221, 1.034) と年齢が低いほど感染症のリスクが高いことが示唆される．この解析結果が説得力あるものであるためには，当てはめたモデルの適切性を評価することが必要となる．9.4 節において，いくつかの残差解析の方法によりモデルの適切性を評価した結果を示す．

**表 9.3** CGD データに対する Cox 比例ハザードモデル (多変量モデル) の適用結果

| factor | HR(95%$CI$) | $p$-value |
|---|---|---|
| group | 0.308 (0.158, 0.600) | $p<0.001$ |
| age (per 10 years old) | 0.478 (0.221, 1.034) | $p=0.061$ |
| weight (per 5 kg) | 1.108 (0.957, 1.283) | $p=0.172$ |
| gender | 1.043 (0.459, 2.369) | $p=0.919$ |

### 9.3.4 計数過程マルチンゲール

現代的な生存時間解析の方法論の発展には計数過程の方法が不可欠となっている．本項では深入りしないが，一つには統計手法の漸近分布理論を展開するうえで見通しの良い方法を与える意味で重要である．一方で，統計手法を導入あるいは理解する際にも，計数過程による定式化が重要となり，その観点からここで計数過程 (counting process) の導入を行う．計数過程は，$N(t) = I(T \leq t, \Delta = 1)$ で定義される確率過程で，時刻 $t$ までにイベントが観察されていれば $= 1$，そうでなければ $= 0$ となる．**at-risk** 過程を $Y(t) = I(X \geq t)$ により定義し，時刻 $t$ でイベントを起こしうるならば $= 1$，そうでないならば $= 0$ となる．ここで，

$$M(t) = N(t) - \int_0^t Y(u)d\Lambda(u|Z) \quad (= N(t) - \Lambda(\min(t, X)|Z)) \tag{9.10}$$

と置くと，この $M(t)$ はマルチンゲール (martingale) とよばれる平均 0 の確率過程となる．(9.10) は **Doob–Meyer** 分解とよばれ，$N(t) = \Lambda(\min(t, X)|Z) + M(t)$ となるが，計数過程 $N(t)$ をデータ，$M(t)$ を誤差とみなすことで，データ $=$ モデル $+$ 誤差 の分解を与えているとみなすことができる．

Cox 比例ハザードモデルの場合を考える．(9.10) は

$$M(t; \beta, \Lambda_0) = N(t) - \int_0^t Y(u)e^{\beta^t Z}d\Lambda_0(u) \tag{9.11}$$

となる．ここで，以下の推定方程式の組

$$\sum_{i=1}^n M_i(t; \beta, \Lambda_0) = 0 \tag{9.12}$$

$$\sum_{i=1}^n Z_i M_i(\infty; \beta, \Lambda_0) = 0 \tag{9.13}$$

を考える．この組をマルチンゲール推定方程式 (martingale estimating equation) とよぶことにする．(9.12) より，

$$d\Lambda_0(t) = \frac{\sum_{i=1}^n dN_i(t)}{\sum_{i=1}^n Y_i(t)e^{\beta^t Z_i}} \tag{9.14}$$

が従うが，(9.14) を (9.13) に代入して $\Lambda_0(t)$ を消去すると，

$$U_{PH}(\beta) = \sum_{i=1}^n \int_0^\infty \{Z_i - \bar{Z}(u; \beta)\}dN_i(u) \tag{9.15}$$

と表すことができるが，これは部分尤度に基づくスコア関数 (9.8) に他ならない．ただし，

$$\bar{Z}(u; \beta) = \frac{S^{(1)}(u; \beta)}{S^{(0)}(u; \eta)}$$

$$S^{(0)}(u; \beta) = n^{-1} \sum_{i=1}^n Y_i(u) \exp(\beta^t Z_i)$$

$$S^{(1)}(u; \beta) = n^{-1} \sum_{i=1}^n Z_i Y_i(u) \exp(\beta^t Z_i)$$

とする．また，(9.14) の右辺の $\beta$ を最大部分尤度推定量で置き換えることで，Breslow 推定量 (9.9) が得られる．すなわち，Cox 比例ハザードモデルに対する部分尤度に基づく推定は，マルチンゲール推定方程式 (9.12), (9.13) によるものとみなすことができる．9.6 節に示すように，この解釈が Cox 比例ハザードモデル以外のモデルの推測を考えるうえで有効に働く．

## 9.4 Cox 比例ハザードモデルのモデル診断

### 9.4.1 Cox 比例ハザードモデルに対する残差

Cox 比例ハザードモデルに対してはさまざまな観点からの適合度検定の方法が提案されている．たとえば，Lin と Wei は，Cox 比例ハザードモデルによる推定量の分散が，部分尤度を尤度関数とみなしたときの Fisher 情報量の逆数で与えられることを利用して，2 種類の情報行列の差を評価する適合度検定を提案した[13]．Lin は，通常の部分尤度による推定量と，部分尤度に基づくスコア関数に重みを導入した，重み付きスコア関数による推定量が，Cox 比例ハザードモデルを正しく特定した場合には同一の真のパラメータ $\beta_0$ に収束するものの，誤特定した場合には異なる極限を有することを利用した適合度検定の方法を提案した[14]．これらの方法は理論的にも妥当な適合度検定であり，モデルの当てはまりを客観的に評価することができるが，一方で，このような包括的な適合度検定に共通の欠点として，いったんモデルの当てはまりが棄却された際に，どのようにモデルを改善すると良いのかの示唆が得られないことがあげられる．一般に，そのような示唆を得るためには残差分析 (residual analysis) が有効であるが，生存時間解析においては，打ち切り例の存在により，残差をどのように定義するかが明確でない．本項では，Cox 比例ハザードモデルに対するいくつかの残差解析の方法を導入し，前節で当てはめた多変量モデルに対する適用を通じて説明する．

**a. Cox–Snell 残差**

$T$ が連続のとき，$S(T|Z)$ は一様分布 $U(0,1)$ に従い，$\Lambda(T|Z) = -\log(S(T|Z))$ は指数分布 $EX(1)$ に従う．この量は打ち切り例に対しては計算することはできないが，$T_i$ の代わりに $X_i$ を代入し，$\{\Lambda(X_i|Z_i), \Delta_i\}$ は指数分布 $EX(1)$ からの右側打ち切りデータと考えることができる．このことを利用して，Cox 比例ハザードモデル (9.4) の当てはめ結果に基づいた $\{\hat{\Lambda}_0(X_i)e^{\hat{\beta}^t Z_i}, \Delta_i\}$ に対して，Kaplan–Meier 推定値と $EX(1)$ の生存関数を比べることで，モデルの適切性の評価が可能となる．9.3.3 項において当てはめた多変量モデルに対して適用した結果を図 9.4 に示す．ほぼ対角線上にプロットが乗っており，モデルの適切性が示唆される．この方法は直観的に理解が容易であるが，厳密には $\{\Lambda(X_i|Z_i), \Delta_i\}$ を推定量で置き換えている分の影響は考慮されておらず，判断が直観的になる点が欠点である．

**b. マルチンゲール残差**

(9.11) において，$\beta$ と $\Lambda_0(t)$ をそれぞれ，最大部分尤度推定量，Breslow 推定量で

9

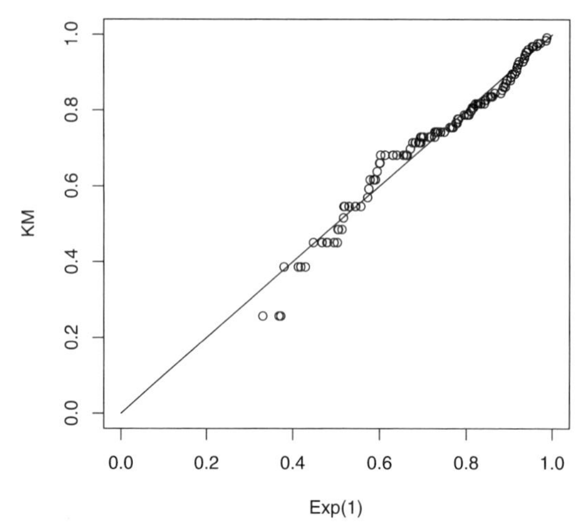


**図 9.4** 多変量モデルに対する Cox–Snell 残差によるモデル診断

置き換えた

$$M_i(t; \hat{\beta}, \hat{\Lambda}_0) = N_i(t) - \int_0^t Y_i(u) e^{\hat{\beta}^t Z_i} d\hat{\Lambda}_0(u) \tag{9.16}$$

$$\left( = \Delta_i I(X_i \leq t) - e^{\hat{\beta}^t Z_i} \hat{\Lambda}_0(\min(t, X_i)) \right)$$

をマルチンゲール残差 (martingale residual) という．Doob–Meyer 分解 (9.11) より，モデルが正しいとき，$M_i(t; \beta, \Lambda_0)$ が平均 0 であり，(9.11) の右辺がデータモデルの形をしていることから，(9.16) が残差の定義として自然なものの一つであると考えられる．$t = \infty$ とした

$$\hat{M}_i = M_i(\infty; \hat{\beta}, \hat{\Lambda_0}) = \Delta_i - e^{\hat{\beta}^t Z_i} \hat{\Lambda}_0(X_i) \tag{9.17}$$

をマルチンゲール残差の定義とする場合もあるが，本章では (9.16) をマルチンゲール残差とよぶことにする．

当てはめた回帰モデルの適切性を確認するために，残差を特定の説明変数に沿ってプロットすることが広く行われる．ある説明変数に沿って，残差が平均 0 でない傾向がみられる場合には，その説明変数の関数型が適切でない可能性を示唆する．図 9.5(a) に，9.3 節で当てはめて多変量モデルに対するマルチンゲール残差 (9.17) を，年齢に沿ってプロットした図を示す．その定義から，マルチンゲール残差の値域は $(-\infty, 1]$ と著しく非対称であるため，プロットを直接解釈することが困難なことが多い．そのため，平滑化を適用して平均 0 とみなせるかを検討することが有効となる[15)]．図 9.5(a) より，マルチンゲール残差の平均は大きく 0 から逸脱していないようにみえるが，その判断は主観的にならざるを得ず，平滑化曲線を得る際の平滑化パラメータにも依存してしまう欠点がある．

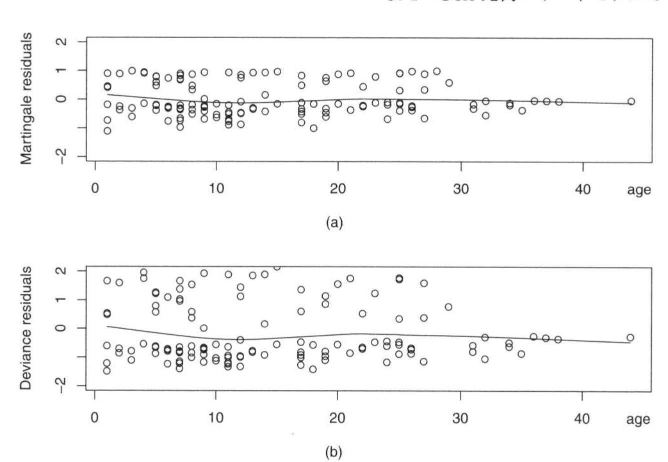


**図 9.5** 多変量モデルに対するマルチンゲール残差 (a) および逸脱度残差 (b) の年齢に対するプロット

### c. 逸脱度残差

Cox 比例ハザードモデル (9.4) で，被験者ごとに異なる回帰係数パラメータ $\beta_i$ $(i = 1, 2, \cdots, n)$ をもつ場合を考える．このモデルを**飽和モデル** (saturated model) とよぶ．飽和モデルの下での最大対数部分尤度 $l(\hat{\beta}_1, \hat{\beta}_2, \ldots, \hat{\beta}_n)$ と当てはめたモデル (9.4) での最大対数部分尤度 $l(\hat{\beta})$ の差の 2 倍を逸脱度とよび $D$ で表すとき，

$$D \simeq -2 \sum_{i=1}^{n} \left[ \hat{M}_i + \Delta_i \log (\Delta_i - \hat{M}_i) \right]$$

と近似される[4]．これから，**逸脱度残差** (deviance residual) を

$$D_i = \mathrm{sgn}(\hat{M}_i) \sqrt{2} \sqrt{-\hat{M}_i - \Delta_i \log (\Delta_i - \hat{M}_i)}$$

により定義する．ただし，$\mathrm{sgn}(\hat{M}_i)$ は，$\hat{M}_i$ が正ならば $= 1$，負ならば $= -1$ を示す．逸脱度残差は値域が $(-\infty, \infty)$ となっており，$\mathrm{sgn}(\hat{M}_i)$ の部分により符号をマルチンゲール残差と同じになるようにしている．マルチンゲール残差は，計数過程 $Ni(t)$ をデータとみなし，データとモデルの乖離をマルチンゲール残差の 2 乗和 $n^{-1} \sum_{i=1}^{n} \hat{M}_i^2$，すなわち平均 2 乗誤差で測ったときの各被験者の乖離を測っていることに相当している．一方で，逸脱度残差は，飽和モデルをデータとみなし，データとモデルの差を最大対数尤度の差の 2 倍 $D$ で測ったときに，$n^{-1} D \simeq n^{-1} \sum_{i=1}^{n} D_i^2$ となっており，データとモデルの乖離を対数尤度で測ったときの各被験者の乖離を測っているものと解釈できる．図 9.5(b) に多変量モデルに対する逸脱度残差を，年齢および体重に沿ってプロットした図を示す．逸脱度残差は値域が $(-\infty, \infty)$ と対称になってはいるものの，そのことは対称に分布することを意味しておらず，図 9.5(a) のマルチンゲール残差のプロットと比べ，解釈が必ずしも容易になっていないように思われる．逸脱度残差の

定義はCox比例ハザードモデルの部分尤度に依存しており，そのままでは他のモデルへの拡張はされないが，マルチンゲール残差はDoob–Meyer分解(9.10)に基づいていることから，9.6節で議論するような他のモデルにも自然に定義される長所がある．

### 9.4.2　累積マルチンゲール残差によるモデル診断

本項では，Lin et al.[16]により提案された，累積マルチンゲール残差(cumulative martingale residual)によるCox比例ハザードモデル(9.4)のモデル診断法を導入する．$z$を$p$次元ベクトルとし，多次元パラメータで添え字づけられた確率過程

$$H_n(t,z)=\sum_{i=1}^{n} I(Z_i\le z)M_i(t;\hat{\beta},\hat{\Lambda}_0)$$

を定義する．$Z_i$および$z$の第$k$成分をそれぞれ$Z_i^{(k)}$, $z^{(k)}$と書き，多次元の不等式$Z_i\le z$は$Z_i$のすべての成分$k$について，$Z_i^{(k)}\le z^{(k)}$が成り立つこととする．当てはめたCox比例ハザードモデルが正しいとき，$H_n(t,z)$は平均0の正規確率過程(Gaussian process) $H(t,z)$に弱収束する．ここで，弱収束とは，確率過程における分布収束に相当するもので，$H_n(t,z)$に関する確率計算を，その収束先である$H(t,z)$に基づく計算で近似できることを意味する．Lin et al.[16]は，$H(t,z)$のサンプルパス(確率過程の実現値)をコンピュータ上で近似的に生成するシミュレーション技術を提案した．当てはめたCox比例ハザードモデルが真のデータ生成過程に一致しているという帰無仮説$H_0$に対する検定統計量として，$H_n^{\mathrm{omn}}=\sup_{t,z}|H_n(t,z)|$をもとにした上限型検定を考える．$H_n^{\mathrm{omn}}$の実現値を$h_n^{\mathrm{omn}}$とすると，$p$値は$p(H_n^{\mathrm{omn}}>h_n^{\mathrm{omn}}|H_0)$となるが，このシミュレーション技術により，コンピュータ上で十分にたくさんの$H(t,z)$のサンプルパスを生成し，$t$および$z$についての最大値を計算することで，$H_n^{\mathrm{omn}}$の帰無仮説下での実現値が生成でき，これに基づいて近似的な$p$値を計算することができる．この検定は$t$および$z$のすべての方向を考えていることから，包括検定とよばれる．

また，$H_n(t,z)$の特別な場合として，$t=\infty$および$z$の第$k$成分以外を$\infty$として，一次元のパラメータ$z^{(k)}$で添え字づけられた確率過程

$$H_n^{(k)}(z^{(k)})=\sum_{i=1}^{n} I(Z_i^{(k)}\le z^{(k)})M_i(\infty;\hat{\beta},\hat{\Lambda}_0) \tag{9.18}$$

を定義する．この統計量は，マルチンゲール残差を，$k$番目の説明変数方向に累積している．$H_n(t,z)$の特別な場合であることから，モデルが正しいときに，漸近的に平均0の正規確率過程に弱収束し，その帰無仮説下でのサンプルパスをコンピュータ上でシミュレーションにより生成できる．検定統計量として，第$k$成分方向に焦点を絞った上限型検定統計量$H_n^{(k)}=\sup_{z^{(k)}}|H_n^{(k)}(z^{(k)})|$を考えると，$p$値を同様にしてシミュレーション技術により近似的に計算することができる．この検定は残差を特定の説明変数の方向に累積しており，その説明変数の関数型の誤特定に対して指向性が高いこ

とが期待され，ここでは関数型検定とよぶ．さらに，$H_n^{(k)}(z^{(k)})$ は一次元のパラメータで添え字づけられた確率過程であるので，実現値とシミュレーションにより発生させた帰無仮説が正しい下でのサンプルパスを図示することが可能であり，被験者数が十分でなく，検出力が必ずしも高くないような状況で，視覚的な評価をすることも可能となる．

Cox 比例ハザードモデル (9.4) は，$\beta^t Z_i$ に対して指数関数によりモデリングしているが，この関数型の誤特定に対して検出力が高いと期待される統計量として，

$$H^{\exp}(x) = \sum_{i=1}^{n} I(\hat{\beta}^t Z_i \leq x)\hat{M}_i$$

を考えることができる．また，

$$\begin{aligned} H^{\mathrm{score}}(t) &= I^{-\frac{1}{2}}(\hat{\beta}) \sum_{i=1}^{n} Z_i M_i(t; \hat{\beta}, \hat{\Lambda}_0) \\ &= I^{-\frac{1}{2}}(\hat{\beta}) U_{PH}(t; \hat{\beta}) \end{aligned}$$

を定義する．ここで，$U_{PH}(t;\beta)$ はスコア関数 (9.15) で積分区間を $t$ までにしたもので，$H^{\mathrm{score}}(t)$ は**標準化スコア過程** (standardized score process) とよばれる．これらについても，$H_n^{(k)}(z^{(k)})$ と同様の上限検定やグラフィカルな回帰診断が可能となる．標準化スコアプロセスは比例ハザード性が不成立の場合に検出力が高い．種々の指向性をもった適合度検定を適用することで，どの方向にモデルを修正すれば適合が改善できるかのヒントを得ることができる．

CGD データに対する多変量モデルには連続型の説明変数として年齢と体重が線形に含まれている．この線形性の仮定が適切か，あるいは他の関数型の方が説得力があるモデルとなるかの検討を関数型検定にて行うことができる．図 9.6 には，年齢に対する (9.18) の実現値と，帰無仮説下でのサンプルパス (sample path) をコンピュータ上でシミュレートしたもの 50 個のプロットを示した．年齢に対する上限検定の $p$ 値は $p = 0.391$ と統計的に有意ではなく，図をみても，実現値が帰無仮説下でのサンプルパスと著しく異なる挙動をしていることは示唆されず，関数型の誤特定は示唆されない．体重に対しては上限検定が $p = 0.648$ であり，やはり関数型の誤特定は示唆されなかった．群・年齢・性別・体重に対する標準化スコア過程の上限検定の $p$ 値はそれぞれ，$p = 0.301, 0.464, 0.569, 0.508$ といずれも有意ではなく比例ハザード性の不適切性も示唆されなかった．

比例ハザード性が成り立たない等，Cox 比例ハザードモデルが適合しない場合の対処としては，9.5.1 項で説明する層別 Cox 回帰モデルや，9.6 節で説明する比例ハザード性を要請しない回帰モデルを当てはめる等の方法が考えられる．

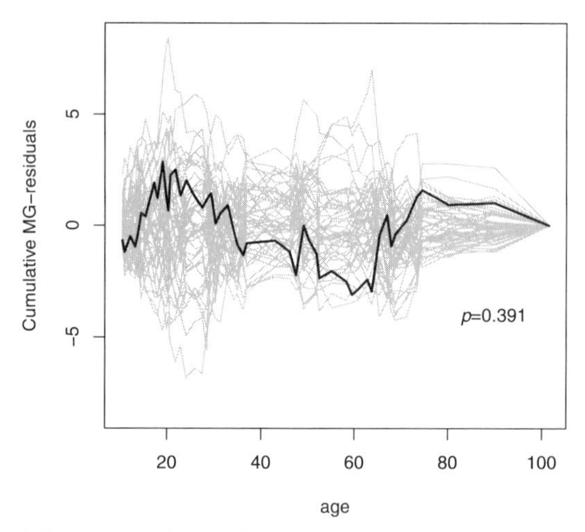


**図 9.6** 多変量モデルに対する累積マルチンゲール残差の年齢に対するプロット

## 9.5 いくつかの拡張

### 9.5.1 層別 Cox 比例ハザードモデル

Cox 比例ハザードモデル (9.4) においては，モデルに含めた変数 $Z$ の $p$ 個のすべての成分について比例ハザード性を要請している．しかしながら，一部の変数については比例ハザード性が成り立たない場合もありうる．$p_{(1)}$ 次元ベクトル $Z_{(1)}$ と，$p_{(2)} = p - p_{(1)}$ 次元ベクトル $Z_{(2)}$ により，$Z^t = (Z^t_{(1)}, Z^t_{(2)})$ と分解されているものとして，$Z_{(1)}$ と生存期間の関連を調べることに関心があるものとする．$Z_{(2)}$ の各成分はすべて離散型であり，$Z_{(2)}$ の各成分の値の組合せにより $H$ 種類の値をとりえるものとし，その値に応じて $H$ 個の層をつくることとする．被験者 $i$ が第 $h$ 層に属しているときに，その条件付きハザード関数が

$$\lambda(t|Z) = \lambda_{h0}(t)e^{\beta^t_{(1)} Z_{(1)}}$$

により与えられるとき，**層別 Cox 比例ハザードモデル** (stratified Cox proportional hazards model) という．$\lambda_{h0}(t)$ は第 $h$ 層におけるベースラインハザード関数で層ごとに異なることを許すが，回帰係数は層にわたって共通としていることに注意する．第 $h$ 層に属する被験者のみで部分尤度 (9.6) をつくり $L_h(\beta_{(1)})$ と書いておくと，すべての $h$ で共通の回帰係数 $\beta_{(1)}$ を推定するので，部分尤度は $L_{\mathrm{scox}} = \prod_{h=1}^{H} L_h(\beta_{(1)})$ となる．同じことであるが，$L_h(\beta_{(1)})$ に対応するスコア関数 (9.8) を $U_h(\beta_{(1)})$ と書くことにすると，スコア関数は $U_{\mathrm{scox}} = \sum_{h=1}^{H} U_h(\beta_{(1)})$ で与えられ，回帰係数は $U_{\mathrm{scox}} = 0$ を解くことで得られる．

### 9.5.2　時間依存性共変量

モデル (9.4) では，説明変数は時間に依存しないものを考えていた．しかしながら，臨床検査値等，フォローアップ期間中に経時的に観測される変数を対象にしたい場合も存在する．このように経時的に測定される共変量を**時間依存性共変量** (time-dependent covariate) といい，時点 $t$ での共変量の値を $Z(t)$ で表すこととする．ハザード関数をその時点での共変量に依存すると考えて

$$\lambda(t|Z_i(u), 0 \leq u \leq t) = \lambda_0(t)e^{\beta^t Z(t)}$$

なるモデルを考える．すべての $t$ で $Z(t)$ が観測されるとすると，部分尤度は

$$L(\beta) = \prod_{j=1}^{J} \frac{e^{\beta^t Z_{(j)}(t_{(j)})}}{\sum_{k \in R_{(j)}} e^{\beta^t Z_k(t_{(j)})}} \tag{9.19}$$

により与えられる．これを最大化することで，回帰係数を推定することができる．ただし，実際には $Z(t)$ はある間隔でしか観測されないことが通常であり，その測定時点も被験者によりまちまちであることが通常である．したがって各測定時点の直前までは前の測定時点での値とみなす，あるいは何らかの平滑化を使うなどして，すべての時点での $Z(t)$ を定義する必要がある．

時間依存性共変量を使う場合のもう一つの重要な点として，時間依存性共変量が外的 (enternal) でなくてはならないという点がある．時間依存性共変量が外的であることの数学的な定義は Kalbfleish and Prentice[17] に譲るが，直観的にはイベントの発現と無関係に経時推移が決まるものを外的という．たとえば大気中の化学物質の濃度と生存期間の関連を調べるような場合や，投与量の変更が事前に決まっているような状況がこれに該当する．ベースラインで観測され時間依存でない共変量は自明な例である．外的でない場合を内的 (internal) という．部分尤度 (9.19) は外的な時間依存性共変量を前提としており，内的な場合には，生存時間と共変量の経時推移の同時モデリングを行う等，他の方法を考える必要がある．

9

### 9.5.3　混合治癒モデル

その定義から，生存関数は $t \to \infty$ とすると 0 に近づき，したがって，十分に長いフォローアップをすれば，すべての被験者にイベントが生ずることになる．しかしながら，状況によっては，このことが当てはまると考えにくい場合がある．たとえば，頭頸部がん症例に対する放射線治療の効果を評価する臨床試験において，再発までの期間を評価する場合，放射線療法が奏効する場合には長期にわたって再発しない症例が存在する[31]．このような一部の被験者が治癒するような状況においては，どのような被験者が治癒すると考えられるか，また，治癒しない被験者のうち，どのような被験者が予後が悪いか等が関心となる．このような考察を可能とする方法として，混合治癒モデル (mixture cure model) がある．

治癒モデルにおいては，被験者は治癒しない被験者 ($Y = 1$) と治癒する被験者

$(Y=0)$ の混合からなると考える．治癒割合を $\pi(Z)=\Pr(Y=1|Z)$ により定義し，ロジスティック回帰モデル

$$\pi(Z)=\frac{\exp(\alpha_0+\alpha^t Z)}{1+\exp(\alpha_0+\alpha^t Z)}$$

に従っていると仮定する．治癒する被験者に対してはイベントは生じない，すなわち，$S(t|Z,Y=0)=1$ とする．治癒しない被験者の生存時間は Cox 比例ハザードモデル

$$\lambda(t|Z,Y=1)=\lambda_0(t)e^{\beta^t Z}$$

に従うとする．このとき，$S(t|Z)=\pi(Z)S(t|Z,Y=1)+\{1-\pi(Z)\}$ となり，$t\to\infty$ とすると $S(t|Z)\to 1-\pi(Z)$ となり，一般には 0 とならないことになる．このモデルを**ロジスティック/Cox 比例ハザード混合治癒モデル** (logistic/Cox proportional hazards mixture cure model) という．

一般に $Y$ は観測されず，イベントが観察された被験者，つまり $T\le C$ なる被験者に対してのみ $Y=1$ が観測される．一方 $T>C$ なる被験者に対しては，$Y=0$，あるいは $Y=1$ かつ $T>C$ となる．観測されるデータは，$(X,\tilde{\Delta},Z)$ となる．ただし，$\tilde{\Delta}=I(Y=1,T\le C)$ である．この三つ組の $n$ 例分の確率標本 $\{(X_i,\tilde{\Delta}_i,Z_i),i=1,2,\cdots,n\}$ により推測を行う．$\tilde{\Delta}_i=1$ のとき，被験者 $i$ の尤度への寄与は $\pi(Z_i)f(t|Z_i,Y_i=1)$ となり，$\tilde{\Delta}_i=0$ のとき，被験者 $i$ の尤度への寄与は $\{1-\pi(Z_i)\}+\pi(Z_i)S(t|Z_i,Y_i=1)$ となることから，ベースラインハザード関数がイベントの観察された時点 $t_{(j)}$ $(j=1,2,\cdots,J)$ でのみジャンプする関数とし，その跳躍量を $\lambda_0[t_{(j)}]$ とすると，尤度関数は

$$L_{\text{cure}}(\beta,\mu,\alpha)=\prod_{i=1}^{n}\{\pi(Z_i)\lambda_0[t_i]e^{\beta^t Z_i}\}^{\tilde{\Delta}_i}$$
$$\times\{\{1-\pi(Z_i)\}+\pi(Z_i)S(t|Z_i,Y_i=1)\}^{1-\tilde{\Delta}_i}$$

となる．ただし，$S(t|Z_i,Y_1=1)=\exp\left(-\sum_{t_{(k)}\le t}\lambda_0[t_{(k)}]\exp\left(\beta^t Z_{(k)}\right)\right)$ とする．最尤推定量はこれを最大化する値として推定されるが，$\{(T_i,\tilde{\Delta}_i,Z_i,Y_i);i=1,2,\cdots,n\}$ を完全データとみなした EM アルゴリズムにより推定ができる[18,19]．

## 9.6 比例ハザード性を要請しない回帰モデルの推測

比例ハザード性を要請しない回帰モデルとしてパラメトリック加速モデルの推測が古くから知られているが，Cox 比例ハザードモデルと同様にベースラインハザード関数を特定しないセミパラメトリック非比例ハザードモデルの推測法が 1990 年あたりから著しく発展し[20]，多くの方法が $R$ で実行可能となっている[17]．本節では，そのうち加速モデルと加法ハザードモデルを導入する．

### 9.6.1 加速モデル

加速モデル (accelerated failure time model) は

$$\log T = \beta^t Z + \epsilon \tag{9.20}$$

により定義される．ここで，$\epsilon$ は $Z$ と独立な確率変数であり，その累積分布関数を $F_0(\epsilon)$ とする．(9.20) は

$$T = \exp(\epsilon)\exp(\beta^t Z)$$

と同値となるが，$Z_i = 0$ である場合に対応する確率変数 $\exp(\epsilon)$ を説明変数が $\exp(\beta^t Z_i)$ 倍に加速させていると解釈され，それゆえに加速モデルとよばれる．$\beta$ の第 $k$ 成分 $\beta^{(k)}$ に対し $\exp(\beta^{(k)})$ は，$Z$ の第 $k$ 成分 $Z^{(k)}$ が 1 単位増えた場合に，生存期間が何倍になるかと解釈される．一方で，加速モデルの条件付きハザード関数は

$$\Lambda(t|Z) = \Lambda_0(t\exp(-\beta^t Z)) \tag{9.21}$$

となる．ただし $\Lambda_0(t) = -\log\{(1 - F_0(t))\}$ は基準累積ハザード関数，すなわち，$\epsilon_i$ の累積ハザード関数とする．(9.21) より，加速モデルは説明変数により時間軸のスケール変換を行っていることとも解釈される．

#### a. パラメトリック加速モデル

誤差項にパラメトリック分布を仮定するパラメトリック加速モデルを考える．

$$\log T = \mu + \beta^t Z + \sigma\tilde{\epsilon} \tag{9.22}$$

と定式化し直す．ここで，$\tilde{\epsilon}$ は既知の平均 0 の分布に従う確率変数であり，$\sigma$ はスケールパラメータとよばれる未知パラメータとする．一般的な定義 (9.20) では切片 $\mu$ を導入していないが，パラメトリックモデル (9.22) の場合には，切片 $\mu$ を導入し，誤差項 $\epsilon$ が平均 0 であることを要請している．$\theta^t = (\mu, \beta^t, \upsilon)$ と置いておく．$T$ が Weibull 分布に従うとき，$\tilde{\epsilon}$ は標準極値分布をとることができる．また，$T$ が対数正規分布に従うとき，$\tilde{\epsilon}$ は標準正規分布をとることができる．$T \perp C|Z$ が成り立つとき，(9.1) における確率を説明変数を与えた下での条件付き確率に置き換えることで尤度を構成することができ，

$$L(\theta) = \prod_{i=1}^{n}\left[\lambda_0\Big(\frac{\log x_i - (\mu + \beta^t Z_i)}{\sigma}\Big)\right]^{\delta_i} \times S_0\Big(\frac{\log x_i - (\mu + \beta^t Z_i)}{\sigma}\Big)$$

で与えられる．Newton–Raphson 法により最尤推定量を容易に得ることができる．また，信頼区間の構成等，統計的推測を標準的な尤度理論に基づいて行うことができる．

#### b. セミパラメトリック加速モデル

モデル (9.20) において，誤差項の分布を特定しない場合をセミパラメトリック加速モデルという．このモデルは Cox 比例ハザードモデルと同様に，ベースラインハザード関数を特定しないことに相当している．定義より，セミパラメトリック加速モデル

は誤差項の分布を特定しない線形回帰モデルであるので，打ち切りが生じない場合には，最小二乗法により明示的な推定量が与えられる．しかしながら，打ち切りが存在する場合には，明示的な解を得ることができず状況は一変する．代表的な推定法として，順位回帰 (rank-regression) による方法[22] と **Buckley–James 推定量**がある[23]．

$\epsilon_i(\beta) = \log X_i - \beta^t Z_i$ と定義する．$\{\epsilon_i(\beta), \Delta_i\}$ に対するログランク検定統計量

$$U_{\mathrm{AFT}}(\beta) = \frac{1}{n}\sum_{i=1}^{n} \Delta_i \psi(\beta, e_i(\beta))(Z_i - \bar{Z}_i(\beta)) \tag{9.23}$$

を考える．ただし，$\psi$ は重みとし[26]，

$$\bar{Z}_i(\beta) = \frac{\sum_{j=1}^{n} Z_j I(e_j(\beta) \geq e_i(\beta))}{\sum_{j=1}^{n} I(e_j(\beta) \geq e_i(\beta))}$$
$$e_i(\beta) = \log(X_i) - \beta^t Z_i$$

とする．$\beta$ の真の値を $\beta_0$ とすると，$U_{\mathrm{AFT}}(\beta_0)$ の各成分は一標本での (重み付き) ログランク検定統計量であることから，漸近的に平均 0 の正規分布に従う．このことから，逆にログランク検定統計量が 0 となる $\beta$ により推定するのが順位回帰による方法である．実際には (9.23) は階段関数であり，一般にはゼロ点を有さないので，$\| U_{\mathrm{AFT}}(\beta) \|$ を最小にする $\hat{\beta}_{\mathrm{AFT}}$ により推定される．$\| U_{\mathrm{AFT}}(\beta) \|$ は $\beta$ に関して滑らかでなく，解も一意でなく扱いが面倒である．また，漸近分散は未知の誤差項 $\epsilon_i$ の確率密度関数 $f_0(\epsilon)$ に依存しており[24]，直接漸近分散を推定するには平滑化を用いる必要がある．一般に $\hat{\beta}_{\mathrm{AFT}}$ は一意ではないが，基礎となる重み付きログランク検定統計量として Gehan スコアを与えたログランク検定統計量[25] を用いると，推定方程式は凸関数の最小化問題とみなすことができ，漸近的に一意的な解を有する．Jin et al.[26] は，重みに Gehan スコアを与えたログランク推定方程式による推定値が，線形計画問題 (linear programing) を解くことで得られることを示した．また，標本再抽出した推定方程式を線形計画法により解くことで効率的に信頼区間を構成する方法を提案した．さらに，広範なスコアに対して，**Gehan** スコアによる推定値を初期推定値として再帰的に推定する方法も提案した．

Buckley and James[23] は，右側打ち切りが存在する場合の最小二乗推定量である Buckley–James 推定量を提案した．彼らの方法は，打ち切り症例のイベントを，データを与えた下での条件付き期待値で代用し，最小二乗法により推定する．Jin et al.[27] は，上に述べた Jin et al.[26] による順位回帰に対する方法に類似した線形計画法および標本再抽出法による比較的簡明な方法の提案を行った．

このように，加速モデルは統計学の基本ともいえる線形回帰モデルではあるが，打ち切りがある場合には困難が多く，非常に豊かな統計的方法が発展している領域である．セミパラメトリックモデルの意味での漸近有効な推定法が Zeng and Lin[28] により提案された．

### 9.6.2 加法ハザードモデル

加法ハザードモデル (additive hazards model) は

$$\lambda(t|Z) = \lambda_0(t) + \beta^t Z \tag{9.24}$$

により定義される．ベースラインハザード関数 $\lambda_0(t)$ を未知としたセミパラメトリックモデル (semiparametric model) を考える．このモデルに対して部分尤度による推測を考えても，ベースラインハザード関数に依存しない $\beta$ の推定方程式を導入することは困難である．加法ハザードモデル (9.24) に対する計数過程マルチンゲールは

$$M(t;\beta,\Lambda_0) = N(t) - \int_0^t Y(u)\{d\Lambda_0(u) + \beta^t Z du\}$$

により与えられる．この計数過程マルチンゲールに対して，Cox 比例ハザードモデル (Cox proportional hazards model) に対して 9.3.4 項で考えた推定方程式の組 (9.12) と (9.13) を考える．(9.12) より，

$$\sum_{i=1}^n dN_i(u) = \sum_{i=1}^n Y_i(u)d\Lambda(u) + \beta^t \sum_{i=1}^n Y_i(u)Z_i du$$
$$\iff d\Lambda(u) = \frac{\sum_{i=1}^n dN_i(u) - Y_i(u)\beta^t Z_i du}{\sum_{i=1}^n Y_i(u)}$$

とし，これから (9.13) において $d\Lambda(u)$ を消去することで，$\beta$ に対する明示的な推定量

$$\hat{\beta}_{\mathrm{AH}} = \left[\sum_{i=1}^n \int_0^\infty Y_i(t)\big\{Z_i - \bar{Z}(t)\big\}^{\otimes 2} dt\right]^{-1} \left[\sum_{i=1}^n \int_0^\infty \big\{Z_i - \bar{Z}(t)\big\} dN_i(t)\right] \tag{9.25}$$

を得ることができる[29)]．ただし，$p$ 次元ベクトル $\boldsymbol{y} = (y_1, \ldots, y_p)^t$ に対し $\boldsymbol{y}^{\otimes 2} = \boldsymbol{y}\boldsymbol{y}^t$ とし，

$$\bar{Z}(t) = \frac{\sum_{i=1}^n Z_i Y_i(t)}{\sum_{i=1}^n Y_i(t)}$$

とする．

打ち切りがない場合には，線形回帰モデルは明示的な解を有しているが，先に述べたように線形回帰モデルに対応する加速モデルは，打ち切りが存在する場合には，推定量は明示的な解をもたない．一方で，加法ハザードモデルの定義 (9.24) の右辺は負の値をとりうるという欠点を有しているが，(9.25) のように推定量が明示的に与えられる利点を有している．

## 9.7 区間打ち切りデータの解析

### 9.7.1 概　　念

イベントの発生時点を正確に知ることができず，ある時点から別なある時点までに発生した，という観察打ち切りになった時間の幅 (censoring interval，以降，観察打ち切りになった区間，とよぶ) として得られる場合，これを区間打ち切りデータ (interval-censored data) とよぶ．

区間打ち切りデータは，たとえば，事象の発生が検査をして初めてわかる場合 (AIDS 感染の有無，腫瘍増悪の有無) 等，いつ発生したかは正確には不明で，ある時点での発生の有無のみがわかるときにみられる．このような場合，イベントの正確な発生時点は経時的な検査で発生「なし」であった最後の検査日 (観察打ち切りになった区間の左端) と発生「あり」であった最初の検査日 (観察打ち切りになった区間の右端) の間，ということでしかわからない．観察打ち切りになった区間内では，その区間の左端に近くても右端に近くてもいずれであっても同じとして扱えるような場合には，観察打ち切りになった区間を一つのグループとしてグループ化することがある．すべての個体において検査時点が同じで欠測がなければ，グループ化生存時間データ (grouped survival data，区分データ) の解析方法を用いることができる．グループ化データは区間打ち切りデータの特別な場合で，異なる被験者いずれの 2 名 (仮に被験者 A，被験者 B とする) の間であっても，観察打ち切りになった区間はまったく同一 (被験者 A と被験者 B の観察打ち切りになった区間の左端同士，右端同士がそれぞれ同一) であるか，もし同一でなければまったくオーバーラップがない (被験者 A の観察打ち切りになった区間と被験者 B の観察打ち切りになった区間は完全にずれている) かのいずれかであることを通常は意味している (たとえば Chen et al.[32])．観察打ち切りに

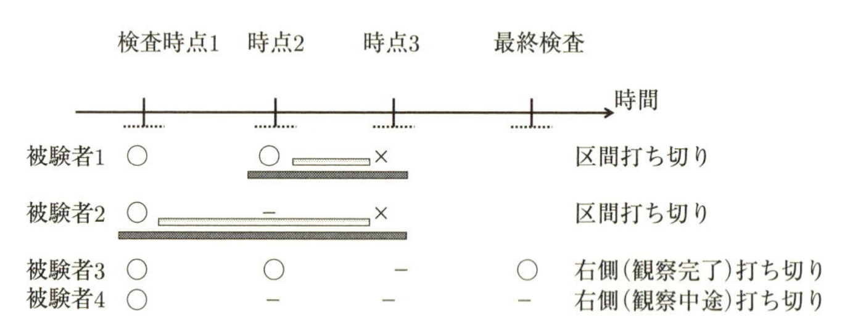


**図 9.7**　区間打ち切りデータ

なった区間の左端をみずに，右端だけをみて右端をグループ化することはこの条件に当てはまらない．また，生存時間が連続時間のときに観察打ち切りの有無によらず，適当な時間間隔ごとに区切って死亡の有無を確認することがあり，これもグループ化データとよばれる．一方，図 9.7 に示すように，検査は臨床試験計画により定期的に計画されている場合であっても，検査時点には前後数日から数か月の許容幅が設定されている．観察開始時点から遅い時点であるほど許容幅は長く設定されていることが多い．また，患者 (被験者・個体) が来院しなかったり予定日と異なる日に来院することも珍しくない．観察打ち切りになった区間の右端の検査時点が同じであっても，観察打ち切りになった区間は図 9.7 の被験者 1，被験者 2 のように異なる場合も多い．その結果，イベントの発生時間が区間打ち切りデータになり観察打ち切りになった区間は個体により端点が異なり，長さも異なり，他の個体の観察打ち切りになった区間とのオーバーラップも発生することになる．

### 9.7.2 区間打ち切りデータのタイプ

$T$ を観測の起点からイベントが起きるまでの時間，$[L, R]$ $(L \leq R)$ を $T$ が観察打ち切りになった区間とする．すなわち，$T \in [L, R]$ である．特別な場合として，$L = R$ であれば $T$ が正確に観測できる場合を，$L = 0$ であれば左側打ち切りを，$R = \infty$ であれば右側打ち切りデータを示す．

すべての個体について検査が 1 回限りの場合，得られるデータは $L = 0$ または $R = \infty$ となり，**ケース 1** (case I) **区間打ち切り**とよばれる[33]．たとえば，薬物のがん原性を調べる動物実験では，観察期間を定めて，観察期間中に死亡した動物はその時点で，観察終了時点まで生存した動物は観察終了時点で解剖され，ある臓器にがんが発現しているか否かが観測される．$0 < L, R < \infty$ である観察打ち切りになった区間 (狭義の区間打ち切りデータ) を 1 個以上含む場合，**ケース 2** (case II) **区間打ち切り**とよばれる．図 9.7 の場合はこれに該当する．$T$ の終点が区間打ち切りになるだけではなく，$T$ の起点も区間打ち切りになる場合，**2 重の区間打ち切り** (doubly interval-censored data) とよばれる[34]．たとえば，$T$ が AIDS の感染から発病までの時間 (潜伏期間) である場合，感染の有無も発病の有無も検査をして初めてわかるので，AIDS の潜伏期間は 2 重の区間打ち切りデータとして観測される．観測対象集団の一部の個体については正確なイベント発現時間が得られているが，そのほかの個体については区間打ち切りデータとしてのみ得られている場合，特に**部分的区間打ち切りデータ** (partly interval-censored data) ともよばれる[35]．

### 9.7.3 代入による簡便な解析方法

がん領域の臨床試験では無増悪生存期間を主要評価項目 (primary endpoint) とすることも多い．通常，イベントを死亡または増悪のいずれか先に起きた事象と定義し，無増悪生存期間の起点を治療法の割付け時点，終点をイベントの発現時点とする．イベントが死亡の場合は正確な発現時点がわかるが，増悪は検査をして有無を判定するので，たとえば，図 9.7 の被験者 1 では時点 2 と時点 3 の間という区間打ち切りデータとなる．このように，得られたデータが部分的区間打ち切りデータ，あるいはそれに右側打ち切りデータが加わるような場合，正確なイベント発現時間や右側打ち切りデータはそのまま用いるが，区間打ち切りデータに対してはある値を代入 (imputation) した後，既存の (正確なイベント発現時間と右側打ち切りデータを対象とする) 生存時間解析の手法を適用する方法は，その簡便さと汎用ソフトウェアの豊富さから広くなされているようである．観察打ち切りになった区間に対して 1 点を代入する方法としては観察打ち切りになった区間の右端，中点，左端代入や[36]，観察打ち切りになった区間のうえでの確率的な代入，期待値代入[37] 等がある．確率的な代入方法では，データの分布をパラメトリックまたはノンパラメトリックな方法で推定し，観察打ち切りになった区間のうえでイベントが発生したという条件づけをして，そこでの条件付き密度関数 (または分布関数) に従うような乱数を 1 個発生させて代入する (たとえば Zhang et al.[38])．その他，多重代入法 (multiple imputation)[39] を利用したアプローチもある[40,41]．

1 点を代入する方法は応用では右端代入が頻用されている．実際は正確なイベント発現時間は未知であるのに代入値があたかも正確なイベント発現時間であるかのように取り扱うので，標準誤差 ($s.e.$) の推定は過小評価になっている．観察打ち切りになった区間が広かったり個体によって変化する場合等は推定値にバイアスが入る[36]．また，区間打ち切りデータに対して観察打ち切りになった区間の左端，中点，右端等を代入して，Kaplan–Meier 法により生存率の推定を行う場合，個人の生存時間はこの 3 通りの間で必ず左端，中点，右端代入の順に長くなるにもかかわらず，集団としてのデータに右側打ち切りデータが存在する場合，集団としての生存率は必ずしもこの順に悪いとは限らない現象が起こる[42,43]．右側打ち切りデータが存在するとき，左端，中点，右端それぞれを代入する方法の間では多くの場合には中点代入が平均二乗誤差を小さくするが，右端代入は必ずしも生存率の過大評価というわけではない[43]．

### 9.7.4 区間打ち切りデータとしての解析方法

観測データがケース 2 区間打ち切りデータとして得られる場合をここでは取り上げる．$T_i$ $(i = 1, \cdots, n)$ を $i$ 番目の個体の観測の起点からイベントが起きるまでの時間で連続変量とし，独立に同一の生存時間関数 $S(t) = \Pr(T > t)$ $(0 < t < \infty)$ に従うと仮定する．$[L_i, R_i]$ $(L_i \leq R_i)$ を $T_i$ が観察打ち切りになった区間とする．各被験者について，観察打ち切りになった区間 (図 9.7 の状況では検査時点) はイベント発現までの時間とは独立であること (無情報な打ち切り) を仮定する．

生存時間関数はノンパラメトリックな最尤法により推定を行うが，最尤推定量 (NPMLE)[44,45] は，一般には明示的な式としては解けないので，反復計算が必要となる．時間軸上で，0 でない確率分布をもつサポートは，すべての $L_i$, $R_i$ および

$\infty$ を昇順に並べ，隣接するペア $[q_j, p_j]$ が，$q_j \in \{L_i, i = 1, \cdots, n\} \cup \{\infty\}, p_j \in \{R_i, i = 1, \cdots, n\} \cup \{\infty\}$ となるような $[q_j, p_j]$ として不連続的に特定される (Frydman[46] および Alioum and Commenges[47] の修正版)．最長の観測値が右側打ち切りデータである場合に $\infty$ が影響してくるが，実際の推定においては $\infty$ をある大きな数値で代用することになる．

狭義の区間打ち切りデータがない場合は，NPMLE は Kaplan–Meier 推定量と一致する．$[q_j, p_j]$ は**同等集合** (equivalence sets) とよばれ，同等集合のうえではどこに確率分布をもっていても尤度は同じになるので，NPMLE は同等集合のうえでは一意に定義できない．そのためその上では階段関数または線形内挿法を用いたりする．時点ごとの分散や信頼区間の推定には対数尤度の 2 階微分の逆数を用いたり[45,48]，ブートストラップを用いたりする (たとえば Samuelsen[49]; Sun[50])．サンプルサイズが増加すると未知のパラメータ数も増加するので古典的な最尤推定量の理論を直接的に適用できない．そのため，NPMLE の漸近分布理論は完全には解決されていない[48]．

二標本検定の方法としてはログランク検定を拡張した Zhao and Sun[51], Sun and Zhao[52], Zhao et al.[53] の方法，$S(t)$ を直接比較した Fang et al.[54] の方法等が，共変量効果のモデル化として比例ハザードモデルを仮定した方法は Finkelstein[55], Satten[56] の方法等がある．Sun[48] には区間打ち切りデータに関するさまざまな方法や課題がまとめられている．Chen et al.[32] は区間打ち切りデータ解析の応用や解析ソフトについてもまとめられている．

## 9.8 競合リスク

### 9.8.1 概　　　念

ある個体あるいは研究対象を経時的に観察し，注目している事象が発生するまでの時間，あるいは経時的な累積発生割合を推定する場面では，注目している事象以外の原因，すなわち**競合リスク** (競合危険，competing risks) による観察打ち切りの発生が問題になる．

一つのイベントに対して複数の原因やイベントタイプ等で分類し，一つの原因またはイベントタイプが観測されれば他のそれらは観測できない (観察打ち切りが起こる) 場合がある．このとき，ある原因またはイベントタイプは他の原因またはイベントタイプとリスクを競合し，**競合リスク要因**または単に**競合リスク**とよばれる．たとえば，心血管系の疾患の治療法または予防法の比較において，心血管系の疾患による死亡までの時間に関心をもつが，他の理由 (がん，事故など) で死亡してしまう場合があり，それにより「心血管系の疾患による死亡」は観測できなくなる．また，心血管系の疾患により死亡した症例においては「他の理由による死亡」は観測できない．つまり，「心血管系の疾患による死亡」と「他の理由による死亡」は競合リスク要因である．関心をもつ要因以外を「**競合している要因**」「**競合しているイベント**」「**競合しているイ**

ベントタイプ」(competing event) とよぶこともある．あるイベントが注目するイベントの発現確率を変化させてしまうような場合も競合リスク要因の一つになる．また，ある競合しているイベントが注目するイベントの発現確率を変化させてしまうが，注目しているイベントが発現してもその競合しているイベントの観察は継続することができ，終了イベント (terminal event) の発現により観察が終了する (または観察打ち切りが起こる) 場合もある．競合リスク要因に終了イベントが含まれていて，このイベントにより他の競合しているイベントの観察打ち切りが起こるが，他の競合しているイベントが起きてもこのイベントの観察は可能である場合，最近では準競合リスク (semi-competing risk) ともよばれる．臨床試験や臨床研究では「死亡」が終了イベントになることが多い．たとえば，白血病患者の骨髄移植治療の失敗までの時間を観察する場合，治療の失敗を白血病の再発または死亡のうちいずれか先に起こるイベントと定義することが多い．再発した症例でも観測を続ければ死亡は観測可能なイベントであり死亡により観測は終了する．死亡を「再発前の死亡」と定義することにより「再発」した症例においては「再発前の死亡」は観測できず，「再発前の死亡」症例においては「再発」は観測できない．このようにイベントタイプを定義することにより，それぞれのイベントタイプは競合リスク要因となり，元来の競合リスクモデルの枠組みで取り扱うことができる．注目するイベントよりも先にそれを妨げる競合しているイベントが発現し，観察打ち切り (censoring) になることもある．無情報な打ち切り (non-informative censoring) は推定に偏りを与えないが，競合リスク要因の間は一般には独立であるとはいえず，競合リスク要因による観察打ち切りは一般には無情報な打ち切りとはいえない．生存時間関数の推定では Kaplan–Meier 推定量[57] (以下，KME と省略) がよく用いられる．KME はイベントを発現していない確率を推定するということで，競合リスク要因が存在する場合にも累積発生率を 1-KME (The complement of the Kaplan–Meier estimate, Kaplan–Meier estimate complement) により推定している医学・生物学の文献が数多くみられる．これは競合リスク要因間の独立性を仮定していることになるが，この仮定は多くの場合データから確認できない．競合リスク要因が存在する場合，1-KME にはバイアスが入ることが知られている．また，たとえ独立性を仮定できたとしてもその解釈には問題がある．論点を 16.13 節に要約しているので参照してほしい．

競合リスク要因が存在する下での，イベント発現までの時間の解析に関しては成書[58~63] および西川[64] に詳しい解説がされている．ただし，Pintilie[63] は記号の定義に矛盾も散見されわかりにくい部分があるので注意が必要である．

### 9.8.2 イベント発現までの時間の分布の要約と推定

$T$ を観測の起点から互いに競合しているイベント (競合リスク要因) のうちいずれか最初のイベントが起きるまでの時間とする．ここでは連続変数であると仮定する．$J \epsilon \{1, \cdots, m\}$ を競合リスク要因の原因またはイベントタイプのカテゴリーとする．

競合リスク要因は $m$ 個の重複しないいずれか一つのカテゴリーに入るものとする．$C$ を観察打ち切りまでの時間とし，無情報な打ち切りであることを仮定する (たとえば，計画された観察期間)．競合リスクモデルにおいて，時間 $T=t$ まで生存していたときに，次の瞬間に原因 $j$ によるイベントまたはタイプ $j$ のイベントが起こる率を意味する**原因別ハザード** (cause-specific hazard) 関数は重要であり，次式で定義される．**タイプ別ハザード** (type-specific hazard)，**機序別ハザード** (mode-specific hazard) ともよばれる．ここでは原因別ハザードとよぶ．

$$\lambda_j(t) = \lim_{\Delta t \to 0} \frac{\Pr(t \le T < t + \Delta t, J = j | T \ge t)}{\Delta t}, \qquad j = 1, \cdots, m$$

イベントの原因を区別しない全ハザード (overall hazard)，原因別の累積ハザードがそれぞれ以下のように定義される．

$$\lambda(t) = \sum_{j=1}^{m} \lambda_j(t)$$

$$\Lambda_j(t) = \int_0^t \lambda_j(s)\, ds, \qquad j = 1, \cdots, m$$

原因 $j$ によるイベントが時間 $t$ までに発現する確率を意味する原因 $j$ (によるイベント) の**累積発生関数** (cumulative incidence function, CIF) は次式で定義される．

$$I_j(t) = \Pr(T < t, J = j) = \int_0^t \lambda_j(u)\, S(u) du, \qquad j = 1, \cdots, m$$

ここに

$$S(t) = \exp\left\{ -\int_0^t \left( \sum_{j=1}^{m} \lambda_j(u) \right) du \right\}$$

であり，時間 $t$ までに競合しているいずれのイベントも発現していない被験者の割合である．次の関係が成立する．

$$1 - S(t) = \sum_{j=1}^{m} I_j(t)$$

$t_i$ および $c_i$ $(i = 1, \cdots, n)$ を，それぞれ，被験者 $i$ の互いに競合しているイベントのうちいずれか最初のイベント発現までの時間，および無情報な観察打ち切りまでの時間とする．被験者 $i (= 1, \cdots, n)$ について観測されるデータは $(u_i, \delta_i, j_i)$ の組となっている．ここに，$u_i = \min(t_i, c_i), \delta_i = I(t_i \le c_i), j_i \in \{1, \cdots, m\}$ である．ここに，$I$ は観察打ち切りの表示子 (censoring indicator) で，(・) 内の関係が成立すれば 1，そうでなければ 0 をとる関数である．ただし，$\delta_i = 0$ のときは $j_i$ は定まらない．競合リスク要因相互の間は独立である必要はない．原因 $j$ の CIF は次式で推定される (CIF estimator, CIFE).

$$\hat{I}_j(t) = \sum_{k: t_{jk} \le t} \frac{d_{jk}}{N_{jk}} \hat{S}(t_{jk}-), \quad j = 1, \cdots, m$$

ここで，$t_{jk}$ は原因 $j$ による $k$ 番目のイベントが発現した時間，$d_{jk}$ は時間 $t_{jk}$ で原因 $j$ によるイベントを発現した被験者数である．$N_{jk}$ は $t_{jk}$ の直前までいずれの原因によるイベントも発現せず，観察を継続している被験者数 (リスク集合の大きさ)，$\hat{S}(t-)$ は 時間 $t$ の直前までにいずれの原因によるイベントも発現していない確率の推定値で，$(u_i, \delta_i)$ を用いた KME による左連続の生存時間関数推定値に相当する．$\hat{S}(t-)$ を推定する際，$\delta_i = 0$ の被験者の $u_i$ が観察打ち切り (無情報な打ち切り) として取り扱われる．観察打ち切りが競合しているいずれのイベント発現までの時間とも独立であることは $\hat{S}(t)$ が不偏であるために必要な条件である．$\hat{I}_j(t)$ の標準誤差 (*s.e.*) は Dinse and Larson[65] の式などいくつかの方法により推定できるが，一般に計算式は複雑になる．もしイベントの原因を区別しない場合は Dinse and Larson[65] の式は Greenwood 式に帰着する．イベント発現までの時間の分布の要約として，このほか Pepe and Mori[66] により提唱された経時的な条件付き確率があり，競合リスク要因が存在するときに，競合しているいずれのイベントも起こさず観察を継続できている個体が原因 $j$ によるイベントを時間 $t$ までに発現する確率を与える．

### 9.8.3 検定および共変量のモデル化

原因 $j$ の原因別ハザード関数についての検定は，通常の生存時間解析法のログランク検定が流用できる．競合しているイベントタイプの発現はセンサーとして取扱われる．二群間での原因 $j$ の CIF の差の検定は Gray[67] の検定により行える．共変量の影響を検討する回帰モデルとしては Fine and Gray[68] の CIF のハザード関数のモデル化や Klein and Andersen[69] の方法等がある．

## 9.9 有害事象の経時的発現状況の推測

### 9.9.1 は じ め に

治療の途中で起こるあらゆる好ましくない事象を有害事象 (adverse event, AE) とよぶ．

たとえば，がん治療では下痢，嘔吐，発熱等の AE が頻発する．治療によっては白血球数減少や浮腫等も起こる．これら AE の経時的発現状況を知ることは，適切な治療を行ううえで大切である．一方，このような治療の臨床試験においては，安全性や有効性に問題があり，何らかの理由で治療を中止し脱落となる症例も多い．有害事象と副作用の発現状況の一般的な要約方法について 16.13 節をまず参照してほしい．

経時的発現状況の解析対象として，注目しているある特定の AE またはある分類区分でまとめられた AE を AE1 とよぶことにする．被験者は AE1 の発現前に他の AE を経験するかもしれないが，それらの経験の有無によらず AE1 の発現に注目する．注目する AE1 の初発を AE1 の発現時間と定義し，介入処理の中止を無情報な観察打ち切りと仮定し，AE1 の経時的累積発現率を Kaplan–Meier 法[57] (KM 法) を用いて推定するのは，もし仮定が誤りであればバイアスが入ることになる．また，たとえその仮定が正しかったとしても経時的累積発現率を過大評価し，不適切であることは数々の研究者 (たとえば，参考文献[70～73]) により指摘されている．論点を 16.13 節に要約しているので参照してほしい．また，以下に述べる解析方法は競合リスクが存在する場合の解析方法を応用しているので，まず先に 9.8 節を参照してほしい．

### 9.9.2 AE の経時的発現確率

一般に，一つのイベントに対して複数の (重複しない) 原因や現象等で分類し，一つの原因や現象が観測されれば他のそれらは観測できない場合がある．このとき，ある原因または現象は他の原因または現象とリスクを競合し，競合リスク要因または単に競合リスクとよばれる．以降は，競合リスクが存在する下でのイベント発現までの時間の解析手法を応用する．競合リスクの間には独立性を仮定しない．

AE1 の発現前に中止することは，AE1 の発現に関しては中止という競合するイベントが起こることである．中止に関しては AE1 発現は競合するイベントではない (初発 AE1 発現があっても再発 AE1 発現があっても中止は観測できる)．そこで，中止に関してはイベントの定義を「初発の AE1 発現前の中止」と厳密にする．イベントを「初発の AE1」または「初発の AE1 発現前の中止」と定義する．この二つのイベントは定義により競合リスクの関係にある．以下の解析では重症度 $j\ (=1,\cdots,m-1)$ の初発の AE1 発現と初発の AE1 発現前の中止を競合リスクとして扱い，互いの独立性を仮定しない．

記号を次のように定義する．$X_1$ を観測の起点から初発の AE1 発現までの時間，$U_1$ を計画された，試験の終了時間 (タイプ I の打ち切り，タイプ II の打ち切り等の無情報な打ち切りを受ける時間)，$U_2$ を試験中止までの時間とする．$T_1$ を観測の起点から初発の AE1 発現，中止，試験の終了のうち，いずれか最初の事象が起きるまでの時間とする．$\delta_1$ を $T_1$ が初発の AE1 発現，または中止のときは 1，試験の終了のときは 0 とする．すなわち，$T_1 = \min(X_1, U_1, U_2)$, $\delta_1 = 1$ ($X_1 \le U_1$ または $U_2 \le U_1$) および $\delta_1 = 0$ (それ以外の場合) と定義する．$T_1$ は実際に観測されたイベント発現までの時間である．$U_2$ は $X_1$ と独立であるという仮定を必要としない．$U_1$ と $X_1$ の独立性のみ仮定するが，これは自然な仮定である．

$J_1$ を $T_1$ に対応した事象の重症度とする．重症度は $m-1$ の重複しないいずれか一つのカテゴリー (グレード) に入るものとする．たとえば中等度，重症など，$J_1$ はそのグレードを示すものとする．「初発の AE1 発現前の中止」というイベントに対しては $J_1 = m$ とする．もし，重症度の情報を無視する (問わない) 取扱いをするのであれば「初発の AE1」に対して $J_1 = 1$，「初発の AE1 発現前の中止」に対しては $J_1 = 2$ とする．

競合リスクが存在する下でのイベント発現までの時間の解析法では，競合リスクは同時に起こらない (ゆえに競合しているわけだが) ことが条件となるので，記録の精度が良くないために,「初発の AE1」と「初発の AE1 発現前の中止」が同時 (同じ日) に発現している被験者もいるかもしれない.そのような場合は,発現した AE は発現率に反映させる方針から,「初発の AE1」が「初発の AE1 発現前の中止」より先に発現している取扱いとするのがよいであろう.

以上のデータの取扱いの定義により,「初発の AE1」と「初発の AE1 発現前の中止」の観測値についても競合リスクとしての条件をみたすことができる.中止理由に治癒 (または,そのような基準に早く該当することが好ましいような基準) が含まれる場合は,解釈が複雑になるので,以降は治癒による中止はない場合を考える.治療中止の理由を治療の評価としての良し悪しに対応させて,治療中止理由により $J_1 = m$, $m+1\cdots$ と区別することが有用な場合もある.

**a. 重症度別ハザード関数**

次式で初発 AE1 の重症度 $j$ のハザード関数および初発の AE1 発現前の中止のハザード関数が定義される.一般的には,原因別ハザード (cause-specific hazard function) 等とよばれる (Kalbfleisch and Prentice[58, 59]).

$$\lambda_j(t) = \lim_{\Delta t \to 0} \frac{\Pr(t \le T_1 < t + \Delta t, J_1 = j | T_1 \ge t)}{\Delta t}, \qquad j = 1, \cdots, m$$

**b. 累積発生関数**

重症度 $j$ の初発 AE1,および初発の AE1 発現前の中止が時間 $t$ までに発現する確率は次式で定義できる.

$$I_j(t) = \Pr(T_1 < t, J_1 = j) = \int_0^t \lambda_j(u) S(u) du, \qquad j = 1, \cdots, m$$

ここで

$$S(t) = \exp\left\{ -\int_0^t \left( \sum_{j=1}^m \lambda_j(u) \right) du \right\}$$

であり,時間 $t$ までに初発 AE1 も初発 AE1 前の中止も発現していない確率 (生存時間解析では生存関数とよばれる) である.$I_j(t)$ は重症度 $j$ の AE1 の累積発生関数 (CIF, cumulative incidence function) である.推定方法等については,$T_1, J_1$ をそれぞれ $T, J$ とみなして 9.8 節を参照してほしい.ただし,$\hat{S}(t)$ は $(T_1, \delta_1)$ を用いた KM 法による左連続の生存時間関数になることに注意してほしい.

結果をわかりやすく表示する一例として,Nishikawa et al.[74] のデータ (Table1) を用いて推定した CIF を図 9.8 に示した.25 名中 11 名に AE1 が発現しているので,単純な割合により計算した発現率は 0.44 である.初発 AE1 の発現前の中止の累積発現率は右側の縦軸で読む.右側の縦軸は下方向へ向かって増加を示す.実線は重症度を区別しない AE1 全体としての経時的累積発現率を,斜線部はそのうちの「重症」の AE1 の,また,太線と斜線部の差は「軽度」の AE1 の経時的累積発現率を示す.重症度 (グレード) 間には順序関係があるので,上位のグレードでの発現状況を加

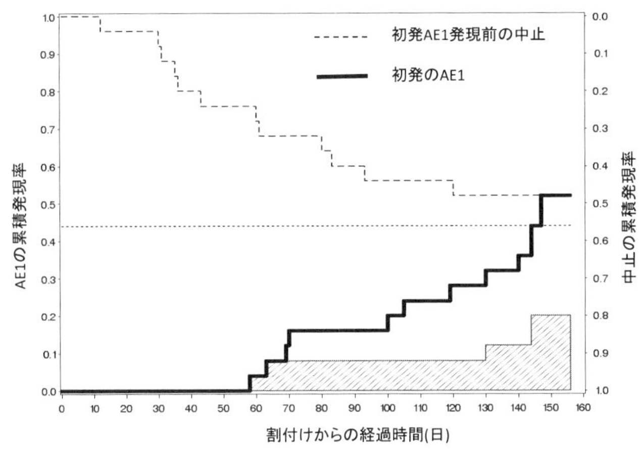


**図 9.8**　Nishikawa et al.[74] のデータによる重症度別の AE1 の経時的累積発現率

味した経時的要約を行っている．たとえば重症度グレードが5段階あるとすれば，最高グレードでの発現率を単独でみることは多いだろうが，低グレードでの発現率は単独にみるのではなく，グレード4以上の重症度や3以上の重症度など閾値を超える重症度を1まとまりとして解釈するのがよいであろう．たとえAEの発現割合が比較する治療の間で同じであるとしても，グレード3の発現が少なくてグレード4以上の発現が多い場合と，グレード3の発現が多くてグレード4以上の発現が少ない場合の安全性は同様とはいえないであろう．

図9.8の初発AE1の発現前の中止の累積発現率曲線を左側の軸で読めば，それは初発AE1を発現する可能性をもつ被験者の，全被験者に対する経時的な割合となる．また，左縦軸での破線と実線の距離は，ある時点 $t$ までに中止をせず試験を継続していて AE1 を発現していない被験者の，全被験者に対する経時的な割合を示す．「初発の AE1 の発現前の中止」が多ければ「初発の AE1」の発現は多くならない．比較する治療において中止例の割合が異なる場合の安全性の比較は時に重大な問題を引き起こす (たとえば Juni et al.[75]) ので，図9.8に示すような検討が必要であろう．Pepe and Mori[70] の「条件付き確率」は，左縦軸で読む破線に対する実線の比率となる．$t = 147$ で両者の CIF は結合しており，$t = 147$ まで治療を継続した被験者の全員に AE1 が発現していることがわかる．AE の重症度および治療中止の理由を区別する場合，各カテゴリーでの発現例数が少なければ，推定値の信頼性の観点からカテゴリーのグループ化を行う方がよいであろう．

## 9.10　再発事象の再発時間解析

再発事象 (recurrent/repeated events) は同一個体上で繰り返し生起する事象の総

称である．一般に，再発事象は偶発的に起こる点事象と捉えられ，時間上で事象系列を形成する．医学研究ではさまざまな再発事象に遭遇するが，事象系列のどの側面が興味の対象となるかは疾患によって異なる．たとえば，心筋梗塞のように初回事象が重大であり，それ以降の再発のリスクや予後をほぼ決定する疾患では，一次予防，すなわち，初回事象の評価が最も重要となるだろう．この場合は，初回事象までの時間に対して前節までの生存時間の解析法を適用できる．

これに対して，喘息，てんかん発作等の慢性的疾患や感染症などでは，初回事象を含めた事象系列全体の評価が重要となる．しかし，再発事象の特徴や観察の仕方によって事象系列の解析法は異なる．観察期間内で病状が比較的安定しており，事象の頻度が高い場合には，全観察期間を通しての事象数の評価が有効であろう．このとき，**Poisson モデル** (Poisson model) や**過分散 Poisson モデル** (over-dispersed Poisson model) を仮定した種々の解析法が適用できる (第 8 章)．事象の観察を一定の間隔を置いて繰り返すこともよくみられる．たとえば，骨粗鬆症患者での新規骨折は数か月の間隔を置いた定期検診により観察され，区分期間での骨折の有無，または，骨折数のデータが観察される．これに対しては，経時的繰り返し測定データの解析法 (第 10 章) を適用できる．

一方，事象の頻度はさほど高くはないものの各事象には臨床イベントとして一定の重大性があり，生起時点をほぼ正確に観察できる場合がある．てんかん発作や免疫機能の低下による感染症等がこれに該当するであろう．本節ではこの場合における再発時間の解析を考える．事象時間，あるいは，事象系列を直接モデリングすることになるが，計数過程の枠組みの下，前節までの生存時間解析の拡張を考えることができる．

### 9.10.1 事象系列の表記と関数

ある個体はある基準時点 (原点) から追跡され，事象時間を $0 < T_1^* < T_2^* < \cdots$ で表し，区間 $(0,t]$ での事象数を $N^*(t) = \int_0^t dN^*(s)$ で表す．$dN^*(s)$ は微小区間 $[s, s+ds)$ での事象数である．これに関連して，時点 $t$ までの事象系列の履歴を $H_t = \{N^*(s) : s < t\}$ で表す．簡単のため，共変量は時間を通して一定とし，個体の共変量ベクトルを $Z$ で表す．生存時間解析におけるハザード関数に対応するものとして，**強度関数** (intensity function)

$$\lambda(t; H_t, Z) = \lim_{dt \to 0} \left[ \frac{\Pr(dN^*(t) = 1 | H_t, Z)}{dt} \right]$$

がある．これは履歴 $H_t$ と共変量 $Z$ が与えられた下での事象の瞬間発生率であり，$\mathrm{E}\left[dN^*(t)|H_t, Z\right] = \lambda(t; H_t, Z)dt$ が成立する．ハザード関数が生存時間分布を特定するように，強度関数は偶発的事象の集まりとしての事象系列を特定する．たとえば，$\lambda(t; H_t, Z) = \rho(t; Z)$ は **Poisson 過程** (Poisson process)，$\lambda(t; H_t, Z) = \rho(t - T^*_{N^*(t-)}; Z)$ は**再生過程** (renewal process) に対応する．ここで，$N^*(t-)$ は時点 $t$ 直前までの事象数である．

一方, 強度関数を履歴 $H_t$ に関して期待値をとった**率関数** (rate function) $r(t;Z)dt = E\left[dN^*(t)|Z\right]$ や**平均関数** (mean function) $R(t;Z) = \mathrm{E}\left[N^*(t)|Z\right]$ を考えることもできる. Poisson 過程の下では強度関数と率関数は一致する. しかし, 一般に率関数や平均関数は事象系列の周辺特性であり, 事象系列を完全に特定するものではない.

事象系列は観察打ち切りを受けるのが通常である. ある個体に対する打ち切り時点を $\tau$, 再発時間の観察データを $(T_k, \Delta_k)$ $(k = 1, 2, \cdots)$ で表す. ここで, $T_k = \min(T_k^*, \tau)$, $\Delta_k = I(T_k^* < \tau)$ である. 区間 $(0, t]$ で観察される事象数を $N(t) = N^*(u)$ で表す. ここで, $u = \min(t, \tau)$ である. また, at-risk の状態を表す関数 $Y(t) = I(\tau > t)$ を導入する. 前節までの生存時間解析と異なり, at-risk の状態は, 事象の生起によらず (事象が起きても at-risk から外れることはなく), 観察打ち切りのみによって規定されることに注意する. なお, 以下で紹介するモデルに基づく解析では, 共変量が与えられた下で, 観察打ち切りは事象系列とは独立であると仮定する.

### 9.10.2 セミパラメトリック解析

生存時間解析での比例ハザードモデルに相当するものとして**比例強度モデル** (proportional intensity model)[76)]

$$\lambda(t; H_{i,t}, Z_i) = \lambda_0(t) \exp\{\beta^t X_i(t)\} \tag{9.26}$$

がある. ここで, $\lambda_0(t)$ はベースライン強度関数, $\beta$ は回帰パラメータである. 共変量 $X_i(t)$ は個体 $i$ に関する履歴 $H_{i,t}$ を表すものであり, ベースライン変数 $Z_i$ に加えて, 時点 $t$ 直前までの事象数, 生起時点等が含まれる $(i = 1, \cdots, n)$. 回帰パラメータ $\beta$ の推測は部分尤度に基づいて行うことができる. このときのスコア関数は

$$U_{\mathrm{rec}}(\beta) = \sum_{i=1}^{n} \int_0^\infty \left\{ X_i(t) - \frac{S_{\mathrm{rec}}^{(1)}(u,\beta)}{S_{\mathrm{rec}}^{(0)}(u,\beta)} \right\} dN_i(u) \tag{9.27}$$

で与えられる. ここで, $S_{\mathrm{rec}}^{(0)}(u,\beta) = n^{-1}\sum_{j=1}^{n} Y_j(t) e^{\beta^t X_j(t)}$, $S_{\mathrm{rec}}^{(1)}(u,\beta) = n^{-1}\sum_{j=1}^{n} Y_j(t) X_j(t) e^{\beta^t X_j(t)}$ である. 式 (9.27) は, 生存時間解析におけるスコア関数 (9.15) を再発事象解析に拡張したものとなっている. $\beta$ の推定量 $\hat{\beta}$ は $U_{\mathrm{rec}}(\beta) = 0$ を解いて得られる. $\hat{\beta}$ の分散の一致推定量は $A^{-1}(\hat{\beta})$ で与えられる.

$$A(\beta) = -\frac{\partial U_{\mathrm{rec}}(\beta)}{\partial \beta^t} = \sum_{i=1}^{n} \int_0^\infty \left\{ \frac{S_{\mathrm{rec}}^{(2)}(u,\beta)}{S_{\mathrm{rec}}^{(0)}(u,\beta)} - \frac{S_{\mathrm{rec}}^{(1)}(u,\beta) S_{\mathrm{rec}}^{(1)}(u,\beta)^t}{S_{\mathrm{rec}}^{(0)}(u,\beta)^2} \right\} dN_i(u)$$

ここで, $S_{\mathrm{rec}}^{(2)}(u,\beta) = n^{-1}\sum_{j=1}^{n} Y_j(t) X_j(t) X_j(t)^t e^{\beta^t X_j(t)}$ である. しかし, モデル (9.26) が成立しない下では一致性は崩れる.

事象系列の周辺特性である率関数 (または, 平均関数) についても (9.26) と同様の乗法型モデルを考えることができる.

$$r(t; Z_i) = r_0(t) \exp\{\beta^t Z_i\} \tag{9.28}$$

ここで，$r_0(t)$ はベースライン率関数，$\beta$ は回帰パラメータである．率関数は強度関数の周辺特性であり，共変量は事象の履歴 $H_{i,t}$ を含まないことに注意する．$\beta$ の推定では，Poisson 過程の下では強度関数と率関数が一致する性質を利用して，Poisson 過程のスコア関数を用いる．このとき，$r_0(t)$ のノンパラメトリック推定に基づく $\beta$ のプロファイルスコア関数は，構造モデル (9.28) が正しい下で $\beta$ に関する不偏な推定関数となり，部分尤度スコア関数 (9.27) において $X_i(t) = Z_i$ と置き換えたものに一致する[77]．また，これは個体内相関に独立作業相関行列を指定した**一般化推定方程式** (generalized estimating equation) (第 10 章) に相当するものとみることもできる．推定量 $\hat{\beta}$ の分散推定ではサンドイッチ型の**ロバスト分散推定量** (sandwich-type robust variance estimator) $A^{-1}(\hat{\beta})B(\hat{\beta})A^{-1}(\hat{\beta})$ を用いる．ここで，$B(\beta) = \sum_i^n B_i(\beta)B_i(\beta)^t$ であり，

$$B_i(\beta) = \int_0^\infty \left\{ Z_i - \frac{S_{\text{rec}}^{(1)}(u,\beta)}{S_{\text{rec}}^{(0)}(u,\beta)} \right\} \{dN_i(u) - Y_i(u)e^{\beta^t Z_i} r_0(t;\beta)dt\}$$

$$r_0(t;\beta) = \sum_{j=1}^n dN_j(u) \Big/ \sum_{j=1}^n Y_j(u)e^{\beta^t Z_j}$$

ただし，$S_{\text{rec}}^{(0)}(u,\beta)$, $S_{\text{rec}}^{(1)}(u,\beta)$ では $X_i(t) = Z_i$ と置く．上記の率関数の解析は特定の事象系列モデルを指定しないので，共変量の効果に関してロバストな推測を行いたい検証的解析に向いている．なお，事象系列の二群比較のためのスコア統計量[78] は，生存時間解析における**ログランク検定統計量** (log-rank test statistics) に対応するものであり，ランダム化試験の主解析としても有用であろう．

共変量の効果を評価する再発時間のセミパラメトリック解析は，ハザード関数に関する加法型モデル，再発時間に関する加速モデルに対しても展開できる．事象系列のパラメトリックモデル解析，変量効果モデル解析，事象別の解析としての多状態モデリング (multi-state models) についても多くの方法が提案されている[76,79,80]．

## 9.11 予 測 解 析

患者の予後に大きな影響を与えうる臨床イベントの予測が可能になれば，個々の患者に対してより適切な診断と治療が可能になる．これまで，がんや循環器系疾患等の多くの疾患において，診断時の情報 (ベースライン変数) を用いた臨床イベント時間の予測解析が行われてきた．最もシンプルな方法はイベント発生リスクの分類である．たとえば，回帰モデルに基づいてリスクスコアを作製し，スコアの大きさで数段階 (たとえば，低リスク，中リスク，高リスク) に分けて，リスク分類を行う方法である．特定の時点での生存確率 (たとえば，5 年生存率) の予測も行われる．リスク分類では任意の個体に対して (対象集団全体のリスク分布における) 相対的なリスクの大きさを評価できればよいが，生存確率の予測では個体レベルで生存関数を推定する必要がある．

### 9.11.1 リスク分類・予測の方法

予測解析で用いられる最も標準的な方法は，ベースライン変数を共変量とした比例ハザードモデルを代表とするセミパラメトリックモデル解析 (9.3, 9.6 節) やパラメトリックモデル解析 (9.1.3 項) である．たとえば，Cox 比例ハザードモデル (9.4) では，$p$ 個のベースライン変数を共変量 $\boldsymbol{Z}^t = (Z_1, \ldots, Z_p)$ とした線形予測子 $\beta^t \boldsymbol{Z}$ の推定値をリスクスコアとみなしてリスク分類を行う．あわせて，ベースラインハザード関数を Breslow 法 (式 (9.9)) により推定すれば (共変量値に基づく) 個人レベルの生存確率 $S(t|\boldsymbol{Z})$ を推定できる．パラメトリックモデルの場合も同様である (ただし，ベースライン生存関数には Weibull 分布等の特定の形状が指定される)．

より複雑なモデルとして，**人工ニューラルネットワーク** (artificial neural network) がある．いま $p$ 個のベースライン変数からなる入力層から出発し，$r$ 個の変数からなる中間層 (潜在ノード)，そして生存アウトカムである出力層につながる一方向の流れを考える (**順伝播型ニューラルネットワーク**, feedforward neural network)．たとえば，比例ハザードモデル

$$\lambda(t|\boldsymbol{Z}) = \lambda_0(t)\exp\{f(\boldsymbol{Z}, \boldsymbol{w})\}$$

$$f(\boldsymbol{Z}, \boldsymbol{w}) = \sum_{k=1}^{r} w_k \Lambda\left(w_{0k} + \sum_{j=1}^{p} w_{jk} Z_j\right)$$

を仮定する[81]．ここで，$\Lambda(u) = (1+\exp(-u))^{-1}$ (ロジスティック関数)，$\{w_k, w_{jk}\}$ $(j = 0, \cdots, p; k = 1, \cdots, r)$ は未知のパラメータである．関数 $f$ はリスクスコアと解釈できる．中間層に二つ以上の層を入れてさらに複雑にすることもできるが，上記のように一つの層のみを仮定することが多い．パラメータの数が多いことから (上記モデルでは $r(p+2)$ 個)，柔軟なモデリングが可能になるが，その一方で**過適合** (overfitting) が起こりやすくなる．これに対しては対数部分尤度関数に $-\phi\left(\sum_k w_k^2 + \sum_j \sum_k w_{jk}^2\right)$ 等の罰則項を加えることが考えられる．ここで，$\phi$ $(> 0)$ は罰則パラメータであり，その値はクロスバリデーション等の標本再抽出法により求めるのが一般的である (予測精度の指標については 9.11.2 項参照)．人工ニューラルネットワークはがんの予後解析で多く適用されている[82]．

近年，オミクスデータに代表される高次元のデータを用いた予測解析が試みられており，多くのモデリング法が提案されている[83]．代表的なアプローチの一つは**正則化回帰** (regularized regression) である．Cox 比例ハザードモデル (式 (9.4)) に対して，対数部分尤度関数 $\ell(\beta)$ (式 (9.6) の自然対数) の代わりに，$\ell(\beta) - \phi\sum_j \beta_j^2$ ($L_2$ 罰則，リッジ型) や $\ell(\beta) - \phi\sum_j |\beta_j|$ ($L_1$ 罰則，lasso 型) について最大化を行う．なお，これらの回帰では共変量の尺度変換に対する不変性が成立しないので，共変量 $Z_j$ を平均 0，分散 1 に標準化するのが通常である $(j = 1, \cdots, p)$．罰則パラメータ $\phi$ $(> 0)$ の値を固定した下で，リッジ型回帰の $\beta$ の推定量は通常の数値計算法 (Newton–Raphson 法) を用いて得ることができる．一方，lasso 型回帰についてはいくつかの計算アルゴ

9

リズムが提案されている．その一つは R パッケージ glmnet を用いて実行できる[84]．

モデルに基づかないノンパラメトリックなアプローチとしては分類木 (第 12 章) があり，高次の交互作用等，モデリングが難しい複雑な構造を捉えることができる．基本的なアルゴリズムは第 12 章で与えられているとおりであり，各ノードでは共変量 $Z_j$ $(j = 1, \cdots, p)$ に関する条件「$Z_j < c$」をみたすかどうかで二つに分岐される．最終的に共変量空間は複数の矩形に分類され，個体はそのいずれかに分類される．ただし，分岐は各ノードにおけるイベントリスクや生存時間に関する不純度 (impurity)，または，ノード間の乖離度に基づいて行われる．ノード間の乖離度の指標としてログランク検定統計量が代表的であるが，表 9.2 にある重み付きログランク検定を用いることも考えられる．いずれにしても検定統計量が最大となる分岐が探索される．飽和モデルの下での尤度に対するデビアンスの変化，あるいは，マルチンゲール残差平方和に基づく基準も提案されているが，ログランク検定統計量に基づく基準との違いは一般に小さい．なお，各ノードの生存関数は，ノード内のデータを用いて経験的に推定 (Kaplan–Meier 推定など) することも考えられるが，小サンプル下での推定精度は良くない．比例ハザード性を仮定できれば Breslow 推定 (式 (9.9)) による共通ベースライン関数の推定値を用いてノード別の生存関数を推定できる[85]．剪定 (pruning) の方法，さらには，(必ずしも剪定を伴わない) バギング，ランダムフォレスト等のアンサンブル法についても多くの研究がある[86]．

### 9.11.2 リスク分類・予測の精度指標

リスク分類または生存確率予測の精度はともに独立したサンプルに対して評価される．なお，前者は **classification**，後者は **calibration** の評価とよばれる．いま，学習データから Cox 比例ハザードモデル等を用いてリスクスコア $U(\boldsymbol{Z}) = \hat{\beta}^t \boldsymbol{Z}$ を作製し，これをテストデータ $(X_i, \Delta_i, \boldsymbol{Z}_i)$ に適用して，スコア $U_i = U(\boldsymbol{Z}_i)$，または，時点 $t$ での生存確率の推定値 (予測値) $\hat{S}(t; \boldsymbol{Z}_i)$ を得るとする $(i = 1, \cdots, n)$．

リスクスコアの分類精度の指標として最も代表的なものは $\boldsymbol{C}$ 統計量 ($C$-statistics)[87] である (24.1.9 項参照)．

$$C = \frac{\sum_{j<k} I(X_j < X_k) I(U_j > U_k) \Delta_j + I(X_k < X_j) I(U_k > U_j) \Delta_k}{\sum_{j<k} I(X_j < X_k) \Delta_j + I(X_k < X_j) \Delta_k}$$

ここで，$I$ は指示関数である．任意の二つの個体 $(j < k)$ のペアを考える．$j$ がイベント例 $(\Delta_j = 1)$ の場合，$X_j < X_k$ が成立するときに評価可能とみなし，$U_j > U_k$ ならばリスク分類の成功と判定する．逆に，$k$ がイベント例 $(\Delta_k = 1)$ の場合は，$X_k < X_j$ が成立するときに評価可能とみなし，$U_k > U_j$ ならばリスク分類の成功と判定する．最後に，すべての $j, k$ について評価可能なペアにおける成功の割合を計算する．この指標では，$\Delta_j = 0$，かつ，$X_j < X_k$ (観察生存時間の小さい方が打ち切り) のときは評価不能として無視されるため一般にバイアスが生じる．バイアス補正についてはいくつかの方法が提案されている[88]．

一方，時点 $t$ での生存確率の予測精度に対しては，生存確率の予測値と観察値の一致性を評価する指標を用いる (calibration)．代表的な指標として **Brier スコア** (Brier score) がある[89]．これは，打ち切りがない下では $Y_i = I(T_i > t)$ に対して $BS(t) = \sum_{i=1}^{n}(Y_i - \hat{S}(t, \boldsymbol{Z}_i))^2/n$ となる．打ち切りがある場合は，ランダム打ち切りの仮定の下で，

$$BS^c(t) = \frac{1}{n}\sum_{i=1}^{n}\left[\frac{(0-\hat{S}(t,\boldsymbol{Z}_i))^2 I(X_i \le t, \Delta_i = 1)}{\hat{G}(X_i)} + \frac{(1-\hat{S}(t,\boldsymbol{Z}_i))^2 I(X_i > t)}{\hat{G}(t)}\right]$$

となる．ここで，$\hat{G}$ は打ち切り時間の生存関数の推定値であり，打ち切りをイベント (イベントを打ち切り) とみなして Kaplan–Meier 法により求める．個体 $i$ が時点 $t$ までにイベントを起こした場合 $(X_i \le t, \Delta_i = 1)$，個体 $i$ のスコアは $(0-\hat{S}(t,\boldsymbol{Z}_i))^2$ となり，イベント時点 $X_i$ での打ち切り確率 $\hat{G}(X_i)$ の逆数が重みとして付与される．一方，時点 $t$ を超えてイベント発生あるいは打ち切りの場合 $(X_i > t)$，個体 $i$ のスコアは $(1-\hat{S}(t,\boldsymbol{Z}_i))^2$ となり，時点 $t$ での打ち切り確率 $\hat{G}(t)$ の逆数が重みとして付与される．残りのケースとして個体 $i$ が時点 $t$ までに打ち切りとなった場合 $(X_i \le t, \Delta_i = 0)$，個体 $i$ のスコアは計算されないが，打ち切り分布の推定値 $\hat{G}$ には反映される．

## 9.12 イベント時間データと経時的繰り返し測定データの同時モデリング

人の集団を経時的に追跡する**縦断的研究**（longitudinal studies）では，興味のあるイベント発生のデータに加えて，副次的項目のデータが経時的に測定されることが多い．たとえば，HIV 患者の集団に対して，AIDS 発症あるいは死亡までの時間（イベント時間）とともに，CD4 リンパ球数などの免疫機能マーカーやウイルス RNA コピー数などのウイルス学的マーカーが経時的に測定される．

本節のテーマはイベント時間データと経時的測定データの同時モデリングであるが，これにはさまざまな意義が考えられる．HIV 患者の臨床研究を例にとると，AIDS 発症に各種マーカーがどのように関係しているかをみることで，疾患進展のメカニズムの検討に役立つ可能性がある．あるいは，マーカーの経時的推移を踏まえて AIDS 発症を事前に予測できれば，より早期のタイミングで治療変更などの適切な処置が可能になるだろう．HIV 患者を対象とした治療法開発のランダム化臨床試験においては，治療変数も加えた同時モデリングにより，イベント上での治療効果の評価におけるマーカーの代替性の評価が可能になる．さらには，マーカーの経時的推移の情報を取り入れることで，イベントデータに基づく治療法比較の効率向上が期待できる．

一方，マーカーの経時的推移の評価が主な目的である場面では，個体の追跡における早期脱落をイベントとみなすことで，いわゆる，**独立でない脱落**（informative dropout）を考慮したマーカーの解析が可能になる．実際，同時モデリング解析は，最尤法における **missing not at random**（MNAR）（詳細は第 11 章）の下での解析の一つと位置づけることができる．

ある個体におけるイベント時間を $T$，経時的測定データをまとめて $R$ で表すと，同時モデリングのアプローチとして，同時分布 $f(T,R)$ を $f(R)f(T|R)$，または，$f(T)f(R|T)$ と分解することが考えられる．欠測データ解析の枠組みでは，前者はセレクションモデル（selection model），後者はパターン混合モデル（pattern-mixture model）に相当する（詳細は第 11 章）．一方，比較的シンプルなモデルとして，イベント時間と経時的測定データの両方に潜在的因子あるいは変量効果を導入したモデル（shared parameter model）がある．イベント時間と経時的測定データの同時モデリングとしてはこのアプローチが最も普及している．

### 9.12.1 shared parameter model

イベント時間と経時的測定データの背後に共通の潜在的因子，または，変量効果の存在を仮定し，イベント時間，経時的測定データのモデルの両方に同一の変量効果が出現する，あるいは，共有される（shared）モデルを考える[90~93]．臨床研究を例にとると，変量効果は患者がもっているある種の病態，あるいは，予後の特性と解釈できる．たとえば，変量効果の値が高いことは患者の状態または予後が悪いことを意味し，免疫機能の低下や AIDS 発症のリスクの上昇を伴う，といった解釈である．

このモデルにおける重要な仮定として，変量効果が与えられた下で，イベント時間と経時的測定データは独立とする．明示的に個体の変量効果を $b$ で表すと，尤度は，

$$f(T,R) = \int f(T,R|b)f(b)db = \int f(T|b)f(R|b)f(b)db \tag{9.29}$$

と書くことができる．

一方，経時的測定データ $Y$ をイベント発生までの測定部分 $Y_{\rm obs}$ とイベント発生以降の欠測部分 $Y_{\rm miss}$ に分けると，

$$\begin{aligned} f(T|Y_{\rm obs}, Y_{\rm miss}) &= \int f(T|b, Y_{\rm obs}, Y_{\rm miss}) f(b|Y_{\rm obs}, Y_{\rm miss})db \\ &= \int f(T|b) f(b|Y_{\rm obs}, Y_{\rm miss})db \end{aligned}$$

となり，脱落時間に相当する $T$ は，変量効果 $b$ を通して $Y_{\rm miss}$ と関係することになる（MNAR のモデルの一種）．

個体 $i\ (=1,\cdots,n)$ に対して，9.1.1 項のように，イベント時間を $T_i^*$, 打ち切り時間を $C_i$ で表し，測定されるイベント時間 $T_i = \min(T_i^*, C_i)$, イベントを表す指示変数を $\Delta_i = I(T_i^* \le C_i)$ で表す．一方，マーカー変数については，連続的な値をとるとし，時点 $t_{ij}$ で測定が行われるとする $(j=1,\cdots,m_i)$．以下の線形モデルを仮定する．

$$R_i(t_{ij}) = g_i(t_{ij}) + e_i(t_{ij})$$

$g_i(t_{ij})$ は時間 $t$ の関数としての真のマーカー値，$e_i(t_{ij})$ は測定誤差を表す．一方，イベント時間のハザード関数については以下の構造を仮定する．

$$\lambda_i(t) = \lim_{h \to 0} \Pr\{t \le T_i^* < t+h | T_i^* \ge t, \bar{g}_i(t), Z_i\}/h \tag{9.30}$$

ここで，$\bar{g}_i(t) = \{g_i(s) : 0 \le s \le t\}$ は，時点 $t$ までの真のマーカー値 $g$ の履歴を表す．$Z_i$ はベースラインの共変量を表す．つまり，ハザード関数を真のマーカー値（の履歴）の関数とすることで，イベント時間とマーカー変数の関連が捉えられる．ハザード関数 (9.30) 式に対して，最初に仮定されるであろう，最も単純なモデルは，

$$\lambda_i(t) = \lambda_0(t) \exp\{\gamma^T g_i(t) + \eta^T Z_i\} \tag{9.31}$$

である．ここで，$\lambda_0$ はベースラインハザードである．このモデルでは，過去から時点 $t$ までのマーカー値の履歴のうち，時点 $t$ でのマーカー値のみがイベントのハザードに関係するというモデルである（もちろん，マーカー値の履歴全体を用いてモデリングしてもよいがより複雑なモデルとなる）．ランダム化試験において，イベント時間，マーカーそれぞれで治療効果が認められるとき，治療変数 $Z$ に対して $\gamma \ne 0, \eta = 0$ ならば，マーカーの代替性[94] が示唆されるだろう．なお，(9.31) において，真のマーカー値 $g_i(t)$ ではなく，（測定誤差を伴う）マーカーの測定値 $R_i$ を時間依存性共変量に用いた Cox 回帰を適用すると，マーカーの効果は一般に過小評価されることに注意する（error in variable による attenuation）．

真のマーカー値の経時的推移に対して，次の線形混合効果モデル（第 10 章参照）を仮定する．

$$g_i(t) = b_i^T \ell(t) + \psi^T Z_i, \ \ b_i \sim N(0, \Sigma) \tag{9.32}$$

ここで，$\ell(t)$ は時間 $t$ の関数のベクトルであり，$b_i$ は変量効果のベクトルである．単純な指定として，たとえば，$b_i^T \ell(t) = b_{0i} + b_{1i} t$ なら，$b_i = (b_{0i}, b_{1i})^T$, $\ell(t) = (1, t)^T$ である．以上のモデルでは，個体 $i$ での真のマーカー値の経時的推移が変量効果と固定効果で完全に捉えられるが，これらでは捉えきれない系列相関を伴う個体内変動 $u_i(t)$ を導入したモデル $g_i(t) = b_i^T \ell(t) + \psi^T Z_i + u_i(t)$ も提案されている．$u_i(t)$ に対しては定常 Gauss 過程などの確率過程が仮定される[92]．一方，(9.32) のモデルにおいて，$b_i^T \ell(t)$ にスプライン関数などを指定し，時間に関して複雑な変量効果を導入するアプローチもある．個体内変動の導入に関する基本的な考え方については[90] を参照されたい．他の拡張として，変量効果ベクトル $b_j$ のすべてでなく，一部の変量効果をイベント時間，マーカーのモデルで共有させることで両者の関係をより柔軟にモデリングすることもできる．

以上の同時モデリングにおけるパラメータの推定は尤度 (9.29) を用いた最尤法で行うのが標準的である（注；上記の変量効果モデルの下では 9.3 節の部分尤度法は適用できない）．ベースライン共変量，ある時点までのイベント，経時的測定データの履歴が与えられた下で，イベント時間の打ち切りとマーカー測定時間がイベント時間，並びに，将来のマーカー値に依存しないと仮定する[90]．ハザード (9.31) の下，個体 $i$ に関する $f(T|b)$ の成分は，式 (9.5) に基づいて，

$$f(T_i|b_i) = \left[\lambda_0(T_i)\exp\{\gamma^T g_i(T_i) + \eta^T Z_i\}\right]^{\Delta_i} \times \exp\left(-\int_0^{T_i} \lambda_0(s)\exp\{\gamma^T g_i(s) + \eta^T Z_i\}ds\right)$$

と表される．一方，$f(R|b)$ の成分は，誤差項に $e_i(t_{ij}) \sim N(0,\sigma^2)$ を仮定すると，

$$f(R_i(t_{i1}),\cdots,R_i(t_{i,m_i})|b_i) = \prod_{j=1}^{m_i} f(R(t_{ij})|b_i) = (2\pi\sigma^2)^{-m_i/2}\exp\left\{-\sum_{j=1}^{m_i}(R_i(t_{ij}) - g_i(t_{ij}))^2/2\sigma^2\right\}$$

と表される．なお，尤度 (9.29) における $f(b)$ は $N(0,\Sigma)$ の確率密度関数である．

パラメータ $\lambda_0,\gamma,\eta,\psi,\Sigma,\sigma$ をまとめて $\theta$，全個体での対数尤度を $\ell(\theta) = \sum_{i=1}^n \log\{f(T_i,\Delta_i,R_i;\theta)\}$ で表す．最尤解を求めるには数値計算が必要となるが，変量効果を欠測データとみなした EM アルゴリズムが広く適用されている．E ステップでは変量効果に関する積分を評価する必要があり，Gauss 求積やモンテカルロ法が適用されている[91,92]．パラメータ推定量の漸近分散は，$\theta$ に関するスコア関数の導関数である Hesse（ヘシアン）行列を求め，その逆行列のマイナスをとることで得られる（観察情報行列）．変量効果の次元が大きいときには，Laplace 近似などを用いた Newton–Raphson 法の適用も検討されている[93,95]．ベイズ流のアプローチも提案されており，Gibbs サンプリングなどの Markov 連鎖モンテカルロ法が適用される[96~98]．なお，ベースラインハザード $\lambda_0$ の形状を指定しない場合には，$\lambda_0$ のノンパラメトリック推定を用いたプロファイル尤度の最大化が試みられるが，変量効果の成分を完全に除去できず，プロファイル尤度に基づくパラメータ推定量の分散は一般に過小評価される[99]．代替法として，区分指数モデルやスプラインモデルを用いてベースラインハザードを柔軟に指定するパラメトリック法が考えられる[93]．

なお，以上の頻度論の枠組みでの同時モデリング解析は `R` のパッケージ `jointModel` や `JM` を用いて実施できる[93,100]．

## 文　献


1) Bang, YJ, E van Cutsem, A Feyereislova, HC Chung, L Shen, A Sawaki, F Lordick, A Ohtsu, Y Omuro, T Satoh, G Aprile, E Kulikov, J Hill, M Lehle, J Rüschoff and YK Kang. *Lancet* **376**: 687–697, 2010.

2) Nicholson, KG, FY Aoki, AD Osterhaus, S Trottier, O Carewicz, CH Mercier, A Rode, N Kinnersley and P Ward. *Lancet* **355**: 1845–1850, 2000.

3) Aalen, O. *Ann Stat* **6**: 701–726, 1978.

4) Fleming, TR and D Harrington. *Counting Processes and Survival Analysis*, Wiley, 1991.

5) Andersen, PK, O Borgan, RD Gill and N Keiding. *Statistical Methods Based on*

*Counting Processes*, Springer, 1993.
6) Kaplan, EL and P Meier. *J Am Stat Assoc* **53**: 457–481, 1958.
7) Cox, DR. *J R Stat Soc Ser B* **34**: 187–220, 1972.
8) Cox, DR. *Biometrika* **62**: 269–276, 1975.
9) Tsiatis, AA. *Ann Stat* **9**: 93–108, 1981.
10) Andersen, PK and RD Gill. *Ann Stat* **10**: 1100–1120, 1982.
11) Breslow, NE. *J R Stat Soc Ser B* **34**: 216–217, 1972.
12) Therneau, TM and PM Grambsch. *Modeling Survival Data: Extending the Cox Model*, Springer, 2000.
13) Lin, DY and LJ Wei. *Statistica Sinica* **1**: 1–17, 1991.
14) Lin, DY. *J Am Stat Assoc* **86**: 725–728, 1991.
15) Therneau, TM and PM Grambsch. *Biometrika* **77**: 147–160, 1990.
16) Lin, DY, LJ Wei and Z Ying. *Biometrika* **80**: 557–572, 1993.
17) Kalbfleisch, JD and R Prentice. *The Statistical Analysis of Failure Time Data*, 2nd ed, Wiley, 2002.
18) Sy, JP and JMG Taylor. *Biometrics* **56**: 227–236, 2000.
19) Fang, HB, G Li and J Sun. *Scand J Stat* **32**: 59–75, 2005.
20) 服部　聡. 統計数理 **57**: 119–138, 2009.
21) Martinussen, T and ThH Scheike. *Dynamic Regression Models for Survival Data*, Springer, 2006.
22) Prentice, RL. *Biometrika* **65**: 167–179, 1978.
23) Buckley, J and I James. *Biometrika* **66**: 429–436, 1979.
24) Ying, Z. *Ann Stat* **21**: 76–99, 1993.
25) Gehan, EA. *Biometrika* **52**: 203–223, 1965.
26) Jin, Z, DY Lin, LJ Wei, and Z Ying. *Biometrika* **90**: 341–353, 2003.
27) Jin, Z, DY Lin, and Z Ying. *Biometrika* **93**: 147–161, 2006.
28) Zeng, D and DY Lin. *J Am Stat Assoc* **102**: 1387–1395, 2007.
29) Lin, DY and Z Ying. *Biometrika* **81**: 61–71, 1994.
30) Gill, RD. *Mathematical Center Tract* **124**, Mathematische Centrum, 1980.
31) Taylor, JMG. *Biometrics* **51**: 899–907, 1995.
32) Chen, DG, CS Jianguo and KE Peace, eds. *Interval-censored Time-to-event Data*, CRC Press, 2013.
33) Groeneboom, P and JA Wellner. *Information Bounds and Non-parametric Maximum Likelihood Estimation*, Birkhauser, 1992.
34) Sun, J. *Biometrics* **51**: 1096–1104, 1995.
35) Peto, R and J Peto. *J R Stat Assoc Ser A* **135**: 185–206, 1972.
36) Law, CG and R Brookmeyer. *Stat Med* **11**: 1569–1578, 1992.
37) Gauvreau, K, V Degruttola, M Pagano and R Bellocco. *Stat Med* **13**: 2021–2030, 1994.
38) Zhang, W, et al. *J Stat Comput Simul* **79**(10): 1245–1257, 2009.
39) Rubin, DB. *Multiple Imputation for Nonresponse in Surveys*, Wiley, 1987.
40) Taylor, JMG, et al. *Stat Med* **9**: 505–514, 1990.
41) Pan, W. *Stat Med* **19**: 1–11, 2000.

42) Nishikawa, M and T Tango. *Stat Probab Lett* **65**: 353–361, 2003a.
43) Nishikawa, M and T Tango. *Jpn J Biom* **24**: 71–94, 2003b.
44) Peto, R. *Appl Stat* **22**: 86–91, 1973.
45) Turnbull, BW. *J R Stat Soc Ser B* **38**: 290–295, 1976.
46) Frydman, H. *J R Stat Soc Ser B* **56**: 71–74, 1994.
47) Alioum, A and D Commenges. *Biometrics* **52**: 512–524, 1996.
48) Sun, J. *The Statistical Analysis of Interval-censored Failure Time Data*, Springer, 2005.
49) Samuelsen, SO and J Kongerud. *Stat Med* **13**: 1771–1780, 1994.
50) Sun, J. *Stat Med* **20**: 1249–1257, 2001.
51) Zhao, Q and J Sun. *Stat Med* **23**:1621–1629. 2004.
52) Sun, J, Q Zhao and X Zhao. *Scandinavian J Stat* **32**: 49–57, 2005.
53) Zhao, Q, et al. *Biom J* **50**: 375–385, 2008.
54) Fang, H and S Lee. *Statistica Sinica* **12**: 1073–1083, 2002.
55) Finkelstein, DM. *Biometrics* **42**: 845–854, 1986.
56) Satten, GA. *Biometrika* **83**: 355–370, 1996.
57) Kaplan, E L and P Meier. *J Am Stat Assoc* **53**: 457–481, 1958.
58) Kalbfleisch, JD and RL Prentice. *The Statistical Analysis of Failure Time Data*, Wiley, 1980.
59) Kalbfleisch, JD and RL Prentice. *The Statistical Analysis of Failure Time Data*, 2nd ed, Wiley, 2002.
60) Lawless, JF. *Statistical Models and Methods for Lifetime Data*, 2nd ed, Wiley, 2003.
61) Klein, JP and ML Moeschberger. *Survival Analysis: Techniques for Censored and Truncated Data*, Springer, 1997.
62) Marubini, E and MG Valsecchi. *Analysing Survival Data from Clinical Trials and Observational Studies*, Reprinted in paperback, Wiley, 2004.
63) Pintilie, M. *Competing Risks — A Practical Perspective*, Wiley, 2006.
64) 西川正子. 計量生物学 **29**: 141–170, 2008.
65) Dinse, GE and MG Larson. *Biometrika* **73**: 379–386, 1986.
66) Pepe, MS and M Mori. *Stat Med* **12**: 737–751, 1993.
67) Gray, RJ. *Ann Stat* **16**, 1141–1154, 1988.
68) Fine, JP and RJ Gray. *J Am Stat Assoc* **94**: 496–509,1999.
69) Klein, JP and PK Andersen. *Biometrics* **61**: 223–229, 2005.
70) Pepe, MS and M Mori. *Stat Med* **12**: 737–751, 1993.
71) Gooley, TA, W Leisenring, J Crowley and BE Storer. *Stat Med* **18**: 695–706, 1999.
72) Choudhury, JB. *Stat Med* **21**: 129–1144, 2002.
73) Gaynor, J, EJ Feuer, CC Tan, et al. *J Am Stat Assoc* **88**: 400–409, 1993.
74) Nishikawa, M, T Tango and M Ogawa. *Stat Med* **25**: 3981–4003, 2006.
75) Juni, P, AWS Rutjes and PA Dieppe. *BMJ* **324**: 1287–1288, 2002.
76) Andersen, PK, O Borgan, RD Gill and N Keiding. *Statistical Models Based on Counting Processes*, Springer, 1993.
77) Lawless, JF and C Nadeau. *Technometrics* **37**: 158–168, 1995.

78) Cook, RJ, JF Lawless and JC Nadeau. *Biometrics* **52**: 557–571, 1996.
79) Martinussen, T and TH Scheike. *Dynamic Regression Models for Survival Data*, Springer, 2006.
80) Cook, RJ and J Lawless. *The Statistical Analysis of Recurrent Events*, Springer, 2007.
81) Faraggi, D and R Simon. *Stat Med* **14**: 73–82, 1995.
82) Schwarzer, G, W Vach and M Schumacher. *Stat Med* **19**: 541–561, 2000.
83) Witten, DM and R Tibshirani. *Stat Method Med Res* **19**: 29–51, 2010.
84) Friedman, J, T Hastie and R Tibshirani. *J Stat Softw* **33**: 1–22, 2010.
85) LeBlanc, M and J Crowley. *Biometrics* **48**: 411–425, 1992.
86) Bou-Hamad, I, D Larocque and H Ben-Ameur. *Statist Surv* **5**: 44–71, 2011.
87) Harrell, FE Jr, KL Lee and DB Mark. *Stat Med* **15**: 361–387, 1996.
88) Schmid, M and S Potapov.*Stat Med* **31**: 2588–2609, 2012.
89) Graf, E, C Schmoor, W Sauerbrei and M Schumacher. *Stat Med* **18**: 2529–2545, 1999.
90) Tsiatis, AA and M Davidian. *Statistica Sinica* **14**: 793–818, 2004.
91) Wulfsohn, MS and AA Tsiatis. *Biometrics* **53**: 330–339, 1997.
92) Henderson, R, P Diggle and A Dobson. *Biostatistics* **1**: 465–480, 2000.
93) Rizopoulos, D. *Joint Models for Longitudinal and Time-to-Event Data: With Applications in R*. Chapman & Hall/CRC, 2012
94) Buyse, M and G Molenberghs. *Biometrics* **54**: 1014–1029, 1998.
95) Rizopoulos, D, G Verbeke and E Lesaffre. *J Roy Stat Soc Ser B* **73**: 637–654, 2009.
96) Faucett, CL and DC Thomas. *Stat Med* **15**: 1663–1685, 1996.
97) Ibrahim, JG, M Chen, D Sinha. *Statistica Sinica* **14**: 863–883, 2004.
98) Wang, Y and JMG Taylor. *J Am Stat Assoc* **96**: 895–905, 2001.
99) Hsieh, F, YK Tseng and JL Wang. *Biometrics* **62**: 1037–1043, 2006.
100) Rizopoulos, D. *J Stat Software* **35**: 9, 2010.

# Chapter 10

# 経時的繰り返し測定データの解析

## 10.1　経時的繰り返し測定デザイン

ある物質の作用を調べる動物実験，新薬の効果を評価する臨床試験，生活習慣の健康影響を調査する疫学調査においては，主要な評価項目 (エンドポイント，応答変数，結果変数) のデータを実験 (試験，調査) 開始前のベースライン期間に測定し，開始後の評価期間には定期的に測定を繰り返して個体ごとの時間的変動である反応プロファイル (response profile) を観察することが多い．たとえば，図 10.1 には 2 種類の薬剤の効果を比較した動物実験のある検査データの個体ごとの反応プロファイル，図 10.2 にはある処理を施した 30 匹のラットの 5 週間の体重の成長プロファイルを示した．これらの場合の応答変数は連続変数である．一方，表 10.1 には，呼吸器疾患に対するある新薬のプラセボ対照無作為化比較試験におけるプラセボ群，新薬群，それぞれの応答変数である呼吸器の状態 (poor, good) の観察時点ごとの頻度分布を示した．また，図 10.3 には，抗てんかん薬 (progabide) のプラセボ対照無作為化比較試

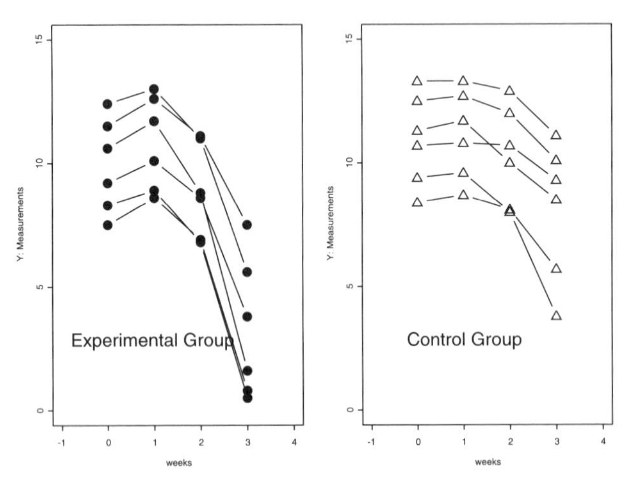


**図 10.1**　2 種類の薬剤の効果を比較した動物実験の検査データの個体ごとの反応プロファイル

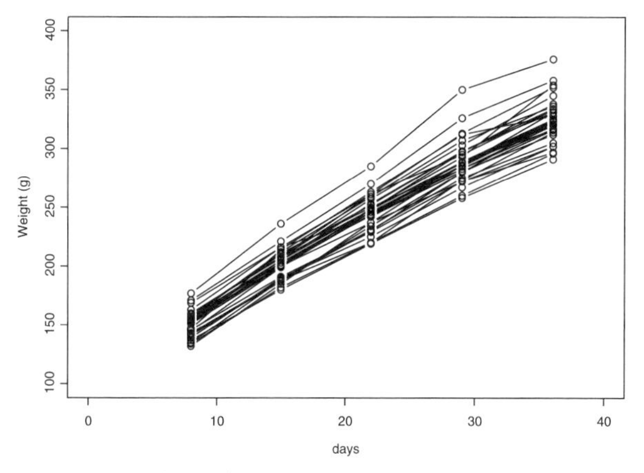


**図 10.2** ある処理を施した 30 匹のラットの 5 週間の体重の成長

**表 10.1** プラセボ群，新薬群，それぞれにおける呼吸器の状態の観察時点ごとの頻度分布

| | Months | | | | |
|---|---|---|---|---|---|
| | 0 | 1 | 2 | 3 | 4 |
| *New treatment group* | | | | | |
| good | 24 | 37 | 38 | 39 | 34 |
| poor | 30 | 17 | 16 | 15 | 20 |
| *Placebo group* | | | | | |
| good | 26 | 28 | 22 | 26 | 25 |
| poor | 31 | 29 | 35 | 31 | 32 |

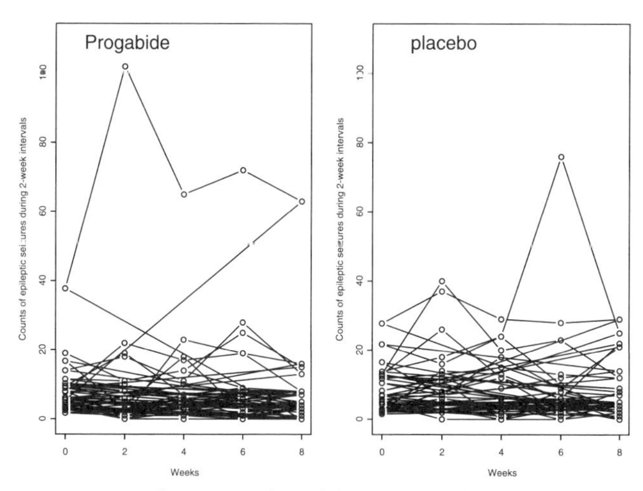


**図 10.3** Progabide 群，プラセボ群別，患者個人ごとの発作回数 (/two weeks) の反応プロファイル

験におけるプロガビド Progabide 群，プラセボ群別，患者個人ごとの発作回数 (/two weeks) の反応プロファイルである．前者の応答変数は 2 値 (binary data) であり，後者は計数値 (count data) である．このようなデザインを「経時的繰り返し測定デザイン」(repeated measures design) とよび，そのデータを「経時的繰り返し測定データ」(repeated measures, longitudinal data) とよぶ．最近はこの種のデータ解析に関するテキスト[1~4]，総説[5,6] は増加の一途をたどっている．なかでも，多くの研究事例で採用されているデザインが次に示す「$1:T$ デザイン」であろう

1) ベースライン期間に 1 回測定 (baseline data)

2) 評価 (実験，試験，調査) 期間には定期的 $T$ 回の繰り返し測定を計画する

このようなプロトコルを事前に作成することは必須であるが，実際の試験 (調査) では，この計画どおりに対象者から協力をいただけることは稀であり，測定時点が計画時点と大幅にずれていたり，何らかの理由により脱落してしまう，等，欠測データ (missing data) が発生し，計画された測定時点に対象者全員のデータが揃っていることは稀である．したがって，経時的繰り返し測定データの評価では，

1) 欠測値の扱いが柔軟にできる

2) 定期的に計画された以外の測定時点でデータの取扱いが柔軟にできる

点が重要となる．一方，臨床試験等の治療効果の評価においては，治療効果を評価する評価時点を 1 時点 (例：最終測定時点) に絞り込むケースが少なくない．つまり，経時的に測定を繰り返しながら，評価にあたっては，実質，ベースライン時点 1 回—評価時点 1 回の「1 : 1 デザイン」となっていることが多い．したがって，治療効果の推定・検定では，ベースラインデータを他の重要な交絡因子と一緒に調整 (adjustment) する共分散分析型の解析が中心である．しかし，これでは，統計学的推測の 3 原則の一つ「反復測定」が無視され，その結果，欠測データの影響をもろに受け，LOCF (last observation carried forward) が蔓延る原因をつくり出している．最近，この種の問題を解消するため，定常性が仮定できるベースライン期間に $S$ 回，治療効果の評価期間 (平均的な治療効果に興味がある) に $T$ 回の繰り返し測定を行う「$S:T$ デザイン」が提案されている[7~9]．このデザインでは，ベースラインデータは調整変数ではなく，繰り返し測定の応答変数の一部を構成するいわゆる経時的繰り返し型のデザインで，反復測定によってサンプルサイズの低減が図れる (第 15 章参照)．

## 10.2 正規線形モデル

### 10.2.1 分散分析モデル

図 10.1 の動物実験データと同様に，薬剤 (治療) の効果を調べる実験を例にすると，従来からの基本的な実験計画は次のとおりであろう：

目的：$G$ 種類の薬剤 (treatment) の効果の比較を行う．特に 2 群比較の場合は，対照群を群 1，実験 (新薬，新治療) 群を群 2 とする．

対象：それぞれの薬剤群 $i$ に大きさ $n_i$ の個体を無作為に割り付ける $(n_1 + n_2 + \cdots + n_G = N)$.

測定方法：1 : $T$ デザイン

この実験デザインを表現する典型的な統計モデルを概念的に表現すると,

$$\text{測定値} = \text{全平均} + \text{薬剤群} + \text{時点} + \text{薬剤群} \times \text{時点} + \text{誤差} \tag{10.1}$$

となる．ただし，分散分析が適用できる前提条件は,「各薬剤に割り付けられた個体の反応プロファイル (経時的変動パターン) は均質」である．つまり,「個体」は偶然誤差を評価するための「繰り返し」を意味し,「個体 × 時点」の交互作用は存在しない.

この統計モデルを線形モデルで表現すると，薬剤 $i$ を投与した群の個体 $j$ の応答変数の測定値ベクトル $\boldsymbol{y}_{ij} = (y_{ij0}, y_{ij1}, \ldots, y_{ijT})^t$ に対して (必要であれば，正規分布に近似できる適当な変数変換 $f$ を施したデータ)

$$y_{ijk} = \mu + \alpha_i + \beta_k + \gamma_{ik} + \epsilon_{ijk}, \quad i = 1, \cdots, G;\ j = 1, \cdots, n_i,\ k = 0, \cdots, T \tag{10.2}$$

と表現できる．ここに

$\alpha_i$：薬剤群の母数効果 $(i = 1, \cdots, G)$

$\beta_k$：時点の母数効果 $(k = 0, 1, \cdots, T)$

$\gamma_{ik}$：薬剤群 × 時点の交互作用を表す母数効果

であり，$\boldsymbol{\epsilon}_{ij}$ は個体 $j(i)$ の長さ $(T+1)$ の誤差ベクトルで，平均 $\mathbf{0}$，分散共分散行列 $\boldsymbol{\Sigma}$ をもつ多変量正規分布に従う確率変数と仮定する：

$$\boldsymbol{\epsilon}_{ij} = (\epsilon_{ij0}, \ldots, \epsilon_{ijT})^t \sim N(\mathbf{0}, \Sigma) \tag{10.3}$$

ただし，各パラメータ $\alpha_i, \beta_k, \gamma_{ik}$ の一意解を得るため,

$$\alpha_1 = 0,\ \beta_1 = 0,\ \gamma_{10} = \cdots = \gamma_{1T} = 0,\ \gamma_{10} = \cdots = \gamma_{G0} = 0$$

等の制約条件を置く．ここでは，最初のカテゴリーを基準 (reference category) として，それに対する効果を表す意味で，最初のカテゴリーの値を 0 としている．これはカテゴリー変数を含む回帰分析では一般的であると思われるが，分散分析では

$$\sum_{i=1}^{G} \alpha_i = 0,\ \sum_{k=0}^{t} \beta_k = 0,\ \sum_{i=1}^{G} \gamma_{ik} = \sum_{k=0}^{t} \gamma_{ik} = 0$$

等と，和を 0 と置くのが一般的であることに注意したい．さて，式 (10.2) の統計モデルの解釈には次の注意が必要である.

1) $\alpha_i$ の解釈：ベースライン時点で測定される反応の薬剤群の群間差を意味し，薬剤の効果とは何の関係もない差である．無作為割付けが実施されていれば，群間差が 0 であることが期待される.

2) $\beta_k$ の解釈：$(\beta_0, \beta_1, \ldots, \beta_T)$ は，反応のデータ全体での平均的経時的変動パターン，すなわち「反応プロファイル」を表す．しかし，薬剤群間で反応プロファイルの差を検討するのが実験 (試験) の目的であるから，「時点間差」は当然あることを期待している．

3) $\gamma_{ik}$ の解釈：各個体ごとの反応プロファイルが薬剤群内ではまずまず共通と仮定した場合，その平均的なプロファイルが薬剤によって異なるか否か，つまり，「薬剤群 × 時点」の交互作用 (interaction) の効果を表現する $\gamma_{ik}$ である．したがって，交互作用効果の有意性検定

$$H_0 : \gamma_{ik} = 0, \text{ for all } (i, k) \tag{10.4}$$

により薬剤の効果の有無が確認できるが，自由度 $(G-1)T$ をもつ総括的な検定 (omnibus test) であり，一定方向の薬剤の優劣を検出するための指向性は有しない．そのため検定結果の有意性が処理の優劣につながる，より指向性の強い指標を，交互作用効果 $\gamma_{ik}$ の関数として導入する必要がある．

実は，臨床研究でよく利用されている時点 $k$ の測定データのベースラインデータからの変化量 $CFB$ (change from baseline)：$CFB_{ijk} = y_{ijk} - y_{ij0}$, の平均値の差が薬剤の効果の大きさを表現する代表的な指標である．なぜなら「測定時点 $k$ における薬剤群 $i$ の薬剤群 $m$ に対する $CFB$ の平均値の差」の期待値は

$$\mathrm{E}\left(\frac{1}{n_i}\sum_{j=1}^{n_i} CFB_{ijk} - \frac{1}{n_m}\sum_{j=1}^{n_m} CFB_{mjk}\right) = (\gamma_{ik} - \gamma_{i0}) - (\gamma_{mk} - \gamma_{m0}) \tag{10.5}$$

と表現でき，薬剤 $i$ の薬剤 $m$ に対する評価期間 $(k = 1, \cdots, T)$ を通じた平均的な薬剤の効果の期待値は

$$\tau_{im} = \frac{1}{T}\sum_{k=1}^{t}((\gamma_{ik} - \gamma_{i0}) - (\gamma_{mk} - \gamma_{m0})) \tag{10.6}$$

となるからである．ただし，測定時点ごとに薬剤群間の差を $CFB$ を用いて検定を繰り返すことは検定の多重性の問題を引き起こすので，複数時点で検定を繰り返す必要性があるときは，検定の多重性を調整する必要がある．たとえば，図 10.1 のデータのように投与後の 3 時点で応答変数を測定している場合には薬剤 2 の薬剤 1 に対する平均的な効果は

$$\tau_{21} = \frac{1}{3}(3, -1, -1, -1, -3, 1, 1, 1)(\gamma_{10}, \gamma_{11}, \gamma_{12}, \gamma_{13}, \gamma_{20}, \gamma_{21}, \gamma_{22}, \gamma_{23})^t$$

なる線形対比 (linear contrast) で表現できる．

さて，次の問題として，$\hat{\tau}_{im}$ の推定誤差を推定するのに

1) 使用する時点のデータだけを利用するのか

2) 実験データ全体を利用しようとするのか

が問題となる．多くの医学系の研究者は，前者の「使用する時点のデータだけを利用」した解析を行う傾向が強い．表 10.2 には，図 10.1 のデータ[7] について，投与期間全体を通じた平均的な薬剤群間差を Student の $t$ 検定で行った例を示した．測定期間全体を通じた $CFB$ の差の推定値は $-1.16$ であり $t$ 値は 2.81 (自由度 10)，両側 $p$ 値は $p = 0.019$ であった．しかし，次項以降で解説するように，SAS, R 等の統計ソフトウェアを利用して，実験データ全体を利用した分散分析モデルを適用すれば，時点間分散共分散構造 $\boldsymbol{\Sigma}_i$ をモデル化してデータに最もフィットした最適モデルを選択した推測が可能となる．

**表 10.2** Student の $t$ 検定を利用した測定期間全体を通じた平均的な薬剤群間差の推定と検定

| | 平均 | 標準誤差 | |
|---|---|---|---|
| 実験群 | $-2.25$ | 0.32 | |
| 対照群 | $-1.1$ | 0.26 | |
| 差 (実験群-対照群) | $-1.16$ | 0.41 | |
| $t$ 値 (自由度 10) | | | 2.81 |
| 両側 $p$ 値 | | | 0.019 |

### 10.2.2 split-plot design

すべての測定値が互いに独立 (無相関) で，正規分布に従い，かつ誤差分散が薬剤群，時点に関係なく一定，すなわち，等分散・無相関構造

$$\boldsymbol{\Sigma}_i = \boldsymbol{\Sigma} = \sigma^2 \boldsymbol{I}, \quad \boldsymbol{I} \text{ は単位行列} \tag{10.7}$$

であれば，交互作用の検定と推定は，表 10.3 に示す split-plot design の分散分析が適用可能である．まず，後の混合効果モデルとの比較のために，ベースラインデータが含まれているので，薬剤効果とはいえない薬剤群間差

$$H_0 : \alpha_1 = \cdots = \alpha_G$$

についても触れておこう．その検定は，分散分析表の次の $F$ 検定

**表 10.3** 経時的繰り返し測定データの解析での split-plot design の分散分析表

| 要因 | 平方和 | 自由度 | 平均平方和 | $F$ 値 |
|---|---|---|---|---|
| 個体間変動 | | | | |
| 　群 | $SS_G$ | $G-1$ | $V_G$ | $F_G = \frac{V_G}{V_{BE}}$ |
| 　群内誤差 | $SS_{BE}$ | $N-G$ | $V_{BE}$ | |
| 個体内変動 | | | | |
| 　時点 | $SS_T$ | $T$ | $V_T$ | $F_T = \frac{V_T}{V_{T\times WE}}$ |
| 　時点 × 群 | $SS_{T\times G}$ | $(G-1)T$ | $V_{T\times G}$ | $F_{T\times G} = \frac{V_{T\times G}}{V_{T\times WE}}$ |
| 　時点 × 群内誤差 | $SS_{T\times WE}$ | $(N-G)T$ | $V_{T\times WE}$ | |

$N = n_1 + \cdots + n_G$

$$F = \frac{V_G}{V_{BE}} \sim \text{自由度}\ (G-1, N-G)\ \text{の}\ F\ \text{分布} \tag{10.8}$$

が適用可能である．ここで

$$V_{TG} = \sum_{ijk} (\bar{y}_{i\cdot\cdot} - \bar{y}_{\cdot\cdot\cdot})^2 / (G-1)$$

$$V_{BE} = \left\{ \sum_{ijk} (\bar{y}_{ij\cdot} - \bar{y}_{\cdot\cdot\cdot})^2 - \sum_{ijk} (\bar{y}_{i\cdot\cdot} - \bar{y}_{\cdot\cdot\cdot})^2 \right\} \Big/ (N-G)$$

である．一方，重要な式 (10.4) に示す「薬剤群 × 時点」の交互作用の検定は，split-plot design の分散分析表では，次の $F$ 検定

$$F = \frac{V_{T\times G}}{V_{T\times WE}} \sim \text{自由度}\ ((G-1)T, (N-G)T)\ \text{の}\ F\ \text{分布} \tag{10.9}$$

で計算される．ここで，

$$V_{T\times G} = \sum_{ijk} (\bar{y}_{i\cdot k} - \bar{y}_{i\cdot\cdot} - \bar{y}_{\cdot\cdot k} + \bar{y}_{\cdot\cdot\cdot})^2 / (T(G-1))$$

$$V_{T\times WE} = \sum_{ijk} (\bar{y}_{ijk} - \bar{y}_{ij\cdot} - \bar{y}_{i\cdot k} + \bar{y}_{i\cdot\cdot})^2 / (T(N-G))$$

である．しかし，経時的繰り返し測定データでは時点間に相関が生じる (10. 2. 4 項参照) ため，式 (10.9) の $F$ 分布は成立しない．しかし，その特別な場合として，薬剤群にかかわらず「等分散・等相関」(compound symmetry, exchangeable)

$$\boldsymbol{\Sigma} = \sigma_E^2 \boldsymbol{I} + \sigma_B^2 \boldsymbol{J},\ \rho = \frac{\sigma_B^2}{\sigma_E^2 + \sigma_B^2} \tag{10.10}$$

であれば上記の $F$ 検定は妥当である．ここで，$\boldsymbol{I}$ は単位行列，$\boldsymbol{J}$ は要素がすべて 1 の行列である．しかし，現実には等相関構造で近似できるケースは多くなく，その結果として時点に関連した要因効果を検定するための $\boldsymbol{F}$ 値が大きめになり，有意になりやすくなるのである．古典的には，この系列相関の程度に応じて，$F$ 検定の自由度を低めに調整すれば，近似的に $F$ 検定が可能となることが知られている．典型的な調整方法としては，Greenhouse and Geisser[10)]，あるいは，Huynh-Feldt[11)] による自由度修正の方法が知られており，提案された修正項 $\epsilon$ (その詳細は省略) を用いて，式 (10.9) の $F$ 検定の自由度を次のように修正する：

$$F = \frac{V_{T\times G}}{V_{T\times WE}} \sim \text{自由度}\ ((G-1)T\epsilon,\quad (N-G)T\epsilon)\ \text{の}\ F\ \text{分布} \tag{10.11}$$

表 10.4 に図 10.1 のデータについて split-plot design の分散分析表の結果の一部を示した．そこでは，通常の $F$ 検定の結果に加えて Greenhouse–Geisser の方法と Huynh–Feldt の方法の 2 種類で自由度を調整した $p$ 値を計算している．いずれの結果も高度に有意であった．「時点 × 群」の交互作用の検定の $F$ 値は，以下に解説する

**表 10.4** 図 10.1 のデータの split-plot design の分散分析表 (一部のみ)

| 要因 | 平方和 | 自由度 | 平均平方和 | $F$ 値 | $p$ 値 | Greenhouse–Geisser Prob | Huynh–Feldt Prob |
|---|---|---|---|---|---|---|---|
| 個体間変動 | | | | | | | |
| 群 | 42.56 | 1 | 42.56 | 2.54 | 0.142 | | |
| 群内誤差 | 167.54 | 10 | 16.75 | | | | |
| 個体間変動 | | | | | | | |
| 時点 (省略) | ... | ... | ... | ... | | | |
| 時点 × 群 | 35.50 | 3 | 11.83 | 19.67 | 0.0000 | 0.0008 | 0.0004 |
| 時点 × 群内誤差 | 18.05 | 30 | 0.60 | | | | |

SAS による解析の結果である「等分散・等相関 CS」の場合の $F$ 値と同じであることに注意したい．また，系列相関の影響を受けない薬剤群間差の検定 (式 (10.8)) の結果は後述の SAS の出力結果の「固定効果 Type 3 検定」の結果と一致することにも注意したい．

### 10.2.3 分散共分散構造のモデル化

最近では，分散共分散構造 $\boldsymbol{\Sigma} = (\sigma_{st})$ にいくつかのモデルを仮定し，制限付き最尤法 (restricted maximum likelihood, REML) でパラメータの推定を行い，情報量規準 AIC 等で最適モデルを選択する方法が可能となっている．そのモデルの一つとして，上述の split-plot design も含まれており，SAS では，混合効果モデルのためのプロシージャ `PROC MIXED` を利用して解析ができる．たとえば，図 10.1 の動物実験では $\boldsymbol{\Sigma}$ は $4 \times 4$ の行列となるが，次の 4 種類のモデルは代表的なものである：

(1) 等分散・等相関モデル (CS: compound symmetry model, exchangeable model)

$$\boldsymbol{\Sigma}_{4\times 4} = \sigma^2 \times \begin{pmatrix} 1 & \rho & \rho & \rho \\ \rho & 1 & \rho & \rho \\ \rho & \rho & 1 & \rho \\ \rho & \rho & \rho & 1 \end{pmatrix}$$

(2) 一次自己回帰モデル (first-order autoregressive model)

$$\boldsymbol{\Sigma}_{4\times 4} = \sigma^2 \times \begin{pmatrix} 1 & \rho & \rho^2 & \rho^3 \\ \rho & 1 & \rho & \rho^2 \\ \rho^2 & \rho & 1 & \rho \\ \rho^3 & \rho^2 & \rho & 1 \end{pmatrix}$$

(3) 一般自己回帰モデル (general autoregressive model)

$$\boldsymbol{\Sigma}_{4\times 4} = \sigma^2 \times \begin{pmatrix} 1 & \rho_1 & \rho_2 & \rho_3 \\ \rho_1 & 1 & \rho_1 & \rho_2 \\ \rho_2 & \rho_1 & 1 & \rho_1 \\ \rho_3 & \rho_2 & \rho_1 & 1 \end{pmatrix}$$

(4) 無構造モデル (UN: unstructured model)

$$\boldsymbol{\Sigma}_{4\times4} = \begin{pmatrix} \sigma_1^2 & \sigma_1\sigma_2\rho_1 & \sigma_1\sigma_3\rho_2 & \sigma_1\sigma_4\rho_3 \\ \sigma_2\sigma_1\rho_1 & \sigma_2^2 & \sigma_2\sigma_3\rho_4 & \sigma_2\sigma_4\rho 5 \\ \sigma_3\sigma_1\rho_2 & \sigma_3\sigma_1\rho_4 & \sigma_3^2 & \sigma_3\sigma_4\rho_6 \\ \sigma_4\sigma_1\rho_3 & \sigma_4\sigma_3\rho_5 & \sigma_4\sigma_3\rho_6 & \sigma_4^2 \end{pmatrix}$$

ここでは，図 10.1 のデータに対して SAS の proc mixed を適用した結果[7] を示す．以下に，共分散行列を CS (`type=cs`) を指定した SAS プログラムを示す：

**SAS の proc mixed を利用したプログラム** (分散共分散に CS を指定)

```
data d1;
infile 'c:\book\RepeatedMeasure\experimentRat.dat' missover;
input id group week y;

proc mixed data = d1 method=reml covtest;
   class id group week/ ref=first ;
   model y = group week group*week / s cl ddfm=sat ;
   repeated / type = cs subject = id r  rcorr ;
# repeated / type = un subject = id r  rcorr ; (無構造の場合の指定) #
   estimate 'mean CFB ' group*week  1 1 1 -3  -1 -1 -1 3
                         / divisor=3 cl alpha=0.05;
 run ;
```

プログラムの詳細とその解説は丹後[7] を参照されたい．解析結果 (type =cs, un) の出力の一部を下の囲みのなかに示す．分散共分散が CS model の場合は，式 (10.10) の等分散・等相関 (type=un) 構造の分散 $\sigma_B^2$, $\sigma_E^2$ の推定値が，$\hat{\sigma}_B^2 = 4.0382$, $\hat{\sigma}_E^2 = 0.6017$ と推定されている．分散共分散が無構造モデル (type=un) の場合について推定値をみていくと，まず，実験群の対照群に対する群間差 (薬剤の効果ではない) $\hat{\alpha}_2$ の推定値は，$-1.0167 \pm 1.0820 (p = 0.37)$ とベースライン時点の群間差と一致し，また，薬剤効果とはいえない薬剤群間差の検定 (式 (10.8)) の結果についても，$F = 2.54$, $p = 0.142$ と split-plot design の分散分析表 10.4 の結果と SAS の結果 (Type 3 検定) が分散共分散の type にかかわらず一致している．時点ごとの薬剤の効果の推定値は $CFB$ の平均値の差であり，

1）第 1 週時点の薬剤の効果：$0.70 \pm 0.12, p < 0.0001$

2）第 2 週時点の薬剤の効果：$-0.40 \pm 0.33, p = 0.258$

3）第 3 週時点の薬剤の効果：$-3.77 \pm 0.93, p = 0023$

4）実験期間を通じた薬剤の効果：$-1.16 \pm 0.41, p = 0.019$

と推定された．測定期間全体を通じた平均的な $CFB$ の推定値は表 10.2 の結果と同じである．また，各時点での $CFB$ の推定値と検定結果も，時点ごとに Student の $t$

検定の結果と同じであった．つまり，無構造モデルの場合には，時点により分散の大きさが異なり，「評価する時点だけのデータを利用した解析と同じこと」を意味する．なお，分散共分散構造に関する 4 種類のモデルに対し，AIC を利用して最適モデルを選択すると無構造モデルが $AIC = 108.3$ で最小であった．

### 10.2.4 正規線形混合効果モデル

Laird and Ware[12] は，正規分布の仮定が可能な，個人ごとの経時的繰り返し測定データ (前節とは添え字を変えて)

$$\boldsymbol{y}_i = (y_{i0}, \ldots, y_{iT_i}),\ \ i\ (\text{個体}) = 1, \cdots, N;\ j\ (\text{繰り返し}) = 1, \cdots, T_i$$

に基づいて，治療効果を評価する線形モデルの一つとして，個体間差を変量効果 (random-effects) で表現することによって，患者内の観測データ間の相関を考慮することができる柔軟なモデルを提案した．彼らは変量効果モデル (random-effects model) とよんでいたが，そのモデルには変量効果と母数効果の 2 種類の効果が混合しているという意味で，最近は線形混合効果モデル (linear mixed-effects model) とよぶのが普通となっている．このモデルを，2-stage モデル (two-stage model) とよぶことがある．まず，患者 $i$ の個体差 (群平均からの偏差) ベクトルを $\boldsymbol{b}_i$ と置くことで，その条件付きで，第一段階のモデルは

$$y_{ij}|\boldsymbol{b}_i, \boldsymbol{x}_{ij}, \boldsymbol{z}_{ij} = \boldsymbol{x}_{ij}^t \boldsymbol{\beta} + \boldsymbol{z}_{ij}^t \boldsymbol{b}_i + \epsilon_{ij},\ \epsilon_{ij} \sim N(0, \sigma_E^2),\ \epsilon_{ij_1} \perp \epsilon_{ij_2} \tag{10.12}$$

となる．ここに，$\boldsymbol{\beta}$ は共変量 $\boldsymbol{x}_{ij} = (x_{1ij}, \ldots, x_{kij})^t$ に対する推定すべき母数効果の係数ベクトル，$\boldsymbol{z}_{ij} = (z_{1ij}, \ldots, z_{mij})^t$ は変量効果 $\boldsymbol{b}_i$ に対応するデザインベクトル，$\epsilon_{ij}$ は誤差の確率変数である．混合効果モデルでは，個体差を条件付きとして (個体内では) 誤差 (データ) が互いに独立 $\epsilon_{ij_1} \perp \epsilon_{ij_2}$，という仮定があり

$$\mathrm{E}(y_{ij}|\boldsymbol{b}_i, \boldsymbol{x}_{ij}, \boldsymbol{z}_{ij}) = \boldsymbol{x}_{ij}^t \boldsymbol{\beta} + \boldsymbol{z}_{ij}^t \boldsymbol{b}_i \tag{10.13}$$

である．第二段階として，変量効果 $\boldsymbol{b}_i$ は

$$\boldsymbol{b}_i \sim N(\boldsymbol{0}, \boldsymbol{\Phi}) \tag{10.14}$$

と仮定される．つまり，次のモーメントが得られる．

$$\begin{aligned}
\mu_{ij} = \mathrm{E}(y_{ij}|\boldsymbol{x}_{ij}, \boldsymbol{z}_{ij}) &= \mathrm{E}_{\boldsymbol{b}_i}[\mathrm{E}(y_{ij}|\boldsymbol{x}_{ij}, \boldsymbol{z}_{ij}, \boldsymbol{b}_i)] \\
&= \boldsymbol{x}_{ij}^t \boldsymbol{\beta} \\
\mathrm{Var}(y_{ij}|\boldsymbol{x}_{ij}, \boldsymbol{z}_{ij}) &= \mathrm{E}_{\boldsymbol{b}_i}[\mathrm{Var}(y_{ij}|\boldsymbol{x}_{ij}, \boldsymbol{z}_{ij}, \boldsymbol{b}_i)] + \mathrm{Var}_{\boldsymbol{b}_i}[E(y_{ij}|\boldsymbol{x}_{ij}, \boldsymbol{z}_{ij}, \boldsymbol{b}_i)] \\
&= \sigma_E^2 + \boldsymbol{z}_{ij}^t \boldsymbol{\Phi} \boldsymbol{z}_{ij}
\end{aligned}$$

$$\begin{aligned}
&\mathrm{Cov}(y_{ij_1}, y_{ij_2}|\boldsymbol{x}_{ij_1}, \boldsymbol{z}_{ij_1}, \boldsymbol{x}_{ij_2}, \boldsymbol{z}_{ij_2}) \\
&= \mathrm{E}_{\boldsymbol{b}_i}[\mathrm{Cov}(y_{ij_1}, y_{ij_2}|\boldsymbol{b}_i)] + \mathrm{Cov}_{\boldsymbol{b}_i}[E(y_{ij_1}|\boldsymbol{b}_i), E(y_{ij_2}|\boldsymbol{b}_i)] \\
&= \boldsymbol{z}_{ij_1}^t \boldsymbol{\Phi} \boldsymbol{z}_{ij_2}
\end{aligned}$$

つまり，式 (10.3) の分散共分散行列 $\boldsymbol{\Sigma}$ は

$$\boldsymbol{\Sigma} = \sigma_E^2 \boldsymbol{I} + \boldsymbol{Z}_i \boldsymbol{\Phi} \boldsymbol{Z}_i^t, \quad \boldsymbol{Z}_i = (\boldsymbol{z}_{i0}, \boldsymbol{z}_{i1}, \ldots, \boldsymbol{z}_{iT_i})^t \tag{10.15}$$

となる．特に，$y$ 切片だけ (ベースライン期間) の個体差を表現するモデル

$$y_{ij} | b_i, \boldsymbol{x}_{ij}, \boldsymbol{z}_{ij} = \boldsymbol{x}_{ij}^t \boldsymbol{\beta} + b_i + \epsilon_{ij}, \qquad b_i \sim N(0, \sigma_B^2),\ \epsilon_{ij} \sim N(0, \sigma_E^2)$$

を考えてみると，

$$\mathrm{Var}(y_{ij} | \boldsymbol{x}_{ij}, \boldsymbol{z}_{ij}) = \sigma_B^2 + \sigma_E^2$$
$$\mathrm{Cov}(y_{ij}, y_{is} | \boldsymbol{x}_{ij}, \boldsymbol{z}_{ij}, \boldsymbol{x}_{is}, \boldsymbol{z}_{is}) = \sigma_B^2$$

となり，式 (10.10) と同じ等相関モデルとなる．さて，$\boldsymbol{\beta}$ の最尤推定量は分散共分散 $\boldsymbol{\Sigma}_i$ が所与の下で

$$\hat{\boldsymbol{\beta}}(\boldsymbol{\Sigma}_i) = \left( \sum_{i=1}^{N} \boldsymbol{X}_i^t \boldsymbol{\Sigma}_i^{-1} \boldsymbol{X}_i \right)^{-1} \sum_{i=1}^{N} \boldsymbol{X}_i^t \boldsymbol{\Sigma}_i^{-1} \boldsymbol{y}_i$$
$$\mathrm{Var}(\hat{\boldsymbol{\beta}}(\boldsymbol{\Sigma}_i)) = \left( \sum_{i=1}^{n} \boldsymbol{X}_i^t \boldsymbol{\Sigma}_i^{-1} \boldsymbol{X}_i \right)^{-1}$$

となる．ここに，$\boldsymbol{X}_i = (\boldsymbol{x}_{i0}, \boldsymbol{x}_{i1}, \ldots, \boldsymbol{x}_{iT})^t$ であり，$\boldsymbol{\Sigma}_i$ の推定は制限付き最尤推定量 (restricted maximum likelihood estimator, REMLE) を利用する．つまり，上記の分散の計算には $\boldsymbol{\Sigma}_i$ の推定に伴うバラツキが考慮されていないため，推定される標準誤差が実際より小さめの推定値となり，式 (10.16) を利用した Wald 検定は若干有意になりやすくなる傾向がある．このバイアスを修正するために，帰無仮説の下で，検定統計量の漸近分布を正規分布ではなく，適当に自由度を調整した $t$ 分布，あるいは，$F$ 分布で近似することが提案されている．なかでも，Satterthwaite[13) の自由度がよく利用される．

[適用例 1]　図 10.1 のデータに対して，式 (10.1) にベースライン期間 ($y$ 切片) に個体間差を入れた混合効果モデル

$$\text{測定値} = \text{全平均} + \text{個体間差} + \text{薬剤群} + \text{時点} + \text{薬剤群} \times \text{時点} + \text{誤差} \tag{10.16}$$

を SAS を利用して適用してみよう．そのプログラムは 10.2.3 項で使用した SAS プログラムに「$y$ 切片の個体差」を意味する `random intercept / subject = id g gcorr;` を入れ，`repeat` 文の `type=cs` を `type=simple` に変更すればよい．推定結果は 10.2.3 項の結果とまったく同じである．

[適用例 2]　図 10.2 の成長データを表現する線形混合効果モデルとして，ラット $i(=1,\cdots,30)$ の測定時期 $t_j(j=1,\cdots,5)$ の体重 $y_{ij}$ とすると，$y$ 切片 (出生時) と成長の速度 (傾き) にそれぞれ個体差 $b_{0i}$，$b_{1i}$ を導入したモデル

$$y_{ij} | \boldsymbol{b}_i = (\beta_0 + b_{0i}) + (\beta_1 + b_{1i}) t_j + \epsilon_{ij}, \quad \epsilon_{ij} \sim N(0, \sigma_E^2),\ \epsilon_{ij1} \perp \epsilon_{ij_2}$$
$$\boldsymbol{b}_i = (b_{0i}, b_{1i})^t \sim N(0, \Phi)$$

を考えることができる．SAS を利用したプログラムと解析例を以下に示す．

```
 proc mixed data = d3 method=reml covtest;
   class id ;
   model y =  week / s cl ddfm=sat cl ;
   random  intercept week / type=simple subject=id g gcorr ;
   repeated / type=simple subject=id r rcorr;
run ;

共分散パラメータ サブジェクト 推定値 標準誤差 Z 値 Pr > Z
Intercept id 106.31   37.4931  2.84 0.0023
week      id   0.2417  0.07887 3.06 0.0011
Residual  id  36.8340  5.4817  6.72 <.0001

固定効果の解
効果 推定値 標準誤差 自由度 t 値 Pr > |t| アルファ 下限 上限
Intercept 106.57   2.2365 32.6 47.65 <.0001 0.05 102.02 111.12
week        6.1857 0.1028 32.6 60.18 <.0001 0.05 5.9765 6.3949
```

成長の回帰直線は $y = 106.6 + 6.19x$ と推定され，変量効果の分散は $\hat{\sigma}^2_{B0} = 106.31$，$\hat{\sigma}^2_{B1} = 0.2417$ であり，モデルの誤差分散は $\hat{\sigma}^2_E = 36.83$ であった．個体差をまったく考慮しないモデル (推定結果は省略) に比べて，$y$ 切片，傾きの推定誤差がそれぞれ $2.24 (< 3.21), 0.103 (< 0.133)$ と小さくなり，$t$ 値が増大して，推定精度の向上と検定の有意性の向上が認められている．

## 10.3　一般化線形モデル

ここでは，表 10.1 に示した「呼吸器の状態 (poor, good)」を表す 2 値データ，あるいは，図 10.3 に示した「てんかん発作の回数」を表すカウントデータ等，正規分布に従わない非正規データあるいは計数データを応答変数とする繰り返し測定データの線形モデルを考える．正規分布に従わない場合の線形モデルは一般化線形モデル (generalized linear model, GLM，第 8 章参照) を適用する問題となるが，経時的繰り返し測定データの解析では，同一個体のデータ間の相関を考慮する必要がある．その方法の一つは，正規線形モデルと同様に，個体差を変量効果で導入する一般化線形混合効果モデル (generalized linear mixed-effects model, GLMM) を考える．一方，個体内相関を操作的に導入するモデルは周辺モデル (marginal model) とよばれる．後者は，一般化推定方程式 (generalized estimating equations, GEE) による方法[3,4,14,15] ともよばれる．

### 10.3.1 一般化線形混合効果モデル

一般化線形混合効果モデルは

$$g(\mu_{ij}|\boldsymbol{b}_i) = \boldsymbol{x}_{ij}^t\boldsymbol{\beta} + \boldsymbol{z}_{ij}^t\boldsymbol{b}_i, \qquad \boldsymbol{b}_i \sim N(\boldsymbol{0}, \boldsymbol{\Phi}) \tag{10.17}$$

と表現でき，$g(.)$ は連結関数 (link function) で，たとえば，

$$g(\mu) = \begin{cases} \mu, & y|b_{0i} \sim N(\mu, \sigma_E^2) \\ \log\{\mu/(1-\mu)\}, & y|b_{0i} \sim Ber(\mu) \\ \log\mu, & y|b_{0i} \sim Po(\mu) \end{cases}$$

等が代表的である．正規線形混合効果モデルの例のところでも述べたが，混合効果モデルでは，個体差 $b_i$ が与えられた (条件付きの) 下では，繰り返し測定データ $(y_{i0}, \ldots, y_{iT_i})$ は独立であると仮定されることに注意したい．

さて，最尤推定値を求めるには，少々面倒な計算が必要になる．たとえば，ロジスティック回帰モデルでは

$$\begin{aligned} y_{ij}|\boldsymbol{b}_i &\sim Ber(p_{ij}) \\ \text{logit } p(y_{ij}|\boldsymbol{b}_i) &= \text{logitPr}\{y_{ij}=1|\boldsymbol{b}_i\} = \boldsymbol{x}_{ij}^t\boldsymbol{\beta} + \boldsymbol{z}_{ij}^t\boldsymbol{b}_i \\ \boldsymbol{b}_i &\sim N(0, \boldsymbol{\Phi}) \end{aligned}$$

であり，

$$p(\boldsymbol{y}_i|\boldsymbol{b}_i) = \prod_{j=0}^{T_i} \frac{(\exp(\boldsymbol{x}_{ij}^t\boldsymbol{\beta} + \boldsymbol{z}_{ij}^t\boldsymbol{b}_i))^{y_{ij}}}{1+\exp(\boldsymbol{x}_{ij}^t\boldsymbol{\beta} + \boldsymbol{z}_{ij}^t\boldsymbol{b}_i)}$$

である．したがって，尤度は

$$\begin{aligned} L(\boldsymbol{\beta}, \Phi) &= \prod_{i=1}^{N} \int_{-\infty}^{\infty} p(\boldsymbol{y}_i|\boldsymbol{b}_i) f(\boldsymbol{b}_i|\boldsymbol{\Phi}) d\boldsymbol{b}_i \\ &= \prod_{i=1}^{N} \int_{-\infty}^{\infty} \prod_{j=0}^{T_i} \frac{(\exp(\boldsymbol{x}_{ij}^t\boldsymbol{\beta} + \boldsymbol{z}_{ij}^t\boldsymbol{b}_i))^{y_{ij}}}{1+\exp(\boldsymbol{x}_{ij}^t\boldsymbol{\beta} + \boldsymbol{z}_{ij}^t\boldsymbol{b}_i)} f(\boldsymbol{b}_i|\boldsymbol{\Phi}) d\boldsymbol{b}_i \end{aligned}$$

となり，積分を評価しなければならない．しかし，変量効果のパラメータが少ないときは，適応型 Gauss–Hermite 求積法が適用でき，偏微分の計算式が積分を含み少々複雑となるが，Newton–Raphson 反復収束法等を利用して最尤推定値を求めることができる[7]．

[**適用例 3**]　表 10.1 に示す呼吸器疾患に関するプラセボ対照試験では，111 名の参加者について，新薬群に 54 名，プラセボ群に 57 名が割り付けられ，ベースライン時点に 1 回，治療開始後に 1 か月ごとに 4 回，計 5 回，呼吸器の状態 (good, poor) が観察されている．このデータに対して，丹後[7] は治療期間の治療効果は一定を仮定した次の混合効果ロジスティック回帰モデルを適用している．

$$\mathrm{logit}\Pr(y_{ij}=1|b_{0i}) = \beta_0 + b_{0i} + \beta_1 x_{1ij} + \beta_2 x_{2ij} + \beta_3 x_{1ij}x_{2ij} + \text{共変量}$$
$$b_{0i} \sim N(0, \sigma_{B0}^2)$$

ここで,「共変量」は他の母数効果を表現する共変量, $x_{1ij}$ は来院時点を表す指示関数で, ベースラインであれば 0, 治療期間であれば 1 をとる. また, $x_{2ij}$ は治療群を表し, 新薬群は 1, プラセボ群は 0 をとる. 興味ある治療効果を表現するパラメータは $\beta_3$ であり「オッズ比の比」の対数を表している. 変量効果 $b_{0i}$ はベースライン期間の対数オッズ比の個体差を表現している. 推定結果は共変量の推定値を除いて表 10.5 に示した. ベースライン時点の個体間差の分散は $\hat{\sigma}_{B0}^2 = 5.75(s.e. = 1.60)$ と推定された. 治療効果の推定値は $\hat{\beta}_3 = 2.07$ で, プラセボに対する新薬群の呼吸器症状改善オッズ比は $\exp(2.07) = 7.94$ で, 95%信頼区間は $(2.32, 27.19)$ であった.

**表 10.5** 表 10.1 のデータ:混合効果ロジスティック回帰モデルの推定値

| 変数 | 推定値 | *s.e.* | 両側 $p$ 値 | 95%信頼区間 |
|---|---|---|---|---|
| Time ($x_1$) | −0.10 | 0.41 | 0.80 | |
| Treatment ($x_2$) | −0.18 | 0.72 | 0.81 | |
| Treatment by time | 2.07 | 0.63 | 0.001 | (0.84, 3.30) |
| $\sigma_{B0}^2$ | 5.75 | 1.60 | | |

[**適用例 4**] 図 10.3 に示す「てんかん患者」に対する治療薬 Progabide のプラセボ対照 RCT では, 実薬群に 31 名, プラセボ群に 28 名が割り付けられ, 8 週間のベースライン期間, 割付後 8 週間の治療期間に, 2 週間ごとに発作回数 $(y_{ij}, i = 1, \cdots, n;\ j = 0, 1, \cdots, 4)$ を測定している. このデータに対して Diggle et al.[1] は治療期間の治療効果は一定を仮定した次の二つの Poisson 回帰モデルを適用している.

$$\text{Model 1: } \log \mu_{ij} = \log t_{ij} + \beta_0 + b_{0i} + \beta_1 x_{1ij} + \beta_2 x_{2ij} + \beta_3 x_{1ij}x_{2ij}$$
$$\text{Model 2: } \log \mu_{ij} = \log t_{ij} + \beta_0 + b_{0i} + (b_{1i} + \beta_1)x_{1ij} + \beta_2 x_{2ij} + \beta_3 x_{1ij}x_{2ij}$$
$$(b_{0i}, b_{1i}) \sim N(\mathbf{0}, \mathbf{\Phi}), \quad \mathbf{\Phi} = (\sigma_{B0}^2, \sigma_{B01}, \sigma_{B1}^2)$$

ここに, $t_{ij}$ は観察期間で, $j = 0$ のとき $t_{ij} = 8$ $(j = 1, \cdots, 4)$ のとき $t_{ij} = 2$, $x_{2ij}$ は治療群を表し, Progabide であれば 1, プラセボであれば 0 をとる. 興味ある治療効果を表現するパラメータは $\beta_3$ であり, 治療前後の発作回数の比の対数の治療群間の差を表している. 変量効果 $b_{0i}$ はベースライン期間の単位期間当たりの発作回数の個体差を表し, Model 2 の変量効果 $b_{1i}$ は治療期間での治療への反応にも個体差があることを仮定している. 推定結果は, 表 10.6 に示す. Model 1 での推定結果は, $\hat{\sigma}_{B0}^2 = 0.62 \pm 0.12$, $\hat{\beta}_3 = -0.10 \pm 0.065$ となり, 等相関を仮定した周辺モデルの結果 (後述) と推定値は変わらないが, 標準誤差の計算において, 周辺モデルではロバスト分散を使用しているので, それに比較すると小さい推定誤差が得られて, より有意に近い結果が得られている. さらに, Model 2 では, $\hat{\sigma}_{B0}^2 = 0.51 \pm 0.10$,

**表 10.6** 図 10.3 のデータ：2 種類の混合効果 Poisson 回帰モデルの推定値

| | Model 1 | | Model 2 | |
|---|---|---|---|---|
| 変数 | 推定値 | *s.e.* | 推定値 | *s.e.* |
| Intercept | 1.0 | 0.15 | 1.1 | 0.14 |
| Time ($x_1$) | 0.11 | 0.047 | 0.002 | 0.11 |
| Treatment ($x_2$) | −0.023 | 0.20 | 0.05 | 0.18 |
| Treatment by time | −0.1 | 0.065 | −0.31 | 0.15 |
| $\sigma^2_{B0}$ | 0.62 | 0.12 | 0.51 | 0.10 |
| $\sigma_{B01}$(共分散) | | | 0.054 | 0.056 |
| $\sigma^2_{B1}$ | | | 0.24 | 0.062 |

$\hat{\sigma}_{B01} = 0.054 \pm 0.056$, $\hat{\sigma}^2_{B1} = 0.24 \pm 0.062$, $\hat{\beta}_3 = -0.31 \pm 0.15$ となり，Model 1 に比べて，適合度もよく，治療効果も有意 ($p < 0.05$) となっている．

### 10.3.2 周辺モデル

最初に，個体 $i$ の $(1 + T_i)$ 回の繰り返し測定データ $(Y_{i0}, Y_{i1}, \ldots, Y_{iT_i})$ がそれぞれ独立と仮定した GLIM

$$g(\mu_{ij}) = \boldsymbol{X}^t_{ij}\boldsymbol{\beta}$$

を考えてみよう．ここで，$\mu_{ij}$ はデータ $Y_{ij}$ の期待値である．このモデルでは，治療効果の効果の違いがエンドポイントの (集団での) 周辺期待値の時間的変動の違いとして現れることに興味があるモデルを意味し，その意味で，周辺モデル (marginal model) とよばれる．

#### a. プールされた推定方程式

ここでも，8.3 節と同じ GLIM の枠組みを考える．議論の出発として，個人の「時点間のデータを独立」と仮定した対数尤度関数を次のように定義しておく．

$$l(\boldsymbol{\beta}) = \sum_{i=1}^{n}\sum_{j=0}^{T_i}\left\{\frac{\theta_{ij}y_{ij} - b(\theta_{ij})}{a(\phi)} + c(y_{ij}, \phi)\right\} \tag{10.18}$$

ここで，次の量を用意しておく．$\mu_{ij} = \mathrm{E}(y_{ij}) = b'(\theta_{ij})$, $\mathrm{Var}(y_{ij}) = a_{ij}(\phi)b''(\theta_{ij})$, $V(\mu_{ij}) = b''(\theta_{ij})$, $a_{ij}(\phi) = a(\phi) = \phi$, $\eta_{ij} = \sum_{l=0}^{k}\beta_k x_{lij} = \boldsymbol{x}^t_{ij}\boldsymbol{\beta}$, $g(\mu_{ij}) = \eta_{ij}$. また，一般性を失うことなく，共変量 $\boldsymbol{x}_{ij}$ の条件づけ「$\cdot \mid \boldsymbol{x}_{ij}$」は省略する．たとえば，

$$\mathrm{Var}(y_{ij}) = \mathrm{Var}(y_{ij}|\boldsymbol{x}_{ij})$$

等と．さて，式 (10.18) に対応する推定方程式は次のようになる．

$$\frac{\partial l(\boldsymbol{\beta})}{\partial \boldsymbol{\beta}} = \sum_{i=1}^{n}\left(\sum_{j=0}^{T_i}\frac{y_{ij} - \mu_{ij}}{a(\phi)V(\mu_{ij})}\frac{\partial \mu_{ij}}{\partial \eta_{ij}}\,\boldsymbol{x}_{ij}\right) = \boldsymbol{0} \tag{10.19}$$

ここで，一般には $a_{ij}(\phi) = a(\phi)$ であるので，そう設定していることに注意する．この経時的繰り返し測定データ間の相関を無視した推定方程式をプールされた推定方程式 (pooled estimating equation)，この解である推定量 $\boldsymbol{\beta}$ をプールされた推定量

(pooled estimator) とよぶ．この方程式を行列で表現するために，

$$\begin{aligned}\boldsymbol{\mu}_i &= (\mu_{i0}, \ldots, \mu_{iT_i})^t \\ \boldsymbol{D}_i &= \partial \boldsymbol{\mu}_i / \partial \boldsymbol{\beta} \\ \boldsymbol{V}_i &= \mathrm{Var}(\boldsymbol{y}_i)/a(\phi) = \mathrm{diag}(V(\mu_{i0}), \ldots, V(\mu_{iT_i})) \\ \boldsymbol{I}_{(T_i+1)} \times (T_i+1) &= \mathrm{diag}(1, \ldots, 1)_{(T_i+1)\times(T_i+1)}\end{aligned}$$

と置くと，推定方程式 (10.19) は

$$\sum_{i=1}^{n} \boldsymbol{D}_i^t \boldsymbol{V}_i^{-1} (\boldsymbol{y}_i - \boldsymbol{\mu}_i) \frac{1}{a(\phi)} = \boldsymbol{0} \tag{10.20}$$

つまり，

$$\sum_{i=1}^{n} \boldsymbol{D}_i^t \left( \boldsymbol{V}_i^{1/2} \boldsymbol{I}_{(T_i+1)\times(T_i+1)} \boldsymbol{V}_i^{1/2} \right)^{-1} (\boldsymbol{y}_i - \boldsymbol{\mu}_i) \frac{1}{a(\phi)} = \boldsymbol{0}$$

と表現できることがわかる．この推定方程式の形から，個体ごとの反応の期待値の時間的変動に興味がある場合には，明らかに $\boldsymbol{V}_i^{1/2} \boldsymbol{I}_{(T_i+1)\times(T_i+1)} \boldsymbol{V}_i^{1/2}$ の $\boldsymbol{I}_{(T_i+1)\times(T_i+1)}$ の部分が個体内相関と考えることができ，この場合には独立を仮定していることがわかる．

### b. GEE

Liang and Zeger[14] はこの identity 行列の部分にパラメータ $\boldsymbol{\alpha}$ をもつ相関行列 $\boldsymbol{R}(\boldsymbol{\alpha})_{(T_i+1)\times(T_i+1)}$ で置き換えて，Wedderburn[16] の擬似尤度 (quasi-likelihood) の概念を拡張したのである：

$$\sum_{i=1}^{n} \boldsymbol{D}_i^t \left( \boldsymbol{V}_i^{1/2} \boldsymbol{R}(\boldsymbol{\alpha})_{(T_i+1)\times(T_i+1)} \boldsymbol{V}_i^{1/2} \right)^{-1} (\boldsymbol{y}_i - \boldsymbol{\mu}_i) \frac{1}{a(\phi)} = \boldsymbol{0} \tag{10.21}$$

これが一般化推定方程式 (generalized estimating equation, GEE) である．ここでは，GEE を式 (10.21) を変形して

$$\sum_{i=1}^{n} \boldsymbol{D}_i^t \boldsymbol{V}_i^{-1}(\boldsymbol{\alpha}) (\boldsymbol{y}_i - \boldsymbol{\mu}_i) \frac{1}{a(\phi)} = \boldsymbol{0} \tag{10.22}$$

と表現しよう．ここに，相関行列 $\boldsymbol{R}(\alpha)$ は種々考えられるが，10.2.3 項で紹介した四つの相関行列，等相関モデル，一次自己回帰モデル，一般自己回帰モデル，無構造モデル，は代表的なものである．Liang and Zeger[14] は不適切な相関構造を指定しても，回帰係数 $\boldsymbol{\beta}$ の推定量は一致性があることを示している．その推定法については，Prentice[17] が，回帰係数の推定の一般化推定方程式と同様の次の方程式を同時に解くことで推定値が得られることを示した：

$$\sum_{i=1}^{n} \boldsymbol{C}_i^t \boldsymbol{U}_i^{-1}(\boldsymbol{\alpha}) (\boldsymbol{W}_i - \boldsymbol{\omega}_i) = \boldsymbol{0} \tag{10.23}$$

ここで，Pearson 残差を $w_{ij} = (y_{ij} - \hat{\mu}_{ij})/\sqrt{V(\hat{\mu}_{ij})}$ と置くと，$\boldsymbol{W}_i = (w_{i1}w_{i2}, w_{i1}w_{i3}, \ldots, w_{i(T_i-1)}w_{iT_i})^t$，$\boldsymbol{\omega}_i = E(\boldsymbol{W}_i)$，$\boldsymbol{C}_i = \partial\boldsymbol{\omega}_i/\partial\boldsymbol{\alpha}_i$，$\boldsymbol{U}_i = \mathrm{Var}(\boldsymbol{W}_i)$，である．ただ，多くの統計ソフト (R の gee, SAS の proc genmod, Stata の xtgee) 等では，モーメント推定値を利用しているのが多いようである．たとえば，等相関モデルでは，

$$\hat{\phi} = \frac{1}{\sum_{i=1}^{n}(T_i+1)-k}\sum_{i=1}^{n}\sum_{j=0}^{T_i}\hat{w}_{ij}^2 \tag{10.24}$$

$$\hat{\alpha} = \frac{\sum_{i=1}^{n}\sum_{j=0}^{T_i}\sum_{j'>j}\hat{w}_{ij}\hat{w}_{ij'}}{\hat{\phi}(\sum_{i=1}^{n}T_i(T_i+1)/2-k)} \tag{10.25}$$

と推定できる[14]．また，GEE のモデルに基づく分散推定量

$$\boldsymbol{A}(\hat{\boldsymbol{\beta}}) = \left(\boldsymbol{D}_i^t\boldsymbol{V}_i^{-1}(\hat{\boldsymbol{\alpha}})\boldsymbol{D}_i\right)^{-1}$$

は不適切な相関構造に対しては一致性はないため，一致性が保たれる次のロバスト分散とよばれるサンドイッチ推定量を提案している．

$$\boldsymbol{A}(\hat{\boldsymbol{\beta}})\left(\sum_{i=1}^{n}\boldsymbol{D}_i^t\boldsymbol{V}_i^{-1}(\hat{\boldsymbol{\alpha}})(\boldsymbol{y}_i-\boldsymbol{\mu}_i)^t(\boldsymbol{y}_i-\boldsymbol{\mu}_i)\boldsymbol{V}_i^{-1}(\hat{\boldsymbol{\alpha}})\boldsymbol{D}_i\right)\boldsymbol{A}(\hat{\boldsymbol{\beta}}) \tag{10.26}$$

[適用例 **5**]　表 10.1 に示した呼吸器疾患の試験データについて，次の周辺モデルを考えよう．

$$\mathrm{logitPr}(y_{ij}=1|b_{0i}) = \beta_0+\beta_1x_{1ij}+\beta_2x_{2ij}+\beta_3x_{1ij}x_{2ij}+\text{共変量}$$

パラメータ推定値の標準誤差はロバスト分散を利用した．推定結果は共変量の推定値を除いて表 10.7 に示した．治療効果の推定値は $\hat{\beta}_3 = 1.13$ で，プラセボに対する新薬群の呼吸器症状改善オッズ比は $\exp(1.13) = 3.09$ で，95%信頼区間は $(1.52, 6.30)$ であった．

**表 10.7**　表 10.1 のデータ：ロバスト分散を用いたロジスティック回帰モデル (周辺モデル) の推定値

| 変数 | 推定値 | *s.e.* (robust) | 両側 $p$ 値 | 95%信頼区間 |
|---|---|---|---|---|
| Time ($x_1$) | −0.13 | 0.39 | 0.73 | |
| Treatment ($x_2$) | −0.06 | 0.25 | 0.82 | |
| Treatment by time | 1.13 | 0.36 | 0.002 | (0.42, 1.84) |

[適用例 **6**]　図 10.3 に示す「てんかん患者」に対する治療薬 Progabide のプラセボ対照 RCT データを考えよう．Diggle et al.[1] は，適用例 4 で適用した混合モデル以外にも，相関行列に等分散・等相関モデル (exchangeable model) $\boldsymbol{R}(\alpha)$ を仮定して次の GEE approach を考えた：

$$\log\mu_{ij} = \log t_{ij}+\beta_0+\beta_1x_{1ij}+\beta_2x_{2ij}+\beta_3x_{1ij}x_{2ij}$$
$$V(y_{ij}) = \sigma^2E(y_{ij}), \qquad j=0,1,\cdots,4; i=1,\cdots,n$$

**表 10.8**　図 10.3 のデータ：Poisson 回帰モデル (周辺モデル) の推定値

| 変数 | 推定値 | *s.e.* (モデルに基づき，過分散を考慮) |
|---|---|---|
| Intercept | 1.35 | 0.61 |
| Time ($x_1$) | 0.11 | 0.12 |
| Treatment ($x_2$) | 0.027 | 0.22 |
| Treatment by time | −0.1 | 0.21 |
| Overdispersion $\hat{\sigma}^2$ | 19.4 | |
| Correlation coefficient | 0.78 | |

ここで，$\sigma^2$ は Poisson 分布で説明できない過分散 (over-dispersion) の大きさを表すパラメータである．推定結果は，表 10.8 に示した．推定結果は，$\hat{\beta}_3 = -0.1 \pm 0.21$ ($s.e. = \sqrt{19.4\mathrm{Var}(\hat{\beta}_3)} = 0.21$) となり治療効果は有意ではない．過分散を考慮しないと，結果は高度に有意となる．

### 10.3.3　個体特異的モデルと母集団平均モデル

ここでは，ロジスティック回帰モデルを例にあげて，推定すべき母数効果のパラメータの解釈が混合効果モデルと周辺モデルとの間で大きく違うことを解説する．

たとえば，観察時点がベースライン $j = 0$ と治療開始後の 1 時点 $j = 1$ の二つの時点だけで，プラセボ群だけを考えた，次の単純化した二つのモデルを考えよう．

$$\text{周辺モデル：}\quad \begin{aligned} \mathrm{logitPr}\{y_{i0} = 1\} &= \beta_0^{PA} \\ \mathrm{logitPr}\{y_{i1} = 1\} &= \beta_0^{PA} + \beta_{21}^{PA} \end{aligned} \tag{10.27}$$

$$\text{混合効果モデル：}\quad \begin{aligned} \mathrm{logitPr}\{y_{i0} = 1|b_{0i}\} &= \beta_0^{SS} + b_{0i} \\ \mathrm{logitPr}\{y_{i1} = 1|b_{0i}\} &= \beta_0^{SS} + b_{0i} + \beta_{21}^{SS} \end{aligned} \tag{10.28}$$

周辺モデルから推定できるベースライン時点に対する評価時点におけるオッズ比は

$$\begin{aligned} \mathrm{OR}^{PA} &= \frac{\Pr\{y_{i1} = 1\}/\Pr\{y_{i1} = 0\}}{\Pr\{y_{i0} = 1\}/\Pr\{y_{i0} = 0\}} \\ &= \exp(\beta_{21}^{PA}) \end{aligned} \tag{10.29}$$

一方，混合効果モデルでは

$$\begin{aligned} \mathrm{OR}^{SS} &= \frac{\Pr\{y_{i1} = 1|b_{0i}\}/\Pr\{y_{i1} = 0|b_{0i}\}}{\Pr\{y_{i0} = 1|b_{0i}\}/\Pr\{y_{i0} = 0|b_{0i}\}} \\ &= \exp(\beta_{21}^{SS}) \end{aligned} \tag{10.30}$$

となる．つまり，周辺モデルでは，呼吸器症状が good となる確率の母集団平均 (平均的な患者の確率)

$$\Pr\{y_{ij} = 1\} = \int_{-\infty}^{\infty} \Pr\{y_{ij} = 1|b_{0i}\}\phi(b_{0i})db_{0i}$$

に基づいて，ベースライン時点に対する評価時点の呼吸器症状改善オッズ比を推定している．ここに $\phi(.)$ は変量効果 $b_{0i}$ の確率密度関数である．一方，混合効果モデルで

は，ある個体 $i$ 自身の確率 $\Pr\{y_{i1}=1|b_{0i}\}$ からベースライン時点に対する評価時点での呼吸器症状改善オッズ比を推定していることになる．この観点から，周辺モデルを母集団平均モデル (PA-model, population-average model) とよび，混合効果モデルは個体特異的モデル (SS-model, subject-specific model) とよぶことがある．個体差が無視できない治療効果の推定には，状態推移の個体差をモデル化できる点で，個体特異的モデルの方が優れている[7,9]．

## 10.4 個体ごとの反応プロファイルを分類する方法

混合効果モデルでは，ベースライン期間の個体間差，反応プロファイルへの個体間差を変量効果で表現したものであるが，推定すべき薬効の反応プロファイルは，平均的な反応プロファイルであり，個人がそのまわりに確率的に変動していると仮定するモデルである．しかし，同一治療群内においても，個人ごとの反応プロファイルに平均的な反応プロファイルを超えた無視できない個体間差，つまり，「個体 × 時点」の交互作用が存在する場合は，薬剤群別の平均的な反応プロファイルは見かけの薬効プロファイルとなってしまうことに注意したい．日常の診療でよく経験するように，同じ薬剤を投与しても患者によって反応プロファイルは大きく異なる．薬に反応して検査値が改善方向へ変動する者もいれば，検査値の変化のあまりみられない者，さらには，期待に反して悪化の方向へ変動する者までいるからである．このような状況に対処するためには，改善の程度をいくつかのカテゴリー，たとえば，「著明改善，改善，不変，悪化，著明悪化」と分類する方法が考えられる．もちろん，従来の主治医判定のような主観的な要素が強いものは適切でなく，誰が評価しても (ある程度) 同じ評価が可能な基準の標準化を工夫することが重要である．ここでは，混合分布 (mixture distribution)[18] に基づいて統計学的に最適な分類をする潜在クラスモデル (latent class model)[19~21] として，Tango の潜在プロファイルモデル (Tango's latent profile model)[22~24] と，それに共変量の調整を比例オッズモデル (proportional odds model) で組み込んだ潜在プロファイルモデル[7] を紹介する．

### 10.4.1 潜在プロファイルモデル

ここでは，簡単のため 2 群比較の問題を考え，$i(=1,\cdots,N)$ 番目の被験者の第 $j(=0,1,\cdots,T_i)$ 番目の測定時点を $t_{ij}$ とし，ベースラインデータからの差 (change from baseline) $d_{ij}=y_{ij}-y_{i0}$ (負が改善を意味すると仮定) の反応プロファイル

$$\boldsymbol{d}_i=(d_{i1},\ldots,d_{iT_i})^t \tag{10.31}$$

を考え，被験者全体で $M$ 個の原点を通る「時間 $t$ の関数としての潜在プロファイルの平均関数」$\mu_m(t)$ $(m=1,\cdots,M)$ が存在することを仮定する．平均関数については，低次の多項式で

$$\mu_m(t) = \sum_{l=1}^{R} \beta_{ml} t^l \tag{10.32}$$

と仮定する．ここで $R$ は多項式の次数である．もっとも，まったく変動しない不変プロファイル (unchanged profile) は $\mu_m(t) = 0$ である．たとえば，$M = 5$ の場合は

$$\mu(t) = \begin{cases} \mu_1(t) = \sum_{l=1}^{R} \beta_{1r} t^l (< \mu_2(t)), & greatly\, improved \\ \mu_2(t) = \sum_{l=1}^{R} \beta_{2r} t^l (< 0), & improved \\ \mu_3(t) = 0, & unchanged \\ \mu_4(t) = \sum_{l=1}^{R} \beta_{4r} t^l (> 0), & worsened \\ \mu_5(t) = \sum_{l=1}^{R} \beta_{5r} t^l (> \mu_4(t)), & greatly\, worsened \end{cases} \tag{10.33}$$

と事前に設定する．もっとも，この「不変プロファイルを真ん中に挟んだ対称性」は一般には成立しない．たとえば，推定結果として改善プロファイルが三つ，不変プロファイルが一つ，悪化プロファイルが一つ，等となるケースも少なくない．そこで，個体 $i$ が $m(= 1, \cdots, M)$ 番目の潜在プロファイルに属するという仮定の下で，次のモデルを導入する

$$d_{ij} | m = \mu_m(t) + \epsilon_{ij},\ \epsilon_{ij} \sim N(0, \sigma^2), \qquad m = 1, \cdots, M \tag{10.34}$$

ここで，誤差 $\epsilon_{ij}$ は潜在プロファイル $m$ が与えられたという条件の下では，互いに独立，$\epsilon_{ij_1} \perp \epsilon_{ij_2}$ と仮定する．とすると，患者 $i$ の反応プロファイルの密度関数は，次の混合分布で表現される：

$$h\left(\boldsymbol{d}_i \,|\boldsymbol{\phi}\right) = \sum_{m=1}^{M} r_{im} f_m(\boldsymbol{d}_i) \tag{10.35}$$

ここで，$(r_{i1}, \ldots, r_{iM})$ は個体 $i$ の $M$ 個の潜在プロファイルそれぞれに属する相対確率であり，$m$ 番目の潜在プロファイルの密度関数 $f_m(\cdot)$ は

$$f_m(\boldsymbol{d}_{ij}) = \left(\frac{1}{2\pi\sigma^2}\right)^{\frac{T_i}{2}} \exp\left\{-\frac{1}{2\sigma^2} \sum_{j=1}^{T_i} (d_{ij} - \mu_m(t_{ij}))^2\right\} \tag{10.36}$$

となる．ここで，$\boldsymbol{\phi}$ は推定すべき次のパラメータのベクトルである．さて，個体 $i$ の $k$ 個の共変量を $(w_{1i}, \ldots, w_{ki})^t$ とし，最初の変量 $w_{1i}$ を比較する治療群を表す変量

$$w_{1i} = 1\ (\text{新治療群}),\ = 0\ (\text{対照薬群})$$

とすると，共変量調整のための比例オッズモデルを組み込む：

$$\log\left(\frac{q_{im}}{1 - q_{im}}\right) = \theta_m + \sum_{s=1}^{k} \gamma_s w_{si}, \quad m = 1, \cdots, M-1$$

ここで，$q_{im}$ は $r_{im}$ の第 $m$ 番目の潜在プロファイルまでの累積確率

$$q_{im} = r_{i1} + \cdots + r_{im}, \quad m = 1, \cdots, M-1$$

を表し，$\boldsymbol{\phi}=(\beta_{11},\ldots,\beta_{1R},\ldots,\beta_{M1},\ldots,\beta_{MR},\sigma^2,\gamma_1,\ldots,\gamma_q,\theta_1,\ldots,\theta_{M-1})$，となる．たとえば，$M=3$ の場合で治療群を示す共変量 $w_1$ 以外の共変量がない場合について，$\gamma=\gamma_1$ と置いて，薬剤群 $s(=1$, 対照薬群; $=2$, 実薬群$)$ の $M$ 個の潜在プロファイルの混合確率 (mixing probability) を $(p_{s1},\ldots,p_{sM})$ とすると

$$r_{i1}=r_1=\begin{cases}\frac{1}{1+e^{-\theta_1}},\ (\text{対照薬群})\ \rightarrow p_{11}\\ \frac{1}{1+e^{-(\theta_1+\gamma)}},\ (\text{実薬群})\ \rightarrow p_{21}\end{cases}$$

$$r_{i2}=r_2=\begin{cases}\frac{1}{1+e^{-\theta_2}}-\frac{1}{1+e^{-\theta_1}},\ (\text{対照薬群})\ \rightarrow p_{12}\\ \frac{1}{1+e^{-(\theta_2+\gamma)}}-\frac{1}{1+e^{-(\theta_1+\gamma)}},\ (\text{実薬群})\ \rightarrow p_{22}\end{cases}$$

という関係がある．つまり，共変量を調整しない潜在プロファイルモデルは混合確率を利用して，次のよく知られた混合分布モデルの表現[18]で記述される：

$$g_s\left(\boldsymbol{d}_i|\boldsymbol{\phi}\right)=\sum_{m=1}^{M}p_{sm}f_m(\boldsymbol{d}_i),\qquad s=1,2$$

このモデルが Tango[22,23] が提案したモデルで，混合確率 $p_{sm}$ が直接推定される．さて，比例オッズモデルを組み込んだ潜在プロファイルモデルでは，2 群比較の場合の治療効果は $\gamma_1$ で推定され，「対照薬群に対する新薬群の改善オッズ比」が $\exp(\gamma_1)$ で定義できる．一方，比例オッズ性の仮定 (proportional odds assumption) を検証するには，次の非比例オッズモデル

$$\log\left(\frac{q_{im}}{1-q_{im}}\right)=\theta_m+\sum_{s=1}^{k}(\gamma_s+\eta_{s(m)})w_{si},\quad \eta_{s(1)}=0$$

を考える必要がある．比例オッズ性の帰無仮説は

$$H_0:\eta_{s(m)}=0,\quad s=1,\cdots,k;\ m=2,\cdots,M-1 \tag{10.37}$$

となり，非比例オッズモデルの対数尤度関数は次のようになる：

$$l=\sum_{i=1}^{N}\log\left\{h\left(\boldsymbol{d}_i|\boldsymbol{\phi},\boldsymbol{\eta}\right)\right\} \tag{10.38}$$

ここで $\boldsymbol{\eta}=(\eta_{1(2)},\ldots,\eta_{S(M-1)})$．したがって，比例オッズ性の仮定は次のエフィシェントスコア検定で行える：.

$$X^2=U(\hat{\boldsymbol{\phi}},\boldsymbol{\eta}=0)\hat{H}^{-1}(\hat{\boldsymbol{\phi}},\boldsymbol{\eta}=0)U(\hat{\boldsymbol{\phi}},\boldsymbol{\eta}=0)^t\sim\chi^2_{(M-2)k} \tag{10.39}$$

ここに $U(.)$ はエフィシェントスコアであり，$\hat{\boldsymbol{\phi}}$ と $\hat{H}$ は，帰無仮説 (10.37) における最尤推定値とヘッシアン行列である．個体ごとの反応プロファイルの分類は推定された帰属確率 $\hat{r}_{im}$ の最大値で潜在プロファイル $m$ へ分類できる．潜在プロファイルモデルの適合度は，それぞれの潜在プロファイルの 95%信頼域

$$\hat{\mu}_m(t)\pm 2\hat{\sigma} \tag{10.40}$$

と，当該潜在プロファイルに分類された個体の反応プロファイルの包含関係を視覚的に検討すればよい．なお，潜在プロファイルモデルのパラメータの最尤推定には，通常のようにEMアルゴリズム[25]が利用できるが，比例オッズモデルを組み込んだ潜在プロファイルモデルのパラメータ推定では，収束上の問題があるので，次の適用例では，OpenBUGSを利用したベイズ推定でその妥当性をチェックしている．

[**適用例 7**]　図10.4には，慢性肝炎患者に対するグリチロン錠二号のプラセボ対照無作為化並行群間比較試験[26]における，患者ごとの $\log(GPT)$ のベースライン時点からの変化量のプロファイルの一部のデータ[7]を示した．ここでは，このデータに対して，$M = 4$ の場合の，潜在プロファイルモデルの最尤推定値とベースラインデータを共変量として，比例オッズモデルを組み込んだ潜在プロファイルモデルの最尤推定値とベイズ推定値を紹介する．潜在プロファイルの平均関数 $\mu_m(t)$ については，二次多項式 $(R = 2)$ を適用した結果を報告する．三次多項式 $(R = 3)$ の適用も検討したが，その結果は，いずれの場合も，二次多項式の場合に比較して適合度に有意な改善がみられなかった．図10.5には，推定された四つの潜在プロファイル $\hat{\mu}_m(t)$ の95%信頼域，それに，それぞれに分類された患者の反応プロファイルを示し，表10.9には，潜在プロファイルモデルの推定値と，比例オッズモデルを組み込んだ潜在プロファイルモデルの推定値について最尤推定値とベイズ推定値を掲載した．比例オッズ性の検定 (10.39) は $X^2 = 4.40, df = 4, p = 0.65$ と有意ではなかった．モデルの適合度の観点からは，比例オッズモデルを組み込んだモデル $(AIC = 961)$ が組み込まないモデル $(AIC = 1037)$ に比べて改善されている．最尤推定値とベイジアン推定値を比べると，ほぼ同様の推定値を示している．最後に，治療効果は最尤推定値で $\gamma_1 = 0.811(0.359)$ と推定され治療効果の改善オッズ比の推定値と95%信頼区間は $2.25(95\%CI : 1.11 - 4.55)$, $p = 0.024$ と推定されている．

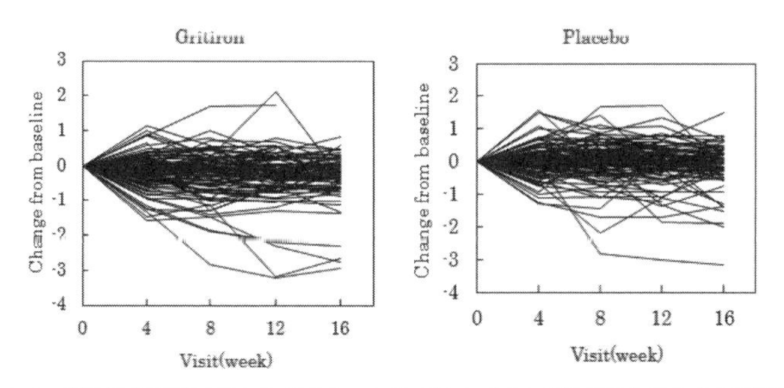


**図 10.4**　慢性肝炎患者に対するグリチロン錠二号のプラセボ対照無作為化並行群間比較試験における $\log(GPT)$ のベースライン時点からの変化量 $CFB$ の患者ごとの経時的プロファイル

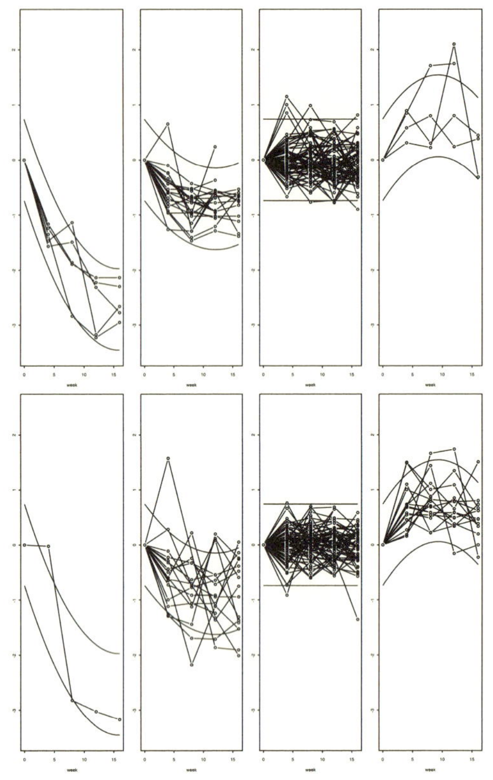

**図 10.5** $M=4$ の場合：上図が Gritiron 群，下図が placebo 群．Tango の潜在プロファイルモデルにより推定された四つの潜在プロファイルとその 95% 信頼域，それに，それぞれの潜在プロファイルに分類された患者の反応プロファイル

## 10.5 非線形混合効果モデル

線形混合効果モデル (linear mixed-effects model) では，固定効果および変量効果のすべてのパラメータに関して線形であるが，**非線形混合効果モデル** (nonlinear mixed-effects model) では，いずれかのパラメータに関して非線形である．非線形モデルを用いる理由として，解釈可能性，倹約性 (parsimony)，データの観測範囲外の妥当性があげられる[1]．非線形モデルは応答を生み出すメカニズムのモデル (mechanistic model) にしばしば基づいているため，パラメータは自然な解釈をもつ．一方，線形モデルの多項式回帰 (polynomial regression) 等は経験的モデル (empirical model) である．なお，多項式回帰のように説明変数に関して非線形でも，パラメータに関して線形であれば線形モデルである．非線形モデルを経験的に用いる場合もあるが，漸近

**表 10.9** グリチロン錠二号の臨床試験への適用結果：$M = 4$ の場合の 4 種類のモデルの推定値 (括弧内は標準誤差) の比較:. 不変プロファイルは $m = 3$ で $\beta_{31} = \beta_{32} = 0$ である

| | 潜在プロファイルモデル | | 比例オッズ・潜在プロファイルモデル | |
|---|---|---|---|---|
| パラメータ | MLE | Bayesian | MLE | Bayesian |
| $-2\log L$ | 1011.1 | 989.8 | 936.7 | 928.5 |
| $AIC$ | 1037.1 | | 960.7 | |
| $p_{11}$ | 0.009 | 0.018 (0.013) | | |
| $p_{12}$ | 0.161 | 0.160 (0.037) | | |
| $p_{13}$ | 0.655 | 0.652 (0.053) | | |
| $p_{14}$ | 0.174 | 0.169 (0.042) | | |
| $p_{21}$ | 0.047 | 0.055 (0.022) | | |
| $p_{22}$ | 0.203 | 0.199 (0.041) | | |
| $p_{23}$ | 0.696 | 0.690 (0.048) | | |
| $p_{24}$ | 0.053 | 0.056 (0.025) | | |
| $\beta_{11}$ | −0.343 | −0.343 (0.028) | −0.343 (0.029) | −0.343 (0.029) |
| $\beta_{12}$ | 0.011 | 0.011 (0.002) | 0.011 (0.002) | 0.011 (0.002) |
| $\beta_{21}$ | −0.147 | −0.151 (0.013) | −0.146 (0.013) | −0.151 (0.013) |
| $\beta_{22}$ | 0.006 | 0.006 (0.001) | 0.006 (0.001) | 0.006 (0.001) |
| $\beta_{41}$ | 0.172 | 0.178 (0.019) | 0.171 (0.020) | 0.178 (0.018) |
| $\beta_{42}$ | −0.009 | −0.010 (0.001) | −0.009 (0.001) | −0.010 (0.001) |
| $\sigma$ | 0.378 | 0.378 (0.010) | 0.379 (0.008) | 0.378 (0.010) |
| $\gamma_1$: 治療効果 (改善オッズ比の対数) | | | 0.811 (0.359) | 0.811 (0.359) |
| $\gamma_1$: 95%CI | | | [0.107, 1.515] | [0.126, 1.529 ] |
| $\gamma_2$: baseline data | | | 2.454 (0.346) | 2.423 (0.327) |
| $\gamma_2$: 95%CI | | | [1.776, 3.132] | [1.806, 3.097] |
| $\theta_1$ | | | −15.319 (2.042) | −16.86 (1.929) |
| $\theta_2$ | | | −12.164 (1.801) | −13.71 (1.690) |
| $\theta_3$ | | | −7.302 (1.492) | −8.662 (1.369) |

値や単調性などデータの理論的な既知の特性を通常含み，セミメカニスティックなモデルと考えられる．変量効果のパラメータに関して非線形の場合，推定に要する計算が複雑となる．非線形混合効果モデルがしばしば用いられる**成長曲線** (growth curve) や母集団薬物動態解析の分野を例に非線形混合効果モデルを説明したのち，よく使われる非線形曲線と推定法を紹介する．非線形混合効果モデルに関する詳細は，成書[27~30]等を参考にされたい．

### 10.5.1 非線形混合効果モデルの例：成長曲線

対象者 $i(= 1,\cdots,N)$ の時点 $j(= 1,\cdots,J_i)$ の反応を $Y_{ij}$ とする．非線形関数 $f(t_{ij},\boldsymbol{\beta},\boldsymbol{b}_i)$ は 3 パラメータの**ロジスティック曲線** (logistic curve) とし，説明変数である連続量としての時間 $t_{ij}$，固定効果 (fixed effects) $\boldsymbol{\beta} = (\beta_1,\beta_2,\beta_3)^t$，変量効果 (random-effects) $\boldsymbol{b}_i = (b_{1i},b_{2i},b_{3i})^t$ で表されるとする．$\epsilon_{ij}$ を誤差とする．次のモデルを考える．

$$f(t_{ij}, \boldsymbol{\beta}, \boldsymbol{b}_i) = \frac{\beta_1 + b_{1i}}{1 + \exp[\{(\beta_2 + b_{2i}) - t_{ij}\}/(\beta_3 + b_{3i})]}$$

$$Y_{ij} = f(t_{ij}, \boldsymbol{\beta}, \boldsymbol{b}_i) + \epsilon_{ij}$$

ここで，$\beta_1$ は漸近値，$\beta_2$ は漸近値の半分となる時間，$\beta_3$ は反応が漸近値の約 1/4 から半分となる時間を表すパラメータである．変量効果 $\boldsymbol{b}_i$ と誤差 $\boldsymbol{\epsilon}_i = (\epsilon_{i1}, \ldots, \epsilon_{iJ_i})^t$ は，平均 $\mathbf{0}$，分散共分散行列 (variance-covariance matrix) がそれぞれ $\boldsymbol{G}$ と $\boldsymbol{R}_i$ の多変量正規分布 (multivariate normal distribution, MVN distribution) に従うと仮定し，$\boldsymbol{b}_i \sim MVN(\mathbf{0}, \boldsymbol{G})$，$\boldsymbol{\epsilon}_i \sim MVN(\mathbf{0}, \boldsymbol{R}_i)$ と表す．異なる対象者の反応は独立と仮定する．対象者内の反応は変量効果を含めることにより相関をもつ．また，$\boldsymbol{R}_i$ に独立構造以外の相関をもつ構造，たとえば AR(1)，を仮定することもある．

一部のパラメータは固定効果のみで，個体間差がないと仮定する場合がある．また，固定効果は非線形であるが，変量効果は変量切片のみで線形である次のモデルもある．

$$Y_{ij} = \frac{\beta_1}{1 + \exp\{(\beta_2 - t_{ij})/\beta_3\}} + b_i + \epsilon_{ij}$$

例では**加法誤差** (additive error) を示したが，値が大きいほどバラツキが大きい場合がある．そこで，標準偏差を平均で割った変動係数 (coefficient of variation, CV) が一定となる**指数誤差** (exponential error)，$Y_{ij} = f(t_{ij}, \boldsymbol{\beta}, \boldsymbol{b}_i)\exp(\epsilon_{ij})$ あるいは $\log Y_{ij} = \log f(t_{ij}, \boldsymbol{\beta}, \boldsymbol{b}_i) + \epsilon_{ij}$ や**比例誤差** (proportional error)，$Y_{ij} = f(t_{ij}, \boldsymbol{\beta}, \boldsymbol{b}_i)(1 + \epsilon_{ij})$ を用いることもある．血中薬物濃度等，正の値しかとらず右裾を引く分布でよく用いる．$\epsilon_{ij}$ が正規分布に従うとき，反応は指数誤差では対数正規分布 (log-normal distribution) に従い，比例誤差では正規分布に従い，形状が異なる．

### 10.5.2 母集団薬物動態解析 (PPK)

薬物動態解析では血中薬物濃度からさまざまな薬物動態パラメータを推定する．クリアランス $CL$ (clearance)，分布容積 $Vd$ (volume of distribution)，消失速度定数 $Ke$，半減期 $t_{1/2}$ は代表的な薬物動態パラメータで，パラメータ間には $Ke = CL/Vd$，$t_{1/2} = \log 2/Ke = \log 2/(CL/Vd)$ の関係がある．対象者ごとの推定も行うが，すべての対象者の血中薬物濃度を同時に非線形混合効果モデルに当てはめ，母平均や母分散等の母集団パラメータの推定を行う．一般にこれを**母集団薬物動態解析** (population pharmacokinetics, PPK) という．コンパートメントモデルという概念的なモデルが用いられる．

薬剤を各対象者に一度投与する静脈内単回投与 1 コンパートメントモデルの例を示す．$t$ は投与からの経過時間，$C_i(t)$ は対象者 $i$ の時間 $t$ の血中薬物濃度，$D_i$ は投与量，$X_i$ は体内の薬物量とする．$dX_i/dt = -Ke_i \cdot X$, $C_i(0) = D_i/Vd_i$ より，次の非線形な**指数関数** (exponential function) $f_i(t)$ を用いたモデルが考えられる．

$$f_i(t) = \frac{D_i}{Vd_i} \exp\left(-\frac{CL_i}{Vd_i} \cdot t\right), \log C_i(t) = \log f_i(t) + \epsilon_{it}$$

$$CL_i = \exp(\beta_{CL} + b_{CL,i}), Vd_i = \exp(\beta_{Vd} + b_{Vd,i})$$

ここで，$\epsilon_{it}$ は正規分布，$b_{CL,i}, b_{Vd,i}$ は 2 変量正規分布を仮定する．$CL_i$ や $Vd_i$ は右裾を引く分布であることが多く，このように対数正規分布をしばしば仮定する．

経口単回投与 1 コンパートメントモデルでは，静脈内投与に比べ，吸収速度定数 $Ka$ が加わり，次のような非線形関数となる．

$$f_i(t) = \frac{D_i \cdot Ka_i}{Vd_i(Ka_i - CL_i/Vd_i)} \left\{\exp\left(-\frac{CL_i}{Vd_i} \cdot t\right) - \exp(-Ka_i \cdot t)\right\}$$

薬剤を各対象者に繰り返し投与する反復投与では，過去の投与履歴が重ね合わせの原理により血中薬物濃度に反映されるモデルが使われる．

母集団薬物動態解析の利点として，体重，年齢，腎機能等の影響が直接評価できる．たとえば，$Vd_i = \exp(\beta_{Vd} + \beta_{Vd,W}W + b_{Vd_i})$ のように $Vd_i$ を体重 $(W)$ の関数とする．また，母平均や母分散がわかっているとき，ある対象者の数時点の採血から経験ベイズ法 (empirical Bayes) により対象者固有の薬物動態パラメータを予測できる．当該対象者の情報が少ない場合，シュリンケージ (縮約・縮小，shrinkage) により母平均に近い値が予測されることに注意する．

### 10.5.3 非線形曲線

非線形曲線 (nonlinear curve) を紹介する．詳しくは，船渡川・船渡川[30]，Seber and Wild[31] を参照されたい．よく用いられる非線形曲線の時間当たりの変化を表す常微分方程式 $dy/dx$ と，その解である反応 $y(x)$ の例を表 10.10 に示す．非線形曲線の $x$ には時間の他，薬剤投与量等も用いられる．

**表 10.10** よく使われる非線形曲線

| 非線形曲線 | 変化 $dy/dx$ | 反応 $y(x)$ の例 |
|---|---|---|
| 指数関数 | $\kappa y$ | $e^{\kappa(x-\gamma)}$, $\beta e^{\kappa x}$ |
| monomolecular | $\kappa(\alpha - y)$ | $\alpha\{1 - e^{-\kappa(x-\gamma)}\}$, $\alpha - \delta e^{-\kappa x}$ |
| ロジスティック | $\frac{\kappa}{\alpha} y(\alpha - y)$ | $\alpha\{1 + e^{(\gamma-x)/\phi)}\}^{-1}$, $\alpha\{1 + e^{-(\beta_0+\beta_1 x)}\}^{-1}$ |
| Gompertz | $\kappa y(\log\alpha - \log y)$ | $\alpha \exp\{-e^{-\kappa(x-\gamma)}\}$, $\alpha(\beta/\alpha)^{\exp(-\kappa x)}$ |

指数関数では，時間当たりの変化は現在の大きさ $y$ に比例する．反応は，比例定数 $\kappa$ と $y(\gamma) = 1$ となる時間 $\gamma$ や，$x = 0$ での反応 $\beta = y(0)$ を用いて表される．このように同じ曲線が異なるパラメータの組合せで示される．monomolecular 曲線は，漸近値 $\alpha$ に向かい推移し，変化は $\alpha$ までの残りの大きさ $\alpha - y$ に比例する．多くの成長曲線では，変化は時間とともに増えたのち，変化が最大となる変曲点 (inflection point) をもち，再び小さく 0 となる．このとき反応は S 字曲線となり，シグモイド曲線 (sigmoid curve) とよばれる．変化は現在の大きさと漸近値までの残りの大きさの

関数の積で表される．ロジスティック曲線とプロビット曲線は変曲点で対称である．表のロジスティック曲線は 3 パラメータで $y$ の範囲は $(0, \alpha)$ であるが，2 パラメータでは $\alpha = 1$ の制約を置き，4 パラメータでは二つの漸近値 $\alpha_1$，$\alpha_2$ をもつ．Gompertz 曲線は変曲点で非対称なシグモイド曲線である．この他，Weibull 曲線，パワー関数 (べき関数)，直角双曲線，二次の逆多項式等の非線形曲線が用いられる．

Emax モデルは薬学の分野で用いられる．説明変数を $X$ とし，$y(X = 0) = 0$ の制約を置いた Emax モデルは $y(X) = \alpha X^{\kappa}/(\tau^{\kappa} + X^{\kappa})$ である．$\log X = x$，$\log \tau = \gamma$ とし，変形すると $y = \alpha\{1 + e^{-\kappa(x-\gamma)}\}^{-1}$ となり，説明変数が $x$ の 3 パラメータロジスティック曲線となる．$\kappa = 1$ のとき Michaelis–Menten の式という．

Bertalanffy 曲線や一般化ロジスティック曲線 (Richards 曲線) はいくつかの曲線を含む関数である．たとえば，一般化ロジスティック曲線の変形版の変化は，$dy/dx = ky\{g(\alpha, \lambda) - g(y, \lambda)\}$ である．ここで，$g(y, \lambda)$ は $\lambda \neq 0$ のとき $(y^{\lambda} - 1)/\lambda$，$\lambda = 0$ のとき $\log(y)$ とする．パラメータ $\lambda$ で曲線が決まり，monomolecular 曲線 $(\lambda = -1)$, Gompertz 曲線 $(\lambda = 0)$, ロジスティック曲線 $(\lambda = 1)$, 指数関数 $(\lambda \to \infty$, $g(\alpha, \lambda) \to \text{const})$ 等を含む．

### 10.5.4 非線形混合効果モデルの推定

非線形混合効果モデルのパラメータの最尤推定には，反応変数と変量効果の同時確率密度関数を変量効果に関して積分して得られる周辺尤度関数を最大化する．$\pi_i(\boldsymbol{y}_i; \boldsymbol{\beta}, \boldsymbol{\theta}_w | \boldsymbol{b}_i)$ を $\boldsymbol{b}_i$ が与えられた下での $\boldsymbol{y}_i$ の確率密度関数，$\pi(\boldsymbol{b}_i; \boldsymbol{\theta}_b)$ を $\boldsymbol{b}_i$ の確率密度関数，$\boldsymbol{\beta}$ と $\boldsymbol{\theta} = (\boldsymbol{\theta}_w, \boldsymbol{\theta}_b)$ を未知パラメータとする．周辺尤度関数の対数は次式となる．

$$L(\boldsymbol{\beta}, \boldsymbol{\theta}; \boldsymbol{Y}) = \log\left\{\prod_{i=1}^{N} \pi_i(\boldsymbol{y}_i; \boldsymbol{\beta}, \boldsymbol{\theta})\right\} = \log\left\{\prod_{i=1}^{N} \int \pi_i(\boldsymbol{y}_i; \boldsymbol{\beta}, \boldsymbol{\theta}_w | \boldsymbol{b}_i) \pi(\boldsymbol{b}_i; \boldsymbol{\theta}_b) d\boldsymbol{b}_i\right\}$$

しかし，この関数は通常明示的に表現できない．また，変量効果が複数ある場合には多重積分となる．そこで，変量効果が非線形の場合，いくつかの解析的および数値的近似方法が提案されている．変量効果の平均周りで Taylor 展開する first-order 法 (FO 法) と変量効果のベイズ推定のまわりで Taylor 展開する first-order conditional estimation 法 (FOCE 法) は計算負荷が少なく，よく用いられる線形一次近似である．しかし，個体間変動が大きいときに，FO 法による推定値の偏りは大きい．FO 法に比べ，FOCE 法は偏りが小さいが，計算量が多く，測定ポイント数が十分でないときに尤度関数の最適化の収束率が低い．Laplace 近似に基づく FOCE 法も提案されている．さらに計算量が多いが，線形一次近似を避け，Gauss 求積法等で尤度を変量効果に関して数値積分する方法がある．

非線形混合効果モデルを解析するためのソフトウェアには，近似法や時間依存性共変量 (time-dependent covariate) がある場合のモデル，微分方程式でのプログラムが可能であるか等に特徴がある．SAS の NLMIXED プロシジャや S-PLUS の NLME

等のソフトウェアがある．母集団薬物動態解析では NONMEM というソフトウェアが広く使用されている．

混合効果によるアプローチで，変量効果が $\mathbf{0}$ であるときの反応 $\boldsymbol{Y}$ の期待値 $\mathrm{E}(\boldsymbol{Y}|\boldsymbol{b}=\mathbf{0})$ を平均的な対象者の推移とする．一方，周辺の期待値 $\mathrm{E}(\boldsymbol{Y})$ は $\mathrm{E}(\boldsymbol{Y}|\boldsymbol{b})$ を変量効果に関して積分して得られる．線形混合効果モデルでは平均的な対象者の推移と周辺平均の推移が一致するが，非線形混合効果モデルで変量効果が非線形の場合，両者は一致しない．これは，反応が 2 値や頻度など離散型変数のときに一般化線形混合効果モデル (generalized linear mixed-effects model) で非線形リンク関数 (nonlinear link function) を用いた場合と同様である．

## 文　　献


1) Diggle, PJ, P Heagerty, KY Liang and SL Zeger. *Analysis of Longitudinal Data*, 2nd ed, Oxford University Press, 2001.
2) Fitzmaurice, GM, NM Laird and JH Ware. *Applied Longitudinal Analysis*, Wiley, 2004.
3) Hardin, JW and JM Hilbe. *Generalized Linear Models and Extensions*, Stata Press, 2001.
4) Hardin, JW and JM Hilbe. *Generalized Estimating Equations*, Chapman & Hall/CRC, 2002.
5) Laird, NM, C Donnelly and JH Ware. *Statist Method Med Res* **1**: 225–247, 1992.
6) Neuhaus, JM. *Statist Method Med Res* **1**: 249–273, 1992.
7) 丹後俊郎. 経時的繰り返し測定デザイン — 治療効果を評価する混合効果モデルとその周辺 — (医学統計学シリーズ 10), 朝倉書店, 2015.
8) Tango, T. *Biostatistics* **17**: 334–349, 2016.
9) Tango, T. *Repeated Measures Design with Generalized Linear Mixed Models for Randomized Controlled Trials*, Chapman & Hall/CRC, 2017.
10) Greenhouse, SW and S Geisser. *Psychometrika* **24**: 95–112, 1959.
11) Huynh, H and LS Feldt. *J Educ Statist* **1**: 69–82, 1976.
12) Laird, NM and JH Ware. *Biometrics* **38**: 963-974, 1982
13) Satterthwaite, FE. *Psychol Med* **6**: 309–316, 1941.
14) Liang, KY and SL Zeger. *Biometrika* **73**: 12–22, 1986.
15) Zeger, SL and KY Liang. *Biometrics* **42**: 121–130, 1986.
16) Wedderburn, RWM. *Biometrika* **61**: 439–447, 1974.
17) Prentice, RL. *Biometrics* **44**: 1033–1048 1988.
18) McLachlan, GJ and D Peel. *Finite Mixture Models*, Wiley, 2000.
19) Skene, AM and SA White. *Stat Med* **11**: 2111–2122, 1992.
20) Lin, H, CE McCulloch, BW Turnbull, EH Slate and LC Clark. *Stat Med* **19**: 1303–1318, 2000.
21) Lin, H, BW Turnbull, CE McCulloch and EH Slate. *J Am Stat Assoc* **97**: 53–65, 2002.

22) 丹後俊郎. 応用統計学 **18**: 143–161, 1989.
23) Tango, T. In Hayashi, C, K Yajima, HH Bock, N Ohsumi, Y Tanaka and Y Baba, eds. *Data Science, Classification and Related Methods*: pp.247–254, Springer, 1998.
24) Everitt, BS and A Pickles. *Statistical Aspects of the Design and Analysis of Clinical Trials*, Rev ed: pp.170–173, Imperial College Press, 2004.
25) Dempster, AP, NM Laird and DB Rubin. *J R Stat Soc Ser B* **39**: 1–22, 1977.
26) 矢野右人, 他. 臨床と研究 **66**: 2629–2644, 1989.
27) Pinheiro, JC and DM Bates. *Mixed-effects Models in S and S-PLUS*, Springer, 2000. (緒方宏泰監訳. S-PLUS による混合効果モデル解析, 丸善, 2012).
28) Davidian, M. Nonlinear mixed-effects models, In Fitzmaurice, GM, M Daridian, G Verbeke and G Molenberghs, eds. *Longitudinal Data Analysis*, Chapman & Hall/CRC, 2009.
29) Vonesh, EF. *Generalized Linear and Nonlinear Models for Correlated Data — Theory and Applications Using SAS*, SAS Institute, 2012.
30) 船渡川伊久子, 船渡川隆. 経時データ解析 (統計解析スタンダード), 朝倉書店, 2015.
31) Seber, GAF and GJ Wild. *Nonlinear Regression*, Wiley, 1989.

Chapter 11

# 欠測データの取扱い

ほとんどすべての医学研究において，予定していたすべてのデータを測定できることは稀であり，データ解析の際には**欠測データ** (missing data) の問題に少なからず直面する．欠測データが存在する場合の統計解析上の問題点は，サンプル数の減少に伴う「精度の減少」と，対象者の状態あるいは特性に応じた選択的な欠測に伴う「バイアス」の問題である．前者の問題に関しては，単純に，欠測データが存在すると解析に貢献する対象者数 (あるいは，時点数) が減るので，検出力の低下あるいは信頼区間幅が広くなるという問題である．後者の問題は，たとえば，状態の悪い対象者ほど結果の測定がなされない場合には，得られるデータは状態の良い対象者のデータが多くなり，その結果として**選択バイアス** (selection bias) が生じ，すべてのデータが測定されていた場合の真の結果と解析結果の間に系統的な食い違いが生じる問題である．欠測データの解析を複雑にしているのは後者のバイアスの問題である．本章では，Rubin[1] によって導入された欠測データ解析におけるいくつかの重要な概念を述べ，欠測データに対するいくつかの解析方法，ならびに解析結果の頑健性を検討する**感度解析** (sensitivity analysis) について概説する．

## 11.1 Rubin の欠測データメカニズム

### 11.1.1 ある臨床試験のデータ

表 11.1 は避妊をしている女性に対して，デポ酢酸メドロキシプロゲステロン (DMPA) の効果があるかどうかを調べた臨床試験の結果である[2,3]．対象者は 1151 人の女性で，DMPA 注射の投与量が 150 mg (575 人) か 100 mg (576 人) のどちらかにランダム化され，その後 90 日間隔で 3 回の注射が行われた．最終追跡時点は 4 回目の注射の後 90 日の時点，すなわちランダム化時点の最初の注射から 1 年後である．この臨床試験における結果変数 (エンドポイント) は，各追跡期間 (90 日間) において無月経を経験したかどうかの 2 値変数であり，1 人の対象者につき最高で 4 回 (時点 1：3 か月目，時点 2：6 か月目，時点 3：9 か月目，時点 4：12 か月目) の結果変数がある．なお，無月経を経験したかどうかは，ある一定期間の月経出血がないことであり，これは対象者の記録 (月経日記) に基づいて判断された[2]．

表 11.1 に示したように，各時点での対象者数は一定でなく，最初の 3 か月 (時点

**表 11.1** DMPA の無月経に対する効果を調べた臨床試験の結果[2,3]

| 時点 | 群 | 無月経 あり | 無月経 なし | 合計 |
|---|---|---|---|---|
| 1 | 150 mg | 118 (20.52%) | 457 | 575 |
| | 100 mg | 107 (18.58%) | 469 | 576 |
| 2 | 150 mg | 160 (33.61%) | 316 | 476 |
| | 100 mg | 125 (26.21%) | 352 | 477 |
| 3 | 150 mg | 192 (49.36%) | 197 | 389 |
| | 100 mg | 159 (38.88%) | 250 | 409 |
| 4 | 150 mg | 189 (53.54%) | 164 | 353 |
| | 100 mg | 181 (50.14%) | 180 | 361 |

**表 11.2** 結果変数の観察パターンの分布

| 観察パターン | 150 mg | 100 mg |
|---|---|---|
| (○, ×, ×, ×) | 99 (17.22%) | 99 (17.19%) |
| (○, ○, ×, ×) | 87 (15.13%) | 68 (11.81%) |
| (○, ○, ○, ×) | 36 ( 6.26%) | 48 ( 8.33%) |
| (○, ○, ○, ○) | 353 (61.39%) | 361 (62.67%) |
| 合計 | 575 | 576 |

1) では 1151 人のすべての対象者に対してその期間内で無月経を経験したかどうかのデータが存在するが，時点 2 以降では，かなりの対象者において結果変数の測定がなされていない．

表 11.2 に，結果変数の観察パターンの分布を示す．表中の観察パターンには，各時点で結果変数が観察された場合には○，観察されていない場合には × の記号で，観察されたすべてのパターンを示している．たとえば，(○, ×, ×, ×) は時点 1 のみ結果変数が観察され，時点 2 以降の結果変数が観察されていないことを意味する．時点 4 の最後まで観察された対象者は，150 mg 群で 61.39%，100 mg 群で 62.67%であり，150 mg 群の方が観察割合がわずかに低いようである．

### 11.1.2 欠測データの単調性と非単調性

対象者 $i\ (=1,\cdots,N)$ に対する時点 $t\ (=1,\cdots,T)$ における結果変数を $Y_{it}$ とし，各時点で対象者が観察されているかどうかを表す指示変数を $R_{it}$ ($Y_{it}$ が観察されていれば 1，観察されていなければ 0 をとる変数) とする．欠測データに関する指示変数 $R_{it}$ の並び方 (パターン) によって，欠測データは**単調な欠測** (monotone missing) と**非単調な欠測** (non-monotone missing) の二つのパターンに分類される．前者は表 11.2 のようなデータで，ある対象者に対する最初の時点からある時点 $t$ までのすべての結果変数は観察されるが，時点 $t+1$ 以降のすべてのデータが欠測である場合で，**脱落** (drop-out) ともよばれる．一方，後者は，それ以外の欠測パターンで，ある時点で観察がなされなかったとしても再び観察されるような場合であり，間欠的な欠測 (intermittent missing) ともよばれる．表 11.3 に，指示変数 $R_{it}$ と結果変数 $Y_{it}$ の間の関係を模式的に表したものを単調，非単調な欠測それぞれの場合を示す．

一般に，非単調な欠測パターンは，考慮すべき欠測データのパターン数が多くなるので，単調な欠測パターンよりも扱いが難しくなる．現実のデータでは，二つの欠測パターンの両方が同時に観察されるであろうが，以降では，より定式化がしやすく，また，欠測理由が直接的にも間接的にも，対象者の状態 (結果変数の測定プロセス) により強く依存していると考えられる単調な欠測データ (脱落) のみを扱うことにする．

**表 11.3** 欠測に関する指示変数 $R_{it}$ と結果変数 $Y_{it}$ の関係

単調な欠測

| | 欠測に関する指示変数 | | | | | | 結果変数ベクトル | | | | | |
|---|---|---|---|---|---|---|---|---|---|---|---|---|
| $i$ | $R_{i1}$ | $R_{i2}$ | $R_{i3}$ | $R_{i4}$ | $\cdots$ | $R_{iT}$ | $Y_{i1}$ | $Y_{i2}$ | $Y_{i3}$ | $Y_{i4}$ | $\cdots$ | $Y_{iT}$ |
| 1 | 1 | 1 | 1 | 1 | $\cdots$ | 1 | $y_{11}$ | $y_{12}$ | $y_{13}$ | $y_{14}$ | $\cdots$ | $y_{1T}$ |
| 2 | 1 | 1 | 0 | 0 | $\cdots$ | 0 | $y_{21}$ | $y_{22}$ | × | × | $\cdots$ | × |
| 3 | 1 | 1 | 1 | 0 | $\cdots$ | 0 | $y_{31}$ | $y_{32}$ | $y_{33}$ | × | $\cdots$ | × |
| 4 | 1 | 1 | 1 | 1 | $\cdots$ | 1 | $y_{41}$ | $y_{42}$ | $y_{43}$ | $y_{44}$ | $\cdots$ | $y_{4T}$ |
| ⋮ | ⋮ | ⋮ | ⋮ | ⋮ | $\cdots$ | ⋮ | ⋮ | ⋮ | ⋮ | ⋮ | $\cdots$ | ⋮ |
| ⋮ | ⋮ | ⋮ | ⋮ | ⋮ | $\cdots$ | ⋮ | ⋮ | ⋮ | ⋮ | ⋮ | $\cdots$ | ⋮ |
| $N$ | 1 | 0 | 0 | 0 | $\cdots$ | 0 | $y_{N1}$ | × | × | × | $\cdots$ | × |

非単調な欠測

| | 欠測に関する指示変数 | | | | | | 結果変数ベクトル | | | | | |
|---|---|---|---|---|---|---|---|---|---|---|---|---|
| $i$ | $R_{i1}$ | $R_{i2}$ | $R_{i3}$ | $R_{i4}$ | $\cdots$ | $R_{iT}$ | $Y_{i1}$ | $Y_{i2}$ | $Y_{i3}$ | $Y_{i4}$ | $\cdots$ | $Y_{iT}$ |
| 1 | 1 | 1 | 1 | 1 | $\cdots$ | 1 | $y_{11}$ | $y_{12}$ | $y_{13}$ | $y_{14}$ | $\cdots$ | $y_{1T}$ |
| 2 | 1 | 0 | 1 | 1 | $\cdots$ | 0 | $y_{21}$ | × | $y_{23}$ | $y_{24}$ | $\cdots$ | × |
| 3 | 1 | 1 | 1 | 0 | $\cdots$ | 1 | $y_{31}$ | $y_{32}$ | $y_{33}$ | × | $\cdots$ | $y_{3T}$ |
| 4 | 1 | 1 | 1 | 1 | $\cdots$ | 1 | $y_{41}$ | $y_{42}$ | $y_{43}$ | $y_{44}$ | $\cdots$ | $y_{4T}$ |
| ⋮ | ⋮ | ⋮ | ⋮ | ⋮ | $\cdots$ | ⋮ | ⋮ | ⋮ | ⋮ | ⋮ | $\cdots$ | ⋮ |
| ⋮ | ⋮ | ⋮ | ⋮ | ⋮ | $\cdots$ | ⋮ | ⋮ | ⋮ | ⋮ | ⋮ | $\cdots$ | ⋮ |
| $N$ | 1 | 0 | 1 | 0 | $\cdots$ | 1 | $y_{N1}$ | × | $y_{N3}$ | × | $\cdots$ | $y_{NT}$ |

× は欠測データを意味する

欠測データのパターンが脱落の場合には，欠測に関する指示変数ベクトル $R_i$ の情報を以下のように一つのスカラー変数 $D_i$ に要約することができる．

$$D_i = 1 + \sum_{t=1}^{t} R_{it}$$

$D_i$ は脱落した対象者に対しては脱落時点を表し，最後まで観察された対象者に対しては $D_i = 1 + T$ である．

11

### 11.1.3 欠測メカニズムの階層性

欠測データが存在する場合には，結果変数ベクトル $Y_i$ だけでなく，欠測に関する情報も考慮した以下のような同時分布を考える必要がある．

$$f(y_i, d_i \ ; \ \theta, \gamma)$$

ここで，$\theta$ と $\gamma$ はこの同時分布に対する未知パラメータベクトルであり，結果変数 $Y_i$ の測定過程 (measurement process) を表すパラメータとして $\theta$，**欠測過程** (missing process) を表すパラメータとして $\gamma$ を用いる．

Rubin[1] により提案され，その後 Little and Rubin[4] がさらに発展させた，欠測データ解析を考える際に有用な欠測メカニズムの分類法は次の同時分布の分解に基づいている．

$$f(y_i, d_i \ ; \ \theta, \gamma) = f(y_i \ ; \ \theta) f(d_i | y_i \ ; \ \gamma) \tag{11.1}$$

上式の右辺の第一項は，測定過程の周辺分布で，第二項は結果変数 $Y_i$ を条件づけた下での欠測過程の分布である．特に，第二項は，結果変数が「観察された群」，あるいは「欠測した群」へのセレクションに対するモデル化と捉えることができ，上式の分解はセレクションモデル (selection model) とよばれるモデル化の基礎を与える[5)]．

### a. MCAR

セレクションモデルの分類は，式 (11.1) の第二項に基づいている．

$$f(d_i|y_i\ ;\ \gamma) = f(d_i|y_i^o, y_i^m\ ;\ \gamma) = \Pr(d_i = k|y_i^o, y_i^m\ ;\ \gamma) \tag{11.2}$$

上式で，もし欠測がなかったとしたら観察されていたはずの完全なデータ $Y_i$ を，実際に観察された部分 $Y_i^o$ と欠測している部分 $Y_i^m$ の二つに分けて表現している．

式 (11.2) の欠測過程が，すべてのデータと独立，つまり，

$$\Pr(d_i = k|y_i^o, y_i^m\ ;\ \gamma) = \Pr(d_i = k\ ;\ \gamma) \tag{11.3}$$

が成立すれば，その欠測過程は**完全にランダムな欠測** (missing completely at random, MCAR) とよばれる．

MCAR は，ある時点で脱落するかどうかは純粋にランダムな要素で決定されることを意味するが，Little[5)] は式 (11.3) の仮定を少し緩めて，脱落するかどうかが治療群を含む共変量 $X_i$ に依存する場合を MCAR の特殊な場合として，共変量に依存した脱落 (covariate-dependent drop-out) とよんでいる．

$$\Pr(d_i = k|y_i^o, y_i^m, X_i\ ;\ \gamma) = \Pr(d_i = k|X_i\ ;\ \gamma) \tag{11.4}$$

式 (11.4) は，共変量で層別したサブグループ内では，観察データ $Y_i^o$ が完全なデータ $Y_i$ からのランダムサンプルであることを意味する．

### b. MAR

式 (11.2) の欠測過程が，過去に観察されたアウトカムデータ $Y_i^o$ には依存するが，脱落時点以降の欠測データ $Y_i^m$ とは独立，つまり，

$$\Pr(d_i = k|y_i^o, y_i^m\ ;\ \gamma) = \Pr(d_i = k|y_i^o\ ;\ \gamma) \tag{11.5}$$

が成立すれば，その欠測過程は**ランダムな欠測** (missing at random, MAR) とよばれる．この MAR の仮定は，ある時点で脱落するかどうかは，それまでの結果変数の履歴で完全に説明，あるいは予測することができ，その履歴が同じ対象者のなかでは脱落がランダムに生じていることを意味する．

式 (11.4) の MCAR の場合と同様に，治療群を含む共変量 $X_i$ を式 (11.5) にさらに条件づけて MAR を定義する場合もある[6,7)]．ただし，式 (11.4) と MAR の区別が明確でない場合がある．たとえば，プラセボ群の方が脱落しやすく，また状態が改善しない患者ほど脱落しやすい状況を考える．もし治療法が有効であれば，脱落メカニズムに観察データ $Y_i^o$ が影響しているものの，その影響の多くは治療群の違いで説明できることがある．一般的には，結果変数と共変量の両方の観察履歴が脱落に影響を与えていると考えられる[7)]．

**c.　MNAR**

式 (11.2) の欠測過程が，脱落時点以降の欠測データ $Y_i^m$ にも依存する場合，その欠測過程はランダムでない欠測 (missing not at random, MNAR) とか，情報のある脱落 (informative drop-out) 等とよばれる．このMNARとよばれる欠測メカニズムは，脱落確率が過去に観察されたデータに依存するかどうかは問題ではなく，もし脱落がなかったとした場合に観察されていたはずのデータ $Y_i^m$ に依存するかどうかを問題としている．

MCARの仮定に関しては，ある時点で脱落するかどうかをそれまでの観測データ $Y_i^o$，共変量 $X_i$ の関数としてモデル化し，それらの間の関連をみることで，その合理性を検討することができる．この検討は，脱落者の数が少ないと一般に検出力が低いが，$Y_i^o$ と脱落との間に関連がみられた場合には，少なくとも欠測メカニズムはMCARでないことがわかる．しかしながら，このような検討から欠測メカニズムがMARであるとはいえない．なぜなら，MARは観察されていないデータ $Y_i^m$ に基づく定義，すなわち，データからは検証不能な仮定であり，MNARの可能性はつねに否定できないからである．

## 11.2　欠測データに対するいくつかの解析方法

### 11.2.1　単純な解析方法

**a.　完全ケース解析**

欠測データに対する最も単純な対処方法は，予定されたすべての測定がなされた対象者のみを解析対象とする方法，すなわち完全ケース解析 (complete case analysis) である．表11.1のデータでは，時点4で結果変数が観察されている714人が解析対象で，途中で1回でも結果が観察されなかった437人は解析から除外される．

予定されていたすべての測定がなされた対象者のみに解析対象を限定してどのような解析手法を用いるかは研究目的によるが，どのような解析手法を用いたとしても，その結果が妥当であるためには，欠測メカニズムがMCARであることが必要である．多くの臨床・疫学研究で，最後まで観察された対象者がもともとの集団からのランダムサンプルであることは稀なので，完全ケース解析の結果には一般にバイアスがあると思われる．また，たとえ欠測メカニズムにMCARを仮定することが合理的であったとしても，完全ケース解析は解析に寄与する対象者数が減るので，検出力の観点からも好ましい解析方法ではない．

**b.　利用可能データ解析**

欠測データに対するもう一つの対処方法は，観察された利用可能なすべてのデータを用いて解析する方法，すなわち利用可能データ解析 (available data analysis) である．表11.1のデータでは，試験途中で脱落したかどうかにかかわらず，観察されている時点までのデータを解析に利用する方法である (表11.1の合計と記されたところの人数が各時点で寄与する解析対象者となる)．この解析方法は，脱落した対象者も解析に含めるので，一般に完全データ解析よりも効率が良い．

この解析方法も，解析対象集団は一意に定まるものの，どのような解析方法を用いるかは研究目的による．11.2.2 項で述べるように，欠測メカニズムに MAR を仮定することができれば，尤度に基づいた利用可能データ解析は欠測メカニズムを明示的に考慮することなく妥当な結果を導く．しかしながら，MAR の下では，観察データはもともとのデータからのランダムサンプルではないので，観察データのみから計算された単純な平均値等は不偏推定値にならない．したがって，尤度に基づかない利用可能データ解析の結果が妥当であるためには，欠測メカニズムが MCAR であることが必要である．

#### c.　LOCF 解析

欠測データに対してよく用いられるもう一つの対処方法は，欠測データを何らかの値で埋める方法 (imputation method) である．欠測データの補完方法にはいくつかの方法が考えられるが[4)]，表 11.1 のような経時観測データの解析においてよく用いられるのが，最後に観測された値で補完する方法，すなわち **LOCF 解析** (last observation carried forward analysis) である[8)]．たとえば，表 11.2 のデータで，結果変数の観測パターンが (○，○，×，×) であった 155 人の対象者の観測されていない 3 時点目と 4 時点目の結果変数の値は，各個人の 2 時点目で観測された値でそれぞれを置き換える方法である．

この解析方法は，予定していたすべてのデータを解析に用いることができ，欠測が存在しない場合のデータ解析となるので，非常に単純であるという利点がある．しかしながら，この方法が妥当であるためには，「脱落後の結果変数の推移は最後に観測された値のまま変化しない」という非常に強い，しばしば非現実的な仮定を必要とする．たとえば，症状が改善，あるいは治癒したことを理由に脱落した場合のように LOCF 解析の仮定が合理的と思える状況も存在するかもしれないが，一般的にはそのような仮定を保証するだけの生物学的根拠は存在しないのが通常である．

LOCF 解析とよく似た方法で，比較目的の相対評価の場合には，各個人の最悪値で欠測値を補完するという方法もよく用いられる[8)]．表 11.1 のデータでは，欠測値はすべて無月経「なし」とみなす方法である．また，この方法の延長として，「試験薬に不利になるように補完する」という方法も考えられる．これらの対処方法は，治療効果の比較に関して保守的な結果を導くことを期待して用いられることが多い．しかしながら，上で述べた LOCF 解析と同様の非常に厳しい仮定を前提としており，薬剤の有効率の推定等の絶対評価にはバイアスを伴う．さらに，LOCF 解析を含むこのような欠測値をある値で 1 回だけ置き換える単純な補完方法は，補完値と実際の観測値を同等に扱っており，推定精度を過小評価するという問題がある[4, 9)]．

#### d.　解 析 結 果

これまで述べた三つの単純なアプローチを表 11.1 のデータに対して適用する．解析方法は，個人内で結果変数が繰り返し測定されることによる相関を考慮した**一般化推定方程式** (generalized estimating equations, GEE) による方法[10] で，そのモデルから算出される時点ごとの無月経割合の推定値，およびその群間差を求めることを目的とする．ただし，ここでは時点ごとに検定を行うことに起因する検定の多重性については考慮しない．

GEE による解析では，対象者 $i$ に対する時点 $t$ $(= 1, \cdots, 4)$ における無月経の有無を $Y_{it}$ (有なら $Y_{it} = 1$，無なら $Y_{it} = 0$) とし，その周辺平均に対して，以下のようなロジスティック回帰モデルを仮定した[3]．

$$logit(\mu_{it}) = \beta_1 + \beta_2 t_{it} + \beta_3 t_{it}^2 + \beta_4 dose_i + \beta_5 (t_{it} \times dose_i) + \beta_6 (t_{it}^2 \times dose_i) \quad (11.6)$$

上式で，$\mu_{it} = \Pr(y_{it} = 1)$，150 mg 群なら $dose = 1$，100 mg 群なら $dose = 0$ である．

個人内の結果変数の相関構造はオッズ比で定量化し，以下のような時点ごとの各ペアに対する対数オッズ比を仮定した．

$$\log OR(y_{ij}, y_{ik}) = \alpha_{jk} \quad (11.7)$$

ただし，$j$ と $k$ は時点を表し，$OR(y_{ij}, y_{ik}) = \frac{\Pr(y_{ij}=1, y_{ik}=1)\Pr(y_{ij}=0, y_{ik}=0)}{\Pr(y_{ij}=1, y_{ik}=0)\Pr(y_{ij}=0, y_{ik}=1)}$ である．この GEE 解析は，統計パッケージ SAS の GENMOD プロシジャで実行可能である．

解析結果を表 11.4 に示す．完全ケース (CC) 解析と利用可能データ (AD) 解析の結果について考える．もしこのデータの脱落メカニズムが MCAR であれば，上記の GEE 解析から得られる時点ごとの無月経割合の推定値はいずれのアプローチでも妥当である．AD 解析では，時点 2 と時点 3 において，無月経割合が高用量 (150 mg) 群の方が有意に高い結果となっている．時点 4 では有意な群間差は存在しない．一方，CC 解析では，同様の傾向がみられているものの，対象者数の減少に伴い標準誤差がわずかに大きくなっている．また，他の方法と比べていずれの時点においても群間差が小さな値となっている．

**表 11.4** 時点ごとの無月経割合の推定値とその群間差の推定値 (単純な解析方法)

| 解析方法 | 時点 | 150 mg | 100 mg | 差 | 差の標準誤差 | $Z$ 値 | $p$ 値 |
|---|---|---|---|---|---|---|---|
| CC | 1 | 0.155 | 0.176 | −0.022 | 0.027 | −0.79 | 0.43 |
| | 2 | 0.317 | 0.258 | 0.059 | 0.028 | 2.07 | 0.04 |
| | 3 | 0.463 | 0.368 | 0.094 | 0.033 | 2.83 | 0.005 |
| | 4 | 0.540 | 0.502 | 0.038 | 0.037 | 1.03 | 0.30 |
| AD | 1 | 0.201 | 0.184 | 0.017 | 0.023 | 0.73 | 0.46 |
| | 2 | 0.363 | 0.274 | 0.089 | 0.025 | 3.55 | 0.0004 |
| | 3 | 0.499 | 0.388 | 0.111 | 0.030 | 3.68 | 0.0002 |
| | 4 | 0.572 | 0.517 | 0.055 | 0.036 | 1.52 | 0.13 |
| LOCF | 1 | 0.201 | 0.184 | 0.017 | 0.023 | 0.75 | 0.45 |
| | 2 | 0.344 | 0.263 | 0.081 | 0.024 | 3.43 | 0.0006 |
| | 3 | 0.453 | 0.350 | 0.103 | 0.027 | 3.78 | 0.0002 |
| | 4 | 0.498 | 0.437 | 0.061 | 0.029 | 2.09 | 0.04 |

CC：complete case 解析，AD：available data 解析

LOCF に基づく GEE 解析の結果では，AD 解析の結果と比較して，時点 2 と時点 3 の無月経割合の推定値が小さく見積もられている．ただし，それらの時点での群間差の結果に関しては大きな違いはみられない．しかしながら，LOCF 解析の結果は，他の方法よりも群間差の標準誤差が小さな値となっている．その結果，LOCF 解析でのみ時点 4 において有意な治療効果がみられている ($p$ 値=0.04).

### 11.2.2 無視できる最尤推定法

欠測メカニズムに対する MAR の仮定の下で，尤度に基づいた推測を行うとする．完全なデータ $Y_i$ に関する尤度への対象者 $i$ の寄与は，$L^*(\theta,\gamma\,;\,y_i,d_i)\propto f(y_i,d_i\,;\,\theta,\gamma)$ と表現できる．ここで，観察されたデータに基づいて推測を行わなければならないので，尤度 $L*$ を観察データ $(Y_i^o,D_i)$ に対する尤度関数で置き換える．

$$L(\theta,\gamma\,;\,y_i^o,d_i)\propto f(y_i^o,d_i\,;\,\theta,\gamma)$$

ただし，

$$f(y_i^o,d_i\,;\,\theta,\gamma)=\int f(y_i,d_i\,;\,\theta,\gamma)dy_i^m=\int f(y_i^o,y_i^m\,;\,\theta)f(d_i|y_i^o,y_i^m\,;\,\gamma)dy_i^m \tag{11.8}$$

欠測メカニズムが欠測データ $Y_i^m$ と独立であれば，すなわち MAR であれば，式 (11.8) は以下のように変形できる．

$$\begin{aligned}f(y_i^o,d_i\,;\,\theta,\gamma)&=\int f(y_i^o,y_i^m\,;\,\theta)f(d_i|y_i^o\,;\,\gamma)dy_i^m\\&=f(d_i|y_i^o\,;\,\gamma)\int f(y_i^o,y_i^m\,;\,\theta)dy_i^m\\&=f(y_i^o\,;\,\theta)f(d_i|y_i^o\,;\,\gamma)\end{aligned} \tag{11.9}$$

したがって，欠測メカニズムが MAR であれば，観察データに対する尤度関数は，完全なデータに対する分解公式 (11.1) と同じ形の二つの要素に分解できる．

式 (11.9) の右辺の第二項 $f(d_i|y_i^o\,;\,\gamma)$ は，観察データ $Y_i^o$ の分布，すなわち $\theta$ に関する情報を含んでいないので，治療や共変量効果等の $\theta$ に関する推測を行うためには，第二項の欠測メカニズムを無視して，観察データの周辺尤度関数 (右辺の第一項) のみに基づいて推測を行うことができる．このことは，欠測メカニズムが MCAR の場合にも当てはまるので，尤度の枠組みに基づいた推測を行う限り，MCAR と MAR は**無視可能な欠測メカニズム** (ignorable missing mechanism) とよばれる[1,3~6]．したがって，この状況においては，**無視できない欠測** (non-ignorable missing) とは，欠測メカニズムが MNAR であることと同義である．欠測メカニズムが MNAR である場合には，ほとんどすべての標準的な解析方法は，欠測メカニズムを何らかの形で解析に考慮しない限り，妥当な推測を導かない．

欠測メカニズムを無視して $\theta$ に関する推測を行う際，あるいはそのような推測を行ってよいかどうかに関して以下に述べるいくつかの注意点がある．

1) 上述の議論が成立するのは推測方式が尤度に基づく場合である．ベイズ推測に対しても上記と同じ結論が得られるが[1]，頻度論の枠組みで推測を行う場合には，欠測メカニズムが無視できるのは MCAR の場合だけである．これは，MAR の下では，観察データ $Y_i^o$ と脱落 $D_i$ が独立ではないことに起因する．すなわち，$f(y_i^o|d_i\,;\,\theta) \neq f(y_i^o\,;\,\theta)$ であるため，観察データのみから計算された単純な平均値等は不偏推定値にならないからである．このことは，経時観察データ解析においてよく用いられる尤度に基づかない推測方式，たとえば，前述の GEE 等は，欠測メカニズムが MCAR でない限り妥当な推測を導かないことを意味する．
2) たとえ欠測メカニズムを無視できた (MCAR，あるいは MAR) としても，バイアスのない結果を得るためには測定過程に対する周辺モデル $f(y_i^o\,;\,\theta)$ が正しいことが前提である．この問題は，欠測データ解析に限ったことではないが，結果変数の経時変化，共変量効果等のモデル化を慎重に行わなければならないことを意味する．また，式 (11.4) のように，脱落するかどうかに共変量が関係している場合には，そのような変数を考慮した解析を行う必要があることも意味する[5]．
3) 尤度に基づく推測を行ったとしても，得られた最尤推定量の標本分布の特徴は欠測過程に依存する．つまり，欠測メカニズムが MAR の場合には，観察データ $Y_i^o$ と脱落 $D_i$ が独立ではないので，$D_i$ を与えた下での $Y_i^o$ の条件付き期待値は欠測過程に依存する．したがって，$\theta$ の最尤推定量の漸近分散は通常の期待情報行列ではなく，観察情報行列を用いて計算しなければならない[4,6]．
4) 観察データの周辺尤度のみに基づいて推測を行うためには，測定過程を表すパラメータ $\theta$ と欠測過程を表すパラメータ $\gamma$ に共通のパラメータがないことが必要である．この仮定はパラメータの分離条件 (separability condition) とよばれる[1,4]．この分離条件は，多くの臨床・疫学研究において必ずしも成立するとは限らない．たとえば，脱落するかどうかが治療群間で異なる場合には，治療変数は $\theta$ と $\gamma$ の両方に含まれることになる．分離条件をみたしていない場合に，欠測メカニズムを無視して観察データの周辺尤度のみに基づいて $\theta$ に関する推測を行うと，その精度が一般に減少する[9]．
5) MAR は観察データからは検証不能な仮定である．この意味において，欠測データ解析における MAR の仮定は，因果推論において因果効果をバイアスなく推定するために必要な仮定「調整された共変量レベル内では交絡は存在しない」によく似ている[11]．欠測メカニズムに関して，あるシナリオより別のシナリオの方がもっともらしいということはあるかもしれないが，一般には，欠測メカニズムは複雑で未知であるのが通常であり，安易に MAR を仮定することは危険である．

11

### 11.2.3 欠測メカニズムを考慮した解析方法

表 11.4 に示した GEE による解析結果が妥当であるためには，欠測メカニズムに MCAR を仮定する必要があり，LOCF 解析では，「脱落後の結果変数の推移は最後に観察された値のまま変化しない」という非常に強い仮定も必要になる．11.1.3 項でも述べたように，MCAR の仮定が妥当かどうかはデータからチェックすることができる．各時点において脱落するかどうかにそれまでに観察された結果変数が依存するかどうかを調べるために，以下のようなロジスティック回帰モデルの当てはめを考える．

$$\log \frac{\Pr(d_i = t | d_i \geq t, y_{i1}, \ldots, y_{it-1})}{\Pr(d_i > t | d_i \geq t, y_{i1}, \ldots, y_{it-1})} = \gamma_0 + \gamma_1 dose_i + \gamma_2 y_{i1} + \cdots + \gamma_t y_{it-1} \quad (11.10)$$

ここで，$\gamma$ は回帰パラメータで，表 11.1 のデータでは $t = 2, \cdots, 4$ である．

このモデルを当てはめた結果を表 11.5 に示す．いずれの時点においても，脱落するかどうかに時点 1 (最初の 3 か月) における結果変数の値が影響している (無月経ありの対象者の方が脱落しやすい) ことがわかる．したがって，表 11.1 のデータの場合，脱落メカニズムは少なくとも MCAR でないことがわかる．

**表 11.5** 各時点の脱落に影響する要因の検討

| 脱落時点 | 変数 | 推定値 | 標準誤差 | $p$ 値 |
|---|---|---|---|---|
| 時点 2 | *dose* | −0.001 | 0.157 | 0.95 |
| | $Y_{i1}$ | 0.540 | 0.181 | 0.003 |
| 時点 3 | *dose* | 0.252 | 0.178 | 0.16 |
| | $Y_{i1}$ | 0.600 | 0.195 | 0.002 |
| | $Y_{i2}$ | −0.046 | 0.236 | 0.85 |
| 時点 4 | *dose* | −0.327 | 0.236 | 0.17 |
| | $Y_{i1}$ | 0.718 | 0.259 | 0.006 |
| | $Y_{i2}$ | −0.331 | 0.295 | 0.26 |
| | $Y_{i3}$ | 0.186 | 0.310 | 0.55 |

#### a. IPW 解析

欠測メカニズムを明示的に考慮した解析方法の一つが，観察データを何らかの適当な値で重み付ける方法である[3,7]．この重み付き解析では，観察されたデータには選択バイアスがあり，その選択確率を考慮してバイアスを修正することを目的としている．ある対象者がある時点で観察されるかどうかの選択確率は，それまでの結果変数の値や対象者の特性を表す共変量等の欠測に影響すると思われる要因から推定される．

表 11.1 の時点 2 のデータについてのみ考えてみる．各群における無月経割合の真値をそれぞれ $\beta^{150}$, $\beta^{100}$ とすると，単純な推定量 $\sum R_{i2}Y_{i2}/\sum R_{i2}$ (150 mg 群では 160/476，100 mg 群では 125/477) は，欠測メカニズムが MCAR でないので，$\beta^{150}$ と $\beta^{100}$ の不偏推定値ではない．ここで，欠測メカニズムが MAR であれば，時点 2 で観察されるかどうかはそれまでの観察履歴で予測可能なので，ある対象者が時点 2 で観察される確率に関して，以下の式が成立する．

$$\pi_i = \Pr(r_{i2} = 1 | y_{i1}, y_{i2}, dose_i, x_i) = \Pr(r_{i2} = 1 | y_{i1}, dose_i, x_i) \quad (11.11)$$

ここで，式 (11.11) の各対象者に対する観察確率が既知とすると，

$$\begin{aligned}&\mathrm{E}[\pi_i^{-1} r_{i2}\{y_{i2} - \beta^{150} dose_i - \beta^{100}(1 - dose_i)\}]\\&= \mathrm{E}[\mathrm{E}(r_{i2}|y_{i1}, y_{i2}, dose_i, x_i)\pi_i^{-1}\{y_{i2} - \beta^{150} dose_i - \beta^{100}(1 - dose_i)\}]\\&= \mathrm{E}[y_{i2} - \beta^{150} dose_i - \beta^{100}(1 - dose_i)] = 0\end{aligned}$$

となるので，時点 2 で観察された対象者をその個人の観察確率の逆数で重み付けた推定量 (IPW 推定量，inverse probability weighted estimator) $\sum \pi_i^{-1} R_{i2} Y_{i2} / \sum \pi_i^{-1} R_{i2}$ は不偏推定量となる．

この重み付き解析の背後にある考え方は，観察確率がたとえば 0.25 であれば，そのような対象者は期待的には 3 人観察されないことになるので，その 3 人分のデータも解析で考慮しようというものである．つまり，観察対象者の解析への貢献度を $1/\pi_i$ 倍することで，その対象者自身と，その時点で脱落したよく似た (それまでの結果変数の履歴や共変量が同じ) 対象者 $(1/\pi_i - 1)$ 人も解析で考慮することになる．

観察確率の逆数で重み付ける推定量は，標本調査の分野でも古くから提案されており，Horvitz–Thompson 推定量[12] として知られている．標本調査の分野では，調査デザインに基づいて重み (サンプリング確率の逆数) が既知であるが，表 11.1 のような多くの臨床試験データでは重みは未知である．したがって，重みはデータから推定しなければならない．たとえば，式 (11.10) のような時点ごとにロジスティック回帰モデルを当てはめることで重みは推定可能である．したがって，データから重みを推定さえできれば，結果変数の型によらず，観察されたすべてのデータに対して標準的な解析手法の重み付き解析を実行すればよい．ただし，この解析方法が妥当であるためには，重みが正しく推定されていることが前提なので，脱落に影響すると思われる多くの要因を重みの推定のためのモデルに取り込むことが重要である[7]．

重み付き推定量の分散に関しては，重みの推定誤差を考慮した分散が提案されている[7]．直観的には，重みの推定誤差を考慮した方が分散が大きくなるように思えるが，データから重みを推定した方が精度が上昇することが知られている．なお，上記の IPW 推定量よりも効率が良く，モデルの誤特定に対して頑健な**二重ロバスト推定量** (doubly robust estimator)[13~15] も提案されている．この二重ロバスト推定量は，IPW 推定方程式に欠測指示変数 $R$ の分布に関する情報を augumentation 項として加えることで得られるが，式 (11.10) の脱落確率に対するモデルか各時点に対する通常のアウトカム回帰モデルのどちらかのモデルが正しければ，一致推定量となる．

最後に，表 11.1 のような経時観察データの場合，各時点での重みは累積確率の逆数となることに注意が必要である．たとえば，時点 2 での重みは，$1/\hat{\pi}_{i2}$ であるが，時点 3，時点 4 では，式 (11.10) のようなモデルから求まる各時点での条件付き存在確率 $\hat{\pi}_{i3}, \hat{\pi}_{i4}$ を用いて，それぞれ $(1/\hat{\pi}_{i2}) \times (1/\hat{\pi}_{i3})$, $(1/\hat{\pi}_{i2}) \times (1/\hat{\pi}_{i3}) \times (1/\hat{\pi}_{i4})$ となる．

### b. 多重補完法

データが欠測した理由を解析で考慮することで，欠測メカニズムが MAR の場合で

も妥当な結果を導くもう一つの方法は，**多重補完法** (multiple imputation method) である[16,17]．LOCF 解析や欠測値を観察平均値で置き換える単純な補完法は，得られる結果のバイアスの問題だけでなく，本来は観察されていない値をあたかも観察されたかのように扱うので，欠測値のもつ不確実性を適切に考慮していない．多重補完法では，欠測値を異なる値で複数回 ($M$ 回) 補完することで，この問題を回避する．

多重補完法では，$M$ 個の欠測のない完全なデータセットが作成されるので，$M$ 個の異なるパラメータ推定値とそれぞれの標準誤差が得られる．最終的な結果は，それらを併合して一つの結果にまとめられる．$m\ (=1,\cdots,M)$ 個目の欠測のないデータセットから得られる推定量を $\hat{\theta}^{(m)}$, $\hat{\theta}^{(m)}$ の分散を $\hat{U}^{(m)}$ とすると，多重補完法による $\theta$ の推定量は，

$$\hat{\theta}=\frac{1}{M}\sum_{m=1}^{M}\hat{\theta}^{(m)} \tag{11.12}$$

であり，その分散は，

$$\mathrm{Var}(\hat{\theta})=\bar{U}+(1+M^{-1})B \tag{11.13}$$

ただし，$\bar{U}=\frac{1}{M}\sum_{m=1}^{M}\hat{U}^{(m)}, B=\frac{1}{M-1}\sum_{m=1}^{M}(\hat{\theta}^{(m)}-\hat{\theta})(\hat{\theta}^{(m)}-\hat{\theta})^t$ である．分散の推定量は複雑な式にみえるが，二つのバラツキの要素の和で表現されている．式 (11.13) の第一項の $\bar{U}$ が補完内分散で，第二項の $B$ が補完間分散である．

$\theta$ に関する仮説検定や区間推定は，式 (11.12) と式 (11.13) を用いて，

$$(\theta-\hat{\theta})/\sqrt{\mathrm{Var}(\hat{\theta})}$$

が自由度 $\nu$ の $t$ 分布に従うことから行うことができる．ただし, $\nu=(M-1)(1+r^{-1})^2$, $r=(1+M^{-1})B/\bar{U}$ である．なお，欠測のない完全なデータセットの自由度 $\nu_{\mathrm{comp}}$ が小さく，欠測データの数が少ない場合には，上式から計算された自由度 $\nu$ が $\nu_{\mathrm{comp}}$ よりも大きな値となる場合があるので，以下のような調整した自由度 $\nu_s$ を用いることが提案されている[18]．

$$\nu_s=(1/\nu+1/\hat{v}_{\mathrm{obs}})^{-1}$$

ここで，$\hat{v}_{\mathrm{obs}}=(1+r)^{-1}\nu_{\mathrm{comp}}(\nu_{\mathrm{comp}}+1)/(\nu_{\mathrm{comp}}+3)$ である．

実際のデータ解析において，補完回数 $M$ をいくつに設定するかは，5〜10 程度を採用している論文が多いが，補完回数を増やしても推定値が安定していることを確認しておくべきである．

多重補完法の基本的な考え方は単純であるが，補完するためのデータの生成にはいくつかの方法が提案されている[16,17]．ここでは，回帰モデルに基づく方法と傾向スコアに基づく方法の二つを紹介する．

回帰モデルに基づく方法は欠測値を予測するための回帰モデルを作成し，そのモデルから補完するためのデータを発生させる方法である．たとえば，ある時点 $t$ の結果変数 $Y_{it}$ が一部の対象者に対しては欠測しているが，治療群を含む共変量 $X_i$ は全員

に対して測定がなされている状況では，以下のような回帰モデルを結果変数 $Y_{it}$ が観察されている対象者に対して当てはめる．

$$\mathrm{E}(y_{it}) = \beta_0 + \beta_1 x_i + \beta_2 y_{i1} + \cdots + \beta_t y_{it-1} \tag{11.14}$$

式 (11.14) の回帰パラメータの推定値 $\hat{\beta}$ と誤差分散の推定値 $\hat{\sigma}^2$ が得られれば，以下のステップに従い，補完するためのデータを生成する．

(1) $\beta$ と $\sigma^2$ を推定する際の不確実性を考慮するために，$\beta$ と $\sigma^2$ の新しい値 $\beta*$ と $\sigma^2*$ を，それぞれ $\hat{\beta}$ と $\hat{\sigma}^2$ の分布から発生させる．

(2) $\beta*$ と $\sigma^2*$ を用いて，予測式 $y_{it} = \beta_0^* + \beta_1^* x_i + \beta_2^* y_{i1} + \cdots + \beta_t^* y_{it-1} + \sigma^* e_i$ から補完するためのデータ (予測値) を求める．ただし，$X_i$ や $Y_{ij}$ $(j = 1, \cdots, t-1)$ の値は，結果変数 $Y_{it}$ が欠測している対象者のデータを用い，$e_i$ は標準正規分布からの擬似乱数である．

多重補完法では，上記のステップを独立に $M$ 回繰り返すことで，完全なデータセットを $M$ 個作成する．この回帰モデルに基づく方法の変法として，予測平均マッチング法 (predictive mean matching method) とよばれる方法もある (上記のステップ (2) で得られた予測値 $Y_{it}^*$ 自体を補完のために使うのではなく，$Y_{it}^*$ の値と予測値が最も近い観察データの値を補完に用いる方法)．通常の回帰モデルに基づく方法では，極端な値，あるいは範囲外の値をとる予測値 $Y_{it}^*$ がたまたま生成される可能性があるが，予測平均マッチング法ではそのようなことが起こりにくいという特徴がある．

表 11.1 のように結果変数が 2 値データの場合も上記と同様の考え方で補完のためのデータを生成できる．ただし，欠測値を予測するためのモデルを作成する際には，結果変数が観察されている対象者において，たとえば，ロジスティック回帰モデルを当てはめることになる．そして，上記のステップ (2) では，結果変数が欠測している対象者の予測反応確率を求め，それを一様乱数と比較するという操作が追加される．

傾向スコア (propensity score) とは，もともとは共変量を与えた下である特定の曝露 (治療法) を受ける条件付き確率のことである[19]．式 (11.10) のようなモデルから計算される個人ごとの欠測確率を同様に傾向スコアとよぶとすると，傾向スコアに基づく方法とは，各対象者の傾向スコアの値が同じくらいの (結果変数が観察された) 対象者のデータで欠測値を補完する方法である．具体的には，以下のステップに従って補完データを生成する．

(1) データが欠測するかどうかを結果変数とした式 (11.10) のようなモデルを当てはめ，そのモデルから予測される個人ごとの傾向スコアの推定値を計算する．

(2) 傾向スコアの推定値の大きさにより対象者をいくつかのグループに分ける．

(3) 各グループにおいて，結果変数が観察されている対象者，欠測している対象者の数をそれぞれ $N^O$，$N^M$ とする．結果変数が観察されている $N^O$ 個のデータからランダムに復元抽出で $N^O$ 個の補完の候補となるデータをサンプリングする (この操作は，回帰モデルに基づく方法のステップ (1) と同様に，傾向スコアを推定する際の不確実性を考慮するためである). この $N^O$ 個のデータからランダムに復元抽出で $N^M$ 個の補完のためのデータをサンプリングする.

表 11.1 のような経時データの場合, 上記の三つのステップを時点 2 から順番に実行し, それらの結果を併合する. なお, 上記のステップ (3) の操作は, 漸近ベイジアンブートストラップ補完 (approximate Bayesian bootstrap imputation) とよばれる[16].

### c. 解析結果

表 11.1 のデータに対して IPW 解析と多重補完法による解析を適用した結果を示す. 重み付き解析に関しては, 試験途中で脱落したかどうかにかかわらず, 観測されている時点までのすべてのデータを利用した利用可能データ解析であり, どちらの解析方法も最終的な解析モデルは, 式 (11.6), (11.7) に基づく GEE 解析である.

IPW 解析と多重補完法は, どちらも欠測値を何らかの値で代用するという点でよく似た解析方法である. 前者は, 観測データをその観測確率の逆数に従って膨らますことで, 観測データで欠測値を代用する方法であり, 後者は, 欠測データを観測データから予測し, その予測値で欠測値を代用する方法である. しかしながら, 非常に単純な状況では二つの方法が同じ点推定値を与える場合もあるが, 一般には二つの方法は異なる結果を導く.

式 (11.10) を用いて各時点の観測確率を推定した (表 11.5 参照). 群ごとの重みの推定値, バラツキともに時点 4 になるにつれ大きくなっていたが, 極端に大きな重みを示す対象者は存在しなかった. 重み付き GEE 解析の結果を表 11.6 に示す. 表 11.4 に示した単純な (重みなしの) 利用可能データ解析とほぼ同じ結果になっている. 脱落メカニズムが MAR であったとしても, 時点 2 と時点 3 において, 無月経割合が高用量 (150 mg) 群の方が有意に高い結果となっている. また, 時点 4 では有意な群間差は存在しない.

多重補完法の結果を表 11.6 に示す. 補完のためのデータは回帰モデルに基づく方法で生成した. 補完モデルは, 各時点での反応確率に対するロジスティック回帰モデルで, 予測因子は, 治療群とそれまでの結果変数の値である. 補完回数は $M=20$ とし, 解析は統計パッケージ SAS の MI プロシジャと MIANALYZE プロシジャで行った.

**表 11.6** 時点ごとの無月経割合の推定値とその群間差の推定値 (IPW 解析と多重補完法)

| 解析方法 | 時点 | 150 mg | 100 mg | 差 | 差の標準誤差 | $Z$ 値 | $p$ 値 |
|---|---|---|---|---|---|---|---|
| IPW 解析 | 1 | 0.199 | 0.184 | 0.015 | 0.023 | 0.67 | 0.51 |
| | 2 | 0.368 | 0.279 | 0.089 | 0.024 | 3.71 | 0.0002 |
| | 3 | 0.508 | 0.398 | 0.110 | 0.030 | 3.67 | 0.0002 |
| | 4 | 0.580 | 0.529 | 0.052 | 0.035 | 1.49 | 0.14 |
| 多重補完法 | 1 | 0.200 | 0.183 | 0.016 | 0.027 | 0.62 | 0.54 |
| | 2 | 0.364 | 0.272 | 0.092 | 0.024 | 3.89 | 0.0001 |
| | 3 | 0.500 | 0.387 | 0.113 | 0.027 | 4.24 | 0.0001 |
| | 4 | 0.570 | 0.520 | 0.049 | 0.034 | 1.45 | 0.15 |

その結果は，時点 1 を除けば，各時点での無月経割合がわずかに小さくなっているものの，いずれの時点においても群間差に関しては IPW 解析とほぼ同じ結果である．

## 11.3 MNAR のモデリング

脱落するかどうかが欠測した結果変数自体に影響を受ける場合，すなわち欠測メカニズムが MNAR である場合には，これまで述べてきた解析方法を含むほとんどすべての標準的な解析方法ではバイアスのない群間比較を行えない．バイアスのない推定値を得るためには，結果変数の測定過程と欠測過程の同時分布に対するモデルを考える必要がある．その方法は，同時分布 $f(y_i, d_i\,;\,\theta, \gamma)$ をどのように分解するかによって，セレクションモデル (selection models) とパターン混合モデル (pattern mixture models) の二つのアプローチに分けることができる[4,5]．

### 11.3.1 セレクションモデル

セレクションモデルは，式 (11.1) の同時分布の分解に基づいたアプローチである．たとえば，表 11.1 のデータにおいて，ある時点 $t$ ($t \geq 2$) で脱落するかどうかにその時点での (一部の対象者では欠測した) 結果変数 $Y_{it}$ も影響すると仮定した以下のようなモデルを考える．

$$\begin{aligned}&\log \frac{\Pr(d_i = t | d_i \geq t, y_{i1}, \ldots, y_{it-1}, y_{it})}{\Pr(d_i > t | d_i \geq t, y_{i1}, \ldots, y_{it-1}, y_{it})} \\ &= \gamma_0 + \gamma_1 dose_i + \gamma_2 y_{i1} + \cdots + \gamma_t y_{it-1} + \gamma_{t+1} y_{it}\end{aligned} \tag{11.15}$$

式 (11.15) で，$\gamma_2 = \cdots = \gamma_{t+1} = 0$ であれば，脱落メカニズムが MCAR に相当し，$\gamma_2$ から $\gamma_t$ のいずれかがゼロでなく，$\gamma_{t+1} = 0$ であれば，脱落メカニズムが MAR に相当する．$\gamma_{t+1} \neq 0$ であれば，欠測メカニズムは MNAR である．

11.2.2 項で述べたように，$\gamma_{t+1} \neq 0$ の場合には，観察データに対する同時分布 $f(y_i^o, d_i\,;\,\theta, \gamma)$ は，測定過程に対する周辺分布 $f(y_i^o\,;\,\theta)$ と欠測過程に対する分布 $f(d_i | y_i^o\,;\,\gamma)$ の積に分解することはできない．すなわち，式 (11.8) を直接評価しなければならない．MNAR の場合を考慮するために，そのような同時モデルの提案がいくつかなされている[20,21]．それらのモデルのパラメータ推定には，シンプレックス法や EM アルゴリズム等が利用されている．しかしながら，それらのモデルは，既存の統計ソフトで容易に実行できないという実際上の問題や式 (11.8) に含まれる積分計算が複雑という技術的な問題だけでなく，式 (11.15) のパラメータ，特に $\gamma_{t+1}$ の識別可能性という本質的な問題が存在する．また，そのような同時モデルから得られる結果が妥当であるためには，測定過程に対するモデル $f(y_i^o\,;\,\theta)$ だけでなく，式 (11.15) で表現される欠測過程に対するモデルも正しいことを前提としている．一般に，欠測理由に関する十分な外部情報がない限り，式 (11.15) のような観察されていないデータに基づいたモデルの妥当性の評価は困難である．したがって，データから検証不能

な仮定に統計的推測が強く依存している以上，得られる結果の解釈は慎重にならざるを得ない．脱落過程に対するいくつかのモデルの下で最終的な結果がどのように変化するかを検討する感度解析を行うことが必要である[21]．

### 11.3.2 パターン混合モデル

セレクションモデルとは異なる以下のような同時分布 $f(y_i, d_i)$ の分解に基づいて，欠測メカニズムを考慮するアプローチがパターン混合モデルである[22]．

$$f(y_i, d_i) = f(y_i|d_i)f(d_i) \tag{11.16}$$

式 (11.16) の右辺の第一項は脱落パターン (たとえば，表 11.2 で示した四つのパターン) ごとの結果変数の分布であり，$Y_i$ の周辺分布は，それぞれのパターンが右辺の第二項を重みとして混在したものとして捉えることができる．

セレクションモデルとパターン混合モデルは，同じ同時分布に対する分解方法が異なるだけなので，理論的には，一方のモデルを他方のモデルで表現することが可能である．しかしながら，解析を簡略化，あるいはパラメータを識別可能にするための仮定は，二つの分解方式で異なるものが導かれるので，一般にこの二つのアプローチは異なった解析となる．ただし，欠測メカニズムが MCAR であれば，式 (11.16) は式 (11.1) のセレクションモデルと同じ形 $f(y_i)f(d_i)$ となり，どちらも同じモデルとなる．

式 (11.16) の下では，観察データに対する同時分布は，以下のように表現される．

$$\begin{aligned} f(y_i^o, d_i) &= \int f(y_i, d_i)dy_i^m = f(d_i)\int f(y_i^o, y_i^m|d_i)dy_i^m \\ &= f(d_i)\int f(y_i^o|d_i)f(y_i^m|y_i^o, d_i)dy_i^m \end{aligned} \tag{11.17}$$

脱落した対象者 (脱落パターン $d_i < T+1$) に対しては，$f(y_i^m|y_i^o, d_i)$ に関する情報が観察データに含まれていないので，パターン混合モデルによって解析を行うためには，いくつかのパラメータを識別可能にするための何らかの制約が必要となる．

表 11.1 のデータに対して，時点ごとの無月経割合の単純な推定をパターン混合モデルで行う (ただし，150 mg 群のみを考える)．脱落パターンごとに推定すべきパラメータ $\theta_t^{(d)}$ $(t = 1, \cdots, 4)$ の推定値を表 11.7 に示す．表中の × は推定不能なパラメータを意味し，1 番最後の行が関心のある時点ごとの無月経割合の (脱落パターンに関して

**表 11.7** 脱落パターンごとの識別可能なパラメータ (無月経割合の単純平均)

| パターン | 人数 (割合) | 時点 | | | |
|---|---|---|---|---|---|
| | | 1 | 2 | 3 | 4 |
| 1 ($d=2$) | 99 (17.22%) | 0.313 | × | × | × |
| 2 ($d=3$) | 87 (14.13%) | 0.241 | 0.483 | × | × |
| 3 ($d=4$) | 36 (6.26%) | 0.250 | 0.361 | 0.639 | × |
| 4 ($d=5$) | 353 (61.39%) | 0.162 | 0.298 | 0.479 | 0.535 |
| | | 0.205 | × | × | × |

× は推定不能なパラメータを示す

平均した) 推定値 $\sum_d p^{(d)}\hat{\theta}_t^{(d)}$ (ただし，$p^{(d)}$ は各脱落パターンの観察割合) である．

Little[22] は，以下のような **CCMV** (complete case missing variable) 制約を提案している．ただし，$t \geq d_i$, $d_i < T+1$ である．

$$f(y_{it}|y_{i1},\ldots,y_{it-1},d_i) = f(y_{it}|y_{i1},\ldots,y_{it-1},d_i = T+1) \tag{11.18}$$

この制約は，ある脱落パターンの集団における脱落時点以降の (未観測の) 結果変数の条件付き分布が，最後まで脱落なく観察された集団 ($d_i = T+1$) の条件付き分布と同じであることを意味している．この制約の下では，表 11.7 の推定不能なパラメータは，脱落パターン 4 ($d=5$) のデータを利用して推定 (予測) することになる．

たとえば，脱落パターン 1 ($d=2$) の時点 2 での無月経割合の推定値 $\hat{\theta}_2^{(2)}$ は，式 (11.18) の仮定 $f(y_{i2}^{(2)}|y_{i1}^{(2)},d_i=2) = f(y_{i2}^{(5)}|y_{i1}^{(5)},d_i=5)$ より，

$$\theta_2^{(2)} = E(y_{i2}^{(2)}) = \alpha_0^{(2)} + \alpha_1^{(2)}E(y_{i1}^{(2)}) = \hat{\alpha}_0^{(5)} + \hat{\alpha}_1^{(5)}E(y_{i1}^{(2)}) = 0.352$$

と計算される．ただし，$\alpha_0^{(d)}$，$\alpha_1^{(d)}$ は結果変数 $Y_{i2}^{(d)}$ の $Y_{i1}^{(d)}$ の上への回帰モデルにおけるパラメータである．最終的に，脱落パターンに関して平均した時点 2 での無月経割合の推定値は，

$$\begin{aligned}\sum_d \hat{p}^{(d)}\hat{\theta}_2^{(d)} &= (17.22\times 0.352 + 14.13\times 0.483 + 6.26\times 0.361 + 61.39\times 0.298)/100\\ &= 0.334\end{aligned}$$

となる．同様にして残りの $\theta_t^{(d)}$ を求めると，$\hat{\theta}_3^{(2)} = 0.522$, $\hat{\theta}_4^{(2)} = 0.566$, $\hat{\theta}_3^{(3)} = 0.566$, $\hat{\theta}_3^{(4)} = 0.601$, $\hat{\theta}_4^{(4)} = 0.601$ となり，脱落パターンに関して平均した 3 時点目と 4 時点目の無月経割合の推定値は，それぞれ 0.504 と 0.548 となる．なお，この時点ごとの周辺平均 $\sum_d \hat{p}^{(d)}\hat{\theta}_t^{(d)}$ の分散は，デルタ法を用いれば計算可能である[23]．

パラメータを識別可能にするための制約は，CCMV 制約以外にもいくつかのものが提案されている．以下の **ACMV** (available case missing variable) 制約がその一つである．

$$f(y_{it}|y_{i1},\ldots,y_{it-1},d_i) = f(y_{it}|y_{i1},\ldots,y_{it-1},d_i > t)$$

この制約は CCMV 制約とは異なり，識別不能なパラメータを予測するためにそれまでの時点で観察されたすべてのデータを利用する．たとえば，脱落パターン 1 ($d=2$) の時点 2 での無月経割合 $\theta_2^{(2)}$ の推定には，パターン 2，パターン 3，パターン 4 において観察された時点 1，時点 2 のデータを利用する．この制約は，欠測パターンが脱落の場合には，セレクションモデルの下での MAR の仮定に相当する．

式 (11.6) のロジスティックモデルに基づいた時点ごとの無月経割合の推定をパターン混合モデルで行う方法も提案されている[24]．脱落パターン 1 (2 時点目で脱落) のグループでは，2 時点目以降のデータが存在しないので，そのグループにおける結果変数の経時変化を表すパラメータは推定不能である．したがって，いくつかの回帰パラ

メータが，脱落パターン間を通して共通であるという制約を入れなければならない．たとえば，脱落パターンを示すダミー変数を $D_{i1}$, $D_{i2}$, $D_{i3}$ (パターン 4 の最後まで観察された対象者の場合，$D_{i1} = D_{i2} = D_{i3} = 0$) として，以下のようなモデルが考えられる．

$$\begin{aligned}\log\left(\frac{\Pr(Y_{it}=1|D_i)}{\Pr(Y_{it}=0|D_i)}\right) &= \beta_1+\beta_2 D_{i1}+\beta_3 D_{i2}+\beta_4 D_{i3}\\ &\quad+\beta_5 t_{it}+\beta_6 t_{it}^2+\beta_7 dose_i+\beta_8(t_{it}\times dose_i)+\beta_9(t_{it}^2\times dose_i)\end{aligned} \tag{11.19}$$

式 (11.19) のモデルでは，脱落パターンの違いはベースラインでの反応割合に影響を与えるが，その経時変化には影響を与えないことを仮定したモデルである．式 (11.19) の回帰パラメータ $\beta$ は GEE を当てはめることができる標準的な統計ソフトを用いれば求めることができる．式 (11.7) の相関構造を仮定した GEE モデルを当てはめた結果を表 11.8 に示す．$\beta_2$, $\beta_3$, $\beta_4$ のパラメータ推定値から，ベースラインでの無月経割合は，最後まで観察されたグループ (パターン 4) よりも途中で脱落した集団の方が高い傾向があり，その傾向は脱落時点が早期ほど顕著であることがわかる．したがって，表 11.1 のデータでは，状態の良い (反応あり) 対象者ほど早期に脱落しているといえる．この結果は，時点 1 で反応ありの対象者ほど時点 2 以降で脱落しやすい傾向があることを示した表 11.5 の結果と矛盾しない．

式 (11.19) の回帰パラメータ $\beta$ の推定値と，群 (あるいは，共変量) ごとの各脱落パターンの観察割合が求まれば，最終的に，各群・時点における無月経割合の周辺平均を求めることができる．その結果を表 11.8 に示す．表 11.6 の IPW 解析や多重補完法の結果と比べて，いずれの群・時点においても無月経割合の推定値は高めに推定されている．これは，脱落した対象者ほど反応「あり」の傾向があることに起因していると思われる．しかしながら，各時点における群間差に関しては，表 11.6 の結果とほぼ同じである．

**表 11.8** 式 (11.19) のモデルを表 11.1 のデータに当てはめた結果

| 変数 | 推定値 | 標準誤差 | 95%信頼区間 |
|---|---|---|---|
| 切片 | −2.344 | 0.2703 | −2.874, −1.814 |
| $D_{i1}$ (パターン 1 v.s. 4) | 0.689 | 0.186 | 0.325, 1.053 |
| $D_{i2}$ (パターン 2 v.s. 4) | 0.453 | 0.158 | 0.143, 0.764 |
| $D_{i3}$ (パターン 3 v.s. 4) | 0.387 | 0.185 | 0.025, 0.749 |
| 時点 | 0.638 | 0.219 | 0.209, 1.068 |
| 時点$^2$ | −0.014 | 0.041 | −0.095, 0.067 |
| 治療群 | −0.490 | 0.358 | −1.190, 0.211 |
| 治療群 × 時点 | 0.726 | 0.304 | 0.130, 1.321 |
| 治療群 × 時点$^2$ | −0.137 | 0.058 | −0.251, −0.024 |

式 (11.19) とは異なるパターン混合モデルも考えることができる．たとえば，以下のようなモデルである[24)]．ただし，変数 $D_i^*$ は，追跡途中で脱落したかどうかを表す指示変数 (脱落パターン 1, 2, 3 なら 1，パターン 4 なら 0 をとる変数) である．

$$
\begin{aligned}
log\left(\frac{\Pr(Y_{it}=1|D_i)}{\Pr(Y_{it}=0|D_i)}\right) &= \beta_1+\beta_2 D_{i1}+\beta_3 D_{i2}+\beta_4 D_{i3} \\
&+\beta_5 t_{it}+\beta_6 t_{it}^2+\beta_7 dose_i+\beta_8(t_{it}\times dose_i)+\beta_9(t_{it}^2\times dose_i) \\
&+\beta_{10}(D_i^*\times t_{it})+\beta_{11}(D_i^*\times t_{it}^2)+\beta_{12}(D_i^*\times dose_i) \\
&+\beta_{13}(D_i^*\times t_{it}\times dose_i)+\beta_{14}(D_i^*\times t_{it}^2\times dose_i)
\end{aligned} \quad (11.20)
$$

式 (11.20) のモデルは，脱落パターンの違いがベースラインでの反応割合に影響を与えるだけでなく，脱落者と最後まで観察された対象者で反応の経時変化が治療群ごとに異なることを許したモデルである．表 11.9 に式 (11.20) から求まる各群・時点における無月経割合の周辺平均の推定値を示す．式 (11.19) のモデルの結果と比べて，特に時点 3 と時点 4 における無月経割合の推定値がいずれの群においても高い値となっている．しかしながら，時点 4 においての群間差が小さくなっているのを除けば，モデル (11.20) を用いたとしても群間差に関してはほぼ同じ結果となっている．

**表 11.9** 時点ごとの無月経割合の推定値とその群間差の推定値 (パターン混合モデル)

| 解析方法 | 時点 | 150 mg | 100 mg | 差 | 差の標準誤差 | $Z$ 値 | $p$ 値 |
|---|---|---|---|---|---|---|---|
| モデル (11.19) | 1 | 0.200 | 0.184 | 0.016 | 0.023 | 0.70 | 0.49 |
| | 2 | 0.380 | 0.288 | 0.091 | 0.027 | 3.37 | 0.001 |
| | 3 | 0.526 | 0.415 | 0.111 | 0.031 | 3.58 | 0.0003 |
| | 4 | 0.600 | 0.547 | 0.053 | 0.036 | 1.47 | 0.14 |
| モデル (11.20) | 1 | 0.201 | 0.185 | 0.016 | 0.023 | 0.70 | 0.49 |
| | 2 | 0.382 | 0.282 | 0.100 | 0.029 | 3.45 | 0.0006 |
| | 3 | 0.563 | 0.457 | 0.106 | 0.042 | 2.52 | 0.01 |
| | 4 | 0.674 | 0.648 | 0.026 | 0.057 | 0.46 | 0.65 |

パターン混合モデルは，セレクションモデルとは異なり，欠測メカニズムに対する明示的な仮定を置くことなく，欠測メカニズムを考慮した解析 (non-ignorable analysis) を行うことができるが，いくつかの問題もある．一つ目の問題は，欠測パターンの分類方法である．脱落時点が同じ対象者は何らかの意味でよく似ていると思われるので，表 11.7 で示したように脱落時点でパターンを分類することが多いが，本来は追跡不能，無効，副作用による脱落等のように脱落理由ごとに分類してもかまわない．しかしながら，パターン混合モデルを当てはめるためには各パターンに十分な対象者がいることが前提なので，パターン数が多く，各パターン内での人数は少ない場合には，いくつかのパターンをまとめなければならず，誤分類の問題が生じる．二つ目の問題は，パターン混合モデルから得られる結果は，パラメータ推定のためにどのような制約を用いたかに完全に依存する点である．パラメータを識別可能とするための制約は，一般にデータからはその妥当性を検証することはできないので，表 11.9 に示したように，いくつかのモデルを仮定して得られる結果の頑健性を検討しておくことが重要である[21]．

## 11.4 感度解析

欠測データに対するいくつかの統計解析手法についてこれまで述べたが，欠測データが存在したとしてもこれらの方法を用いれば，その結果がつねに妥当であることを意味しない．どんな統計解析手法にも前提が存在し，その前提が成立していれば，得られる結果は理論どおり妥当であるかもしれないが，前提が大きく崩れるようであれば，適用した解析手法の頑健性が問題となる．欠測データに対する解析方法の問題は，解析のために必要な欠測メカニズムに関する前提条件の多くが，データからは検証不能な点である．データから検証不能な仮定に統計的推測が強く依存している以上，特に欠測データが多量の場合には，解析は確証的な結論を導かず，得られる結果の解釈は慎重にならざるを得ない．欠測データ解析を行うためには，どういう理由で欠測が生じたのか，データの欠測にいたる経緯を代表する変数を可能な限り測定しておくことが大事であり，また，欠測メカニズムに関するいくつかのシナリオの下で結果の感度解析を行うことが重要である．

米国 FDA の要請により NRC (National Research Council) によって作成された「臨床試験における欠測データの予防と取扱いに関するレポート[25]」では，18 個の推奨を提示するとともに，欠測データを予防するためのデザイン上の工夫，推定すべきターゲットパラメータ (estimand) の設定等に加えて感度解析の重要性が強調されている．そのレポートのなかで，感度解析は臨床試験結果の報告の主要な部分を占め，特に欠測データメカニズムに関する仮定に関する感度解析の実行は必須報告事項とされている (15 番目の推奨).

上記レポートの第 5 章で強調されている感度解析手法は，11.3 節で述べた MNAR に対する二つのモデリングの両方に共通に当てはまるアプローチで，グローバル感度解析[13,25,26] とよばれる．たとえば，11.2.3 項で述べた IPW 解析においては，欠測した結果変数による選択バイアスの大きさを表す式 (11.15) のパラメータ $\gamma_{t+1}$ の値をデータから推定するのではなく，その値を適当な範囲で設定 (固定) し，それぞれの下での重みを推定し，群間差の感度解析を行うアプローチである．この方法は，11.3 節の同時分布に基づく方法が完全なパラメトリックなアプローチであるのに対して，同時分布を特定しないセミパラメトリックなアプローチである．

上記のグローバル感度解析は，欠測メカニズムに MAR を仮定した場合の通常の解析結果を包含しており，選択バイアスパラメータを広範囲に変化させたとしても，MAR での結果との乖離がほとんどなければ，解析結果の欠測メカニズムの仮定に関する頑健性が示唆され，結果の解釈は比較的容易である．しかしながら，そのような理想的な結果にならないことも多く，複数の感度解析結果を統合して治療効果に関して一つの結論を得る方法については，現段階ではコンセンサスはない．選択バイアスパラメータに関する信頼できる事前情報があれば，それを利用して複数の結果を一つの指標に統合することも考えられるが，そのような情報がつねに存在するとは限らない．グローバル感度解析の一つのポイントは，選択バイアスパラメータの設定範囲である．当該試験特性，アウトカム，先行研究結果等から医学的にありえそうな範囲を設定することになるが，その範囲内での治療効果の点推定値と95%信頼区間の併記により結果を解釈したり，MARでの結果と逆の結果が得られるようなバイアスパラメータの値を探索し，そのような値は医学的に想定しうる範囲内かを議論したりする等のアプローチが考えられている．

最後に，前述のNRCレポートにも強調されているように，欠測データに対する最も効果的な対処法はその予防である．臨床試験は，明確な仮説が存在する下で，その仮説を検証するための実験である．そもそも欠測データが存在しないように，試験を計画・実施する努力，試験に登録した対象者は試験終了まで追跡する義務を果たさない限り，どのような解析方法を用いたとしてもその結果を積極的に解釈することは危険である．特に，仮説検証に関して確証的側面が強い第III相試験においては，脱落が重度，あるいは多量であることは，適用する解析手法の問題ではなく，その臨床試験の質の問題，あるいはその臨床試験が不成立になっていることを意味するかもしれない．しかしながら，綿密な計画を誠実に実施したとしても，副作用による投薬中止，用法用量が守れない等の脱落例は存在しえる．このような問題は，市販後にも同じことが起こると予想され，それ自体が薬効表示されるべきものである．少なくとも市販ということを考えた臨床試験であれば，ケースバイケースの議論になるかもしれないが，副作用による投薬中止等は薬剤の有効性に関しては「無効」と判断すべきである．あるいは，そのような予測ができるように，脱落や中止理由をこれまでの臨床試験データ等から十分吟味して，その情報を試験デザイン段階で収集することを計画し，それらを欠測メカニズムに反映させた解析を行う必要がある．



## 文　　献


1) Rubin, DB. *Biometrika* **63**: 581–592, 1976.
2) Machin, D, T Farley, B Busca, M Campbell and CD' Archangues. *Contraception* **38**: 165–179, 1988.
3) Fitzmaurice, GM, NM Laird and JH Ware. *Applied Longitudinal Analysis*, Wiley, 2004.
4) Little, RJA and DB Rubin. *Statistical Analysis with Missing Data*, 2nd ed, Wiley, 2001.
5) Little, RJA. *J Am Stat Assoc* **90**: 1112–1121, 1995.
6) Laird, NM. *Stat Med* **7**: 305–315, 1988.
7) Robins, JM, A Rotnitzky and LP Zhao. *J Am Stat Assoc* **90**: 106–121, 1995.
8) Gillings, D and G Koch. *Drug Inf J* **25**: 411–424, 1991.

9) Diggle, PJ, P Heagerty, KY Liang and SL Zeger. *Analysis of Longitudinal Data*, 2nd ed, Oxford University Press, 2001.
10) Liang, KY and SJ Zeger. *Biometrika* **73**: 13–22, 1986.
11) Greenland, S and WD Finkle. *Am J Epidemiol* **142**: 1255–1264, 1995.
12) Horvitz, DG and DJ Thompson. *J Am Stat Assoc* **47**: 663–685, 1952.
13) Rotnitzky, A, JM Robins and DO Scharfstein. *J Am Stat Assoc* **93**: 1321–1339, 1998.
14) Bang, H and JM Robins. *Biometrics* **61**: 962–972, 2005.
15) Tsiatis, AA. *Semiparametric Theory and Missing Data*. Springer, 2006.
16) Rubin, DB. *Multiple Imputation for Nonresponse in Surveys*, Wiley, 1987.
17) Schafer, JL. *Stat Methods Med Res* **8**: 3–5, 1999.
18) Barnerd, J and DB Rubin. *Biometrika* **86**: 948–955, 1999.
19) Rosembaum, PR and DB Rubin. *Biometrika* **70**: 41–55, 1983.
20) Diggle, P and MG Kenward. *Applied Statistics* **43**: 49–93, 1994.
21) Verbeke, G and G Molenberghs. *Linear Mixed Models for Longitudinal Data*. Springer, 2000.
22) Little, RJA. *J Am Stat Assoc* **88**: 125–134, 1993.
23) 松山　裕. 計量生物学 **25**: 89–116, 2004.
24) Fitzmaurice, GM and LM Laird. *Biostatistics* **1**: 141–156, 2000.
25) National Research Council. *The Prevention and Treatment of Missing Data in Clinical Trials*, National Academies Press, 2010.
26) Scharfstein, DO, A Rotnitzky and JM Robins. *J Am Stat Assoc* **94**: 1096–1146, 1999.

Chapter 12

# 多変量解析

## 12.1　データの簡略化

データの表現を適切に簡略化することは，データの構造を捉えるために非常に重要である．本節では，統計学における代表的なデータ簡略化法である主成分分析，因子分析，多次元尺度構成法について説明する．

### 12.1.1　主成分分析

データの適切な低次元表現を得るための代表的な解析法として，主成分分析 (principal component analysis, PCA) は広く用いられている[1]．

まず，$d$ 種類の変数 (項目や特徴量) をもつデータが $n$ 個観測された状況を考える．これらを $\boldsymbol{x}_1, \ldots, \boldsymbol{x}_n \in \mathrm{R}^d$ と表す．このとき各要素の平均は 0 とする．必要なら標本平均 $\frac{1}{n}\sum_{i=1}^{n}\boldsymbol{x}_i$ を各データから引いておく．データを部分空間に射影して簡略化する．部分空間は，もとのデータと射影したデータの誤差が最も小さくなるように定める．部分空間の基底ベクトルを $\boldsymbol{w}_1, \ldots, \boldsymbol{w}_p\ (p \leq d)$ とし，これらは互いに直交する単位ベクトルとする．データ $\boldsymbol{x}_i$ をこの部分空間に射影した点は $\sum_{k=1}^{p}(\boldsymbol{x}_i^t\boldsymbol{w}_k)\boldsymbol{w}_k$ で与えられる．誤差を 2 乗誤差で測ると

$$\sum_{i=1}^{n}\left\|\boldsymbol{x}_i - \sum_{k=1}^{p}(\boldsymbol{x}_i^t\boldsymbol{w}_k)\boldsymbol{w}_k\right\|^2 = \sum_{i=1}^{n}\boldsymbol{x}_i^t\boldsymbol{x}_i - n\cdot\mathrm{tr}(WW^tS)$$

となる．ここで $S$ は標本分散共分散行列 $S = \frac{1}{n}\sum_{i=1}^{n}\boldsymbol{x}_i\boldsymbol{x}_i^t$，$W$ は $d \times p$ 行列 $W = (\boldsymbol{w}_1, \ldots, \boldsymbol{w}_p)$ とする．よって $\mathrm{tr}(WW^tS)$ を最大にする $W$ を求めればよい．この解は $S$ の固有ベクトルで与えられる．すなわち，$S$ の固有値を $\lambda_1 \geq \lambda_2 \geq \cdots \geq \lambda_d \geq 0$ とすると，上位 $p$ 個の固有値に対応する固有ベクトルを並べた行列 $W^* = (\boldsymbol{w}_1^*, \ldots, \boldsymbol{w}_p^*)$ が最適解になる．第 $j$ 固有値に対応する固有ベクトル $\boldsymbol{w}_j^*$ を第 $j$ 主成分ベクトル (principal component vector) という．データ $\boldsymbol{x}_i \in \mathrm{R}^d$ の低次元表現は $\boldsymbol{z}_i = W^{*t}\boldsymbol{x}_i \in \mathrm{R}^p$ となる．$\boldsymbol{z}_i$ の第 $j$ 要素 $\boldsymbol{w}_j^{*t}\boldsymbol{x}_i$ を $\boldsymbol{x}_i$ の第 $j$ 主成分得点 (principal component score) という．

変換されたデータの分散共分散行列は $W^{*t}SW^*$ となるが，これは $\lambda_1, \ldots, \lambda_p$ を

対角成分にもつ対角行列になる．すなわち，固有値 $\lambda_j (j = 1, \cdots, p)$ は第 $j$ 主成分得点の分散を表す．第 $j$ 主成分得点の寄与率 (contribution ratio) を $\lambda_j / \mathrm{tr}(S) = \lambda_j / (\lambda_1 + \cdots + \lambda_d)$，第 $j$ 主成分得点までの累積寄与率 (cumulative contribution ratio) を $(\lambda_1 + \cdots + \lambda_j) / \mathrm{tr}(S) = (\lambda_1 + \cdots + \lambda_j) / (\lambda_1 + \cdots + \lambda_d)$ と定義する．固有値は非負なので，これらは 0 から 1 までの値をとる．累積寄与率から，もとのデータの情報をどの程度保持しているか見積もることができる．累積寄与率に適当な閾値を設定し，次元 $p$ の大きさを決めることができる．

以下，総務省統計局で公開されている社会生活統計指標の都道府県別の基礎データに主成分分析を適用した例を示す．ここでは，2016 年 6 月において最新の健康・医療の統計データを使用する．項目を表 12.1 に示す．都道府県ごとの人口の違いを考慮するため，実際には各項目を人口で割っている．つまり各都道府県ごとの 1 人当たりの医療の充実度合を示すデータといえる．各項目の値の大きさに意味があるため，まずは項目ごとにノルムを 1 に揃えてから平均を引く基準化を行い，その後で主成分分析を行った．[2)]

**表 12.1** 主成分ベクトル

| 項目 | PC1 | PC2 | PC3 | PC4 | PC5 | PC6 | PC7 | PC8 | PC9 | PC10 | PC11 | PC12 |
|---|---|---|---|---|---|---|---|---|---|---|---|---|
| 一般病院数 | 0.51 | 0.34 | 0.14 | −0.42 | 0.14 | 0.27 | −0.18 | 0.34 | −0.34 | 0.20 | −0.15 | −0.08 |
| 一般診療所数 | 0.08 | 0.15 | 0.29 | 0.40 | −0.15 | 0.16 | 0.48 | −0.13 | 0.02 | 0.40 | −0.23 | −0.48 |
| 精神科病院数 | 0.59 | 0.12 | −0.70 | 0.22 | −0.05 | −0.13 | 0.12 | −0.02 | 0.24 | 0.08 | 0.07 | 0.04 |
| 歯科診療所数 | −0.04 | 0.32 | 0.17 | 0.25 | 0.15 | −0.09 | −0.18 | 0.11 | 0.01 | 0.24 | 0.82 | −0.07 |
| 医師数 | 0.13 | 0.23 | 0.26 | 0.17 | −0.32 | 0.40 | 0.02 | −0.18 | 0.19 | 0.02 | 0.00 | 0.71 |
| 歯科医師数 | −0.02 | 0.40 | 0.12 | 0.42 | 0.28 | −0.15 | −0.47 | 0.08 | 0.26 | −0.26 | −0.42 | −0.09 |
| 看護師数 | 0.25 | 0.08 | 0.10 | −0.03 | −0.20 | 0.28 | 0.03 | −0.23 | −0.02 | −0.73 | 0.26 | −0.39 |
| 救急自動車数 | 0.27 | −0.53 | 0.17 | 0.33 | 0.56 | 0.28 | 0.16 | 0.24 | 0.00 | −0.12 | 0.06 | 0.14 |
| 救急告示病院数 | 0.33 | 0.02 | 0.45 | −0.30 | 0.10 | −0.59 | 0.30 | −0.06 | 0.35 | −0.09 | 0.02 | 0.10 |
| 薬局数 | 0.11 | 0.13 | 0.00 | 0.21 | 0.21 | −0.29 | 0.08 | −0.49 | −0.71 | −0.08 | −0.05 | 0.21 |
| 医薬品販売業数 | 0.20 | −0.27 | 0.17 | 0.31 | −0.59 | −0.32 | −0.19 | 0.45 | −0.28 | −0.08 | −0.02 | 0.02 |
| 保健師数 | 0.27 | −0.40 | 0.13 | −0.04 | −0.05 | 0.03 | −0.57 | −0.52 | 0.14 | 0.32 | 0.01 | −0.17 |

推定された主成分ベクトルは表 12.1 となり，対応する固有値と寄与率は表 12.2 となる．ここで PC1 は第一主成分ベクトルを表す．また数値は四捨五入をし小数点第 2 位または 3 位まで記載している．図 12.1(a) に第 1 主成分得点 $(\boldsymbol{w}_1^{*t}\boldsymbol{x})$ と第二主成分

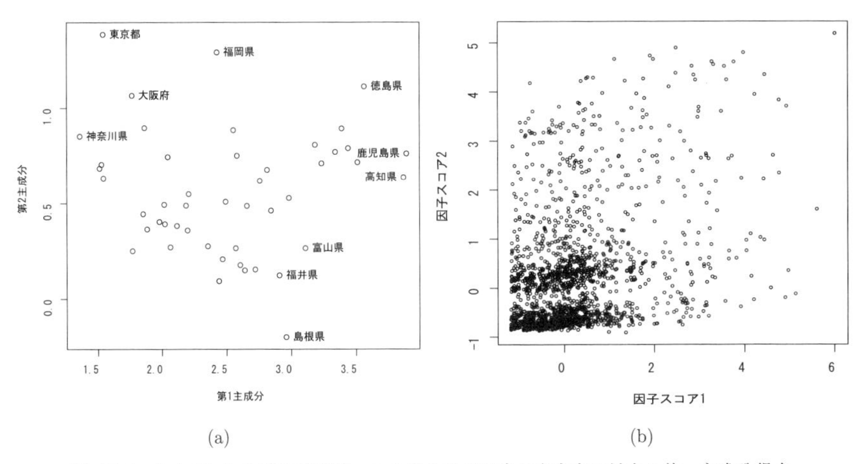


**図 12.1** (a) 12.1.1 項の数値例．1 人当たりの医療の充実度に対する第一主成分得点と第二主成分得点．(b) 12.1.2 項の数値例．Bartlett 法による因子スコア．

**表 12.2** 固有値と寄与率

| | PC1 | PC2 | PC3 | PC4 | PC5 | PC6 | PC7 | PC8 | PC9 | PC10 | PC11 | PC12 |
|---|---|---|---|---|---|---|---|---|---|---|---|---|
| 固有値 | 0.427 | 0.104 | 0.070 | 0.034 | 0.027 | 0.019 | 0.016 | 0.014 | 0.008 | 0.004 | 0.002 | 0.001 |
| 寄与率 | 0.587 | 0.143 | 0.096 | 0.047 | 0.037 | 0.026 | 0.022 | 0.019 | 0.011 | 0.006 | 0.003 | 0.002 |
| 累積寄与率 | 0.587 | 0.730 | 0.826 | 0.873 | 0.910 | 0.937 | 0.959 | 0.978 | 0.989 | 0.995 | 0.998 | 1.000 |

得点 $(\boldsymbol{w}_2^{*t}\boldsymbol{x})$ を示す．ただし原点は中心化する前の原点に戻している．表 12.1 の第一主成分ベクトルをみてみると多くの数値が正の値をとることがわかる．つまり項目の数値が大きくなれば主成分も大きくなり，このことから第一主成分をしばしば大きさの因子 (size factor) とよぶ．これに対し第二主成分以降は正と負の符号が混在するため型の因子 (shape factor) ともよばれる．表 12.2 に注目すると第一主成分に対する寄与率は 0.587，第二主成分の寄与率は 0.143 となり，二つの主成分で全体の 73%が表現できていることになる．図 12.1(a) の第一主成分に注目すると鹿児島県，高知県，徳島県の値が高くなっており，1 人当たりの全体的な医療の充実度が高いことが示唆される．反対に東京都，大阪府，神奈川県等は人口が多いため，1 人当たりの全体的な充実度は低い．第二主成分ベクトルでは特に救急自動車数，保健師数，歯科医師数の比重が大きい (表 12.1)．島根県では第二主成分得点の値が負となっているため，1 人当たりの救急自動車数と保健師数が充実しているといえる．逆に第二主成分得点が一番大きい東京都では，1 人当たりの歯科医師数が多いことがわかる．このように都道府県ごとに 1 人当たりの医療の充実度はかなり異なっている．

### 12.1.2 因子分析

因子分析 (factor analysis) は主成分分析と同様に，データの簡略な表現を得る方法である．主成分分析とは異なり，因子分析では高次元データの背後に少数の因子が存在すると仮定し，それらの組合せで観測データを説明する．さらに個々のデータには，それぞれの独自性を表す変量が影響を与えると仮定する．

**a.　モデリング**

主成分分析の場合と同様に，多次元データ $\boldsymbol{x}_1, \ldots, \boldsymbol{x}_n \in \mathrm{R}^d$ が観測されたとする．ただし各要素の平均は 0 とする．データ $\boldsymbol{x}_i$ に影響を与える $p$ 次元 $(p \le d)$ の共通因子 (common factor) を $\boldsymbol{f}_i \in \mathrm{R}^p$，データの独自因子 (specific factor) を $\boldsymbol{u}_i \in \mathrm{R}^d$ として，統計モデル

$$\boldsymbol{x}_i = \Lambda \boldsymbol{f}_i + \boldsymbol{u}_i \tag{12.1}$$

を仮定する．$\Lambda$ は因子負荷行列 (factor loading matrix) とよばれる $d \times p$ 行列である．因子 $\boldsymbol{f}_i, \boldsymbol{u}_i$ は観測されない確率変数とする．因子の期待値と分散に対して $\mathrm{E}[\boldsymbol{f}_i] = \boldsymbol{0}, \mathrm{Var}[\boldsymbol{f}_i] = I_p, \mathrm{E}[\boldsymbol{u}_i] = \boldsymbol{0}, \mathrm{Var}[\boldsymbol{u}_i] = \Psi$ を仮定する．ここで $\Psi$ は対角成分が $\psi_{ii}$ $(i = 1, \cdots, d)$ の対角行列とする．たとえば 5 科目の試験の点数を $\boldsymbol{x} \in \mathrm{R}^5$ とし，因子として理系的能力と文系的能力と解釈できる $\boldsymbol{f} \in \mathrm{R}^2$ を想定する．共通因子 $\boldsymbol{f}_i$ は確率変数として表されるため，回帰分析の回帰係数とは役割や解釈が異なることに注意が必要である．

データから $\Lambda, \Psi$ を推定する．モデル (12.1) について，両辺の分散を計算すると

$$\mathrm{Var}[\boldsymbol{x}_i] = \Lambda\Lambda^t + \Psi \tag{12.2}$$

となる．よって $\Lambda\Lambda^t + \Psi$ がデータの標本分散共分散行列 $S$ に近くなるように $\Lambda, \Psi$ を定めればよい．通常 $\Lambda$ は一意には定まらず，直交行列の自由度がある．実際，$Q$ を $p \times p$ の直交行列とすると，$\Lambda$ と $\boldsymbol{f}_i$ の代わりに $\Lambda Q$ と $Q^t \boldsymbol{f}_i$ を用いても (12.1) がみたされる．分散ではなく相関行列 $R$ に対して，(12.2) と同様のモデルを当てはめることもできる．実データ解析では相関行列が用いられることが多い．

**b.　パラメータ推定**

相関行列 $R$ に対してパラメータ $\Lambda, \Psi$ を推定する方法を紹介する．主に 2 種類のアプローチが提案されている．

一つ目は，行列ノルムの下で最も良く近似するパラメータを計算する方法である．まず誤差を測る関数を

$$L(\Lambda, \Psi) = \|R - (\Lambda\Lambda^t + \Psi)\|^2$$

と置く．ここで $\|\cdot\|$ は $\|A\|^2 = \mathrm{tr}(AA^t)$ で定義される行列ノルムとする．損失が減少するように，$\Lambda$ と $\Psi$ を交互に更新する．これは**主因子法** (principal factor analysis) とよばれる計算法である．アルゴリズムを図 12.2 に示す．行列 $\Psi$ の対角成分は 0 から 1 の間に収まっていなければならない．単純な主因子法ではそのような制約がみたされる保証がないので，数値計算上の工夫が必要になる．

パラメータ推定の二つ目の方法では，$\boldsymbol{x}$ が従う分布として $d$ 次元正規分布 $N(\boldsymbol{0}, \Lambda\Lambda^t +$

1) $R$ をデータの相関行列とする．適当な正実数 $\psi_{ii}$ $(i = 1, \cdots, d)$ を対角成分にもつ $d \times d$ 対角行列 $\Psi$ を初期値とする．
2) 以下の a) ～ e) を繰り返す．
   a) $R - \Psi$ の固有値 $\lambda_1 \geq \cdots \geq \lambda_d$ と固有ベクトル $\boldsymbol{a}_1, \cdots, \boldsymbol{a}_d \in \mathrm{R}^d$ を計算する．
   b) $\Lambda = \sum_{k=1}^{p} \sqrt{\lambda_k}\boldsymbol{a}_k$ とする．
   c) $\Psi$ の対角成分を $R - \Lambda\Lambda^t$ の対角成分に置き換える．
   d) $\Psi$ が収束したら $\Lambda, \Psi$ を出力して終了．
   e) $\Psi$ が収束していないなら a) に戻る．

**図 12.2** 主因子法

$\Psi)$ を仮定する．標本分散共分散行列を $S$ とすると，対数尤度関数 $\ell(\Lambda, \Psi)$ は

$$\ell(\Lambda, \Psi) = -\frac{n}{2}\mathrm{tr}(S(\Lambda\Lambda^t + \Psi)^{-1}) - \frac{n}{2}\log|\Lambda\Lambda^t + \Psi| - \frac{nd}{2}\log(2\pi)$$

で与えられる．これを数値的に最大化して，パラメータ $\Lambda, \Psi$ を得る．この方法でも，最適解において $\Psi$ の対角成分の非負性は保証されない．パラメータに適切な制約条件を加える必要がある．

### c. 因子回転

前述のように因子負荷行列 $\Lambda$ には直交行列 (回転) の自由度がある．この回転を決定するための基準として，バリマックス基準 (varimax criterion)，Procrustes 回転 (Procrustes rotation method) 等が提案されている．

まずバリマックス基準について説明する．因子分析の目的は，共通因子の線形和でデータを説明することである．それぞれの因子における影響の大きさは，因子負荷行列の成分の大きさと関連する．もし因子負荷行列の成分の値が，絶対値の大きい値と 0 に近い値の両極端に分かれているなら，どの因子がデータのどの成分に影響しているか解釈しやすい．すなわち，$\Lambda$ の各要素の 2 乗 $\Lambda_{ij}^2$ ができるだけ広い範囲に散らばるのが好ましいと考えられる．バリマックス基準はこのような考え方で導出される因子回転である．適当なアルゴリズムによって，$\Lambda$ の推定値 $\widehat{\Lambda}$ がひとつ得られているとする．$p$ 次直交行列を $Q$ として，$\mathrm{Var}[(\widehat{\Lambda}Q)_{\cdot j}^2]$ を $((\widehat{\Lambda}Q)_{1j})^2, \cdots, ((\widehat{\Lambda}Q)_{nj})^2$ から計算される標本分散とする．このとき，分散の和 $\sum_{j=1}^{p} \mathrm{Var}[(\widehat{\Lambda}Q)_{\cdot j}^2]$ を最大にする直交行列 $Q$ を選ぶ．因子負荷行列は $\widehat{\Lambda}Q$ によって与えられる．

次に **Procrustes** 回転を紹介する．これまでの経験や応用上の制約等から，すでに好ましい因子負荷行列のパターンがわかっているものとする．そのようなパターンを $d \times p$ 行列 $B$ で表す．Procrustes 回転では，$\widehat{\Lambda}Q$ が $B$ に近くなるように $Q$ を定める．たとえば $\|\widehat{\Lambda}Q - B\|$ を $Q$ について最小化することで，適切な回転を定める．

### d. 因子スコアの算出

因子回転も含めて $\Lambda, \Psi$ の推定値が求まったら，データ $\boldsymbol{x}$ に対する因子スコア (factor score) を計算することができる．代表的な方法として Thomson 法 (または Thurstone の回帰法) と Bartlett 法がある．

まず Thomson 法を紹介する．共通因子 $\boldsymbol{f} = (f_1, \ldots, f_p)^t$ の第 $j$ 因子を $f_j$ とし，

2 乗誤差 $\mathrm{E}[(\boldsymbol{x}^t\boldsymbol{a} - f_j)^2]$ を最小にする $\boldsymbol{a} \in \mathrm{R}^d$ を求める．$\boldsymbol{a}$ に関する微分を計算すると

$$\mathrm{E}[2\boldsymbol{x}\boldsymbol{x}^t\boldsymbol{a} - 2f_j\boldsymbol{x}] = 2(\mathrm{E}[\boldsymbol{x}\boldsymbol{x}^t]\boldsymbol{a} - \mathrm{E}[f_j\boldsymbol{x}]) = 2(\Sigma\boldsymbol{a} - \Lambda_j) = 0$$

ただし $\Sigma = \mathrm{Var}[\boldsymbol{x}] = \Lambda\Lambda^t + \Psi$, $\Lambda = (\Lambda_1, \ldots, \Lambda_p) \in \mathrm{R}^{d\times p}$ とする．よって $\boldsymbol{a} = \Sigma^{-1}\Lambda_j$ となり，$f_j$ は $\boldsymbol{a}^t\boldsymbol{x} = \Lambda_j^t\Sigma^{-1}\boldsymbol{x}$ で近似できる．したがって共通因子 $\boldsymbol{f}$ は

$$\hat{\boldsymbol{f}} = \Lambda^t\Sigma^{-1}\boldsymbol{x}$$

により近似される．これが Thomson 法による因子スコアである．一方，Bartlett 法では独自因子 $\boldsymbol{u}$ の分散 $\Psi$ による重み付き 2 乗誤差を最小にする $\boldsymbol{f}$ を求める．すなわち $(\boldsymbol{x} - \Lambda\boldsymbol{f})^t\Psi^{-1}(\boldsymbol{x} - \Lambda\boldsymbol{f})$ を最小にする $\boldsymbol{f}$ を求める．すると，因子スコアとして

$$\hat{\boldsymbol{f}} = (\Lambda^t\Psi^{-1}\Lambda)^{-1}\Lambda^t\Psi^{-1}\boldsymbol{x}$$

が得られる．$\mathrm{E}[\hat{\boldsymbol{f}}|\boldsymbol{f}] = \boldsymbol{f}$ が成り立つため，不偏推定量とみなせる．実際の計算では $\Lambda, \Sigma, \Psi$ はそれぞれの推定値に置き換えて算出する．

以下，米国の女性の健康状態を調査した Sutton-Tyrell et al.[3] のデータに対して因子分析を行った結果を示す．2001～2003 年の間に収集された約 2600 人のデータのうち，欠損値がないデータのみを用いた．また今回の因子分析で対象とするのは表 12.3 にまとめた 15 項目である．これは 2 週間のうちに何日該当する症状があったかを記録したアンケート結果であり，頻度に応じて 1～5 の数値が割り振られている (5 件法)．目的はこれらの症状に共通な因子の同定である．相関行列を用い，そこから因子負荷行列の推定を主因子法により行った．またその後バリマックス回転，プロクラステス回転も試みた (表 12.4)．$p = 3$ として共通因子を推定し，絶対値が最大の値を太字で示した．

**表 12.3** 健康問題の質問と回答

| 質問 | まったくない | 1～5 日 | 6～8 日 | 9～13 日 | 毎日 |
|---|---|---|---|---|---|
| 関節，首，肩の凝りや痛みは？ | 1 | 2 | 3 | 4 | 5 |
| 背中の痛みは？ | 1 | 2 | 3 | 4 | 5 |
| 悪寒は？ | 1 | 2 | 3 | 4 | 5 |
| 寝汗は？ | 1 | 2 | 3 | 4 | 5 |
| 鬱状態は？ | 1 | 2 | 3 | 4 | 5 |
| 目まいは？ | 1 | 2 | 3 | 4 | 5 |
| 不機嫌なことは？ | 1 | 2 | 3 | 4 | 5 |
| 神経質なことは？ | 1 | 2 | 3 | 4 | 5 |
| 物忘れは？ | 1 | 2 | 3 | 4 | 5 |
| 気分にむらがある？ | 1 | 2 | 3 | 4 | 5 |
| 動悸は？ | 1 | 2 | 3 | 4 | 5 |
| 不安障害は？ | 1 | 2 | 3 | 4 | 5 |
| 頭痛は？ | 1 | 2 | 3 | 4 | 5 |
| 一過性熱感は？ | 1 | 2 | 3 | 4 | 5 |
| 胸の痛みは？ | 1 | 2 | 3 | 4 | 5 |

**表 12.4** 因子負荷量 $\hat{\Lambda}(p=3)$

| | 回転前 | | | バリマックス回転 | | | Procrustes 回転 | | |
|---|---|---|---|---|---|---|---|---|---|
| | 1 | 2 | 3 | 1 | 2 | 3 | 1 | 2 | 3 |
| 関節首肩の痛み | **0.476** | −0.004 | 0.428 | 0.192 | 0.091 | **0.603** | −0.099 | −0.088 | **0.746** |
| 背中の痛み | **0.497** | 0.060 | 0.472 | 0.161 | 0.147 | **0.653** | −0.179 | −0.033 | **0.820** |
| 悪寒 | **0.438** | 0.371 | −0.056 | 0.199 | **0.517** | 0.162 | 0.070 | **0.517** | 0.040 |
| 寝汗 | **0.469** | 0.723 | −0.165 | 0.110 | **0.867** | 0.083 | −0.073 | **0.952** | −0.098 |
| 鬱状態 | **0.691** | −0.262 | −0.158 | **0.727** | 0.075 | 0.191 | **0.838** | −0.075 | −0.075 |
| 目まい | **0.414** | −0.001 | 0.071 | **0.294** | 0.147 | 0.261 | **0.214** | 0.054 | 0.206 |
| 不機嫌 | **0.697** | −0.206 | −0.141 | **0.699** | 0.124 | 0.210 | **0.781** | −0.020 | −0.046 |
| 神経質 | **0.736** | −0.278 | −0.144 | **0.764** | 0.075 | 0.225 | **0.867** | −0.089 | −0.044 |
| 物忘れ | **0.529** | −0.090 | 0.040 | **0.438** | 0.121 | 0.289 | **0.393** | −0.006 | 0.185 |
| 気分のむら | **0.696** | −0.126 | −0.177 | **0.677** | 0.203 | 0.178 | **0.754** | 0.083 | −0.096 |
| 動悸 | **0.519** | −0.001 | 0.022 | **0.397** | 0.199 | 0.268 | **0.336** | 0.096 | 0.159 |
| 不安障害 | **0.565** | −0.133 | −0.107 | **0.548** | 0.129 | 0.177 | **0.599** | 0.017 | −0.025 |
| 頭痛 | **0.439** | −0.021 | 0.176 | 0.278 | 0.117 | **0.365** | 0.141 | −0.007 | **0.367** |
| 一過性熱感 | 0.414 | **0.539** | −0.047 | 0.100 | **0.654** | 0.159 | −0.087 | **0.690** | 0.056 |
| 胸の痛み | **0.333** | −0.009 | 0.125 | 0.212 | 0.097 | **0.269** | 0.111 | 0.006 | **0.265** |

表 12.4 左側の回転前の結果では $\hat{\Lambda}_1$ に重みが集中し因子の特徴づけが難しい．バリマックス回転を施し各要素の絶対値の違いを顕著にすると，それぞれの列で特徴が出てくる．最初の $\hat{\Lambda}_1$ では鬱状態，不機嫌，神経質等の精神的な健康状態の異常に大きな重みが出てくる．$\hat{\Lambda}_2$ だと悪寒，寝汗，一過性熱感等の免疫作用に関すると思われる症状，$\hat{\Lambda}_3$ では関節，首，肩，背中の痛み等の身体的な異常による症状として特徴づけできる．この結果を，Procrustes 回転を用いてより顕著にしたものが右側の結果となる．バリマックス回転で大きな重みがより大きく，小さな重みがより小さくなった傾向がみてとれるだろう．最後に，Procrustes 回転で得られたパラメータを用いて，Bartlett 法による因子スコアを算出した (図 12.1(b))．一つの点が被験者 1 人に対応する．因子スコア 1 ($f_{1i}, i=1,\cdots,2356$) は原点付近に集中し，いくつか正の向きに外れ値が存在する．これは精神的症状が強く出ている被験者が何割かいることを示している．また因子スコア 2 ($f_{2i}, i=1,\cdots,2356$) に注目すると原点付近と −0.7 付近に二つのクラスターがみてとれる．免疫作用に関した症状の有無で被験者全体を大きく二つに分けられることを示唆している．



### 12.1.3 多次元尺度構成法

$n$ 個のアイテムがあるとき，それぞれのアイテムのペアの類似度 (similarity)，または非類似度 (dissimilarity) の値が情報として与えられているとする．この情報を用いて，似たアイテムは近くなるように点を配置する方法を，**多次元尺度構成法** (multidimensional scaling, MDS) という．

MDS は大別して計量的 MDS (metric MDS) と非計量的 MDS (non-metric MDS) がある．計量的 MDS では，類似度の値を用いてアイテムの低次元表現を得る．一方，非計量的 MDS では類似度の大小関係のみから低次元表現を構成する．以下でそれぞれ解説する．

**a. 計量的多次元尺度構成法**

類似度 $d_{ij}$ $(i,j=1,\cdots,n)$ が Euclid 距離として与えられるとする．すなわち，アイテム $i$ に対して $\boldsymbol{v}_i \in \mathrm{R}^d$ が対応し，$d_{ij}=\|\boldsymbol{v}_j-\boldsymbol{v}_j\|$ が成り立つとする．重心 $\frac{1}{n}\sum_i \boldsymbol{v}_i \in \mathrm{R}^d$ が原点に一致するように，アイテム全体を平行移動しても一般性を失わない．このとき

$$\sum_{j=1}^{n} d_{ij}^2 = n\|\boldsymbol{v}_i\|^2 + \sum_{j=1}^{n}\|\boldsymbol{v}_j\|^2, \quad \sum_{i,j=1}^{n} d_{ij}^2 = 2\sum_{i=1}^{n} n\|\boldsymbol{v}_i\|^2$$

等から

$$\boldsymbol{v}_i^t\boldsymbol{v}_j = \frac{1}{2}\left\{\frac{1}{n}\sum_{k=1}^{n}(d_{ik}^2+d_{jk}^2) - \frac{1}{n^2}\sum_{k,\ell=1}^{n} d_{k\ell}^2 - d_{ij}^2\right\}$$

が成り立つことがわかる．行列 $V$ を $V^t=(\boldsymbol{v}_1,\ldots,\boldsymbol{v}_n)$ として $B=VV^t$ とすると $B_{ij}=\boldsymbol{v}_i^t\boldsymbol{v}_j$ となる．よって $B$ は $d_{ij}(i,j=1,\cdots,n)$ から計算することができる．行列 $B$ に固有値分解や Cholesky 分解を適用して，$V$ を得ることができる．ただし $\boldsymbol{v}_1,\ldots,\boldsymbol{v}_n$ について直交行列分の自由度は定まらず，$Q$ を $n$ 次直交行列として $VQ$ が得られることになる．以上の方法で，$n$ 個のアイテムを $n$ 次元空間に表現することができる．低次元表現を得るためには，主成分分析と同様に，行列 $B$ について第 $p$ 主成分まで用いればよい．主成分分析では，データ点から行列 $B$ を直接計算していたが，多次元尺度構成法では，まず距離による類似度から $B$ を計算する点が異なる．

類似度 $d_{ij}$ に誤差が含まれるときは，$B$ が非負定値行列になる保証はない．ただし，少なくとも $p$ 個の正固有値をもつなら，上記と同様に $p$ 次元空間内にアイテムの点配置を得ることができる．

**b. 非計量的多次元尺度構成法**

類似度は，必ずしも Euclid 距離のような性質をもつとは限らない．したがって，Euclid 距離と内積の関係に着目する計量的 MSD では，適切な結果が得られないこともある．通常のデータでは，類似度がどのような距離尺度に基づいているか不明なことが多い．そこで，類似度の値そのものよりも大小関係のみに着目して，低次元空間におけるアイテムの点配置を得ることを考える．低次元空間 $\mathrm{R}^p$ におけるアイテム $i$ の位置を $\boldsymbol{x}_i$ とし，$X=(\boldsymbol{x}_1,\ldots,\boldsymbol{x}_n)$ と置く．また $\ell_{ij}(X)$ を $\|\boldsymbol{x}_i-\boldsymbol{x}_j\|$ とする．このとき，$f$ を単調増加関数として，$\ell_{ij}(X)$ と $d_{ij}$ との誤差を

$$L(X,f) = \frac{\sum_{i>j}(f(d_{ij})-\ell_{ij}(X))^2}{\sum_{i>j}\ell_{ij}(X)^2}$$

で測る．分母の規格化項は，$f(d_{ij})$ と $\ell_{ij}(X)$ がすべて 0 になることを防ぐために導入されている．

損失 $L(X, f)$ の最適化は，点配置 $X$ と単調増加関数 $f$ について交互に実行する．点配置 $X$ に対する距離 $\ell_{ij}(X)$ が与えられたとき，単調関数 $f(d_{ij})$ は，$\ell_{ij}(X)$ の順序と矛盾しないように選択する．具体的には，順序と矛盾していなければ $f(d_{ij}) = \ell_{ij}(X)$，矛盾するペア $(i, j)$ があれば，そのような $\ell_{ij}(X)$ の平均を $f(d_{ij})$ と置く．これは単調回帰とよばれる回帰分析の一種であり，効率的な計算法が知られている．一方，点配置 $X$ に関する最適化は，非線形最適化の標準的な方法を用いることができる．

## 12.2 判 別 解 析

観測されたデータの特徴量から，データのラベル (クラスラベルもしくは群とよぶこともある) を予測する問題を考える．たとえば，ある患者に対する臨床的所見や医学検査の結果等が特徴量であり，ある疾病にかかっているかどうかがラベルに対応する．データから特徴量とラベルの間の統計的関連を明らかにし，特徴量からラベルを高い精度で予測することは，**判別解析** (classification analysis) における重要な課題である．

本節では，判別解析のための基本的な手法を紹介する．まず統計学の分野で古くから使われている Fisher 線形判別，ロジスティック回帰，ベイズ判別について解説する．また主に工学分野において，統計的パターン認識の問題を扱うために発展してきた判別法も紹介する．機械学習とよばれる分野で近年発展しているサポートベクトルマシン等，カーネル関数を用いる判別法については，12.4 節で数理的背景とともに解説する．

### 12.2.1 問 題 設 定

学習データ $(\boldsymbol{x}_1, y_1), (\boldsymbol{x}_2, y_2), \cdots, (\boldsymbol{x}_n, y_n)$ が観測されたとする．ここで $\boldsymbol{x}_i$ は $i$ 番目の学習データの特徴量 (feature vector)，$y_i$ は対応するラベル (label) である．通常 $\boldsymbol{x}_i$ は適当な次元の数ベクトルで表される．ラベル $y_i$ は $1, \cdots, G\,(G \geq 2)$ のいずれかの値をとるものとする．$G = 2$ のとき 2 値判別 (binary classification)，$G \geq 3$ のとき多値判別 (multiclass classification) という．実際の問題では，ラベルは具体的な対象に対応している．たとえば臨床データでは，ある疾病に罹っているかどうかを表し，また画像から数字を読み取る課題では，$y_i$ は 0〜9 までの数字を表す．簡単のため，データに付随する本来の意味を取り除き，$y_i$ は $1, \cdots, G$ に値をとるとする．ラベルの集合 $\{1, \cdots, G\}$ に値をとる関数 $h$ を用いて，$\boldsymbol{x}$ のラベルを $h(\boldsymbol{x})$ で予測することを考える．関数 $h$ を具体的にどのように構成するかについて，さまざまな統計的手法が提案されている．

判別法の精度は，学習誤差 (training error) や予測誤差 (prediction error) で測ることができる．関数 $h(\boldsymbol{x})$ を用いる判別法の学習誤差は，所与の学習データに対して $\frac{1}{n}\sum_{i=1}^{n} \mathbf{1}[h(\boldsymbol{x}_i) \neq y_i]$ で与えられる．ここで $\mathbf{1}[A]$ は $A$ が真なら 1，偽なら 0 を

返す定義関数である．学習誤差は間違えた学習データの割合である．学習データと同じ分布に従う未知のテストデータ $(\boldsymbol{x}, y)$ に対する予測誤差は，分布に関する期待値 $\mathrm{E}[\mathbf{1}[h(\boldsymbol{x}) \neq y]]$ として定義される．

### 12.2.2 Fisher 線形判別

**Fisher 線形判別** (Fisher's linear discriminant) は，ラベルの情報をできるだけ保持しながら，線形変換 $z_i = \boldsymbol{w}^t \boldsymbol{x}_i$ により特徴量の次元を削減する．具体的には，同じラベルをもつデータは変換後も近い値をとり，異なるラベルをもつデータは離れた値をとるように変換を定める．

適切な線形変換を求めるための計算法を以下に示す．ラベル $y$ をもつデータの特徴量について，平均ベクトルと標本分散共分散行列をそれぞれ $\boldsymbol{m}_y, S_y$ とする．特徴量の次元が $d$ なら，$\boldsymbol{m}_y$ は $d$ 次元ベクトル，$S_y$ は $d \times d$ のサイズの非負定値行列である．ラベル $y$ をもつデータの個数を $n_y$ とすると，$\boldsymbol{m}_y$ と $S_y$ はそれぞれ

$$\boldsymbol{m}_y = \frac{1}{n_y} \sum_{i:y_i=y} \boldsymbol{x}_i, \quad S_y = \frac{1}{n_y} \sum_{i:y_i=y} (\boldsymbol{x}_i - \boldsymbol{m}_y)(\boldsymbol{x}_i - \boldsymbol{m}_y)^t$$

で与えられる．ラベル内分散 $S_y$ の重み付き和を

$$S_W = \sum_{y=1}^{G} n_y S_y$$

と表し，**クラス内分散** (within-class scatter matrix) という．

線形変換を $z_i = \boldsymbol{w}^t \boldsymbol{x}_i$ とすると，各ラベルについて，変換後の値の分散は $\boldsymbol{w}^t S_y \boldsymbol{w}$ となる．また $\boldsymbol{m}_y$ は $\boldsymbol{w}^t \boldsymbol{m}_y$ に変換される．同じラベルに対して $z_i$ はできるだけ近い値をとる方がよいので，分散 $\boldsymbol{w}^t S_y \boldsymbol{w}$ ができるだけ小さくなるように $\boldsymbol{w}$ を定める．データ数の多いラベルをより重視すると，変換後のラベル内分散の重み付き和

$$\sum_{y=1}^{G} n_y \boldsymbol{w}^t S_y \boldsymbol{w} = \boldsymbol{w}^t S_W \boldsymbol{w}$$

ができるだけ小さくなるのが望ましい．一方，異なるラベルでは $z_i$ は離れた値をとる方がよい．平均を考えると，$\boldsymbol{w}^t \boldsymbol{m}_y$ は各 $y$ で離れた値をとるようにすればよい．

以上の考察から，2 値判別の場合は $\boldsymbol{w}^t S_W \boldsymbol{w}$ を小さく，また平均ベクトルの変換後の値の差 $|\boldsymbol{w}^t \boldsymbol{m}_1 - \boldsymbol{w}^t \boldsymbol{m}_2|^2 = (\boldsymbol{w}^t(\boldsymbol{m}_1 - \boldsymbol{m}_2))^2$ をできるだけ大きくする基準によって，適切な変換を求めることができる．上記の二つの基準を同時にみたす $\boldsymbol{w}$ として，

$$\max_{\boldsymbol{w}} \frac{(\boldsymbol{w}^t(\boldsymbol{m}_1 - \boldsymbol{m}_2))^2}{\boldsymbol{w}^t S_W \boldsymbol{w}} \tag{12.3}$$

の最適解を考える．式 (12.3) の最適解は

$$\boldsymbol{w} \propto S_W^{-1}(\boldsymbol{m}_1 - \boldsymbol{m}_2) \tag{12.4}$$

で与えられる．ベクトル $\boldsymbol{w}$ の長さには任意性があるので，$\boldsymbol{w}^t\boldsymbol{w} = 1$ と規格化したベクトルを用いると，$z_i = \boldsymbol{w}^t\boldsymbol{x}_i$ はデータ $\boldsymbol{x}_i$ を $\boldsymbol{w}$ 方向に射影したときの座標になる．この線形変換により，ラベル付きデータに対する適切な低次元表現が得られる．ただし，ラベルを判別するための閾値は定まらない．たとえば $z_i$ の正負によって判別を行うことは適切ではない．データの分布を考慮して，判別のための閾値を別途定める必要がある．

次に，Fisher 線形判別を多値データに拡張する．全データの特徴量の平均を $\boldsymbol{m} = \sum_y \frac{n_y}{n}\boldsymbol{m}_y = \frac{1}{n}\sum_{i=1}^n \boldsymbol{x}_i$ と置く．平均 $\boldsymbol{m}_y$ のバラツキである**クラス間分散** (between-class scatter matrix) は

$$S_B = \sum_{y=1}^{G} n_y(\boldsymbol{m}_y - \boldsymbol{m})(\boldsymbol{m}_y - \boldsymbol{m})^t$$

と定義される．変換後のデータ $z_i = \boldsymbol{w}^t\boldsymbol{x}_i$ に対するクラス間分散は，$S_B$ を用いて $\boldsymbol{w}^t S_B \boldsymbol{w}$ と表せる．2 値ラベルの場合には，$\boldsymbol{w}^t S_B \boldsymbol{w}$ は $(\boldsymbol{w}^t(\boldsymbol{m}_1 - \boldsymbol{m}_2))^2$ に比例する値になる．2 値の場合の拡張として，適切な射影方向 $\boldsymbol{w}$ を

$$\max_{\boldsymbol{w}} \frac{\boldsymbol{w}^t S_B \boldsymbol{w}^t}{\boldsymbol{w}^t S_W \boldsymbol{w}} \tag{12.5}$$

の最適解として定める．最適解は行列 $S_B S_W^{-1}$ の最大固有値に対する固有ベクトルに一致し，数値的に簡単に求めることができる．この方法を正準判別分析という．

次に，データを二次元以上の部分空間に射影して解析することを考える．特徴量 $\boldsymbol{x}_i$ を，$d \times h$ 行列 $W$ を用いて $\boldsymbol{z}_i = W^t\boldsymbol{x}_i \in \mathrm{R}^h$ と変換し，$h$ 次元空間で表現する．ただし，$W$ は $\mathrm{R}^d$ における $h$ 次元部分空間の直交基底を並べた行列であり，$W^tW$ は $h$ 次単位行列になるとする．いままでとは異なり $\boldsymbol{z}_i$ は二次元以上のベクトルなので，最適化問題 (12.5) をそのままの形で用いることはできない．

低次元ベクトル $\boldsymbol{z}_i$ のクラス内分散は $WS_WW^t$，クラス間分散は $WS_BW^t$ となる．これら $h \times h$ 行列を，散らばりの大きさを表すスカラー値に変換して最適化することを考える．たとえば，データの分散共分散行列が $\Sigma$ であり，おおよそ超楕円体の形状で分布すると仮定する．このとき，データが分布する範囲の体積は $|\Sigma|$，すなわち $\Sigma$ の行列式で与えられる．行列 $W$ を定めるため，データ変換後のクラス間分散とクラス内分散から定まる体積の比を最大化する問題

$$\max_{W:W^tW=I} \frac{|W^t S_B W|}{|W^t S_W W|} \tag{12.6}$$

を考える．この最適解 $W$ に対して，特徴量 $\boldsymbol{x}_i$ を $\boldsymbol{z}_i = W^t\boldsymbol{x}_i$ に変換する．これにより，ラベルを考慮したデータの低次元表現が得られる．

### 12.2.3 ベイズ規則

データ $(\boldsymbol{x}, y)$ の確率分布が $\Pr(\boldsymbol{x}, y)$ で与えられるとする．特徴量 $\boldsymbol{x}$ からラベル $y$

12

を精度良く予測する方法として，ベイズ規則 (Bayes rule) がある．ベイズ規則とは，$\boldsymbol{x}$ が与えられたとき，条件付き確率 $\Pr(y|\boldsymbol{x})$ を最大にするラベルを予測ラベルとする方法である．条件付き確率の定義から，ベイズ規則は $\boldsymbol{x}$ に対して同時分布 $\Pr(\boldsymbol{x}, y)$ を最大にするラベルを返す方法と同じである．ベイズ規則は，あらゆる判別法のなかで予測誤差を最小にする判別法として特徴づけられる．実際には確率分布は未知なので，学習データから $\Pr(\boldsymbol{x}, y)$ または $\Pr(y|\boldsymbol{x})$ を推定し，それをラベルの予測に用いる．このようなアプローチによる方法として，ベイズ判別とロジスティック判別を紹介する．

### 12.2.4 ベイズ判別

ベイズ判別 (Bayes classification) では，ベイズの公式を用いてラベルを予測する．ラベル $y$ の条件の下で特徴量 $\boldsymbol{x}$ の条件付き確率を $\Pr(\boldsymbol{x}|y)$ とする．ベイズの公式から，$y$ の関数として下式が成り立つ．

$$\Pr(y|\boldsymbol{x}) \propto \Pr(\boldsymbol{x}, y) = \Pr(\boldsymbol{x}|y)\Pr(y)$$

各ラベルごとに確率分布 $\Pr(\boldsymbol{x}|y)$ とラベルの周辺確率 $\Pr(y)$ を推定し，これを用いて $\Pr(y|\boldsymbol{x})$ や $\Pr(\boldsymbol{x}, y)$ を推定する．このようにして近似的にベイズ規則を構成し，特徴量に対するラベルを予測する方法をベイズ判別という．

例として 2 値判別を考える．関数 $f(\boldsymbol{x})$ を

$$f(\boldsymbol{x}) = \log \Pr(\boldsymbol{x}|y=1)\Pr(y=1) - \log \Pr(\boldsymbol{x}|y=2)\Pr(y=2)$$

とすると，$f(\boldsymbol{x})$ の正負でラベルが 1 か 2 かを予測することができる．確率分布を推定するために，$\Pr(\boldsymbol{x}|y)$ に $d$ 次元正規分布 $N_d(\boldsymbol{\mu}_y, \Sigma_y)$ を仮定する．ラベルが $y$ であるデータの特徴量から，期待値 $\boldsymbol{\mu}_y$ と分散共分散行列 $\Sigma_y$ を推定することができる．一方，周辺確率 $\Pr(y)$ は各観測ラベルの比率から推定できる．その結果を用いて $f(\boldsymbol{x})$ を推定し，予測を行う．これは，推定された確率分布からベイズ規則を構成していることに対応する．分散共分散行列に対して $\Sigma_1 = \Sigma_2$ を仮定すると，$f(\boldsymbol{x})$ は $\boldsymbol{x}$ の一次式になる．また分散に対するそのような仮定を置かないときは $f(\boldsymbol{x})$ は $\boldsymbol{x}$ の二次式になる．

多値判別の場合も同様に $\Pr(\boldsymbol{x}|y)$ と $\Pr(y)$ を各ラベルの特徴量から推定し，ベイズ規則を近似的に構成することができる．

### 12.2.5 ロジスティック判別

ロジスティック判別 (logistic discriminant) では，条件付き確率 $\Pr(y|\boldsymbol{x})$ を直接モデリングする．このためベイズの公式を使う必要はない．2 値判別の場合，特徴量 $\boldsymbol{x}_i$ を $z_i = \boldsymbol{w}^t\boldsymbol{x}_i + b$ と変換し，この値を以下のように確率値と対応させる．

$$\Pr(y_i = 1|\boldsymbol{x}_i) = \frac{1}{1+e^{-z_i}}, \quad \Pr(y_i = 2|\boldsymbol{x}_i) = \frac{1}{1+e^{z_i}}$$

観測データからパラメータ $\boldsymbol{w}, b$ を適切に定め，ラベルの予測に用いる．推定には最尤推定を用いることができる．最尤推定量は，負の対数尤度の最小化問題

$$\min_{\boldsymbol{w},b} \sum_{i:y_i=1} \log(1+e^{-(\boldsymbol{w}^t\boldsymbol{x}_i+b)}) + \sum_{i:y_i=2} \log(1+e^{\boldsymbol{w}^t\boldsymbol{x}_i+b})$$

の最適解 $\widehat{\boldsymbol{w}}, \widehat{b}$ で与えられる．上の最適化問題はパラメータ $\boldsymbol{w}, b$ について凸関数であるため，効率的に解を求めることができる．特徴量 $\boldsymbol{x}$ に対するラベルが $y=1$ となる条件付き確率の推定値は $1/(1+e^{-(\widehat{\boldsymbol{w}}^t\boldsymbol{x}+\widehat{b})})$ となる．この値が 0.5 より大きいかどうかで，$\boldsymbol{x}$ のラベルを予測することができる．

多値判別では，特徴量 $\boldsymbol{x}$ のラベルが $y$ となる確信度を表す関数 $z_y = \boldsymbol{w}_y^t\boldsymbol{x}+b_y$, $y = 1,\cdots,G-1$ を導入する．これに対応して，ラベルの条件付き確率を

$$\Pr(y|\boldsymbol{x}) = \begin{cases} e^{z_y}/(1+\sum_{y=1}^{G-1} e^{z_y}), & y=1,\cdots,G-1 \\ 1/(1+\sum_{y=1}^{G-1} e^{z_y}), & y=G \end{cases}$$

と定義する．$z_y$ $(y=1,\cdots,G-1)$ の値が大きいほど，$y$ の確率が大きくなる．2 値の場合と同様に，最尤推定によってパラメータ $\widehat{\boldsymbol{w}}_y, \widehat{b}_y$ $(y=1,\cdots,G-1)$ を求めることができる．これらを用いて $\Pr(y|\boldsymbol{x})$ の推定値 $\widehat{\Pr}(y|\boldsymbol{x})$ が得られる．特徴量 $\boldsymbol{x}$ が与えられたとき，$\widehat{\Pr}(y|\boldsymbol{x})$ を最大にするラベルを予測ラベルとする．このようにして，ベイズ規則を近似的に構成することができる．

ここで乳がんの遺伝子発現量のデータ[4)] を使い，Fisher 線形判別とロジスティック判別の判別精度の比較を行う．これは 2007 年に米国食品医薬局 (FDA) で認可された乳がんの予後予測検査法マンマプリント (MammaPrint) で実際に使われている 70 遺伝子のデータであり，乳がん転移なしの被験者は 44 名，転移ありは 34 名であ

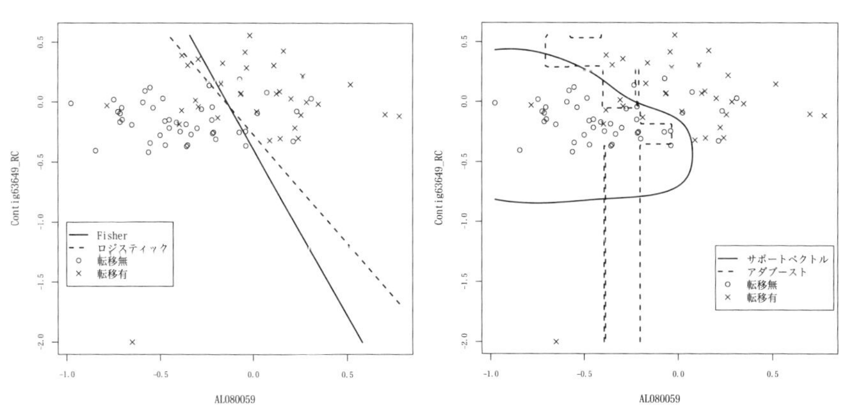


(a) 0.22 (Fisher), 0.19 (ロジスティック)　　(b) 0.17 (サポートベクトル), 0.15 (アダブースト)

**図 12.3** (a) 12.2.5 項の数値例．Fisher 線形判別とロジスティック判別の判別境界と学習誤差．(b) 12.4.2 項の数値例．サポートベクトルマシンとアダブーストの判別境界と学習誤差

る．実際には発現量の強度の対数をデータとしているため，値は正と負の両方をとる．今回は，二つの遺伝子の発現量を二次元特徴量として線形判別関数を推定した (図 12.3(a))．閾値は Fisher 判別では正規分布を仮定したときの確率密度比が 1 以上か否かで，ロジスティック回帰では確率が 0.5 以上か否かで決めた．それぞれの境界線を実線 (Fisher 判別) と破線 (ロジスティック判別) で示し，学習誤差も記載した．学習誤差で比較すると若干ロジスティック判別の方が良い結果となっている．一つの原因として，Fisher 判別は転移の外れ値に大きく影響されていることが図から伺える．ここで用いた Fisher 判別は，データに正規分布を仮定して閾値を定めている．その仮定から大きく食い違う場合は，判別精度は概して良くない．一方，ロジスティック回帰はそれほど強い仮定は置いておらず，ロバストな推定が行われているといえる．Fisher 判別とロジスティック判別の違いについて，理論的な研究成果も得られている[5)]．

## 12.3　その他の判別アルゴリズム

確率分布を陽に仮定しない判別法が，特に機械学習とよばれる分野で提案されている．これらの方法は，さまざまな場面において高い予測精度を達成することが，実データを用いた解析例等から実証されている．これらの方法のうち，本節では分類木を組み合わせる方法について紹介する．

### 12.3.1　分　類　木

特徴量 $\boldsymbol{x}$ は数ベクトル $\boldsymbol{x}=(x_1,\ldots,x_d)^t\in\mathrm{R}^d$ で表されるとし，ラベル $y$ は 2 値で 1 か 2 をとるとする．

分類木 (classification tree) では，特徴量 $\boldsymbol{x}$ にラベル $y$ を割り当てるルールとして木構造を用いる．木は，まず根 (root) から始まり，枝 (edge) を辿ってノード (node) で枝分かれすることを繰り返し，最後に末端のノード，すなわち葉 (leaf) にいたる．各ノードには特徴量に対する条件が割り振られ，葉にはラベルが割り当てられている．データ $\boldsymbol{x}$ は根から出発し，条件に従っていずれかの葉に到達する．分類木は，その葉に割り当てられたラベルを予測ラベルとして出力する．各ノードでは，条件「$x_j<c$」をみたすかどうかで二つに枝分かれする．これは，特徴量の空間 $\mathrm{R}^d$ を複数の矩形で分割し，判別規則を構成することに対応する．図 12.4 に分類木による 2 値判別の例を示す．学習データ数は 300 でラベル 1, 2 の周辺確率は等しい．分類木を構成するための評価尺度として，後で紹介する Gini インデックスを用いた．

分類木の学習では，各ノードにおける条件「$x_j<c$」を定めるパラメータ $j\in\{1,\cdots,d\}$ と $c\in\mathrm{R}$，また葉に割り当てるラベルをデータから推定する．高い予測精度を達成するために，適切に木の構造 (木の深さや葉の数) を決める必要がある．

分類木の学習法を説明する．学習は再帰的に進む．いま，分類木 $T$ まで構成され，$T$ は葉 $R_1,\ldots,R_m$ をもつとする．葉は $\mathrm{R}^d$ の矩形領域と対応するので，これらを同

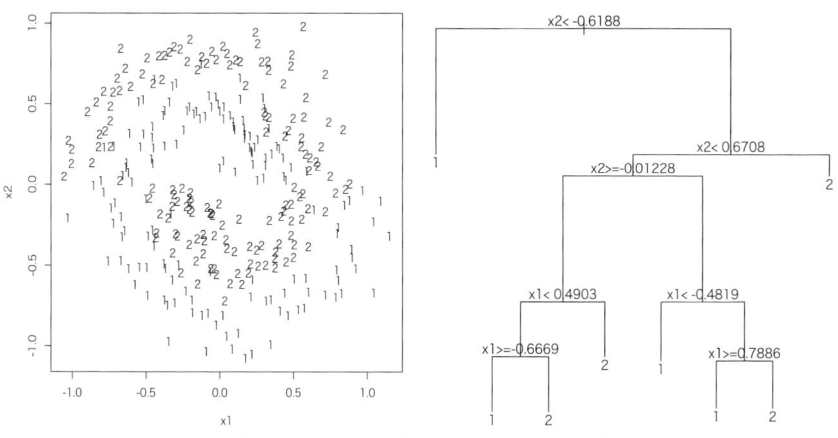


**図 12.4** 左図は学習データ，右図は分類木による判別規則．学習誤差は 0.103

一視する．アルゴリズムの最初のステップでは $T$ は根だけからなる木であり，対応する矩形領域は $\mathrm{R}^d$ 全体になる．各葉 $R_k$ $(k=1,\cdots,m)$ に $n_k$ 個のデータが割り当てられたとする．ここで $n_1$ から $n_m$ の総和はデータの総数 $n$ に等しい．それぞれの $R_k$ には，さまざまなラベルのデータが混在している．このとき，各 $R_k$ 内でのラベルの不純度 (impurity) を $i(R_k)$ と表す．ここで不純度は，$R_k$ 内のすべてのデータが同じラベルなら 0，そうでないなら正値をとる関数とする．領域 $R_k$ 内でラベルが $y$ であるデータの割合を $p_{k,y}$ $(\sum_y p_{k,y}=1)$ とすると，不純度として以下の関数がよく用いられる．

**Gini** インデックス (Gini index)：　$i(R_k)=\sum_y p_{k,y}(1-p_{k,y})$

エントロピー (entropy)：　$i(R_k)=-\sum_y p_{k,y}\log p_{k,y}$

領域 $R_k$ を，$n_{k,1}$ 個のデータを含む領域 $R_{k,1}$ と $n_{k,2}$ 個のデータを含む領域 $R_{k,2}$ に分割する．この分割は，上で定義したように $R_k$ に含まれるデータに対して「$x_j<c$」という形式の条件をみたすかどうかで分けられるとする．このとき，不純度の差

$$\Delta i_k = n_k i(R_k) - (n_{k,1} i(R_{k,1}) + n_{k,2} i(R_{k,2})) \tag{12.7}$$

を最大にするような葉 $k$ と条件のパラメータ $j, c$ を選んで分割する．この結果，新たな木 $T'$ と，対応する葉 $R'_1,\ldots,R'_{m+1}$ が得られる．ここで $T'$ は，$T$ の葉のうちいずれか一つがさらに枝分かれすることで構成される．以上のように，矩形の領域を再帰的に一つずつ分割していくことで，よりデータに適合した木を構成していくことができる．適当な回数で木の更新を止め，葉には対応する矩形領域内で最も多いラベルを割り当てる．

上記の手順で再帰的に分類木 $T_{\mathrm{full}}$ を構成したとする．特に停止条件を定めなければ，$T_{\mathrm{full}}$ はデータに過剰に適合した状態になっていると考えられる．そこで $T_{\mathrm{full}}$ を剪定 (pruning) して予測精度の高い分類木を得ることを考える．$T_{\mathrm{full}}$ の部分木を $T$

とし，$T$ の葉を $R_1,\ldots,R_m$ とする．$T$ の複雑度を葉の数 $m$ で測る．また $T$ のデータへの適合度を，不純度を用いて $\sum_{k=1}^{m} n_k i(R_k)$ と定義する．適切な分類木を選ぶ基準として，損失複雑度 (cost-complexity)

$$R_\alpha(T) = \sum_{k=1}^{m} n_k i(R_k) + \alpha m$$

を定義し，これを最小にする部分木 $T$ を予測に用いる．ここで $\alpha$ は，データへの適合度とモデル複雑度のバランスを調整する非負パラメータである．この値は交差検証法等で定める．$R_\alpha(T)$ の最小化では，$T_{\mathrm{full}}$ から始めて，第一項への寄与が小さな葉をマージしながら順に小さな部分木を構成する．これにより適切な分類木 $T$ が得られる．

### 12.3.2 バ ギ ン グ

バギング (bagging) は bootstrap aggregating を縮めた用語であり，ブートストラップ法を基礎にした学習法である．判別の問題において，分類木にバギングを適用する方法について説明する．ラベル付きデータ $D = \{(\boldsymbol{x}_1, y_1), \cdots, (\boldsymbol{x}_n, y_n)\}$ のブートストラップ標本を $D'_1,\ldots,D'_B$ とする．標本 $D'_b$ から分類木 $T_b$ を構成する．このとき剪定等も行う．このようにして $B$ 個の分類木が得られる．特徴量 $\boldsymbol{x}$ に対する分類木の出力 $y_1,\ldots,y_B$ の多数決により，予測ラベルを求める．$B$ の値はできるだけ大きくとるのが望ましい．実データの解析では $B = 1000$ 以上の値に設定することが多い．

単独の分類木では，観測データ $D$ が少し異なると，まったく違う学習結果が得られることがある．一方バギングでは，観測データ $D$ が多少変動しても，得られる予測結果はあまり変わらないという傾向がある．バギングにはこのように予測を安定化する効果がある．

### 12.3.3 ランダムフォレスト

ランダムフォレスト (random forest) は，バギングの性能を向上させることを目的として提案された．基本的なアルゴリズムはバギングと同じだが，重要な違いとして，ランダムフォレストは特徴量 $\boldsymbol{x} = (x_1,\ldots,x_d)^t$ もランダムに選択する．

ブートストラップ標本 $D'_b$ を使って学習し，領域 $R_1,\ldots,R_m$ を葉にもつ分類木 $T$ がすでに構成されているとする．このとき (12.7) の基準で領域を分割していく．ただし，$d$ 次元特徴量のなかからランダムに選んだ $\ell$ 個の特徴量 $x_{i_1},\ldots,x_{i_\ell}$ のみを用いて，分岐の条件「$x_{i_k} < c$」を構成する．ランダムに選ぶ次元数 $\ell$ は $\sqrt{d}$ 程度とし，特徴量の次元が特に高いときは $\log(d)$ 程度にすることもある．

以上のように，各ブートストラップ標本に対して分類木 $T_1,\ldots,T_B$ を構成する．ランダムフォレストでは，通常は剪定を行わない．予測法は，バギングと同様に $T_1,\ldots,T_B$ の出力に対する多数決で決める．

特徴量の候補をランダムに選択することにより，バギングと比べて各分類木 $T_1, \ldots, T_B$ の間の相関が弱められている．この結果，多数の分類木の多数決をとるとき，ランダムフォレストではバギングよりバラツキを小さくする効果が大きいと考えられている．さまざまな数値例や応用例において，ランダムフォレストはバギングよりも優れた性能を示すことが実証されている[6)].

### 12.3.4 ブースティング

ブースティング (boosting) とは，多数の分類木を用いて予測を行う一群の手法の総称である．ただし，バギングやランダムフォレストとは異なり，予測精度の良い分類木の出力結果をより重視する．ブースティングは，ブートストラップ法を用いて予測の分散を減らすアプローチとは異なる方法を用いて，分類木を組み合わせる．ブースティングのなかでも特に応用されているアダブースト (AdaBoost) について，簡単に紹介する．

アダブーストでは重み付きのデータを扱う．ここでも 2 値判別問題を考える．学習データ $D = \{(\boldsymbol{x}_1, y_1), \cdots, (\boldsymbol{x}_n, y_n)\}$ の各 $(\boldsymbol{x}_i, y_i)$ には，重み $w_i > 0$ が与えられているとする．このとき $\boldsymbol{w} = (w_1, \ldots, w_n)^t$ として判別規則 $h(\boldsymbol{x})$ の重み付き学習誤差を

$$\mathrm{err}(h; D, \boldsymbol{w}) = \sum_{i=1}^{n} \frac{w_i}{\sum_{j=1}^{n} w_j} \mathbf{1}[y_i \neq h(\boldsymbol{x}_i)]$$

と定義する．

分類木としては，二つの葉だけからなる木，すなわち決定株 (decision stump) がアダブーストではよく用いられる．葉が二つなので，特徴量 $\boldsymbol{x} = (x_1, \ldots, x_d)$ に対して条件「$x_i < c$」をみたすかどうかでラベルを割り当てる．特徴量の次元が低ければ，重み付き学習誤差を最小にする決定株を求めることは簡単である．次元が高ければ，ランダムフォレストで行ったように次元 $i$ の候補をランダムにサンプリングし，決定株を学習する．

以下にアダブーストのアルゴリズムを示す．

1) データを $D = \{(\boldsymbol{x}_1, y_1), \cdots, (\boldsymbol{x}_n, y_n)\}$ とし，重みを $w_i = 1\ (i = 1, \cdots, n)$ と初期化する．
2) $t = 1, \cdots, T$ に対して以下の a) ～ c) を繰り返す．
   a) $\mathrm{err}(h; D, \boldsymbol{w})$ を最小にする決定株を $h_t$ とする．
   b) 決定株 $h_t$ の重みを $\alpha_t = \frac{1}{2} \log \frac{1-\mathrm{err}(h_t; D, \boldsymbol{w})}{\mathrm{err}(h_t; D, \boldsymbol{w})}$ とする．
   c) データ $w_i$ の重みを更新する．

$$w_i \longleftarrow w_i \times \begin{cases} e^{\alpha_t}, & h_t(\boldsymbol{x}_i) \neq y_i \text{ のとき} \\ e^{-\alpha_t}, & h_t(\boldsymbol{x}_i) = y_i \text{ のとき} \end{cases}$$

3) 決定株 $h_1, \ldots, h_T$ と重み $\alpha_1, \ldots, \alpha_T$ を出力する．

12

予測ラベルは，各決定株 $h_t$ の予測に対する重みを $\alpha_t$ として，重み付き多数決により決める．すなわち，特徴量 $\boldsymbol{x}$ に対して，重みの和 $\sum_{t=1}^{t} \alpha_t \cdot \mathbf{1}[h_t(\boldsymbol{x}) = y]$ を最大にするラベル $y$ を予測ラベルとする．

アダブーストは，指数関数によって定義される損失関数の最小化アルゴリズムと解釈することができる[7]．バギングやランダムフォレストとは異なり，多数の判別規則を組み合わせることにより，予測の分散ではなくバイアスを減少させていると解釈することができる．

## 12.4 カーネル法

機械学習における代表的な判別アルゴリズムであるサポートベクトルマシン (support vector machine, SVM) を紹介する．SVM では，効率的な最適化計算を実現するために，損失として凸関数が用いられる．さらにカーネル関数とよばれる関数を使って，柔軟なモデリングを実現する．これらの手法を適切に組み合わせることで，効率的な計算と高い予測精度を実現している．

### 12.4.1 サポートベクトルマシン

2 値ラベル付き学習データ $(\boldsymbol{x}_1, y_1), \cdots, (\boldsymbol{x}_n, y_n)$ が得られたとする．ここでは，ラベル $y$ は 1, 2 ではなく $\pm 1$ に値をとるとする．実数に値をとる関数 $f(\boldsymbol{x})$ を判別関数とよび，$f(\boldsymbol{x})$ の符号によって判別規則を構成する．すなわち $h(\boldsymbol{x}) = \mathrm{sign}(f(\boldsymbol{x}))$ として $\boldsymbol{x}$ のラベルを予測する．ここで $\mathrm{sign}(z)$ は $z \geq 0$ なら $+1$，$z < 0$ なら $-1$ をとる符号関数とする．

判別関数を学習データから構成する方法を説明する．判別関数を $f(\boldsymbol{x}) = \boldsymbol{w}^t \boldsymbol{x} + b$ と置く．データ $(\boldsymbol{x}_i, y_i)$ に対して，$y_i f(\boldsymbol{x}_i) > 0$ なら $y_i = \mathrm{sign}(f(\boldsymbol{x}_i))$ となるので，この場合はデータが正しく判別されていることになる．学習誤差は

$$\frac{1}{n} \sum_{i=1}^{n} \mathbf{1}[y_i \neq \mathrm{sign}(f(\boldsymbol{x}_i))] = \frac{1}{n} \sum_{i=1}^{n} \mathbf{1}[y_i f(\boldsymbol{x}_i) \leq 0]$$

と表せるが，パラメータ $\boldsymbol{w}, b$ に関して不連続な非凸関数であり，最適化の計算が困難である．そこで，関数 $\mathbf{1}[y_i f(\boldsymbol{x}_i) \leq 0]$ を，$y_i f(\boldsymbol{x}_i)$ に関して凸な関数 $\max\{1 - y_i f(\boldsymbol{x}_i), 0\}$ で置き換える．関数 $\max\{1 - z, 0\}$ はヒンジ損失 (hinge loss) とよばれ，学習誤差に現れる定義関数 $\mathbf{1}[z \leq 0]$ を最もよく近似する凸関数になっている．そこで，最適化問題

$$\min_{\boldsymbol{w}, b} \frac{1}{n} \sum_{i=1}^{n} \max\{1 - y_i(\boldsymbol{w}^t \boldsymbol{x}_i + b), 0\}$$

の最適解 $\widehat{\boldsymbol{w}}, \widehat{b}$ を用いて，判別関数を $\widehat{f}(\boldsymbol{x}) = \widehat{\boldsymbol{w}}^t \boldsymbol{x} + \widehat{b}$ とする．新しく観測されるデータ $\boldsymbol{x}$ のラベルを，$\widehat{f}(\boldsymbol{x})$ の符号で予測する．上の最適化問題は線形計画問題に変換できるため，効率的に解を求めることができる．

### 12.4.2 カーネル関数

線形関数 $f(\boldsymbol{x}) = \boldsymbol{w}^t\boldsymbol{x} + b$ では高い精度の予測が難しいこともある．計算の効率性を損なうことなく複雑な判別関数を表現するために，**カーネル関数** (kernel function) を用いる方法が提案されている．カーネル関数によって柔軟なモデリングが実現され，さまざまな判別関数を表現することができる．一方，データへの過剰適合を避けるため，通常は正則化 (regularization) を行う必要がある．

判別関数を，基底関数 $\phi_1(\boldsymbol{x}), \ldots, \phi_D(\boldsymbol{x})$ の線形和として

$$f(\boldsymbol{x}) = \sum_{j=1}^{D} \beta_j \phi_j(\boldsymbol{x}) + b, \quad \beta_1, \ldots, \beta_D, \quad b \in \mathrm{R}$$

と表す．通常は $\boldsymbol{x} \in \mathrm{R}^d$ に対して $d < D$ とする．特徴量 $\boldsymbol{x}$ を高次元空間の点 $\boldsymbol{\phi}(\boldsymbol{x}) = (\phi_1(\boldsymbol{x}), \ldots, \phi_D(\boldsymbol{x}))^t \in \mathrm{R}^D$ に写すことで，線形関数より複雑な関数を表現することが可能になる．

線形関数の代わりに上記の $f(\boldsymbol{x})$ をヒンジ損失に代入し，判別関数を推定する．係数を $\boldsymbol{\beta} = (\beta_1, \ldots, \beta_D)^t$ と置く．学習データを $(\boldsymbol{x}_1, y_1), \cdots, (\boldsymbol{x}_n, y_n)$ とすると，$\boldsymbol{\beta}$ の最適解は $\boldsymbol{\phi}(\boldsymbol{x}_1), \ldots, \boldsymbol{\phi}(\boldsymbol{x}_n)$ で張られる部分空間内に存在することを示すことができる．よって適当な係数 $\alpha_i \in \mathrm{R}$ $(i = 1, \cdots, n)$ を用いて $\boldsymbol{\beta} = \sum_{i=1}^{n} \alpha_i \boldsymbol{\phi}(\boldsymbol{x}_i)$ と表される．関数 $k(\boldsymbol{x}, \boldsymbol{x}')$ を

$$k(\boldsymbol{x}, \boldsymbol{x}') = \sum_{j=1}^{d} \phi_j(\boldsymbol{x})\phi_j(\boldsymbol{x}') \in \mathrm{R}$$

と定義すると，判別関数は

$$f(\boldsymbol{x}) = \sum_{i=1}^{n} \alpha_i k(\boldsymbol{x}, \boldsymbol{x}_i) + b$$

となる．判別関数がデータに過剰適合しないように係数にペナルティを加えると，カーネル関数を用いる SVM は次のように定式化される．

$$\min_{\boldsymbol{\alpha}, b} \frac{1}{n} \sum_{i=1}^{n} \max\left\{1 - y_i \left(\sum_{j=1}^{n} k(\boldsymbol{x}_i, \boldsymbol{x}_j)\alpha_j + b\right),\ 0\right\} + \lambda \sum_{i,j=1}^{n} \alpha_i \alpha_j k(\boldsymbol{x}_i, \boldsymbol{x}_j) \tag{12.8}$$

ここで $\lambda \geq 0$ はペナルティの強さを調整する正則化パラメータである．最適解を $\widehat{\alpha}_1, \ldots, \widehat{\alpha}_n, \widehat{b}$ とすると，判別関数として

$$\widehat{f}(\boldsymbol{x}) = \sum_{i=1}^{n} \widehat{\alpha}_i k(\boldsymbol{x}_i, \boldsymbol{x}) + \widehat{b}$$

が得られる．基底関数 $\boldsymbol{\phi}(\boldsymbol{x})$ はつねに関数 $k(\boldsymbol{x}, \boldsymbol{x}')$ の形で現れるので，(12.8) の最適解と判別関数 $\widehat{f}(\boldsymbol{x})$ は $k(\boldsymbol{x}, \boldsymbol{x}')$ から計算することができる．基底関数 $\boldsymbol{\phi}(\boldsymbol{x})$ ではなく関数 $k(\boldsymbol{x}, \boldsymbol{x}')$ を与えれば，複雑な判別関数を学習することができる．

基底関数 $\boldsymbol{\phi}(\boldsymbol{x})$ と関数 $k(\boldsymbol{x}, \boldsymbol{x}')$ の関係を述べる．関数 $k(\boldsymbol{x}, \boldsymbol{x}')$ が次の性質をみたすとする．

1）対称性：$k(\boldsymbol{x},\boldsymbol{x}')=k(\boldsymbol{x}',\boldsymbol{x})$.

2）非負定値性：任意の自然数 $n$ と任意の $\boldsymbol{x}_1,\ldots,\boldsymbol{x}_n\in\mathrm{R}^d$ に対して，$n\times n$ 行列 $K_{ij}=k(\boldsymbol{x}_i,\boldsymbol{x}_j)$ は非負定値行列.

このとき，基底関数 $\boldsymbol{\phi}:\mathrm{R}^d\to\mathrm{R}^D$ が存在して $k(\boldsymbol{x},\boldsymbol{x}')=\boldsymbol{\phi}(\boldsymbol{x})^t\boldsymbol{\phi}(\boldsymbol{x}')$ が成り立つ. ただし $D=\infty$ となることもある．上の 2 条件をみたす関数 $k(\boldsymbol{x},\boldsymbol{x}')$ をカーネル関数という．カーネル関数を用いれば，$\boldsymbol{\phi}(\boldsymbol{x})$ の具体的な関数形を意識することなく，判別関数を構成することができる.

カーネル関数の具体例を以下に示す.

- 線形カーネル (linear kernel)：$k(\boldsymbol{x},\boldsymbol{x}')=\boldsymbol{x}^t\boldsymbol{x}'$．$D=d$ となる.
- 多項式カーネル (polynomial kernel)：$k(\boldsymbol{x},\boldsymbol{x}')=(1+\boldsymbol{x}^t\boldsymbol{x}')^d$，ただし $d$ は自然数．次元 $D$ は $d$ 次以下の単項式の数に等しい.
- Gauss カーネル (Gauss-kernel)：$k(\boldsymbol{x},\boldsymbol{x}')=\exp(-\gamma\|\boldsymbol{x}-\boldsymbol{x}'\|^2)$，ただし $\gamma>0$. 次元 $D$ は $\infty$ になる.

なお，人工ニューラルネットワークの活性化関数として用いられる $\tanh(\boldsymbol{x}^t\boldsymbol{x}')$ はカーネル関数の非負定値性をみたさないので，対応する基底関数 $\boldsymbol{\phi}(\boldsymbol{x})$ は存在しない.

カーネル関数を用いることで，$D=\infty$ に対応する無限次元モデルを用いた判別関数の学習を効率的に行うことができる．さらに，カーネル関数を $\mathrm{R}^d$ ではない一般の集合上で定義することもできる．たとえば，$\boldsymbol{x}$ が DNA シーケンスのような文字列の場合，文字列カーネル (string kernel) とよばれるカーネル関数を適用することができる.

以下，12. 2. 5 項と同じ遺伝子発現量データを用い，サポートベクトルマシンとアダブーストの予測精度の比較を行った結果を示す．ここではサポートベクトルマシンでは Gauss カーネルを，アダブーストでは決定株を用いる．どちらも非線形な判別関数を構築することができる．サポートベクトルマシンでは Gauss カーネルを用いて高次元特徴空間で線形判別をつくる．もとのデータの空間で考えると，非線形な判別関数が生成されることになる．結果を図 12.3(b) の実線で示す．一方，アダブーストでは変量ごとに決定株を用意し，その重み付き線形和として判別関数を生成する．そのため，縦軸と横軸のそれぞれに平行な線分をつなげたものが判別境界線となり，ギザギザとした形となる．結果を図 12.3(b) の破線で示す．図 12.3(a) の Fisher 判別とロジスティック判別と比較すると，それぞれの判別手法の違いが明確にわかるだろう．非線形な判別関数を用いる際，その非線形性の調整のために 12. 5 節で紹介する交差検証法が用いられる.

ここで，機械学習の分野で発展している手法を医学データに適用するときの注意点を述べておく．サポートベクトルマシンやブースティング等のアルゴリズムは，音声認識や画像認識等の工学系の分野で注目されているが，医学データの解析では，Fisher 線形判別の方が良い精度を達成するという報告もある[1,8]．医学データはさまざまな要因が絡み合っているため，単純な判別法を適切なモデリングと組み合わせる方が有効な場面もありうる．一方で，最近では大規模な生命情報データが集積され，適切なモデリングが困難なデータの解析を念頭に置いた機械学習の方法も発展している[9]．データの性質を考慮して解析法を選択することが重要である．

## 12.5　予測精度の評価

高い予測精度を達成するためには，データにあわせて統計モデルの自由度を適切に調整することが重要である．統計モデルの自由度が小さいと，適切な判別規則を表現することができない．また統計モデルの自由度が大きすぎると，データのノイズに対して学習が不安定になる傾向がある．

### 12.5.1　バイアスと分散のトレードオフ

まず，統計モデルの自由度と予測誤差との関係について，バイアスと分散のトレードオフの観点から解説する．

統計モデル $M$ を確率分布の集合として，データの分布を推定する問題を考える．仮定した統計モデルが小さすぎると，$M$ に含まれる分布でデータの分布をよく近似することは難しく，大きな誤差が生じる．このような誤差をバイアス (bias) という．一方，$M$ が大きいと多くのパラメータを推定する必要があり，推定量の分散が大きくなる．このようにして生じる誤差を推定分散，または単に分散 (variance) という．

一般に，推定量のバイアスと分散を同時に小さくすることはできず，一方が小さいと他方が大きくなる．この現象を「バイアスと分散のトレードオフ」とよぶ．以下，回帰分析の場合について説明する．

データ $D = \{(\boldsymbol{x}_1, y_1), \cdots, (\boldsymbol{x}_n, y_n)\}$ から回帰関数を推定することを考える．ここで $y_i$ は実数値をとり，$y_i = f(\boldsymbol{x}_i) + \varepsilon_i$ に従って観測されると仮定する．ただし $\boldsymbol{x}_1, \ldots, \boldsymbol{x}_n$ は定数とみなす．誤差項 $\varepsilon_i$ は平均 0，分散 $\sigma^2$ の正規分布に独立に従う確率変数とする．$k$ 次元線形回帰モデル $M_k = \{\boldsymbol{\phi}(\boldsymbol{x})^t\boldsymbol{\beta} \mid \boldsymbol{\beta} \in \mathrm{R}^k\}$ を用いて $f(\boldsymbol{x})$ を推定する．モデル $M_k$ の下で，最小二乗法で推定した結果を $\widehat{f}_k(\boldsymbol{x})$ とする．点 $\boldsymbol{x}_i$ における推定量の誤差を 2 乗誤差 $\mathrm{E}[(y - \widehat{f}_k(\boldsymbol{x}_i))^2]$ で測る．ここで期待値は，データ $y_1, \ldots, y_n$ の分布と，点 $\boldsymbol{x}_i$ におけるテストデータ $y$ の分布について計算するものとする．学習データに関する 2 乗誤差の平均値を，ここでは平均 2 乗誤差とよぶ．統計モデル $M_k$ のなかで，$f(\boldsymbol{x})$ を最もよく近似する関数を $f_k^*(\boldsymbol{x})$ とする．行列 $\Phi$ を $k \times n$ 行列 $(\boldsymbol{\phi}(\boldsymbol{x}_1), \ldots, \boldsymbol{\phi}(\boldsymbol{x}_n))$ とする．すると 2 乗誤差は

$$
\begin{aligned}
&\mathrm{E}[(y - \widehat{f}_k(\boldsymbol{x}_i))^2] \\
&= \mathrm{E}[(y - f(\boldsymbol{x}_i))^2] + \mathrm{E}[(f(\boldsymbol{x}_i) - \mathrm{E}[\widehat{f}_k(\boldsymbol{x}_i)])^2] + \mathrm{E}[(\widehat{f}_k(\boldsymbol{x}_i) - \mathrm{E}[\widehat{f}_k(\boldsymbol{x}_i)])^2] \\
&= \sigma^2 + (f(\boldsymbol{x}_i) - \mathrm{E}[\widehat{f}_k(\boldsymbol{x}_i)])^2 + \sigma^2\boldsymbol{\phi}(\boldsymbol{x}_i)^t(\Phi\Phi^t)^{-1}\boldsymbol{\phi}(\boldsymbol{x}_i)
\end{aligned}
$$

となる．さらに $f_k^*(\boldsymbol{x})$ の定義より $f_k^* = \mathrm{E}[\widehat{f}_k]$ となるので，平均 2 乗誤差は

$$\frac{1}{n}\sum_{i=1}^{n}\mathrm{E}[(y-\widehat{f}_k(\boldsymbol{x}_i))^2]=\frac{1}{n}\sum_{i=1}^{n}(f(\boldsymbol{x}_i)-f_k^*(\boldsymbol{x}_i))^2+\sigma^2\left(1+\frac{k}{n}\right)$$
$$=Bias(M_k)+\mathrm{Var}(M_k)$$

となる．ここで $Bias(M_k)=\frac{1}{n}\sum_{i=1}^{n}(f(\boldsymbol{x}_i)-f_k^*(\boldsymbol{x}_i))^2$, $\mathrm{Var}(M_k)=\sigma^2\left(1+\frac{k}{n}\right)$ とする．分散 $\mathrm{Var}(M_k)$ はモデルの次元 $k$ と直接関係している．一方, バイアス $Bias(M_k)$ の大きさは $M_k$ と $f(\boldsymbol{x})$ の関係から定まる．

入れ子になった統計モデルの列を $M_1\subset M_2\subset\cdots\subset M_k$ とする．上の結果から，第一項のバイアスは

$$Bias(M_1)\geq Bias(M_2)\geq\cdots\geq Bias(M_k) \tag{12.9}$$

となり，第二項の推定分散は

$$\mathrm{Var}(M_1)\leq\mathrm{Var}(M_2)\leq\cdots\leq\mathrm{Var}(M_k) \tag{12.10}$$

となる．推定量の平均 2 乗誤差を最小にするためには，バイアスと分散の和を最小にする統計モデルを選ぶのがよい．このとき，バイアスと分散のトレードオフを考慮する必要がある．そのための方法として情報量基準や交差検証法等がある，交差検証法について次項で説明する．

判別解析における予測誤差についても，回帰分析と同じようにバイアスと分散のトレードオフが存在する．ただし，予測誤差を正確に評価することは難しいことが多く，バイアスと分散の上界を評価する方法が知られている[10)]．

### 12.5.2 交差検証法による予測精度の評価

回帰関数や判別規則を推定するとき，データにあわせて適切に統計モデルを選択する必要がある．さまざまな統計的方法には，統計モデルの複雑度を調整するためのパラメータが導入されている．たとえば，統計モデルの次元や正則化パラメータ等である．このようなパラメータを総称して，ここではモデルパラメータとよぶ．高い予測精度を達成するためには，このモデルパラメータを適切に調整することが重要である．

推定量の予測精度を推定し，その値を最小にするモデルパラメータを選ぶ方法が提案されている．たとえば情報量基準や交差検証法等がある．ここでは，コンピュータによる実装を念頭に置いた交差検証法 (cross-validation) を説明する．以下，判別解析における交差検証法を示す．誤差尺度を変更すれば，回帰関数に対しても同様に適用可能である．

適当な学習アルゴリズムを用いて, ラベル付き学習データ $D=\{(\boldsymbol{x}_1,y_1),\cdots,(\boldsymbol{x}_n,y_n)\}$ から判別規則を得る．最初に，このデータをほぼサイズが等しい $k$ 個のグループに重複なく分割し，これらを $D_1,\ldots,D_k$ とする．このとき $\bigcup_{i=1}^{k}D_i=D$, また $i\neq j$ なら $D_i\cap D_j$ は空集合である．$D$ から $D_i$ を除いたデータ集合を $D^{(i)}$ とする．以上の準備の下で，$k$ 重交差検証法の手順を図 12.5 示す．

1) $i = 1, \cdots, k$ として，次の a), b) を繰り返す．
  a) データ集合 $D^{(i)}$ を用いて，判別規則 $\widehat{h}_i(\boldsymbol{x})$ を学習する．
  b) データ集合 $D_i$ を用いて，$\widehat{h}_i(\boldsymbol{x})$ の予測誤差を

$$\mathrm{err}_i = \frac{1}{|D_i|} \sum_{(\boldsymbol{x},y) \in D_i} \mathbf{1}[y \neq \widehat{h}_i(\boldsymbol{x})]$$

  で推定する．ここで $|D_i|$ は集合 $D_i$ の要素数とする．

2) $\mathrm{err} = \dfrac{1}{k}\sum_{i=1}^{k} \mathrm{err}_i$ を予測誤差の推定値として出力．

**図 12.5** $k$ 重交差検証法のアルゴリズム

交差検証法の出力 err を**検証誤差** (validation error) という．検証誤差は予測誤差の推定量である．学習アルゴリズムがモデルパラメータを含むとき，交差検証法によって，モデルパラメータの値ごとに検証誤差が得られる．検証誤差を最小にするモデルパラメータを選択する．通常，$k$ 重交差検証法の $k$ は計算資源の制約から決められることが多い．たとえば $k = 5$ や $k = 10$ 等の値に設定される．

交差検証法の有効性を，12.2.5 項の乳がんの遺伝子発現量データを用いて確認する．チューニングするパラメータはアダブーストの繰り返し数 $T$ とする．実はこのデータにはいままで使ってきた被験者 78 名 (学習データ) の他に，それとは独立に採取された被験者 19 名分のデータ (テストデータ) がある．これらのデータから計算される学習誤差と予測誤差，また $k = 10$ とした交差検証法で得られる検証誤差の違いについて，データの次元 $p$ を変えて検証した (図 12.6)．$p = 2$ のときは図 12.3(a) の二つの変量を使ったときと対応する．このときは $T = 20$ の結果であったが今回は $T = 1, \cdots, 100$ として，繰り返し数の変化によりそれぞれの誤差がどう変化するかを調べた．実線で示した学習誤差は，どの次元の場合でも $T$ とともに減少することがみてとれる．一方，予測誤差は $T$ が増えても減少傾向になるとはいえず，$p = 100$ の場合にはむしろ緩やかに増加する傾向がみられた．このように学習誤差と予測誤差に顕著な違いがみられる現象を，過学習または過適合とよぶ．推定された判別関数が学習データに過適合しているため，背後の確率的構造をうまく捉えきれていない状況が起こっている．この状況に対し，検証誤差は予測誤差とよく似た挙動を示していることがわかる．交差検証法の $D_i$ がテストデータの役割を担っているため，そこから計算される検証誤差は，過学習の状況には陥らない．判別精度の評価や正則化パラメータの調整等において，交差検証法は重要な役割を果たす．

### 12.5.3 ブートストラップによる予測精度の評価

ブートストラップ法を用いて，判別解析における予測誤差の推定を行うことができる．適切に推定するために，学習に使うデータと予測誤差の推定に使うデータを分ける必要がある．ブートストラップ標本を $D'_1, \ldots, D'_B$ とする．データ $(\boldsymbol{x}_i, y_i) \in D$ を含

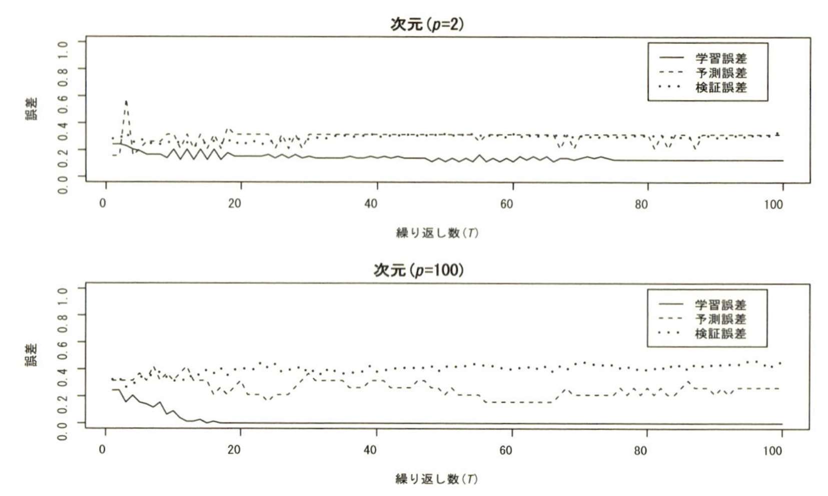


**図 12.6** 遺伝子発現量データを使った学習誤差，予測誤差，検証誤差の比較

まないブートストラップ標本の添字集合を $C^{-i}$，すなわち $b \in C^{-i}$ なら $(\boldsymbol{x}_i, y_i) \notin D'_b$ とする．$D'_b$ を用いて学習を行い，判別規則 $h'_b$ が得られたとする．予測誤差の推定値は

$$\widehat{err} = \frac{1}{n}\sum_{i=1}^{n}\frac{1}{|C^{-i}|}\sum_{b \in C^{-i}} \mathbf{1}[y_i \neq h'_b(\boldsymbol{x}_i)]$$

で与えられる．

データ数が大きいとき，ブートストラップ標本 $D'$ はもとのデータセット $D$ のうち，約 63.2%程度の異なるデータを含む．したがってブートストラップ法で得られる $\widehat{\mathrm{err}}$ は，$k = 3$ とする交差検証法，すなわち $D$ のなかの 66.6%程度のデータを用いて得られる検証誤差に近い値をとる．このような性質を利用し，ブートストラップ推定量 $\widehat{err}$ の精度を向上させるための方法が，いくつか提案されている[11]．

## 12.6 数 量 化 理 論

### 12.6.1 数量化の方法

数量化法 (数量化理論，quantification) は現象解析のための方法論として，実際に得られたデータからいかにして有効な情報を引き出すかという過程から導き出されてきた一連の手法の総称で，1950 年ごろに林[13] によって提唱された．基準変数 (質的変数・量的変数) と説明変数 (質的変数) との関連，あるいは説明変数間の関連性を分析する方法等が次々に提案され，駒沢[14] の開発したプログラムとあわせて，特に社会調査や社会心理での分析手法として広く利用されてきた．林の数量化法 (Hayashi's quantification method) の名称は後に飽戸が名づけたものである．

統計的方法を論じる場合に，その取り扱うものは分割表を除き数量である．たとえば調査票の回答で「はい」「いいえ」という回答を統計的に取り扱う場合には，「はい」を $X_1$，「いいえ」を $X_2$ で表し，これを確率変数として取り扱う．数量化法は $X_i$ に数量を与えるということを操作的・機能的に行うためのデータ解析の手法ともいえ，調査・実験計画での解析のほか，調査企画・質問構成の段階等においても多くの知識等を客観的にとりまとめていくために有用である．

近年，コンピュータの発展とともに多くの統計ソフトウェアが出回り，手法がとにかくデータを入れれば何か出てくるというようにブラックボックス化されてしまい，その手法が本来どのような情報を分析するためにつくられたものであるのか，適用するにあたっての限界はどのようなものであるのか，出力された結果をどのように解釈するものなのか，ということに十分な注意を払わずに用いられていることも少なくない．単に形式的な方法やプログラムパッケージだけの利用では，適正を欠いたり，見当違いになったりと，むしろ害が生じる場合もあろう．数量化で取り扱うデータは，ある母集団からのランダムサンプルで，サンプルサイズが一般に大きく，統計的検定論の有用性の枠を超えてしまうようなものを想定しており，一連の数量化法はこのようなデータの分析法としてつくられた．そのため標本分布という立場を去り，サンプルが母集団であるとみなし，これを解析していくという立場をとる．多次元的なデータに対して「多変量正規分布の母集団からのサンプルである」という，一見合理的ではあるが，実際の分析の場ではほとんどその検証がなされることのない仮定を置かずに取り扱い，そこから何らかの情報を引き出そうとしたことが数量化法の根元である．

### 12.6.2 数量化法で扱われるデータ構造

数量化で取り扱うデータは多変量データといわれるものである．多変量データとは問題にしている事柄 (これを事象という) およびその事象を引き起こすと考えられる事柄 (これを要因という) の多元的測定の結果得られるデータをいう．たとえば，各ケースについて食習慣，職業などさまざまな要因や事象についてのデータが得られたものが多変量データである．多変量データのうち，事象に関するデータ $y$ を基準変数 (criterion variable，または外的基準，目的変数，従属変数，応答変数)，要因に関するデータ $x$ を説明変数 (explanatory variable，または独立変数，共変量) として区別している．多変量データ解析の典型的な分析方法を大別すると，$x$ の値によって $y$ の値を推定 (または予測) するものと，事象または要因のどちらか一方の変数群での内的構造を分析するものとに分かれる．前者に属するものが数量化 I 類と II 類 (基準変数が量的データ (quantitttive data) ならば数量化 I 類，それが質的データ (qualitative data) ならば数量化 II 類) であり，後者に属するものが数量化 III 類である．数量化法では職業にあたるような分類をアイテム (項目)，アイテム内の「管理的」「事務」「営業」「自営」等の背反的な選択肢の集まりをカテゴリーという．ここではあるアイテムのなかで一つのカテゴリーを選択するという形で得られるデータをアイテムカテゴリー型とよぶ．これに対して調査票が選択肢のないアイテムのみで構成されており，そのなかから該当するアイテムを複数個選択するような形式のものをアイテム型とよぶことがある．表 12.5 に数量化 I 類でのデータ構造の例をあげるが，この手段的自立 1 (数量) が数量化 I 類，手段的自立 2 (有無) が数量化 II 類のデータ構造となり，それ以外の説明変数のみのデータが数量化 III 類でのデータ構造となる．

**表 12.5** 数量化 I・II 類が適用できるデータ例

| 個人番号 | 手段的自立 | | ADL | | | 仕事 | | 年齢 | | | | 子との同居 | | 学歴 | | | 性別 | | 配偶者との同居 | |
|---|---|---|---|---|---|---|---|---|---|---|---|---|---|---|---|---|---|---|---|---|
| | | | 6 項目以上 | 1～5 項目 | できない | あり | なし | 60～69 歳 | 70～79 歳 | 80～89 歳 | 89 歳以上 | あり | なし | 高等小学校 | 旧制中学校 | 旧制高校 | 男 | 女 | あり | なし |
| | $y_1$ | $y_2$ | $x_{11}$ | $x_{12}$ | $x_{13}$ | $x_{21}$ | $x_{22}$ | $x_{31}$ | $x_{32}$ | $x_{33}$ | $x_{34}$ | $x_{41}$ | $x_{42}$ | $x_{51}$ | $x_{52}$ | $x_{53}$ | $x_{61}$ | $x_{62}$ | $x_{71}$ | $x_{72}$ |
| 1 | 5 | 1 | v | | | | v | | | | v | v | | | | v | | v | | v |
| 2 | 1 | 2 | v | | | v | | | v | | | v | | v | | | v | | v | |
| 3 | 3 | 2 | | v | | | v | v | | | | v | | | v | | v | | v | |
| 4 | 5 | 1 | | v | | | v | | | | v | | v | | | v | | v | | v |
| 5 | 2 | 1 | v | | | v | | | | | v | v | | | | v | | v | | v |
| ⋮ | ⋮ | ⋮ | ⋮ | | | | ⋮ | | | | | ⋮ | | | ⋮ | | ⋮ | | | ⋮ |

注) 数量化 I 類では基準変数は $y_1$，数量化 II 類では基準変数は $y_2$ のような形となり，説明変数のデータは $x_{11}$～$x_{72}$ のような形である．数量化 III 類でのアイテムカテゴリー型のデータは $x_{11}$～$x_{72}$ のみのデータで構成される形となる．

多変量データを取り扱う解析法にはさまざまな手法があり，多変量解析という用語も使われている．**多変量解析** (multivariate analysis) は狭義には多変量正規分布 (multivariate normal distribution) を仮定し，検定，推定，分布論の理論展開を行う一連の手法を指す場合がある．現在ではこれらの用語はあまり厳密な意味で使われていないが，広義の場合には，狭義の多変量解析に加え，因子分析法，潜在構造分析法，さまざまな尺度化の方法，クラスター分析法等が加わる．ここでは広義の意味であることを強調するため，**多変量データ解析** (multivariate data analysis，または多次元データ解析) と表現する．

数量化の手法の開発については，林[13] にその歴史的背景と一連の方法が詳しく書かれている．先に述べたように数量化 I 類は説明変数を質的変数とした重回帰分析，同様に数量化 II 類は判別分析として，その解法の基本原理はほぼ同様であるので，以下ではそれらの開発での考え方の発端だけを述べ，数量化 III 類についてはその概略を紹介する．

### 12.6.3 数 量 化 I 類

**数量化 I 類** (quantification method type I) は，アメリカの占領政策の一環として，1948 年に実施された「日本人の読み書き能力」調査の結果を分析する過程で考え出された．この調査は戦後初めて，科学的手続きによって実施された日本の統計学的社会調査のはじまりとして位置づけられ，日本人を対象として米穀配給台帳を利用した層別無作為抽出法によて標本抽出を行ったものである (22.1 節参照).

読み書き能力を評価するためには，それを測るために作成したテストを行い，その得点を求めて評価するという方法がある．もし，このようなテストをせずに，もっと簡単に，たとえば性，年齢，職業，学歴等の情報から読み書き能力を予測しようと考えたことがこの手法の開発の発端である．数量化 I 類は基準変数が数量，説明変数が質的変数で与えられるデータに対して，説明変数に基づいて要因分析や基準変数の推定・予測等をするためのデータ解析の方法で，最小二乗法に基づく推定原理は重回帰分析と形式的には同じであり，ダミー変数を用いた重回帰分析としても導ける．データが母集団からのランダムサンプルであり，重相関係数が高ければ予測に利用することができる．

数量化 I 類を利用した解析例として，高齢者の手段的自立 Instrumental Activities of Daily Living とこれに関連する要因の研究[15] がある．

### 12.6.4 数量化 II 類

**数量化 II 類** (quantification method type II) は，受刑者の仮釈放の問題をきっかけとして，一連の林の数量化法といわれる手法のなかで最初に考え出された．受刑者は刑期が 1/3 を過ぎた時点で受刑の効果が十分とみなされ，社会復帰しても問題はないと判断された場合に仮釈放される．この仮釈放の基準を仮釈放された受刑者集団の追跡調査を行って，みごと社会復帰できたグループと再び罪を犯してしまったグループとに分け，各受刑者の犯罪の種類，犯罪心理，社会に対する態度，両親の状態等の記録を要因とみなし，これらに対して，カテゴリーに数量を与え，二つのグループを効率良く分けることを考えたのである．分けるにあたっては同じグループに属するものの得点同士ができるだけ近い値をとり，異なったグループ間の得点は互いに離れるようにカテゴリーに与える数量を決めるということを考えた．数量化 II 類は質的データのための判別分析の一手法であり，形式的には基準変数，説明変数がともに質的データの場合の判別分析として導ける．

実際の適用例としては，高層集合住宅居住老人の手段的自立 Instrumontal Activitics of Daily Life を調査し，これに関連する要因を居住階も含めて検討した小林ら[15] の研究がある．



### 12.6.5 数量化 III 類

**数量化 III 類** (quantification method type III) は，外的基準がない場合の多次元データ解析の一方法で，対象と項目への反応との同時分類を行うという考え方に基づいている．1950 年半ば頃に，缶詰につけるレッテルの好みに関する官能検査の分析過程で考え出された．缶詰のレッテルのうち，好きなものにレ点をつけた調査結果から，似たもの同士が近くに，似てないものは離れるように (ちょうど被験者とレッテルについて縦横の表の形に並べたデータを，縦，横とも並べ替えて対角線上に反応が集まるように)，各被験者とレッテルの両方に得点を与えることを考える (図 12.7 参照)．数量化 III 類はこのように類似したパターンを分ける という意味で，パターン分類とよぶこともある．

| 個人 \ アイテム | Q1 | Q2 | Q3 | Q4 |
|---|---|---|---|---|
| | x1 | x2 | x3 | x4 |
| 1 | | v | | |
| 2 | v | v | v | v |
| 3 | | | | |
| 4 | | v | | v |
| 5 | v | v | | v |

並べ替え後 →

| 個人 \ アイテム | Q2 | Q4 | Q1 | Q3 |
|---|---|---|---|---|
| | x2 | x4 | x1 | x3 |
| 4 | v | v | v | v |
| 1 | | v | v | v |
| 5 | | | v | v |
| 3 | | | | v |
| 2 | | | | |

**図 12.7** 数量化 III 類のデータ構造 (四つのアイテムでの yes への反能例)

これは両者の相関係数が最大になるように得点を与えることになる．カテゴリー値とケースに与えられた数量 (サンプルスコア) とは各軸に対応しており，これら両者における数の散布図等を利用して対象と項目の類似性の強いもの同士を容易に分類する．数量化 III 類は基準変数がないときのモデルの一つで，質的変数間相互の関連 (内的構造) を分析する方法であり，形式的には質的データの主成分分析としても位置づけられる．特に 2 値変数のアイテムカテゴリー型の数量化 III 類は主成分分析と同等である．後に開発されたパリ第 6 大学の Benzécri らの対応分析 (correspondence analysis) と同等であり，統計パッケージ SAS の対応分析のためのプログラムである CRRESPOND プロシージャや SPSS 等が利用できる．また，Guttman のスケーリングの理論と関係が深い．

解析手順は次のようになる．

**a.　相関係数の求め方**

いま，$i$ 人のアイテム $j$ の $k$ カテゴリーに関する反応の有無についての調査結果があるとしよう．まず，一次元の場合を考える．反応ありで $d_{jk}(i) = 1$，反応なしで $d_{jk}(i) = 0$ とする．$f(i)$ は $i$ 番目 $(i = 1, \cdots, n)$ のケースの全反応数，$g_{jk}$ はアイテム $j$ の $k$ カテゴリー $(j = 1, \cdots, m,\ k = 1, \cdots, h_j)$ の全反応数とする．

$$f(i) = \sum_{j=1}^{m} \sum_{k=1}^{h_j} d_{jk}(i), \quad g_{jk} = \sum_{i=1}^{n} d_{jk}(i)$$

ケース $i$ に対して数値 $s(i)$，アイテム $j$ の $k$ カテゴリーに対してカテゴリー値 $x_{jk}$ $(j = 1, \cdots, m;\ k = 1, \cdots, h_j)$ を付与するものとすると，ケース $i$ の得点 $s(i)$ の平均 $\overline{s}$，アイテムでのカテゴリー値の平均 $\overline{x}$ は，

$$\overline{s} = \sum_{i=1}^{n} f(i)s(i)/N, \quad \overline{x} = \sum_{j=1}^{m}\sum_{k=1}^{h_j} g_{jk}x_{jk}/N$$

となる．また，$s$ の偏差平方和 $S_{ss}$，$x$ の偏差平方和 $S_{xx}$，$x$, $s$ の偏差積和 $S_{xs}$ は，$N$ を総反応数とすると

$$S_{ss} = \sum_{i=1}^{n} f(i)s(i)^2 - N\overline{s}^2, \quad S_{xx} = \sum_{j=1}^{m}\sum_{k=1}^{h_j} g_{jk}x_{jk}^2 - N\overline{x}^2$$

$$S_{xs} = \sum_{i=1}^{n}\sum_{j=1}^{m}\sum_{k=1}^{h_j} d_{jk}(i)x_{jk}s(i) - N\overline{xs}$$

となり，$s(i)$ と $x_{jk}$ との相関係数 $r$ は次式で定義される．

$$r = \frac{S_{xs}}{\sqrt{S_{xx}S_{ss}}}$$

### b. 固有値・固有ベクトル

この相関係数が 1 に近いほど個人とアイテムの並びが直線に近くなるとして相関係数 $r$ の 2 乗の最大化を図る．

$$\frac{\partial r^2}{\partial x_{jk}} = 0, \quad \frac{\partial r^2}{\partial s(i)} = 0$$

これより基本方程式は

$$\sum_{j'=1}^{m}\sum_{k'=1}^{h_{j'}}\sum_{i=1}^{n} \frac{d_{jk}(i)d_{j'k'}(i)}{f(i)}x_{j'k'} = r^2 g_{jk}x_{jk}, \qquad j=1,\cdots,m, \quad k=1,\cdots,h_j$$

$$s(i) = \frac{1}{r}\sum_{j=1}^{m}\sum_{k=1}^{h_j} \frac{d_{jk}(i)}{g_{jk}}x_{jk}, \qquad i=1,\cdots,n$$

となり，固有方程式 (latent equation) に帰着され，これを行列表現すると次式の特性方程式としてまとめられる．

$$HX = \lambda FX(\lambda = r^2)$$

これより $\{x_{jk}\}$ は $F^{-1}H$ の固有値 1 を除いた固有値に対応する固有ベクトルで与えられる．固有値は複数個あるが，固有値 1 を除いて最も大きい固有値 (最大固有値, the maximum latent root) とそれに対応する固有ベクトル (vector corresponding to the maximum latent root) を順次求めていく．こうして得られた固有値が相関比 (correlation ratio) であり，実際の計算ではそれに対応する固有ベクトルをその分散が 1 という制約で求め，何らかの形で基準化したものがカテゴリー値 $\{x_{jk}\}$ としている．特性方程式の固有値 1 を除いた最大固有値を大きいものから順に第 1 軸，第 2 軸，第 3 軸，$\cdots$ というように表現する．固有ベクトルの要素の値を座標軸上に表現する

ことが多いので，根というよりも軸という表現が用いられることが多い (根という場合には固有値をもつ根を表し，第 $i$ 軸のカテゴリー値というような表現には馴染まないことによる).

実際の適用例としては，QOL に関する質問票の調査結果の分析例や社会調査結果での分析例を第 22 章に例示する.

## 12.7 クラスター分析

クラスターとは英語の cluster からきており，ぶどうなど果実の房や塊，あるいは人の集まり，群れ等を意味する．また，クラスターをつくることをクラスタリングという．人間は日常的に似たようなものを同一視したり，一見同じにみえるようなものでも違いを見つけて分類したり，さまざまなクラスターをつくりながら特徴づけてものごとを整理し，理解しようとしている．統計解析においても，与えられた多次元のデータに対して，**クラスター分析** (cluster analysis) は個体ごとのデータを多次元空間上の 1 点とみなし，点の集まりを見つけ，その特徴を捉えることでデータの要約を試みる．ひとたび点の塊を見つければ，その塊をクラスター，あるいは，グループ，クラス等とよび，データを分割・分類する．二次元のデータであれば，散布図を描くことで目視で点の集まりを見つけることができるかもしれないが，三次元以上のデータについては視覚的に塊を見つけるのは容易なことではない．

そこで，機械的にクラスターを見つける方法が必要となる．方法としては大きく分けて二つあり，各点の近傍の情報を積み上げることで全体を概観する階層型とよばれる方法と，先に全体をぼんやり眺めてから徐々に各点の分類を更新していく非階層型 (分割型) がある．どちらの方法もデータの要約に有用であるが，どちらかといえば階層型は個体ごとのデータの類似性に関心があり，非階層型は全体の分類に関心がある．

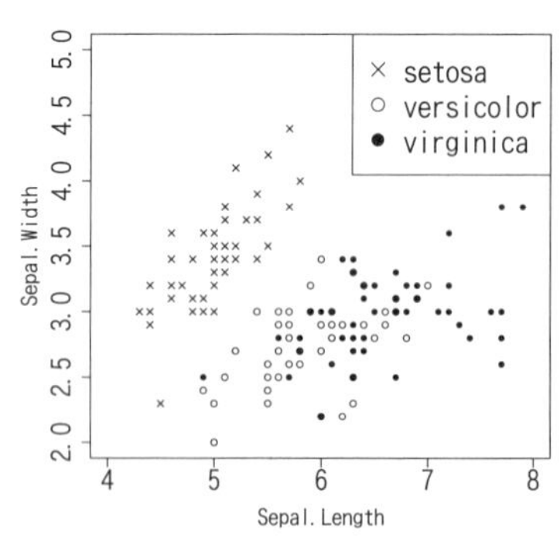


**図 12.8** アヤメデータの散布図．アヤメデータの Sepal.Length と Sepal.Width の 2 変数に対して，それぞれの種類 (setosa, versicolor, virginica) をマークで示した．

したがって，標本数が大きい場合に階層型のクラスター分析はあまり使われない．一方で，非階層型は初期値に依存しやすく，目的関数の最小・最大化においても局所解で計算が止まることがあり，注意を払う必要がある．

ここでは，アヤメデータ[16,17]を中心に階層型，および非階層型のクラスター分析を概観する．図 12.8 は，アヤメデータのうち，萼片 (がくへん) の長さと幅 (Sepal.Length と Sepal.Width) の 2 変数の散布図である．プロット文字によって，3 種類 {setosa, versicolor, virginica} のアヤメを示した．いま，このアヤメの種類については未知であるとして，散布図の座標情報を使った場合のクラスター分析を試みる．

### 12.7.1 階　層　型

階層型クラスタリング (hierarchical clustering) では，各点がそれぞれ最寄りの点と結合し，クラスターをつくる．そして，各クラスターも最寄りのクラスターと結合し，より大きなクラスターをつくる．これを繰り返すことで，最終的にはすべての点が一つのクラスターに属する．ただし，結合の順序は距離の短いものが優先される．実際に，図 12.9 で与えられる二次元データを例として階層型のクラスタリングの手順を確認する．

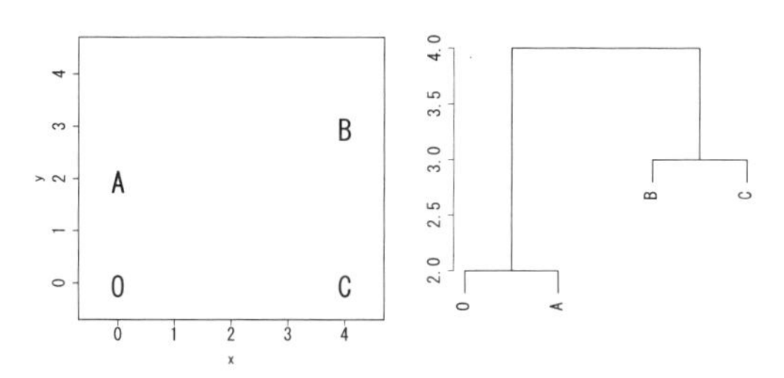


**図 12.9** 二次元のデータ例とデンドログラム．二次元のデータ例として，4 点を $O(0,0)$, $A(0,2)$,$B(4,3)$,$C(4,0)$ として，左図に与え，右図に Euclid の距離と最近距離法を使ったデンドログラムを示した．

まず，各点から最寄りの点を見つける．線分 $OA = 2$ が最短なので，点 O と点 A が結合し，クラスター $\{O, A\}$ ができる．次に，点 B, C，クラスター $\{O, A\}$ の距離を比較する．クラスター間の距離を最も短く測る方法は最短距離法とよばれる．クラスター $\{O, A\}$ と点 B，点 C との距離は，それぞれ，$AB$, $OC$ で与えられるが，どちらも $BC = 3$ より大きいため，2 番目に結合するのは点 B と点 C であり，クラスター $\{B, C\}$ ができる．そして，二つのクラスター $\{O, A\}$ と $\{B, C\}$ の距離は $OC = 4$ となる．なお，クラスター間の距離を最も長く測る最遠距離法では $OB = 5$ が距離となる．その他にも，クラスター間の距離の測り方として，群平均法，重心法，メディアン法等がある．

これらの一連の距離の短いものから結合していく様子は，図 12.9 の左図のデンドログラムとして表すことができる．すなわち，点 O と A が距離 2 で結合し，次に，点 B と C が距離 3 で結合し，最後に，二つのクラスターが距離 4 で結合している．このように，階層型クラスタリングでは，各点の近傍の情報を積み上げながら最終的には一つのクラスターを構成することになるが，デンドログラムを利用すれば，データの分類も可能である．たとえば，距離 3.5 までの結合で止めれば，データには二つのクラスターがあるとみなすことができる．同様にして，図 12.8 に対して，階層型クラスタリングを行った結果を図 12.10 に示す．大まかにみれば，setosa とそれ以外のアヤメに対応するクラスターの存在が示唆されている．

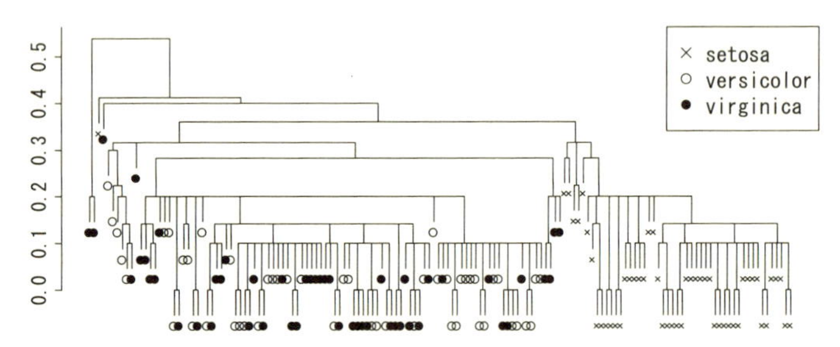


**図 12.10** アヤメデータのデンドログラム．アヤメデータの Sepal.Length と Sepal.Width の 2 変数に対して，Euclid の距離と最近距離法を使って階層型クラスタリングを行った．

ここでの「距離」は，一般的には長さ $n$ の二つのベクトル $\boldsymbol{x} = (x_1, \ldots, x_n)$ と $\boldsymbol{y} = (y_1, \ldots, y_n)$ に対して，

$$\text{Minkowski 距離}: d_{\mathcal{M}}(\boldsymbol{x}, \boldsymbol{y}) = \left( \sum_{i=1}^{n} |x_i - y_i|^p \right)^{1/p}$$

として与えることができる．$p = 1$ のときは碁盤の目の上の移動距離にたとえられるマンハッタン距離，$p = 2$ のときは上で用いた Euclid 距離となる．また，$p = \infty$ のときは，

$$\text{Chebyshev 距離}: d_{\mathcal{C}}(\boldsymbol{x}, \boldsymbol{y}) = \max_{i=1,\ldots,n} |x_i - y_i|$$

と書ける．特に，ベクトルの成分が 0 か 1 の 2 値データであれば，ともに 1 になるほど近いとする

$$\text{Jaccard 距離}: d_{\mathcal{J}}(\boldsymbol{x}, \boldsymbol{y}) = \frac{\sum_{i=1}^{n} \{x_i(1 - y_i) + (1 - x_i)y_i\}}{n - \sum_{i=1}^{n} (1 - x_i)(1 - y_i)}$$

等がある．

## 12.8 非 階 層 型

非階層型クラスタリング (nonhierarchical clustering) は，ポストの配置問題として

説明されることがある．つまり，図 12.8 で与えられるような位置に家があるときに，どこにポストを置けばみんなの家からポストまでが近くなるか，という問題である．ここでは，ポストの個数を 2 個とした場合に，データに統計分布を仮定しない $k$-means 法と多変量正規分布を用いた正規混合モデルについて説明する．

### 12.8.1 $k$-means 法

$k$-means 法[18] は名前が示すように，$k$ 個の平均を求めるクラスター分析である．アルゴリズムは次のように書ける．

1) 仮に $k$ 個の平均を与える，
2) 平均ごとに，それが最寄りとなるデータを集めてクラスターをつくる，
3) クラスターごとに平均を求め，2) の平均と変わらなくなれば終了する，変われば 2) に戻る．

実際には，1) において仮の平均の代わりに，適当な $k$ 個のデータを選ぶこともあるが，クラスタリングの結果は 1) の初期値に依存することが知られているため，初期値を変えた場合も検討した方がよい．図 12.11 の (a) および (b) では，初期値として，それぞれ，$\{(-1,1),(2,0)\}$ および $\{(0.2,0.7),(-0.2,-0.7)\}$ を用いた場合の分類結果を示す．クラスターごとに各データから平均に対して線を引いた．なお，$k$-means 法を適用するにあたって Sepal.Length と Sepal.Width はそれぞれ標準化した．

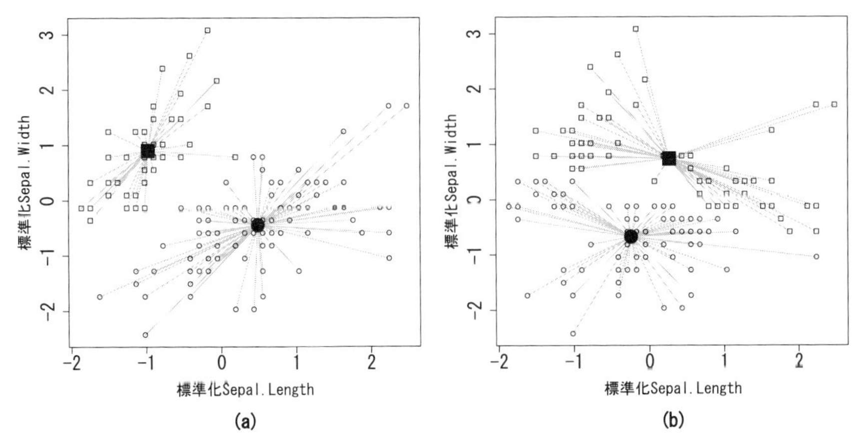


**図 12.11** アヤメデータの $k$-means 法による分類結果．異なる初期値を与えた場合の分類結果を (a)，(b) として示す．二つの平均を黒塗りの丸と四角で，それに属する標本を白丸で与えた．

$k$-means 法において異なる分類結果を比較したい場合には，最寄りの平均までの距離を 2 乗して足し合わせた，群内平方和が用いられる．図 12.11 では，各平均からデータに伸びた線分の平方和となる．これを求めると，(a) 40.1 + 125.7, (b) 130.8 + 82.7

となり，(a) の方が小さく，二つの平均のまわりにデータが集まっていることがわかる．

### 12.8.2 正規混合分布

$k$-means 法では $k$ 個の平均を求めたが，ここでは，さらに $k$ 個の多変量正規分布を求める．$k$ 個の $p$ 次元正規分布から構成される正規混合分布 (normal mixture distribution) の密度関数は以下のように書ける．

$$f(\boldsymbol{x}) = \sum_{j=1}^{k} \xi^{(j)} f^{(j)}(\boldsymbol{x}|\boldsymbol{\mu}^{(j)}, \Sigma^{(j)}),$$

ただし，$f^{(j)}$, $\xi^{(j)}$, $\boldsymbol{\mu}^{(j)}$ および $\Sigma^{(j)}$ は，それぞれ，$j$ 番目の正規分布の密度関数，未知混合率，未知平均ベクトルおよび未知分散共分散行列である．いま，$n$ 個のデータ：$\boldsymbol{x}_1, \ldots, \boldsymbol{x}_n$ が独立同一に，この正規混合分布に従っているとする．仮に正規混合分布が推定されていれば，データ $\boldsymbol{x}_i$ が $j$ 番目のクラスター (または，コンポーネント) からどのくらい観測されやすかったか，その事後確率 (posterior probability)，$w_i^{(j)}$ を計算することができる．すなわち，

$$w_i^{(j)} = \frac{\hat{\xi}^{(j)} \hat{f}^{(j)}(\boldsymbol{x}_i)}{\sum_{l=1}^{k} \hat{\xi}^{(l)} \hat{f}^{(l)}(\boldsymbol{x}_i)}$$

ここで，$\hat{f}^{(j)}(\boldsymbol{x}_i) = f^{(j)}(\boldsymbol{x}_i|\hat{\boldsymbol{\mu}}^{(j)}, \hat{\Sigma}^{(j)})$, $\hat{\xi}^{(j)}$, $\hat{\boldsymbol{\mu}}^{(j)}$ および $\hat{\Sigma}^{(j)}$ は，それぞれ，$\xi^{(j)}$, $\boldsymbol{\mu}^{(j)}$ および $\Sigma^{(j)}$ の推定量である．図 12.12 にアヤメデータに適合した二つのクラスターをもつ正規混合分布を示す．散布図にあわせて，二つの山があるかのような等高線が描かれている．個体 $i$ のクラスタリングとしては，事後確率の最も高いクラスター，すなわち，$j_0 = \arg\max_{\{j=1,\cdots,k\}} w_i^{(j)}$ に分類される[19]．そして，$w_i^{(j_0)}$ が 1 に近ければその分類は確からしい．図 12.12 でいえば，近い方の山に分類され，山頂に近いほどその分類は確からしく，逆に，山と山の谷間にあれば事後確率も低くなり，分類は不確かなものになる．

以後，下の表 12.6 で表される事後確率が得られた状況の下で，EM アルゴリズム[20] によるモデルの推定問題を事後確率の更新手順として示す．

**表 12.6** 個体ごとの事後確率情報

| 個体番号 | クラスター 1 | … | $k$ | 合計 |
|---|---|---|---|---|
| 1 | $w_1^{(1)}$ | … | $w_1^{(k)}$ | 1 |
| ⋮ | ⋮ | ⋮ | ⋮ | ⋮ |
| $n$ | $w_n^{(1)}$ | … | $w_n^{(k)}$ | 1 |
| 合計 | $n^{(1)}$ | … | $n^{(k)}$ | $n$ |

ここで，$n^{(j)} = \sum_{i=1}^{n} w_i^{(j)}$ は，$j$ 番目のクラスターに属する標本の大きさと解釈できるので，混合率は，$\hat{\xi}^{(j)} = n^{(j)}/n$ で推定される．また，各クラスターの正規分布の平

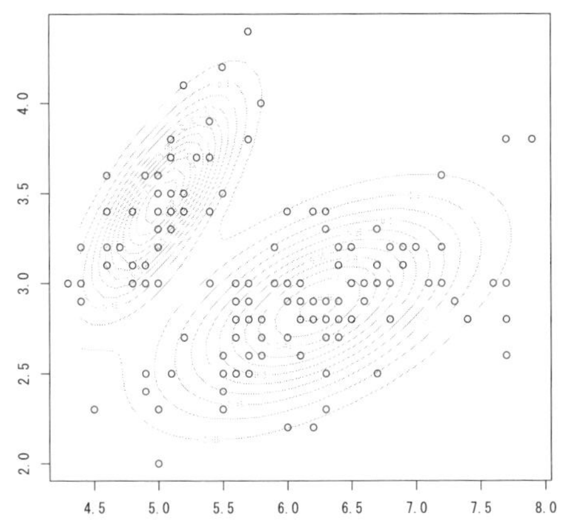


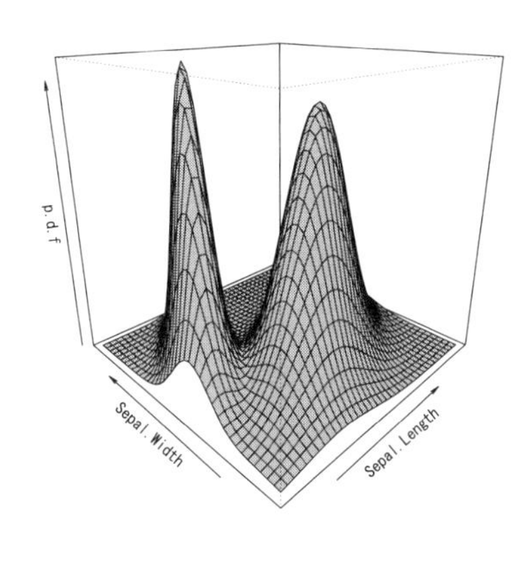


**図 12.12** アヤメデータに対する正規混合分布の推定結果．左図に二つのクラスターからなる正規混合分布の等高線を，右図に鳥瞰図を与える．

均，分散の推定量はそれぞれ，以下のように事後確率を用いた重み付き平均として与えられる[20]．

$$\hat{\boldsymbol{\mu}}^{(j)} = \frac{1}{n^{(j)}}\sum_{i=1}^{n} w_i^{(j)}\boldsymbol{x}_i, \quad \hat{\Sigma}^{(j)} = \frac{1}{n^{(j)}}\sum_{i=1}^{n} w_i^{(j)}(\boldsymbol{x}_i - \hat{\boldsymbol{\mu}}^{(j)})(\boldsymbol{x}_i - \hat{\boldsymbol{\mu}}^{(j)})'$$

それゆえ，事後確率が与えられれば，次のようにモデルの更新が可能となる．

1）事後確率を与える．
2）混合率を推定する．
3）平均と分散を推定する．
4）全尤度を計算し，変わらなければ終了する，変われば，2) に戻る．

事後確率の初期値としては，$k$-means 法等のクラスター分析の結果を利用すればよい．すなわち，個体 $i$ が $j$ 番目のクラスターに属するとすれば，事後確率を $w_i^{(j)} = 1$ とし，その他のクラスターについては 0 とする．また，尤度が求められるため，クラスターの選択については変量選択基準[21] が提案されている．

## 文　　献

1) 竹内　啓編. 統計学辞典, 東洋経済新報社, 1989.
2) 柴田里程. データ分析とデータサイエンス, 近代科学社, 2015.
3) Sutton-Tyrell, K, et al. *Study of Women's Health Across the Nation (SWAN), 2001-2003.* Visit 05 Dataset. ICPSR30501-v1. Ann Arbor, MI: Inter-university Consortium for Political and Social Research [distributor], 2014-09-02.
4) van't Veer, LJ, et al. *Nature* **415**: 530–536, 2002.
5) Efron, B. *J Am Stat Assoc* **70**: 892–898, 1975.

6) Breiman, L. *Mach Learn* **45**(1): 5–32, 2001.
7) Friedman, J, T Hastie and R Tibshirani. *Ann Stat* **28**: 2000, 1998.
8) Hess, KR, et al. *J Clin Ontol* **24**: 4236–4244, 2006.
9) 浜田道昭, 瀬々　潤. 生命情報処理における機械学習 — 多重検定と推定量設計 — (機械学習プロフェッショナルシリーズ), 講談社, 2015.
10) Vapnik, VN. *Statistical Learning Theory*, Wiley, 1998.
11) Hastie, T, R Tibshirani and J Friedman. *The Elements of Statistical Learning — Data Mining, Inference, and Prediction* (Springer Series in Statistics), 2nd ed, Springer, 2009.
12) Dudoit, S, J Fridlyand and TP Speed. *J Am Stat Assoc* **97**: 77–87, 2002.
13) 林知己夫. 数量化 — 理論と方法 — (統計ライブラリー), 朝倉書店, 1993.
14) 駒沢　勉. 数量化理論とデータ処理 (統計ライブラリー), 朝倉書店, 1982.
15) 小林廉毅他. 医学のあゆみ **151**: 135–136, 1989.
16) Fisher, RA. *Ann Eugen* **7**: part II, 179–188, 1936.
17) Anderson, E. *Bulletin of the American Iris Society* **59**: 2–5, 1935.
18) Wolfe, JH. *Multivariate Behavioral Research* **5**: 329–350, 1970.
19) 中村永友. 計算機統計学 **8**: 117–133, 1995.
20) Dempster, AP, NM Laird and DB Rubin. *J R Stat Soc Ser B* **39**: 1–38, 1977.
21) 中村永友, 小西貞則. 応用統計学 **27**: 165–180, 1998.

Chapter 13

# ノンパラメトリック平滑化

平滑化 (smoothing) とは，字のごとく滑らかにすることである．統計科学のさまざまな手法は，ノイズを含むデータから，そのノイズを削ぎ落とし，データを出した機構の解明を目的にしているといえる．ここで，データから計算されるさまざまな統計値 (統計量) が重要な役割を演じるが，データを出した機構や推測の対象が滑らかであったとしても，実はデータに基づく量は「ギザギザ」であることが多い．そのギザギザを滑らかにすることで，ノイズが削ぎ落とされ，データの背後にある構造を浮き彫りにできる．このような意味で平滑化は正に統計科学の真骨頂ともいえよう．

## 13.1 関数推定

平滑化は多くの場合，データを用いて何らかの「関数」を推定する問題として定式化される．データの背後にある構造は滑らかであるという想定の下で，その滑らかな対象を関数と捉えているのである．統計的諸問題に対応してさまざまな関数の推定が平滑化の問題の対象となる．

### 13.1.1 密度関数の推定

データは確率変数の実現値とみなされる．確率変数を $X$ とし，その分布は連続型であるとしよう．$X$ の密度関数を $f$ とすると，任意の実数 $t < s$ について

$$\Pr(t \leq X \leq s) = \int_t^s f(x)dx$$

が成り立っている．このことから，密度関数 $f$ を知ると，さまざまな事象の確率を求めることができる．$X_1, \ldots, X_n$ は互いに独立で，密度関数 $f$ をもつ同じ連続型分布に従うとする．これを $X_1, \ldots, X_n \sim_{\text{i.i.d.}} f$ と表す．実際のデータ (数値) $x_1, \ldots, x_n$ とは，$X_i$ が実現値 $x_i$ を出したと考える．そのデータに基づき，密度関数 $f$ を推定する問題を密度推定という．

密度関数の推定は，たとえば次のように実行可能である．いま，$f$ は正規分布であると「仮定する」．すなわち，データ $x_1, \ldots, x_n$ は密度関数

$$f(x|\mu, \sigma^2) = \frac{1}{\sqrt{2\pi\sigma^2}} \exp\left[-\frac{(x-\mu)^2}{2\sigma^2}\right] \tag{13.1}$$

をもつ正規分布からの実現値と仮定するのである．これは，$f(x) = f(x|\mu, \sigma^2)$ を意味する．

データに基づいて，$f(x|\mu, \sigma^2)$ に含まれるパラメータ $(\mu, \sigma^2)$ を推定できたなら，その推定値 $(\hat{\mu}, \hat{\sigma}^2)$ を (13.1) に代入した $f(x|\hat{\mu}, \hat{\sigma}^2)$ が $f(x)$ の推定量 $\hat{f}(x)$ となる．

### 13.1.2 回帰関数の推定

二つの変数 $(x, y)$ の関数関係をデータに基づいて探るのが回帰分析である．大元に二次元確率変数 $(X, Y)$ を考え，その i.i.d. 標本 $(X_1, Y_1), \cdots, (X_n, Y_n)$ の実現値が実際に解析に用いる 2 変量データ $(x_1, y_1), \cdots, (x_n, y_n)$ であり，散布図を用いて視覚的に表現される．二つの変数の関数関係を $y = m(x)$ と考え，回帰モデルは

$$y_i = m(x_i) + \varepsilon_i, \qquad i = 1, \cdots, n$$

となる．ここで，$m(x)$ は回帰関数とよばれ，$\varepsilon_i (i = 1, \cdots, n)$ は誤差の確率変数であり，$\mathrm{E}[\varepsilon_i] = 0$, $\mathrm{Var}[\varepsilon_i] = \sigma^2$ としておく．実際のデータは，関数関係 $y = m(x)$ に誤差が乗り合わせて得られていると考えたモデルとなっている．この誤差を除いて，関数 $m$ を浮き彫りにしたいわけである．

ここで，構造的な仮定を入れよう．たとえば，大胆ではあるが，

$$m(x) = a + bx \tag{13.2}$$

という直線構造を仮定しよう．そうして，直線を決定しているパラメータ $(a, b)$ をデータから決めてやろう．これはたとえば最小二乗法で実装される．$(a, b)$ の推定値 $(\hat{a}, \hat{b})$ を (13.2) に代入することで，$y = \hat{a} + \hat{b}x$ という直線が一つ決定され，これが $m(x)$ の一つの推定量 $\hat{m}(x) = \hat{a} + \hat{b}x$ となる．

### 13.1.3 ノンパラメトリック平滑化の枠組み

密度推定と (直線) 回帰の議論で共通することがある．それは，推定したい関数に構造を仮定した，ということである．密度推定では，密度関数 $f$ が正規分布の密度関数 (13.1) であると仮定して，正規分布の密度関数に含まれるパラメータ $(\mu, \sigma^2)$ を何らかの方法で推定し，その推定値を正規密度関数に代入して密度関数の推定量を得たのであった．直線回帰でも同様で，関数関係として直線 (13.2) を仮定し，切片 $a$ と傾き $b$ を推定し，それらの推定値を用いて回帰関数 $m$ の推定量としたのであった．

このように，そもそも「関数を推定する問題」であったものを，構造を仮定することにより「有限個のパラメータの推定問題」に置き換えてしまうアプローチをパラメトリックアプローチ (parametric approach) という．一方，そのような構造的な仮定を排したアプローチは，ノンパラメトリックアプローチ (nonparametric approach) とよばれる．構造的な仮定をしないのであるから，ノンパラメトリックアプローチはパラメトリックアプローチに比べ柔軟であるものの，得られる推定量の解釈は，パラメトリックアプローチに比べいく分困難となる．一方で，ノンパラメトリックアプロー

チではほとんどの場合において，データ数が大きくなると構造を正しく推定できることが知られており，このことは，「ノンパラメトリックアプローチは一致性がある」と表現され，統計的には大変良い性質である．

ノンパラメトリックアプローチとしては，密度推定ではヒストグラムや頻度ポリゴン[1)]，密度推定，回帰分析の両方で提案されているものでは，核法，スプライン法，級数展開法，ウェーブレット法等があり[2,3)]，また統計解析においてそれらを用いた多くの応用がある．本章では，ノンパラメトリック平滑化のなかで特に，カーネル型推定法ともよばれるカーネル法に焦点を当て，密度関数の推定と回帰関数の推定の性質をまとめておく．

## 13.2 密度関数の推定におけるカーネル推定量

あらためて密度関数 $f$ の推定を考える．密度関数 $f$ に従う確率変数 $X$ の確率分布関数 $F(x)$ は，$x$ を任意の実数として

$$F(x) = P(X \leq x) = \int_{-\infty}^{x} f(u)du \tag{13.3}$$

で定義される．$n$ 個のデータ $x_1, x_2, \ldots, x_n$ に基づき，この $F(x)$ は

$$\hat{F}_n(x) = \frac{1}{n}\sum_{i=1}^{n} I(x_i \leq x) \tag{13.4}$$

で推定される．ここで

$$I(A) = \begin{cases} 1, & A \text{ が成立しているとき} \\ 0, & A \text{ が成立してないとき} \end{cases}$$

で定義され，この $\hat{F}_n$ は経験分布関数とよばれる．(13.3) で定義される $F(x)$ の推定値は，(13.4) のように $x$ より小さいデータの比率として得られるわけである．

### 13.2.1 カーネル推定量の定義

まず，微分積分学の基本定理から，$f(x)$ は

$$f(x) \equiv \frac{d}{dx}F(x) = \lim_{h \to 0} \frac{F(x+h) - F(x-h)}{2h}$$

で得られる．したがって，小さい $h$ に対して，近似

$$f(x) \approx \frac{F(x+h) - F(x-h)}{2h}$$

が考えられる．$F(x)$ を (13.4) の経験分布関数 $\hat{F}_n(x)$ に置き換えて，$f$ の推定量

$$\begin{aligned} \hat{f}(x) &= \frac{\hat{F}_n(x+h) - \hat{F}_n(x-h)}{2h} \\ &= \frac{1}{nh}\sum_{i=1}^{n} \frac{1}{2} I(x_i \in (x-h, x+h)) \end{aligned}$$

13

が得られる．いまここで，関数 $K$ を

$$K(u) = \begin{cases} \frac{1}{2}, & -1 < u \leq 1 \text{ のとき} \\ 0, & \text{その他} \end{cases} \tag{13.5}$$

で定義すると，

$$\hat{f}(x) = \frac{1}{nh} \sum_{i=1}^{n} K\left(\frac{x - x_i}{h}\right) \tag{13.6}$$

と表現されるのがわかる．

この表現をみると，経験分布関数を経ずに，関数 $K$ を先に与え，それを用いて $\hat{f}$ を構成することも考えられるだろう．このように前もって与えておく関数 $K$ をカーネル関数 (kernel function) とよび，それは原点対称な密度関数であればよい．実際，(13.5) の $K$ も原点対称な密度関数となっている．ここで $h$ はバンド幅 (bandwidth) とよばれる平滑化パラメータで，カーネル関数 $K$ の広がりを，そして $\hat{f}$ の滑らかさを制御するパラメータである．適当なカーネル関数 $K$ により (13.6) で表現される $\hat{f}$ を，$f$ の**カーネル推定量** (核型推定量，kernel estimator) とよぶ．

カーネル関数として，uniform-kernel とよばれる (13.5) のほかにも，次が使われる．

Gauss-kernel

$$K(u) = \frac{1}{\sqrt{2\pi}} \exp\left[-\frac{u^2}{2}\right] \tag{13.7}$$

Epanechnikov-kernel

$$K(u) = \begin{cases} \frac{3}{4}(1 - u^2), & |u| \leq 1 \text{ のとき} \\ 0, & \text{その他} \end{cases} \tag{13.8}$$

ここで 8〜19 歳の女性 312 人 ($n = 312$) の身長のデータ (以下，女性身長データ) に対し，カーネル推定量を適用した例を図 13.1, 13.2 に示す (データ点は “|” で示されている)．ここでは (13.7) の Gauss-kernel を用いたもの (図 13.1, $h = 22.84$) と，(13.5) の uniform-kernel を用いたもの (図 13.2, $h = 39.76$) を図示した．

カーネル推定量はカーネル関数の和の形になっているので，カーネル関数の性質をよく反映する．たとえば，Gauss-kernel など滑らかなカーネル関数を使えば，滑らかな密度推定量が得られるのがわかる (図 13.1)．一方，uniform-kernel のように不連続なカーネル関数を用いると，得られる密度推定量はいく分滑らかさに欠くものとなる (図 13.2)．むしろカーネル推定量はバンド幅 $h$ の値によって形状に大きな変化をみせる．Gauss-kernel を用い，バンド幅を $h = 12$, $h = 65$ とした二つのカーネル推定量をそれぞれ図 13.3, 13.4 に与える．$h$ を小さく選択すると全体的に凸凹とした印象になり (図 13.3)，$h$ を大きな値にすると平滑化しすぎで，図 13.1 でみられていた二つのピークのある構造も埋もれてしまっているのがわかる (図 13.4)．このように，得られる推定量の滑らかさは $h$ の値で制御されており，その値の選択は平滑化において大変重要になる．

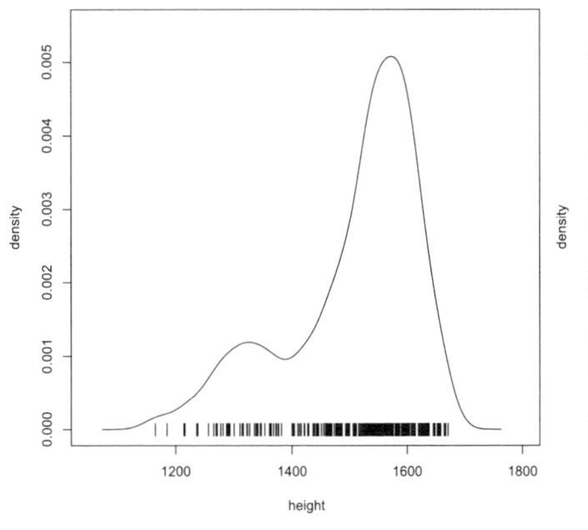


**図 13.1**　女性身長データとカーネル推定量: Gauss-kernel, $h = 22.84$

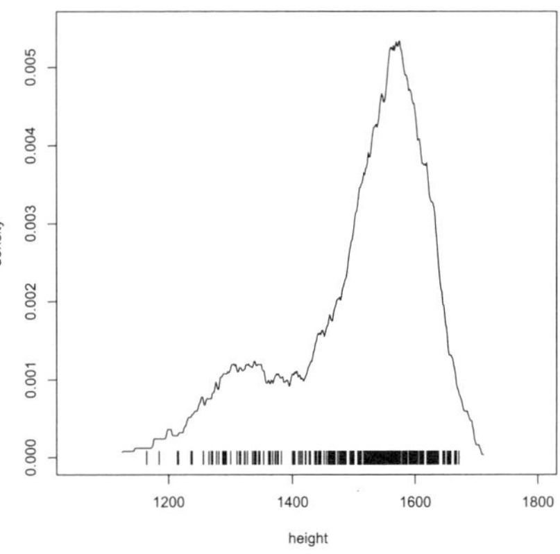


**図 13.2**　女性身長データとカーネル推定量: uniform-kernel, $h = 39.76$

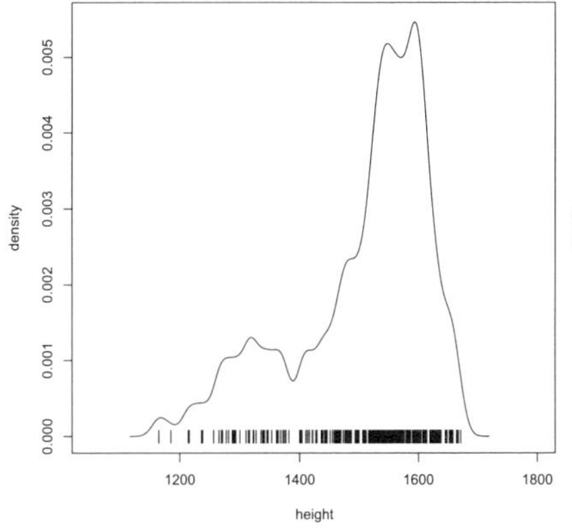


**図 13.3**　女性身長データとカーネル推定量: Gauss-kernel, $h = 12$

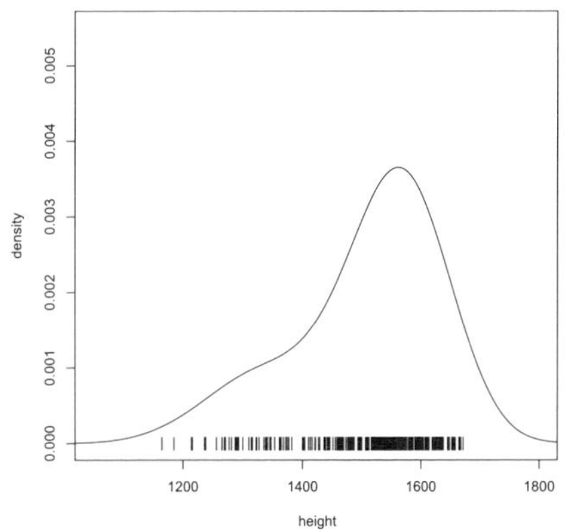


**図 13.4**　女性身長データとカーネル推定量: Gauss-kernel, $h = 65$



### 13.2.2　関数推定の一般理論

さて，ここで関数の推定の一般理論をみておこう．推定したい関数を $g(x)$ とし，$n$ 個のデータに基づき何らかの方法で構成された $g(x)$ の推定量を $\hat{g}(x)$ とする．ノンパラメトリック平滑化では，推定したい関数が有限個のパラメータで規定されるという構造的仮定を用いないのであるが，その代わりに，平滑化パラメータとよばれるものが導入される．カーネル推定量ではバンド幅 $h$ が平滑化パラメータとなる．

1 点 $x$ での推定量 $\hat{g}(x)$ の良さ (悪さ) は，**平均二乗誤差** (mean squared error, MSE) とよばれる量で評価されることが多い．ここで，$\hat{g}(x)$ の MSE は

$$MSE[\hat{g}(x)] = \mathrm{E}\big[\{\hat{g}(x) - g(x)\}^2\big]$$

で定義される．ある 1 点 $x$ において，MSE が小さければ，その点で $\hat{g}(x)$ は $g(x)$ を

うまく推定しているといえるだろう．いま，$\hat{g}(x)$ のバイアス (bias, 偏り) を，

$$Bias[\hat{g}(x)] = \mathrm{E}[\hat{g}(x)] - g(x)$$

で定義し，$\hat{g}(x)$ の分散を $\mathrm{Var}[\hat{g}(x)]$ と表す．そうすると，

$$MSE[\hat{g}(x)] = \{Bias[\hat{g}(x)]\}^2 + \mathrm{Var}[\hat{g}(x)] \tag{13.9}$$

という分解が成立する．

さて，関数の推定であるから，1 点だけでなく考えられるすべての $x$ での良さを評価する必要がある．$\hat{g}$ の全体的な良さは，平均積分二乗誤差 (mean integrated squared error, MISE) とよばれる量で評価されることが多い．ここで，$\hat{g}$ の MISE は

$$MISE[\hat{g}] = \mathrm{E}\left[\int_{-\infty}^{\infty} \{\hat{g}(x) - g(x)\}^2 dx\right] = \int_{-\infty}^{\infty} MSE[\hat{g}(x)]dx \tag{13.10}$$

で定義される．(13.9) の分解を使うと，

$$MISE[\hat{g}] = \int_{-\infty}^{\infty} \{Bias[\hat{g}(x)]\}^2\, dx + \int_{-\infty}^{\infty} \mathrm{Var}[\hat{g}(x)]dx \tag{13.11}$$

となる．すなわち，$\hat{g}$ の関数の推定量としての良さは，「バイアス 2 乗の積分と分散の積分の和」となるわけである

$n$ 個のデータからつくられた $\hat{g}$ について，その平滑化パラメータを $h$ とするとき，$n \to \infty$，$h \to 0$ という設定の下で

$$MISE[\hat{g}] \ \approx\ AMISE[\hat{g}] \equiv h^k B + \frac{V}{nh^\ell} \tag{13.12}$$

という近似が成り立つ．この右辺は AMISE (asymptotic MISE) とよばれ，漸近的な設定の下での $MISE[\hat{g}]$ の近似となっている．ここで，$B$ は $\hat{g}$ のバイアス 2 乗の積分に起因する正定数，$V$ は分散に起因する正定数であり，$k$ と $\ell$ は自然数である．

平滑化パラメータ $h$ をどのように決めるかが重要な問題として残るが，多くの場合は $AMISE[\hat{g}]$ を $h$ の関数とみて最小にするものが用いられる．すなわち，

$$h = h_{\mathrm{opt}} = \left(\frac{\ell V}{kB}\right)^{\frac{1}{k+\ell}} n^{-\frac{1}{k+\ell}} \tag{13.13}$$

が用いられる

ノンパラメトリック平滑化におけるこのような一般的な議論を，密度関数の推定におけるカーネル推定量についてみていこう[4,5]．

### 13.2.3 カーネル推定量の性質

(13.10) にある MISE で，(13.6) のカーネル推定量の性質をみていくことにする．以下においては，関数 $v$ に対して，

$$R(v) = \int_{-\infty}^{\infty} v(x)^2 dx \tag{13.14}$$

という記号を用いる．カーネル関数 $K$ は原点対称な密度関数とし，次の条件を満足するものとする：

$$0 < \sigma_K^2 \equiv \int_{-\infty}^{\infty} u^2 K(u)du < \infty, \quad R(K) < \infty \tag{13.15}$$

$f$ が適当な正則条件をみたしていると仮定し，$n \to \infty$ のときに，$h \to 0$ となる漸近的な場合を考えると，

$$\mathrm{Bias}\left[\hat{f}(x)\right] = h^2 \frac{\sigma_K^2}{2} f''(x) + O(h^4) \tag{13.16}$$

$$\mathrm{Var}\left[\hat{f}(x)\right] = \frac{R(K)}{nh} f(x) + O(n^{-1}) \tag{13.17}$$

となる．(13.16) より，$h \to 0$ とすることで $\hat{f}(x)$ のバイアスは消えていくことがわかる．また，(13.17) より，分散は $n \to \infty$，$h \to 0$ のときに，"$nh \to \infty$" でなければ消えていかないことがわかる．すなわち $n$ が増加する速さに比べて，$h$ は十分ゆっくりと 0 に近づけないといけないことになる．

(13.11), (13.12), (13.16), (13.17) を参照すると，AMISE$[\hat{f}]$ は

$$AMISE[\hat{f}] = h^4 \frac{\sigma_K^4}{4} R(f'') + \frac{R(K)}{nh} \tag{13.18}$$

となり，(13.13) を参照すると，最適なバンド幅である $h_{\mathrm{opt}}$ は，(13.18) の最小化から

$$h_{\mathrm{opt}} = \left[\frac{R(K)}{\sigma_K^4 R(f'')}\right]^{\frac{1}{5}} n^{-\frac{1}{5}} \tag{13.19}$$

となる．つまり，(13.12) において $k = 4, \ell = 1, B = \sigma_K^4 R(f'')/4$，$V = R(K)$ として導かれるものになっている．この $h_{\mathrm{opt}}$ を用いると，

$$AMISE[\hat{f}] = \frac{5}{4} \left[\sigma_K R(K)\right]^{\frac{4}{5}} R(f'')^{\frac{1}{5}} n^{-\frac{4}{5}} \tag{13.20}$$

となる．いまここで $[\sigma_K R(K)]^{4/5}$ という値は，われわれが用いるカーネル関数 $K$ にだけ依存するので，調節することができる．実は，(13.15) をみたす原点対称密度である核関数でこの値を最小にするものは，(13.8) の Epanechnikov-kernel であることが知られている[4)]．そのような意味で，Epanechnikov-kernel の利用も勧められるが，Gauss-kernel や uniform-kernel を用いた場合のこの値もそれほど変わらず，密度推定の実際的な精度に大きな影響を与えないといえる．

13

### 13.2.4　バンド幅の選択

(13.19) の $h_{\mathrm{opt}}$ には未知の $f$ が含まれており，このままでは利用できない．バンド幅の選択の最も単純な方法は，$f$ にある特定の密度関数を仮定して (13.19) に代入することである．たとえば，$f$ として (13.1) の正規分布の密度関数，$K$ としては Gauss-kernel を用いた場合の最適なバンド幅は

$$h_{\mathrm{ROT}} = 1.059\sigma n^{-\frac{1}{5}} \tag{13.21}$$

となる．ここに $\sigma$ の推定値を代入してやればよい．このような $h$ の選択法を rule of thumb (ROT) という．ROT は容易に実装可能であるものの，$f$ の推定が目的であるのに，$f$ として特定の密度関数を仮定するのは辻褄が合わないとも考えられる．

バンド幅の他の選択法として「プラグイン原理」に基づくものがある．(13.19) で $f$ に依存するのは $R(f'')$ であるから，データを用いてこの推定量 $\widehat{R(f'')}$ を構成し，それを (13.19) に代入して，

$$h_{\mathrm{DPI}} = \left[\frac{R(K)}{\sigma_K^4 \widehat{R(f'')}}\right]^{\frac{1}{5}} n^{-\frac{1}{5}} \tag{13.22}$$

とする．このような $h$ の選択法を direct plug-in (DPI) という[4,6]．DPI に基づく密度推定は，フリーの統計解析ソフト R のなかのパッケージ KernSmooth にある関数 dpik，bkde で実装可能である[11]．

### 13.2.5 密度関数の推定における他の適用例

31 本のブラックチェリー材の重さデータ (R の datasets というパッケージにあるデータ trees) への適用例が図 13.5 に示されている．Gauss-kernel を用い，実線はバンド幅として (13.22) を，破線は (13.21) を用いたものである．ROT で得られる推定量は平滑化しすぎにみえる．多くの場合，ROT で得られる推定量は DPI で得られる推定量に比べて滑らかになる傾向があり，密度関数の細かい変化をみる場合には注意が必要であろう．

図 13.6 には，アヤメ (Iris) の萼片の長さ (sepal length) のデータ (R におけるデータ

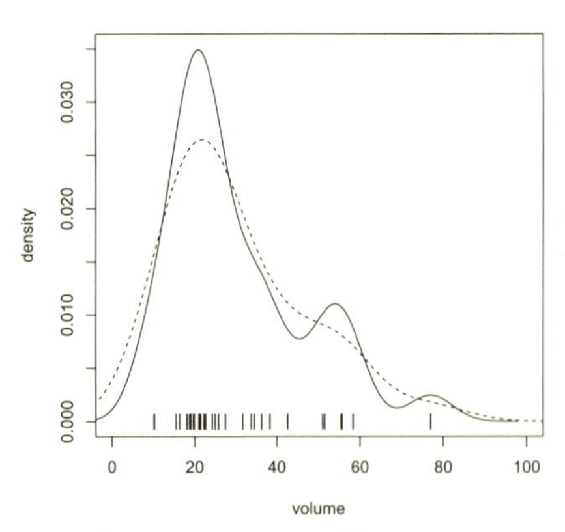


**図 13.5** ブラックチェリー材のデータ (volume) とカーネル推定量; Gauss-kernel，実線 $h = 5.23$ (DPI)，破線 $h = 8.76$ (ROT)

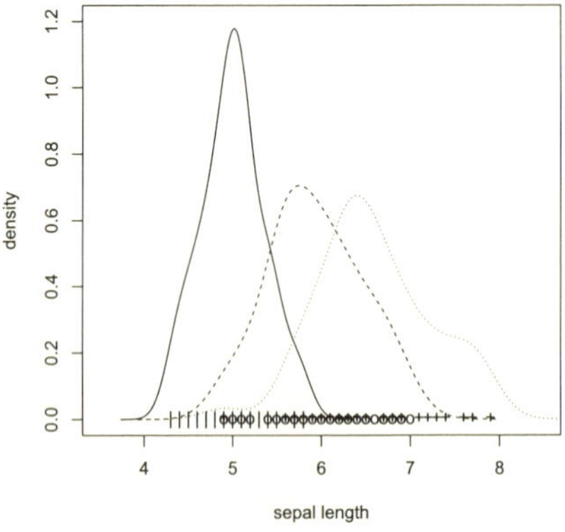


**図 13.6** アヤメのデータ (sepal length) とカーネル推定量: Gauss-kernel, Setosa (実線，$h = 0.14$), Versicolor (破線, $h = 0.24$), Virginica (点線，$h = 0.24$)

iris) への適用例がある．3 種のアヤメ，Setosa (図中で |)，Versicolor (○)，Virginica (+) のそれぞれ 50 ずつ (計 150) のデータがあり，それぞれにおいて Gauss-kernel とバンド幅は (13.22) を用いて得られた推定量が描かれている．Setosa という種類が，他の 2 種類と比べて少し異なっているのがカーネル推定量の位置・形状からわかるであろう．分布の比較等にも密度推定量は有効な場合があり，実際，カーネル推定量のパターン認識等への応用も多く議論されている．

## 13.3　回帰関数の推定におけるカーネル推定量

### 13.3.1　ノンパラメトリック回帰モデル

説明変数 $X$，応答変数 $Y$ の 2 変数の観測データの散布図に対して，有限個のパラメータで規定される関数を当てはめるのがパラメトリック回帰であり，ノンパラメトリック回帰はそういった関数の制約を取り払った回帰手法である．この柔軟さがノンパラメトリック回帰の良さであるが，その探索的な利用から，新たなパラメトリック回帰モデルの構築が可能となる場合もある．そのような意味では，パラメトリック回帰モデルと両立するものではなく，むしろ互いに補完するものであるといえよう．

$(X, Y)$ の実現値であるデータ $(x_i, y_i)(i = 1, \cdots, n)$ について，ここであらためて

$$y_i = m(x_i) + \varepsilon_i, \qquad i = 1, \cdots, n \tag{13.23}$$

というモデルを考える．ここで，$\varepsilon_i(i = 1, \cdots, n)$ は独立同一分布に従う誤差であり，$\mathrm{E}[\varepsilon_i] = 0$, $\mathrm{Var}[\varepsilon_i] = \sigma^2$ をみたす．$m$ は未知の滑らかな関数で，$X = x$ を与えた下での $Y$ の条件付き期待値 $m(x) = \mathrm{E}[Y|X = x]$ として定義される．回帰では，この関数 $m$ の推定が主問題となる．ノンパラメトリック回帰においては，$m$ の滑らかさだけを頼りに，データそれ自身に $m$ について語らせる．モデル (13.23) は $X$ を確率変数として捉えたランダムデザインとして定義しているが，$X$ を確率変数としない固定デザインの場合も同様に定義される．

### 13.3.2　カーネル推定量の定義

回帰におけるカーネル推定量 (kernel smoother) の代表的なものとして，局所多項式回帰推定量 (local polynomial estimator) をみていこう．カーネル関数としては，原点対称密度で (13.15) をみたすものを考え，バンド幅 $h > 0$ に対し，$K_h(z) = h^{-1}K(h^{-1}z)$ とする．点 $x$ の近くにあるデータ $x_i$ について，モデル (13.23) から $y_i \approx m(x_i)$ であり，Taylor 展開により

$$m(x_i) \approx m(x) + m'(x)(x_i - x) + \cdots + \frac{m^{(p)}(x)}{p!}(x_i - x)^p \tag{13.24}$$

が成り立っている．回帰関数 $m$ の点 $x$ での値 $m(x)$ は，$x$ の近傍において $p$ 次多項式

$$Q_p(z|x) = \theta_0 + \theta_1(z - x) + \cdots + \theta_p(z - x)^p \tag{13.25}$$

を用いて推定する．多項式 $Q_p(z|x)$ の係数 $\boldsymbol{\theta} = (\theta_0, \ldots, \theta_p)$ は

$$\ell(\boldsymbol{\theta}) = \sum_{i=1}^{n} K_h(x_i - x)\left\{y_i - Q_p(x_i|x)\right\}^2$$

の最小化により決定される．この基準は，局所重み付き最小二乗法とよばれる．カーネル関数 $K$ が介在することから，$x$ での推定においては，$x$ に近いデータ $x_i$ に重みが大きく置かれ，$x$ から遠くにあるデータには小さい重みしか置かれず，結局 $x$ の近傍にあるデータの情報を取り込む関数となっている．(13.25) の $Q_p(z|x)$ の定義と (13.24) を見比べると，$\ell(\boldsymbol{\theta})$ を最小にする $\widehat{\boldsymbol{\theta}} = (\widehat{\theta}_0, \ldots, \widehat{\theta}_p)$ から，$m(x)$ はその切片項

$$\widehat{m}(x) = \widehat{m}_p(x) = \widehat{\theta}_0$$

として推定される．これを $m$ の局所 $p$ 次多項式回帰推定量とよぶ[7)]．

いま，$n$ 次元ベクトル $\boldsymbol{Y} = [y_1 \ldots y_n]^t$, $n \times n$ 対角行列

$$\boldsymbol{W}_x = \mathrm{diag}\{K_h(x_1 - x), \cdots, K_h(x_n - x)\}$$

および $n \times (p+1)$ 行列

$$\boldsymbol{X}_x = \begin{bmatrix} 1 & (x_1 - x) & \ldots & (x_1 - x)^p \\ \vdots & \vdots & \ddots & \vdots \\ 1 & (x_n - x) & \ldots & (x_n - x)^p \end{bmatrix}$$

を導入すると，

$$\widehat{m}_p(x) = \boldsymbol{e}_1^t \left(\boldsymbol{X}_x^t \boldsymbol{W}_x \boldsymbol{X}_x\right)^{-1} \boldsymbol{X}_x^t \boldsymbol{W}_x \boldsymbol{Y} \tag{13.26}$$

と表せる．ここで，$\boldsymbol{e}_1$ は第一成分のみ 1 で残りの成分はすべて 0 の $(p+1) \times 1$ ベクトルである．

$p = 0$ とすると，$m$ を局所的に定数関数で近似することとなり，(13.26) で $p = 0$ として得られる

$$\widehat{m}_0(x) = \frac{\sum_{i=1}^{n} K_h(x_i - x) y_i}{\sum_{i=1}^{n} K_h(x_i - x)}$$

が Nadaraya–Watson 推定量とよばれるものである．この Nadaraya–Watson 推定量を指してカーネル推定量とよんでいる文献もある．

また，(13.26) で $p = 1$ とした $\widehat{m}_1$ が局所線形推定量とよばれるもので，

$$\widehat{m}_1(x) = \frac{1}{n} \sum_{i=1}^{n} K_h(x_i - x) y_i \frac{s_2(x) - s_1(x)(x_i - x)}{s_2(x) s_0(x) - s_1(x)^2} \tag{13.27}$$

と表される．ここで，

$$s_r(x) = \frac{1}{n} \sum_{i=1}^{n} K_h(x_i - x)(x_i - x)^r, \qquad r = 0, 1, 2$$

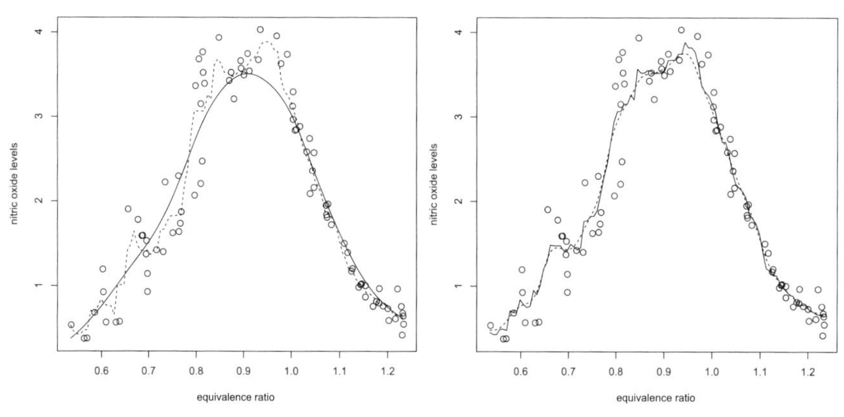


**図 13.7** テストエンジンデータと $\widehat{m}_0$, $\widehat{m}_1$: Gauss-kernel, $h = 0.05$, $\widehat{m}_1$ (実線), $\widehat{m}_0$ (破線)

**図 13.8** テストエンジンデータと $\widehat{m}_0$: $h = 0.06$, Gauss-kernel (実線), uniform-kernel (破線)

である．局所線形推定量 $\widehat{m}_1$ は，Nadaraya–Watson 推定量 $\widehat{m}_0$ に比べ複雑そうにみえるが，理論的には優れた性質をもつことが知られている．

テストエンジンにおける，空気とエタノールの燃空当量比 (equivalence ratio) に対する，一酸化窒素の排出濃度 (nitric oxide levels) のデータ (Simonoff[1]) への適用例が図 13.7, 13.8 にある．Gauss-kernel と，同じバンド幅の値 $h = 0.05$ を用いたときの $\widehat{m}_1$ (実線)，$\widehat{m}_0$ (破線) がデータの散布図 (○) に上書きされているのが図 13.7 である．このバンド幅の値 (0.05) では，$\widehat{m}_0$ はまだいく分平滑化が足らないが，一方で，$\widehat{m}_1$ は平滑化しすぎにもみえる．図 13.8 では，バンド幅の値を同じ $h = 0.06$ として，uniform-kernel を用いた $\widehat{m}_0$(実線), Gauss-kernel を用いた $\widehat{m}_0$(破線) が描かれている．uniform-kernel を用いた $\widehat{m}_0$ はギザギザにみえるが，これは密度推定と同様で，核関数の不連続性を反映しているものと考えられるだろう．

### 13.3.3 カーネル推定量の性質

局所 $p$ 次多項式回帰推定量 $\widehat{m}_p$ については，

$$AMISE[\widehat{m}_p] = \begin{cases} h^{2p+4}B_e + \dfrac{V}{nh}, & p: \text{偶数} \\ h^{2p+2}B_o + \dfrac{V}{nh}, & p: \text{奇数} \end{cases} \tag{13.28}$$

という漸近評価が知られている[7]．右辺第二項の $V$ は漸近分散の積分に相当し，次数 $p$，カーネル関数 $K$，誤差の分散 $\sigma^2$ に依存するものの，$p$ が偶数・奇数にかかわらず共通な表現をもつ．バイアス 2 乗の積分に対応する右辺第一項は，次数 $p$ に応じて形が異なる．$p$ が奇数の場合，$B_o$ は $K$ から誘導される関数のモーメントと，$m$ の $(p+1)$ 階微分に依存する．$p$ が偶数の場合，$B_e$ はさらに $X$ の密度関数の微分にも依存する．

このように，たとえば $p=1$ であれば漸近バイアスが $X$ の密度に依存せず，$p=0$ ならば依存する．このことを，$\widehat{m}_1$ は design adaptive であるといい，$\widehat{m}_0$ よりも良い性質として知られている[5]．

### 13.3.4 バンド幅の選択

バンド幅 $h$ の値は，回帰関数の推定量の形状に大きな影響を及ぼす．密度推定と同様，$h$ の洗練された選択手法として，データに基づいて選択することが考えられる．一つの基準として，$AMISE[\widehat{m}_p]$ を最小にするように $h$ を決めることが考えられ，(13.28) より，そのような $h$ は

$$h_{opt} = \begin{cases} A_e n^{-\frac{1}{2p+5}}, & p: \text{偶数} \\ \\ A_o n^{-\frac{1}{2p+3}}, & p: \text{奇数} \end{cases}$$

となり，右辺に含まれる定数 $A_e$, $A_o$ を推定することで利用できる．特に，適当な設定の下では，$p=1$ のとき，

$$A_o = \left[ \frac{R(K)\sigma^2}{\sigma_K^4 R(m'')} \right]^{\frac{1}{5}}$$

となることが知られている．したがって，誤差の分散 $\sigma^2$ の推定量 $\hat{\sigma}^2$ と $R(m'')$ の推定量 $\widehat{R(m'')}$ が構成できれば，それらを代入した

$$h_{\mathrm{DPI}} = \left[ \frac{R(K)\hat{\sigma}^2}{\sigma_K^4 \widehat{R(m'')}} \right]^{\frac{1}{5}} n^{-\frac{1}{5}} \tag{13.29}$$

を用いればよい．これが回帰における DPI (direct plug-in) 法[8] で，実用上も比較的良い $h$ の値を与えてくれる．密度推定における DPI である (13.22) と，回帰での DPI である (13.29) を比較すると，回帰では密度推定にはなかった誤差の分散の推定の手間が増えているのがわかる．DPI に基づく $\widehat{m}_1$ の実装は，`R` におけるパッケージ `KernSmooth` のなかの関数 `dpill`, `locpoly` の利用で可能である．

いくつかのバンド幅を用いて，$\widehat{m}_1$ をテストエンジンデータへ適用したのが図 13.9 である．破線は $h=0.015$ の場合であり，波打ちが目立つ．点線は $h=0.04$ の場合で，平滑化しすぎにみえる．このデータで計算される (13.29) は $h_{\mathrm{DPI}}=0.025$ となり，このときの $\widehat{m}_1$ が実線であり，うまく平滑化されているのがわかる．

平滑化は関数の推定であるから，得られた推定量をまた関数として視覚的に表示することが有効なのはいうまでもないが，その表示のわれわれの受け止め方は推定量の形を制御するバンド幅 (平滑化パラメータ) の値によって変わってしまう．トライアンドエラーでバンド幅の値を視覚的な良さから決めることもできるかもしれないが，それも客観性を欠く．基本的には，データ自身が良い $h$ の値に関する情報を握っているはずであり，そのような意味で，一定の理論的裏づけを伴った方法でデータから自動的にバンド幅が決められることが望ましい．このことから，(13.29) の利用は大変有用なのである．

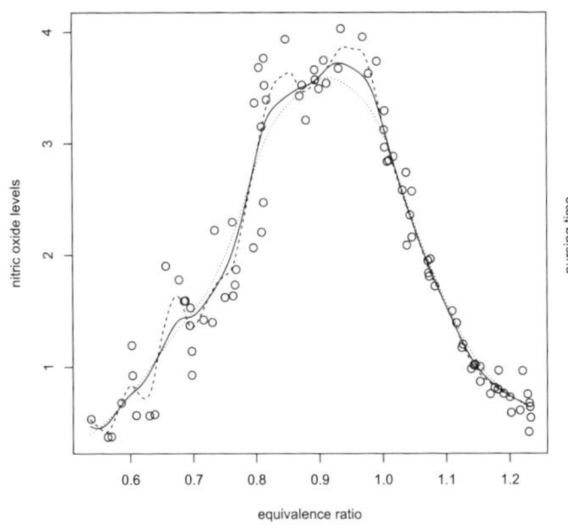


図 13.9 テストエンジンデータと $\widehat{m}_1$: Gauss-kernel, $h = h_{\mathrm{DPI}} = 0.025$ (実線), $h = 0.015$ (破線), $h = 0.04$ (点線)

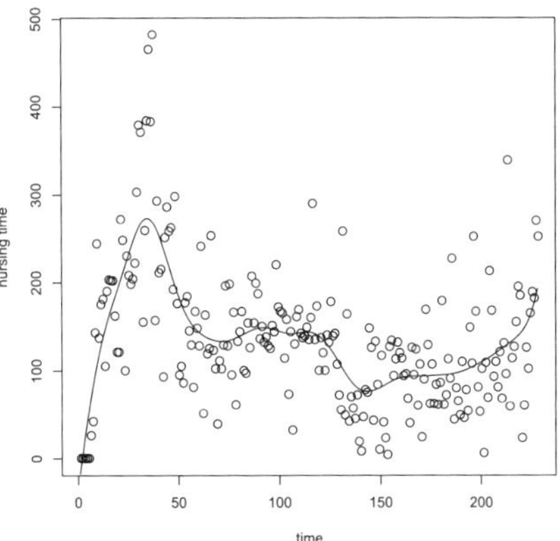


図 13.10 鯨データと $\widehat{m}_1$: Gauss-kernel, $h = 7.43$

### 13.3.5 回帰関数の推定における他の適用例

子鯨の生後時間 (time；6 時間間隔) と母鯨からの授乳時間 (nursing time; 秒) のデータ[1)] の散布図と $\widehat{m}_1$ による回帰曲線が図 13.10 にある．$h$ は (13.29) を用いた．授乳時間が長短織り交ぜながらも，段階を経ている様子が伺える．

図 13.11 にはオートバイの衝突実験のデータ (`R` のパッケージ `MASS` にあるデータ `mcycle`) の散布図と，(13.29) による $\widehat{m}_1$ が描かれている．オートバイが衝突する際の運転者頭部にかかる加速度 (head acceleration; 単位は G) と衝突からの時間 (time；マイクロ秒) がデータである．散布図は最初はフラットで，急激に落ち込み，その後急激に上昇し揺れ動く様子を示している．このような散布図をパラメトリックな方法で平滑化するのは難しいことが知られており，ノンパラメトリック平滑化の有用性を示す例である．

1940 年 1 月から 1947 年 12 月における，アメリカの月ごとの出生数のデータ[1)] の散布図と，(13.29) による $\widehat{m}_1$ が描かれているのが図 13.12 である．出生数は増減を示しており，特に第二次大戦後に急激な上昇がみられるが，$\widehat{m}_1$ はその変化を追っているのがわかる．

$\widehat{m}_0$ と $\widehat{m}_1$ は，散布図にうまく適合するものの，急激な変化がある部分については，適合が不十分なこともある．$\widehat{m}_1$ でみると，たとえば図 13.10 の time = 30 辺り，図 1.11 では time = 20 付近，そして図 13.12 における month = 85 近辺では，変化のピークに対しての適合が不十分にみえる．これは急激な変化がある付近で推定量のバイアスが大きくなることが原因であるが，それとともに，変化の急激さの程度が位置によって異なっていることを何ら考慮せず，平滑化の程度を一つのバンド幅で制御していることによる．このことは，$x$ の位置に応じて $h$ の値を変えることで克服できる場合

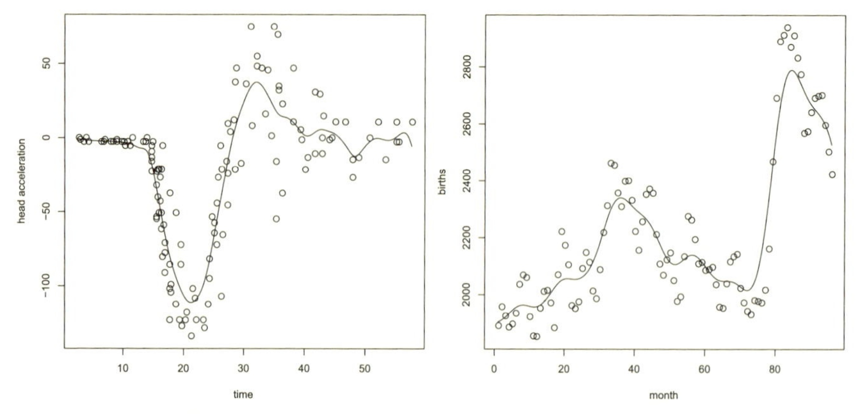


**図 13.11** 衝突実験データと $\widehat{m}_1$: $h = 1.45$, Gauss-kernel

**図 13.12** 出生数データと $\widehat{m}_1$: $h = 3.13$, Gauss-kernel

があり，これを変動バンド幅とよぶ[5)]．一方，一つのバンド幅でも，data sharpening とよばれる方法を用いると，バイアスを小さくでき，急激な変化に対し，より良く適合する推定量を構成できることが知られている[9,10)]．

## 文　　献


1) Simonoff, JS. *Smoothing Methods in Statistics*, Springer, 1996.
2) Green, PJ and BW Silverman. *Nonparametric Regression and Generalized Linear models*, Chapman & Hall/CRC, 1993.
3) Eubank, RL. *Nonparametric Regression and Spline Smoothing*, Marcel Dekker, 1999.
4) Wand, MP and MC Jones. *Kernel Smoothing*, Chapman & Hall/CRC, 1995.
5) Fan, J and I Gijbels. *Local Polynomial Modelling and Its Applications*, Chapman & Hall/CRC, 1996.
6) Sheather, SJ and MC Jones. *J R Stat Soc Ser B* **53**: 683–690, 1991.
7) Ruppert, D and MP Wand. *Ann Stat* **22**: 1346–1370, 1994.
8) Ruppert, D, SJ Sheather and MP Wand. *J Am Stat Assoc* **90**: 1257–1270, 1995.
9) Choi, E, P Hall and V Rousson. *Ann Stat* **28**: 1339–1355, 2000.
10) 吉崎正浩, 内藤貫太. 応用統計学 **33**: 131–155, 2004.
11) R Development Core Team. R: A language and environment for statistical computing. R Foundation for Statistical Computing, Vienna, Austria. ISBN 3-900051-07-0, URL http://www.R-project.org. 2005.

Chapter 14

# 医学的有意性と統計学的有意性

## 14.1　統計的に有意とは

多くの標準的なテキストで解説されてきた「検定」は，帰無仮説 $H_0$ は「差がない」「関連がない」というゼロ仮説 (null hypothesis) である．それに対して，対立仮説 $H_1$ は帰無仮説の否定としての「差がある」「関連がある」というノンゼロ仮説 (nonnull hypothesis) である．したがって，検定の結果「統計的に有意」となっても，「医学的に有意な差，関連」を主張しているわけではない．たとえば，平均値の差の t 検定の仮説群，

$$H_0 : \mu_{\mathrm{A}} = \mu_{\mathrm{B}}, \quad H_1 : \mu_{\mathrm{A}} \neq \mu_{\mathrm{B}}$$

をみればよくわかるであろう．正規分布と等分散 $\sigma^2$ の仮定の下で導かれる Student の $t$ 検定統計量は，母平均の差

$$\delta = \mu_{\mathrm{A}} - \mu_{\mathrm{B}}$$

の推定値

$$\hat{\delta} = \bar{X}_{\mathrm{A}} - \bar{X}_{\mathrm{B}}$$

をそのサンプリング誤差 (標準誤差)

$$s.e.(\hat{\delta}) = \left(\frac{1}{n_{\mathrm{A}}} + \frac{1}{n_{\mathrm{B}}}\right)\left(\frac{(n_{\mathrm{A}}-1)S_{\mathrm{A}}^2 + (n_{\mathrm{B}}-1)S_{\mathrm{B}}^2}{n_{\mathrm{A}} + n_{\mathrm{B}} - 2}\right)$$

で基準化 (除) したものである．したがって，平均値の差 $\hat{\delta}$ がきわめて小さく，「医学的・臨床的には有意とはいえない差」と判断できても，標本数 $n_{\mathrm{A}}, n_{\mathrm{B}}$ を増加させていけば，$s.e.(\hat{\delta})$ は限りなく小さくなるので，あるところ以上では検定結果はつねに「統計的に有意」となる問題が生じる．言い換えれば，どんなに小さな差でも，それを検出する標本の大きさが存在するのである．事前に検出したい差 $\Delta$ を設定して，それを検出する適当な標本の大きさを決めてから調査・研究が始められるる場合にはそのような危険性は少ないが，そうでない調査では，よく起こることである．

他方で，検定結果が「有意でない」場合に，帰無仮説を棄却できない，すなわち帰無仮説を採択するとして，「差はない」と判断してしまう問題がある．帰無仮説が棄却さ

れないことは,「有意差」を示す十分な証拠がないことを示すだけであって,「差がない」ことを積極的に意味するものではない. たとえば, 最近の薬剤の臨床比較試験においては, 有効性の指標に現れない他の利点がある場合は治験薬が対照薬に比べて有意に優れている必要はなく,「少なくとも同等」, すなわち,「劣っていない」ことを検証すればよい場合が少なくない. この「非劣性」の検証において, 通常の検定を行い,「有意差なし」をもって「同等」と主張することは, 明らかに検定の誤用である. 標本数を小さく設計すればつねに「同等」となってしまうからである. このように, 標本の大きさを大きくするとつねに「有意」, 小さくするとつねに「有意でない」という統計的検定にまつわる問題が生じる[1~6].

ここでは, この問題を解決するための一つの方法として,「医学的に意味のある最小の差」, あるいは,「医学的に意味のない最大の差」を意味する値 $\Delta$ を導入することで,

1)「医学的には無意味な差が統計的には有意」となる現象を避け, $\Delta$ 以上の差, つまり**優越性** (superiority) があることを積極的に主張する,

2) $\Delta$ 以内の差であれば**同等** (equivalence) であることを積極的に主張する,

3) $\Delta$ 以上は劣っていない, つまり**非劣性** (non-inferiority) であることを主張する

等の検定を議論する. ただし, 臨床試験の統計ガイドライン[7] での優越性の定義は「$\delta > 0$」であることに注意したい (16.4.6 項参照). ここでは, 2 標本の平均値の差, 比率の差等を取り上げて説明しよう. もちろん, 医学的に意味のある最小の差 $\Delta$ を事前に明確にする必要があることはいうまでもない.

## 14.2 医学的に意味のある差 Δ の導入

実験群 (A) と対照群 (B) を比較する実験 (試験) を考え, それぞれの効果を表す結果変数の母数を $\theta_{\mathrm{A}}, \theta_{\mathrm{B}}$ とすると, 実験群の対照群に対する効果の大きさ (effect size) の指標としては, 一般的に次の 3 種類が考えられる

1) 差 : $\delta_D = \theta_{\mathrm{A}} - \theta_{\mathrm{B}}$

2) 比 : $\delta_R = \theta_{\mathrm{A}} / \theta_{\mathrm{B}}$

3) オッズ比 : $\delta_{\mathrm{OR}} = \frac{\theta_{\mathrm{A}}(1-\theta_{\mathrm{B}})}{\theta_{\mathrm{B}}(1-\theta_{\mathrm{A}})}$

ここで, オッズ比は $\theta$ が比率の場合に定義される. そこで, 医学的には意味のある差とは考えられない,「誤差範囲」, あるいは,「同等」と考えられる領域を

1) 差 : $[-\Delta, \Delta]$

2) 比, オッズ比 : $[1-\Delta, \frac{1}{1-\Delta}]$ ($\Delta$ の単位は比, オッズ比)

と定義しよう. 後者の領域は指標が 1 のまわりに対称であることによる. つまり, 評価指標に応じて,

$$|\,\delta\,| > \Delta \quad \text{または} \quad |\log \delta\,| > -\log(1-\Delta) \tag{14.1}$$

となれば, 医学的に有意な差があると考えられ,

$$|\,\delta\,| \leq \Delta \quad \text{または} \quad |\log\delta\,| \leq -\log(1-\Delta) \tag{14.2}$$

となれば医学的に同等と考えられる．したがって，医学的に意味のある差を評価する検定，たとえば，「差」に関する両側検定は

$$H_0 : |\,\delta\,| \leq \Delta, \quad H_1 : |\,\delta\,| > \Delta \tag{14.3}$$

となり，医学的に同等であることを評価する両側検定は

$$H_0 : |\,\delta\,| \geq \Delta, \quad H_1 : |\,\delta\,| < \Delta \tag{14.4}$$

これらの検定は，それぞれ，次の片側検定の組合せとして表現できる．

1）医学的に意味ある差

$$H_0 : \delta \leq \Delta, \quad H_1 : \delta > \Delta \tag{14.5}$$

または

$$H_0 : \delta \geq -\Delta, \quad H_1 : \delta < -\Delta \tag{14.6}$$

2）非劣性

$$H_0 : \delta \leq -\Delta, \quad H_1 : \delta > -\Delta \tag{14.7}$$

3）同等性: 同等性 (14.2) は次の仮説検定

$$H_0 : (\delta \leq -\Delta) \cup (\delta \geq \Delta)$$
$$H_1 : (\delta > -\Delta) \cap (\delta < \Delta)$$

で表現できるので，IUT (intersection-union test)[8] を利用すると，次の二つの片側検定 (two one-sided tests) のいずれも有意水準 $\alpha$ で棄却されることに

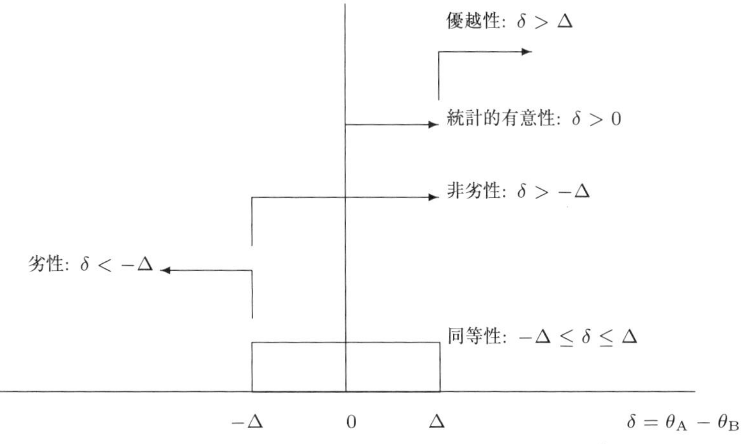


**図 14.1** 優越性，非劣性，同等性，統計的有意性の領域[9]

他ならない.

$$H_0 : \delta \le -\Delta, \quad H_1 : \delta > -\Delta \tag{14.8}$$

かつ

$$H_0 : \delta \ge \Delta, \quad H_1 : \delta < \Delta \tag{14.9}$$

なお，比，オッズ比のケースでは上式で，$\{\delta \to \log\delta,\ \Delta \to \log(1-\Delta)\}$ と置き換えればよい．図 14.1 には差 $\delta = \theta_A - \theta_B$ に関する，実験群 A の対照群 B に対する優越性，非劣性，同等性，統計的有意性，それぞれ本来の領域[9] を示した．

## 14.3　二つの母平均の差の検定

### 14.3.1　医学的に意味のある差を検出する検定

比較すべき 2 群の正規標本の母平均を $\mu_A, \mu_B$ とすると，式 (14.5) は

$$H_0 : \mu_A \le \mu_B + \Delta, \quad H_1 : \mu_A > \mu_B + \Delta \tag{14.10}$$

となる．この検定統計量 $T$ は，自由度 $\nu = n_A + n_B - 2$ として，次式で与えられる．

$$T = \frac{\bar{X}_A - (\bar{X}_B + \Delta)}{s.e.(\hat{\delta})} > t_\alpha(\nu) \tag{14.11}$$

となれば，有意水準 $\alpha$ で仮説 $H_0$ が棄却できる．この検定統計量 $T$ は，$n_A, n_B$ を大きくして $s.e.(\hat{\delta})$ の値がどんなに小さくなっても，分子の「$-\Delta$」の値が効いているので，医学的に無意味な差 $\delta <\ (\Delta)$ が統計的に有意となる可能性は小さいのである．さて，この不等式を変形してみると

$$\Delta <\ \hat{\delta} - s.e.(\hat{\delta})t_\alpha(\nu) \tag{14.12}$$

となる．つまり，有意水準 $\alpha$ で，「医学的に有意な差」と判断できる条件が「$\mu_A - \mu_B$ の $100(1-2\alpha)$%信頼区間の下限値が $\Delta$ より大きい」と信頼区間で表現できる．有意水準 5%の片側検定であれば，90%信頼区間の下限値を計算すればよい．有意水準 $\alpha$ で両側検定を行う場合は，上記の検定と，群 A と群 B を入れ替えた検定をそれぞれ有意水準 $(\alpha/2)$ で繰り返し，いずれかが有意となれば「医学的に有意な差」と判断できよう．これは信頼区間で言い換えると「$\mu_A - \mu_B$ の $100(1-\alpha)$% 信頼区間の下限値が $\Delta$ より大きい，あるいは，あるいは，上限値が $-\Delta$ より小さい」となる．

ところで，真の差が

$$H_1 : \mu_A - \mu_B = \delta > \Delta$$

であるとき，それを検出するために，有意水準 $\alpha$，検出力 $1-\beta$ の片側検定で必要な標本の大きさ $n = n_A = n_B$ は，

$$\Pr\left\{\frac{T}{\sqrt{\mathrm{Var}_{H_0}(T)}} > Z_\alpha | H_1\right\} = 1 - \beta$$

の性質を利用して,

$$n = 2\left(\frac{Z_\alpha + Z_\beta}{d}\right)^2, \quad d = \frac{\delta - \Delta}{\sigma}\ (> 0) \tag{14.13}$$

と計算できる．両側検定であれば，有意水準を $\alpha/2$ とすればよい．

**[適用例 1]** 下の表にはインフルエンザ予防接種回数別インフルエンザ様風邪による平均欠席日数を比較した結果を示す[10)]．

| | | 2 回接種群 | 非接種群 |
|---|---|---|---|
| 児童数 | | 5115 | 9038 |
| 欠席日数 | 平均 | 0.704 | 0.883 |
| | 標準誤差 | 0.024 | 0.019 |

もし，事前に平均欠席日数で 0.5 日以上低減させないと臨床的には効果があるとはいえないと設定されていたとしよう．式 (14.11) を利用すると，群 A が非接種群であり群 B が 2 回接種群である．分子は

$$\bar{X}_\mathrm{A} - (\bar{X}_\mathrm{B} + \Delta) = 0.883 - (0.704 + 0.500) = -0.321$$

と負となるので，明らかに有意とはならない．事前に $\Delta$ の設定をきちんとせずに「効果」の判定を「統計的検定」にすり替えてしまうと，$\hat{\delta} = 0.179$, $s.e.(\hat{\delta}) = 0.031$ となり，$t$ 値が，$0.179/0.031 = 5.77$ (丸め誤差含む)，となりきわめて高度に有意 ($p < 0.00000001$) という結果となるのである．

### 14.3.2 非劣性の検定

「非劣性」を評価する片側検定 (14.7) は

$$H_0 : \mu_\mathrm{A} \leq \mu_\mathrm{B} - \Delta, \quad H_1 : \mu_\mathrm{A} > \mu_\mathrm{B} - \Delta \tag{14.14}$$

となり，有意水準 $\alpha$ で「非劣性」と判定できる条件は，検定統計量 $T$ を計算して

$$T = \frac{\bar{X}_\mathrm{A} - (\bar{X}_\mathrm{B} - \Delta)}{s.e.(\hat{\delta})} > t_\alpha(\nu) \tag{14.15}$$

となる．信頼区間で言い換えれば，「$\mu_\mathrm{A} - \mu_\mathrm{B}$ の $100(1-2\alpha)\%$ 信頼区間の下限値が $-\Delta$ より大きい」場合となる．前項と同様に，真の差が

$$H_1 : \mu_\mathrm{A} - \mu_\mathrm{B} = \delta > -\Delta$$

であるとき，それを検出するために，有意水準 $\alpha$，検出力 $1-\beta$ の片側検定で必要な標本の大きさ $n(= n_\mathrm{A} = n_\mathrm{B})$ は次式で与えられる．

$$n = 2\left(\frac{Z_\alpha + Z_\beta}{d}\right)^2, \quad d = \frac{\Delta + \delta}{\sigma}\ (> 0) \tag{14.16}$$

**[適用例 2]** B 型慢性肝炎に対する 2 種類のインターフェロン $\alpha$ (IFN-$\alpha$) の臨床

比較試験において，主要評価指標である GPT 値の効果を，投与直前値と投与終了時の値との差で比較した．$\Delta$ を決めるに際しては，対照薬はこれまでの成績から平均的に 35 単位改善しているので，その改善効果の 80%を目度として，投与前値からの差 $\Delta = 35 \times 0.2 = 7$ と設定した．臨床試験の結果は次のとおりである．差の分布はそれほど極端に高値に裾が伸びた分布は示していない．非劣性 (臨床的同等性) が検証できるか？ この試験が行われた当時は，片側 5% の有意水準での非劣性試験が認められていた．

| | 例数 | 改善平均値 | 標準偏差 |
|---|---|---|---|
| 治験薬 | 46 | 34.5 | 32.0 |
| 対照薬 | 44 | 29.7 | 28.4 |

治験薬を群 A，対照薬を群 B として，式 (14.15) を計算すると，

$$s.e.(\hat{\delta}) = \sqrt{\left(\frac{1}{46} + \frac{1}{44}\right)\left(\frac{45 \times 32.0^2 + 43 \times 28.4^2}{6 + 44 - 2}\right)} = 6.462$$

したがって，

$$T = \frac{34.5 - (29.7 - 7)}{6.462} = 1.826 > t_{88}(0.05) = 1.66$$

となるので，治験薬の改善効果が対照薬のそれに比べて，7 単位以上は劣らないことが有意水準 5%で主張できることになる．90%信頼区間の下限値を計算してみると，$[-5.92, 15.52]$ となり，「下限値 $= -5.92 > -\Delta = -7$」であることがわかる．

### 14.3.3 同等性の検定

有意水準 $\alpha$ で「同等性検定」を行う場合は，式 (14.15) の片側検定を，群 A，群 B を入れ替えてそれぞれ，有意水準 $\alpha$ で繰り返して，ともに有意となればよいことはすでに述べた．信頼区間で言い換えれば，「$\mu_A - \mu_B$ の $100(1-2\alpha)$%信頼区間

$$[\hat{\delta} - t_\alpha(\nu)s.e.(\hat{\delta}),\ \hat{\delta} - t_\alpha(\nu)s.e.(\hat{\delta})] \tag{14.17}$$

が区間 $[-\Delta, \Delta]$ にすっかり入ってしまう」場合であるように思われる．しかし，この区間はかならずしも有意水準 $\alpha$ の同等性検定に対応しない[11,12]．この議論は省略するが，正確には

$$[(\hat{\delta} - t_\alpha(\nu)s.e.(\hat{\delta}))^-,\ (\hat{\delta} - t_\alpha(\nu)s.e.(\hat{\delta}))^+] \tag{14.18}$$

となる．ここで，$x^- = \min\{0, x\}$，$x^+ = \max\{0, x\}$ である．通常の $100(1-2\alpha)$% 信頼区間が 0 を含めば後者と一致する．ただ，同等性の意志決定に関する限りこの二つの区間は同じ結論を得ること，また，信頼区間としての価値から判断すると，前者の信頼区間を利用するこが望ましいように思われる．ところで，真の差が

$$H_1 : \mu_{\rm A} - \mu_{\rm B} = \delta$$

であるとき，それを同等性の検定で検出するために，有意水準 $\alpha$，検出力 $1-\beta$ の片側検定で必要な標本の大きさ $n = n_{\rm A} = n_{\rm B}$ を考えてみよう．漸近的に正規分布することを利用して，$T = (\hat{\delta} - \delta)/(\sqrt{2\sigma^2/n})$ と置けば，必要な $n$ は

$$\begin{aligned} 検出力 &= \Pr\left\{T + \frac{\delta + \Delta}{\sqrt{2\sigma^2/n}} > Z_\alpha,\ T + \frac{\delta - \Delta}{\sqrt{2\sigma^2/n}} < -Z_\alpha | \delta = \delta\right\} \\ &= \Phi\left(\frac{\Delta - \delta}{\sqrt{2\sigma^2/n}} - Z_\alpha\right) - \Phi\left(-\frac{\Delta + \delta}{\sqrt{2\sigma^2/n}} + Z_\alpha\right) = 1 - \beta \end{aligned}$$

を満足する．ここに $\Phi(.)$ は標準正規分布の分布関数である．特に，真に同等 $\delta = 0$ である場合には

$$検出力 = 2\Phi\left(\frac{\Delta}{\sqrt{2\sigma^2/n}} - Z_\alpha\right) - 1 \tag{14.19}$$

となるので，真に同等である場合に必要な標本サイズは

$$n = 2\left(\frac{Z_\alpha + Z_{\beta/2}}{\Delta/\sigma}\right)^2 \tag{14.20}$$

となる．つまり，式 (14.16) で $\delta = 0, \beta$ を $\beta/2$ で置き換えたものと一致する．

## 14.4 二つの母比率の差の検定

ここでは，最初に非劣性の検定について解説する．

### 14.4.1 非劣性の検定

平均値の場合と同様に，母比率を有効率の意味と解釈すると，帰無仮説と対立仮説を次のように設定することから始まる．

$$H_0\ :\ p_{\rm A} \le p_{\rm B} - \Delta, \quad H_1\ :\ p_{\rm A} > p_{\rm B} - \Delta \tag{14.21}$$

片側検定，有意水準 $\alpha$ で帰無仮説 $H_0$ を棄却できる条件は，漸近的に正規近似できる自然な検定統計量を利用すれば，

$$Z = \frac{\hat{p}_{\rm A} - (\hat{p}_{\rm B} - \Delta)}{s.e._{H_0}(\hat{\delta})} > Z(\alpha) \tag{14.22}$$

である．ここで，平均値の場合と異なるのは帰無仮説の下での標準誤差 $s.e.(\hat{\delta})$ が $\Delta$ の関数となってしまうことである．つまり，

$$s.e._{H_0}(\hat{\delta}) = \sqrt{\frac{(\hat{p}^*_{\rm B} - \Delta)(1 - \hat{p}^*_{\rm B} + \Delta)}{n_{\rm A}} + \frac{\hat{p}^*_{\rm B}(1 - \hat{p}^*_{\rm B})}{n_{\rm B}}} \tag{14.23}$$

14

となり，帰無仮説の下での $\hat{p}_{\mathrm{B}}^{*}$ の推定法が問題となる．直観的には，$p_{\mathrm{A}} + \Delta = p_{\mathrm{B}}$ であるから，群 A からの $100\Delta\%$の割り増しを考えて近似的に，

$$\hat{p}_{\mathrm{B}}^{*} = \frac{r_{\mathrm{A}} + r_{\mathrm{B}} + n_{\mathrm{A}}\Delta}{n_{\mathrm{A}} + n_{\mathrm{B}}} \tag{14.24}$$

と推定することができると考えるのは不自然ではない．これは，Dunnet–Gent の検定[13] とよばれている．しかし，一般には，その性質が未知であり，また，$\Delta$ の大きさと，観測有効率との関係からこの値が 1.0 を超えてしまうケースが稀ではない．したがって，一般には最尤推定量を利用するのが適切である．この場合の検定はスコア検定に一致する．帰無仮説

$$H_0 : p_{\mathrm{A}} = p_{\mathrm{B}} - \Delta \tag{14.25}$$

の下での対数尤度関数は

$$\begin{aligned}\log L(p_{\mathrm{A}}, p_{\mathrm{B}}) = r_{\mathrm{A}} \log(p_{\mathrm{B}} - \Delta) + (n_{\mathrm{A}} - r_{\mathrm{A}}) \log(1 - p_{\mathrm{B}} + \Delta)\\ + r_{\mathrm{B}} \log(p_{\mathrm{B}}) + (n_{\mathrm{B}} - r_{\mathrm{B}}) \log(1 - p_{\mathrm{B}})\end{aligned} \tag{14.26}$$

となる．これを最大にする $p_{\mathrm{B}}$ は次の三次方程式の解となる．

$$aX^3 + bX^2 + cX + d = 0 \tag{14.27}$$

ここに，

$$\begin{aligned}a &= n_{\mathrm{A}} + n_{\mathrm{B}}\\ b &= -\{n_{\mathrm{B}} + n_{\mathrm{A}} + r_{\mathrm{B}} + r_{\mathrm{A}} + \Delta(n_{\mathrm{A}} + 2n_{\mathrm{B}})\}\\ c &= n_{\mathrm{B}}\Delta^2 + \Delta(2r_{\mathrm{B}} + n_{\mathrm{A}} + n_{\mathrm{B}}) + r_{\mathrm{B}} + r_{\mathrm{A}}\\ d &= -r_{\mathrm{B}}\Delta(1 + \Delta)\end{aligned}$$

である．結局，その解は

$$\hat{p}_{\mathrm{B}}^{*} = 2u\cos(w) - \frac{b}{3a} \tag{14.28}$$

で与えられる[14]．ここで，

$$\begin{aligned}w &= [\pi + \cos^{-1}(v/u^3)]/3\\ v &= b^3/(27a^3) - bc/(6a^2) + d/(2a)\\ u &= \mathrm{sign}(v)\sqrt{b^2/(9a^2) - c/(3a)}\end{aligned}$$

さて，真の差が

$$H_1 : p_{\mathrm{A}} - p_{\mathrm{B}} = \delta > -\Delta$$

であるとき，それを検出するために，有意水準 $\alpha$，検出力 $1 - \beta$ の片側検定で必要な標本の大きさ $n(= n_{\mathrm{A}} = n_{\mathrm{B}})$ は，式 (14.24) の Dunnet–Gent の近似式を利用した場合には，対立仮説の下で，推定値 $\hat{p}_{\mathrm{B}}^{*}$ は漸近的に

$$\hat{p}_{\mathrm{B}}^{*} \to \frac{1}{2}(p_{\mathrm{A}} + p_{\mathrm{B}} + \Delta) = p_{\mathrm{B}} + \frac{1}{2}(\Delta + \delta) = \bar{p}_{\mathrm{B}} \tag{14.29}$$

となるから，

$$n = \left(\frac{Z_{\alpha}R + Z_{\beta}S}{\Delta + \delta}\right)^2 \tag{14.30}$$

ここで，

$$\begin{aligned} R &= \lim_{H_1, n\to\infty} \sqrt{n\mathrm{Var}_{H_0}(\hat{\delta})} \\ &= \sqrt{(\bar{p}_{\mathrm{B}} - \Delta)(1 - \bar{p}_{\mathrm{B}} + \Delta) + \bar{p}_{\mathrm{B}}(1 - \bar{p}_{\mathrm{B}})} \qquad (14.31) \\ S &= \lim_{H_1, n\to\infty} \sqrt{n\mathrm{Var}_{H_1}(\hat{\delta})} \\ &= \sqrt{p_{\mathrm{A}}(1 - p_{\mathrm{A}}) + p_{\mathrm{B}}(1 - p_{\mathrm{B}})} \qquad (14.32) \end{aligned}$$

となる．次に，式 (14.28) の最尤推定量を利用した検定に必要な標本の大きさを考えよう．対立仮説の下での最尤推定量 $\hat{p}_{\mathrm{B}}^{*}$ の漸近値 $p_{\mathrm{B}}^{*}$ は式 (14.28) に下記の漸近値を代入すればよい．

$$\begin{aligned} a &= 2 \\ b &= -2p_{\mathrm{B}} - 2 - 3\Delta - \delta \\ c &= \Delta^2 + 2(1 + p_{\mathrm{B}})\Delta + 2p_{\mathrm{B}} + \delta \\ d &= -p_{\mathrm{B}}\Delta(1 + \Delta) \end{aligned}$$

したがって，$R$ の計算で $\bar{p}_{\mathrm{B}}$ を $p_{\mathrm{B}}^{*}$ に置き換えて計算すればよい．

ところで，母比率の差の検定では母平均の差の場合とは異なり，大標本近似で定義される $p_{\mathrm{A}} - p_{\mathrm{B}}$ の信頼区間との対応関係は正確にはない．しかし，$n_{\mathrm{A}}$ と $n_{\mathrm{B}}$ が大きく異ならず，$p_{\mathrm{A}}$ と $p_{\mathrm{B}}$ もほぼ同程度である場合，近似的に平均値の差の場合と同様な信頼区間との対応関係があるといえる．つまり，有意水準 $\alpha$ で「非劣性」であるといえるのは，近似的に「$p_{\mathrm{A}} - p_{\mathrm{B}}$ の $100(1 - 2\alpha)$%信頼区間の下限値が $-\Delta$ より大きい」場合である．

**[適用例 3]**　次の成績は，皮膚真菌症 (足白癬) に対する治験薬クリームと対照薬との二重盲検臨床比較試験での有効率である[15]．この試験が行われた時代も片側 5% の有意水準での非劣性試験が認められていた．

| | 例数 | 有効数 | 有効率 |
|---|---|---|---|
| 治験薬クリーム | 128 | 101 | 78.9 |
| ビフォナゾール | 127 | 96 | 75.6 |

$\Delta = 0.10$ として，簡易法を利用すると，$\hat{p}_{\mathrm{B}} = 0.823$ となるから

$$s.e._{H_0}(\hat{\delta}) = \sqrt{\frac{(0.823 - 0.1)(1 - 0.823 + 0.1)}{128} + \frac{0.823(1 - 0.823)}{127}} = 0.0521$$

したがって，

$$Z = \frac{0.789 - 0.756 + 0.1}{0.0521} = 2.553 > Z(0.01) = 2.326$$

となり，有意水準 1% ($p < 0.01$) で治験薬が対照薬より 10%以上劣ることはないことが検証される．90%信頼区間を計算すると

$$s.e. = \sqrt{\frac{0.789 \times 0.211}{128} + \frac{0.756 \times 0.244}{127}} = 0.0525$$

であるから，$p_A - p_B$ の 90%信頼区間は $[-0.053, 0.119]$ となり，$-\Delta = -0.1 <$ 下限値 $= -0.053$ となるから，検定と同様に「非劣性」がいえる．

### 14.4.2 医学的に意味のある差を検出する検定

式 (14.21) の検定仮説で $-\Delta$ を $\Delta$ へと符号だけを変えるだけで，前項とまったく同様の展開となるので，その詳細はここでは省略する．

### 14.4.3 同等性の検定

有意水準 $\alpha$ で「同等」を主張するには，前節の片側検定と群 A，群 B を入れ替えた片側検定をそれぞれ，有意水準 $\alpha$ を繰り返して，ともに有意となればよい．信頼区間でいえば，近似的ではあるが，「$p_A - p_B$ の $100(1-2\alpha)$%信頼区間が区間 $[-\Delta,\ \Delta]$ にすっぽり入ってしまうが，14.3.3 項と同様の問題が生じる．真に同等である $p_A - p_B = 0$ を検出するために必要な標本の大きさ $n$ は，14.3.3 項の平均値の差の検定と同様の議論から，式 (14.30) で $\delta = 0$，$\beta$ を $\beta/2$ に置き換えたものと一致する．

### 14.4.4 交絡因子の調整

母比率の「差」を比較指標とした検定で，「非劣性」であることを積極的に主張する片側検定仮説 (14.21) において，交絡因子の調整を行うための方法を考えてみよう．それは，層番号を $k(= 1, 2, \cdots, K)$ として，すべての層 $k$ で

$$H_0 : p_{Ak} \le p_{Bk} - \Delta_k, \quad H_1 : p_{Ak} > p_{Bk} - \Delta_k \tag{14.33}$$

となる仮説を検定する問題である．検定統計量としては，帰無仮説の下での対数尤度関数の当該パラメータによる一次微分で定義されるエフィシェントスコア (efficient score) に基づくスコア検定統計量 (漸近的に正規分布に近似できる) を考えるのが自然である．ここでは，層間でオッズ比が一定と仮定する検定方式

$$H_0 : \phi = 1,\ H_1 : \phi > 1, \quad \phi = \frac{p_{Ak}(1 - p_{Bk} + \Delta_k)}{(1 - p_{Ak})(p_{Bk} - \Delta_k)} \tag{14.34}$$

を考えよう．ここで，

$$p_{Ak} = \frac{\phi(p_{Bk} - \Delta)}{\phi(p_{Bk} - \Delta) + 1 - p_{Bk} + \Delta} \tag{14.35}$$

となるから，対数尤度は

$$l(p_{\mathrm{B}1}, \cdots, p_{\mathrm{B}_k}, \phi) = \sum_{k=1}^{K} \Biggl\{ r_{\mathrm{A}k} \log \frac{\phi(p_{\mathrm{B}k} - \Delta)}{\phi(p_{\mathrm{B}k} - \Delta) + 1 - p_{\mathrm{B}} + \Delta} + (n_{\mathrm{A}k} - r_{\mathrm{A}k}) \log \frac{1 - p_{\mathrm{B}k} + \Delta}{\phi(p_{\mathrm{B}k} - \Delta) + 1 - p_{\mathrm{B}} + \Delta} + r_{\mathrm{B}k} \log p_{\mathrm{B}k} + (n_{\mathrm{B}} - r_{\mathrm{B}}) \log(1 - p_{\mathrm{B}k}) \Biggr\} \tag{14.36}$$

となる．エフィシェントスコアは

$$U = \left[\frac{\partial l}{\partial \phi}\right]_{\hat{p}_{\mathrm{B}k}, \phi=1} = \sum_{k=1}^{K} \{r_{\mathrm{A}k} - n_{\mathrm{A}k}(\hat{p}_{\mathrm{B}k} - \Delta)\} \tag{14.37}$$

で与えられ，$\hat{p}_{\mathrm{B}k}$ は帰無仮説 $\phi = 1$ の下での最尤推定量であり，次の解である．

$$\left[\frac{\partial l}{\partial p_{\mathrm{B}k}}\right]_{\phi=1} = \frac{r_{\mathrm{A}k}}{p_{\mathrm{B}k} - \Delta} - \frac{n_{\mathrm{A}k} - r_{\mathrm{A}k}}{1 - p_{\mathrm{B}k} - \Delta} + \frac{r_{\mathrm{B}k}}{p_{\mathrm{B}k}} - \frac{n_{\mathrm{B}k} - r_{\mathrm{B}k}}{1 - p_{\mathrm{B}k}} = 0, \quad k = 1, \cdots, K \tag{14.38}$$

この解は，層ごとに構築された対数尤度関数の最尤解と同一であり，それは式 (14.28) の解に一致する．結局，次の検定統計量 $Z$ が $H_0$ の下で漸近的に正規分布することを利用するものである[16)]．

$$Z = \frac{\sum_{k=1}^{K} \{r_{\mathrm{A}k} - n_{\mathrm{A}k}(\hat{p}_{\mathrm{B}k} - \Delta_k)\}}{\sqrt{\sum_{k=1}^{K} \frac{n_{\mathrm{A}k} n_{\mathrm{B}k} (\hat{p}_{\mathrm{B}k} - \Delta_k)^2 (1 - \hat{p}_{\mathrm{B}k} + \Delta_k)^2}{n_{\mathrm{A}k} \hat{p}_{\mathrm{B}k}(1 - \hat{p}_{\mathrm{B}k}) + n_{\mathrm{B}k}(\hat{p}_{\mathrm{B}k} - \Delta_k)(1 - \hat{p}_{\mathrm{B}k} + \Delta_k)}}} \tag{14.39}$$

なお，「非劣性」ではなく，「同等性」を検定するためには，群 A と群 B を入れ替えて検定をそれぞれ有意水準 $\alpha$ で繰り返せばよい．

[適用例 4]　次のデータは，治験薬 A が対照薬 B に比べて「非劣性」であるか否かを検証を目的とした第 III 相臨床試験の有効率の重症度別の成績である．有意水準 5%, $\Delta = 0.1$ として非劣性の検定 (有意水準片側 5%) を行ってみよう．

| | 重症度別 | | 計 |
|---|---|---|---|
| | I,II | III, IV | |
| 治験薬 A | 25/30 (83.3) | 31/54 (57.4) | 56/84 (66.7) |
| 対照薬 B | 44/56 (78.6) | 17/31 (54.8) | 61/87 (70.1) |

無作為割付けを行ったにもかかわらず，重症度の分布に 2 群間で有意な偏りが観察される ($\chi^2$ 検定で $\chi^2 = 12.8, p < 0.001$)．重症度別有効率では，治験薬 A の方がわずかながら一様に大きいが，全体では，逆に対照薬 B の方が大きく，重症度が交絡していることがわかる．重症度の分布の違いを無視して「非劣性」の検定を行うと，$\hat{p}_B = 0.733$ と推定されるから，

14

$$Z = \frac{0.667 - 0.701 + 0.1}{\sqrt{\frac{(0.733-0.1)(1-0.733+0.1)}{84} + \frac{0.733(1-0.733)}{87}}} = 0.93 < Z(0.05) = 1.645$$

となり有意水準 5%で非劣性が検証できない．次に重症度を調整した検定を行ってみよう．重症度別に最尤推定法で $p_{Bk}$ を推定すると，式 (14.36) より，$\hat{p}_{B1} = 0.827$, $\hat{p}_{B2} = 0.626$ と推定される．式 (14.55) の $Z$ 値は $Z = 1.89 > Z(0.05) = 1.645$ となり，有意水準 5%で「非劣性」が検証できる．交絡因子の調整の重要性を示す例である．

## 14.5 対応のある母比率の差の非劣性検定

ここでは，表 14.1 に示すような，対応のあるデータ構造を有する場合の非劣性の推測について議論する．

**表 14.1** 対応のある 2 × 2 分割表．括弧内の記号は各セルに入る確率を表すパラメータである．

| | | 対照 (標準) 治療 | | | | | |
|---|---|---|---|---|---|---|---|
| | | 有効 | | 有効ではない | | 計 | |
| 新 | 有効 | $a$ | $(q_{11})$ | $b$ | $(q_{12})$ | $a+b$ | $(p_A)$ |
| 治療 | 有効でない | $c$ | $(q_{21})$ | $d$ | $(q_{22})$ | $c+d$ | $(1-p_A)$ |
| | 計 | $a+c$ | $(p_B)$ | $b+d$ | $(1-p_B)$ | $n$ | $(1.00)$ |

### 14.5.1 非劣性の検定

非劣性仮説はこれまでと同様に，

$$H_0 : p_A \leq p_B - \Delta, \quad H_1 : p_A > p_B - \Delta \tag{14.40}$$

である．ここでも，エフィシェントスコア検定を考えてみよう．

$$\beta = p_A - (p_B - \Delta) = q_{12} - (q_{21} - \Delta)$$

と置いてみると，同等性の仮説は次のように変更される：

$$H_0 : \beta = 0, \qquad H_1 : \beta > 0 \tag{14.41}$$

したがって，尤度をパラメータ $(q_{21}, \beta)$ の関数として定義すると，エフィシェントスコア $U$ とその分散は

$$\begin{aligned} U &= \left[\frac{\partial l}{\partial \beta} \mid_{q_{21}=\hat{q}_{21}, \beta=0}\right] = \frac{n-b-c}{2\hat{q}_{21} - 1 - \Delta} + \frac{b}{\hat{q}_{21} - \Delta} \\ &= \frac{b - c + n\Delta}{2\hat{q}_{21} - \Delta(\Delta+1)} \end{aligned} \tag{14.42}$$

$$\mathrm{Var}_{H_0}(U) = \frac{1}{\left[(\hat{I}_{33}^{-1}) \mid_{q_{21}=\hat{q}_{21}, \beta=0}\right]} = \frac{n}{2\hat{q}_{21} - \Delta(\Delta+1)} \tag{14.43}$$

となる．ここで，$(\hat{I^{-1}})_{33}$ は最尤推定量で評価された Fisher 情報行列の逆行列の (3,3) 要素で，最尤解 $\hat{q}_{21}$ は二次方程式 $2x^2 + Bx + C = 0$ の大きい方の解

$$\hat{q}_{21} = \frac{\sqrt{B^2 - 8C} - B}{4} \tag{14.44}$$

となることがわかる．ここに

$$B = \frac{-b - c - (2n - b + c)\Delta}{n}, \quad C = \frac{c\Delta(\Delta + 1)}{n}$$

となる．したがって，スコア検定統計量は

$$Z(b, c; n, \Delta) = Z = \frac{b - c + n\Delta}{\sqrt{n(2\hat{q}_{21} - \Delta(\Delta + 1))}} \tag{14.45}$$

となる[17, 18]．次に，スコア検定に対応する信頼区間の構成を考えてみよう．

$$\lambda = p_{\mathrm{A}} - p_{\mathrm{B}} = q_{12} - q_{21}$$

と置けば，$100(1 - \alpha)\%$ 信頼限界は

$$Z(b, c; n, -\lambda) = \pm Z_{\alpha/2}$$

すなわち，

$$\frac{b - c - n\lambda}{\sqrt{n(2\hat{q}_{21} + \lambda(1 - \lambda))}} = \pm Z_{\alpha/2} \tag{14.46}$$

の解であり，正の符合が下限値，負の符合が上限値に対応する[18]．この信頼区間は，非劣性検定とは関係なく，いわゆる「対応のある比率の差の信頼区間」としてのさまざまな良い性質がある．たとえば，

1) 区間 $[-1, 1]$ 以外に推定値が落ちない．
2) もし，非対角行列の頻度がどちらもゼロ $(b = c = 0)$ の場合にも，合理的な推定値を与える．すなわち，

$$[\mathrm{low}, \mathrm{up}] = \left[ -\frac{Z_{\alpha/2}^2}{n + Z_{\alpha/2}^2}, \frac{Z_{\alpha/2}^2}{n + Z_{\alpha/2}^2} \right]$$

3) もし，$n = 0$ の場合にも，きわめて合理的な推定値 $[-1, 1]$ を与える．

この信頼区間の計算は secant method 等の反復収束法が代表的であったが，最近では反復の不要なアルゴリズムが提案されている[19]．次に，スコア検定に基づく臨床的同等性に必要な標本サイズ $n$ を考えよう．そのために，対立仮説を次のように設定する．

$$H_1 : \lambda = p_{\mathrm{A}} - p_{\mathrm{B}} = q_{12} - q_{21} > -\Delta \tag{14.47}$$

この仮説の下では，漸近的に

$$\mu = \lim_{H_1, n \to \infty} \mathrm{E}_{H_1}(U) = \frac{n(\Delta + \lambda)}{2q_{21}^* - \Delta - \Delta^2}$$

$$\sigma_0^2 = \lim_{H_1, n \to \infty} \mathrm{Var}_{H_0}(U) = \frac{n}{2q_{21}^* - \Delta - \Delta^2}$$

$$\sigma_1^2 = \lim_{H_1, n \to \infty} \mathrm{Var}_{H_1}(U) = \frac{n}{2q_{21} + \lambda - \lambda^2}$$

となる．ここで，

$$q_{21}^* = \frac{\sqrt{B^{*2} - 8C^*} - B^*}{4} \tag{14.48}$$

$$B^* = -\lambda(1 - \Delta) - 2(q_{21} + \Delta),\ C^* = q_{21}\Delta(\Delta + 1) \tag{14.49}$$

である．したがって，求める標本サイズは

$$n = \left\{ \frac{2q_{21}^* - \Delta - \Delta^2}{\Delta + \lambda} \left( \frac{Z_\alpha}{\sqrt{2q_{21}^* - \Delta - \Delta^2}} + \frac{Z_\beta}{\sqrt{2q_{21} + \lambda - \lambda^2}} \right) \right\}^2 \tag{14.50}$$

となる[20)]．もちろん，非対角成分 $q_{21}$ の値も見積もる必要がある．

[適用例 5]　表 14.2 はソフトコンタクトレンズの新しい消毒法である「化学消毒法」と，対照としての「煮沸消毒法」を比較したクロスオーバー RCT の結果である．ここも，片側 5%の検定を適用してみよう．$\hat{q}_{21} = 0.0475$ となるから，$Z = 1.709 > Z_{0.05} = 1.645$（片側 $p = 0.044$）であり，また，90%信頼区間は $[-0.096, 0.037]$ となるので，その下限値と比較して $\lambda_{\text{low}} = -0.096 > -\Delta = -0.1$ となり，有意水準 5%で化学消毒法は煮沸消毒法に比べてその有効率が 10%は劣らないという非劣性が検証できた．

**表 14.2**　ソフトコンタクトレンズの新しい消毒法である「化学消毒法」と，対照としての「煮沸消毒法」を比較したクロスオーバー RCT の結果

| | | 煮沸消毒法 | | |
|---|---|---|---|---|
| | | 有効 | 有効でない | 計 |
| 化学消毒法 | 有効 | 43 | 0 | 43 |
| | 有効でない | 1 | 0 | 1 |
| | 計 | 44 | 0 | 44 |

なお，本章で使用した例題は，すべて，有意水準 5%の片側検定で「非劣性（臨床的同等性）」を検証することが許されていた時代の臨床試験の例である．現在は，両側検定 5%に統一されている．

## 文　　献


1) Blackwelder, WC. *Controll Clin Trials* **3**: 345–353, 1982.
2) Durrelman, S and R Simon. *Biometrics* **46**: 329–336, 1990.
3) Hauck, WW and S Anderson. *J Pharm Biopharm* **12**: 83–91, 1984.
4) Sheiner, LB. *Stat Med* **11**: 1777–1788, 1992.
5) 広津千尋. 臨床評価 **14**: 467–475, 1986.
6) 丹後俊郎. 医学への統計学 第 3 版（統計ライブラリー），朝倉書店，2013.
7) 厚生省. 臨床試験のための統計的原則，1998.
8) Berger, RL. *Technometrics* **24**: 295–300, 1982.
9) 丹後俊郎. 新版 無作為化比較試験 — デザインと統計解析 —（医学統計学シリーズ 5），朝倉書店，2018.

10) 丹後俊郎, 里見　宏, 山岡和枝, 母里啓子. 日本公衆衛生雑誌 **37**: 967–978, 1990.
11) Berger, RL and JC Hsu. *Stat Sci* **11**: 283–319, 1996.
12) Hsu, JC, JTG Hwang, HK Liu and SJ Ruberg. *Biometrika* **81**: 103–114, 1994.
13) Dunnett, CW and M Gent. *Biometrics* **33**: 593–602, 1977.
14) Farrington, CP and G Manning. *Stat Med* **9**: 1447–1454, 1990.
15) TJN-318 クリーム研究班. 西日皮膚 **54**: 977–992, 1992.
16) Yanagawa, T, T Tango and Y Hiejima. *Biometrics* **50**: 859–864, 1994.
17) Nam, J-M. *Biometrics* **53**: 1422–1430, 1997.
18) Tango, T. *Stat Med* **17**: 891–908, 1998.
19) Yang, Z, X Sun and JW Hardin. *Stat Med* **32**: 1336–1342, 2013.
20) Tango, T. *Stat Med* **18**: 3511–3513, 1999.

Chapter 15

# サンプルサイズ設計

## 15.1　基本的な考え方

動物実験，臨床研究 (観察研究，臨床試験)，疫学研究等を含む医学研究の目的として，大きく分けて「探索」と「検証」の二つに分類できる．探索的な研究とは，治療効果の確認やその大きさを見積もるために実施される研究である．そして，探索的な研究結果から立てられた仮説を，検証的な研究で証明することになる．この検証的な研究では，必要なサンプルサイズを見積もることが重要である．なぜなら，多くの場合，統計学的有意性検定により治療効果を評価するためである．もし，適切でないサンプルサイズ設計の下で実施された研究では，有意性検定の結果が有意でなかった場合，以下の二つの理由を区別することができない．

1）真の効果が期待した大きさよりも小さかった．

2）真の効果が期待した大きさと同程度であったが，サンプルサイズが小さかった．

また，有意性検定の結果が有意であったとしても，例数が多すぎたことで，臨床的に意味のない差を検出しているかもしれない．このため，検定結果を合理的に解釈するためにも，治療効果の評価に適切な主要評価項目とその検定方法を選択し，有意水準 $100\alpha\%$で検定を行う状況を考える．そして，検出したい効果の大きさ $\delta$ を検出力 $100(1-\beta)\%$で検出できるのに必要な最小のサンプルサイズで研究を実施する必要がある．また，治療効果の評価を非劣性検定で実施する際には，非劣性マージン $\Delta$ の設定も重要である．まずは，サンプルサイズ設計に必要なこれらのパラメータについて解説する．以降，検証的な医学研究に代表される検証的な臨床試験の例を中心に述べていくが，本章の方法は，動物実験，臨床研究，疫学研究等の多くの医学研究でも応用できる．また，本章の記述の多くは，丹後[1] からの引用，もしくは参考にした．

### 15.1.1　検出したい差，有意水準，検出力

**a.　検出したい差** (臨床的に意味のある差)

有意性検定により検出したい効果の大きさを検出したい差 $\delta$ とよぶ．この差により治療効果を評価することから，臨床的に意味があると考えられる最小の効果よりも大きな値である必要がある．つまり，検出したい差 $\delta$ は臨床的に意味のある差として設

定される．この設定は，統計的な評価を臨床的な解釈へつなげるという意味で，とても重要である．実際の現場では，この臨床的に意味のある差について臨床家の意見を参考にしながら，過去の探索的試験や類似の試験の結果等から設定することが多い．検出したい差 $\delta$ の指標としては，平均値の差，比率の差，生存時間解析ではハザード比，傾向性の評価では線形対比等が用いられる．

**b.　有意水準：$\alpha$**

群 A と群 B の各個体の主要評価項目を $Y_{ij}$ $(i = \mathrm{A}, \mathrm{B};\ j = 1, \cdots, n_i)$ とする．そして，これらがパラメータ $\theta_i$ で特徴づけられる分布 $G(\theta_i)$ に従うとする．つまり，$Y_{ij} \sim G(\theta_i)$ である．このとき，効果の大きさ，つまり群間差 $\theta(= \theta_{\mathrm{A}} - \theta_{\mathrm{B}};\ \theta_{\mathrm{A}} > \theta_{\mathrm{B}})$ に関する有意性の片側検定の仮説は

$$H_0 : \theta = 0, \quad H_1 : \theta > 0$$

となる．ここでは，$\theta$ の値が正であれば，群 A に比して群 B の効果が望ましい方向に高いことを意味し，以降も同様に定義する．これに対する検定統計量を $T$ とし，帰無仮説 $H_0$ の下で $T$ が従う確率分布の分布関数を $F(t)$ とする．そして，この分布の上側 $100\alpha$%点を $F_\alpha$ とする．**有意水準** (significance level) とは帰無仮説を棄却する際の判定基準であり，有意水準 $100\alpha$%での片側検定では，$T > F_\alpha$ が成り立つときに帰無仮説を棄却 (有意と判定) する．つまり，

$$\Pr(T > F_\alpha | H_0) = \alpha$$

という関係から，帰無仮説 $H_0$ が正しいにもかかわらず，誤って棄却する確率 (type I error rate) を有意水準は意味する．有意水準 $100\alpha$%での両側検定の場合には，対立仮説 $H_1$ が $\theta \neq 0$ と設定されることから，$|T| > F_{\alpha/2}$ が成り立つときに帰無仮説を棄却する．ここでは，帰無仮説下で検定統計量 $T$ が 0 を中心に対称に分布していることを想定している．検証的試験では，片側検定の場合には有意水準を 2.5%，両側検定の場合には 5%と設定することが一般的である．

**c.　検出力：$1 - \beta$**

有意水準を考える際には，帰無仮説 $H_0$ が正しい場合を考えたが，次は対立仮説 $H_1$ が正しい場合を考える．対立仮説 $H_1$ が正しいにもかかわらず，誤って帰無仮説 $H_0$ を棄却できない確率 (type II error rate) を $\beta$ と表す．$\alpha$ と $\beta$ の関係を図 15.1 に示した．

そして，検定の検出力 (power) とは，対立仮説 $H_1$ が正しい場合に，正しく帰無仮説 $H_0$ を棄却できる確率 $1 - \beta$ である．つまり，片側検定の場合には

$$1 - \beta = \Pr(T > F_\alpha | H_1)$$

と検出力は定義される．また，両側検定での検出力は，$|T| > F_{\alpha/2}$ が成り立つときに帰無仮説を棄却することから，$\Pr\left(|T| > F_{\alpha/2} | H_1\right)$ である．

ところで，対立仮説 $H_1$ が正しい場合とはどういうことであろうか．帰無仮説は

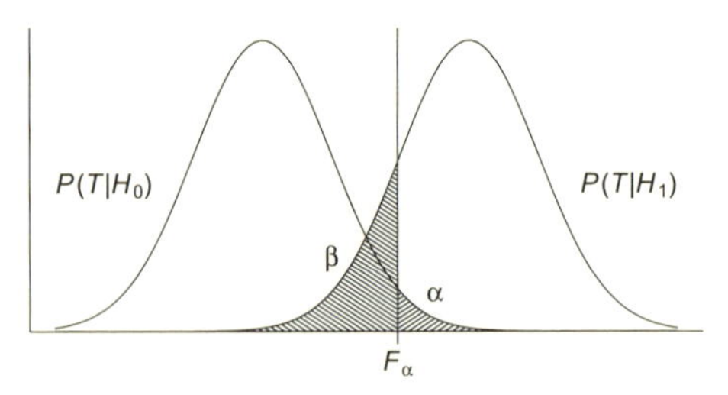


**図 15.1** $\alpha$ と $\beta$ の関係

$\theta = 0$ という特定された状況であるのに対し，対立仮説は片側検定で $\theta > 0$，両側検定で $\theta \neq 0$ と設定され，いくつもの状況を含んでいる．そこで，必要症例数を算出する際には，検出したい差 $\delta$ を用いて，対立仮説を $\theta = \delta$ と設定し，この下で検出力を定義する．

特に，検証的試験では設定する検出力の大きさが重要である．検出力が低すぎると，帰無仮説を棄却できずに有効性を示すことができない．反対に，高すぎると，臨床的には意味のない効果の大きさでも有意な差を示すこととなってしまう．このため，一般的には 80〜90%の範囲で検出力を設定することが多い．

### 15.1.2　有意性検定と非劣性検定

**a.　ノンゼロ仮説** (有意性)

検出力は，差 $\delta$ を検出できるように設定するが，実際には有意性検定 (significance test) で治療効果が評価される．つまり，ノンゼロ仮説とよばれる

$$H_0 : \theta = 0, \quad H_1 : \theta > 0 \text{ (or } \theta \neq 0)$$

という仮説を設定し，帰無仮説を棄却することで治療効果を評価する．したがって，有意な差が得られたとしても，効果の大きさが $\delta$ 以上であることを積極的には主張できず，たかだか対立仮説の $\delta >$ (or $\neq$) $0$ が示されたにすぎないことに留意する必要がある．

**b.　非劣性マージン**

対照が標準薬 (治療) の場合，これに対する有意性を示そうとすると，期待される差が小さいことで必要症例数が多くなり，実施が困難な場合がある．また，試験薬の効果が標準薬よりも劣っていないことを示せれば，安全性や用法・用量の点で有利である試験薬にとっては十分な状況が考えられる．このとき，**非劣性マージン** (noniferiority margine) とよばれる「臨床的に意味のない差 $\Delta$」を設定し，試験薬が標準薬よりも $\Delta$ 以上劣っていないことを示す非劣性検定が実施されることがある．つまり，非劣性マージンの大きさだけ仮説の基準を変えて，

$$H_0 : \theta = -\Delta, \quad H_1 : \theta > -\Delta$$

と設定し，帰無仮説が棄却されれば，非劣性が示されたとする．有意性検定での検出

したい差 $\delta$ と同様に，非劣性検定では非劣性マージン $\Delta$ の設定がとても重要である．実際の現場では，臨床家の意見を参考にしながら，プラセボを対照とした過去の標準薬の試験や類似の試験等から設定されることが多い．

### 15.1.3　漸近的正規近似に基づく基本公式

効果を示す評価指標として，連続型応答，2 値型応答，生存時間型応答等がある．また，それぞれに対して，有意性検定と非劣性検定を適用することができ，さまざまな検定手法が利用可能である．そして，多くの検定手法から計算される検定統計量 $T$ は，漸近的に正規分布に従うことを想定できる場合が多い．このため，まずは一般論として，検定統計量 $T$ が漸近的に正規分布に従う場合の必要症例数算出の等式を導出する．つまり，

$$\begin{aligned} T &\sim N\left(0, \mathrm{Var}_{H_0}(T)\right), & H_0\text{の下で} \\ &\sim N\left(\mathrm{E}_{H_1}(T), \mathrm{Var}_{H_1}(T)\right), & H_1\text{の下で} \end{aligned}$$

という状況を考える．$Z_\alpha$ を標準正規分布の上側 $100\alpha\%$点として，片側検定での検出力は，

$$1-\beta = \Pr\left\{ \frac{T-0}{\sqrt{\mathrm{Var}_{H_0}(T)}} > Z_\alpha \middle| H_1 \right\} = \Pr\left\{ T > Z_\alpha\sqrt{\mathrm{Var}_{H_0}(T)} \middle| H_1 \right\}$$

と表せる．対立仮説の下で $\left(T-\mathrm{E}_{H_1}(T)\right)/\sqrt{\mathrm{Var}_{H_1}(T)}$ は，標準正規分布に従うことから，

$$Z_{1-\beta} = -Z_\beta = \frac{Z_\alpha\sqrt{\mathrm{Var}_{H_0}(T)} - \mathrm{E}_{H_1}(T)}{\sqrt{\mathrm{Var}_{H_1}(T)}}$$

をみたす必要症例数を求めれば，有意水準 $100\alpha\%$の片側検定で検出力 $100(1-\beta)\%$を達成できる．つまり，次の関係式をみたすことになる．

$$\mathrm{E}_{H_1}(T) = Z_\alpha\sqrt{\mathrm{Var}_{H_0}(T)} + Z_\beta\sqrt{\mathrm{Var}_{H_1}(T)}$$

同様に，両側検定での必要症例数を求める等式は以下のとおりである．

$$\mathrm{E}_{H_1}(T) \cong Z_{\alpha/2}\sqrt{\mathrm{Var}_{H_0}(T)} + Z_\beta\sqrt{\mathrm{Var}_{H_1}(T)}$$

これらの等式を必要症例数を求める基本公式と丹後[1) ]はよんでいる．

15

## 15.2　群間比較の検定に基づく設計

まず，2 群からなる並行群間比較試験を対象に，効果を示す評価指標の応答型別に，母平均，順序カテゴリー，母比率，生存関数それぞれの必要症例数設計を漸近的正規近似に基づく基本公式を用いて述べる．そして，傾向性の検出，クロスオーバー試験，クラスター無作為化比較試験の必要症例数設計についても述べる．

### 15.2.1 母平均の差

群 A と群 B の 2 群からなる並行群間比較試験を考える．ここでは，各群の主要評価項目 $Y_{ij}$ $(i = \mathrm{A}, \mathrm{B}; j = 1, \cdots, n_i)$ の分布が，以下の等分散の正規分布に従うと仮定できるとする．

$$\text{群 A} : Y_{\mathrm{A}j} \sim N\left(\mu + \delta, \sigma^2\right), \quad \text{群 B} : Y_{\mathrm{B}j} \sim N\left(\mu, \sigma^2\right)$$

そして，**母平均の差** (difference in population means) について，下記の片側検定を行うとする．

$$H_0 : \delta = 0, \quad H_1 : \delta > 0$$

この場合，**一様最強力検定** (uniformly most powerful test) である **Student の $t$ 検定**を適用するのが自然であろう．この検定統計量は，

$$T = \frac{\bar{Y}_{\mathrm{A}} - \bar{Y}_{\mathrm{B}}}{s\sqrt{1/n_{\mathrm{A}} + 1/n_{\mathrm{B}}}}, \quad \bar{Y}_i = \sum_{j=1}^{n_i} \frac{Y_{ij}}{n_i}, \qquad i = \mathrm{A}, \mathrm{B}$$

である．この検定統計量は帰無仮説の下で自由度 $(n_{\mathrm{A}} + n_{\mathrm{B}} - 2)$ の $t$ 分布に従うことが知られている．また，$s^2$ は共通分散の推定量であり，

$$s^2 = \frac{(n_{\mathrm{A}} - 1)\, S_{\mathrm{A}}^2 + (n_{\mathrm{B}} - 1)\, S_{\mathrm{B}}^2}{n_{\mathrm{A}} + n_{\mathrm{B}} - 2}, \quad S_i^2 = \sum_{j=1}^{n_i} \frac{\left(Y_{ij} - \bar{Y}_i\right)^2}{n_i - 1}, \qquad i = \mathrm{A}, \mathrm{B}$$

で得られる．さて，簡単のため，$\delta > 0$ の場合を考えると，有意水準を $100\alpha$%とする片側検定での検出力は，

$$\mathrm{Power} = \Pr\left\{T > t_\alpha(n_{\mathrm{A}} + n_{\mathrm{B}} - 2) | \delta\right\}$$

となる．ここに，$t_\alpha(\nu)$ は自由度 $\nu$ の $t$ 分布の上側 $100\alpha$%点である．したがって，検出力は，

$$\mathrm{Power} = 1 - \beta = 1 - F\left(t_\alpha(n_{\mathrm{A}} + n_{\mathrm{B}} - 2) - \frac{\delta}{\sigma}\left(\frac{1}{n_{\mathrm{A}}} + \frac{1}{n_{\mathrm{B}}}\right)^{-1/2}\right)$$

と表せる．ここに，$F(\cdot)$ は自由度 $(n_{\mathrm{A}} + n_{\mathrm{B}} - 2)$ の $t$ 分布の分布関数とする．ゆえに，検出力 $1 - \beta$ を達成するのに必要な症例数は，

$$\left(\frac{1}{n_{\mathrm{A}}} + \frac{1}{n_{\mathrm{B}}}\right)^{-1/2} = \frac{t_\alpha(n_{\mathrm{A}} + n_{\mathrm{B}} - 2) + t_\beta(n_{\mathrm{A}} + n_{\mathrm{B}} - 2)}{\delta/\sigma}$$

をみたすように，反復収束法で解けばよい．特に，$n_{\mathrm{A}} = n_{\mathrm{B}} = n$ のときには，

$$n = 2\left(\frac{t_\alpha(2n - 2) + t_\beta(2n - 2)}{\delta/\sigma}\right)^2$$

となる．

次に，$n$ が 30 より大きく $t$ 分布を正規近似できる漸近的な場合を考える．この場

合，検定統計量 $T$ の期待値と分散は，

$$\mathrm{E}_{H_1}(T) = \frac{\delta}{\sigma}\left(\frac{1}{n_{\mathrm{A}}} + \frac{1}{n_{\mathrm{B}}}\right)^{-1/2}, \quad \mathrm{Var}_{H_0}(T) = \mathrm{Var}_{H_1}(T) = 1$$

である．よって，これらを漸近的正規近似に基づく必要症例数の等式へ当てはめ，

$$\left(\frac{1}{n_{\mathrm{A}}} + \frac{1}{n_{\mathrm{B}}}\right)^{-1/2} = \frac{Z_\alpha + Z_\beta}{\delta/\sigma}$$

をみたすように，必要症例数を求めればよい．ここで，$n_{\mathrm{A}} : n_{\mathrm{B}} = 1 : f$ とすると，全体の必要症例数 $N\,(= n_{\mathrm{A}} + n_{\mathrm{B}})$ は，

$$N = \frac{(f+1)^2}{f}\left(\frac{Z_\alpha + Z_\beta}{\delta/\sigma}\right)^2 \geq 4\left(\frac{Z_\alpha + Z_\beta}{\delta/\sigma}\right)^2$$

である．ここに，等号は $f = 1$ のときに成り立つ．ゆえに，全体の必要症例数は，$n_{\mathrm{A}} = n_{\mathrm{B}} = n$ の場合に最小となり，

$$n = 2\left(\frac{Z_\alpha + Z_\beta}{\delta/\sigma}\right)^2$$

である．

上記は片側検定の場合であったが，両側検定の必要症例数算出時に用いる検出力は，

$$\begin{aligned}\mathrm{Power} &= \Pr\left\{T < -t_{\alpha/2}(n_{\mathrm{A}} + n_{\mathrm{B}} - 2)|\delta\right\} + \Pr\left\{T > t_{\alpha/2}(n_{\mathrm{A}} + n_{\mathrm{B}} - 2)|\delta\right\} \\ &\approx \Pr\left\{T > t_{\alpha/2}(n_{\mathrm{A}} + n_{\mathrm{B}} - 2)|\delta\right\}\end{aligned}$$

であり，$\delta > 0$ の場合を考えると，第一項は無視できるくらいに小さい．つまり，有意水準 $\alpha$ の両側検定を実施する場合には，有意水準を $\alpha/2$ とした上記の片側検定の必要症例数により，求めればよい．

**a. 不均衡割付けの検出力への影響**

設定した検出力を達成する際，各群の例数を同数とすることで，全体の必要症例数が最小となる．つまり，2 群比較の場合には同数割付けが最も効率が良い．この性質は他の検定でも同様である．しかしながら，実際の適用では，同数割付けの下で必要症例数を設計はするものの，割付け方法によっては，必ずしもこれを達成できるとは限らない．そこで，全体の必要症例数を $2n$ と固定したとき，同数割付けを達成できなかった場合の検出力低下の影響を考える．各群の例数を $n_{\mathrm{A}} : n_{\mathrm{B}} = 1 : f$ とすると，それぞれの例数は，

$$n_{\mathrm{A}} = 2n/(f+1), \quad n_{\mathrm{B}} = 2nf/(f+1)$$

となる．したがって，漸近的な正規近似の下で検出力は，

$$\mathrm{Power} \approx 1 - \Phi\left(Z_\alpha - \frac{\delta}{\sigma}\left(\frac{f+1}{2n} + \frac{f+1}{2nf}\right)^{-1/2}\right) = \Phi\left(\frac{\delta}{\sigma}\frac{\sqrt{2fn}}{f+1} - Z_\alpha\right)$$

と求められる．ここに，$\Phi(\cdot)$ は，標準正規分布の分布関数である．たとえば，効果サ

イズが $\delta/\sigma = 0.4$，片側有意水準 2.5%，検出力 80%の設定の下で，各群の例数を同数としたときの全体の必要症例数は 200 例 (100 例/群) と算出される．全体の例数を 200 例で固定し，各群の例数が $n_{\mathrm{A}} : n_{\mathrm{B}} = 1 : f$ であったときの割付け比 $f$ と検出力の関係を図 15.2 に示す．この関係は効果サイズ $\delta/\sigma$ には依存しないことに留意する必要がある．$f = 1$ のとき検出力は最大で 80.7%，$f = 2, 3, 4$ のときはそれぞれ 76.0%, 68.8%, 61.9%であり，各群の例数の不均衡が大きくなるにつれて，検出力が減少する．しかしながら，各群の例数が 1 : 2 でも検出力は 4.0%しか減少していない．したがって，同数割付けで必要症例数を設計したにもかかわらず，これを達成できなかったとしても，実際の検出力への影響はわずかであろう．

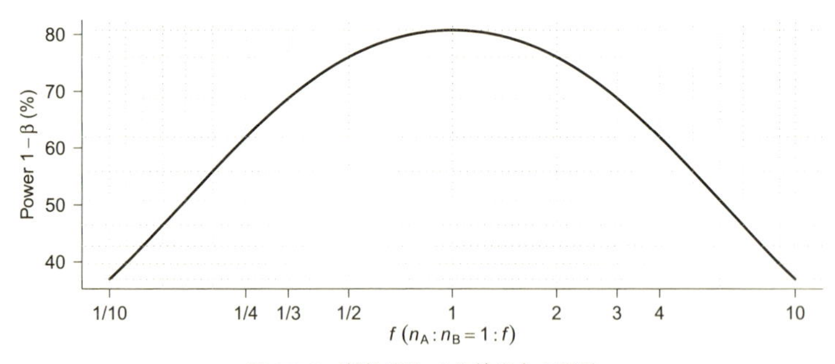


**図 15.2** 割付け比 $f$ と検出力の関係

### b. 適 用 例

世界で最初に開発されたインフルエンザ治療薬ザナミビル (Zanamivir) の臨床試験[2)]での適用例を示す．この試験は，プラセボを対照とする無作為化並行群間比較試験として実施された．そして，主要評価項目はインフルエンザ症状が消失するまでの時間を示すインフルエンザ罹病期間であった．これまでの試験から，ザナミビルはプラセボよりもインフルエンザ罹病期間を 1 日 ($\delta$) 短縮し，標準偏差 $\sigma$ は 2.75 日と想定された．そこで，有意水準 2.5% ($\alpha = 0.025$) の片側検定を実施し，検出力を 90% ($\beta = 0.10$) を達成する必要症例数が算出された．したがって，$Z_{0.025} = 1.96, Z_{0.1} = 1.28$ より，各群等例数の場合の例数は，

$$n = 2\left(\frac{1.96 + 1.28}{1/2.75}\right)^2 = 158.9$$

と算出された．そこで，各群 159 例が必要とされた．

### c. 非劣性検定の必要症例数

群 A の母平均が群 B よりも $\Delta$ 以上劣らないことを示す非劣性仮説は

$$H_0 : \delta = -\Delta, \quad H_1 : \delta > -\Delta$$

となる．すなわち，

$$H_0 : \delta + \Delta = 0, \quad H_1 : \delta + \Delta > 0$$

の仮説検定に対応する．$n_{\mathrm{A}} : n_{\mathrm{B}} = 1 : f$ とし，有意水準 $100\alpha\%$，検出力 $100(1-\beta)\%$ の片側検定で検出するための全体の必要症例数 $N$ は，漸近的に正規分布に従うことを利用して，

$$N = \frac{(f+1)^2}{f} \left\{ \frac{Z_\alpha + Z_\beta}{(\delta + \Delta)/\sigma} \right\}^2$$

と算出できる．

### 15.2.2　順序カテゴリカルデータの比較

ここでは，主要評価項目が順序カテゴリカルデータ (ordered categorical data) である場合を考える．たとえば，効果の判定が「著効」「有効」「不変」「悪化」のように，カテゴリーで観測され，かつこれらの間に順序関係が存在するような場合である．そして，2 群の順序カテゴリカルデータは表 15.1 のように表すことができる．ここに，$C_k$ $(k = 1, \cdots, K)$ は各順序カテゴリーを示す．また，$k' < k''$ において，カテゴリー $C_{k'}$ はカテゴリー $C_{k''}$ よりも効果の判定が良いとする．つまり，カテゴリー $C_1$ で効果の判定が最も良く，カテゴリー $C_K$ で最も悪い．

**表 15.1**　2 群の順序カテゴリカルデータ

| | $C_1$ | $C_2$ | ... | $C_K$ | 合計 |
|---|---|---|---|---|---|
| 群 A | $n_{\mathrm{A}1}$ | $n_{\mathrm{A}2}$ | ... | $n_{\mathrm{A}K}$ | $n_{\mathrm{A}}$ |
| 群 B | $n_{\mathrm{B}1}$ | $n_{\mathrm{B}2}$ | ... | $n_{\mathrm{B}K}$ | $n_{\mathrm{B}}$ |

ここでは，2 群の順序カテゴリカルデータの差の検定に対する必要症例数の算出方法として，Whitehead の方法[3] を紹介する．群 A のカテゴリー $C_k$ の割合を $p_{\mathrm{A}k}$ と置く．そして，カテゴリー $C_k$ よりも良い割合 $Q_{\mathrm{A}k}$ を

$$Q_{\mathrm{A}k} = \sum_{l=1}^{k} p_{\mathrm{A}l}$$

と定義する．つまり，$Q_{\mathrm{A}K} = 1$ である．群 B についても，$p_{\mathrm{B}k}$ および $Q_{\mathrm{B}k}$ を同様に定義する．また，表 15.1 の列をカテゴリー $C_k$ よりも良いカテゴリーと，それ以外のカテゴリーとに分けた $2 \times 2$ の分割表とみなして，群 B に対する群 A の対数オッズ比 $\theta_k$ を

$$\theta_k = \log \left\{ \frac{Q_{\mathrm{A}k}(1 - Q_{\mathrm{B}k})}{Q_{\mathrm{B}k}(1 - Q_{\mathrm{A}k})} \right\}, \quad k = 1, \cdots, K-1$$

とする．そして，比例オッズモデルとよばれる $\theta_1 = \cdots = \theta_{K-1} = \theta$ というカテゴリー $C_k$ によらず対数オッズ比 $\theta_k$ は一定と仮定する．したがって，共通の対数オッズ比 $\theta$ が群 A と群 B を比較する測度となる．つまり，この値が 0 よりも大きければ，

群 B よりも群 A の方が効果は高いと解釈される．そして，共通の対数オッズ比について，有意水準 $100\alpha$%で下記の片側検定を行うとする．

$$H_0 : \theta = 0, \quad H_1 : \theta > 0$$

また，検出力 $100(1-\beta)$%で共通の対数オッズ比 $\theta_R$ を検出できる必要症例数を算出したいものとする．順序カテゴリカルデータの対数周辺尤度の一次微分から得られるエフィシェントスコア $S$ (efficient score)，および二次微分の期待値にマイナスをつけた Fisher 情報量 $V$ はそれぞれ

$$S = \frac{1}{N+1}\sum_{k=1}^{K} n_{\mathrm{B}k}\left(L_{\mathrm{B}k} - U_{\mathrm{B}k}\right), \quad V = \frac{n_{\mathrm{A}} n_{\mathrm{B}} N}{3(N+1)^2}\left\{1 - \sum_{k=1}^{K}\left(\frac{N_k}{N}\right)^3\right\}$$

と与えられる．ここに，

$$\begin{aligned}
N &= n_{\mathrm{A}} + n_{\mathrm{B}} \\
N_k &= n_{\mathrm{A}k} + n_{\mathrm{B}k}, \quad k = 1, \cdots, K \\
L_{\mathrm{B}k} &= \sum_{l=1}^{k-1} n_{\mathrm{B}l}, \quad k = 2, \cdots, K \\
U_{\mathrm{B}k} &= \sum_{l=k+1}^{K} n_{\mathrm{B}l}, \quad k = 1, \cdots, K-1 \\
L_{\mathrm{B}1} &= U_{\mathrm{B}K} = 0
\end{aligned}$$

である．$\theta$ が小さいとき，エフィシェントスコア $S$ は漸近的に平均値 $\theta V$，分散 $V$ の正規分布に従うことから，

$$\mathrm{E}_{H_1}(S) = \theta_R V, \quad \mathrm{Var}_{H_0}(S) = \mathrm{Var}_{H_1}(S) = V$$

より，これらを漸近的正規近似に基づく必要症例数の等式へ当てはめ，

$$V = \left(\frac{Z_\alpha + Z_\beta}{\theta_R}\right)^2$$

という関係が導かれる．ここで，$n_{\mathrm{A}} : n_{\mathrm{B}} = 1 : f$ とすると，

$$n_{\mathrm{A}} = N/(f+1), \quad n_{\mathrm{B}} = fN/(f+1)$$

であることから，$N/(N+1) \approx 1$ を用いて，Fisher 情報量 $V$ は

$$V = \frac{fN}{3(f+1)^2}\left(1 - \sum_{k=1}^{K}\bar{p}_k^3\right)$$

と表わせる．ここに，$\bar{p}_k = (p_{\mathrm{A}k} + p_{\mathrm{B}k})/2$ である．よって，全体の必要症例数 $N$ は，

$$N = \frac{3(f+1)^2\left(Z_\alpha + Z_\beta\right)^2}{f\theta_R^2\left(1 - \sum_{k=1}^{K}\bar{p}_k^3\right)}$$

である．また，$f = 1$ のときに全体の必要症例数は，

$$\frac{12\left(Z_\alpha + Z_\beta\right)^2}{\theta_R^2\left(1 - \sum_{k=1}^{K}\bar{p}_k^3\right)}$$

で最小となる．

### a. 適用例

Whitehead[3] で示された適用例を紹介する．治療開始3か月後に，医師によって効果が「著効」「有効」「不変」「悪化」と判定される2群の比較試験を考える．そして，事前情報からコントロール群の順序カテゴリーの各割合 $p_{Ck}$ が表15.2のように想定された．

表 15.2 コントロール群の想定

| | 著効 ($C_1$) | 有効 ($C_2$) | 不変 ($C_3$) | 悪化 ($C_4$) |
|---|---|---|---|---|
| $p_{Ck}$ | 0.2 | 0.5 | 0.2 | 0.1 |
| $Q_{Ck}$ | 0.2 | 0.7 | 0.9 | 1.0 |

このとき，コントロール群で「有効」以上が $0.7(=Q_{C2})$ の割合で観測されることが期待される．そして，片側有意水準2.5% ($\alpha=0.025$)，検出力90% ($\beta=0.10$) で治療群の「有効」以上の割合が $0.85(=Q_{E2})$ まで改善されることを検出したいとする．つまり，共通の対数オッズ比として，

$$\theta_R = \log\left\{\frac{Q_{E2}(1-Q_{C2})}{Q_{C2}(1-Q_{E2})}\right\} = 0.887$$

を検出することに対応する．また，$k=1,2,3$ において，

$$\theta_R = \log\left\{\frac{Q_{Ek}(1-Q_{Ck})}{Q_{Ck}(1-Q_{Ek})}\right\}$$

より，

$$\theta_{Ek} = \frac{Q_{Ck}}{Q_{Ck}+(1-Q_{Ck})\exp(-\theta_R)}$$

という関係が導かれる．これを用いて，表15.3のように治療群の順序カテゴリーの各割合 $p_{Ek}$ が想定され，また，帰無仮説の下での順序カテゴリーの各割合 $\bar{p}_k$ が算出される．

$$Z_{0.025}=1.96, \quad Z_{0.10}=1.28, \quad 1-\sum_{k=1}^{4}\bar{p}_k^3 = 1-0.143=0.857$$

より，各群の症例数が等しい，すなわち $f=1$ のとき，全体の必要症例数は，

$$N = \frac{12(1.96+1.28)^2}{0.887^2\times 0.857} = 187$$

と算出される．そこで，各群94例が必要となる．

表 15.3 治療群の想定 $p_{Ek}, Q_{Ek}$ と帰無仮説の下での順序カテゴリーの各割合 $\bar{p}_k$

| | 著効 ($C_1$) | 有効 ($C_2$) | 不変 ($C_3$) | 悪化 ($C_4$) |
|---|---|---|---|---|
| $p_{Ek}$ | 0.378 | 0.472 | 0.106 | 0.044 |
| $Q_{Ek}$ | 0.378 | 0.850 | 0.956 | 1.000 |
| $\bar{p}_k$ | 0.289 | 0.486 | 0.153 | 0.072 |

ところで，帰無仮説の下での順序カテゴリーの各割合 $\bar{p}_k$ を上記では $(p_{Ck} + p_{Ek})/2\,(k = 1,\cdots,4)$ と定義した．だが，コントロール群と等しい $\bar{p}_k = p_{Ck}$ という定義も考えられるであろう．この場合，$1 - \sum_{k=1}^{4} \bar{p}_k^3 = 1 - 0.142 = 0.858$ であり，全体の必要症例数は 187 例と同様の例数が算出された．

### 15.2.3 母比率の差

ここでは，各群の主要評価項目 $R_i$ $(i = \mathrm{A, B})$ の分布が，以下の二項分布に従うと仮定できるとする．

$$\text{群 A} : R_\mathrm{A} \sim Bi(n_\mathrm{A}, p_\mathrm{A}), \quad \text{群 B} : R_\mathrm{B} \sim Bi(n_\mathrm{B}, p_\mathrm{B})$$

そして，**母比率の差** (difference in population proportions) $\delta = p_\mathrm{A} - p_\mathrm{B}$ について，下記の片側検定を行うとする．

$$H_0 : \delta = 0, \quad H_1 : \delta > 0$$

また，二項分布の正規近似を用い，母比率の差の推定量

$$\hat{\delta} = \hat{p}_\mathrm{A} - \hat{p}_\mathrm{B} = r_\mathrm{A}/n_\mathrm{A} - r_\mathrm{B}/n_\mathrm{B}$$

を検定統計量 $T$ とする．ここで，$n_\mathrm{A} : n_\mathrm{B} = 1 : f$ とし，全体の必要症例数を $N$ とすると，帰無仮説 $H_0$，対立仮説 $H_1$ それぞれの下での統計量 $T$ の分散は，二項分布の漸近的正規近似を用いて，

$$\mathrm{Var}_{H_0}(T) = \left(\frac{1}{n_\mathrm{A}} + \frac{1}{n_\mathrm{B}}\right)\bar{p}(1-\bar{p}) \approx \frac{(f+1)^2}{fN}p(1-p)$$

$$\mathrm{Var}_{H_1}(T) = \frac{\hat{p}_\mathrm{A}(1-\hat{p}_\mathrm{A})}{n_\mathrm{A}} + \frac{\hat{p}_\mathrm{B}(1-\hat{p}_\mathrm{B})}{n_\mathrm{B}} \approx \frac{f+1}{fN}\left\{fp_\mathrm{A}(1-p_\mathrm{A}) + p_\mathrm{B}(1-p_\mathrm{B})\right\}$$

となる．ここに，$\bar{p} = (r_\mathrm{A} + r_\mathrm{B})\,/\,(n_\mathrm{A} + n_\mathrm{B})\,, p = (p_\mathrm{A} + fp_\mathrm{B})\,/(f+1)$ である．また，対立仮説下での統計量 $T$ の期待値は，

$$\mathrm{E}_{H_1}(T) = \delta$$

である．よって，これらを漸近的正規近似に基づく必要症例数の等式へ当てはめ，

$$\delta = Z_\alpha\sqrt{\frac{(f+1)^2}{fN}p(1-p)} + Z_\beta\sqrt{\frac{f+1}{fN}\left\{fp_\mathrm{A}(1-p_\mathrm{A}) + p_\mathrm{B}(1-p_\mathrm{B})\right\}}$$

$$N = \frac{\left(Z_\alpha\sqrt{(f+1)^2p(1-p)} + Z_\beta\sqrt{(f+1)\left\{fp_\mathrm{A}(1-p_\mathrm{A}) + p_\mathrm{B}(1-p_\mathrm{B})\right\}}\right)^2}{f\delta^2}$$

と全体の必要症例数算出式を得られる．また，$f = 1$ のときに全体の必要症例数は，

$$N = \left(\frac{Z_\alpha\sqrt{4p(1-p)} + Z_\beta\sqrt{2\left\{p_\mathrm{A}(1-p_\mathrm{A}) + p_\mathrm{B}(1-p_\mathrm{B})\right\}}}{\delta}\right)^2$$

で最小となる．

### a. 有意性検定での適用例

Smith et al.[4] で報告されている悪性胆道閉塞に対する胆管バイパス手術と内視鏡下ステント留置術を比較した無作為化比較試験での想定を参考に適用例を示す．主要評価項目は手術後 30 日以内の死亡の有無であった．そこで，有意水準 2.5% ($\alpha = 0.025$) の片側検定を実施し，検出力 95% ($\beta = 0.05$) で死亡率として 20%と 5%の違いを検出できる必要症例数を算出する．$Z_{0.025} = 1.96, Z_{0.05} = 1.64$ より，各群の例数が等しい場合の全体の必要症例数は，

$$N = \left(\frac{1.96 \times 0.66 + 1.64 \times 0.64}{0.20 - 0.05}\right)^2 = 246.7$$

と算出された．そこで，各群 124 例が必要となる．仮に，差が 15%と同じである 45%と 30%の違いを検出するとした場合，各群 268 例が必要とされた．つまり，母比率の差の検定に必要な症例数を算出する際には，差の大きさだけでなく，差の位置についても適切に想定する必要がある．

### b. 非劣性検定の必要症例数

群 A の母比率が群 B よりも $\Delta$ 以上劣らないことを示す非劣性仮説は

$$H_0 : p_{\mathrm{A}} = p_{\mathrm{B}} - \Delta, \quad H_1 : p_{\mathrm{A}} > p_{\mathrm{B}} - \Delta$$

となる．すなわち，

$$H_0 : p_{\mathrm{A}} - (p_{\mathrm{B}} - \Delta) = 0, \quad H_1 : p_{\mathrm{A}} - (p_{\mathrm{B}} - \Delta) > 0$$

の片側検定に対応する．よって，二項分布の正規近似を用いる方法を利用して，

$$\hat{p}_{\mathrm{A}} - (\hat{p}_{\mathrm{B}} - \Delta)$$

を検定統計量 $T$ とする．このとき，$n_{\mathrm{A}} : n_{\mathrm{B}} = 1 : f$ とし，$\delta = p_{\mathrm{A}} - p_{\mathrm{B}}$ とすると，

$$\begin{aligned} \mathrm{E}_{H_1}(T) &= \delta + \Delta \\ \mathrm{Var}_{H_0}(T) &= \frac{f+1}{fN}\{f(\bar{p}_{\mathrm{B}} - \Delta)(1 - \bar{p}_{\mathrm{B}} + \Delta) + \bar{p}_{\mathrm{B}}(1 - \bar{p}_{\mathrm{B}})\} \\ \mathrm{Var}_{H_1}(T) &= \frac{f+1}{fN}\{fp_{\mathrm{A}}(1 - p_{\mathrm{A}}) + p_{\mathrm{B}}(1 - p_{\mathrm{B}})\} \end{aligned}$$

である．ここに，帰無仮説 $H_0$ の下での $p_{\mathrm{B}}$ の推定量の漸近値 $\bar{p}_{\mathrm{B}}$ は，

$$\bar{p}_{\mathrm{B}} = (p_{\mathrm{A}} + p_{\mathrm{B}} + \Delta)/2$$

と得られる．よって，これらを漸近的正規近似に基づく必要症例数の等式へ当てはめ，

$$N = \left(\frac{Z_\alpha R + Z_\beta S}{\delta + \Delta}\right)^2$$

と全体の必要症例数算出式を得られる．ここに，

$$R = \sqrt{\frac{f+1}{f}\{f(\bar{p}_{\mathrm{B}} - \Delta)(1 - \bar{p}_{\mathrm{B}} + \Delta) + \bar{p}_{\mathrm{B}}(1 - \bar{p}_{\mathrm{B}})\}}$$

$$S = \sqrt{\frac{f+1}{f}\{fp_{\mathrm{A}}(1 - p_{\mathrm{A}}) + p_{\mathrm{B}}(1 - p_{\mathrm{B}})\}}$$

である．

15

### 15.2.4 傾向性の検出

$I$ 個の群 (多くの場合，用量) の応答の母数を $\theta_i$ $(i = 1, \cdots, I)$ について，傾向性の評価をするときの帰無仮説は，

$$H_0 : \theta_1 = \theta_2 = \cdots = \theta_I$$

である．一方で，検出したい傾向性を示す対立仮説は線形増加，あるいは，ある用量で頭打ちなどさまざまである (図 15.3).

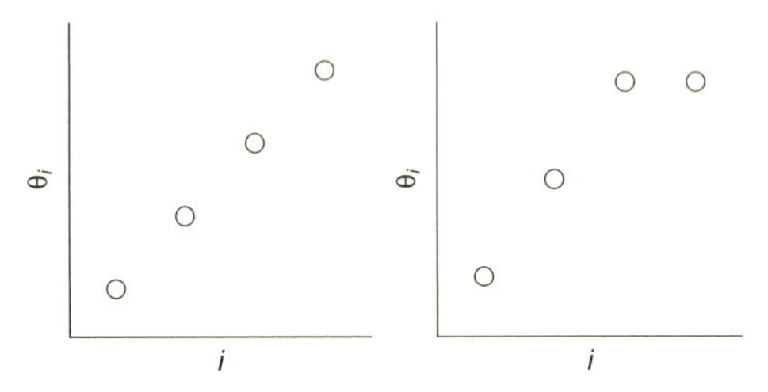


**図 15.3** 用量反応パターンの例

したがって，必要症例数算出時の対立仮説の設定には，それぞれの群の $\theta_i$ を想定する必要がある．以下では，簡単のため，$n_1 = \cdots = n_I = n$ と各群の必要症例数が等しいものとする．傾向性を検出するということは，各群に対して対立仮説で仮定した傾向性のパターンに対応するスコア $c_i$ を与えて，「$\hat{\theta}_i$ と $c_i$ の間の相関係数 $r$ (直線性)」

$$r = \frac{\sum_{i=1}^{I}(\hat{\theta}_i - \bar{\theta})(c_i - \bar{c})}{\sqrt{\sum_{i=1}^{I}(\hat{\theta}_i - \bar{\theta})^2 \sum_{i=1}^{I}(c_i - \bar{c})^2}}$$

の統計的有意性を評価することに対応する．ここに, $\bar{\theta} = (\sum_{i=1}^{I} \hat{\theta}_i)/I, \bar{c} = (\sum_{i=1}^{I} c_i)/I$ である．つまり，帰無仮説の下で相関係数 $r$ は 0 となり，検出したい対立仮説の下では 1 となる．ここで，スコア $c_i$ に対して，定数を加減乗除しても相関係数 $r$ は変わらない．ゆえに，一般性を失わずに $\bar{c} = 0$ と置き，$\sum_{i=1}^{I} c_i = 0$ とする．このとき，傾向性を評価する相関係数 $r$ の有意性検定

$$H_0 : r = 0, \quad H_1 : r \neq 0$$

は，相関係数の分母が正であることから分子に着目して，

$$H_0 : L = 0, \quad H_1 : L \neq 0$$

の線形対比 $L$ (linear contrast) の検定に対応する．ここに，

$$L = \sum_{i=1}^{I}(\hat{\theta}_i - \bar{\theta})(c_i - \bar{c}) = \sum_{i=1}^{I} \hat{\theta}_i c_i$$

である．

参考までに，代表的な線形対比の例を示す．3 群の場合で線形増加を示す線形対比係数は $(-1, 0, 1)$ である．したがって，2 番目の係数が 0 であることより，2 番目の群は検定と無関係である．つまり，1 番目と 3 番目の群を比較する 2 群比較と同等となる．また，2 番目の群で効果が頭打ちであることを示す係数は $(-2, 1, 1)$ である．4 群の場合で線形増加を示す線形対比係数は $(-3, -1, 1, 3)$ となる．

**a. 傾向性の検出に対する必要症例数** (平均値)

$I$ 個の群の平均値 $\mu_i$ $(i = 1, \cdots, I)$ について，ある傾向性を検出するのに必要な症例数を算出することを考える．なお，各個体の応答の誤差分散は $\sigma^2$ で共通とする．群 $i$ で観測される平均値を $\bar{Y}_i$ と置き，検出したい傾向性に対応するスコア $c_i$ を用いて，検定統計量である線形対比 $L$ は，

$$L = \sum_{i=1}^{I} \bar{Y}_i c_i$$

と書ける．よって，

$$\mathrm{E}_{H_1}(L) = \sum_{i=1}^{I} \mu_i c_i, \quad \mathrm{Var}_{H_0}(L) = \mathrm{Var}_{H_1}(L) = \frac{\sigma^2}{n} \sum_{i=1}^{I} c_i^2$$

より，これらを漸近的正規近似に基づく必要症例数の等式へ当てはめ，

$$n = \frac{(Z_{\alpha/2} + Z_\beta)^2 \sigma^2 \sum_{i=1}^{I} c_i^2}{(\sum_{i=1}^{I} \mu_i c_i)^2}$$

と各群の必要症例数は算出される．2 群比較の場合，与えるスコアは $c_1 = -1, c_2 = 1$ であることから，これらを代入すると，2 群比較で必要な症例数の算出式と一致する．したがって，2 群比較は傾向性評価の特別な場合となっていることがわかる．

**b. 傾向性の検出** (平均値) **の適用例**

75 mg, 150 mg, 300 mg, 600 mg の 4 用量について，用量反応関係を評価する試験を考える．合計症状スコアのベースラインからの変化量を低用量群からそれぞれ −0.5, −2.0, −3.5, −3.5 と想定し，300 mg で効果が頭打ちとなっていることを評価したいとする．この場合，まずはスコアとして，$c_1 = 1, c_2 = 2, c_3 = 3, c_4 = 3$ を単純に与える．しかし，これでは $\bar{c} = 2.25 \neq 0$ であるから，それぞれのスコアから 2.25 を引き，4 倍する．これにより，線形対比係数 $(c_1, c_2, c_3, c_4) = (-5, -1, 3, 3)$ を得る．また，各個体の応答の誤差分散 $\sigma^2$ を 9.0 と想定する．これらの下で，有意水準 5% $(\alpha = 0.05)$ の両側検定を実施し，検出力 80% $(\beta = 0.20)$ で傾向性を検出できる必要症例数を算出する．$Z_{0.05/2} = 1.96, Z_{0.20} = 0.84$ より，各群の例数は，

$$n = \frac{(1.96 + 0.84)^2 \times 9.0 \times 44}{(2.5 + 2.0 - 10.5 - 10.5)^2} = 11.4$$

と算出される．そこで，各群 12 例が必要となる．

**c. 傾向性の検出に対する必要症例数** (母比率)

$I$ 個の群の母比率 $p_i$ $(i = 1, \cdots, I)$ について，ある傾向性を検出するのに必要な症例数の算出を平均値の場合と同様に考える．群 $i$ で観測される比率を $\hat{p}_i = r_i/n$ と置く．ここに，$r_i$ は群 $i$ で観測された応答がありの例数を示す．検出したい傾向性に対応するスコア $c_i$ を用いて，検定統計量である線形対比 $L$ は，$L = \sum_{i=1}^{I} \hat{p}_i c_i$ と書ける．また，対立仮説下での統計量 $L$ の期待値は，$\mathrm{E}_{H_1}(L) = \sum_{i=1}^{I} p_i c_i$ である．そして，帰無仮説 $H_0$，対立仮説 $H_1$ それぞれの下での統計量 $L$ の分散は，二項分布の漸近的正規近似を用いて，

$$\mathrm{Var}_{H_0}(L) = \frac{p(1-p)}{n} \sum_{i=1}^{I} c_i^2, \quad \mathrm{Var}_{H_1}(L) = \frac{1}{n} \sum_{i=1}^{I} c_i^2 p_i (1 - p_i)$$

となる．ここに，$p = (\sum_{i=1}^{I} p_i)/I$ である．よって，これらを漸近的正規近似に基づく必要症例数の等式へ当てはめ，

$$n = \left( \frac{Z_{\alpha/2}\sqrt{p(1-p)\sum_{i=1}^{I} c_i^2} + Z_\beta \sqrt{\sum_{i=1}^{I} c_i^2 p_i (1-p_i)}}{\sum_{i=1}^{I} p_i c_i} \right)^2$$

と各群の必要症例数算出式を得られる．2 群比較の場合，与えるスコアは $c_1 = -1, c_2 = 1$ であることから，これらを代入すると，2 群比較で必要な症例数の算出式と一致する．したがって，母比率についても 2 群比較は，傾向性評価の特別な場合となっていることがわかる．

**d. 傾向性の検出** (母比率) **の適用例**

75 mg, 150 mg, 300 mg, 600 mg の 4 用量について，用量反応関係を評価する試験を考える．有効率を低用量群からそれぞれ 35%, 55%, 75%, 75%と想定し，300 mg で効果が頭打ちとなっていることを評価したいとする．この場合，線形対比係数は $(c_1, c_2, c_3, c_4) = (-5, -1, 3, 3)$ で与えられる．これらの下で，有意水準 5% $(\alpha = 0.05)$ の両側検定を実施し，検出力 80% $(\beta = 0.20)$ で傾向性を検出できる必要症例数を算出する．$p = (0.35 + 0.55 + 0.75 \times 2)/4 = 0.60$ より，各群の例数は，

$$n = \left( \frac{1.96 \times 3.250 + 0.84 \times 3.051}{-1.75 - 0.55 + 2.25 + 2.25} \right)^2 = 16.5$$

と算出される．そこで，各群 17 例が必要となる．

**e. 対照群との対比較による用量反応関係評価**

これまでは，傾向性の評価について考えてきたが，対照群 $(i = 1)$ と $I - 1$ 個の用量群 $(i = 2, \cdots, I)$ で用量反応関係を評価する際，対照群と各用量群の対比較を行う場合がある．この場合，2 群比較の必要症例数設計を適用すればよい．検定を繰り返すことによる多重性を調整する場合には，用いる多重性調整法に応じて有意水準を設定することになる．また，$\sqrt{I-1} : 1 : 1 : \cdots : 1$ の例数比の場合に，試験全体の必要症例数が最も少なくなることが知られている．これは，**平方根規則** (square-root rule)

とよばれているものである．各対比較で対照群が用いられていることから，対照群の例数が多い方が効率が良いということは直観的にもわかりやすいであろう．たとえば，対照群と 3 用量群の場合には，(0.37, 0.21, 0.21, 0.21) の割付け比で試験全体の必要症例数が最も少なくなる．

### 15.2.5 生存時間の差

ここでは，あるイベントが発生するまでの時間 (生存時間) として，主要評価項目が観測されるものとする．そして，試験期間内にイベント (死亡) が発生し，$M$ 個の相異なる生存時間 $t_m$ $(m = 1, \cdots, M)$ が得られ，これらを小さい方から順に並べて，$t_1 < t_2 < \cdots < t_M$ であったとする．また，生存時間 $t_m$ が観測された例数を $d_m (\geq 1)$ と置くと，全体のイベント総数は $\sum_{m=1}^{M} d_m$ となる．さらに，区間 $[t_m, t_{m+1})$ において，何らかの理由で追跡不能となった打ち切り例数を $w_m$ 例と置く．ここに，この区間には時点 $t_m$ は含むが，時点 $t_{m+1}$ を含まないことに注意する．したがって，時点 $t_m$ の直前では，$n_m = \sum_{k=m}^{M} (d_k + w_k)$ 例の被験者でイベントの発生がまだ確認されていない (生存している) こととなる．これらの被験者を時点 $t_m$ でのリスクセット $R(t_m)$ とよぶ．時点 $t_m$ での群 A と群 B それぞれのリスクセットの例数を $n_{\mathrm{A}m}, n_{\mathrm{B}m}$ と置くと，時点 $t_m$ での被験者の内訳は表 15.4 のようになる．

**表 15.4** 時点 $t_m$ での被験者の内訳

| 群 | 死亡 | 生存 | $R(t_m)$ |
|---|---|---|---|
| A | $d_{\mathrm{A}m}$ | $n_{\mathrm{A}m} - d_{\mathrm{A}m}$ | $n_{\mathrm{A}m}$ |
| B | $d_{\mathrm{B}m}$ | $n_{\mathrm{B}m} - d_{\mathrm{B}m}$ | $n_{\mathrm{B}m}$ |
| 合計 | $d_m$ | $n_m - d_m$ | $n_m$ |

この下で，比例ハザードモデル (proportional hazard model)

$$\lambda_x(t) = \lambda_0(t) \exp(\theta x), \quad x = 0(\text{群 A}), 1(\text{群 B})$$

を考え，生存時間の差を対数ハザード比 $\theta (= \log(\lambda_1(t)/\lambda_0(t)))$ を用いて，下記の片側検定を行うとする．

$$H_0 : \theta = 0, \quad H_1 : \theta > 0$$

なお，$\theta > 0$ とは，群 A に対する群 B のハザード比が 1 よりも大きい，すなわち，群 B よりも群 A の方が生存時間が長いことを意味している．さて，比例ハザードモデルの下で最も効率的な**ログランク検定** (log-rank test) を適用することを考える．ログランク検定の検定統計量 $T$ は，

$$T = \sum_{m=1}^{M} (d_{\mathrm{B}m} - \mathrm{E}_{H_0}(d_{\mathrm{B}m}))$$

であり．$\mathrm{E}_{H_0}(d_{\mathrm{B}m}) = d_m n_{\mathrm{B}m} / n_m$ である．そして，$\mathrm{E}_{H_1}(T), \mathrm{Var}_{H_0}(T), \mathrm{Var}_{H_1}(T)$

を算出し，漸近的正規近似に基づく必要症例数の等式へ当てはめればよい．$\delta_m = d_{\mathrm{B}m} - \mathrm{E}_{H_0}(d_{\mathrm{B}m})$ と置き，対立仮説下におけるこの期待値は，$\log(x) \approx x - 1$ という Taylor 展開を用いて，

$$\begin{aligned}
\mathrm{E}_{H_1}(\delta_m) &= \mathrm{E}_{H_1}\left\{d_{\mathrm{B}m} - d_m n_{\mathrm{B}m}/n_m\right\} \\
&= \mathrm{E}_{H_1}\left\{\left(d_{\mathrm{B}m} n_{\mathrm{A}m} - d_{\mathrm{A}m} n_{\mathrm{B}m}\right)/n_m\right\} \\
&= \left\{n_{\mathrm{A}m} n_{\mathrm{B}m} \lambda_1(t)\Delta(t) - n_{\mathrm{A}m} n_{\mathrm{B}m} \lambda_0(t)\Delta(t)\right\}/n_m \\
&= \frac{n_{\mathrm{A}m} n_{\mathrm{B}m} \lambda_0(t)\Delta(t)}{n_m}\left(\frac{\lambda_1(t)}{\lambda_0(t)} - 1\right) \\
&\approx \frac{n_{\mathrm{A}m} n_{\mathrm{B}m}}{n_m^2} n_m \lambda_0(t)\Delta(t)\log\left(\frac{\lambda_1(t)}{\lambda_0(t)}\right)
\end{aligned}$$

と表せる．さらに，対立仮説の下で $n_m \lambda_0(t)$ が $n_{\mathrm{A}m}\lambda_0(t) + n_{\mathrm{B}m}\lambda_1(t)$ に対応することから，

$$\begin{aligned}
\mathrm{E}_{H_1}(\delta_m) &= \frac{n_{\mathrm{A}m} n_{\mathrm{B}m}}{n_m^2}\left\{n_{\mathrm{A}m}\lambda_0(t) + n_{\mathrm{B}m}\lambda_1(t)\right\}\Delta(t)\log\left(\frac{\lambda_1(t)}{\lambda_0(t)}\right) \\
&= \frac{n_{\mathrm{A}m} n_{\mathrm{B}m}}{n_m^2} d_m \theta
\end{aligned}$$

となる．同様に，帰無仮説下，および対立仮説下における分散は，超幾何分布の性質を利用して，

$$\begin{aligned}
\mathrm{Var}_{H_0}(\delta_m) &= \frac{n_{\mathrm{A}m} n_{\mathrm{B}m} d_m (n_m - d_m)}{(n_m - 1) n_m^2} \\
\mathrm{Var}_{H_1}(\delta_m) &= \frac{n_{\mathrm{A}m} n_{\mathrm{B}m} d_m (n_{\mathrm{A}m} + n_{\mathrm{B}m}\exp(\theta) - d_m)}{(n_{\mathrm{A}m} + n_{\mathrm{B}m}\exp(\theta) - 1)(n_{\mathrm{A}m} + n_{\mathrm{B}m}\exp(\theta))^2}
\end{aligned}$$

と得られる．なお，対立仮説の下では，$n_m$ が $n_{\mathrm{A}m} + n_{\mathrm{B}m}\exp(\theta)$ に対応することを利用した．ここで，イベント発生の時間間隔を細かく観測することで，$d_m = 1$ $(m = 1, \cdots, M)$ と仮定できるであろう．つまり，$M$ は試験全体のイベント数 $e$ と等しくなる．また，$n_{\mathrm{A}} : n_{\mathrm{B}} = 1 : f$ とし，群間差がきわめて大きくなければ，各時点でのリスクセットの比はほぼ $n_{\mathrm{A}m} : n_{\mathrm{B}m} = 1 : f$ と仮定できるので，

$$\begin{aligned}
\mathrm{E}_{H_1}(T) &= \sum_{m=1}^{M} \frac{f}{(1+f)^2}\theta = e\frac{f}{(1+f)^2}\theta \\
\mathrm{Var}_{H_0}(T) &= \sum_{m=1}^{M} \frac{f}{(1+f)^2} = e\frac{f}{(1+f)^2} \\
\mathrm{Var}_{H_1}(T) &= \sum_{m=1}^{M} \frac{f}{(1+f\exp(\theta))^2} = e\frac{f}{(1+f\exp(\theta))^2}
\end{aligned}$$

と表せる．よって，これらを漸近的正規近似に基づく必要症例数の等式へ当てはめ，$\theta$ が 0 の近辺の範囲では $\exp(\theta) \approx 1$ と仮定できることを利用して，両群で必要な観測

イベント数は，群 A に対する群 B の対数ハザード比 $\theta$ を用いて，

$$e = \frac{(1+f)^2}{f\theta^2}(Z_\alpha + Z_\beta)^2$$

と近似計算できる．ゆえに，試験終了時点 $t^*$ でこの必要なイベント数が観測されるのに必要な試験全体の症例数 $N(= n_{\mathrm{A}} + n_{\mathrm{B}})$ は，

$$N = \frac{e(1+f)}{1 + f - S_{\mathrm{A}}(t^*) - fS_{\mathrm{B}}(t^*)}$$

となる．さらに，脱落率 $100w$%を仮定すると，

$$N^* = \frac{e(1+f)}{1 + f - S_{\mathrm{A}}(t^*) - fS_{\mathrm{B}}(t^*)} \frac{1}{1-w}$$

が必要な症例数となる．これは，Schoenfeld の方法とよばれる必要症例数の算出式[5]に対応する．この方法は，比例ハザード性を仮定していることに留意する必要がある．これに対し，比例ハザード性を仮定できないさまざまな生存関数を想定でき，かつ被験者登録の分布も考慮できる Lakatos の方法[6] も提案されている．ただし，実際に適用する際には，Cantor[7] で示されている手順を用いる方がわかりやすいであろう．また，遅発効果があるがんワクチンでは，比例ハザード性を想定できない．この場合の必要症例数の性質について，Hasegawa[8] で議論されている．

一方で，生存時間の差をハザード比で評価することは，臨床的に解釈がし難いという指摘がある．そこで，最近では，**境界内平均生存時間** (restricted mean survival time, RMST) という指標を用いる場合もある．これは，境界 $\tau$ までの範囲内で平均生存時間を評価し，以下のように定義される．

$$\int_0^\tau S(t)dt$$

つまり，境界内平均生存時間は，境界 $\tau$ までの生存関数の曲線下面積として解釈することができる．境界内平均生存時間に対する必要症例数計算については，Royston and Parmar[9] で示されている．

### a. 有意性検定での適用例

プラセボを対照としたインフルエンザ治療薬の無作為化並行群間比較試験を考える．治療開始から 2 週間 (336 時間) の間，各被験者は追跡調査され，主要評価項目はインフルエンザ症状が消失するまでの時間を示すインフルエンザ罹病期間である．類似の試験からインフルエンザ罹病期間は指数分布を仮定できることが知られており，プラセボ群のインフルエンザ罹病期間の中央値 (50%の被験者でインフルエンザ症状が消失した時間) は 100 時間と考えられていた．そして，新治療はこれを 24 時間短縮することが期待されているものとする．つまり，指数分布の中央値の比はハザード比の逆数に等しいことから，プラセボ群に対するハザード比として 1.32 (=100/76) の効果が期待されている．そこで，有意水準 2.5% ($\alpha = 0.025$) の片側検定を実施し，検出力を 80% ($\beta = 0.20$) を達成する必要症例数が算出された．各群の試験終了時点の

生存率はそれぞれ10%, 5%であることから，各群等例数として，試験全体の例数は

$$N = \frac{4(1.96+0.84)^2}{(\log 1.32)^2}\frac{2}{2-0.1-0.05} = 450.7$$

と算出された．そこで，各群226例が必要とされた．

**b. 非劣性検定の必要症例数**

ここでは，対数ハザード比に対して，非劣性マージン $\Delta$ を設定した以下の非劣性の検定仮説を考える．

$$H_0 : \theta = -\Delta, \quad H_1 : \theta > -\Delta$$

すなわち，

$$H_0 : \theta + \Delta = 0, \quad H_1 : \theta + \Delta > 0$$

の仮説検定に対応する．$n_{\mathrm{A}} : n_{\mathrm{B}} = 1 : f$ とし，有意水準 $100\alpha$%，検出力 $100(1-\beta)$%の片側検定で検出するための両群で必要な観測イベント数は，群 A に対する群 B の対数ハザード比 $\theta$ を用いて，

$$e = \frac{(1+f)^2}{f(\theta+\Delta)^2}(Z_\alpha + Z_\beta)^2$$

と近似される．なお，非劣性試験でよく前提とされる「二つの効果は同じ」と仮定する場合には，$\theta = 0$ であることから，

$$e = \frac{(1+f)^2}{f\Delta^2}(Z_\alpha + Z_\beta)^2$$

と計算できる．ゆえに，試験終了時点 $t^*$ でこの必要なイベント数が観測されるのに必要な試験全体の症例数 $N(= n_{\mathrm{A}} + n_{\mathrm{B}})$ は，脱落率 $100w$%を仮定して，

$$N = \frac{e(1+f)}{1+f-S_{\mathrm{A}}(t^*) - fS_{\mathrm{B}}(t^*)}\frac{1}{1-w}$$

と算出できる．

### 15.2.6 クロスオーバー試験

各被験者の応答において，被験者内変動 (intra-subject variation) と比べて被験者間変動 (inter-subject variation) が大きい状況を考える．この場合，試験デザインとして並行群間比較試験を選択すると，全体の変動は被験者内変動に被験者間変動を加えたものとなり，必要症例数が多くなってしまう．そこで，各被験者で治療 A と治療 B をともに行い，それぞれの効果を観察する**クロスオーバー試験** (cross-over design (trial)) が実施される．ここでは，最も簡単な AB/BA の $2 \times 2$ クロスオーバー試験を対象とする．この試験デザインは，試験期間を期間 1 と期間 2 に分け，各被験者を期間 1 に治療 A，期間 2 に治療 B を受ける群 1 ($n_1$ 例) と反対に治療 B，治療 A という順で治療を受ける群 2 ($n_2$ 例) へ割り付ける．つまり，表 15.5 のようなデザイン

**表 15.5**　AB/BA のクロスオーバー試験

| 群 | 期間 1 治療 | 期間 1 応答 | 期間 2 治療 | 期間 2 応答 |
|---|---|---|---|---|
| 1 | A | $Y_{1j1}$ | B | $Y_{1j2}$ |
| 2 | B | $Y_{2j1}$ | A | $Y_{2j2}$ |

である．

群 1 の被験者 $j$，期間 $k\ (=1,2)$ の応答 $Y_{1jk}$ について，

$$Y_{1j1} = \mu + \alpha_{1j} + \beta_1 + \tau_{\mathrm{A}} + \varepsilon_{1j1}$$
$$Y_{1j2} = \mu + \alpha_{1j} + \beta_2 + \tau_{\mathrm{B}} + \varepsilon_{1j2}, \qquad j = 1, \cdots, n_1$$

というモデルを考える．$\alpha_{1j}$ は群 1 の被験者 $j$ の効果，つまり被験者間変動を表し，$N(0, \sigma_B^2)$ に従う確率変数とする．また，$\beta_k$ は期間 $k$ の効果，$\tau_{\mathrm{A}}, \tau_{\mathrm{B}}$ は治療 A と B それぞれの効果，$\varepsilon_{1jk}$ は被験者内変動を表し，$N(0, \sigma_W^2)$ に従う確率変数とする．ここに，期間 1 の効果が期間 2 の応答，つまり効果の評価に影響を与えないと考える．つまり，持ち越し効果 (carry-over effect) がないことを仮定する．したがって，各被験者での期間 1 と 2 の応答の差 $D_{1j} = Y_{1j1} - Y_{1j2}$ は，被験者間変動 $\alpha_{1j}$ が消え，

$$D_{1j} = \beta_1 - \beta_2 + \tau_{\mathrm{A}} - \tau_{\mathrm{B}} + \varepsilon_{1j}, \qquad \varepsilon_{1j} \sim N(0, 2\sigma_W^2)$$

と表せる．同様に，群 2 の応答についても

$$Y_{2j1} = \mu + \alpha_{2j} + \beta_1 + \tau_{\mathrm{B}} + \varepsilon_{2j1}$$
$$Y_{2j2} = \mu + \alpha_{2j} + \beta_2 + \tau_{\mathrm{A}} + \varepsilon_{2j2}, \qquad j = n_1 + 1, \cdots, n_1 + n_2$$

というモデルを考え，応答の差 $D_{2j}$ は，

$$D_{2j} = \beta_1 - \beta_2 + \tau_{\mathrm{B}} - \tau_{\mathrm{A}} + \varepsilon_{2j}, \qquad \varepsilon_{2j} \sim N(0, 2\sigma_W^2)$$

と表せる．したがって，各群の期間 1 と 2 の応答の差の平均値 $\bar{d}_1, \bar{d}_2$ について，群間で差をとり半分にした

$$\frac{\bar{d}_1 - \bar{d}_2}{2} \sim N\left(\tau_{\mathrm{A}} - \tau_{\mathrm{B}}, \left(\frac{1}{n_1} + \frac{1}{n_2}\right)\frac{\sigma_W^2}{2}\right)$$

が，治療効果 $\tau_{\mathrm{A}} - \tau_{\mathrm{B}}$ の不偏推定量として得られる．ここに，

$$\bar{d}_1 = \frac{\sum_{j=1}^{n_1}(y_{1j1} - y_{1j2})}{n_1}, \quad \bar{d}_2 = \frac{\sum_{j=n_1+1}^{n_1+n_2}(y_{2j1} - y_{2j2})}{n_2}$$

とする．したがって，クロスオーバー試験での効果の差は，$\{d_{1j}/2, j = 1, \cdots, n_1\}$ と $\{d_{2j}/2, j = n_1 + 1, \cdots, n_1 + n_2\}$ の 2 群の差に帰着される．つまり，$t$ 検定等の 2 標本検定を適用でき，これに基づいて必要症例数を算出できる．

$$\mathrm{Var}\,(d_{1j}/2) = \mathrm{Var}\,(d_{2j}/2) = \sigma_W^2/2$$

であることから，下記の片側検定

$$H_0 : \delta = 0, \quad H_1 : \delta > 0$$

を有意水準 $100\alpha$%で実施し，検出力 $100(1-\beta)$%で効果の差 $\delta$ を検出するのに必要な症例数は，母平均の差に対する必要症例数を用いて，

$$n = \left( \frac{t_\alpha(2n-2) + t_\beta(2n-2)}{\delta/\sigma_W} \right)^2 \tag{15.1}$$

をみたすように，反復収束法で解けばよい．ここに，$n = n_1 = n_2$ で各群等例数としている．なお，$n$ が 30 より大きく $t$ 分布を正規近似できる漸近的な場合には，

$$n = \left( \frac{Z_\alpha + Z_\beta}{\delta/\sigma_W} \right)^2 \tag{15.2}$$

で各群の必要症例数を算出できる．

### a. 並行群間比較試験との比較

効果の差を評価する際，クロスオーバー試験では $d_{1j}/2$ と $d_{2j}/2$ の比較であったが，並行群間比較試験はクロスオーバー試験の期間 1 のみの場合に対応することから，$y_{1j1}$ と $y_{2j1}$ の比較となる．したがって，クロスオーバー試験と並行群間比較試験それぞれの効果に対する分散は $\sigma_W^2/2$ と $\sigma_B^2 + \sigma_W^2$ である．これらの違いにより，必要症例数について，

$$n_c = \frac{\sigma_W^2/2}{\sigma_B^2 + \sigma_W^2} n_p = \frac{1}{2(1+\eta^2)} n_p$$

という関係がある．ここに，クロスオーバー試験と並行群間比較試験それぞれの必要症例数を $n_c, n_p$ とする．また，$\eta^2 = \sigma_B^2/\sigma_W^2$ は個人差指数 (individual difference quotient) とよばれている指標である．したがって，つねにクロスオーバー試験の必要症例数は並行群間比較試験の半分以下となる．特に，クロスオーバー試験を実施するというのは，被験者間変動 $\sigma_B^2$ が大きい場合であり，並行群間比較試験に比べてクロスオーバー試験に必要な症例数はかなり少なくてよいこととなる．たとえば，被験者間変動 $\sigma_B^2$ と被験者内変動 $\sigma_W^2$ が等しい場合，つまり個人差指数 $\eta^2$ が 1 のときには，4 分の 1 の例数で済む．このことから，クロスオーバー試験の必要症例数を算出する際には，算出される例数が少ないことが多いため，漸近的正規近似を用いた式 (15.2) で算出するよりは，これを反復収束計算の初期値として用い，式 (15.1) で求めることがよいと考えられる．

### b. 適 用 例

丹後[1] の新しいコレステロール低下薬の臨床試験での適用例を紹介する．この試験で用いる主要評価項目は LDL-C (low-density lipoprotein cholesterol) であり，対照薬との差は変化率で 10%が臨床的に意味があると考え，これを検出するのに必要な症例数を見積もりたいとする．これまでの過去のデータから標準偏差は 25%($= \sqrt{\sigma_B^2 + \sigma_W^2}$) と推定することができた．これを片側検定で有意水準 2.5%($\alpha = 0.025$)，検出力 80%($\beta = 0.20$) で検出することを考える．まず，並行群間比較試験として実施すると

きの必要症例数を算出する．$Z_{0.025} = 1.96, Z_{0.20} = 0.84$ であることから，漸近的正規近似を用いて，

$$n_p = 2\left(\frac{1.96 + 0.84}{10/25}\right)^2 = 98.1$$

より，各群 99 例が必要と算出された．次に，クロスオーバー試験として実施するときの必要症例数を算出する．このとき，被験者内変動の分散 $\sigma_W^2$ の想定値が必要である．残念ながら，これまでにクロスオーバー試験を実施した経験がなかったため，これを知る資料がなかったとする．そこで，予定施設での類似患者の入院患者の LDL-C の経時的変動データから変量モデルの一元配置分散分析により，$\hat{\eta} = \sigma_B/\sigma_W = 1.5$ と推定できた場合，必要症例数についてのクロスオーバー試験と並行群間比較試験の関係式を利用して，

$$n_c = 99/\{2(1 + 1.5^2)\} = 15.1$$

より，各群 16 例が必要と計算できた．クロスオーバー試験を選択することで，症例数についてかなりの減少がみられた．これまでの計算は，漸近的正規近似を用いた方法であったことから，さらに精密に計算することにする．まず，$\sigma_W^2$ を求めるため，

$$25^2 = \sigma_B^2 + \sigma_W^2 = \sigma_W^2(\eta^2 + 1)$$

を解き，$\sigma_W^2 = 192.31$ と算出された．したがって，16 例を初期値として，式 (15.1) へ代入すると，

$$n_c = \frac{(2.042 + 0.854)^2}{10^2/192.31} = 16.13$$

となり，ほぼ 16 例と一致していることから，この場合は反復計算を繰り返すことなく，各群 16 例が必要と見積もられた．

**c.　持ち越し効果がある場合の考察**

持ち越し効果がある場合，群 1 の被験者 $j$，期間 $k$ の応答 $Y_{1jk}$ は，

$$Y_{1j1} = \mu + \alpha_{1j} + \beta_1 + \tau_{\rm A} + \varepsilon_{1j1}$$
$$Y_{1j2} = \mu + \alpha_{1j} + \beta_2 + \tau_{\rm B} + \lambda_{\rm A} + \varepsilon_{1j2}$$

というモデルとなる．ここに，$\lambda_{\rm A}$ は治療 A の持ち越し効果である．同様に，群 2 についても治療 B の持ち越し効果 $\lambda_{\rm B}$ がモデルに入る．したがって，$d_{1j}/2$ と $d_{2j}/2$ の比較では，二つの治療の持ち越し効果が等しくない限り，$-(\lambda_{\rm A} - \lambda_{\rm B})/2$ だけ治療効果が偏ってしまう．このため，応答の期間の和について群間の平均差をとると，

$$(\bar{y}_{1\cdot1} + \bar{y}_{1\cdot2}) - (\bar{y}_{2\cdot1} + \bar{y}_{2\cdot2}) \sim N\left(\lambda_{\rm A} - \lambda_{\rm B}, (8\sigma_B^2 + 4\sigma_W^2)/n\right)$$

となり，二つの治療の持ち越し効果の差を評価できる．しかしながら，この分散は治療効果の評価で用いた応答の期間の差についての群間の平均差よりもかなり大きい．このため，治療効果を検出するのに算出された必要症例数の下では，持ち越し効果の検出力はきわめて低いことがわかる．

### 15.2.7 クラスター無作為化比較試験

一般に，臨床試験では治療法を割り付ける対象は被験者である．しかしながら，被験者に割り付けることが不可能あるいは不適切な試験もあるであろう．たとえば，ある地域や病院において，新しいプログラムの効果を評価したい場合が考えられる．つまり，ここでのプログラムとは地域住民や施設のスタッフ等の集団に対するものであり，個人に対するものではない点が異なる．したがって，2 種類のプログラムを比較する際には，偶数の地域 (クラスター) を対象に無作為にプログラムを割り付ける．そして，各クラスターへ割り付けられたプログラムを受けた個人からその結果を得る方法である．このように実施される試験をクラスター無作為化比較試験 (cluster randomized controlled trials) とよばれる．ここでは，クラスター無作為化比較試験での必要症例数の算出方法を紹介する．

プログラム A または B を割り付けられた群 $i(=\ \mathrm{A}, \mathrm{B})$ におけるクラスター $j\ (=1,\cdots,J)$ の被験者 $k\ (=1,\cdots,n_{ij})$ の応答 $Y_{ijk}$ について，

$$Y_{ijk} = \mu + \alpha_i + \gamma_{ij} + \varepsilon_{ijk}, \qquad \gamma_{ij} \sim N(0, \sigma_B^2),\ \varepsilon_{ijk} \sim N(0, \sigma_W^2) \tag{15.3}$$

という混合効果モデルを考える．ここに，$\alpha_i$ はプログラム $i$ の効果，$\gamma_{ij}$ はプログラム $i$ を割り付けられたクラスター $j$ の効果を表す変量効果とする．また，$\varepsilon_{ijk}$ はクラスター内誤差を表す．さて，上記の混合効果モデルから

$$\mathrm{Var}(Y_{ijk}) = \sigma_B^2 + \sigma_W^2 = \sigma^2, \quad \mathrm{Var}(\bar{Y}_{ij\cdot}) = \sigma_B^2 + \sigma_W^2/n_{ij}$$

が得られる．ここに，$\bar{Y}_{ij\cdot} = \sum_{k=1}^{n_{ij}} Y_{ijk}/n_{ij}$ とし，各クラスターでの応答の平均値を示す．もし，各クラスターの大きさが $n(=n_{ij})$ 例で等しい場合，あるいはほぼ等しい場合には，$\bar{Y}_{ij\cdot}$ の分散が $\sigma_B^2 + \sigma_W^2/n$ でクラスターとは無関係に等しくなる．よって，この場合，各クラスターでの応答の平均値 $\bar{Y}_{ij\cdot}$ を一つの個体の観測値として，プログラム間の 2 群の差に帰着される．つまり，$t$ 検定等の 2 標本検定を適用でき，これに基づいて必要症例数を算出できる．効果の差 $\delta = \alpha_\mathrm{A} - \alpha_\mathrm{B}$ に対して，下記の片側検定

$$H_0 : \delta = 0, \quad H_1 : \delta > 0$$

を有意水準 $100\alpha$%で実施することを考える．検出力 $100(1-\beta)$%で効果の差 $\delta$ を検出するのに必要なクラスター数は，母平均の差に対する必要症例数を用いて，

$$J = \frac{2(\sigma_B^2 + \sigma_W^2/n)}{\delta^2}\{t_\alpha(2J-2) + t_\beta(2J-2)\}^2 \tag{15.4}$$

をみたすように，反復収束法で解けばよい．なお，$J$ が 30 より大きく $t$ 分布を正規近似できる漸近的な場合には，

$$J = \frac{2(\sigma_B^2 + \sigma_W^2/n)}{\delta^2}(Z_\alpha + Z_\beta)^2 \tag{15.5}$$

で各群で必要なクラスター数を算出できる．クラスター無作為化試験では，必要なクラスター数を算出する．このため，算出されるクラスター数は少ないことが多く，漸近的正規近似を用いた式 (15.5) で算出するよりは，これを反復収束計算の初期値として用い，式 (15.4) で求めることがよいと考えられる．

### a. クラスター内相関を用いた必要なクラスター数の計算

上記の必要なクラスター数の計算方法をクラスター内相関係数 (intra-cluster correlation) を用いた別の表現で表してみる．各クラスターの大きさが $n$ 例で等しい場合，$\mathrm{Var}(\bar{Y}_{ij\cdot}) = \sigma_B^2 + \sigma_W^2/n$ より，プログラム $i$ の平均値の分散は，

$$\mathrm{Var}(\bar{Y}_{i\cdot\cdot}) = \frac{\sigma_B^2 + \sigma_W^2/n}{J} = \frac{n\sigma_B^2 + \sigma_W^2}{nJ} = \frac{\sigma_B^2 + \sigma_W^2}{nJ}\{1 + \rho(n-1)\}$$

と表せる．ここに，$\rho$ はクラスター内相関係数とよばれるもので，

$$\rho = \frac{\mathrm{E}[(Y_{ijk} - \mu - \alpha_i)(Y_{ijk'} - \mu - \alpha_i)]}{\sqrt{\mathrm{Var}(Y_{ijk})\mathrm{Var}(Y_{ijk'})}} = \frac{\sigma_B^2}{\sigma_B^2 + \sigma_W^2}$$

と定義される．つまり，同じクラスター内の各個人のデータ (応答) はクラスター効果の分だけ，お互いに似ていて，相関があると解釈できる．よって，各個人へプログラムを割り付けたときの各プログラムの平均値の分散 $(\sigma_B^2 + \sigma_W^2)/nJ$ と比較して，クラスター無作為化試験では $1 + \rho(n-1)$ 倍増加していることがわかる．このことは，各個人へ割り付けるデザインよりも全体として必要な例数が増えることになる．さらには，クラスターへ無作為割付けしたことを無視し，各被験者へ割り付けられたかのようにして，単純に各プログラムの平均値と分散を計算して $t$ 検定を適用してしまうと，分散が過小に評価されてしまう．これにより，見かけ上の有意差を検出してしまうこととなり，第一種の誤り確率が有意水準を超えてしまうことに留意する必要がある．

さて，$\sigma^2 = \sigma_B^2 + \sigma_W^2$ と置き，クラスター内相関係数で表した必要なクラスター数は，$t$ 分布を用いた反復収束法で解く式として，

$$J = \frac{2\sigma^2\{1 + \rho(n-1)\}}{n\delta^2}\{t_\alpha(2J-2) + t_\beta(2J-2)\}^2$$

と表せる．また，漸近正規近似を用いた式は，

$$J = \frac{2\sigma^2\{1 + \rho(n-1)\}}{n\delta^2}(Z_\alpha + Z_\beta)^2$$

である．

### b. クラスター内およびクラスター間分散の推定

クラスター無作為化試験で必要なクラスター数を算出する際には，クラスター内分散 $\sigma_W^2$，およびクラスター間分散 $\sigma_B^2$ それぞれの想定値が必要である．そこで，過去の試験や類似の試験データを，式 (15.3) の混合効果モデルを当てはめることで推定できる．また，各プログラムごとにクラスターを因子とした一元配置分散分析を適用して，それぞれに $\sigma_W^2, \sigma_B^2$ を推定し，その平均を計算する方法もある．こちらの方が簡便であろう．プログラム $i$ の各分散の推定量は

$$\hat{\sigma}^2_{W,i} = \sum_{j=1}^{J}\sum_{k=1}^{n_{ij}} \frac{(y_{ijk} - \bar{y}_{ij\cdot})}{N_i - J}, \quad \hat{\sigma}^2_{B,i} = \frac{\sum_{j=1}^{J} n_{ij}(\bar{y}_{ij\cdot} - \bar{y}_{i\cdot\cdot})^2 - (J-1)\hat{\sigma}^2_{W,i}}{N_i - \sum_{j=1}^{J} n_{ij}^2}$$

と計算できる．ここに，$N_i = \sum_{j=1}^{J} n_{ij}$ である．

### c. 適 用 例

丹後[1)] で紹介されていた 2 種類の喫煙予防プログラムについてのクラスター無作為化試験での想定を参考に適用例を示す．そこでは，クラスターを学級単位とし，1 学級当たり 30 人であるとしていた．また，海外で実施された類似の研究事例から学級内相関係数 $\rho$ は 0.09 と推定され，日本でも同様に仮定できるものとした．有意水準 2.5% ($\alpha = 0.025$) の片側検定を実施し，検出力 80% ($\beta = 0.20$) で，予防プログラムの効果の大きさ $\delta/\sigma = 0.3$ を検出するのに必要なクラスター数を算出する．漸近正規近似を用い，$Z_{0.025} = 1.96, Z_{0.2} = 0.84$ であることから，

$$J = \frac{2\{1 + 0.09(30-1)\}}{30 \times (0.3)^2}(1.96 + 0.84)^2 = 20.99$$

と算出され，各群 21 学級が必要とされた．このため，全体として 1260 例がこの試験へ参加する必要があった．

ところで，これらの想定の下でプログラムを各個人へ割り付けることができた場合，どれくらいの例数で実施が可能であろうか．これは，クラスターの大きさ $n$ を 1 としたときに対応することから，全体として 350 例が必要と算出される．これは，クラスター無作為化試験と比べて約 4 分の 1 で実施可能である．このことから，クラスター内相関のあるクラスター無作為化試験は，必要症例数の観点からは効率が悪いことになる．クラスター内相関係数 $\rho$ が 0.05, 0.09, 0.15 それぞれの場合について，クラスターの大きさと全体で必要な例数の関係を図 15.4 に示した．

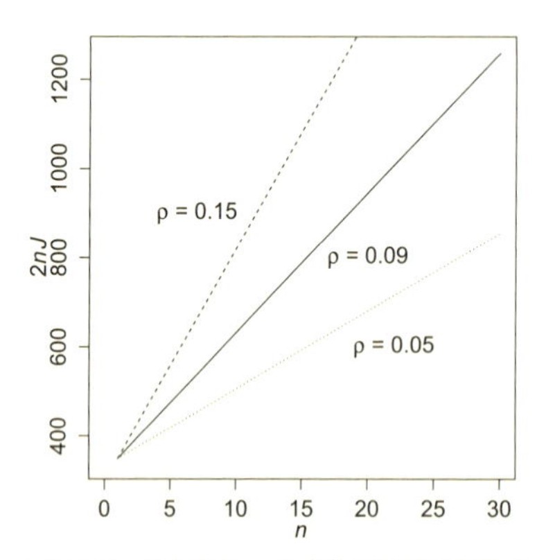


**図 15.4** クラスターの大きさ $n$ と全体で必要な例数 $2nJ$ の関係

## 15.3 推定精度に基づく設計

これまでは，期待する治療効果の大きさを想定したうえで，治療効果があることを検出する試験を対象としてきた．つまり，検定に基づく必要症例数設計について述べてきた．これに対し，探索試験等，治療効果の大きさの推定を目的とした試験も考えられるであろう．この場合，事前に規定した精度の範囲内で治療効果を推定したいことになり，これをみたす必要症例数設計が求められる．ここでは，群 A と群 B の 2 群からなる並行群間比較試験を対象とした推定精度に基づく必要症例数設計について述べる．なお，簡単のため，各群の主要評価項目 $Y_{ij}$ $(i = \mathrm{A, B};\ j = 1, \cdots, n_i)$ の分布が，以下の等分散の正規分布に従うと仮定できるものとする．

$$\text{群 A}: Y_{\mathrm{A}j} \sim N\left(\mu + \delta, \sigma^2\right), \quad \text{群 B}: Y_{\mathrm{B}j} \sim N\left(\mu, \sigma^2\right)$$

そして，治療効果を表す母平均の差 $\delta$ を $100(1-\alpha)\%$信頼区間の幅が $E$ 以内となるような精度で推定することを考える．母平均の差の推定値とその分散は，

$$\hat{\delta} = \bar{Y_{\mathrm{A}}} - \bar{Y_{\mathrm{B}}} = \sum_{j=1}^{n_{\mathrm{A}}} \frac{Y_{\mathrm{A}j}}{n_{\mathrm{A}}} - \sum_{j=1}^{n_{\mathrm{B}}} \frac{Y_{\mathrm{B}j}}{n_{\mathrm{B}}}, \quad \mathrm{Var}(\hat{\delta}) = \frac{s^2}{n_{\mathrm{A}}} + \frac{s^2}{n_{\mathrm{B}}}$$

である．ここに，$s^2$ は共通分散の推定量であり，

$$s^2 = \frac{(n_{\mathrm{A}} - 1)\, S_{\mathrm{A}}^2 + (n_{\mathrm{B}} - 1)\, S_{\mathrm{B}}^2}{n_{\mathrm{A}} + n_{\mathrm{B}} - 2}, \quad S_i^2 = \sum_{j=1}^{n_i} \frac{\left(Y_{ij} - \bar{Y_i}\right)^2}{n_i - 1}, \quad i = \mathrm{A, B}$$

で得られる．そして，

$$\frac{\hat{\delta} - \delta}{\sqrt{\mathrm{Var}(\hat{\delta})}} = \frac{\hat{\delta} - \delta}{s\sqrt{1/n_{\mathrm{A}} + 1/n_{\mathrm{B}}}}$$

は，自由度 $(n_{\mathrm{A}} + n_{\mathrm{B}} - 2)$ の $t$ 分布に従うことが知られている．したがって，$100(1-\alpha)\%$信頼区間は，

$$\left(\hat{\delta} \pm t_{\alpha/2}(n_{\mathrm{A}} + n_{\mathrm{B}} - 2) s \sqrt{1/n_{\mathrm{A}} + 1/n_{\mathrm{B}}}\right)$$

と得られる．ここに，$t_{\alpha}(\nu)$ は自由度 $\nu$ の $t$ 分布の上側 $100\alpha\%$点である．したがって，$100(1-\alpha)\%$信頼区間の幅が $E$ となるのに必要な症例数は，$s = \sigma$ として，

$$2t_{\alpha/2}(n_{\mathrm{A}} + n_{\mathrm{B}} - 2)\sigma\sqrt{1/n_{\mathrm{A}} + 1/n_{\mathrm{B}}} = E$$

をみたすように，反復収束法で解けばよい．特に，$n_{\mathrm{A}} = n_{\mathrm{B}} = n$ のときには，

$$2t_{\alpha/2}(2n - 2)\sigma\sqrt{2/n} = E$$

となる．

次に，$n$ が 30 より大きく $t$ 分布を正規近似できる漸近的な場合を考える．この場

合，必要症例数を以下の式をみたすように設定すればよい．

$$2Z_{\alpha/2}\sigma\sqrt{1/n_{\mathrm{A}}+1/n_{\mathrm{B}}}=E$$

ここで，$n_{\mathrm{A}}:n_{\mathrm{B}}=1:f$ とすると，全体の必要症例数 $N\,(=n_{\mathrm{A}}+n_{\mathrm{B}})$ は，

$$N=\frac{\{2Z_{\alpha/2}\sigma(f+1)\}^2}{E^2f}\geq\frac{16(Z_{\alpha/2}\sigma)^2}{E^2}$$

である．ここに，等号は $f=1$ のときに成り立つ．ゆえに，全体の必要症例数は，$n_{\mathrm{A}}=n_{\mathrm{B}}=n$ の場合に最小となり，

$$n=8(Z_{\alpha/2}\sigma/E)^2$$

である．

### 15.3.1 適　用　例

インフルエンザ治療薬であるザナミビル (Zanamivir) の臨床試験 (MIST study group, 1998)[2] を参考に，適用例を示す．この試験は，プラセボを対照とする無作為化並行群間比較試験として実施された．そして，主要評価項目はインフルエンザ症状が消失するまでの時間を示すインフルエンザ罹病期間であった．これまでの試験から，ザナミビルはプラセボよりもインフルエンザ罹病期間を 1 日 ($\delta$) 短縮し，標準偏差 $\sigma$ は 2.75 日と想定された．そこで，95%信頼区間の幅 $E$ が 1 日となるような必要症例数を算することを考える．したがって，$Z_{0.05/2}=1.96$ より，各群の例数は，$n=8\,(1.96\times2.75/1)^2=232.4$ と算出された．そこで，各群 233 例が必要とされた．

## 15.4 経時的繰り返し測定デザイン

本節では，ベースラインデータは他の重要な交絡因子と一緒に調整 (adjustment) する共分散分析型の解析が中心となる「ANCOVA 型の $1:T$ デザイン」と，ベースラインデータも応答変数を構成する「repeated measures 型の $S:T$ デザイン[11〜13]」の二つに分けて解説する．ここでは，評価期間における平均的な治療効果の比較に興味があるものとする．

### 15.4.1 ANCOVA 型の 1 : *T* デザイン

このデザインで適用される統計モデル (ベースラインデータ $y_{i0}$ の調整項は省略) は，

$$\begin{aligned}
&y_{ij}|b_i=\beta_0+b_i+\beta_1x_{1i}+\epsilon_{ij},\qquad j=1,\cdots,T\\
&\qquad i=1,\cdots,n\ (\text{対照群}),\ i=n+1,\cdots,2n=N\ (\text{新薬群})\\
&\qquad b_i\sim N(0,\sigma_B^2),\quad \epsilon_{ij}\sim N(0,\sigma_E^2)
\end{aligned}$$

と表現される線形混合効果モデル (10.2.4 項参照) である．ここで，変量効果 $b_i$ は評

価期間の個体間差を表し，$x_{1i}$ は新治療群であれば 1，対照群であれば 0 をとる 2 値の連続変数である．治療効果は母数 $\beta_3$ であり，その最尤推定値とその分散は

$$\hat{\beta}_1 = \frac{1}{n}\sum_{i=1}^{N} \bar{y}_{i+(\mathrm{post})} x_{1i} - \frac{1}{n}\sum_{i=1}^{N} \bar{y}_{i+(\mathrm{post})}(1 - x_{1i})$$

$$\mathrm{Var}(\hat{\beta}_1) = \frac{2}{n}\left(\sigma_B^2 + \frac{1}{T}\sigma_E^2\right)$$

で推定される．ここに $\bar{y}_{i+(\mathrm{post})} = \sum_{j=1}^{t} y_{ij}/T$ である．したがって，有意水準 $\alpha$，検出力 $100(1-\phi)$%で治療効果 $\beta_1$ を検出できる必要症例数は

$$n = \frac{2(Z_{\alpha/2} + Z_\beta)^2(\sigma_B^2 + \sigma_E^2)}{\beta_1^2} \cdot \frac{1 + (T-1)\rho}{T} \tag{15.6}$$

で計算できる．ここに，$Z_\alpha$ は標準正規分布の上側 $100\alpha$ パーセンタイルであり，

$$\rho = \mathrm{Corr}(y_{ij}, y_{ik}) = \frac{\sigma_B^2}{\sigma_B^2 + \sigma_E^2}$$

である．この必要症例数の公式は経時的繰り返し測定データの解析に関する多くのテキストで解説されている[14, 15]．

### 15.4.2 repeated measures 型の $S:T$ デザイン

ベースラインデータも応答変数を構成する "repeated measures" 型の経時的繰り返し測定の「$S:T$ デザイン」

$$\boldsymbol{y}_i^t = (y_{i(-S+1)}, \ldots, y_{i0}, y_{i1}, \ldots, y_{iT})$$

に基づいた統計モデルは次の線形混合効果モデルで表現できる

$$y_{ij} \mid (b_{0i}, b_{1i}) = b_{0i} + \beta_0 + \beta_1 x_{1i} + (\beta_2 + b_{1i})x_{2ij} + \beta_3 x_{1i} x_{2ij} + \epsilon_{ij} \tag{15.7}$$

$$(b_{0i}, b_{1i}) \sim N(0, \boldsymbol{\Phi}), \quad \epsilon_{ij} \sim N(0, \sigma_E^2)$$

$$i = 1, \cdots, n \ (\text{対照群}),\ i = n+1, \cdots, 2n = N \ (\text{新薬群})$$

$$j = -(S-1), -(S-2), \cdots, 0, 1, \cdots, T$$

を考える[12]．ここで，変量効果 $b_{0i}$ はベースライン期間の個体間差を表し，変量効果 $b_{1i}$ は治療への反応の個体間差である．また，$x_{2ij}$ は観測時点 $j$ がベースライン期間であれば 0，評価期間であれば 1 の値をとる 2 値の連続変数で，平均的な治療効果は $\beta_3$ である．

$$\bar{y}_{i+(pre)} = \frac{1}{S}\sum_{j=1-S}^{0} y_{ij}, \quad d_i(S,T) = \bar{y}_{i+(post)} - \bar{y}_{i+(pre)}$$

と置くと，治療効果 $\beta_3$ の最尤推定値は

$$\hat{\beta}_3 = \frac{1}{n}\sum_{i=1}^{N} d_i(S,T)x_{1i} - \frac{1}{n}\sum_{i=1}^{N} d_i(S,T)(1 - x_{1i}) \tag{15.8}$$

で推定され，その分散は

$$\mathrm{Var}(\hat{\beta}_3) = \frac{2}{n}\left\{\sigma_{B1}^2 + \left(\frac{S+T}{ST}\right)\sigma_E^2\right\} \tag{15.9}$$

で与えられる．したがって，有意水準 $\alpha$，検出力 $100(1-\phi)\%$で治療効果の大きさ (effect size) $\beta_3$ を検出できる必要症例数は

$$n_{S,T} = 2(Z_{\alpha/2} + Z_\beta)^2 \times \frac{\sigma_{B1}^2 + \left(\frac{S+T}{ST}\right)\sigma_E^2}{\beta_3^2} \tag{15.10}$$

で計算できる．また，必要症例数 $n_{S,T}$ が従来の単純な 1 : 1 デザインに比べて，

$$r_{S,T} = \frac{n_{S,T}}{n_{S=1,T=1}} = \frac{\sigma_{B1}^2 + \left(\frac{S+T}{ST}\right)\sigma_E^2}{\sigma_{B1}^2 + 2\sigma_E^2} \tag{15.11}$$

と減少する．

なお，応答変数が 2 値変数の場合は上記と同様な混合効果ロジスティック回帰モデル，カウントデータの場合には混合効果 Poisson 回帰モデルを適用することになる．残念ながらこの一般化線形混合効果モデルの場合には必要症例数の公式が一般には得られないものの，モンテカルロシミュレーションによって簡単に計算できる[11, 13]．

＜適用例＞ Tango[12] は，上記 (15.7) の線形混合効果モデル ($\rho_B = 0$ を仮定) をうつ病の患者 (depressed patients) にコンピュータ端末を介して設計された，対話型プログラム (“beat the blues” とよばれている) による認知行動療法 (BtheB 群) と通常の治療 (TAU 群, treat as usual) と比較した試験[16] の一部のデータに適用している．エンドポイントは Beck のうつ病評価尺度 II (BDI score) で，ベースライン，試験開始後 2 か月, 3 か月, 5 か月, 8 か月の計 5 回の測定が行われている．ここで興味あるのは 2〜8 か月間の平均的な治療効果である．治療効果は $\hat{\beta}_3 = -2.51(s.e. = 1.80), p = 0.17$ と推定され，変量効果の分散は $\sigma_{B0}^2 = 74.8, \sigma_{B1}^2 = 37.5, \sigma_E^2 = 28.5$ と推定された．もし，治療効果の大きさ $\beta = 2.5$ を両側有意水準 5%，検出力 80%で検出するための必要症例数は 1 : 1 デザインでは $\sigma_{B1}^2 = 40, \sigma_E^2 = 30$ と仮定すると $n_{1,1} = 251$ となる．この場合，$S : T$ デザインを計画した場合，1 : 1 デザインに比してどの程度必要症例数が減少するのか，式 (15.11) の比の値を表 15.6 に示した．一方，ベースライン期間の測定回数 $S$ を増加させて 1 : 4 デザインと比べると，$n_{1,4} = 195, n_{2,4} = 157, n_{3,4} = 145$ と減少することもわかる．

**表 15.6** 正規線形混合効果モデルで，$\sigma_{B1}^2 = 40$，$\sigma_E^2 = 30$ の場合の比 $r_{S,T}$ の値

| $S$ | $T$ | | | | |
|---|---|---|---|---|---|
| | 1 | 2 | 3 | 4 | 5 |
| 1 | 1.000 | 0.850 | 0.800 | 0.775 | 0.760 |
| 2 | 0.850 | 0.700 | 0.650 | 0.625 | 0.610 |
| 3 | 0.800 | 0.650 | 0.600 | 0.575 | 0.560 |
| 4 | 0.775 | 0.625 | 0.575 | 0.550 | 0.535 |
| 5 | 0.760 | 0.610 | 0.560 | 0.535 | 0.520 |

## 文　　献

1) 丹後俊郎. 新版 無作為化比較試験 — デザインと統計解析 — (医学統計学シリーズ 5), 朝倉書店, 2018.
2) The MIST Study Group. *Lancet* **352**: 1877–1881, 1998.
3) Whitehead, J. *Stat Med* **12**: 2257–2271, 1993.
4) Smith, AC, JF Dowsett, RC Russell, AR Hatfield and PB Cotton. *Lancet* **344**: 1655–1660, 1994.
5) Schoenfeld, D. *Biometrika* **68**: 316–319, 1981.
6) Lakatos, E. *Biometrics* **44**: 229–241, 1988.
7) Cantor, AB. *Extending SAS Survival Analysis Techniques for Medical Research*, SAS Institute, 1997.
8) Hasegawa, T. *Pharm Stat* **13**: 128–135, 2014.
9) Royston, P and MKB Parmar. *BMC Med Res Methodol* **13**: 152, 2013.
10) Liang, KY and SL Zeger. *Sankhyā: Ind J Stat Ser B* **62**: 134–148, 2000.
11) 丹後俊郎. 経時的繰り返し測定デザイン —治療効果と評価する混合効果モデルとその周辺— (医学統計学シリーズ 10), 朝倉書店, 2015.
12) Tango, T. *Biostatistics* **17**: 334–349, 2016.
13) Tango, T. *Repeated Measures Design with Generalized Linear Mixed Models for Randomized Controlled Trials*, Chapman & Hall/CRC, 2017.
14) Diggle, PJ, P Heagerty, KY Liang and SL Zeger. *Analysis of Longitudinal Data*, 2nd ed, Oxford University Press, 2001.
15) Fitzmaurice, GM, NM Laird and JH Ware. *Applied Longitudinal Analysis*, Wiley, 2004.
16) Proudfoot, J, et al. *Psychol Med* **33**: 217–227, 2003.

# II

# 分野別の研究デザインとデータ解析

Chapter 16

# 臨　床　試　験

## 16.1　臨床試験概論

### 16.1.1　臨床試験とは？

臨床試験 (clinical trial/study) はヒトを対象とした試験ないし実験である．危険性を伴うがゆえに倫理性の問題が生じる．臨床試験は科学的であると同時に倫理的でなければならない．上坂[1] は Minert[2] を引用しながら，「臨床試験とは病気の治療，診断，予防を目的とする薬物またはその候補物質，手術や心理療法等の療法，医療機器，食事等を意図的にヒトに施し，その作用を研究することを目的として実施される実験研究 (介入研究) である」と定義している．本節ではこの**実験研究** (experimental research) ないし**介入研究** (intervention research) の立場で臨床試験を考える．**治療・処置** (therapy/treatment) 等の**介入** (intervention) の性質 (特に有効性や安全性) をみるために，試験に組み込むべき**患者** (patients) ないし**被験者** (subjects) の選択や，患者に施す処置治療にルールを設け，必要に応じて治療を患者にランダムに割り付ける等，単に観察だけではなく，実験として日常診療の枠を超えて積極的に介入するところに一つの特徴がある．純粋な治療行為ではなく実験行為として積極的に介入するため**観察研究** (observational research) 以上の倫理性が求められる．なお trial と study は通常ほとんど同義語として使われるが，trial はより試験としての意味合いが強く，study は研究としての側面を強調したニュアンスが強い．

臨床試験で最も典型的なのが，製薬企業等で実施される医薬品開発のための臨床試験，すなわち「**治験**」である．開発対象としては薬以外に医療機器や手術法など広い意味での治療法，あるいはダイエット・運動等による疾患の予防法あるいは健康維持法等が含まれるが，医薬品もしくはそれに準ずる医療機器の開発が現在最も厳しい規制対象となっている．ここでは主として治験を想定しながら臨床試験について概説するが，規制要件を必要以上に強調することはしない．なお日本においてはこれまで薬等の承認申請のための臨床試験を治験，それ以外を臨床試験ないし臨床研究と称して区別してきたが，海外ではこのような名称の区別はなく，いずれも”clinical trial”である．科学的，倫理的な観点からは治験以外の臨床試験においても基本的に治験と同様のことが求められるべきであり，本節で説明される内容は現実の規制面を除けば同様のスタンスが必要とされると考えるべきである．したがって以降では必要な場合以外治験とそれ以外の臨床試験を区別せず臨床試験とよぶことにする．

医薬品の場合，その効能・効果，用法・用量，医療上の使用価値は動物試験の結果からある程度予測はできても決定はできない．これは動物と人間の間に種差があるためで，医薬品の患者に対する有効性や安全性は，最終的にはヒトを対象とした試験，すなわち臨床試験の結果から判断しなければならない．治療対象となる患者に広く使われる前に，決められたルールに従って限られたヒトへの投与により有効性，安全性，適正な用法・用量を確認してはじめて市販あるいは実用に供することが可能となる．ゆえに「**医薬品の臨床試験の実施に関する基準** (good clinical practice, GCP)」に従った適正な臨床試験を実施し，申請・承認をとるプロセスが必要である．薬の有効性と安全性の確認に関しこのようなプロセスを踏むべきことは，医薬品規制の長い歴史のうえでの苦い教訓や試行錯誤から得られたものである[3]．

医薬品開発においては，動物を用いた**非臨床安全性試験** (nonclinical safety study) で十分な安全性を確保したうえで，臨床試験を開始する．臨床試験を開始してよいかどうかは臨床試験実施施設内に設けられた**倫理審査委員会** (institutional review board, IRB; ethical committee, EC) で判断し，OK なら臨床試験が開始される．臨床試験は少数の**健常人ボランティア** (healthy volunteer) で薬の**安全性** (safety) および薬物の体内の挙動 (吸収・分布・代謝・排泄：ADME) である**薬物動態** (pharmacokinetics, PK) を調べる**第 I 相試験** (phase I trial)，比較的少数の患者で有効性の瀬踏みをしながら適切な**標的集団** (target population) および適切な**用法用量** (dosage and regimen) を探索していく**第 II 相試験** (phase II trial)，II 相までの結果に基づき有効性の検証に必要な**症例数** (sample size/number of subjects) を十分確保したうえで，標的集団における当該薬剤の有効性と安全性を確認する**第 III 相試験** (phase III trial) があり，原則としてこの順序で安全性を確認しながら順次規模を拡大し段階的に開発を進めていく．第 II 相では安全性と薬理作用の確認に重点を置いた**前期第 II 相** (early phase II) と，前期第 II 相の結果に従って用量範囲を絞り込み薬剤の**用量反応** (dose response) を確認する**後期第 II 相** (late phase II) に分かれるのが普通である．また第 III 相では薬の効果を確認する**検証的試験** (confirmatory trial) のほかに薬の長期投与における安全性 (および効果の持続性) を確認するための**長期試験** (long term study) も実施される．このように手順を踏んで実施された一連の臨床試験の結果，対象となる薬物が，指定した用量と用法で安全かつ有効であると判断された場合に，製造・販売の**承認申請** (new drug application, NDA) が行われることになる．これらの開発のステップのより詳細については，本書の 16.2～16.4 節および森川・平山[4]，上坂[1] 等を参照されたい．

**外国で得られたデータ** (foreign data) については，利用可能な範囲で有効に活用すべきであるが，代謝や薬への反応性に関する人種差や地域差 (民族差) の問題があり，外国で得られたデータを申請国の環境に外挿する**ブリッジング** (bridging) や，同一の試験計画に基づき，複数の国や地域で試験を実施する**多地域試験** (multiregional study) の結果を通して海外データの受け入れあるいは利用可能性を判断しなければならない．**多地域試験のガイドライン** (E17) は現在 ICH (International Council for Harmonisation of Technical Requirements for Pharmaceuticals for Human Use, 医薬品規制調和国際会議，注：2015 年改称) で議論されているところである．

### 16.1.2 科学性と倫理性[5~11]

まず臨床試験はそれを実施する**必然性**がなければならない．必然性のない臨床試験は実施すべきではない．これはしばしば見過ごされがちな視点であるが倫理的観点からきわめて重要である．また実施する場合は，**倫理的** (ethical) かつ**科学的** (scientific) に実施されなければならない．質の低い試験は求める結果が得られないから，科学的でないと同時に倫理的でもない．治験を含めた臨床試験においてこれらのことを実現するために，**ヘルシンキ宣言** (The Declaration of Helsinki, DoH)，治験においてはさらに **GCP** あるいは一連の **ICH** ガイドライン，また治験を含む臨床試験全般においては臨床論文の投稿の基準として **CONSORT** (Consolidated Standards of Reporting Trials) **声明**等が定められている[12,13]．このうちヘルシンキ宣言は最も基本的なもので，1964 年にヘルシンキで開催された**世界医師会** (World Medical Association, WMA) 総会で採択された，「医師のための」臨床試験の倫理基準であり，その後数回の修正がなされて現在にいたっている．医師はこの宣言を遵守すべきこと，医師と共同で臨床試験を実施する者も同様に遵守すべきこと，さらに同宣言を各国の規制に優先させるべきことが最初に謳ってあり，試験計画を定める**試験実施計画書** (プロトコル，protocol) にはヘルシンキ宣言の遵守を明記することが必須事項となっている．また宣言にはガイドラインとしての効力は最新版のみにあると明記されており，新しい臨床試験を計画する際にはつねに最新版を参照して実施すべきである．日本における従来の試験実施計画書には往々にして 1964 年の初版を引いて同宣言に従うとするものがみられたが，形式的な引用は無意味であり，臨床試験に関わる者はつねに最新版に従うことを心掛けるべきである．現時点 (執筆時) では 2013 年の WMA (フォルタレザ, ブラジルセアラー州) で改訂された第 7 版が最新版である．

試験の対象となる患者ないし被験者は有効性と安全性の確立していない治療によるリスクにさらされるので，特に安全性について十分に注意して実施しなければならない．また被験者の基本的人権であるプライバシーや自由意思を尊重しなければならない．その観点から試験の実施にあたっては，被験者から**インフォームドコンセント** (informed consent, IC) を得ることが必須である．日本語では**説明と同意**，あるいは**説明を受けたうえでの同意**と訳されることが多いが，試験に参画する医師から実施する試験の内容 (試験の方法，予想される利益と危険性など) について十分な説明を受け，被験者がその内容を十分理解し納得したうえで，自発的に同意することが必要である．また同意した後でもいつでも同意を撤回できること，同意を撤回しても不利益を被らないこと，医師およびスタッフが試験によって知りえた被験者の個人情報を他に漏らすことがないようにしなければならない．以前は口頭による説明と口頭による同意でもよいとされたが，現在では文書による説明と文書による同意が必須とされる．

### 16.1.3 臨床試験の目的と統計的側面

臨床試験はまず**目的** (objective) を明らかにしなければならない．目的に従って試験のデザインとエンドポイント (endpoint, 評価項目) および解析法が決定され，試験の骨格が決まる．**試験デザイン** (clinical trial design) (16.2〜16.9 節参照) と得られたデータの解析には**統計的方法** (statistical method) が必須の道具立てとなる

臨床試験の解析に統計手法が使われるのは，治療に対する反応のバラツキが大きいためで，多くの場合比較される治療の効果の分布は互いに大きく重なるのが普通である．したがって臨床試験においてはその分布の重なりのなかで各治療の平均的な効果を比較することになる．そして得られた平均的な効果の大小で治療間の優劣を判定する．治療 A と B を比較する場合にたまたま A の方が平均的に優るということもありうるので，試験の結果得られたデータ上の差が，「たまたま」でなく，確かに治療間差があることの証拠立てになっていることを統計的な観点から明らかにする．これは**統計的検定** (statistical testing) とよばれる操作により実現されるが，統計的検定は，**帰無仮説** (null hypothesis) とよばれる設定仮説を**反証データ** (counterevidence) により**棄却する** (reject) するという，裁判におけるアリバイ証明に当たる強固な論理，すなわち**背理法** (reduction to absurdity) に基づいている．しかしその証拠立ては，得られたデータの質とデータを解析する方法に大きく依存するので，どのようなデータをどのようにしてかつどれだけ獲得するか，および得られたデータをどのように解析するかがきわめて重要となってくる．臨床試験の実施計画の概要および重要事項についての詳細を定めたプロトコルには，倫理性に配慮しながら，それまでの医学的知見と統計的観点に基づいて，いかに効率良くかつ適切にこれらのことをなしうるかを記述する必要がある．

エビデンス (evidence) を構築するための検証的な統計解析は，それに見合った試験デザインと実施が前提になっている．デザインあるいは実施上の不備により**偏り** (またはバイアス，bias) が発生すると，結論が歪み検証性が崩れる．また同様に試験の質の低下によりバラツキ (dispersion) が大きくなると，目的とする治療効果の**検出力** (statistical power) の低下を招く．これらの問題と対処すべき原則については **ICH 統計ガイドライン** (ICH E9：臨床試験における統計的原則) に詳しく記述されている．また臨床試験におけるデータのバラツキの構造については上坂[1] に上手にまとめられている．検証的試験での考慮事項は，探索的試験においても同様に，試験を実施する場合の原則として基本的に必要なものであり，十分に配慮することが望まれる．

### 16.1.4 探索的試験と検証的試験

#### a. 探索的試験

**探索的試験** (exploratory trial/study) は，新薬開発の場合，**被験薬** (test drug) ないし**被験治療** (investigational therapy/treatment)，すなわち試験で性質を調べようとする治療に関する仮説を設定するための試験である．臨床開発の**相** (phase) でいえば，第 I～II 相の試験がそれにあたる (ただし後期第 II 相は用量を決定しないといけないので検証に準ずる)．探索タイプの試験では段階を踏みながらより確かな検証のステップにいたるための多種多様な試験が実施される．検証における妥当な仮説を探索するための試験といってもよい．探索的試験であっても目的を明確にすること，目的を達成するための妥当な方法論を適用すること，綿密な試験実施計画を立てることは重要である．



#### b. 検証的試験と対照

**検証的試験** (confirmatory trial) は，調べたい治療，すなわち**被験治療** (investigational therapy/treatment) に関する仮説を検証するために実施される試験で，設定される仮説は多くの場合調べようとする治療の有効性および安全性，あるいは作用に関するものである．検証的試験では仮説に関する結論を出さなければならないので，試験の質について探索的試験よりも厳しい条件が必要となる．バイアスとバラツキは試験の質を測る重要な特性なので，特に大きな注意を払わなければならない．

試験結果は，試験の設定条件によって大きく変わりうるので，検証的試験では，試験デザインとして**比較試験** (comparative trial)，つまり比較すべき相手である**対照** (control) を置いて被験治療と対照を比較する**対照試験** (controlled trial) とすることが重要である．対照は同時対照と外部対照に分けられる．**同時対照** (concurrent control) は同一試験内に対照を設定するもので，**内部対照** (internal control) ともよばれる．対照試験といえば通常同時対照試験を指す．**外部対照** (external control) は試験外に対照を設定するものである．典型的にはすでに実施された試験あるいは既存の調査研究や文献ないしデータベースの対照治療の成績を用いるもので，これは**既存対照** (historical control) とよばれる．**比較可能性** (comparability) の観点から可能な限り同時対照を設定すべきである．同時対照が設定できないときに外部対照が用いられる場合もあるが，無作為化ができないなど同時対照試験と比べて明らかに試験の質が低くなり，同じもの同士を比較している保証が得られないのでバイアスの疑念を払拭できない．探索的試験においても必要に応じて対照を置くことは試験の質を上げるので推奨される．

### 16.1.5 無作為化とブラインド化

比較試験すなわち同時対照試験において，**無作為化** (randomization) と**ブラインド化** (盲検化，blinding) はバイアスを最小化するための必須の操作である．無作為化は**被験治療** (investigational/experimental/test therapy/treatment) と**対照治療**

(control therapy/treatment) を**患者** (あるいはより広く**被験者**ないし**研究単位**) にランダムに割り付けるものである．これによって比較したい治療が患者に公平に割り付けられ，比較群間のバイアス (特に特定の治療を特定の患者に割り付けることによる**選択バイアス** (selection bias) が避けられる．その結果同じもの同士を比較するという「**比較可能性** (comparability)」が確率的に保証される．しかし無作為化は「平均的に」割付けが公平であることを保証するだけであるから，個々の試験においてつねに比較可能性が保証されるわけではない．特に症例数 (試験に組み込まれる患者や被験者の数) が少ない場合は，バラツキによって比較群の患者特性の分布が偏る可能性が高い．また医師あるいは割付け者が次の患者に割り付けられる治療を知っていると，患者によって割付けをパスしたり，割付け治療を変更したりするかもしれない．このような人為操作によって生じるバイアスを避けるため，患者に施される治療を医師や患者に知らせないことを**ブラインド化** (**マスク化**, masking) という．ブラインド化にはレベルがあり，まったくブラインド化を図らないことを**非盲検** (unblind) または**オープンラベル** (open label)，患者だけが施される治療を知らされないことを**一重盲検** (single blind)，医師も患者も施される治療を知らされないことを**二重盲検** (double blind) という．ブラインド化のレベルが上がることによりバイアスの可能性が減少し試験の質が上がることになる．

ブラインド化は選択バイスだけでなく**評価バイアス** (evaluation bias) および**操作バイアス** (operation bias) を回避する．評価バイアスは予見によって効果判定に生じるバイアスのことで，操作バイアスはやはり治療を知っているために併用治療やその他の処置が変わることをいう．死亡をエンドポイント (評価項目) とした場合に，死亡は紛れのないイベント (ハードエンドポイント) であり，評価バイアスは入らないのでブラインド化は不要であるという議論がよくなされる．しかし上に述べたように，その場合も**処置バイアス**や**操作バイアス**等のバイアスが起こる可能性があるので，完全にバイアスを防げるわけではない．このように実際に臨床試験を計画する場合には，あらゆる起こりうるバイアスの可能性を考えて対処法を検討しておかねばならない．

無作為化および盲検化に関するより詳しい説明は 16.4〜16.6 節にある．

### 16.1.6 エンドポイント

エンドポイントは**評価項目**のことであるが，治療領域や治療目的等によりエンドポイントの内容が変わってくる．治療効果を調べたいとき，高血圧症では血圧 (収縮期，拡張期)，脂質異常症では LDL や HDL，糖尿病なら HbA1C 等が確立したエンドポイントである．骨粗しょう症では骨密度 (BMD) や骨折率が評価される．またがんでは死亡原因を問わない**全生存期間** (overall survival time, OS) や症状が増悪しない状態で生存している**無増悪生存時間** (progression-free survival time, PFS) 等の生存期間，あるいは腫瘍縮小効果，生活の質 (quality of life, QOL) 等がエンドポイントに選ばれる．

エンドポイントを選択するにあたっては臨床的に適切かどうか (**妥当性** (validity)), 測定結果が再現するという意味で信頼がおけるかどうか (**信頼性** (reliability)), 測定しやすいかどうか, 効果に敏感に反応するかどうか (**感度** (sensitivity)), 等を考慮して決める必要がある. 薬剤の開発過程との関連でいえば, 薬理効果⇒短期的臨床効果⇒長期的臨床効果の順に確認していくことになる. このとき薬理効果や短期的臨床効果が必ずしも長期的臨床効果 (生命予後) につながらない場合があるので, その可能性については十分理解しておくべきである (16.1.11 項参照).

エンドポイントは**ハードエンドポイント** (hard endpoint) と**ソフトエンドポイント** (soft endpoint) に分けられる. ハードエンドポイントはたとえば死亡のように人の判断によって変化しない確固たるものである. それに対しソフトエンドポイントはヒトの判断の影響を受けるようなものであり, ソフトエンドポイントを用いた場合には妥当性, 信頼性および感度の確認が必要である. 場合により評価に関する教育訓練を実施することも必要となる. 認知症やリウマチ等で**評価尺度** (rating scale) を用いる場合は特にこの点に注意する必要がある. 機器による測定値は一見確実性がありそうで, ハードエンドポイントのように思われるが, 測定機器や測定方法, 測定者, 測定部位, 測定時間等の測定条件によって異なる場合があり, これらの点に注意しなければならない. がんにおける死亡, 骨粗しょう症における骨折, 高血圧症における動脈硬化 (とそれに伴う死亡) 等は, 治療によって期待する臨床的に意味のある効果であり, これらは**真のエンドポイント** (true endpoint) とよばれる. それに対し血圧そのものや, コレステロール値, 胃潰瘍における胃内 pH 値等は真のエンドポイントの代わりの評価指標となるもので**代替エンドポイント** (surrogate endpoint) とよばれる[14~16]. 高血圧症や脂質異常症など多くの治療領域で薬の承認に必要なエンドポイントとして代替エンドポイントが使用されている. 多くの場合, 真のエンドポイント (たとえば死亡) で評価しようとするときわめて長期間を要するので, より短期的に結論が出せる代替エンドポイント (とみなされる評価指標) で評価するのが一般に合理的と考えられるためである.

しかし 16.1.11 項におけるような事例をみれば, 果たしてそれで十分なのかどうかについては疑問の余地がある. 本来は第 III 相までの試験で承認を行うとしても最低限市販後 (第 IV 相) 臨床試験を実施して真のエンドポイントにおける有益性をみるべきであろう. 16.1.10 項で取り上げている問題に関連するが, 本来この目的で実施される医師主導型臨床試験 (臨床研究) は本来の目的を離れ, 企業の販売促進を目的として実施されるケースが多く, 企業と研究者の間で腐敗が生じやすい. 2017 年にこのような問題を解決する目的で**臨床研究法**が制定された.

http://www.mhlw.go.jp/stf/seisakunitsuite/bunya/0000163417.html

### 16.1.7 優越性試験と非劣性試験

推論の形式は同じであるが, 推論の性質が違う二つの試験タイプを区別する必要がある．比較群の一方が他方に対して優るということを示そうとする試験が**優越性試験** (superiority trial) とよばれるもので，比較群のうち一方が他方に対して劣らないということを示そうとするのが**非劣性試験** (non-inferiority trial) である．非劣性試験は従来**同等性試験** (equivalence trial) とよばれてきたが，薬物動態が同等であることを示す**生物学的同等試験** (bio-equivalence study, BE study) のように，両治療がある作用に関して同等であるということを示すためのものではなく，治療の一方 (被験薬ないし被験治療 T) が相手 (対照 C) に対して劣らないということを示す試験であり，基本的に**片側推論** (one-sided inference) である．

優越性試験では証明事項が $T > C$ (被験治療 $T$ が対照 $C$ に優る) なので，治療間に何らかの差があることを証明することにより，比較にバイアスがかかっていない限り，それは治療差の存在 ($C$ がプラセボの場合は $T$ が確かに有効であること，$C$ が有効な治療の場合は $T$ が $C$ に優ること) を示す結果となる．しかし非劣性試験では，証明事項が $T > C - \Delta$ ($T$ は $C$ より $\Delta$ 以上は劣らない) なので，$\Delta$ の値に依存する．ここで $\Delta$ は**非劣性のマージン** (non-inferiority margin) とよばれ，臨床的に許容できる治療差を表す．$\Delta$ があまり大きすぎると $T$ が有効であることの証明ができないいわゆる「無効同等」になりかねないし，小さすぎると非劣性が証明できないことになる．非劣性試験には $\Delta$ の設定も含めてデザイン上の脆弱性がある．非劣性試験のデザイン上の問題点と留意点については，16.4.6 項のほか，Hwang and Morikawa[17]，森川[18]，森川・津谷[19]，Ng[20] 等を参照されたい．

注意しなければならないのは，この推論方式が「臨床的に劣らない」ことを示す場合の他に，T の「有効性」を示すために便宜的に使用される場合があることである．FDA (米国医薬品食品局) は治療間の優劣よりも被験薬が有効であるかどうかに関心があるので，非劣性試験のこのような便宜的な使い方を許容している．したがって用途によって $\Delta$ の値は変わりうる可能性がある．

上に述べたように医薬品ないし治療の開発の場では優越性試験，非劣性試験のいずれも開発治療に焦点を当てた片側推論となるが，第三者の立場ですでに確立した A,B 2 治療を比較したい場合には，優越性，非劣性ともに**両側推論** (two sided inference) が妥当である．この場合は証明事項が $A > B - \Delta$ および $B > A - \Delta$ となり，BE 試験同様 (両側同等性試験) となる．

なお単に優越性ないし非劣性のいずれかだけを証明するのではなく，一方の治療が他方より優れているのか，あるいは両者が臨床的に同等なのかを知りたい場合があろう．これは**仮説のスイッチング** (switching between superiority and non-inferiority)[21] とよばれ，Morikawa and Yoshida[22] はこのような条件設定における推論方式を提案しており，Bauer and Kieser[23] はその拡張を与えている．FDA[24] および EMA[25] による非劣性試験に関するガイドラインでは，いずれも非劣性が証明されて，さらに優越性の証明を行う推論は受け入れられるが，優越性試験で優越性が証明されない場合に，実施される非劣性の証明は注意深く扱うべきであり，$\Delta$ の事前設定は必須であるとしている.

### 16.1.8 無作為化と層別[26]

無作為化は，通常乱数表 (random number table) あるいはコンピュータの生成する擬似乱数 (pseudo-random number) を用いて行われる．最も簡単なのは完全無作為化 (complete randomization) ですべての患者に対して完全にランダムに割り付ける．しかしこの方法ではバイアスが生じやすいので，実際にはブロックとよばれる小さな症例数単位のなかで，比較すべき治療をあらかじめ決めた割合でランダムに割り付けることが多い．この方法を置換ブロック割付け (permuted block randomization) あるいは単にブロック割付け (blocked randomization) とよぶ．比較試験は複数の医療機関による多施設試験 (multi-center study) とよばれる形式で実施されることが多いので，各施設には症例数に応じたいくつかのブロックを割り当てる．このような方式によりバイアスの生じる確率を減らすことが可能となる.

層別 (stratification) は，たとえば性別，年齢，重症度など結果に大きく影響を与えると考えられる予後要因 (prognostic factor) で層別したうえで，その層ごとに無作為化を行うような操作である．層別因子 (stratification factor) の影響が大きい場合には大変効率の良いデザインとなり，層別により大幅に症例数を減らせる可能性がある．層別因子の数が多い場合この操作によってバランスをとることは難しくなるので，症例が試験にエントリーされるごとに層別因子の比較群間のバランスを評価し，不均衡が少なくなるように割り付ける，最小化法 (minimization method) 等の動的割付け (dynamic allocation) とよばれる方法がとられる場合がある．動的割付けは通常うまく働くが，その妥当性に対する理論的根拠は必ずしも十分ではない.

### 16.1.9 説明的試験と実践的試験[13, 27～30]

説明的試験 (explanatory trial) は，可能な限り科学的な質問に答えようとする試験であり，そのためにできるだけ典型的な患者を対象とし，また高度の設備を整えた施設，専門性の高い医師・スタッフにより実施される理想的な条件下の試験であり，典型的なエンドポイントは代替エンドポイントとなる．これまで実施された臨床試験のほとんどがこのような性格をもつ試験であったといえる．余計な交絡因子はできるだけ避けようとするので，調べている治療が理想的な条件下で効果を発揮するかどうかが問題である．いわゆる有効性試験 (efficacy trial) とよばれるものに相当する．説明的試験では治療のもつ作用としての効果を示すことができるが，一方では試験の設定条件が限定されるために，試験結果を医療の実践現場に敷衍できるかどうかという一般化可能性 (generalizability) の問題が生じる可能性がある.

これに対し実践的試験 (pragmatic trial) はより実践的な日常現場の状況，すなわち「現実世界 (real world)」のなかで，考えている治療の効果を調べようとするもので，できるだけ広い範囲の患者を対象とする．典型的なエンドポイントとしては生存死亡等のいわゆるハードエンドポイントがとられる．結果として一般化可能性を追及しようとするスタンスに立つ試験ということになる．有効性試験に対応して**効果試験** (effectiveness trial) ともよばれる．この効果 (effectiveness) は，条件がどうあろうと実践的な現場の状況で効果が発揮されることを表す．実践的試験の典型的なデザインは割付け単位を患者ではなく患者の属する施設や医院あるいは地域など (一般的に**クラスター**とよばれる) とする**クラスター無作為化試験** (cluster randomized trial) である．あるいは 1 人の患者を対象として，さまざまな治療を試して治療効果に関する結論を得る **n of 1 試験** (n of one trial) も同じくこの範疇に入るだろう．n of 1 試験に制約を設けて複数の患者で実施することにより，クロスオーバー試験とすることも可能である．

単純化していうと，たとえば高血圧症の患者に対してリスクファクターである血圧を下げる作用 (効き目) があるかどうかを調べるのが説明的試験あるいは有効性試験とよばれるものであり，その血圧を下げる治療が日常的な医療環境のなかで果たして患者の余命を延ばすかどうか，あるいは脳卒中や心臓発作の発生を減らすかどうかを調べるのが実践的試験あるいは効果試験である．しかし両者の区別は難しい場合が多く，実践的試験に関して作成された CONSORT 拡張版 (2008)[13] では，説明的および実践的の違いが 2 値的というよりは，むしろ基本的な態度の差であり，実質的にはかなり区別が難しい面もあるとしている．

### 16.1.10　試験の実施と質の保持

臨床試験の質の保持は，臨床試験の科学性と倫理性を保証するための重要事項である．臨床試験の質を保持するためには，的確な試験デザインを採用するだけでは不十分で，的確な実施を行わなくてはならない．科学的に計画し，科学的に実施し，科学的に解析し，科学的に報告するというのが試験に携わる者全員が心掛けるべき責務である．

法規制上は，治験に関しては，GCP をはじめとする厚生労働省および ICH 等のガイドラインがあり，厳しい法規制が存在するので，規制に沿って質の高い試験を実施するための体制が整えられているが，治験以外の臨床試験に関しても，種々の倫理規定が作成され実施するための体制がとられつつある．

現在では企業のみならず大学等でも試験の途中で正しく実施されているかをチェックする**モニタリング**や，正しく実施されたかをチェックする**監査**等も実施されて，質を保証するための努力がなされている．また治験以外の臨床試験についても，「臨床研究に関する倫理指針」によって規制がなされてきた[7,8]．しかし実際問題としては，残念ながらデータのねつ造や改ざん等の不正が発覚している．本来臨床試験はヒトの健康を保持することが究極の目的のはずであるから，それを妨げるねつ造や改ざんは明らかに**利益相反** (conflict of interest, COI) の問題を生じるが，これは必ずしも製薬企業サイドだけの問題ではなく，研究者サイドにも同様の問題があることがわかっている[9]．このようなことから，従来は不正は生じないという前提で質の保持をするための方策が種々検討されてきたが，今後はデータのねつ造や改ざん等の不正防止を含めた対策が必要となってきている[6]．臨床試験のプロセスのなかではデータ記載・入力から，データファイルの維持管理，そして解析処理のためにデータを提供するデータ管理 (data management) の部分で不正が発生しやすいが，発表においてもデータの一部を強調して誤解を生じやすい公表をしたことが誇大広告に当たると指摘された事例があるし，データ入力においても担当医師の不正入力が発覚している．

したがって試験の計画からデータ管理，解析，解釈，報告のあらゆるプロセスが，管理プロセスの透明性を確保したうえで適切に管理されなければならない．法規制の観点からはねつ造改ざん等の不正を防ぐための臨床研究法案が国会を通過し，平成 29 年 4 月に交付された．

16

### 16.1.11 お わ り に

臨床試験は，正しく実施することにより治療の効果や作用についてについて確固たる証拠を与える．しかしそれはあくまでも集団レベルの効果についての証拠であって，個々の患者に対するものではない．したがって臨床試験によってある治療の効果がわかったとしても，さらに所定の治療の効果がより効率的に発揮される条件はなにかを見出したり，あるいは治療が悪影響を及ぼす条件があれば，そのような条件を特定し回避するような努力がなされなければならない．このような条件探しにはたとえばサブグループ間で効果の違いをみる**サブグループ解析** (subgroup analysis) や，過去の情報あるいは他の試験や研究結果と結合した解析すなわち**メタアナリシス** (meta-analysis) 等も必要となる．

多くの場合，緻密に計画され実施された臨床試験によって有用な知見が積み重ねられてきている．多くの疾患の予後が患者の内的要因だけでは決定できないので，今後も臨床試験は必要とされ，実施されていくであろう．

しかし以下にみるように，現実には予想外の結果が得られる場合が往々にしてあるのが現状の姿である．

**a. CAST スタディ** (NEJM 1989)[31]

不整脈が突然死の原因となる以上，不整脈を防ぐことによって死亡率を減らせるだろうと考えるのは自然なことである．CAST スタディはそのような考え方から，抗不整脈薬の心臓死減少の証拠を得ることを目的とし，心筋梗塞発症患者を対象に実施された．しかし結果は逆に，エンカイニド，フレカイニドといった抗不整脈を投与された患者群の方が，プラセボ投与群よりも死亡率が高いという衝撃的なものであった．

**b. ACCORD スタディ** (NEJM, 2008)[32]

ACCORD スタディは，アメリカとカナダの共同で実施された政府主導型の試験で，HbA1C 強化療法により，ハイリスク II 型糖尿病患者の心臓病 (CVD) リスクを減らせるかについて調べた 2 群合計 10000 例の大規模臨床試験である．HbA1C 強化療法により確かに非致死的 MI (心筋梗塞) の発症は減らすが，心臓関連死ならびに全死亡の死亡率は，いずれも HbA1C 強化療法群の方が標準 HbA1C 療法群よりも高いという結果であった．

**c. ATBC スタディ** (NEJM, 1994)[33] **と CARET スタディ** (NEJM, 1996)[34~36]

アメリカとヨーロッパで実施されたこれら二つの試験の結果はサプリ愛用者に警告を与えるものである．

ATBC スタディ：肺がんリスクの高い被験者 3 万人 (フィンランド).

$\beta$ カロテンの有無とビタミン E の有無の組合せによりランダムに 4 群に分け (要因デザイン)，無の部分にはプラセボを与えた．結果として $\beta$ カロテン投与群でプラセボ群より肺がん発症が多く，また肺がん・心臓病による死亡も多かった．

CARET スタディ：喫煙者，喫煙経験者＋アスベスト被曝者のハイリスク集団対象 2 万人 (米国).

抗酸化サプリ服用者の肺がんリスクはプラセボ群より 46%高く，肺がん死亡も 15%高かった．またサプリ服用中止後 6 年後の追跡調査でも依然としてサプリ服用者のリスクが高かった．

その他にも信頼のおけると考えられる多くの試験により，予想外の結果がさまざまな場面で得られている．認知症においては，原因物質といわれており，脳内にたまるアミロイド $\beta$ を減らすことによる認知症の改善を狙った開発薬が，却って症状を悪化させることがわかって開発中止となった．また脂質異常症においては，中間解析で悪玉コレステロールを下げるスタチン系の薬と善玉コレステロールを上げる薬の合剤の方が，スタチン単独よりも死亡率が高いことがわかり，試験中止に追い込まれた．さらには分子標的型の抗がん剤で想定された遺伝子変異をもつ患者には予想どおりの効果を発揮したが，それ以外の患者にはむしろ既存治療よりも悪い結果 (質的交互作用) を与えることがわかった薬もある．

これらの結果はそれぞれ貴重な示唆を与えるものであるが，重要な一つの教訓は，ねらっている作用は確かに発揮できたとしても，生命予後を改善するとは限らないということであろう．これは代替エンドポイントと真のエンドポイントとの関係の問題と捉えることができる．われわれはこれらの経験を踏まえ将来の臨床試験はどうあるべきかを見直す必要があるであろう．統計家も臨床試験における個々のテクニカルな側面への貢献が期待されることが多いと思われるが，より広い視野に立った臨床試験への貢献を考えていかねばならない．

なおここではゲノムがらみの問題は扱わなかったが，有益なゲノム情報を臨床試験に取り込む**ゲノム臨床試験** (genomic clinical trial) に関する種々の取組みがなされており，今後ますます重要な課題となってくるであろう[25, 37~39]．

本節では意識的に臨床試験の規制的な側面および運営的な側面には深く入り込まなかった．規制面の詳細については，16.15 節の他，厚生労働省や医薬品医療機器総合

機構 (PMDA) の HP 等を参照していただきたい．最後に包括的な臨床試験の理解のために上坂[1] および Uesaka[40] の一読を奨める．いずれも簡潔かつ包括的に臨床試験のなんたるかについて優れた解説を行っており，強調点に的を絞った本節を補完するものとなろう．特に初めて臨床試験に接する人だけでなく，一通りの経験を積んだ人にとっても多くの示唆を与えると思われる．

なお臨床試験全般に関するより深い理解を得るためには，Piantadosi[41]，Minert[2] が薦められ，また臨床試験におけるさまざまな統計的問題を理解するためには Senn[42] がよい．また臨床試験のデザインと解析を包括的に扱ったテキストとして丹後[26]，Matthews[43]，Cook and DeMets[44]，Chow and Liu[45]，あるいは一連の SAS 関連図書等があげられる．少し古いが折笠[46] も臨床試験のデザインに関する入門書として定評があり，佐久間[47] もクックブック的に参照できる．群逐次デザイン (group sequential design) や適応的デザイン (adaptive design) を含む逐次的な試験法については，森川・山中[48]，手良向・大門[49]，Chow and Chang[50]，Chang[51] 等を参照されたい．個別の試験デザインに関する事項は割愛した．16.4.5 項および 16.5～16.9 節を参照されたい．

16

## 16.2 第 I 相 試 験

### 16.2.1 目　　的

医薬品の臨床開発過程における第 I 相試験は，新規に創製された医薬品の候補物質である薬物を初めてヒトに投与する段階である．第 I 相試験の目的は，当該薬物に関して，安全性および忍容性ならびに薬物動態の評価を行い，可能であれば薬力学および効果の評価も行うことである．これら一連のヒトにおける薬理作用の評価を行う試験は，臨床薬理試験とよばれることもある．ただし，これらの評価が個別に行われることもあれば，その一部が同一の第 I 相試験内で行われることも多々ある．いずれの形式で行うにしても第 I 相試験を遂行することで，薬物の注意すべき副作用，期待される効果および用量とそれらの反応の関係に関する情報を獲得できる．これらの情報は，非臨床試験の結果とともに，後続の第 II 相試験における対象集団，用量，用法等の設定といった計画だけでなく，その実施および評価においても役立つ．一方で，医療機器，再生医療等製品，外科療法，放射線療法，免疫療法といった諸種の治療法またはそれらを併用した治療法の第 I 相試験もまた医薬品の場合と同様の目的をもつ．ただし，治療法によっては，医薬品の場合のように用量やそのような治療強度に相当する量を変化させることを必要とせず，治療の方法があらかじめ一つに定まっている場合もある．このような場合の第 I 相試験は，少数例の単群試験として実施される．

以下では，医薬品の臨床開発過程における第 I 相試験のデザイン，統計的な評価および薬物動態の評価に焦点を絞って，それらの基礎的事項を記述する．医薬品の臨床試験の計画と解析の全般的事項については成書[53,54] に譲る．第 I 相試験の実施時期，方法および留意すべき事項については，諸種のガイドラインおよびガイダンス[55~61]でも言及されているのであわせて参照されたい．また，第I相試験は安全な用量の探索と捉えることもでき，この視点からは成書[62]も参照されたい．さらに，第I相試験における統計的論点については，実際例に基づく詳細な議論をまとめた文献[63]が参考になる．

### 16.2.2　デザインと統計的評価

第I相試験を計画する際に最も重要な点の一つは，薬物の用量の範囲の規定である．これは，非臨床試験の成績に基づいて行われ，最低用量，最高用量，両用量間の刻み幅が規定された下での通常複数の中間用量の規定を伴う．ここでは，これらの用量を $K$ 個の離散用量 $d_1 < \cdots < d_K$ によって表記する．最低用量 $d_1$ は，さまざまな基準や考え方に基づき決定される[59~61]が，つねに慎重を期さねばならない[64]．増量幅もまた諸種の方法に基づき決定される[62,65]．最高用量には，有害反応がない下で最大の効果を与える用量である**薬理学的活性用量** (pharmacologically active dose)，被験者が有害反応に耐えうる最高の用量である**最大耐容用量** (maximum tolerated dose) 等に相当すると考えられる用量が設定される[62,65]．

第I相試験は，被験者の安全性の確保の観点から，まず少数例の被験者に最低用量を投与することから開始して，その後，最大被験者数に到達しない限りまたは安全性に疑義が挟まれて試験を中止しない限り，少数例の被験者を組み入れるごとに段階的な**増量** (dose escalation) を行うことで進行していく．このため，用量間のランダム割付けが困難なことが多い．また，第I相試験では，被験薬が標的としている疾患，非臨床試験の結果等から予想される安全性と有効性，ひいては被験者にとってのリスクとベネフィットのバランス等の視点から，健常者を被験者とする場合もあれば，患者を被験者とする場合もある．求められるデザインおよび統計的評価は各々の場合に応じて異なるため，以下では個別にそれらの概要を記述する．

#### a.　健常者を被験者とする場合

第I相試験は，抗精神病薬，殺細胞性の抗悪性腫瘍薬等の健常者に投与するにはリスクの高い薬物でなければ，通常，健常成人男性を被験者として実施される．以下では，薬物が単回投与される場合の代表的なデザインと統計的評価の概要を記述する．なお，反復投与のデザインは，単回投与試験で得られた結果から有効性を十分期待できる単一または複数の用量をもとに，臨床で予想される投与方法および投与スケジュールを考慮して設計される[58]．複数用量の反復投与の場合には，被験者を拘束する期間が長くなるため，後述する被験者間増量デザインがしばしば採用される．統計的評価の方法は，単回投与試験の場合と同様であるが，その場合の結果との対比が重要になる．

**(i)　被験者間増量デザイン**　　異なる被験者間で段階的増量を行うデザインは，最もよく用いられるデザインの一つである．このデザインは，**被験者間増量デザイン** (inter-patient dose escalation design) または**群増量デザイン** (group(ed) dose-

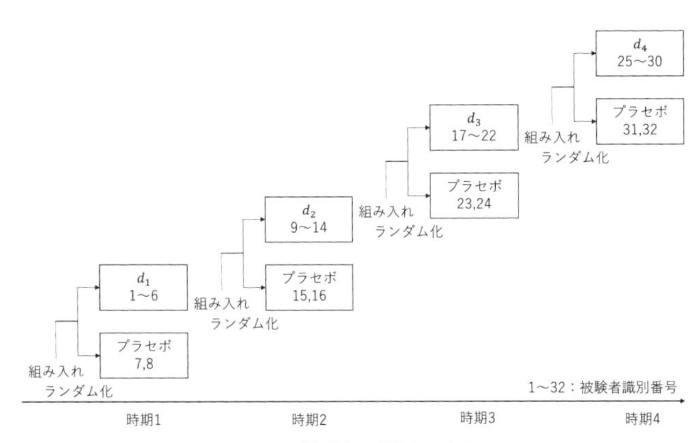


**図 16.1** 被験者間増量デザイン

escalation design) とよばれる．このデザインの一例を図 16.1 に示す．このデザインは，正味の薬物の安全性，忍容性および効果の評価を可能にするために，被験薬とプラセボのランダム化を伴うことが多い．各用量群においてプラセボを対照として設定することは，健常者を被験者とする場合，倫理上問題とならないであろう．被験者，評価者等を盲検化すれば，自他覚症候等の主観的な安全性評価に偏りが入るのを防げる．

各用量の被験薬群における被験者数 (コホートサイズ (cohort size)) は，薬物動態の評価結果の精度を意識しながら比較的少数に設定される．この設定根拠は，安全性の観点から論じることもできる．たとえば，各用量での被験者数を 6 例と設定することは，ある有害事象の発現例数が二項分布に従うと仮定した下で，24%, 32%以上の頻度で発現する有害事象であれば，それぞれ 80%, 90%以上の確率で 1 例以上に当該有害事象を検出できることを担保する．コホートサイズに関する議論は文献[66, 67] を参照されたい．

このデザインの利点は，後述の被験者内増量デザインと比較すると，(i) 各被験者の拘束期間が短く，それに伴う負担も少ない点，(ii) 増量の際に薬物の持ち越し効果の影響を受けない点である．したがって，このデザインは，国内で開発した新薬を第 I 相試験で初めてヒトに投与して評価を行う場合等，当該試験で評価したい用量数が多くなる場面に適しているであろう．一方で，このデザインの欠点は，プラセボ対照を設定する如何にかかわらず，(i) 薬物に対する反応の予測や予見により，被験者の選択に偏りが入りうる点，(ii) 試験の進行とともに被験者集団が変容しうる点，(iii) 用量と試験実施時期の交絡が生じる点である．したがって，これらの問題を極力排除できるよう実施計画を綿密に行うことが必要である．

試験終了時の統計的評価としては，被験薬群とプラセボ群の各々が少数例の被験者で構成されるため，まず各群における被験者ごとの有害事象の件数，種類，重症度，重篤度，効果反応およびそれらの経過を適切な図表等で整理して表示する．その下で各群におけるデータの要約統計量およびグラフの提示を行う．各用量での被験薬群とプラセボ群との比較可能性は，両群間でランダム化を行っていれば，担保されうる．ただし，両群とも少数例であるので，統計的な推定や検定に基づく比較よりもむしろ臨床的な観点からの比較が重視される．また，すべての用量の投与は，同時に行われておらず，用量間で被験者をランダムに割り付けることができない場合が多いため，用量間の比較は，当然ながら偏りを含みうる．

**(ii) 被験者内増量デザイン** 同一被験者で段階的増量を行うデザインが適用される場合もある．このデザインは被験者内増量デザイン (intra-patient dose escalation design) とよばれることもある．このデザインの一例を図 16.2 に示す．この例は，プラセボと三つ ($K = 3$) の用量を伴って低用量を投与する前に高用量を投与しないという制約のついた完備ブロックデザインの形式をとっている．プラセボと $d_1$，プラセボと $d_2$，プラセボと $d_3$ において部分的に $2 \times 2$ のラテン方格の形式をとり，互いに重なり合っている．この例のようにすべての用量を 1 人の被験者に投与することは困難な場合もある．この場合には，一部の用量を 1 人の被験者に投与する不完備ブロックデザインを採用することもある．

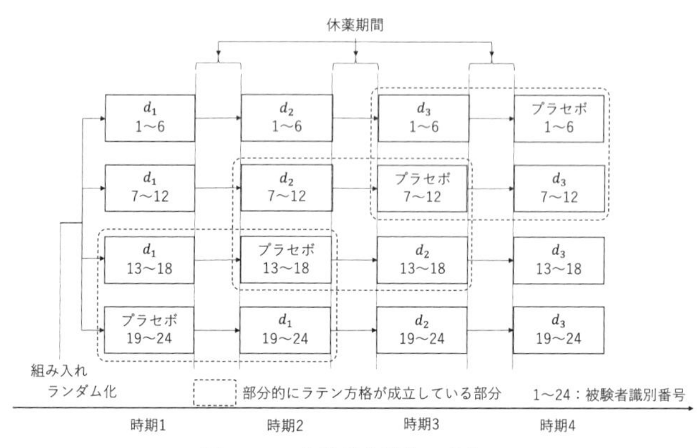


**図 16.2** 被験者内増量デザイン

このデザインの利点は，先述の被験者間増量デザインと比較すると，(i) 被験者数が少なくて済む点，(ii) どの被験者にもプラセボおよびすべての用量を投与することで，試験実施時期の影響がなければ個体内でそれらの比較を行うことができる点である．一方で，デザインの欠点は，(i) 各被験者の拘束期間が長く，それに伴う負担も大きい点，(ii) 各用量の薬物の持ち越し効果の影響を回避するのに休薬期間またはウォッシュアウト期間を適切に設定しなければならない点，(iii) 上述のような制約のついた完備ブロックデザインの形式では，用量と試験実施時期の交絡をやはり完全には断ち切ることができない点，(iii) 半減期の長い場合に評価期間ひいては試験期間が長くなる点，(iv) 遅発性の有害事象が生じた場合，それがどの時期のどの用量によるものか同定できない点，(v) 薬物への忍容性または増感性を示す場合，各用量に関する評価が困難になる点である．これらの利点および欠点に鑑みると，このデザインは，海外で開発された新薬を国内の第 I 相試験で評価を行う場合等，薬物としての特性がある程度把握され，用量数も絞り込まれている場面に適しているかもしれない．

試験終了時の統計的評価としては，被験者数がそれほど多くないため，基本的には被験者間群増量デザインと同様である．ただし，同一被験者で増量を行っているため，プラセボおよび被験薬を投与したときのデータに関して被験者内で対応関係がある．それゆえ，試験実施時期の影響がなければ，個体内でのプラセボおよび用量の間での比較が可能であり，個体内変動も考慮した統計的評価も可能であろう．



**b.　患者を被験者とする場合**

殺細胞性の抗悪性腫瘍薬の場合のように，第 I 相試験で健常者を被験者としない場合もある．この種の抗悪性腫瘍薬は一般に，他の薬物とは異なって，用量を増やすほど，生命を脅かすことになる体内のがん細胞を殺傷するという効果の側面が強くなると同時に，健康状態の維持に役立っている体内の健常細胞にも傷害を与えるという毒性の側面が強くなる．したがって，このような場面での第 I 相試験では，何ら疾患を有していない健常者を被験者とすることは倫理的に許容されないであろう．したがって，毒性に関するリスクを課されることを覚悟のうえ，自らのがんが治癒しうるという効果に関するベネフィットを期待できるがん患者を被験者とする．

用量を増やすことで毒性の発現の機会も増える一方，効果の発現の機会も同様に増えると期待できるのであれば，何かしらの比較的重度の毒性が許容可能な一定頻度で発現するときの最大の用量を投与することによって最大限の効果が期待できるであろう．このときの毒性と最大用量は，それぞれ**用量制限毒性** (dose limiting toxicity, DLT) と**最大耐容用量** (maximum tolerated dose, MTD) とよばれる．第 I 相試験の主たる目的は，本項の冒頭で記述したとおり，一般には安全性および忍容性を評価することであるが，特にがん領域においては，この DLT の有無の評価とともに MTD を同定することによって置き換えられる (以降では，特に断りがない限り，DLT を単に毒性とよぶ)．MTD を探索するという意味で，がん領域の第 I 相試験は，**用量探索試験** (dose-finding trial) とよばれることもある．抗悪性腫瘍薬による治療は，一般に，投薬期間と休薬期間を組み合わせたある一定 (たとえば，数週間程度) の周期を設定し，この周期を反復することで行われる．この周期の単位は，サイクル，コースまたはクールとよばれる．がん領域の第 I 相試験では，通常，各被験者の第 1 コースの早発性の毒性の有無が評価され，その重症度は，**有害事象共通用語基準** (common terminology criteria for adverse events)[68, 69] を基盤にして評価される．

がん領域の第 I 相試験では，生命を脅かす疾患を有する患者を対象としているだけに，健常人を被験者とする場合のようにプラセボを対照としておくことは倫理上許容されないであろう．さらには，以下の二つの要件をみたすことが必要になるであろう：

① 個々の被験者が危険または無効な用量を投与される機会を最小限にする.

② 将来の患者が危険または無効な用量を投与される機会を最小限にする.

要件①は，デザインとして，データが蓄積されるにつれて，未知の用量毒性反応関係に対する初期の当て推量を改善し，毒性 (効果) が高 (低) いとわかれば急速に減 (増) 量することができればみたされるであろう．要件②は，第 I 相試験では必要な被験者数が少数に制限されるものの，真の MTD を精確に同定することができればみたされるであろう．これらを意図した多種多様なデザインが数多く開発されており，その開発は，健常者を被験者とした場面とは異なり，非常に活発である[70, 71]．以下では，従来より最もよく用いられてきた古典的なデザインをはじめ，それよりも優れた性能を誇り，実地でもしばしば適用がみられるいくつかの代表的なデザインを記述する．がん領域の第 I 相試験のデザインと解析の全般的事項は，いくつかの文献[70~72]および成書[65, 73, 74]においても整理されているので，これらも参照されたい.

**(i)　3 + 3 デザイン**　　がん領域の第 I 相試験のデザインとして，いわゆる **3 + 3 デザイン** (3 + 3 design) または **3 + 3 コホートデザイン** (3 + 3 cohort design) とよばれるデザイン[75]が最もよく用いられてきた[76~78]．3 + 3 デザインでは，上述の要件をみたすべく，先述の被験者間増量デザインのように増量だけではなく，減量または用量を変更しないこともありうる.

3 + 3 デザインでは，以下のアルゴリズムに従って MTD を同定する[79~82]：

1) 3 例の被験者 (サイズ 3 のコホート) に用量 $d_k$ ($k = 1, \cdots, K$) (最初の 3 例には最低用量 $d_1$) を投与し，各々の毒性の有無を評価する.
   a) 1 例も毒性を発現しなければ，$d_{k+1}$ へ増量し，ステップ 1) を繰り返す.
   b) 1 例が毒性を発現すれば，ステップ 2) へ移行する.
   c) 2 例以上が毒性を発現すれば，ステップ 3) へ移行する.
2) 新たに 3 例を組み入れ，前ステップと同じ用量を投与し，各々の毒性の有無を評価する.
   a) 計 6 (= 3 + 3) 例中 1 例が毒性を発現すれば，ステップ 4) へ移行する.
   b) 計 6 例中 2 例以上が毒性を発現すれば，ステップ 3) へ移行する.
3) $k = 1$ の場合，試験を終了し，MTD は当該用量範囲において同定できなかった (MTD は $d_1$ よりも低い用量と考えられる) とする.
   $k > 1$ の場合，$d_{k-1}$ へ減量する.
   a) $d_{k-1}$ で 6 例がすでに投与されていれば，試験を終了し，$d_{k-1}$ を MTD と同定する.
   b) $d_{k-1}$ で 3 例がすでに投与されていれば，ステップ 2) を繰り返す.
4) 試験を終了し，$d_k$ を MTD と同定する.

ステップ 2) において，たとえば，a) を「a) 計 6 (= 3 + 3) 例中 1 例が毒性を発現すれば，$d_{k+1}$ へ増量し，ステップ 1) を繰り返す」，b) を「b) 計 6 例中 2 例が毒性を発現すれば，ステップ 3) へ移行する」と「c) 計 6 例中 3 例以上が毒性を発現すれば，ステップ 4) へ移行する」によって置き換えると，より高めの MTD を同定することになるであろう．また，ステップ 3) の a) において，$d_{k-1}$ で 6 例中 1 例も毒性を発現していなければ，$d_{k-1}$ と $d_k$ の間の用量を評価することも考えるかもしれない．すなわち，3＋3 デザインといってもさまざまな型がある．MTD は上述のアルゴリズムに従って同定されるが，統計モデルを用いて推定することもできる[83]．

これまで 3＋3 デザインが用いられきた理由は，第 I 相試験が少数例で実施されるがゆえに統計的方法論の必要性が暗黙裡に軽視されてしまった土壌も影響したかもしれないが，臨床家にとっての扱いやすさと透明性につきる．すなわち，後述するデザインに示されるような，彼らにとってはしばしば複雑な統計計算に従事する必要がなく，次に組み入れられるコホートに投与すべき用量は現時点でのコホートに投与した用量での毒性発現例数から把握できる．しかしながら，3＋3 デザインは，統計的特性[84~86]，上述の要件に関する性能[87,88]，拡張性および柔軟性[89] 等において限界がある．したがって，3＋3 デザインを積極的に用いることの統計的な論拠や利点はまったくないといっても過言ではない．

**(ii) 漸増加速デザイン**　3＋3 デザインの欠点の一つは，増量が保守的であるため，治療効果を与えうる用量よりも低い用量を投与される可能性があるという点である[84]．この難点を解決すべく**漸増加速デザイン** (accelerated titration (AT) design) が提案され[90]，3＋3 デザインほどの頻度ではないが実地で用いられている[78,91]．漸増加速デザインは，基本的には，関心の対象となる毒性がまったく発現しない限り 1 例ごとに増量を行う相 (加速相 (accelerated phase) とよばれる) を伴う．漸増加速デザインは，以下の四つのデザインからなるデザインの族である．実際の試験では，これらのうち最適なものを選択することになる：

- デザイン 1：3＋3 デザインと同じである．
- デザイン 2：第 1 コースにおいて DLT を 1 例も発現しない限りまたは (DLT よりも毒性の低い) 中等度の毒性を 2 例が発現しない限り，加速相が継続する．いずれかの毒性が発現すれば，デザイン 1 に切り替える．
- デザイン 3：デザイン 2 と同じアルゴリズムである．ただし，加速相における増量を 100%の増分 (2 倍増) で行う．
- デザイン 4：デザイン 3 と同じアルゴリズムである．ただし，「任意の」コースにおいて DLT を 1 例も発現しない限りまたは中等度の毒性を 2 例が発現しない限り，加速相が継続する．

各デザインは，試験に参加中の各被験者に安全な用量または効果を期待できる用量を投与する機会を提供するために，被験者内で用量を変更することを許容するという選択肢を有している．したがって，漸増加速デザインの特筆すべき利点は，i) 試験の初期段階で急速な増量を実現できる点，ii) DLT だけでなく中等度の毒性を考慮できる点，iii) 被験者内用量変更を行うことができる点である．

試験終了時の統計的評価としては，$K_{\max}$ モデル[92,93] を一般化したモデルに基づいて，被験者内および被験者間の変動，ならびに累積的毒性について検討する．これにより，MTD だけでなく，実地でより適用しやすい**推奨用量** (recommended dose)

について議論できる．この点も漸増加速デザインを用いたときの特筆すべき点である．ただし，当該モデルでは，各コースにおける各被験者の用量と毒性の関係を検討できない．

**(iii) 修正型毒性発現確率区間法に基づくデザイン**　3 + 3 デザインのような扱いやすさと用量探索の過程における透明性を有しながら，3 + 3 デザインでは事前に規定できない標的とする毒性発現確率 $\tau$ (0.2〜0.33 の範囲の値に設定されることが多い) に対応する用量を探索するために，**修正型毒性発現確率区間** (modified toxicity probability interval, mTPI) 法[94] に基づくデザインが実地で適用されている[82]．

mTPI 法に基づくデザインでは，まず，毒性発現確率がとりうる区間 $(0,1)$ を三つの部分区間 $(0, \tau - \varepsilon_1)$, $[\tau - \varepsilon_1, \tau + \varepsilon_2]$, $(\tau + \varepsilon_2, 1)$ に分割する．ここに，$\varepsilon_1, \varepsilon_2 (\geq 0)$ は，事前に規定される定数 (たとえば，0.05) である．これら部分区間は，それぞれ，真の MTD よりも低い用量，真の MTD に近い用量，真の MTD よりも高い用量を投与したときに得られる毒性発現確率の値を含む区間である．$\pi_k$ ($\pi_1 < \cdots < \pi_K$) は，各用量 $d_k$ での毒性発現確率であり，パラメータ $(\alpha, \beta)$ をもつベータ分布に独立に従うと仮定する．mTPI 法に基づくデザインは，以下のアルゴリズムに従う．

1) 最初の被験者またはコホートに最低用量 $d_1$ を投与する．
2) 現時点での用量 $d_k$ において，$n_k$ 例の被験者がこの用量を投与され，そのうちの $m_k$ 例が毒性を発現したとする．これら被験者のデータ $\mathcal{D}_k = (n_k, m_k)$ に基づいて，各部分区間に関して単位確率質量 (unit probability mass, UPM) を計算する．このとき，最大の UPM をもつ区間が
   - $(0, \tau - \varepsilon_1)$ の場合，$d_{k+1}$ へ増量する．
   - $[\tau - \varepsilon_1, \tau + \varepsilon_2]$ の場合，$d_k$ のまま用量を変更しない．
   - $(\tau + \varepsilon_2, 1)$ の場合，$d_{k-1}$ へ減量する．

   被験者を新たに組み入れ，いずれかの場合の用量を投与する．ただし，$\Pr(\pi_1 > \tau | \mathcal{D}_1) > \xi$ (ここに，$\xi$ は事前に規定される値 (たとえば，0.95) である) をみたした場合，試験を中止する．また，増量すると判断した下で $\Pr(\pi_{k+1} > \tau | \mathcal{D}_{k+1}) > \xi$ をみたした場合，$d_{k+1}$ およびそれよりも大きなすべての用量を除外する (これらの用量はその後投与されない)．
3) 最大被験者数に到達しないまたは試験を中止しない限り，ステップ 2) を繰り返す．

UPM は，毒性発現確率 $\pi_k$ が部分区間内に存在する事後確率を部分区間の幅で除したものとして定義され，各部分区間を $(l, u)$ で表記すると

$$\mathrm{UPM}(l, u) = \frac{F_{\alpha_k, \beta_k}(u) - F_{\alpha_k, \beta_k}(l)}{u - l} \tag{16.1}$$

で与えられる．ここで，$F_{\alpha_k, \beta_k}$ は，パラメータ $(\alpha_k, \beta_k)$ をもつベータ累積分布関数である．ただし，$\alpha_k = \alpha + m_k$, $\beta_k = \beta + n_k - m_k$ である．

試験終了時の統計的評価としては，$\pi_k$ が，たとえば，**単調回帰** (isotonic regression)[95] によって推定される．このとき獲得される推定値が $\tau$ に最も近く，かつ $\Pr(\pi_k > \tau | \mathcal{D}_k) \leq \xi$ をみたす用量を MTD と決定する．

上述の用量探索アルゴリズムは，たとえば，最大被験者数を 12, $\tau = 0.3$, $\varepsilon_1 = \varepsilon_2 =$

0.05 といったん規定すれば，表 16.1 のように表形式で整理できる．この表は試験開始前に準備できる．この表をみれば，ある時点での用量 $d_k$ を投与した被験者数 $n_k$ のうち毒性を発現した被験者数 $m_k$ の値に応じて，次の被験者またはコホートに投与すべき用量に関して，増量 (escalation, E)，用量はそのまま (stay, S)，減量 (de-escalation, D)，または現時点での用量が許容不能 (unacceptable, U) のいずれの判断を下すことになるかをいつでも把握できる．ただし，mTPI 法に基づくデザインは，過大用量を投与してしまうリスクをはらんでいる[97]．

**表 16.1** mTPI 法に基づくデザインによる用量探索過程

| | | 用量 $d_k$ を投与した被験者の数 $n_k$ | | | | | | | | | | | |
|---|---|---|---|---|---|---|---|---|---|---|---|---|---|
| | | 1 | 2 | 3 | 4 | 5 | 6 | 7 | 8 | 9 | 10 | 11 | 12 |
| 毒 | 0 | E | E | E | E | E | E | E | E | E | E | E | E |
| 性 | 1 | D | S | S | S | S | E | E | E | E | E | E | E |
| を | 2 | | DU | D | S | S | S | S | S | S | S | E | E |
| 発 | 3 | | | DU | DU | D | S | S | S | S | S | S | S |
| 現 | 4 | | | | DU | DU | DU | D | D | S | S | S | S |
| し | 5 | | | | | DU | DU | DU | DU | DU | D | S | S |
| た | 6 | | | | | | DU | DU | DU | DU | DU | DU | D |
| 被 | 7 | | | | | | | DU | DU | DU | DU | DU | DU |
| 験 | 8 | | | | | | | | DU | DU | DU | DU | DU |
| 者 | 9 | | | | | | | | | DU | DU | DU | DU |
| の | 10 | | | | | | | | | | DU | DU | DU |
| 数 | 11 | | | | | | | | | | | DU | DU |
| $m_k$ | 12 | | | | | | | | | | | | DU |

**(iv) ベイズ流最適区間デザイン**　mTPI 法に代わる毒性発現確率区間に基づくデザインとして，ベイズ流最適区間 (Bayesian optimal interval, BOIN) デザイン[96]が提案されており，注目を浴びつつある[97]．BOIN デザインは以下のアルゴリズムに従う：

1) 最初の被験者またはコホートに最低用量 $d_1$ を投与する．
2) 現時点での用量 $d_k$ において，$n_k$ 例の被験者がこの用量を投与され，そのうちの $m_k$ 例が毒性を発現したとする．$\hat{\pi}_k = m_k/n_k$ は，$d_k$ での毒性発現確率の推定値である．また，$\lambda_{1k}(n_k, \tau)$ と $\lambda_{2k}(n_k, \tau)$ は，それぞれ，事前に規定される下側 (増量) 境界および上側 (減量) 境界であり，$0 \leq \lambda_{1k}(n_k, \tau) < \lambda_{2k}(n_k, \tau) \leq 1$ であるとする．このとき，
   - $\hat{\pi}_k \leq \lambda_{1k}(n_k, \tau)$ の場合，$d_{k+1}$ へ増量する．
   - $\lambda_{1k}(n_k, \tau) < \hat{\pi}_k < \lambda_{2k}(n_k, \tau)$ の場合，$d_k$ のまま用量を変更しない．
   - $\hat{\pi}_k \geq \lambda_{2k}(n_k, \tau)$ の場合，$d_{k-1}$ へ減量する．

   被験者を新たに組み入れ，いずれかの場合の用量を投与する．ただし，被験者に過度の毒性をもたらす用量を投与することを回避するには，mTPI 法に基づくデザインと同様に試験中止および用量除外の基準を課すこともできる．
3) 最大被験者数に到達しないまたは試験を中止しない限り，ステップ 2) を繰り返す．

$\lambda_{1k}(n_k,\tau)$ と $\lambda_{2k}(n_k,\tau)$ の選択がデザインの動作特性を決定する．これらの境界値は，上述の用量決定に関する誤りを犯す確率を最小にするように決定される[96]．試験終了時の統計的評価は，mTPI 法に基づくデザインと同様である．

**(v) 連続再評価法に基づくデザイン** 上述の四つのデザインは，事前に規定したアルゴリズムまたはルールに依拠しているので，アルゴリズムに基づくデザイン (algorithm-based design) またはルールに基づくデザイン (rule-based design) という括りで捉えられることもある[65, 70, 85, 98]．これに対して，用量間で毒性情報を借りる (borrow) べく，用量毒性反応関係に統計モデルを仮定することに基盤を置いたデザインも考えられる[65, 70, 99]．これはモデルに基づくデザイン (model-based design) とよばれる．この代表旗手は，**連続再評価法** (continual reassessment method, CRM)[100] に基づくベイズ流のデザインであり，実地でも適用されている[101]．CRM を実地で適用する際にはいくつかの修正が施されることもあり[70]，尤度流のデザイン[102] も存在するが，以下では，CRM 本来の着想を伝えるために原案に基づいてその概要を示す．

$x_j$ $(\in \{d_1,\ldots,d_K\})$ $(j=1,\cdots,n)$ は，$j$ 番目の被験者に投与される用量とする．$Y_j$ は，$j$ 番目の被験者に $x_j$ を投与したときの毒性の有無に関する 2 値の確率変数とし，$y_j$ はその実現値 (毒性を発現すれば 1，そうでなければ 0) とする．$\pi(d_k)$ は，$d_k$ での真の毒性発現確率とすると

$$\pi(d_k) = \Pr(Y_j = 1|d_k) = \mathrm{E}(Y_j|d_k) = \psi(d_k,\gamma) \tag{16.2}$$

で与えられる．ここに，$\psi(d_k,\gamma)$ は，用量毒性反応関係を表現するための関数であり，$\gamma$ は単一のパラメータである．$\psi$ は，任意の $\gamma$ の値に関して，$d_1 < \cdots < d_K$ における単調増加関数である．この関数には，たとえば，べき乗関数，ロジスティック関数等が用いられる．(16.2) の統計モデルは，パラメータを一つしかもたないので，真の用量毒性反応関係を厳密に表現できないであろう．それゆえ，この統計モデルは，**作業モデル** (working model) とよばれる．真の用量毒性反応関係をより柔軟に表現するには，たとえば，パラメータの数を二つに増やしたロジスティック関数等を用いることも考えられる．ただし，単一のパラメータの作業モデルであっても，真の MTD への収束性の観点から十分に実用に耐えうることが示されている[103～105]．

$p(\gamma)$ は $\gamma$ の事前分布とする．この事前分布には，ガンマ分布，正規分布等が仮定される．ただし，第 I 相試験では $\gamma$ に関する事前情報は通常限られているため，無情報事前分布が用いられることが多い．$j$ 番目までの被験者の実際に投与された用量と観測された毒性の対からなるデータ $\mathcal{D}_j = \{(x_1,y_1),\cdots,(x_j,y_j)\}$ $(j=1,\cdots,n)$ が与えられたとき，パラメータ $\gamma$ の事後分布 $p(\gamma|\mathcal{D}_j)$ は

$$p(\gamma|\mathcal{D}_j) = \frac{L_j(\gamma)p(\gamma)}{\int L_j(\gamma)p(\gamma)\mathrm{d}\gamma} \tag{16.3}$$

で与えられる．ここに，$L_j(\gamma)$ は，$L_j(\gamma) = \prod_{l=1}^{j} \{\psi(x_l,\gamma)\}^{y_l}\{1-\psi(x_l,\gamma)\}^{(1-y_l)}$ で与えられる尤度である．$\pi(d_k)$ のベイズ流推定値 $\tilde{\pi}(d_k)$ は

$$\tilde{\pi}(d_k) = \int \psi(d_k, \gamma) p(\gamma | \mathcal{D}_j) \mathrm{d}\gamma \tag{16.4}$$

で与えられる．このとき，次の $(j+1)$ 番目の被験者に投与される用量 $x_{j+1}$ は

$$\Delta(\tilde{\pi}(x_{j+1}), \theta) < \Delta(\tilde{\pi}(d_k), \theta) \tag{16.5}$$

をみたす．ここに，$\Delta$ は距離関数である．この距離関数には，たとえば，$\Delta(u,l) = |u-l|$ が用いられる．CRM では，このようにして，新たに被験者が組み入れられるごとに，それまでのすべての被験者のデータを考慮に入れて，次に組み入れられることになる被験者にその時点での最適な用量 (標的毒性発現確率に最も近い毒性発現確率を与える用量) が $K$ 個の用量のうちどれであるかを繰り返し評価する．この過程は，まさしく「連続的な再評価 (continual reassessment)」といえる．最終的には，$(n+1)$ 番目の患者 (実際には当該試験に組み入れられない将来の患者) に投与されうる用量を MTD と決定する．図 16.3 にこの一例を示す．この例では，最大被験者数は 12，$\tau = 0.3$，べき乗関数 $\psi(d_k, \gamma) = \{a_k\}^{\exp(\gamma)}$ $(k = 1, \cdots, 6)$，$\gamma \sim \mathrm{N}(0, 1.34^2)$，$(a_1, a_2, a_3, a_4, a_5, a_6) = (0.05, 0.1, 0.2, 0.35, 0.5, 0.7)$ としている．毒性の発現の有無に応じて用量の変更が柔軟に行われることがわかる．

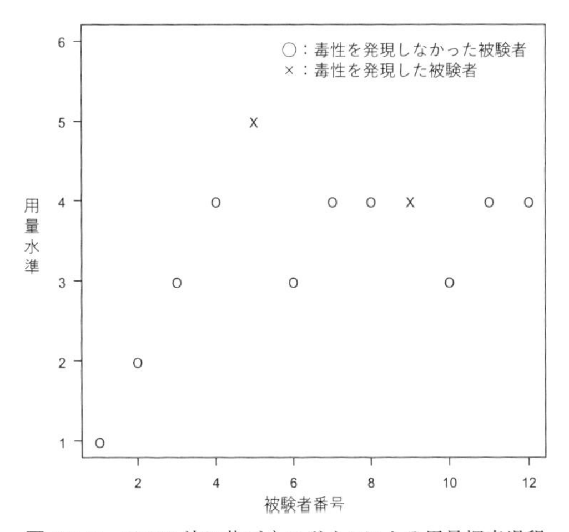


**図 16.3** CRM 法に基づくデザインによる用量探索過程

CRM を適用する際に留意すべき点は，用量毒性反応関係が未知であるなかで，それをどのように当て推量して作業モデルとして表現するかである．これは，試験開始前に真の用量毒性反応関係として予期されるすべての場合をシナリオとした網羅的なシミュレーションを通じて決定する必要がある．このシミュレーションは，当然のことながら恣意的であってはならず，それを回避するための一つの方策としてシナリオそのものをランダムに生成する方法が提示されている[106]．また，そのようなシミュ

レーションだけでなく，作業モデルの真のMTDへの収束性に対する感度[107]の視点から，作業モデルの較正やベイズ流CRMの場合にはその事前分散の較正を行って決定する方法[108~110]も提示されている．また，ベイズ流CRMを用いる際の標本サイズを決定する式[111]も提示されている．

試験終了時の統計的評価としては，作業モデルのパラメータおよび毒性発現確率の点推定および区間推定も行うことができる[112,113]．特に，区間推定に関して，その被覆率は，標本サイズが少ない場合でも名目水準に近いことが示されている[112,114]．

**(vi)　その他のデザイン**　3＋3 デザイン以外のデザインの優劣については，たとえば，mTPI法に基づくデザイン，BOINデザイン，CRMに基づくデザイン間で，MTDの選択割合，MTDへの被験者の割付け割合等の性能がシミュレーションを通じて比較されている[115]．この結果によれば，用量の数が少ない場合には3者間で性能に大差はなさそうであるが，用量数が多い場合にCRMによるデザイン，BOINデザイン，mTPI法によるデザインの順に優れている．

本項で取り上げたデザイン以外にも，実地で遭遇する場面や問題点に対処すべく，被験者の不均一性を考慮したデザイン，薬物動態・患者背景情報を考慮するデザイン，併用治療の場合のデザイン，毒性や効果の発現までの時間を扱うデザイン，毒性が順序カテゴリまたは連続量で与えられる場合のデザイン，毒性と効果またはその他の反応を扱うデザイン，最大耐容スケジュールを探索するデザイン等，多種多様なデザインが開発されている．これらの多くは，CRMを基調にしたモデルに基づくデザインである．これらの概要をつかむには総説[71]を参照されたい．特に，毒性と効果の両方を検討する場合の第I/II相試験，シームレス第I/II試験では，毒性と効果の両方を扱うデザインが役立つであろう．これらのデザインは，分子標的薬の場合にも適用しうる[116,117]．免疫療法の第I相試験のデザインについては，ガイダンス[118,119]が参考になる．第I相試験後のMTDの再推定，効果の予備的確認および薬効を示す部分集団の同定を目的とした用量拡大コホート (dose expansion cohort) のデザイン[120]も提案されている．

### 16.2.3　薬物動態の評価

薬物動態学の一般的事項については，成書[121,122]を参照されたい．ここでは，第I相試験における薬物動態の評価における基礎的事項を記述する．

**a.　薬物動態パラメータ**

第I相試験では，薬物の吸収，分布，代謝，排泄からなる一連の処理過程を通じて薬物の体内動態を理解するために，被験者に薬物をある用量で単回投与して血中の薬物濃度を経時的に観測する．この各被験者の血中薬物濃度の経時観測値は，通常，血中薬物濃度の観測値またはその対数値を縦軸，時間を横軸としたグラフにプロットされ，血中薬物濃度・時間曲線として表示される．この下で血中薬物濃度曲線下の面積 (area under the drug concentration-time curve, $AUC$)，血中薬物濃度の最大値に到達す

るまでの時間 ($t_{\max}$)，血中薬物濃度の最大値 ($C_{\max}$)，血中からの消失半減期 ($t_{1/2}$)，薬物を体外に排出する能力を表現するクリアランス ($Cl$) 等の当該曲線の特性値 (薬物動態指標，薬物動態定数または**薬物動態パラメータ** (pharmacokinetic parameter) とよばれる) を計算することができ，これらは体内の薬物動態の理解に役立つ．これら薬物動態パラメータは，**コンパートメントモデル** (compartment model) という数理モデルを仮定して推定することもできる．このモデルを用いれば，これらの薬物動態パラメータに加えて，薬物の一連の処理過程に関する諸種の速度定数や分布容積も推定できる．これらの推定結果は，反復投与時の投与の方法およびスケジュール，ならびに薬物の蓄積性を検討することを可能にする．ただし，コンパートメントモデルは，パラメータに関して非線形な関数であることから，その当てはめには非線形回帰モデルに関する統計的推測方式を適用することが必要である[123,124]．$AUC$, $C_{\max}$ 等の薬物動態パラメータのデータは，対数正規分布に従うことが知られており，適切な要約統計量を用いる必要があることにも注意したい[125]．

**b. 薬物動態の線形性**

薬物動態に関する速度 (たとえば，吸収速度，代謝速度等) が用量に比例する場合に線形性があるという[58]．線形性が成立するのであれば，薬物処理に関する諸種の速度定数，分布容積，クリアランスが用量に関係なく一定であり，血中濃度，$AUC$, $C_{\max}$ 等が用量に比例する．薬物動態の線形性が成立することがわかれば，諸種の用量および反復投与での薬物濃度の経時的推移を予測できる．薬物動態の線形性が成立しているか否かは，通常，複数の用量を単回投与した下で $AUC$, $C_{\max}$ 等が用量に比例するかを評価することで確認される．特に臨床用量を含む範囲でこの用量比例性がみられるかが重要である．この統計的評価の方法については文献[126,127]を参照されたい．

**c. その他の薬物動態試験**

その他の薬物動態試験として，食事の影響を評価する試験，高齢者，小児，女性及びある人種に注目した試験，腎または肝機能低下例における薬物動態試験，薬物相互作用試験，生物学的同等性試験等が実施される場合がある．これらについては関連ガイドラインや成書[53]を参照されたい．

## 16.3 第 II 相 試 験

医薬品を含む治療法の臨床開発は，早期の探索的な段階とそれに続く検証的な段階から構成される．**第 II 相試験** (phase II trial) は一般に前者に位置づけられる．第 I 相試験での (主に健常人での) 安全性・忍容性の検討，薬物動態・薬力学的検討を踏まえて，第 II 相試験では疾患 (患者) における治療法の有効性および安全性に関する探索的検討が行われる．

第 II 相試験は異なる目的をもった複数の試験から構成されることが多い．一般に，第 II 相試験の早期では安全性に十分配慮した下での**治療効果の存在確認** (proof-ofconcept, PoC) や有効な用法・用量範囲の探索が行われる．一方，第 II 相試験の後期では**用量反応関係** (dose–response relationship) に関するより確かな評価と**推奨臨床用量** (recommended clinical dose) の選択が行われる．治療効果に大きな個体差が想定される場合には**患者集団の探索**も試みられる．あわせて，患者を対象とした種々の臨床薬理学的検討も行われ，用量反応関係や患者集団の評価に資する情報も得られる．このように，第 II 相試験の後期になると，ベネフィット対リスク比の最大化に向けて，用法・用量，対象集団等に関する至適条件の決定という性格が強くなる．以上より，第 II 相試験は基礎研究から前臨床，第 I 相試験までの探索的段階と第 III 相試験による検証的段階をつなぐ重要な役割を担っており，臨床開発の成否に深く関わっていることがわかる．

本節では，第 II 相試験のデザインとデータ解析に関する基本的な方法について概説する．なお，致死的な疾患領域，特にがん領域については独自の方法論が発展していることから別途節を設けて紹介する．

### 16.3.1 PoC 試 験

PoC 試験は，治療効果に基づく治療法のスクリーニングと位置づけることができる．第 II 相試験の早期に治療効果の存在を確認できれば，その後の治療法開発に明るい見通しが得られる面もあるが，無効な治療の早期開発中止を可能にすることは倫理面のみならず臨床開発全体の効率化の面で重要である．一般に，PoC 試験では，治療効果の出現を期待して第 I 相で同定された最大耐用量，あるいは，それに近い高用量が用いられることが多い．このような試験を実施するには十分整った安全性監視・治療体制が前提である．必然的に被験者数は少数となり，安全面への配慮から高齢者や合併症・併存症の患者等は除外される．これより，PoC の評価は第 I 相試験のすぐ後に連続して行われたり，第 I 相試験と一緒に行われることも多い (第 I/II 相試験)．治療効果の評価は短期間で評価可能な**代替エンドポイント** (surrogate endpoint) (薬力学的マーカーや臨床パラメータ等) に限られる．このような中間的なエンドポイント上でプラセボまたはヒストリカルコントロールに対しての効果サイズを事前に設定することは一般に困難であり，サンプルサイズ設計では慎重な検討を要する．

データ解析で仮説検定を適用する際には，治療スクリーニングとしての性格を踏まえて，第一種の誤り $\alpha$ (無効な治療の開発継続) と第二種の誤り $\beta$ (有効な治療の開発中止) の適切なバランスを考えるべきである．たとえば，$\alpha = 5 \sim 20\%$, $\beta = 10 \sim 20\%$が一つの目安である．治療効果の信頼区間の作成は，試験規模によらず開発継続・中止の意思決定に役立つ重要な情報を提供する．なお，治療スクリーニングとしての性格から，特に多くの治療法を検討する疾患領域では，有望な結果となった治療に対して治療効果の過大推定を想定すべきである (平均への回帰)．

なお，PoC または治療効果の存在確認は，単一用量を用いた PoC 試験だけでなく，以下に紹介する (複数の用量を用いた) 用量反応試験等でも試みられることが多い．用

量反応性 (傾向性) やプラセボに対する治療効果の検出等がその例である．

### 16.3.2 用量反応試験

第II相用量反応試験は一般に**用量範囲試験** (dose-range trial) と**用量選択試験** (dose-selection trial) に分けられる．

用量範囲試験は，安全で臨床的に意味のある治療効果を期待できる用量範囲を探索し，おおよその用量反応関係をつかむことを目的とする．エンドポイントは，PoC 試験と同様に，短期間で評価可能な代替エンドポイント (薬力学的マーカーや臨床パラメータ等) が用いられる．前治療の影響を考慮して十分長い休薬期間が設けられることがある．用量範囲は安全な範囲で可能な限り広く設定することが望ましい．通常，第 I 相試験で確認された低用量から開始し，安全性を確認しながら徐々に高い用量に移行する．最高用量は第 I 相試験の安全性情報によって制限される．代表的なデザインとして，**個体内漸増デザイン** (dose-titration design) と**群漸増デザイン** (group dose-escalation design) がある[128, 129]．



個体内漸増デザインは，被験者内で安全性を確認しつつ低用量から高用量へと増量を行う．プラセボ群を並行群として置くこともある．一つの用量に対して十分な評価期間を設けることができれば，個体レベルの用量反応関係を評価でき，被験者数を小さくできる．しかし，被験者当たりの試験期間は長くなり，被験者の負担は大きくなる．さらに，条件として，反応が不可逆的 (治癒，死亡など) でないこと，速やかに効果が出現し，治療中止後は速やかにもとの状態に戻ること，症状が安定していて脱落も少ないこと，持ち越し効果がない等が必要とされる (16.4.5 項参照)．

これに対して，群漸増デザインでは各被験者に対して一つの用量のみを調べる．いくつかの用量群を設けたうえで，低用量群から試験を開始し，安全性を確認しつつ高用量群へと順次移行する．ここでも治療群と並行してプラセボ群を置くことがある．時間依存性の因子 (季節的変動，医療環境や組み入れ患者の経時的変化等) との交絡を無視できるならば母集団平均に関する用量反応関係を正確に評価できる．

一方，用量選択試験は，用量反応関係のより詳細な情報の収集と推奨臨床用量の選択を目的とする．あわせて，推奨用量の下でのプラセボ群に対する優越性を検証することもある (PoC)．また，既存治療に対する位置づけを確認するためにこれを参照群として入れることもある．用量選択試験では，有効性・安全性に関する偏りのない評価をより重視し，用量群を同時期に追跡する**固定用量並行群デザイン** (fixed-dose parallel group design) を採用することが多い．群内の用量は最初から固定用量 (たとえば，高用量群では最初から高用量) とする場合もあるが，安全性への配慮から低用量から固定用量まで増量を行う用量調節期間を設ける場合もある．このデザインは，群漸増デザインと同様，母集団平均に関する用量反応関係を評価する．用量群の数が比較的少ない設定では (たとえば，4 用量以下)，分散分析の枠組みの下，治療効果の存在確認 (PoC) のための傾向性検定 (16.3.2 項 a.) や推奨用量の選択のための多重検定

(16.3.2 項 b.) が実施されることが多い．一方，用量群が多い設定では (たとえば 5 用量以上)，用量反応曲線を推定して推奨用量を選択するアプローチが自然かつ有効であろう (16.3.2 項 c.)．

用量範囲試験と用量選択試験のデザイン (被験者数設計を含め) については上坂[128]に詳細な議論がある．用量の定義，用量範囲，用量の数・間隔も含めた包括的な議論については Ting[129], O'Quigley et al.[130] も参考になる．

以下では，多くの状況で適用可能な固定用量並行群デザイン，または，群漸増デザインを主に想定して，母集団平均に関する用量反応関係の推測，ならびに，用量選択に関する代表的なデータ解析法について紹介する．具体的な設定として，$K$ 個の固定用量を考え，それぞれの用量を $0 < d_1 < d_2 < \cdots < d_K$ で表す．さらにプラセボ対照を加え，これを $d_0 = 0$ で表す．用量 $d_k$ の下での個体 $i$ の反応を $Y_{ki}$ で表す ($k = 0, \cdots, K$; $i = 1, \cdots, n_k$)．特に断りがない限り，$Y$ は正の連続的変数とし，高い値ほど患者にとって有益な結果を表すとする．

### a.　傾向性の検定

もし治療が有効であるならば，一定の用量範囲において用量の増加とともに反応も単調に増加するといった**傾向性** (trend) を仮定することは多くの場面で妥当であろう．逆に，このような傾向性を検出できれば治療効果の存在を主張できると考えられる (PoC)．

反応 $Y_{ki}$ に対して正規モデル

$$Y_{ki} = \mu_k + \epsilon_{ki}, \quad \epsilon_{ki} \overset{\text{i.i.d.}}{\sim} N(0, \sigma^2)$$

を仮定する．ここで，$\mu_1, \ldots, \mu_K$ は反応の母平均，$\sigma^2$ は未知の分散である．

仮説検定問題として，

$$\begin{aligned} &H_0 : \mu_1 = \mu_2 = \cdots = \mu_K, \\ &H_1 : \mu_1 \le \mu_2 \le \cdots \le \mu_K \quad \text{かつ} \quad \mu_1 < \mu_K \end{aligned} \tag{16.6}$$

を考える．帰無仮説 $H_0$ は用量によらず反応の母平均が一定，対立仮説 $H_1$ は用量・反応間の傾向性を表す．

いま，母平均ベクトル $\boldsymbol{\mu}' = (\mu_1, \ldots, \mu_K)$ に対して検出したい傾向性のパターンを表現するために，$c_1 + \cdots + c_K = 0$ をみたす定数のベクトル $\boldsymbol{c}' = (c_1, \ldots, c_K)$ を導入する．このとき，母平均の一次式 $\varphi(\boldsymbol{c}, \boldsymbol{\mu}) = \boldsymbol{c}'\boldsymbol{\mu} = \sum_{k=1}^{K} c_k \mu_k$ を対比 (contrast) とよぶ．これは $\boldsymbol{c}$ と $\boldsymbol{\mu}$ の相関に相当し，$\boldsymbol{c}$ (指定した用量反応パターン) が $\boldsymbol{\mu}$ (真の用量反応パターン) に似通っていれば大きな値をとる．以下は $K = 4$ のときの対比ベクトルの例である (図 16.4)．

先の仮説検定に対応させて $H_{0,c} : \varphi(\boldsymbol{c}, \boldsymbol{\mu}) = 0$, $H_{1,c} : \varphi(\boldsymbol{c}, \boldsymbol{\mu}) > 0$ を考える．$H_0$ の下では，任意の $\boldsymbol{c}$ に対して $H_{0,c}$ が成立することに注意する．次の検定統計量を考える．

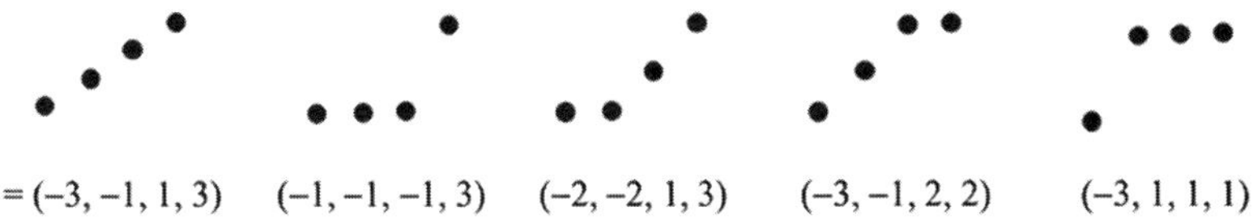

$c' = (-3, -1, 1, 3) \quad (-1, -1, -1, 3) \quad (-2, -2, 1, 3) \quad (-3, -1, 2, 2) \quad (-3, 1, 1, 1)$

**図 16.4** 対比の例: $K = 4$

$$T^c = \frac{\boldsymbol{c}'\bar{\boldsymbol{Y}}}{\sqrt{s^2 \sum_{k=1}^{K} c_k^2 / n_k}} \tag{16.7}$$

ここで，$\bar{\boldsymbol{Y}}' = (\bar{Y}_1, \ldots, \bar{Y}_K)$, $\bar{Y}_k = \sum_{i=1}^{n_k} Y_{ki}/n_k$, $s^2 = \sum_{k=1}^{K} \sum_{i=1}^{n_k} (Y_{ki} - \bar{Y}_k)^2/\nu$, $\nu = \sum_k n_k - K$ である．$T^c$ は，帰無仮説 $H_{0,c}$ の下で自由度 $\nu$ の $t$ 分布に従い，対立仮説 $H_{1,c}$ の下で非心度 $\gamma(\boldsymbol{c}, \boldsymbol{\mu}) = \boldsymbol{c}'\boldsymbol{\mu}/\sqrt{\sigma^2 \sum_{k=1}^{K} c_k^2/n_k}$ をもつ自由度 $\nu$ の非心 $t$ 分布に従う．

解析者は真の用量反応パターンを想定して対比ベクトル $\boldsymbol{c}$ を事前に指定する．しかし，真の用量反応パターンは一般に未知なので，対比ベクトルの指定を大きく誤ると検出力が小さくなってしまう．そこで，異なる用量反応パターンを表す対比ベクトルをいくつか用意し (たとえば，図 16.4 の 5 個の対比)，これらを同時に用いることで真の用量反応パターンを捉え損ねるリスクを減らすアプローチが考えられる．いま，$M$ 個の異なる対比ベクトル $\boldsymbol{c}_1, \ldots, \boldsymbol{c}_M$ を用意し，$\boldsymbol{c}_m$ を用いた検定統計量を $T_m^c$ で表す $(m = 1, \cdots, M)$．統計量 $(T_1^c, \ldots, T_M^c)'$ は，帰無仮説 $H_{0,c}$ の下で非心度ゼロの $M$ 次元多変量 $t$ 分布 $T_M(\nu; \boldsymbol{0}, \boldsymbol{R})$ に従う．ここに，相関行列 $\boldsymbol{R} = (\rho_{ij})$, $\rho_{ij} = (\sum_{h=1}^{K} c_{ih}c_{jh}/n_h)/\sqrt{\sum_{h=1}^{K} c_{ih}^2/n_h \sum_{h=1}^{K} c_{jh}^2/n_h}$ $(1 \leq i, j \leq M)$ である．そこで，帰無仮説 $H_{0,(\boldsymbol{c}_1,\ldots,\boldsymbol{c}_M)} = \bigcap_{m=1}^{M} H_{0,\boldsymbol{c}_m}$，対立仮説 $H_{1,(\boldsymbol{c}_1,\ldots,\boldsymbol{c}_M)} = \bigcup_{m=1}^{M} H_{1,\boldsymbol{c}_m}$ を考える (union-intersection test)．$H_{0,(\boldsymbol{c}_1,\ldots,\boldsymbol{c}_M)}$ は $H_0$ に対応することに注意する．検定統計量として $T_{\max} = \max(T_1^c, \ldots, T_M^c)$ を用い，$T_{\max} > q_\alpha$ であれば有意水準 $\alpha$ で $H_{0,(\boldsymbol{c}_1,\ldots,\boldsymbol{c}_M)}$ を棄却する．ここで，棄却限界値 $q_\alpha$ は多変量 $t$ 分布 $T_M(\nu; \boldsymbol{0}, \boldsymbol{R})$ の下で $\Pr(T_{\max} > q_\alpha) = \alpha$ をみたす．この検定の下で各対比に対する調整 $p$ 値を求め，有意な対比を同定することもできる．複数の対比が有意の場合には最も有意性の高い対比に基づいて用量選択を検討することが考えられる．

対比ベクトルは限られた $K$ 個の用量 $(d_1, \ldots, d_K)$ に関する用量反応パターンを表したものにすぎず，背後にある (滑らかな) 用量反応曲線を指定するものではない．そこで，対比を直接指定する代わりに，用量反応曲線 (たとえば，表 16.2) から対比を導く方法が提案されている[130]．想定した用量反応曲線 $f$ (用量反応関数に加えてパラメータ値も指定) に対して，用量 $(d_1, \ldots, d_K)$ に対する反応の母平均 $\boldsymbol{\mu}_f{}' = (\mu_{f,1}, \ldots, \mu_{f,K})$ を求め，対比検定の非心度 $\gamma(\boldsymbol{c}, \boldsymbol{\mu}_f)$ が最大となる対比 $\boldsymbol{c}_f$ を導く．なお，標準化のために条件 $\|\boldsymbol{c}_f\| = \sqrt{\boldsymbol{c}_f{}'\boldsymbol{c}_f} = 1$ を付加する．想定される複数の用量反応曲線に対して対比ベクトルを導出すれば，上記の $T_{\max}$ を用いた傾向性検定を行うことができる．有意な対比があればそれを導いた曲線モデルに基づいて推奨用量の検討 (16.3.2 項 c.

参照) を行うことができる[130].

対比を用いないアプローチも適用できる．順序対立仮説 (16.6) の制約を置いた最尤法 (**単調回帰**, isotonic regression) に基づく検定が適用できる (第 5 章)．2 値の反応変数に対する傾向性検定としては Cochran–Armitage 検定が代表的である (第 7 章)．これらの対比に基づかない検定は傾向性に関する**包括的検定** (overall test) である．つまり，検定が有意となった場合，(傾向性の存在は主張できるものの) なにか特定の用量反応パターンが示唆されることはない．

**b. 検定に基づく用量選択**

対照治療 (プラセボ) に対する優越性の多重検定に基づいて，治療効果の存在確認 (PoC)，ならびに，推奨臨床用量の選択を行うことができる．推測の対象は固定用量の下での母平均 $\boldsymbol{\mu}' = (\mu_1, \ldots, \mu_K)$ に限られるものの，用量反応曲線の仮定を置かない比較的緩やかな仮定の下で推測を行える．また，試験全体の第一種の誤りを厳密に制御するので，固定用量群に対する検証的な解析として位置づけることもできる．

次の帰無仮説，対立仮説を考える．

$$H_{0,k} : \mu_k < \mu_0 + \delta, \quad H_{1,k} : \mu_k > \mu_0 + \delta, \qquad k = 1, \cdots, K \tag{16.8}$$

ここで，$\delta$ はプラセボに対する試験治療の効果として臨床的に意味のある効果 (臨床効果) を表す．このとき，選択したい用量を

$$D = \min\{d_k : \mu_k > \mu_0 + \delta\} \tag{16.9}$$

と定義する．これは臨床効果を達成する最小の用量を表し，**最小臨床効果用量** (minimum effective dose, MED) とよぶ．もし反応の母平均の比 $\mu_k/\mu_0$ に基づいて臨床効果 $\lambda$ ($> 1$) を定めるのであれば，$H_{0,k} : \mu_k < \lambda\mu_0$, $H_{1,k} : \mu_k > \lambda\mu_0$ ($\mu_0 > 0$) を考えてもよい．なお，すべての用量で臨床効果がないとき，MED は存在しない．

最も単純な検定のアプローチは，複数の治療群を対照群と比較する検定，たとえば，Dunnett の検定 (第 5 章) の適用である．この検定でいずれかの用量群が有意となれば治療効果の存在を確認できる (PoC)．しかし，用量の順序性は考慮されないため，たとえば，低用量と高用量が有意であるが中用量は有意でない等，解釈に苦しむ結果が得られることがある．

これに対して用量の順序性を取り入れたアプローチの適用が考えられる．これはいくつかの傾向性の仮定の下でより高い検出力をもたらす[131]．いま，帰無仮説 $H_{0,1}, \ldots, H_{0,k}$ の共通部分 $H_k^* = \bigcap_{j=1}^k H_{0,j}$ (用量 $d_k$ 以下の用量は効果なし) を導入すると，$\{H_k^*\ (1 \le k \le K)\}$ は閉じた仮説の集まりとなる．これに**閉手順** (closed testing procedure) (第 5 章) を適用すると，次のステップダウンの方法を構成できる：最初に $H_K^*$ を有意水準 $\alpha$ で検定し，棄却されないなら全用量の帰無仮説を受容し (全用量で効果なし)，どの用量も選択せずに終了する．$H_K^*$ が棄却されれば用量 $K$ を外して $H_{K-1}^*$ を有意水準 $\alpha$ で検定，以下同様の手順を続ける．ここで，$H_k^*$ ($k = 1, \cdots, K$) の検定は対比検定のときと同様に union-intersection

の原理を適用し，$T_j = (\bar{Y}_j - \bar{Y}_0 - \delta)/s\sqrt{1/n_j + 1/n_0}$ $(j = 1, \cdots, k)$ の最大値 $T_{k,\max} = \max(T_1, \ldots, T_k)$ を検定統計量とし，$H_k^*$ の下での $T_{k,\max}$ の帰無分布に基づいて有意性を判定する．

上記の手順において最後に棄却された帰無仮説を $H_k^*$ とすると，$d_k$ 以上の用量で効果ありと判定する．すなわち，推奨用量は

$$\widehat{D} = \min\{d_j : H_j^* \text{が棄却}\} \tag{16.10}$$

(棄却された $H_j^*$ のうち最も小さな $j$ に対応する用量) として推定される．検定で有意となれば，治療効果の存在確認 (PoC) だけでなく，推奨用量が自動的に導かれる．上記の検定手順は，(16.8) におけるどの帰無仮説 $H_{0,k}$ (あるいはその組合せ) が真の下でも試験全体の第一種の誤り (family-wise error rate) を $\alpha$ 以下に制御する (強制御，strong control)．これより，$\Pr(\widehat{D} < D) \leq \alpha$ が成立し，$\widehat{D}$ は $D$ に関する上側 $100(1-\alpha)\%$信頼限界に対応する．

上記の検定手順は，母平均プロファイル $(\mu_1, \ldots, \mu_K)$ に対して傾向性の仮定 (16.6) を置いていないことに注意する．たとえば，用量反応関係が逆 U 字型 (ある用量まで反応上昇，途中から下降) の場合にも適用できる．少し緩い傾向性の仮定として，「$\mu_k \leq \mu_0 + \delta$ ならば $\mu_j \leq \mu_0 + \delta$ $(j < k)$」，かつ，「$\mu_k > \mu_0 + \delta$ ならば $\mu_j > \mu_0 + \delta$ $(j > k)$」を置くことができるならば別のステップダウンの手順を構成できる．逆に，さらに強い仮定として傾向性 (16.6) の対立仮説 $H_1$ を置くことが妥当であるならば Williams の検定 (第 5 章) が適用できる．以上の検定の比較については[131, 132] を参照されたい．

**c. 用量反応曲線の推定と用量選択**

ある被験者の用量 $d$ $(> 0)$ の下での反応 $Y$ に対して次の曲線モデルを仮定する．

$$Y = f(d, \boldsymbol{\theta}) + \epsilon, \quad \epsilon \overset{\text{i.i.d.}}{\sim} N(0, \sigma^2)$$

ここで，$\boldsymbol{\theta}$ はパラメータベクトルである．曲線 $f$ に基づいて用量選択を行う際には，$f(d, \boldsymbol{\theta}) = \gamma_0 + \gamma_1 f^0(d, \boldsymbol{\theta}^0)$ と変形すると便利である．つまり，用量反応性の情報は関数 $f^0$ によって捉えられる．表 16.2，図 16.5 は代表的な用量反応曲線の一部である．

パラメータ $\boldsymbol{\theta}$ は最小二乗法によって推定できるが，Gauss–Newton 法等の数値計算が必要である．2 値の反応変数に対してはロジスティックモデルが便利であり，パ

**表 16.2** さまざまな用量反応曲線

| 曲線 | $f(d, \boldsymbol{\theta})$ |
|---:|:---:|
| Linear | $\gamma_0 + \gamma_1 d$ |
| Emax | $\gamma_0 + \gamma_1 d/(\theta_1 + d)$ |
| Exponential | $\gamma_0 + \gamma_1 \exp(d/\theta_1)$ |
| Logistic | $\gamma_0 + \gamma_1/\{1 + \exp[(\theta_1 - d)/\theta_2]\}$ |
| Quadratic | $\gamma_0 + \gamma_1(d + \theta_1 d^2)$ |
| Beta | $\gamma_0 + \gamma_1 b(\theta_1, \theta_2)(d/\theta_3)^{\theta_1}(1 - d/\theta_3)^{\theta_2}$ |

ここで，$b(\theta_1, \theta_2) = (\theta_1 + \theta_2)^{\theta_1 + \theta_2}/(\theta_1^{\theta_1} \times \theta_2^{\theta_2})$

16

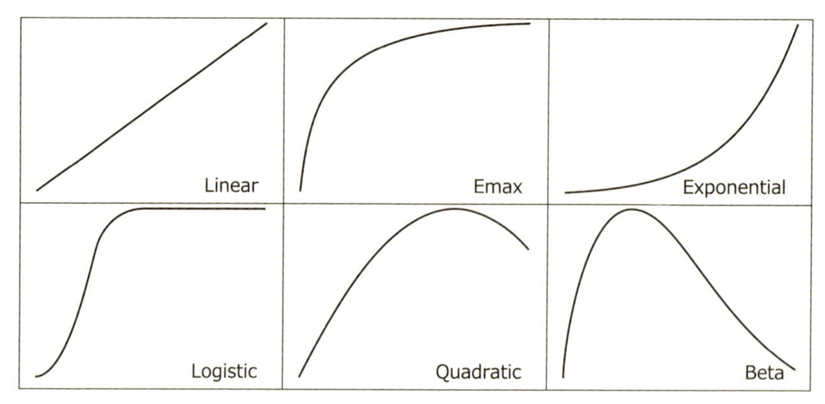


**図 16.5** さまざまな用量反応曲線

ラメータの推定は最尤法により行う．より複雑なモデルについては上坂[128] を参照されたい．

用量反応曲線に基づいて選択したい用量を定義する．治療効果の評価で用いられる最も代表的な定義は，プラセボ ($d_0 = 0$) に対する最小臨床効果用量 (MED) である．16.3.2 項 b. では離散的用量 $(d_1, \ldots, d_K)$ に対して MED を式 (16.9) で定義したが，連続的な用量を想定すると次のように定義できる．

$$D_f = \underset{d \in (d_1, d_K]}{\operatorname{argmin}} \{f(d, \boldsymbol{\theta}) > f(d_0, \boldsymbol{\theta}) + \delta\}$$

この定義は (第 III 相試験で用いる推奨用量として) 任意の用量に調整可能な場面で有用である．一方，製剤設計等の理由により，選択可能な用量が $(d_1, \ldots, d_K)$ に限られるときには次の定義を用いるとよい．

$$D_f^* = \underset{d_k \in (d_1, \ldots, d_K)}{\operatorname{argmin}} \{f(d, \boldsymbol{\theta}) > f(d_0, \boldsymbol{\theta}) + \delta\}$$

これは 16.3.2 項 b. の式 (16.9) の $D$ と本質的に同じである．

推奨用量の定義は他にも考えられる．たとえば，プラセボに対して達成しうる最大効果の内の $100p$%の効果を与える用量がその一つである．これは，プラセボに対する用量 $d$ の効果 $g(d, \boldsymbol{\theta}) = f(d, \boldsymbol{\theta}) - f(d_0, \boldsymbol{\theta})$ を用いて，

$$E = \underset{d \in (d_1, d_K]}{\operatorname{argmin}} \{g(d, \boldsymbol{\theta}) / g(d_{\max}, \boldsymbol{\theta}) \geq p\}$$

で表される．ここに，$d_{\max} = \operatorname{argmax}_{d \in (d_1, d_K]} g(d, \boldsymbol{\theta})$ である．

以下，MED を表す $D_f$ に基づく用量選択を考えるが，$E$ についても基本的な考え方は同様である．

$D_f$ の推定は，用量反応曲線の推定値に基づいて，

$$\widehat{D}_f = \underset{d \in (d_1, d_K]}{\operatorname{argmin}} \left\{ f(d, \hat{\boldsymbol{\theta}}) > f(d_0, \hat{\boldsymbol{\theta}}) + \delta \right\}$$

とするのが自然である．一方，プラセボに対して統計的優越性が要求される場面では，

$$\widehat{D}_{f,1} = \underset{d \in (d_1, d_K]}{\operatorname{argmin}} \{f(d,\boldsymbol{\theta}) > f(d_0,\boldsymbol{\theta}) + \delta, L_d > f(d_0,\boldsymbol{\theta})\}$$

$$\widehat{D}_{f,2} = \underset{d \in (d_1, d_K]}{\operatorname{argmin}} \{L_d > f(d_0,\boldsymbol{\theta}) + \delta\}$$

等が提案されている (図 16.6)[130]．ここで，$L_d$ は $f(d,\boldsymbol{\theta})$ に対する両側 $100(1-2\gamma)$ 信頼区間の下限である．



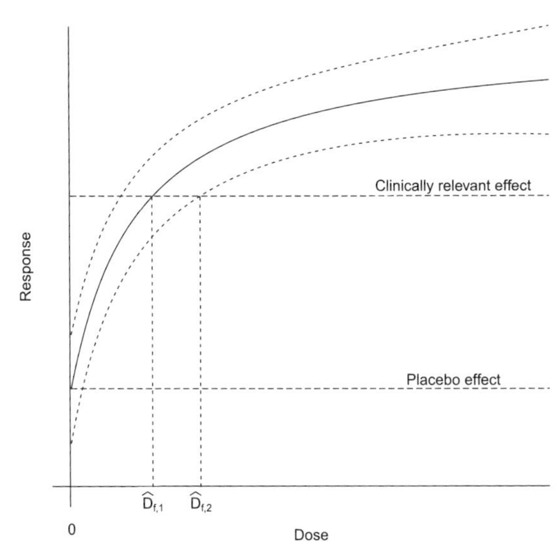


**図 16.6** 推定曲線に基づく MED の推定．実線は $f(d,\hat{\boldsymbol{\theta}})$，点線は両側信頼限界を表す．

以上 c. の方法は用量反応モデル $f$ の適切な指定を前提としているが，実際の適用ではモデルの誤特定の可能性を考える必要がある．いくつかの候補モデルに対して AIC や BIC 等のモデル選択基準の適用，モデル平均 (model averaging) に基づく推奨用量選択，用量反応曲線のノンパラメトリック推定等のアプローチが提案されている[133]．

**d.　適応的デザイン**

試験の途中で被験者数，治療群の設定，対象集団等の変更を許す適応的デザイン (adaptive design) についても数多くの提案がある．第 II 相試験は探索的試験と位置づけられるので適応的デザインの柔軟性は魅力的であるが，科学性，倫理性，実施体制も含めた実施可能性の面で慎重な検討が必要である．用量反応試験との関連では，試験途中での用量群の削除や追加を行う方法論が多重検定の枠組みで提案されている．他にも用量反応曲線の推定精度の基準に基づいて被験者数の再設計を行うデザイン等も提案されている[133~135]．

### 16.3.3 がん領域の第 II 相試験

従来のがんの薬物療法の多くは，無制限に増殖するがん細胞の DNA 複製や細胞分裂を阻害する**細胞傷害性抗がん剤** (cytotoxic drugs) を用いたものである．この種の薬剤に対しては，より大量の投与がより大量のがん細胞の殺傷につながるという仮定が根底にあり，臨床開発の手順として明確なものが確立している．典型的には，第 I 相試験において，がん患者を対象として安全面で許容できるぎりぎりの用量に相当する**最大耐用量** (maximum tolerated dose, MTD) を同定し，第 II 相試験においては，MTD に設定された試験治療を全被験者が受ける**単群試験** (single-arm trials) を行って腫瘍縮小等のレスポンスを評価する．この試験は PoC 試験と位置づけることができ，治療スクリーニングとしての役割が重要である．無効な治療に対する早期の開発中止は特に重要であり，試験内で多段階の評価を行う**多段階デザイン** (multi-stage designs) が検討されることが多い．比較的少数の被験者の評価となること，対照治療に相当する標準治療の過去の成績 (**ヒストリカルコントロール** (historical control)) との比較に基づくこと等から，ベイズ流アプローチの適用も多く検討されている．さらに，複数の候補治療を同時に調べて有望な治療をスクリーニングする**選択デザイン** (selection designs) が実施されることもある．

一方，1990 年代以降，がんの増殖に関わるシグナル伝達経路やがん細胞が特異的に生成するタンパク質等を標的とした**分子標的薬** (molecularly-targeted drugs) の開発が盛んである．分子標的薬に対しては，がんの増殖や転移を抑制する作用は期待できても，細胞傷害性抗がん剤のような腫瘍縮小効果は必ずしも期待できない．そこで，がんが進行せず安定した状態である期間を表す**無増悪生存期間** (progression-free survival time, PFS)，あるいは，進行がんでは**全生存期間** (overall survival time, OS) が評価されることが多い．これらのエンドポイントは，治療歴を含めた患者特性 (特に予後因子) や医療環境等の影響を大きく受けるため，ヒストリカルコントロールの設定はより困難となる．そこで，単群ではなく，標準治療を同時対照においた**第 II 相ランダム化デザイン** (randomized phase II designs) の適用が増加している．

近年は，バイオ技術の進展により，がんの個体差を分子レベルで捉えられるようになっている．分子標的薬の標的 (シグナル伝達経路やがん特異的分子の生成等) の状態も患者間で一様とは限らず，分子標的薬の効果が患者間で大きく異なることも多い．治療前の治療標的の状態を分子レベルで捉えたマーカーは治療効果の予測に役立つマーカーであり，**治療効果予測マーカー** (predictive markers) とよばれる．第 II 相試験においてマーカーの探索と治療効果の評価を試みる機会も増えている．

以下では，細胞傷害性抗がん剤の試験で伝統的に用いられてきた単群多段階デザインと選択デザイン，細胞障害性抗がん剤以外の治療に対する同時対照を置いたランダム化デザインについて紹介する．ベイズ流アプローチについては別途紹介する．分子標的治療の台頭によって，近年特に注目されている治療効果予測マーカーの探索や大規模第 II 相試験の枠組みについても簡単に紹介する．

### a. 単群多段階デザイン

全被験者に試験治療を施し，2 値の反応 (たとえば，腫瘍縮小あり，なし) を観察する試験を考える．被験者の母集団における反応率 (反応ありの確率) を $p$ で表し，仮説検定 $H_0 : p < p_0, H_1 : p > p_1$ を考える．$p_0$ は比較対照である標準治療の反応率として想定される値であり，ヒストリカルコントロールに基づいて定める．$p_1$ は試験治療に対して期待される，または，開発継続に値する (臨床的に価値のある) 反応率の値である．単群多段階デザインの最も代表的なものは **Simon の 2 段階デザイン** (Simon's two-stage design) である[136]．第一段階では，$n_1$ 名の被験者を対象とし，反応者数 $X_1$ が $r_1$ 以下なら $H_0$ を採択して試験を中止する (無効中止)．そうでなければ第二段階に進み，新たに $m$ 名の被験者を追加する．第二段階では，全被験者 $n$ 名 $(= n_1 + m)$ のうち，反応者数 $X$ が $r$ 以下であれば $H_0$ を採択，そうでなければ $H_1$ を採択して試験を終了する．真の反応率が $p$ の下で，$H_0$ が採択される確率は，



$$
\begin{aligned}
T(p) &= \Pr\{X_1 \leq r_1 \text{ or } (X_1 > r_1 + 1, X \leq r)\} \\
&= Bin(r_1; n_1, p) + \sum_{x=r_1+1}^{\min[n_1,r]} b(x; n_1, p) Bin(r - m; m, p)
\end{aligned}
$$

で表される．ここで，関数 $b$ と $B$ はそれぞれ二項分布の確率関数，累積確率関数である．デザインパラメータ $(n_1, r_1, n, r)$ は，第一種の誤り $1 - T(p_0) \leq \alpha$，第二種の誤り $T(p_1) \leq \beta$ の条件をみたすものとするが，これらの条件だけでは一意に定まらない．そこで，$H_0$ の下での期待被験者数 $n_1 + \{1 - Bin(r_1; n_1, p_0)\}m$ の最小化 (optimal 基準)，または，最大被験者数 $n$ の最小化 (minimax 基準) を加えることが提案されている．デザインパラメータの設定例を表 16.3 に示す．被験者数は多くても数十例であり，比較的小規模の試験となる．

**表 16.3** Simon の 2 段階デザイン．デザインパラメータ $(n_1, r_1, n, r)$ と $p_0$ の下での平均被験者数 ASN$(p_0)$: $\alpha = \beta = 0.1$

| | | optimal | | | minimax | | |
|---|---|---|---|---|---|---|---|
| $p_0$ | $p_1$ | $(n_1, r_1)$ | $(n, r)$ | ASN$(p_0)$ | $(n_1, r_1)$ | $(n, r)$ | ASN$(p_0)$ |
| 0.10 | 0.25 | (21, 2) | (50, 7) | 31.2 | (27, 2) | (40, 6) | 33.7 |
| 0.10 | 0.30 | (12, 1) | (35, 5) | 19.8 | (16, 1) | (25, 4) | 20.4 |
| 0.20 | 0.40 | (17, 3) | (37, 10) | 26.0 | (19, 3) | (36, 10) | 28.3 |
| 0.30 | 0.50 | (22, 7) | (46, 17) | 29.9 | (28, 7) | (39, 15) | 35.0 |
| 0.40 | 0.60 | (18, 7) | (46, 22) | 30.2 | (28, 11) | (41, 20) | 33.8 |
| 0.50 | 0.70 | (21, 11) | (45, 26) | 29.0 | (23, 11) | (39, 23) | 31.0 |

実際の適用では，解析時の被験者数が事前に定めた被験者数 ($n_1$ や $n$) に一致しないことが起こりうるため (特に多施設試験)，効果の判定を検定の $p$ 値等に基づいて行うこともある[137]．上記のデザインは，理論上，3 段階以上に拡張することが可能であるが，実施の容易さから 2 段階までとすることが多い．また，無効中止に加えて，有

効中止の基準を設けることもできる．しかし，有効中止を必要とする倫理的な理由は特になく，むしろ，有効中止せずに試験を継続し，効果・安全性のデータを集積することが多い．なお，試験終了後の反応率の推定では，多段階評価を考慮した方法がいくつか提案されているが，統計量のとりうる値に関する確率的順序を計画されたすべての解析時点を通して定義する必要がある[138]．ベイズ流の推定については 16.3.3 項 d. を参照されたい．

単群デザインの最大の特徴は，シンプルであることと，比較的少ない被験者で実施できることである．しかし，信頼できるヒストリカルコントロールの存在が前提である．$p_0$ に対しては被験者集団が (試験治療でなく) 比較対照である標準治療を受けたときに得られるであろう反応率を想定することになるが，これより低く (高く) 設定してしまうと第一種の誤り (第二種の誤り) の増大を招く．一般に，単群デザインは新規の単一治療 (monotherapy) の評価に向いている．新規治療 (たとえば，分子標的薬) と標準治療 (細胞傷害性抗がん剤のレジメン) との併用を試験治療とする場合には，標準治療の影響を大きく受けるために後に述べる標準治療を同時対照においたランダム化試験 (本項 c.) が一般に望ましい[139]．

**b.　選択デザイン**

選択デザインは，被験者を複数の試験治療群 (異なる薬剤/用量) にランダムに割り付け，最も成績の良い治療を選択するデザインであり，仮説検定ではなく，順位づけと選択 (ranking and selection) に基づくデザインである．多くの候補治療を一度に調べる治療スクリーニングとして魅力的であるが，治療間には安全性やコスト面で大きな違いがないことが前提である．最も単純なデザイン基準は，$K$ 個の治療のうち，最も反応率の高い治療 (ベストな治療) の反応率 $p_b$ が 2 番目に高い治療よりも反応率が $\delta$ だけ高いとき，ベストな治療を選択する確率 (選択確率) を一定以上 (たとえば，90%以上) とするものである．表 16.4 は，$\delta = 0.15$，選択確率が 90%以上のときの 1 群当たりの必要被験者数を示す[140]．なお，PFS 等の生存アウトカムを評価する場合への拡張も可能である．しかし，以上のデザインでは，たとえすべての試験治療の反応率が一様に低くても必ず一つの治療が選択されてしまう．この問題を解決するために，各治療群に対して本項 a. の単群多段階デザインを適用してヒストリカルコントロールとの比較を組み入れることが行われる[141]．

**c.　同時対照を置いたランダム化デザイン** (ランダム化第 II 相デザイン)

PFS や OS を主なエンドポイントとした試験のように，信頼できるヒストリカルコントロールの設定が困難な場合には，比較対照である標準治療を同時対照においたランダム化デザインが有力となる[139]．このデザインにより，試験治療の有効性・安全性に関する偏りのない推測が可能となるが，標準治療の成績を (固定値とするのでなく) データから推定することになるので推測の精度が低下する．一つの現実的なアプローチとして，ランダム化試験を (検証的試験でなく) 治療スクリーニングの試験と捉えて，試験全体の第一種の誤り $\alpha$，第二種の誤り $\beta$ を $10 \sim 20$%程度まで緩めること

**表 16.4** 選択デザインの必要被験者数 (群当たり)：$\delta = 0.15$, $\psi = 0.90$

| $p_b$ | $K=2$ | $K=3$ | $K=4$ |
|---|---|---|---|
| 0.25 | 21 | 31 | 37 |
| 0.35 | 29 | 44 | 52 |
| 0.45 | 35 | 52 | 62 |
| 0.55 | 37 | 55 | 67 |
| 0.65 | 36 | 54 | 65 |

**表 16.5** PFS 割合を比較するランダム化第 II 相試験の必要被験者 (2 群の合計)

| | 2 群の PFS 割合 | | |
|---|---|---|---|
| $(\alpha, \beta)$ | $(0.2, 0.35)$ | $(0.2, 0.4)$ | $(0.4, 0.6)$ |
| (0.1, 0.1) | 256 | 156 | 182 |
| (0.1, 0.2) | 184 | 112 | 132 |
| (0.2, 0.2) | 126 | 78 | 90 |

が提案されている[142]．表 16.5 はこのときの必要被験者数の例である．$\alpha$，$\beta$，さらに効果サイズを大きくとることで 100 例を下回る被験者数の設定も可能であるが，一般に単群試験の数倍の被験者数が必要となる．

選択デザイン (16.3.3 項 b.) において同時対照を取り入れることも考えられる．たとえば，第一段階でベストな治療を選択し，第二段階で選択治療と同時対照を比較するデザインが提案されている[143]．

**d. ベイズ流アプローチ**

本項 a. では，標準治療，試験治療の反応率 $p_0$, $p_1$ に特定の値を指定する頻度論流のデザインを考えたが，特に $p_0$ に対して適切な値を指定することは一般に難しい．これに対して，ベイズ流アプローチは，真の反応率の設定における不確実性，あるいは，真値に関する信念の度合いを表現した事前分布を導入することでより確かで精度の高い推測を試みるものである．基本的には多段階デザインを想定することが多いが，デザインパラメータ (段階数，各段階での被験者数と中止基準) は，頻度論流デザインと同様に，試験全体の作用特性 (第一種の誤り，検出力，最大・期待被験者数等) を踏まえて設定する．複雑なデザインの作用特性の評価は数値実験で行うのが現実的である．

反応率の事前分布を定めるうえで，二項分布と共役の関係にあるベータ分布 $Beta(a,b)$ (確率密度関数 $f(p;a,b) = p^{\alpha-1}(1-p)^{\beta-1}/B(a,b)$, $B(a,b)$ はベータ関数；第 28 章参照) を用いると便利である．ここで，$a+b=m$ は有効サンプルサイズ (effective sample size) に相当する．たとえば，過去に標準治療 S を $m_{\mathrm{S}} = 40$ 名が受け，反応者数が $a_{\mathrm{S}} = 8$ 名というデータがあれば，事前分布として，$p_{\mathrm{S}} \sim Beta(a_{\mathrm{S}}, m_{\mathrm{S}} - a_{\mathrm{S}}) = Beta(8, 32)$，あるいは，情報量を半分程度に小さく査定して (discount)，$p_{\mathrm{S}} \sim Beta(4, 16)$ 等と指定する．別のアプローチとして，医師の臨床経験等から最も想定される反応率の値 (最頻値) や存在範囲 (10 〜 90%点等) に基づいて事前分布を導くこともある．これに対して，試験治療 E の反応率 $p_{\mathrm{E}}$ に関する事前情報は一般に乏しい．そこで，$p_{\mathrm{E}}$ の事前分布として，無情報事前分布 $p_{\mathrm{E}} \sim Beta(a_{\mathrm{E}}, b_{\mathrm{E}}) = Beta(1,1)$ (一様分布)，あるいは，$m_{\mathrm{E}} = a_{\mathrm{E}} + b_{\mathrm{E}} = 2 \sim 10$ 程度の小さな情報量をもつベータ分布を指定するのが妥当であろう[144]．いま，単群多段階試験において，合計 $n_{\mathrm{E}}$ 名の被験者に対して $x_{\mathrm{E}}$ 名の反応を観察したとする．このとき，事後分布 $p_{\mathrm{E}}|x_{\mathrm{E}} \sim Beta(a_{\mathrm{E}} + x_{\mathrm{E}}, b_{\mathrm{E}} + n_{\mathrm{E}} - x_{\mathrm{E}})$ が得られる (合計 $m_{\mathrm{E}} + n_{\mathrm{E}}$ 名に対して，$a_{\mathrm{E}} + x_{\mathrm{E}}$ 名の反応に相当)．これに基づいて事後確率

$$\Pr(p_{\mathrm{E}} > p_{\mathrm{S}} + \delta | x_{\mathrm{E}}) \\ = \int_0^{1-\delta} \{1 - F(p + \delta; a_{\mathrm{E}} + x_{\mathrm{E}}, b_{\mathrm{E}} + n_{\mathrm{E}} - x_{\mathrm{E}})\} f(p; a_S, b_S) dp \qquad (16.11)$$

を考える．ここで，$\delta$ は臨床的に意味のある効果サイズを表す．$f$, $F$ はそれぞれベータ分布の確率密度関数，累積分布関数である．このとき，

$$\Pr(p_{\mathrm{E}} > p_{\mathrm{S}} + \delta | x_{\mathrm{E}}) \leq \psi_L \in [0.01, 0.05] \text{ ならば治療 E は無効}$$
$$\Pr(p_{\mathrm{E}} > p_{\mathrm{S}} | x_{\mathrm{E}}) \geq \psi_U \in [0.95, 0.99] \text{ ならば治療 E は有効}$$

と判定して試験を中止するというルールが考えられる[144)]．なお，試験終了時点での試験治療の反応率の推定 (事後平均，信用区間等の計算) はその時点での事後分布 $p_{\mathrm{E}} | x_{\mathrm{E}} \sim Beta(a_{\mathrm{E}} + x_{\mathrm{E}}, b_{\mathrm{E}} + n_{\mathrm{E}} - x_{\mathrm{E}})$ に基づいて行えばよい．

治療 S を同時対照としたランダム化試験においても同様の基準を考えることができる．治療 S の群において $n_{\mathrm{S}}$ 名のうち $x_{\mathrm{S}}$ 名の反応があったとする．このとき，(16.11) 式において，事前分布 $f(p; a_{\mathrm{S}}, b_{\mathrm{S}})$ を事後分布 $f(p; a_{\mathrm{S}} + x_{\mathrm{S}}, b_{\mathrm{S}} + n_{\mathrm{S}} - x_{\mathrm{S}})$ で置き換えて事後確率を計算すればよい．複数の試験治療と同時対照を比較する多群試験では試験治療別に同時対照に対する事後確率を計算し，上記と同様の有効・無効中止基準を考えることができる．

ベイズ流の予測分布に基づくデザインも考えられる．具体的に，試験の途中で $n$ 名に対して $x$ 名の反応を観察したとし，試験を最後まで継続したときの総被験者数は $N$ 名に定められているとする．すなわち，最終解析までに，被験者 $n^*$ 名 $(= N - n)$ における反応者数 $X^*$ (確率変数) のデータが新たに加わることになる．ベータ事前分布 $Beta(a, b)$ を用いるとき，$X^*$ の予測分布は次の確率関数をもつベータ二項分布となる．

$$g(x^* | x) = \binom{N - n}{x^*} \frac{B(a + x + x^*, b + N - x - x^*)}{B(a + x, b + n - x)}$$

なお，予測分布の導出では，登録患者の特性，医療環境等は最終解析まで変わることはなく，反応率の真値 $(p)$ は一定であることを前提としている．予測分布を用いて最終解析時に試験治療が有効と判定する確率 (試験の成功確率) を評価できる．たとえば，単群多段階試験において，最終解析時の総反応者数が $x + X^* \geq c$ をみたす場合に試験治療を有効と判定するとき，成功確率は $Q(x) = \sum_{x^*=0}^{n^*} g(x^* | x) I(x + x^* \geq c)$ と計算できる．ここで，$I$ は指示関数である．同時対照を置いた比較試験では，治療群別の反応数の予測分布に基づいて，最終解析時の群間比較で試験治療が有効と判定される確率を評価すればよい．中間解析での中止基準としては，たとえば，成功確率が $\phi_L \in [0.01, 0.05]$ 以下なら無効中止，$\phi_U \in [0.95, 0.99]$ 以上なら有効中止といったものが考えられる．

なお，後続の試験のコストや被験者数に基づく効用関数を定義したうえでのフルベイズの方法も提案されている[145]．

**e.　治療効果予測マーカーに基づく第 II 相試験**

分子標的治療の多くはがんの増殖に関わる特定のシグナル伝達経路を標的としている．分子標的治療の標的と治療の作用機序が十分理解できており，さらに，標的の状態を規定するマーカー (遺伝子変異や受容体の増幅等) が同定され，正確に測定できるならば，このマーカーに基づいて患者を限定することでより効率的な試験を行うことができる (エンリッチメント試験；16.7 節)．しかしながら，実際には上記の条件が成立しないことも多く，第 II 相試験のなかで候補マーカー (場合によっては多数のマーカー) の探索と治療効果の評価が試みられることが多い．このような試みを前向きに行う単群多段階試験 (本項 a.)，ランダム化試験 (本項 c.) のデザインについてはベイズ流アプローチも含めて多くの提案がなされている[146]．

分子標的治療の開発が今後進展することで第 II 相試験，さらには臨床開発全体の進め方が大きく変わりうる．類似の標的，さらには，異なる標的をもった分子標的治療が次々と開発されるなかで，それぞれの治療，あるいは，治療の組合せに対して，適切な患者集団の探索と治療効果の評価を同時に，または，逐次的に行うための試験プラットフォームの構築が一つの方向性である．特定のがん種を対象とした試験 (umbrella platform/trials) がその例である[147, 148]．その一方で，部位や病理学に基づく従来型の診断・治療に代わって，がんの増殖や悪性化の分子機構に基づく診断・治療が今後さらに進むことが予想され，これに沿った形で試験の枠組みも変わりうる．特定の分子治療標的を有する患者をがん種を問わず対象とした試験 (basket trials) の適用が海外を中心に増加している[149]．以上の第 II 相試験の試みは，希少疾患に対する新しい第 II 相試験の枠組みとしても捉えることができる．

## 16.4　第 III 相試験

第 III 相で行われる比較試験は，被検薬の既存薬あるいはプラセボに対する有効性を評価する臨床試験であるが，重要なことは，第 II 相までに得られた安全性，有効性，用量設定等をベースに設定された仮説を統計学的に検証する試験であり，承認に関わる科学的証拠を提示することを目的とする．したがって，その趣旨に沿って，予想されるバイアス (bias) を最小にして十分な精度 (precision) で，かつ，臨床的な意味のある「治療効果の大きさ (effect size)」を推定できるように入念にプロトコルを作成しなければならない．少なくとも次の要素は必須である：

1）対象患者集団の適格条件 (選択・除外基準) を明確に定義する
2）勝負するプライマリーエンドポイント (primary endpoint) を決める
3）新治療と比較する治療を受ける対照群 (control) を設定する
4）治療は無作為に割り付ける (random allocation)

5) 適切な試験デザインを決める
6) 評価するための統計手法 (statistical method) を決める
7) 必要な症例数 (sample size) を決める
8) 試験に参加する同意を文書で得る (informed consent)
9) 測定されたデータに基づいて統計学的に評価 (statistical analysis) する

### 16.4.1 対象患者の適格条件

対象患者の適格条件 (eligibility criteria) は通常，選択基準 (inclusion criteria) と除外基準 (exclusion criteria) からなり，当該治療法が適用できる範囲すなわち標的母集団を規定する意味で重要である．一般に選択基準は性，年齢，臨床診断，病状等を制限し，除外基準は参加者の安全性を保証するために設定される．しかし，臨床試験への参加者は標的母集団からの無作為標本ではなく，自らの意思で来院した患者から選ばれているので，プロトコルで想定された標的母集団と現実に適用できる集団との間にはずれがある．また，臨床試験の多くは多施設共同試験の形態をとり，さまざまな地域，施設で試験が行われるが，問題はそれぞれの試験に参加する患者の特性，治療を施す医師の特性 (専門性，経験の違い)，施設の特性 (規模の違い)，さらには，地域特性 (いわゆる地域差) としてのベースラインリスクが異なるのが常であり，治療の効果もその特性に依存して変化するのが普通である．したがって，「この臨床試験の結果は，試験には参加していないが，年齢，性，重症度，など同じような特性をもつ標的母集団へ一般化できるだろうか」という外部妥当性 (external validity)，一般化可能性 (generalizability) の問題がつねに存在する．この意味で，プロトコルでは，試験結果が公表されたとき，標的母集団からのずれの方向性とその程度を評価できるように試験環境と実施施設を明確に記述する必要がある．

### 16.4.2 エンドポイント

治療効果を正確かつ精密に測定できる評価項目，エンドポイント (endpoint) を検討することはきわめて重要である．一般に，治療効果を測定するためのエンドポイントはいくらでも探すことができるが，観察される「効き目」は項目によって異なる．エンドポイントの候補となる項目のなかから，理論的にもある程度サポートされ，かつ観察される「効き目」が最大と期待される一つの項目，あるいは，複数の項目群，を選択する必要がある．もしその項目が経時的に観察される場合には最も関心の高い評価期間も一緒に選択しなければならない．これが主要評価項目，プライマリーエンドポイント (primary endpoint) である．主要評価項目は症例数 (sample size) の計算に利用される点でも重要である．主要評価項目以外の興味ある評価項目を副次的評価項目 (secondary endpoints) とよぶ．主要であれ副次的であれ，すべての評価項目は誰が見ても同じ解釈が得られるように明確に定義，測定されなければならない．

思いつくままに筆者が経験したエンドポイントを表 16.6 に掲載した．それぞれ，疾

**表 16.6** エンドポイントの例

| 疾患 | エンドポイント |
|---|---|
| がん患者 | 死亡 (overall, disease-specific)<br>無症候期間 (disease-free interval), QOL |
| HIV 陽性，AIDS | CD4, CD4% CD8, CD8%, 死亡 |
| 脳梗塞 (急性期) 患者 | modified rankin scale, Japan stroke scale<br>Glasgow outcome scale, NIH stroke scale |
| 勃起不全患者 | 性交に十分な硬さの勃起に達した回数，性交できた回数 |
| 慢性リンパ性白血病患者 | 日本癌治療学会の固形がん化学療法直接効果判定基準 |
| 本態性高血圧症 | 収縮期血圧，拡張期血圧，トラフ/ピーク比 (24 時間血圧) |
| 通年性鼻アレルギー | 鼻症状 (くしゃみ発作，鼻汁，鼻閉) スコア (患者日誌) |
| 慢性蕁麻疹，アトピー性皮膚炎 | 掻痒の症状スコア (患者日誌) |
| B 型慢性活動性肝炎 | DNA-polymerase, HBe 抗原，肝機能改善度 (ALT) |
| C 型慢性肝炎 | 肝機能改善度 (ALT)，HAI スコア，繊維化の分類基準 |
| C 型慢性肝炎高ウイルス血症 | HCV-RNA の陰性化 |
| 肝硬変に伴う筋痙攣 (こむら返り) | 筋痙攣の出現回数 |
| 子宮筋腫患者 | 子宮筋腫核体積の縮小率，症状の改善 |
| 中枢性思春期早発症 | ゴナドトロピン分泌抑制，性腺ホルモン分泌抑制<br>二次性徴の退行あるいは進行抑制 |
| 喘息 | 発作の頻度，QOL, $FEV_1$, FVC |

患の特徴を反映したエンドポイントが導入されているが，その妥当性の検討が十分になされた結果かというと必ずしもそうでないようである．一つの項目の測定値がエンドポイントになる場合もあるし，多くの項目の合成得点としての「スコア」がエンドポイントとなる場合もある．いずれにしても，エンドポイントとして採用する場合には，その妥当性 (正確度と精密度) に関する検討が必要である．さらに，多施設共同試験の場合は施設間差をなく (小さく) する工夫も重要である．エンドポイントが臨床検査項目であれば，統一測定はその工夫の典型である．つい最近まで日本で頻繁に使用されてきた「主治医判定」は治療効果の特徴を消し，かつ，主治医の経験，主観の差などよる担当医間差 (施設間差) が大きいきわめて不適切なエンドポイントであった．
複数のエンドポイントが選択された場合，治療効果ありと判定するためのルールとしては，次の二つが一般的である．

- すべてのエンドポイントが統計学的に有意となる必要がある
- すくなくとも一つのエンドポイントが統計学的に有意となればよい

前者の場合は，「治療効果の内容」から必然的に複数のエンドポイントが同時に満足されなければならないことが導かれる場合である．後者の場合は，どのエンドポイントも同程度の効き目が期待され，どれが最適なエンドポイントが迷う場合に複数選択される．しかし，この場合は検定の多重性の問題が生じ (第 5 章参照)，エンドポイントの数が増えれば検出力は必然的に落ちるので数の決定には慎重を要する．

時には，治療効果の測定が簡単でない場合もある．たとえば，肝硬変患者の「腹水」を減少させる効果をもつと考えられる治療法のエンドポイントとしては何が適切だろうか？ 腹水のある場所，形，体積が患者によって異なり，複数の部位の可能性がある．治療効果を正確に評価するという観点から，腹部全体に存在する腹水を同定し，その体

積 (重量) を計測する工夫を考えるべきであろう．既存の検査が存在しないからといって，簡単に計測できる「体重の変化」だけで代替できると考えるべきではないだろう．

### 16.4.3 対照群の設定

今日の対照群 (control group) あるいは同時対照群 (concurrent control group) を置いた第 III 相試験の最初のモデルは，英国の BMRC (British Medical Research Council) が行った肺結核患者治療のストレプトマイシン (Streptomycin) の臨床試験[150) ]であるといわれている．ストレプトマイシンの抗結核活性は 1944 年に米国で発見されたが，1946 年までは対照を置いた試験は実施されなかったようである．その頃，BMRC がストレプトマイシンの抗結核効果を検証するための臨床試験を計画していたが，提供されていたストレプトマイシンの数が足りなかったのである (実はこれが幸運だった)．その臨床試験の研究グループのなかに，世界で最初に *The Principles of Medical Statistics*[151)] を著したあの Bradford Hill 教授がいたのである．彼は，「同時対照を置くこと」「乱数表を利用して無作為に割り付けること」等の統計的評価に必要不可欠な要素を含んだ厳密な試験計画を立てた中心人物であった．その頃の唯一の治療法は，安静療法 (bed-rest) であった．この意味で，対照群として「安静療法群」を選ぶことには特に困難はなかったようである．さらに，BMRC に提供されたストレプトマイシンの数に限りがあって，全員にストレプトマイシンを投与できなかった，という理由も安静療法群を対照群とすることに幸いしたようである．割付けは Bradford Hill 自身によりいわゆる封筒法 (sealed envelope) で行われた．もちろん，割付けの内容は彼だけが知っていたのである．英国の七つの施設で 109 名が登録され，そのうち 2 名が 1 週間以内に死亡したため，残りの 55 名が S 群，52 名が C 群に割り付けられた．C 群は 6 か月間の安静療法，S 群は 6 か月間の安静療法に加えて，最初の 4 か月間は毎日 4 回の静注で 2 mg のストレプトマイシンを投与された．エンドポイントは割付け前と割付け 6 か月後の肺のレントゲン写真の陰影の変化であった．その評価は試験とは独立に組織された (群の情報は知らない) 3 人の専門の読影者が独立に評価し，評価の食い違いがみられた場合に協議して評価している．その結果が表 16.7 である．表から明らかなように，その差は高度に有意である．

**表 16.7** 治療前と治療後 6 か月時点でのレントゲン写真の陰影から判断した評価

| レントゲン写真による評価 | ストレプトマイシン群 数 (%) | 対照群 数 (%) |
|---|---|---|
| 著明改善 | 28 ( 51) | 4 ( 8) |
| 中程度改善 | 10 ( 18) | 13 ( 25) |
| 不変 | 2 ( 4) | 3 ( 6) |
| 中程度悪化 | 5 ( 9) | 12 ( 23) |
| 著明悪化 | 6 ( 11) | 6 ( 11) |
| 死亡 | 4 ( 7) | 14 ( 27) |
| 計 | 55 (100) | 52 (100) |

この無作為化比較試験の「発見」も，他の分野の世界的発見と同様，不純な動機であったのは面白い．つまり，ストレプトマイシンの数が足りなかったことが無作為割付けの必要性につながったと考えられる．Hill[152] も，もし十分な数の薬が提供されていたら，無作為割付けが実施されたかどうか疑わしかった，と後に述べている．

もちろん，一般に対照群の選び方は無条件ではない．新しい治療法以外の治療法といっても，当然ながら，新しい治療法より劣っていることがわかっている治療法は選べない．その時点で最も効果のある治療法を選ぶべきであり，治療法の有効性・安全性の優劣がわからない，つまり，優劣に関する科学的なエビデンスがないから臨床試験を行うのである．もしそのような標準治療薬がなければ対照群にはプラセボ (placebo) を投与することになる．プラセボはさまざまな重要な役割がありそれは 16.4.8 項でより詳しく解説する．



### 16.4.4 無作為割付け

**無作為割付け** (random allocation) の重要な役割は主に次の三つにまとめられる．第一に，それはどの参加者にどの治療法を割り当てるかに関する**選択バイアス** (selection bias) を排除できる．それがなければ，重症 (軽症) だからこちらの治療法へ，等という担当医による恣意的な選択がまかり通り，重要な予後因子の分布に結果として重大な偏りが生じてしまう可能性が大である．これは**交絡バイアス** (confounding bias) につながる．第二に，それは治療法の割付け後に，どちらの群に割り付けられたかを知ってしまうことによる評価バイアスを防ぐための**盲検** (ブラインド) **化** (blinding, masking) を容易に導入することができる．第三には，比較される異なる治療群のエンドポイントに観察される差は，治療効果の差と偶然変動 (chance) の二つに分離できるという確率モデルを導入することができる，つまり，無作為割付けによる偶然誤差の大きさを基準にした統計的検定が実施できるのである．したがって，理想的には，まったく予測が不可能な完全無作為化 (complete randomization) で割り付けるべきであるが，症例数が大きい大規模試験でない限り，各群に割付けされた数に予測不可能な不均衡 (imbalance) が生じ，統計解析の一般原則「同数割付け (検出力最大となる)」に反し，一般には好ましくない．そこで，実際には完全な無作為化ではない制約のある無作為化 (restricted randomization) が利用されている．

試験によっては，新しい治療法の経験を多くしたい，コストを制限するために，等という理由から故意に割付け比率を 1 : 1 から 1 : 2 等と不均衡にする割付け方法を採用する場合がある．その場合にはその理由と割付比率を明記しなければならない．時には，random という表現が誤って使用されている場合が文献に散見される．たとえば，患者を交互に割り付ける方法，施設コードを利用した割付け法，患者の誕生日を利用した割付け法等である．これらはすべて random allocation ではないので，結果としてバイアスを生じる場合が少なくない．制約のある無作為化 (割付法) として代表的な方法として三つの方法がある．置換ブロック法，層別無作為化法，それに最小化法である.

- 置換ブロック法 (permuted block)：「一定の症例数ごと」に同数割付けを保証する方法
- 層別無作為化法 (stratified randomization)：重要な交絡因子で層別し各層内で独立に無作為割付け (置換ブロック法の採用が多い) する方法
- 最小化法 (minimization method)：患者が登録されるたびに (最初の登録患者は完全無作為化する), それぞれの層別因子ごとの症例数の不均衡の最小化をする方法

詳細は 16.5 節を参照のこと．ただ，せっかく立派な予測不可能な割付け表を事前に作成したとしても，次にエントリーされる患者に割り付けられる治療群の情報が担当医に漏れてしまうと，担当医の判断により実際に次にエントリーする予定の患者がエントリーから外されたり，次の順番に後送りされたりと，割付け違反が生じる可能性が否定できない．したがって，割り付ける際に担当医の判断による変更が不可能な機械的な割付けの方法を工夫しなければならない．たとえば，完全な予測不可能な割付け表を作成できたとしても，それを運用する際に，割付けの順番の数字 $(1, 2, \cdots)$ が書かれた封筒を用意し，それらのなかに外からはみえないようにして割り付ける群 (例：placebo or new drug) のいずれかを明記した用紙を入れ各施設に配布する，いわゆる封筒法では，担当医が簡単に封筒を開けてしまい割付け違反が生じてしまう可能性が大である．このような違反を防ぐ代表的な割付方法の一つは，第三者の中央登録センターを設置することである：

1) 割付け表の運用は試験とは独立な第三者 (外部の割付けセンター) に依頼する.
2) 試験にエントリー予定の患者が来院すると，担当医はプロトコルで決められた選択基準に合致し除外基準に抵触しない適格患者であることを確認し，文書同意を得たことを示す登録チェックリストを作成する.
3) 次に，外部の割付けセンターに電話し，登録チェックリストの情報を伝えて割付けされる群の情報をもらう，あるいは登録チェックリストを割付けセンターに FAX し，割付けされる群の情報を FAX で入手する．最近では，インターネットの普及により Web ベースでの患者登録，割付けを行うシステムが普及しているようである.

Schulz et al.[153] によると，妊娠と出産に関連する臨床試験 250 を選んで割付け情報の管理方法と介入の効果の大きさを検討したところ，割付けの順番の隠ぺいが不完全あるいは不適切な試験ほど介入効果が大きい (オッズ比にして 30～40%程度増加した) 結果が得られたという．割付けの順番は統計家が作成し，組入れは担当医が行い，そして割付けは第三者が行うのが最も望ましい姿であろう.

### 16.4.5 基本的な試験デザイン

ここでは，第 III 相試験で基本的なデザインにおける治療効果 (treatment effect)

**表 16.8** 1 人の患者に対する理想的な試験デザイン

| | 時点 $t_0$ | | 時点 $t_1$ |
|---|---|---|---|
| 治療法 A: | $X_0$ | $\Longrightarrow$ | $x_A$ |
| 治療法 B: | $X_0$ | $\Longrightarrow$ | $x_B$ |

の意味を考えてみよう．まず，表 16.8 に示す実験を考えてみよう．治療の効果を評価する尺度としてある検査値 $X$ を考え，検査値が減少すれば「効果がありそう」と考え，その大きさを「減少量」で評価するものと考える．ある 1 人の患者に対して時点 $t_0$ で治療法 A を開始し，時点 $t_1$ でその効果を評価するものとする．時点 $t_0$ での検査値が $X_0$ であり，時点 $t_1$ での検査値が $X_A$ であれば，治療法 A を投与した結果として検査値は $X_0 - X_A$ だけ減少したことになる．一方，治療法 B についても，もし，まったく同じ患者にまったく同じ時点 $t_0$ で治療法 B を開始し，まったく同じ時点 $t_1$ で評価できるものと仮定しよう．すなわち，時点 $t_0$ の検査値は先ほどと同じ $X_0$ であるが，治療法 B の結果として時点 $t_1$ での検査値が $X_B$ であったとしよう．治療法 B の結果として検査値は $X_0 - X_B$ だけ減少しているから，ある 1 人の患者に対する治療法 A の B に対する効果の大きさは

$$\text{effect size} = (X_0 - X_A) - (X_0 - X_B) = X_B - X_A \tag{16.12}$$

と計算できることになる．患者母集団から無作為に抽出された $n$ 人の患者を対象に同じ試験を独立に繰り返すことにより効果の大きさの分布，平均的な効果の大きさ，患者の特性に応じた治療効果等が推測できることになる．

しかし，このような実験は明らかに不可能である．異なった 2 種類の治療法を同時に開始することは可能であっても，評価時点にそれぞれの治療法に反応した検査値の大きさ $X_A, X_B$ をそれぞれ独立に測定することは不可能であるからである．現実には $X_A = X_B$ となる．そこで，同じ患者に対しては同時進行で比較できないのなら，違う時点を選べば比較することができるのではないだろうか？ そこで表 16.9 に示す実験を考えてみよう．つまり，治療法 A の評価が終了してから治療法 B の評価を試みるデザインである．この場合の治療法 A の B に対する効果の大きさは

$$\text{effect size} = (X_0 - X_A) - (X_2 - X_B) \tag{16.13}$$

と計算できることになる．これなら，確かにうまくいきそうかもしれない．しかし，このデザインにも次の落とし穴がある：

- 治療法 A によりほぼ完治してしまうと治療法 B の出番はなくなる．
- 先に治療法 A を施しているため，その影響 (心理的なものも含め) が治療法 B を実施する場合に出てしまう (順番の効果)．

**表 16.9** 1 人の患者に対する時点を変えた試験デザイン．当然ながら $t_3 - t_2 = t_1 - t_0$．

| | 時点 $t_0$ | | 時点 $t_1$ | 時点 $t_2$ | | 時点 $t_3$ |
|---|---|---|---|---|---|---|
| 治療法 A: | $X_0$ | $\Longrightarrow$ | $X_A$ | | | |
| 治療法 B: | | | | $X_2$ | $\Longrightarrow$ | $X_B$ |

**表 16.10** 並行群間比較試験のデザイン

| | 時点 $t_{0i}$ | | 時点 $t_{1i}$ | |
|---|---|---|---|---|
| 治療法 A: | $X_{\mathrm{A}0i}$ | $\Longrightarrow$ | $X_{\mathrm{A}i}$ | $(i=1,\ldots,n_{\mathrm{A}})$ |
| 治療法 B: | $X_{\mathrm{B}0i}$ | $\Longrightarrow$ | $X_{\mathrm{B}i}$ | $(i=1,\ldots,n_{\mathrm{B}})$ |

- 治療法 B を開始する時期が早すぎると治療法 A の効果がまだ残存している持ち越し効果 (carry-over) が問題となる．
- 治療開始時点が異なるということは，同じ患者であっても「状態が異なる」ということ．つまり，個体内変動によって治療開始の「初期条件」が異なり治療への反応性が変化する可能性が大きい (交絡) 場合には治療法 A と B とを対等に比較できない．

したがって，通常は表 16.10 に示すように，治療法 A，治療法 B を独立にそれぞれ $n_{\mathrm{A}}, n_{\mathrm{B}}$ 人の患者に実施し，その結果を比較するデザインが多い．これを**並行群間比較試験** (parallel group design) という．ただし $n_{\mathrm{A}}=n_{\mathrm{B}}=n$ とするのが検出力が最も高いので望ましい．さて，このデザインでは，治療法 A, B には異なった患者で構成されているので，同じ疾患の患者といえども，一人ひとり，当然ながら治療開始時の初期状態 (条件) が病状，年齢，性などさまざまな要因で異なる．したがって，治療への反応性も異なる．この混沌とした状況のなかで，それぞれの治療法の成績を群 A と群 B で対等に比較するためには，「操作的に」各群の初期状態の分布を同じくする工夫が重要なポイントとなる．当然，まったく同じにはなりえないが，きわめて似た分布にすることは可能である．それが「無作為に治療法を割り付ける」確率操作である．この無作為割付け (random allocation) よって，平均的には類似した初期状態が確保される．言い換えれば比較可能性 (comparability) が達成される．こうすることによって無意識のうちに計算されてきた平均値の比較で

$$\text{effect size} = \frac{\sum_{i=1}^{n_{\mathrm{A}}}(X_{\mathrm{A}0i}-X_{\mathrm{A}i})}{n_{\mathrm{A}}} - \frac{\sum_{i=1}^{n_{\mathrm{B}}}(X_{\mathrm{B}0i}-X_{\mathrm{B}i})}{n_{\mathrm{B}}} \qquad (16.14)$$

と計算できることになる．逆にいえば，無作為割付けを行わないで実施され，計算された上式の結果は一体何を表すのだろうか？ 少なくとも，その再現性はきわめて乏しく，正しい治療効果を表現できていない．これは無作為割付けのもつ倫理的問題以上に，数多くの患者に参加していただいておきながら，再現性のない，解釈が難しい結果を出すことの倫理上の問題が大きくクローズアップされなければならない．

この無作為割付けは，同一患者に対して治療法 A, B を時間を変えて行うデザインにもまったく同様に当てはまる．持ち越し効果の影響が無視できるほどの期間を置き，かつ，個体内変動の影響が無視できる場合には，治療法 B の次に治療法 A を実施するという順番を逆にする患者群を導入することにより，治療法の順番の影響を排除しようとするクロスオーバーデザイン (crossover design) が可能である (表 16.11)．テニスのコートチェンジ，サッカーでの $\cdots$ と同じ意味をもつ．

このデザインでは，治療法 A の次に治療法 B を行う群 1，その逆の群 2，それぞれ

**表 16.11** クロスオーバーデザイン

| | 1 回目の試験期間 | | 2 回目の試験期間 | | |
|---|---|---|---|---|---|
| | 時点 $t_{0i}$ | 時点 $t_{1i}$ | 時点 $t_{2i}$ | 時点 $t_{3i}$ | |
| 群 1 | 治療法 A | | 治療法 B | | |
| | $X_{\mathrm{A}0i}^{(1)}$ | $\Longrightarrow$ $X_{\mathrm{A}i}^{(1)}$ | $X_{\mathrm{B}0i}^{(1)}$ | $\Longrightarrow$ $X_{\mathrm{B}i}^{(1)}$ | $(i=1,\cdots,n_1)$ |
| 群 2 | 治療法 B | | 治療法 A | | |
| | $X_{\mathrm{B}0i}^{(2)}$ | $\Longrightarrow$ $X_{\mathrm{B}i}^{(2)}$ | $X_{\mathrm{A}0i}^{(2)}$ | $\Longrightarrow$ $X_{\mathrm{A}i}^{(2)}$ | $(i=1,\cdots,n_2)$ |

について 1 回目の平均値から 2 回目の平均値の差を，それぞれ，$\bar{d}_1$ (治療法 A の B に対する効果の大きさ)，$\bar{d}_2$ (治療法 B の A に対する効果の大きさ) を計算する．

$$\bar{d}_1 = \frac{\sum_{i=1}^{n1}(X_{\mathrm{A}0i}^{(1)} - X_{\mathrm{A}i}^{(1)})}{n_1} - \frac{\sum_{i=1}^{n1}(X_{\mathrm{B}0i}^{(1)} - X_{\mathrm{B}i}^{(1)})}{n_1} \tag{16.15}$$

$$\bar{d}_2 = \frac{\sum_{i=1}^{n2}(X_{\mathrm{B}0i}^{(2)} - X_{\mathrm{B}i}^{(2)})}{n_2} - \frac{\sum_{i=1}^{n2}(X_{\mathrm{A}0i}^{(2)} - X_{\mathrm{A}i}^{(2)})}{n_2} \tag{16.16}$$

持ち越し効果の影響と個体内変動 (時期) の影響が無視できる場合には治療法 A の B に対する効果の大きさは

$$\text{effect size} = \frac{\bar{d}_1 - \bar{d}_2}{2} \tag{16.17}$$

と期待される．しかし，持ち越し効果の可能性が否定できない場合には解釈が難しい．これらの検討には，持ち越し効果，時期の効果等を考慮した線形モデルを考える必要がある．

### 16.4.6 優越性と非劣性

優越性，非劣性の一般論と統計解析手法については第 14 章を参照していただきたい．ここでは，非劣性に関する統計学的な考え方を中心に解説しよう．表 16.12 は前立腺がん患者に対する徐放性製剤酢酸ブセレリンマイクロパーティクルの酢酸リュープロレリン (リュープリン) を対照薬として，臨床的同等性 (非劣性) を検証しようとした二重盲検比較試験のプライマリーエンドポイントの成績である．前立腺がんの判定

**表 16.12** 最大の解析対象集団 (FAS) に対する前立腺がんの判定基準に基づく総合効果の頻度表および改善率の非劣性検定 ($\Delta = 10\%$)．括弧内は各群の症例数に対する割合

| | CR | PR | NC | PD | 判定不能 | 合計 |
|---|---|---|---|---|---|---|
| HOE766MP 群 | 0 | 100 | 25 | 11 | 19 | 155 |
| | (0.0) | (64.5) | (16.1) | (7.1) | (12.3) | |
| リュープリン群 | 0 | 100 | 25 | 8 | 19 | 152 |
| | (0.0) | (65.8) | (16.4) | (5.3) | (12.5) | |

改善率の差 (90%信頼区間): $-1.3$ $(-10.2, 7.7)$
Dunnett–Gent[154] の非劣性検定: $Z = 1.614$，片側 $p = 0.0532$
Yanagawa–Tango–Hiejima[155] の非劣性検定: $Z = 1.611$，片側 $p = 0.0536$

基準に基づいた客観的指標に基づく総合効果の群別分布はきわめてよく似ている．PDと判定された症例数がHOE766MP群で11例，リュープリン群で8例とその差が3例であるが，この違いだけが両群の違いであり，他のカテゴリーの頻度は同一である．CR+PRの割合を改善率と定義し，HOE766MP群の改善率64.5%がリュープリン群のそれ65.8%とは臨床的同等 (HOE766MP群の改善率がリュープリン群の改善率より劣らない) といえるか否かを検定する，Dunnett and Gent[154] の非劣性検定の片側 $p$ 値は $p = 0.0532$ であり，有意水準5%をわずかに上回る結果であった．最尤推定量に基づくYanagawa–Tango–Hiejima[155] の非劣性検定 (調整因子のない) の片側 $p$ 値は $p = 0.0536$ とほとんど同一であった (**臨床的同等性の検定が許認可の世界に初めて登場したころは有意水準5%の片側検定が認められていたが，最近ではすべてのデザイン共通に95%信頼区間で統一する観点から，両側検定，有意水準5%** (片側2.5%) **で実施するのが原則となっている**)．$p$ 値だけから判断すると「リュープリンとの非劣性は厳密には証明されなかった」と評価するかもしれない．しかし表16.12の頻度パターンの類似性からはほぼ非劣性が検証されたといえるのではないだろうか？ むしろ，これほどまでに見事に，多すぎもなく，少なすぎもなく，まさにちょうどいい患者数で，同等性を検証しえた臨床試験は他に知らない．たまたま $p$ 値がわずかに0.05を超えたにすぎないのであり，そのわずかな超過は問題にならない … と評価すべきだろう．参考までに治験実施計画書に適合した集団 (PPS) におけるDunnett–Gentの非劣性検定での片側 $p$ 値は，表16.13に示すように $p = 0.0347$ となり，症例数は減少しても非劣性の検定結果の安定性を否定するものではなかった．

**表 16.13** 治験実施計画書に適合した集団 (PPS) に対する前立腺がんの判定基準に基づく総合効果の頻度表および改善率の非劣性検定 ($\Delta = 10\%$)．括弧内は各群の症例数に対する割合

| | CR | PR | NC | PD | 判定不能 | 合計 |
|---|---|---|---|---|---|---|
| HOE766MP群 | 0 | 99 | 24 | 9 | 9 | 141 |
| | (0.0) | (75.0) | (18.1) | (6.8) | | |
| リュープリン群 | 0 | 98 | 24 | 8 | 4 | 134 |
| | (0.0) | (75.4) | (18.5) | (6.2) | | |

改善率の差 (90%信頼区間): $-0.4$ $(-9.2, 8.4)$
Dunnett–Gent[154] の非劣性検定: $Z = 1.816$，片側 $p = 0.0347$
Yanagawa–Tango–Hiejima[155] の非劣性検定: $Z = 1.800$，片側 $p = 0.0359$

近年，**非劣性** (non-inferiority) の論議が盛んになってきた背景には，標準薬と同等程度の有効性が検証できれば新薬を認可しようという医薬品許認可のプロセスにおける統計学的誤用がある．これまでは，製薬メーカーは，統計学的に「有意差なし」をもって「同等」を主張し，審査する側の厚生省もそれを認めてきたというこれまでの審査体制に問題があった．有意に優れた薬剤でなくても同程度の効果でも承認しようという基本的な目的は，「治験薬には対照薬にないメリット，たとえば，対照薬は毎日3回経口投与しなければならないが治験薬は月1回の投与でいい，等があって，それ

が比較臨床試験では評価できない場合に，多少有効性が劣っていても患者のコンプライアンス (薬の飲みやすさ) 向上のため認可すること」にある．しかし，

1）標本サイズを大きくすることによって「臨床的に有意とはいえない差」を「統計学的に有意」とすることができる．

2）標本サイズを小さくすることによって「臨床的に有意な差」を「統計学的に有意でない」とすることができる．

というトリックにより，「有意差なし」は臨床的に同等を意味しないのであるから，その結果をもって同等と主張するのは明らかに統計手法の誤用である．上記の臨床的同等性の目的をみたすためには，**有意性検定** (significance test) とは異なる**臨床的同等性検定** (clinical equivalence test)，最近の用語では**非劣性検定** (non-inferiority test)，を新たに導入しなければならない．



### a. 非劣性マージンの決め方

さて，臨床的に意味のある最小の差 $\Delta$ の決め方は，その意味から考えても臨床医を中心としたグループが決めるべき問題であるが，簡単でない場合には統計学の専門家と一緒に討議して決めるべきものであろう．ここでは，最近話題となっている非劣性 (差 $\delta_D$ の場合) の $\Delta$ の決め方を考えてみよう．プラセボ，標準薬，試験薬それぞれの有効性を示す指標を $\theta_P, \theta_R, \theta_E$ とし，大きい方が効果があると仮定しよう．

1）まず，標準薬のプラセボに対する効果の大きさ (effect size) ($= \theta_R - \theta_P$) を推定する．

　つまり，対照薬に関する過去のプラセボ対照の試験のデータから効果の大きさを推定するのである．しかし，試験ごとにその差が大きくばらつく，昔のデータがいまの試験環境下には適合しない，わずかひとつの試験しかない，等の場合には効果の推定は困難であり，5.6 節で述べるプラセボ群を含めた 3 群比較の試験をデザインする必要がある．

2）推定された効果の大きさの $100r$%をとって，$\Delta = r(\theta_R - \theta_P)(0 \leq r \leq 1)$ と設定する．当然ながら，この大きさは臨床的に意味のある最小の差より小さい必要がある．

一般的には $r = 1/5$ 前後が薦められているが，$r = 1/3, 1/2$ 等を使用する状況もあるとされている[156]．もっとも，抗生物質に関する有効率をエンドポイントとする場合には，この方法に基づくというよりは，10%が慣例的に使用されてきたようである．米国の FDA は一時，$\Delta$ の大きさに階段関数を導入したこともある．つまり，90%以上の有効率がある場合には 10%，80〜90%の有効率の場合には 15%，80%以下の有効率の場合には 20%等と．しかし，最近ではこの階段関数の使用を撤回している．その主な理由は biocreep である．biocreep とは，非劣性試験で少し劣った薬剤が承認され次の世代の非劣性試験の対照薬となり，その対照薬より少し劣った新薬が承認される．これが繰り返されるとしまいには対照薬がプラセボにほぼ同等となってしまう状況がつくり出されてしまう状況をさす．平均値の差を議論する場合にはバラツキの大

きさとのバランスで慎重に決める必要性があることはいうまでもない.

**b. プラセボ対照を追加する非劣性の検定**

標準薬を対照とした「非劣性」試験において，少なくとも標準薬がプラセボより優れていなければ非劣性試験の意味がなくなる．これを非劣性試験の分析感度 (assay sensitivity) という．したがって，プラセボを含めた3群比較の非劣性試験 (three-armed non-inferiority trial) を考えることが合理的な場合も少なくない．その場合，「標準薬がプラセボよりも優れ，かつ，試験薬が標準薬に非劣性である」ことを証明すればよい[157,158] と考えるかもしれない．Koch and Röhmel[159] はこの考え方を一歩進めて，次の三つの仮説群を提案した．

$$H_0 : \theta_E \le \theta_P, \text{ v.s. } H_1 : \theta_E > \theta_P$$

$$K_0 : \theta_E \le \theta_R - \Delta, \text{ v.s. } K_1 : \theta_E > \theta_R - \Delta$$

$$J_0 : \theta_R \le \theta_P, \text{ v.s. } J_1 : \theta_R > \theta_P$$

しかし，この仮説群でも，「標準薬がプラセボに有意に優れ」を一つの条件に入れているが，それでは不十分といわざるを得ない．なぜなら，少なくとも，「$\theta_P < \theta_R - \Delta$」の関係がないと分析感度があるとはいえないからである．つまり，試験薬と標準薬との間には通常の非劣性仮説

$$H_0 : \theta_E \le \theta_R - \Delta, \quad H_1 : \theta_E > \theta_R - \Delta$$

が成立し，標準薬とプラセボの間には次の仮説

$$K_0 : \theta_R \le \theta_P + \Delta, \quad K_1 : \theta_R > \theta_P + \Delta$$

が同時に成立しなければならない[160]．つまり，標準薬はプラセボより $+\Delta$ 以上有意に勝たなければならないことになる．この検定は非劣性検定において，$\Delta$ を $-\Delta$ に置き換えればよい．この二つの仮説検定には，エンドポイントが正規分布に従う連続データであれば，Student $t$ 検定[161,162]，2値データであれば割合の差のスコア検定[163] が利用できる．一方，「比率」に基づく非劣性検定として，

$$H_0' : \frac{\theta_E - \theta_P}{\theta_R - \theta_P} \le 1 - r \quad H_1' : \frac{\theta_E - \theta_P}{\theta_R - \theta_P} > 1 - r$$
$$K_0' : \theta_R \le \theta_P \quad K_1' : \theta_R > \theta_P$$

という方法が提案されている．この方法は fraction method とよばれ，$r$ の値が事前に設定する非劣性マージンであり，その後，さまざまな状況に拡張されている[164~168]．実は，仮説群 $(H', K')$ は標準薬の効果の大きさ (未知) の一定比率 $r$ を非劣性マージン $\Delta = r(\theta_R - \theta_P)$, $(0 \le r \le 1)$ とした仮説群 $(H, K)$ に一致する．ここで，興味深いことは，比率 $r$ に基づく検定では，標準薬はプラセボに対する優越性が必要であるが，差 $\Delta$ に基づく検定では，標準薬はプラセボに対して $\Delta$ 以上勝たなければならない点である．いずれにしても，多くの非劣性試験では事前に非劣性マージンを「臨床的に意味のある最小の差」と設定している状況では比に基づく検定は出る幕がない．

### 16.4.7 必要な症例数とは

最終的に，いつの時点で試験を終了させればよいかという問題，つまり，適切な症例数はいかほどか？ エントリーされる患者の数が多ければ多いほど，治療効果に関するエビデンス (精度) は高まるだろう．しかし，必要以上に多く見積もると，「劣った治療法に割り付けられた余分な患者が受けた損害」が倫理的に問題となる．一方，必要以下に見積もると，治療効果に関して，優れているとも，劣っているとも評価できなくなり，何のための臨床試験なのか？ 試験に参加していただいた患者への，同様な倫理的問題が生じることになる．つまり，第 III 相臨床試験では，このような倫理的問題が生じない程度に適切な症例数を見積もって，治療効果に関する事前の仮説を検証できる (優れている場合には有意に優れているという結果が，優れていなければ有意ではないという結果が出る) ようにデザインすることがきわめて重要である．

16

さて，必要症例数を見積もるためには，まず，臨床的に意味のある (clinical significance) 治療法間の有効性の相対的な差，いわゆる効果の大きさ (effect size) を設定することが重要である．たとえば，エンドポイントが有効率で表現され，対照群である標準薬で 60%程度の有効率があることが推定されている場合，新薬で何パーセントの有効率があれば，臨床的に意味のある差といえるかを検討することになる．臨床的に意味のある効果の大きさを 15%と設定すれば，新薬での有効率が 75%以上は必要になる．逆にいえば，有効率が 75%に満たない新薬をわざわざ臨床現場に投入する価値がないことになる．この効果の大きさが設定されれば，新薬が 75%以上の有効性を有するか否かの検討が次に必要になる．それには，新薬 (あるいは類似薬) の過去の臨床試験データが必要になるが，その際，質の高いデータが入手できる場合と入手できない場合とがある．前者の場合に，75%以上の有効性が確認できれば，具体的な症例数の計算に移るが，そうでない場合には臨床試験を計画する是非が問題となるだろう．後者の場合には，質の高いデータが少ないにもかかわらず，推定されたバラツキの大きい有効率を信じて症例数を見積もることの危険性があるだろう．それを回避するために，試験の途中で症例数見積もりの変更ができる適応的デザイン (16.9 節参照) を適用することもできる．ただ，この場合，多くの施設の協力の下に実施する多施設共同試験 (multicenter trial) では，データ管理の一元化，遠隔データ入力の敏速化などデータマネージメント上の技術的な問題をクリアしなければならない

いずれにしても，対照薬と勝負しようとする新薬に，事前に設定された臨床的に有意な差をクリアできる力があることを確認して，初めて，統計的に有意な差に転化できる必要最小限の症例数を計算できるのである (第 15 章参照)．この辺を勘違いして，新薬にはこれこれの効果の大きさしか期待できないので，その差を検出できる症例数はこの程度，と計算するのは大きな間違いであることを認識しなくてはならない．

### 16.4.8 バ イ ア ス

検証的試験に限らず臨床試験を遂行していく途中で，望ましくないバイアスにつな

がる多くの実際的な問題に遭遇する．まずは，バイアスについて簡単に復習しておこう．一般に測定には誤差 (error) がつきものである．真値が $\theta$ である物質の測定値を $x$ とすると誤差 $\epsilon$ は

$$\epsilon = x - \theta \tag{16.18}$$

である．測定操作のミスを除けば，誤差の中身は大きく分けて

1）精密度 (precision)，言い換えれば偶然誤差 (random error)
2）正確度 (accuracy)，言い換えればバイアス (bias) あるいは系統誤差 (systematic error)

の二つに分解できる．真値 $\theta$ をもつ試料を $n$ 回「繰り返し測定」したときの第 $j$ 回目の測定値 $x_j$ を母平均 $\mu$，母分散 $\sigma_E^2$ の正規分布に従う変量と考えてみよう．平均値 $\bar{x}$ を利用すると，第 $j$ 回目の誤差は

$$\epsilon_j = (x_j - \bar{x}) + (\bar{x} - \theta), \quad j = 1, 2, \cdots, n \text{ (反復)} \tag{16.19}$$

と分解される．ここで，第一項は偏差 (deviation) とよばれ，母平均 $\mu$ の推定値である平均値 $\bar{x}$ のまわりの $x_j$ のバラツキ，つまり測定法の「精密度」を意味する．その平均的な大きさは母標準偏差 $\sigma_E$ の推定値としての標準偏差 SD (standard deviation)

$$SD = \sqrt{\frac{\sum_{j=1}^{n}(x_j - \bar{x})^2}{n-1}} \tag{16.20}$$

で推定できる．一方，第二項 $(\bar{x} - \theta)$ は真値からの偏り $(\mu - \theta)$ の推定値を表す．言い換えれば測定法の「バイアス」を表す．$\mu = \theta$ であれば $\bar{x}$ は $\theta$ の不変推定量 (unbiased estimator) である．

臨床試験も同様である．治療法 A と B とを比較する臨床試験のエンドポイントのデータをそれぞれ確率変数 $X_{\mathrm{A}}, X_{\mathrm{B}}$ で表し，

$$X_{\mathrm{A}} = \mu + \theta_{\mathrm{A}} + \epsilon_{\mathrm{A}}$$
$$X_{\mathrm{B}} = \mu + \theta_{\mathrm{B}} + \epsilon_{\mathrm{B}}$$

と表現されるとき，治療法 A の B に対する治療効果は

$$\theta = \theta_{\mathrm{A}} - \theta_{\mathrm{B}}$$

と定義される．もし並行群間比較試験が完璧に理想的な環境で実施されたとしたら，平均値の差 $\bar{X}_{\mathrm{A}} - \bar{X}_{\mathrm{B}}$ は治療効果 $\theta$ の不変推定量となるだろう．すなわち

$$\mathrm{E}(\bar{X}_{\mathrm{A}}) - \mathrm{E}(\bar{X}_{\mathrm{B}}) = \theta$$

しかし，臨床試験の実施においては，さまざまな要因で誤差と治療効果以外の要因によるバイアスが混入し

$$X_{\mathrm{A}} = \mu + \theta_{\mathrm{A}} + \xi_{\mathrm{A}} + \epsilon_{\mathrm{A}}$$
$$X_{\mathrm{B}} = \mu + \theta_{\mathrm{B}} + \xi_{\mathrm{B}} + \epsilon_{\mathrm{B}}$$

となって

$$\mathrm{E}(\bar{X}_{\mathrm{A}}) - \mathrm{E}(\bar{X}_{\mathrm{B}}) = \theta + \xi_{\mathrm{A}} - \xi_{\mathrm{B}} \neq \theta$$

となり，平均値の差は不偏推定量とはならない可能性が大である．臨床試験のデザインの目的の一つはこのバイアス $\xi_{\mathrm{A}} - \xi_{\mathrm{B}}$ をできるだけ小さくすることにある．バイアスは主に

1）選択バイアス (selection bias)
2）評価バイアス (assessment bias)
3）割付けバイアス (allocation bias)
4）公表バイアス (publication bias)

の四つに分類される．



**a.　選択バイアス——解析対象集団の選択**

選択バイアス (selection bias) は大きく分けると，RCT へのエントリー時点と RCT の期間が終了して結果を解析する時点で問題となる．

**(i)　エントリー時点**　　プロトコルで決められた選択基準に合致し，除外基準に抵触しない適格患者 (eligible patients) が当該 RCT への参加に合意し，治療を受ける前に，いずれかの治療群に無作為に割り付けられるのであれば選択バイアスは生じない．選択バイアスが生じる典型例は，担当医師の判断でこの患者にはあの治療法は望ましくない (相対的に重症な患者には期待されている新薬を投与したい！ 等)，と判断して無作為割付けにかかわらず担当医師の望む治療法を選ぶ場合である．RCT に参加する施設の医師に要求される基本的条件とは「どちらの治療法が優れているかわからないから参加する」である．この命題に疑問をもつ医師は当該 RCT に参加すべきでない．そうしないと，割付け違反が生じたり，試験参加に同意をした適格患者が担当医師の判断で試験にエントリーできない可能性が高くなる．後者の状況が多く発生すると，上記の意味での狭義の選択バイアスは生じないものの，実際にエントリーした患者集団は，プロトコルで決めた適格基準をみたす患者の標的母集団とは異なった集団となるという広義の選択バイアスが生じることになる．

**(ii)　解析時点**　　日本では，統計解析 (評価) に組み入れる「症例」を決定するという目的で，プロトコルから逸脱する患者を中心に症例検討会が行われることが多い．しかし，この手続き自体が選択バイアスに直結するのである．いったん，試験にエントリーして割り付けられた患者は原則として解析対象から除外してはいけない．もちろん，患者には脱落する権利はあるものの，可能な限り，中止，脱落した患者のデータは解析に組み入れなければならない．直観的には，治療の効果 (作用) で中止，脱落しなければならなかった「効かなかった」患者のデータを除いて解析すれば，明らかにその治療が効く方にバイアスをかけていることになる．つまり都合の悪いデータを捨てて評価していることにつながることは理解できるだろう．しかし，理由はそれだけではない．この「割り付けた患者，つまり，プロトコルに従って治療しようとした患者はすべて割り付けられた群の解析対象にする」原則を **ITT** の原則 (intention-to-treat principle) という．1998 年に公布された ICH ガイドライン「臨床試験のための統計的原則」(statistical principles for clinical trials) ではこの原則に従った解析対象を「最大の解析対象集団 (full analysis set, FAS)」と定義し，「試験実施計画書に適合した集団 (per protocol set, PPS)」と区別している．

**(iii) 解析対象集団：PPS と FAS** ではなぜ ITT の原則が治療効果を評価するには必要なのだろうか？ それには，PPS と FAS の違いを明確に理解する必要がある．この両者の違いを考えるには，実験室での治療効果と臨床現場での治療効果を比較してみればわかりやすいかもしれない．PPS は前者に近似的に対応，FAS は後者に対応する．たとえば，実験室での動物実験では動物が逃げないように「籠」のなかで飼育・管理することができる．このように管理された環境では，動物には人間のように実験者に逆らうことができないので，治療の副作用でとても耐えられない状況 (と動物が思っても) でも「実験者は冷酷にプロトコルどおりに実験が可能」となる．

これを臨床現場に当てはめてみると，PPS というのは「プロトコルどおりに治療を持続して受けることのできた集団」を意味し患者全体からするときわめて偏った集団となってしまう恐れがある．この偏った集団における治療効果はいったいなにを意味するのだろうか？ それが「治療」の真の効果といえるのだろうか？ その結果は慎重な解釈が必要である．しかし，第 III 相臨床試験に求められているのはこの治療法が使用される臨床現場での評価である．臨床現場では何が起こるか予測不可能である．間違い，違反，(予定日に) 来院せず，医者に対する不信感 (人間関係の悪化) でコンプライアンスが悪くなる，副作用で中止，脱落，等々いちいち，除外していたら臨床現場での評価になりえない．むしろ，これらの現象はすべて「ある治療方針で治療しようとした結果」であると考え，「決められた治療方針によって治療しようとした効果」を無作為割付けによってエントリー時点の選択バイアスを排除してシミュレーションしているのが FAS と考えられる．

次に，新生児の敗血症の治療に関する臨床試験を考えてみよう．敗血症は重篤な疾患であるが，その確定診断をするには時間がかかり，確定診断を待つまで放っておくことは生命の危険があるので，最初の感染の疑いで治療を開始しなければならないとしよう．したがってそれぞれの治療群に割り付けられた数パーセントは，後の確定診断で敗血症ではない正常な新生児であることがわかることになる．この場合，敗血症でないと診断された新生児を解析から除外するか否かの問題である．ITT の原則に従えば除外しないことになる．しかし多くの医学専門家は「敗血症でない患者を解析に含めることは適格条件に適合しない対象を含めることであり，かつ，そうして得られた治療法の有効性も敗血症患者に対するものではなくなる」，と主張するかもしれない．しかし，治療法が無作為に割り付けている以上，敗血症でない新生児が含まれる確率は同じと期待され，したがって，ITT に従って，解析対象に含めても有効性の推定値の不偏性は崩れないのである．一方，安全性の評価も当然ながら ITT の原則に従うべきであり，この意味で，有効性，安全性とも同じ解析対象で行える ITT の原則が生きてくるのである.

さて, 次の抗菌薬の例はどうだろうか? 一昔前までの抗菌薬の日本の臨床試験では, 本来は参加する意思のある患者ごとに対象原因菌の存在を確認してから試験に組み入れるべきであるが, 治療の緊急性・疾患の重篤性を考慮して, 確認前に試験に組み入れ, 割付けを行い, 投与を開始することが行われ (現在もそうかもしれないが), その統計解析では対象原因菌と異なる症例を不適格例として除外していた. 問題は, 先ほどの敗血症の例と同様に「緊急性のある治療で, 原因菌を特定する前に投与を開始しなければならない薬剤の効果の評価の方法」である. しかし, 敗血症の例では, 正常な新生児が紛れ込む問題であったが, ここの例ではすべて何らかの治療を要する患者である点が大きく異なる. たとえば, グラム陽性菌検出例を対象とした RCT を考えてみよう. いま, 試験薬, 対照薬それぞれのグラム陽性菌検出例に対する有効率を $p_{N1}$, $p_{C1}$, グラム陽性菌非検出例に対する有効率を $p_{N0}, p_{C0}$ としよう. 全体の薬効差は, $\pi$ をグラム陽性検出例の割合とすると

$$\delta = \pi(p_{N1} - p_{C1}) + (1 - \pi)(p_{N0} - p_{C0})$$

となる. もし, 試験薬, 対照薬ともグラム陽性菌非検出例には効果が期待できないのであれば原因菌確認時点で両群共通の標準治療に切り替えるデザインにするべきだろう. その場合は,

$$\delta = \pi(p_{N1} - p_{C1}) + (1 - \pi)(p_{N0+S} - p_{C0+S})$$

となる. 臨床現場での治療効果をシミュレートしている検証的試験においては, 非検出例に対する薬効差を評価しないで, 除外する行為は倫理的に大いに問題であるといわねばならない.

さて, ITT の原則も非劣性試験 (non-inferiority trial) には評判が良くないらしい[169]. たとえば, 無作為に割り当てられた有効率の低い治療群から, 有効率の高い治療群への途中での転向を希望する患者が多く発生し, それを許した場合を考えてみよう. 治療を開始する前は, どちらの治療法が効き目が良いとはわからないものの, 治療を継続して受けている患者には, なんとなく違和感を感ずるのは不自然ではない. この場合, そのようなノンコンプライアンスがあっても, ITT の原則に従って最初に割り付けられた群での解析を実行すると, 有効率の高い治療を施された患者の結果が有効率の低い治療群の結果の一部となるのでエフェクトサイズが実際より低めに推定され, その結果として非劣性検定で有意となる方向へバイアスが生じるというのが主な理由である. この意味で, ITT の原則を適用するには注意が必要で, 医薬品の認可を業務とする規制当局のガイドラインでは PPS と ITT による両方の解析を求めている[170]. しかし, この場合でも, 籠のなかで自由を奪って行う動物実験とは異なり, 臨床現場に登場する患者の自由な行動を考慮した臨床現場のシミュレーションであるという立場に立てば, 最初に割り付けられた治療法がどうも「効いていない」と感じ, 「より効くと思われる治療群への転向」を願い出る行為は自然であり, また, その結果

としてITTの原則に従った解析結果が「差がなくなる方向へ移動」してもまったく不合理ではない．つまり，その治療法は多くの患者に「効き目が悪そうだ」と容易に悟られ，その結果としてより効き目の高い治療法へシフトするのであるから，その差は小さく推定されて，非劣性と評価する統計的推測は必ずしも間違いではない．この問題に関しては，これまでさまざまな議論が展開されている[170]が，非劣性試験におけるITTの役割に関するさらなる研究が望まれる．

**b. 評価バイアス**

RCTのエンドポイントは表16.6にみたように，客観的な臨床検査値のようなものから，かなり主観的判断に依存する自覚症状・他覚所見などまでさまざまである．投与されている薬を知ってしまうと，主観的なエンドポイントの評価に大きな影響を受ける可能性があることは誰も否定しないだろう．先入観が評価を曲げてしまう．新薬に期待している担当医は新薬の効果を過大評価しやすいし，批判的な担当医は過小評価しやすい．また，治療を受ける患者にしても同様で，その「知識」が自覚症状の判断に影響を及ぼすことはめずらしくない．この種の評価バイアス (assessment bias) を防ぐ方法が二重盲検試験 (double blind trial) に代表されるブラインド化 (masking, blinding) であり，その道具がプラセボ (placebo) である．

**(i) ブラインド化** 当然ながら，ブラインド化の重要性はエンドポイントの主観性，客観性に大きく依存するものの客観的なエンドポイントはそれほど多くはない．主観的評価の代表は自覚症状であり，それをエンドポイントとする試験であれば必ず盲検化が必要であることは言うまでもない．しかし，日本では，自覚症状がエンドポイントであるにもかかわらず，対照を置かない single-arm trial が多かった．それは明らかに薬効を過大評価しやすい．一方「死亡」は客観的といえるだろうか？「死因にかかわらず死亡」をエンドポイントとする場合は問題はないだろう．しかし，「特定の死因」をエンドポイントにすると問題はそれほど容易ではない．2人の病理学者にみてもらっても答えが異なるのかもしれないので綿密な定義が必要である．なお，ブラインド下で実施中であっても，当該患者に何らかの緊急事態が発生した場合は，そのブラインドを解いて治療内容を知り，適切な処置を施す必要がある．この場合のためにエマージェンシーキー (emergency key) を作成して保管する必要がある．

一方，解析もブラインドで行う必要がある．統計解析は，解析結果をいくらでも変える要素がある，つまり，データの変換をするか否か，投与開始からの差あるいは変化率，どちらを計算するか，差をとるかオッズ比をとるか，共分散分析をするか否か等 ··· これらの細かい選択の連鎖によって結果が変わるのだから．特に，製薬会社の解析チームは，その解析の結果によって治験中の新薬が承認されるか否かが決まるのであるから，事前に決めた統計解析計画書 (プロトコル) に従って解析プロセスをシステム化し，そのブラインド化は必須である．

**(ii) プラセボ** プラセボは活性成分 (active ingredient) を含んでいないもので，かつ，概観上は実薬とまったく区別がつかない，匂い，色，形，味，··· 等すべての点で．もちろん，プラセボ手術等はありえないので，主に経口剤 (tablet, capsule)，注射剤に限定される．臨床試験におけるプラセボの役割は主に，プラセボ効果と盲検化である．プラセボ効果 (placebo effect) とは「ある程度の効果の知られている治療であれ，まったく効く要素のない治療であれ，治療を受けていることに正の反応をする効果」を指す．たとえば，高血圧患者は治療を受けているという安心感から血圧が下がる傾向が強い (さまざまな心配事が軽減されて血圧が下がる)，また，精神的な要素の多い自覚症状も治療を受けているという安心感から自覚症状も軽減される傾向を示す．この点を RCT のデザインに反映させることはきわめて重要となる．たとえば，新薬を投与する治療群 (active treatment group) と，まったく何の治療をしない無治療群 (untreated group) を対照とした臨床試験をよく目にする．しかし，

1）新薬の投与群の効果 = 新薬の効果 + プラセボ効果

2）無治療群 = 無治療群に割り付けられた精神的ダメージの効果

であるから，この比較からは新薬の効果は推定できない！ ところが，プラセボ群に盲検下で割付けを行えば

1）新薬の投与群の効果 = 新薬の効果 + プラセボ効果

2）プラセボ投与群 = プラセボ効果

となるから，この比較からプラセボ効果が差し引きゼロで新薬の効果が推定できるのである．また，概観上の区別がつかない特性によりブラインドの役割も果たせるのである．無治療群ではブラインドにもならない．また，外見の異なる薬剤を比較しなければならない RCT でもプラセボは有効である．たとえば，薬剤 A は「丸い容器」，薬剤 B は「細長い容器」とすると，このままではブラインドは無理である．しかし，薬剤 A に「プラセボが入っている細長い容器」を添える，一方，薬剤 B には「プラセボの入っている丸い容器」を添えて，つねにこの二つのセットで薬剤を投与することにすれば外観上区別がつかず，ブラインドが成立する．この方法を二重ダミー法 (double-dummy technique) という．

**c. 割付けバイアス**

動物実験のように実験の開始時点で実験に使用する動物全部を用意できる場合には，それぞれの個体の特性を考慮して無作為化に基づく実験計画を行うことが可能で，その結果，比較される群はかなり均質な群となる．しかし，臨床試験では，将来来院してくる患者を対象として行うのであるから，無作為割付けを実施してもかなり均質な群に分けることは難しい．これを割付けバイアス (allocation bias) という．無作為に割付けを行えば，すべての特性値が確率的にバランスされ，一方の群にある変数の高い個体が多く集まるという可能性は小さくなる．しかし，無作為化は各群の特性を均一にする「可能性が大」なのであって「必ず保証するものではない」．したがって，時にはいくつかの因子に関してバランスが保てないことも起こりえる．特に標本の大きさが少数の場合には偏りを生ずる確率も高くなる．したがって，重要な (観測結果に影響を与える) 背景因子 (交絡因子) がある場合にはそれぞれの因子を 2〜3 のカテ

ゴリーに分けて，それぞれのカテゴリーのなかで割付けを無作為化する**層別無作為化** (stratified randomization) を実施する必要が生じる．または，交絡因子の分布の偏りを強制的に最小化する**最小化法** (minimization) を実施する．このように無作為割付けは「似た顔をもつ」群に分ける重要な道具であるが，しかし，いずれにしても重大な交絡因子が存在する場合には解析に組み込む必要性がある．その理由の一つは，そのわずかな不均衡による影響を解析で調整し，交絡因子によるバイアス (confounding bias) を小さくする．もう一つの理由は，交絡因子による変動部分を除去することによって治療効果の検出力を高めることができる点である．このための手法としては

1）反応が計量値であれば，**共分散分析** (analysis of covariance)

2）反応が 2 値であれば，**ロジスティック回帰分析** (logistic regression analysis)

3）反応がイベント発生までの時間であれば **Cox の比例ハザードモデル** (Cox proportional hazards model)

等が代表的である．

### d. 公表バイアス

新薬開発に携わる製薬企業が計画した試験で結果がネガティブであれば公表される可能性は小さいだろう．研究者にしても思うような結果が出なければ論文を投稿しようとしないだろう．たとえ，論文を投稿しようとしても，雑誌の編集委員会はネガティブな論文は掲載価値が低いと考えて論文採択を否決してしまうかもしれない (最近はコクラン共同計画の影響でネガティブな結果も掲載する機会は増えているが)．つまり，「公表される，されない」の基準が研究結果の「ポジティブかネガティブ」つまり，統計的有意差の有無に強く関連している．したがって，これまで実施されてきた類似の治療法の効果を公表された論文だけを検索して，メタアナリシス (第 19 章参照) により治療法の効果の大きさ (effect size) に関する推定を行っても，明らかにポジティブの方向にバイアスがかかる可能性が否定できない．これを公表バイアス (publication bias) という．その典型例としては，がんの化学療法の分野の成績が有名である．進行性卵巣がん患者に対する多剤併用療法とアルキル化薬単独療法との比較試験では，文献サーチで選択された研究に基づいて治療効果を整理した結果では，多剤併用療法の方が有意に生存率が大きかった ($p = 0.0004$) のに対し，がんの国際がんデータバンク (International Cancer Data Bank) に登録された試験の成績を整理した結果では，有意な治療効果の差は観察されていなかった ($p = 0.17$) のである[171)]．このような公表バイアスを防ぐためには，すべての臨床試験を登録制にしてその結果の公表を義務化する必要があろう．しかし，それは可能だろうか？ 人類の永遠の課題かもしれない．したがって，市場に出回っている薬品の効果はその添付文書に書かれている効能効果を割り引いて考える必要があることを示唆している．

#### 16.4.9 統計的評価

試験の成否はプライマリーエンドポイントの差，言い換えれば，治療効果に関する統計解析によって「妥当なエビデンス (adequate evidence)」が得られるか否かにかかっている．治療効果の大きさ $\theta$ の典型例は次のとおりである：

1）平均値の差の比較：$\theta = (\mu_A - \mu_B)/\sigma$, 検定法 $=$ $t$ 検定，Wilcoxon 順位和検定
2）割合の差の比較：$\theta = p_A - p_B$，検定法 $= \chi^2$検定
3）生存時間の比較：$\theta = \log(\text{hazard ratio})$，検定法 $=$ ログランク検定
4）量反応関係の検出：$\theta =$ 線形対比，検定法は線形対比の検定

統計解析は，治療効果の大きさを (必要なら共変量調整して) 推定して

$$\hat{\theta} : (95\%CI : a \sim b)$$

仮説検定を行う．優越性 (superiority) を検証する試験であれば

$$H_0 : \theta < 0,\ H_1 : \theta > 0$$

非劣性 (non-inferiority) を検証する場合には

$$H_0 : \theta < -\Delta,\ H_1 : \theta > -\Delta$$

となる．$\Delta$ は事前に定められた「臨床的に意味のない最大の差」で非劣性のマージンとよばれる (第 14 章参照)．検定の結果，「統計学的に有意 (statistically significant)」，つまり，両側 $p$ 値 (two-tailed $p$-value) が $p < 0.05$ となれば，新治療法の有効性について妥当なエビデンスが得られたと判断する．しかし，この結果だけでは「妥当なエビデンス」が得られたとは判断できない．なぜなら，この有意な結果は「たまたま」偶然 (by chance) に得られたのかもしれないからである．偶然に得られた有意な結果をエビデンスが得られたと主張するのは，悪徳商法となんら変わりがないではないか！ 偶然かどうかを判断する重要な根拠の一つはサンプルサイズの設計時の検出力 (power) である．「真に差があるとき検定の結果，差があるという答えが出る確率」である検出力こそ試験の結果のエビデンスの尺度の一つである．たとえば，非劣性試験を目的とした試験で，結果は非劣性がいえたので，優越性の検定も試みようとするケースを考えてみよう．この場合は，非劣性試験に必要な症例数を見積もっているのであるから優越性に対する検出力は 30%にも満たない場合が少なくない．にもかかわらず，検定を実施して有意となった結果 (きわめて偶然の可能性が大きい) と 80%と設定して有意となった結果とは明らかにエビデンスに差がある．試験の結果が偶然ではなく必然であった (つまり，検証された) ことを示すことが，妥当なエビデンスにつながる．

## 16.5 無作為割付けの方法

ここでは，二つの治療法 (A, B) を比較する臨床試験を考え，予測可能性，選択バイアス，交絡因子の調整等の観点から代表的な方法を説明しよう．最近の進展は Rosenberger and Lachin[172) を参照されたい．

### 16.5.1　完全無作為化法

患者が登録されるたびにサイコロをころがして奇数が出れば A，偶数が出れば B (硬貨を上げて表が出れば A，裏が出れば B) と割り付けていく方法が完全無作為化法 (complete randomization) である．単純無作為化法ともいわれる．最近ではコンピュータを利用して区間 [0,1] の擬似一様乱数を発生させて 0.5 以下であれば A, 0.5 より大きければ B とすることがことが容易である．しかし，完全無作為化法は「完全な予測不可能性」という点では最も優れているが，「同数ずつ割り付ける」というもう一つの臨床試験の基本方針にはそぐわない．たとえば，「20 例の患者を A, B 治療にそれぞれ 10 例ずつ割り付けたい」と計画しても

AABBBBBBAAAAAAAABAAA

と，群 A が 13 例，群 B が 7 例と不均衡 (imbalance) となってしまう確率は小さくないのでこの最も簡単な方法はほとんど利用されない．

### 16.5.2　置換ブロック法

「一定の症例数ごと」に同数割付けを保証する方法が置換ブロック法 (permuted block design) とよばれる方法である．この「一定の症例数」をブロックサイズ (block size) とよぶ．ここでは $T$ としよう．たとえば，2 種類の治療法 (A, B) を比較する場合，

1) $T = 2$ の場合：ブロック内での割付け順序が “AB, BA” の 2 通りある．つまり，区間 [0,1] の一様乱数で「0.5 以下は AB, 0.5 より大であれば BA」と割り付ける．
2) $T = 4$ の場合：ブロック内での割付け順序が「AABB ABAB ABBA BBAA BABA BAAB」の 6 通り考えられる．それぞれの順序を確率 1/6 (サイコロ) で割り付ければよい．
3) $T = 6$ の場合：ブロック内での割付け順序が「AAABBB AABABB AABBAB$\cdots$」の合計 20 通り (六つから三つとる組合せの数) 考えられる．

先ほどの臨床試験の例で割付けにブロックサイズ 4 の置換ブロック法を適用すれば，一つの例として

ABAB BBAA ABBA AABB BABA

と割り付けられる．したがって，置換ブロック法では任意の時点で不均衡の最大が $T/2$ で抑えられる点で優れている．しかし，この方法の問題は，ブロックサイズ $T$ をプロトコルで宣言してしまうと，二重盲検比較試験，施設を層別因子としない多施設共同試験等を除けば，ブロックごとの最後の割付けは完全に予測できてしまう点である．したがって割付け作業は第三者が行い，担当医にはブロックサイズは知らせない方がよい．しかし，外科的手術の比較のように治療法のブラインド化が不可能な場合には，次に示すような確率的にサイズを変える方法も可能である．

たとえば，プロトコルでは，ブロックサイズは $T=4$ として順次割り付けていきたいと計画するものとする．ただし，ブラインド化が不可能なので，それぞれのブロックの割付け順序としては次のアルゴリズムを採用する．

1）確率 1/2 でサイズ $T=4$，$T=6$ を選ぶ．もちろん，どの割付け表が $T=4$，$T=6$ なのかはわからないようにする．

2）選択されたサイズをもつ置換ブロック法のなかから等確率で 1 組の割付け順序を選ぶ

3）上記のステップを繰り返す．



このようにすると，それぞれのブロックの 4 番目の割付けも予測不可能となるが，サイズ $T=6$ が採用された場合には 5,6 番目の割付けは使用しないことになり，その結果として割付けに不均衡が生じることになる．しかしその不均衡の割合は AAAB，ABAA 等のようにすべて一方に偏ったとしても最大で 3 : 1 となり，全体では

$$\frac{1}{2}\times\frac{1}{2}+\frac{1}{2}\times\frac{3}{4}=\frac{5}{8}$$

つまり 5 : 3 と期待されるが，検出力の低下は小さい．

### 16.5.3 層別無作為化法

無作為化の目的の一つは治療効果に影響を与える患者特性 (交絡因子) の分布の均衡 (balance) を「確率的」に保つことである．しかし，結果として不均衡となってしまうケースも少なくない．したがって，事前にそのような不均衡を防ぐため，重要な交絡因子で層別しておいて各層内では無作為化する層別無作為化法 (stratified randomization) が考えられる．層別因子として最も典型的な因子が「施設」である．医師の水準，患者の地域差等の要因による施設間差 (study center variability) は無視できない交絡要因である場合が多い．この場合には，表 16.14 に示した施設ごとに置換ブロック法

**表 16.14** 施設 (組) ごとの置換ブロック法

| | 順番 | | | | | | | | | | | |
|---|---|---|---|---|---|---|---|---|---|---|---|---|
| 組 | 1 | | | | 5 | | | | 9 | | | 12 |
| 1 | A | B | B | A | A | A | B | B | B | A | B | A |
| 2 | B | A | B | A | A | A | B | B | B | A | A | B |
| 3 | A | A | B | B | B | A | B | A | B | B | A | A |
| 4 | A | B | A | B | B | B | A | A | A | B | B | A |
| 5 | A | B | B | A | B | A | A | B | A | B | B | A |
| 6 | B | A | A | B | B | A | A | B | A | A | B | B |
| 7 | A | B | A | B | A | A | B | B | B | A | B | A |
| 8 | A | B | A | B | A | B | A | B | A | B | B | A |
| 9 | A | B | A | B | A | A | B | B | A | B | A | B |
| 10 | A | B | A | A | B | B | A | B | A | A | B | B |

code: A = 群 A，B = 群 B

**表 16.15** 層別置換ブロックの例

| Age | $<50$ | $\geq 50$ | $<50$ | $\geq 50$ |
|---|---|---|---|---|
| No.of positive auxiliary nodes: | 1〜3 | 1〜3 | 4 | 4 |
| | B | B | A | B |
| | A | B | A | A |
| | B | A | B | A |
| | A | A | B | B |
| | A | A | B | A |
| | B | A | A | B |
| | A | B | B | B |
| | B | B | A | A |
| | A | B | B | B |
| | B | A | A | B |
| | B | A | B | A |
| | A | B | A | A |
| | ⋮ | ⋮ | ⋮ | ⋮ |

を利用した無作為化がよく利用される．この例では各施設を「組」とし 1 組当たり 12 症例を計画し，ブロックサイズ 4 の無作為割付けを行っている．多施設共同試験で有効性の効果判定基準がかなり標準化されている場合，施設間差より重要な交絡因子で層別したいケースもよく起こる．表 16.15 に示す例はまさにこのような目的につくられた層別無作為化法である．しかし，層別したい因子の数が多いとき，層ごとに置換ブロック法で割り付けると逆に，過剰層別 (overstratification) による不均衡の問題が生じる．例として，前立腺がん患者に対する 2 種類の治療法 (A, B) を比較する二重盲検比較試験で三つの層別因子

① 年齢 ($< 65 \geq 65$)

② 病期分類 (B, C, D)

③ 組織学的分類 (高，中，低)

を考えたブロックサイズ 4 の割付けを考えてみよう．この場合，合計 $2 \times 3 \times 3 = 18$ 個の割付け表ができるが，18 のすべての層でブロックサイズ 4 の倍数で割付けが終了するのは稀である．とすると，最終割付け時点での症例数を A, B 間で比較するときわめて不均衡となってしまうケースが少なくない．目標症例数の少ない試験ほどその危険性は大きい．

### 16.5.4　共変量適応的無作為化

層別無作為化法の不均衡が気になる場合にそれに代わってよく利用されるのが Taves[173] によって提唱された最小化法 (minimization method) とよばれている方法である．この方法は，患者が登録するたびに (最初の登録患者は完全無作為化する)，それぞれの層別因子つまり共変量の値に応じて症例数の均衡を図り，かつ，全体の症例数の均衡も計る方向に逐次的に割り付けていく共変量適応的無作為化 (covariate-adaptive randomization) の一つである．この意味で無作為性は少々犠牲にしてまでも共変量の均衡を登録時点で図りたいというデザインであり，また，事前に割付け表を準備できず，コンピュータで制御する方法である．

前立腺がん患者に対する臨床試験の例でその方法を簡単に説明しよう．表 16.16 には，そのようにしてすでに 31 人の患者が割り付けられたものである．さて「65 歳以上，病気分類 = D，組織学的分類 = 高」である 32 番目の登録患者は A, B のいずれに割り付けられるのだろうか？ 最も簡単な方法は，登録する前の時点で，32 番目の患者のそれぞれの共変量での該当する層における症例数の和を比較する方法である．この場合，(1) 共変量ごとに A に割り付けられた症例数の和は $12+8+5=25$，(2) 共変量ごとに B に割り付けられた症例数の和は $13+9+4=26$ であるから，症例数の和がバランスする方向で群 A に割り付ける．もし，等しい割付け数であれば確率 0.5 で A, B いずれかに割り付ければよい．Taves とほぼ同時期に Pocock and Simon[174] は Efron[175] の biased coin design に類似した共変量適応的無作為化を提案している．共変量の数を $v$ とし，いま割り付けられようとしている $n$ 番目の患者のそれぞれの第 $i(=1,\cdots,v)$

**表 16.16** 最小化の例

| 層化因子 (共変量) | 薬 A | 薬 B | 合計 |
|---|---|---|---|
| 年齢 | | | |
| 65 歳未満 | 3 | 3 | 6 |
| 65 歳以上 | 12 | 13 | 25 |
| 合計 | 15 | 16 | 31 |
| 病期分類 | | | |
| B | 3 | 3 | 6 |
| C | 4 | 4 | 8 |
| D | 8 | 9 | 17 |
| 合計 | 15 | 16 | 31 |
| 分化度 | | | |
| 高分化 | 5 | 4 | 9 |
| 中分化 | 8 | 9 | 17 |
| 低分化 | 2 | 3 | 5 |
| 合計 | 15 | 16 | 31 |



共変量に該当する層での不均衡を $D_i =$ (A への割付け数) − (B への割付け数) と定義し，各共変量の不均衡の影響の相対的重要度を考慮した重み $w_i$ での重み付き合計 $D = \sum_{i=1}^{v} w_i D_i$ で定義して，

- $D < 0$ であれば，確率 $p$ で A に割り付ける
- $D > 0$ であれば，確率 $1 - p$ で A に割り付ける
- $D = 0$ であれば，確率 $1/2$ で A に割り付ける

この方法は，Taves の方法に確率的要素を導入した方法といえる．ここで $p = 1$ とすれば Taves の最小化法に一致する．

### 16.5.5 無作為化に基づく推論

これまで述べてきた無作為割付けによって生じるデータ列 $\boldsymbol{X} = (X_1, \ldots, X_n)$ は，考えてみれば確率変数であり，その発生メカニズムである無作為割付け法の違いにより，その性質は異なるはずである．したがって，統計解析にその性質を生かす必要はないのだろうか？ という疑問は生じる．多くの RCT では，割付けが終了した段階で，パラメトリック検定であれノンパラメトリック検定であれ，割付け法とは無関係な統計手法で解析を実施するのが通常である．そこでは，治療群 A, B に割り付けられた患者のデータはそれぞれ群で，「独立で，同じ確率分布に従う確率変数である」という操作上の仮定を導入する．しかし，治療群 A, B の患者は，それぞれ一つの母集団からの無作為標本であるとは 100 歩譲っても正しくない．最近，無作為割付けのデータ列の性質をそのまま統計解析に生かし，それ以外の仮定を必要としない推測法として，Fisher によって提案された並べ替え検定 (permutation test) を利用した無作為化に基づく推論 (randomization-based inference) に関する研究が増加している[172, 176]．母集団からの無作為標本を仮定する方法では平均値等の結果変数を確率変数と考える

のに対して，無作為化に基づく推論では結果変数の観測値を固定し，無作為割付けデータ列を確率変数と考えるのである．たとえば，目標症例数 $n$ を同数ずつ A, B に割り付ける，割付け方 $\boldsymbol{X} = (X_1, \ldots, X_n)$ は全部で

$$R = \binom{n}{n/2}$$

通りあり，その一つの割付け方の確率 $\Pr\{\boldsymbol{X} = \boldsymbol{x}\}$ が割付け法によって異なる．したがって，いまある検定統計量 $T$ を考え，$\boldsymbol{X} = \boldsymbol{x_j}$ に対する値を $T_j$ としよう．いま，観測値を $T_o$ としたとき無作為化に基づく推論で計算される $p$-value は

$$p = \sum_{j=1}^{R} I(T_j \geq T_o)\Pr\{\boldsymbol{X} = \boldsymbol{x_j}\}$$

と片側で定義される．ここで $I(.)$ は括弧内の条件が満足すれば 1，そうでないときは 0 をとる 0–1 関数である．この検定統計量の代表的なものが線形順位検定 (linear rank test)

$$T = \sum_{i=1}^{n}(r_i - \bar{r})X_i$$

で，いわゆるノンパラメトリック検定の多くがこれに属する．たとえば，$r_i$ が単純な順位であればこの統計量の形は Wilcoxon 順位和検定統計量となる．しかし，通常の計算とは異なり，RCT で採用した無作為割付け法の確率モデルの性質を反映した計算となる．完全無作為化法の場合は

$$\mathrm{E}(X_i) = 1/2,\ \mathrm{Var}(X_i) = 1/4,\ \mathrm{Cov}(X_i, X_j) = 0$$

となり，漸近的に通常のノンパラメトリック検定と同等となる場合が少なくないが，採用した無作為割付け法により $\mathrm{Var}(X_i), \mathrm{Cov}(X_i, X_j)$ が異なり，しかも漸近近似の程度も異なってくる (詳細は 3.2.5 項参照).

## 16.6 クラスター無作為化デザイン

### 16.6.1 問 題 の 背 景

臨床試験といえば，治療法を対象となる患者に無作為に割り付けることをイメージするが，ここでは，患者個人に割り付けることが不可能あるいは不適切な臨床試験，疫学的な介入研究，等を考える．たとえば，

- ある病院において，医療スタッフへの新たな教育プログラムの効果を評価したい
- 中学生に対するタバコ・お酒に関する新しい教育プログラムの効果を評価したい
- 老人施設を対象としたインフルエンザワクチンの接種効果を評価したい
- 乳がんの検診 (breast cancer screening) の有効性を評価したい

等は，健康センター，医療施設，学校等の，クラスター (cluster) を単位として，訓練・教育するプログラムであり，一人ひとりの個人単位のプログラムではない．つまり，偶数のクラスターを選択して，それぞれのクラスターに 2 種類のプログラムを無作為に割り付け，その結果をそれぞれのクラスターに割り付けられたプログラムに参加する個人からデータをとる方法である．これはクラスター無作為化試験 (cluster randomized trial)，あるいは，疫学的な地域介入研究 (community intervention study) 等とよばれる．後者の研究は少なくないが後で述べるクラスター間変動を無視した個人単位の解析が横行していたのも事実で，その問題点を考慮した方法論の重要性が認識されるようになったのは最近[177~179,182] のことである．



この試験デザインから容易に想像できることは，同じクラスター内の個人個人のデータ (反応) は，異なるクラスターに属する個人のデータと比べると，互いに似ているということである．つまり，クラスター間変動があると，無視できない**クラスター内相関** (intra-cluster correlation) が生じるのである．この類似性，つまり，正相関を無視して (独立と考えて) 個人単位で集計した解析を行うと，推定値の標準誤差はかなり小さく，信頼区間の幅が狭く，したがって $p$ 値がかなり小さくなるバイアスが生じ，解析結果がきわめて不適切となる可能性が大きい．

たとえば，乳がん検診の有効性を評価するためには，多くの女性に検診を受けてもらうための広範囲な公的なキャンペーンが必要になる．その場合，個人単位に検診を受ける群と受けない対照群に割り付けると，受ける群に割付けされた女性は受けない群に割り付けられた近所の女性に情報を流す可能性があり，独立な対照群の確保が困難となるのは容易に想像できるだろう．スウェーデンで行われた Swedish two counties studies of breast cancer screening[180,181] では，その一つの Kopparberg カウンティを七つのエリアに分け，それぞれのエリアを三つの地域に分けて，2 地域にスクリーニングを実施する群，1 地域を実施しない群に無作為に割り付けている．つまり，このデータは，「カウンティエリア・地域・被検者」という四つの階層 (hierarchy)，あるいは，四つのレベル (level) を有する階層構造を有していて，解析にはそれぞれのレベルでの変動を考慮した線形混合効果モデルが必要になる．このプログラムを評価した最初の論文[180,181] では，これらの上位レベルのクラスター間変動を無視した解析で間違った結果を導いている．後に，クラスター間変動を考慮に入れた解析[183] で結果の修正が行われた．

### 16.6.2 線形混合効果モデル

簡単のために 2 種類 (新と現行) のプログラムを比較するクラスター無作為化試験を考える．新プログラムと対照プログラムをそれぞれ $J$ 個のクラスターに無作為に割り付け，クラスター $i(=1,\cdots,2J)$ のなかの個人 $j(=1,2,\cdots,n_i)$ のデータ $y_{ij}$ について，個人単位でデータを考えると，プログラム群を表す変数 $x(=1(\text{new});=0(\text{control}))$ と調整する共変量を $\{z_1,\ldots,z_k\}$ とすると，適用すべき線形モデルは

$$y_{ij} = \beta_0 + b_i + \beta_1 x_{ij} + \sum_{v=1}^{k} \gamma_v z_{v,ij} + \epsilon_{ij}$$

という線形混合効果モデルとなる．ここに $\beta_1$ が治療効果 (母数効果, fixed-effects) であり，$b_i$ はクラスター $i$ のクラスター間変動を表す変量効果 (random-effects) で $N(0, \sigma_B^2)$ に従い，$\epsilon_{ij}$ は測定誤差を含むクラスター内変動を表し $N(0, \sigma_W^2)$ に従う．データ $y_{ij}$ の分布があまりにも非対称であれば適当な変数変換を実施する必要がある．なお，

$$\mathrm{Var}(y_{ij}) = \sigma_B^2 + \sigma_W^2 = \sigma^2$$
$$\mathrm{Var}(\bar{y}_{i+}) = \sigma_B^2 + \sigma_W^2 / n_i$$

となるので，各クラスターの標本サイズがほぼ等しい ($n_i \doteq n$) 場合には，各クラスターでの平均値 $\bar{y}_{i+}$ に等分散が仮定できるので，線形モデルを適用するまでもなく平均値 $\bar{y}_{i+}$ を観測値としてプログラム間の差の $t$ 検定を適用することができる．ただ，この検定では個人レベルの共変量を調整できないのは言うまでもない．

さて，各クラスターの標本サイズが等しい場合に各プログラム群の $y_{ij}$ の平均の分散を計算してみると，$N = \sum_{i=1}^{J} n_i = nJ$ と置いて，たとえば，新プログラム群では

$$\mathrm{Var}(\bar{y}_{++} | x_{ij} = 1) = \frac{1}{N}(n\sigma_B^2 + \sigma_W^2) = \frac{\sigma^2}{N} \times \mathrm{Deff}$$

となり，個人単位に割り付けた試験での平均値の分散 $\sigma^2/N$ の Deff 倍となっている．対照プログラム群も同様である．ここで Deff は

$$\mathrm{Deff} = 1 + \rho(n-1)$$

であり，クラスターデザインの効果 (design effect) を示す尺度である．ここで $\rho$ はクラスター内相関係数 (intra-cluster correlation coefficient, ICC) で

$$\rho = \frac{\sigma_B^2}{\sigma_B^2 + \sigma_W^2} = ICC$$

となる．つまり，クラスター間変動 $\sigma_B^2$ が大きいほど，クラスター内のデータは互いに似てきて相関が生じるため，各プログラムの平均値の分散が通常の $\sigma^2/N$ より Deff 倍増加していることがわかる．このことは，クラスターを無作為割付けした事実を無視して，単純に各プログラムに割り当てられた全データから単純に平均と分散を計算して $t$ 検定を適用してしまうと，分散が (1/Deff) 倍とかなり小さめとなり，見かけ上の有意差が出てしまうことを意味している．

Eldridge et al.[184)] のサーベイ，Cosby et al.[185)] の報告によるとクラスター内相関係数の値は多くの研究で $-0.02 \sim 0.21$ の範囲にあり中央値は大体 0.04 という小さな値である．しかし，それでもクラスターの標本サイズが大きくなるにつれて，デザイン効果 Deff は無視できない大きさとなることに注意しなければならない．たとえば，

$ICC = 0.01$ であっても，$n = 200$ であれば $\mathrm{Deff} = 1 + (200 - 1) \times 0.01 = 3$ 倍となるのである．

[適用例] Adachi et al.[186] は糖尿病のための新しい個別生活習慣改善プログラム『SILE』(structured individual lifestyle education) を開発し，その有効性を，HbA1c が 6.5%以上の者 (20〜79 歳) を対象として，診療所を単位とするクラスター無作為割付けによる並行群間比較試験で検証した．介入群は構造的なカリキュラムに基づき，食物摂取頻度調査 (FFQW821) の結果を用いて 6 か月間の継続支援 (面談，電話) を個別に行った．食事面では空腹時・食後血糖値の改善を図ることに留意し，夕食の過食の是正と朝食や昼食での野菜摂取量の増加を重点とした．対照群では管理栄養士が食物摂取頻度調査 (FFQW82) の結果の返却時にこれまでどおりの簡単な助言を行った．解析は線形混合効果モデルを用い，ベースラインから 6 か月後の差をベースライン値，他の共変量を調整して比較した．欠測データの補完は LOCF (第 11 章参照) を利用している．夕食のエネルギー摂取量の調整済の差は

$$-19(95\%CI : -35, -3), p = 0.003$$

朝食の野菜接種量の調整済の差は

$$12.7(95\%CI : 6.5, 18.9), p = 0.001$$

と期待どおりの食習慣の改善が認められ，エンドポイントの HbA1c の調整済みの差も $-0.5\%(95\%CI : -0.2, -0.8), p = 0.003$ と有意な改善が認められた．

## 16.7 バイオマーカーに基づくデザイン

近年，疾患の個体差を治療前に捉えるさまざまなバイオマーカーの開発が盛んである．治療選択に役立つマーカーは大きく**予後マーカー** (prognostic markers) と**治療効果予測マーカー** (predictive markers) に分類される．予後マーカーは無治療または標準治療の下での患者の予後を捉えるマーカーである．標準治療の下で予後不良と診断された患者には，標準治療に加えてより積極的な治療，逆に予後良好と診断された患者には (副作用のリスクや治療費を伴う) 標準治療を控えることが検討されるだろう．予後マーカーは臨床試験での層別因子としても重要である．一方，治療効果予測マーカーは，ある特定の治療の効果あるいは有益性を捉えるマーカーであり，その治療の使い分けに直結する．たとえば，ホルモン受容体が陽性の乳がん患者にはホルモン療法の実施が検討されるだろう．臨床現場に新しいマーカーを導入するためは，マーカーに基づいて診断や治療を行うことが最終的に患者に利益をもたらすこと (**臨床的有用性**，clinical utility) が示される必要がある．本節では，予後マーカーや治療効果予測マーカーに基づく臨床的有用性の評価のための第 III 相試験デザインについて解説する．

### 16.7.1 ストラテジーデザイン

ストラテジーデザイン (strategy design) は，新規マーカーを導入することの臨床的有用性を調べるデザインである．最も単純には，マーカーを用いない従来の治療ストラテジーと，マーカーに基づいて治療を行う新しい治療ストラテジーを比較する (図 16.7(a))．たとえば，再発卵巣がんに対して，主治医が治療を選択する従来の治療ストラテジーと，一連の治療効果予測マーカーに基づいて治療を決める新しい治療ストラテジーの比較[187]，非小細胞肺がんに対してシスプラチンとドセタキセル (標準治療) を用いる従来の治療ストラテジーと，ERCC1 遺伝子発現陽性 (シスプラチン耐性) の場合にはゲムシタビンとドセタキセル，陰性の場合には標準治療を使うという新しい治療ストラテジーの比較[188] がある．

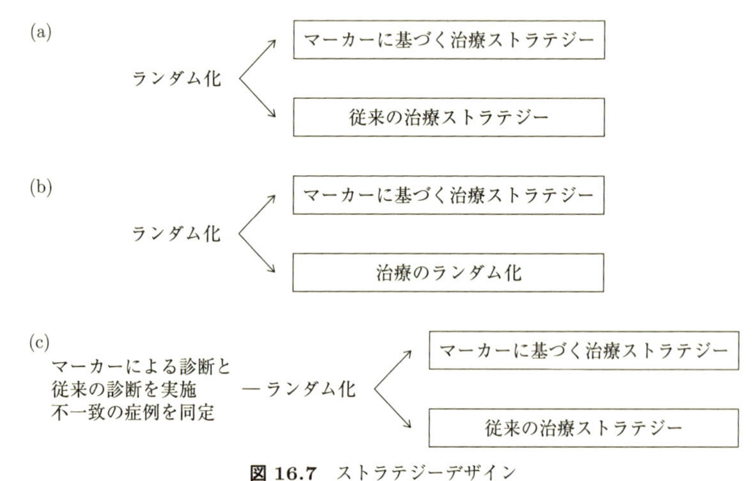


**図 16.7** ストラテジーデザイン

二つの群で治療が異なるので (後者の例では，試験治療としてのゲムシタビンとドセタキセルの有無)，治療効果が出現することによってマーカー (ERCC1 遺伝子発現) の性能とは関係なしに群間差が生じる可能性がある．そこで，マーカーを用いないコントロール群にも試験治療を導入し，標準治療とのランダム化を行うデザインも提案されている[189] (図 16.7(b))．このデザインでは，コントロール群に対してもマーカーを測定することでマーカーの水準別に治療法を比較できる．すなわち，マーカーの性能 (臨床的妥当性) も確認できる．

しかし，以上のデザインはストラテジー群間で同じ治療を受ける被験者が多くなるので群間差は薄まり，効率が低下する．たとえば，図 16.7(a) のデザインにおいて，マーカー群ではマーカー陽性の場合に試験治療，陰性の場合は標準治療，コントロール群では標準治療が実施されるとき，群間差の期待値は，(マーカー陽性の割合) × (マーカー陽性サブ集団での治療効果) になる[190]．試験内でマーカー陽性の割合が小さくなると，群間での標準治療のオーバーラップが大きくなり，比較効率が低下する．これに対する一つの対処として，二つのストラテジーで推奨治療が異なる場合に，どちらのストラテジーに沿って治療を行えばよいかをランダム化する方法が考えられる(図 16.7(c))．このデザインでは，すべての登録患者に対してマーカーの測定が行われる．欧州で実施された MINDACT 試験[191] では，早期乳がんの再発リスクの予測において，がんの遺伝子発現解析に基づく新しい診断法と従来の予後因子に基づく診断法の比較が行われた．高リスク (低リスク) と診断されれば術後化学療法の実施が推奨される (推奨されない)．この試験では，二つの診断法で推奨治療が異なる患者に対して，どちらの診断法に沿って治療を行うかがランダム化された．なお，早期がんの術後の再発予測では，低リスクと診断された患者の予後 (無再発生存率など) が十分に良いことを示すことで診断法の臨床的有用性を主張できることがある[7, 191]．



### 16.7.2 エンリッチメントデザイン

エンリッチメントデザイン (enrichment design) は，治療効果予測マーカーに基づいて，試験治療の効果が出現する，あるいは，試験治療の恩恵を受けると診断された患者のみをランダム化の対象とするデザインである (図 16.8)．HER2 タンパク質が高発現の転移性乳がんに対する抗 HER2 モノクロナール抗体トラスツズマブの臨床試験[192]，V600E BRAF 変異を有する悪性黒色腫に対する BRAF 酵素阻害剤ベムラフェニブの臨床試験[193] がその例である．試験の目的は，治療効果予測マーカー自体の評価というよりは，マーカーを用いた試験治療法に関する臨床有用性の評価となる．このデザインは，マーカーの効果予測性を裏づける強い生物学的根拠があり，かつ，マーカーの分析的妥当性が示されているときに向いている．その長所は，従来型の (マーカーを用いない) デザインに比べて効率が高く，ランダム化の被験者数を小さくできることである．特に，一般集団において (より高い効果を期待できる) マーカー陽性の割合が低く，かつ，マーカー陰性集団での治療効果が小さいときに顕著な効率の向上が期待できる[194]．しかし，マーカーの生物学的根拠や分析的妥当性が十分でない状況では，マーカー陰性患者に対しても一定の効果が出現する可能性を排除できないだろう．エンリッチメントデザインの短所は，マーカー陰性患者での治療効果の情報が一切得られないことである．(マーカー陽性患者に対する) エンリッチメント試験が成功した場合にマーカー陰性患者の試験を別に実施するアプローチも考えられる

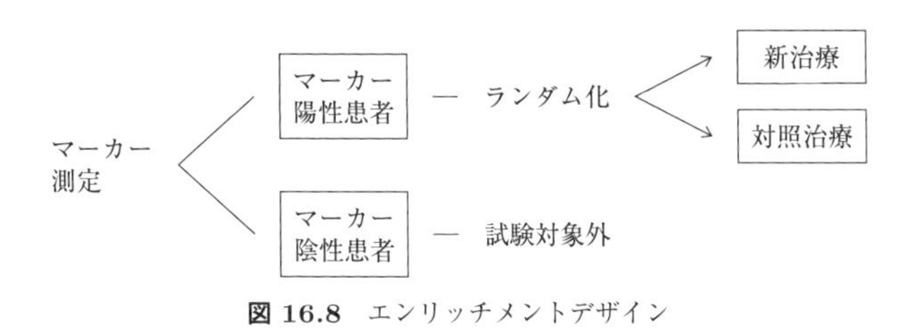


**図 16.8** エンリッチメントデザイン

が，開発全体では必ずしも効率的とはいえない[195)]．このときは次に述べるマーカー層別デザインも検討すべきである．

### 16.7.3 マーカー層別デザイン

マーカー層別デザイン (marker-stratified design) では，試験に登録したすべての患者でマーカーを測定し，マーカー陽性と陰性を層とした層別ランダム化を行う (図 16.9)．マーカー陽性患者での治療効果の方が陰性患者のそれよりも大きいと仮定するのが自然であるが，マーカーの性能に対してどの程度の信頼を寄せるかで解析プランは異なる．マーカーに一定以上の信頼を置くことができるならば，マーカー陽性患者で有意水準 5%の検定を行い，これが有意の場合に陰性患者で有意水準 5%の検定を行う階層型の解析プランが考えられる (fixed-sequence analysis)．この解析プランの検出力は陽性患者での検定で決まるという意味ではエンリッチメントデザインの検出力と同じである．

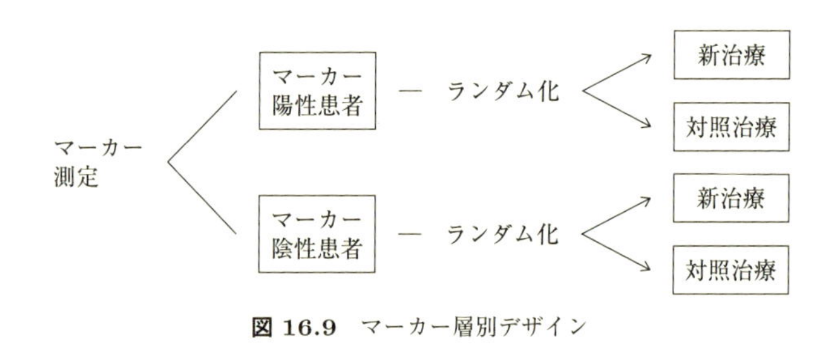


**図 16.9** マーカー層別デザイン

一方，マーカーの性能に対してさほど強い信頼をおけない場合には，試験全体の第一種の誤り $\alpha = 5\%$の一部 (たとえば 2 ～ 4%) を全患者での検定，残りをマーカー陽性患者での検定に配分するプランが考えられる (co-primary analysis)．二つの検定間の相関構造を考慮した閉手順の方法等も提案されている[196)]．この解析プランでは，たとえ全患者での検定で有意となっても全患者で一様に効果があるとは必ずしもいえない．特に，マーカー陰性患者で十分な効果がない可能性があるので，この患者集団での効果について別途評価する必要がある．

他の解析プランとして，co-primary 解析において階層型と $\alpha$ の分割を組み合わせた解析プラン，治療とマーカーの交互作用検定 (片側) が有意であればマーカー陽性患者，それ以外は全患者で検定を行う解析プラン等も提案されている．また，試験途中での患者選択やマーカーの開発と検証を同時に行う適応的デザイン等，多くのデザインが提案されている[196)]．

## 16.8 群逐次デザイン

事前に治療効果の大きさ (effect size) を見積もり，有意水準 $\alpha$，検出力 $100(1-\beta)\%$ を決めて最小限必要な症例数を計算し，その症例数を達成するまで試験を継続するというのが通常の無作為化比較試験のデザインの基本である．しかし，そのデザインでは，治療効果があるものは早く市場に出し，効果のないものは早く試験を中止すべき，という社会的要請に答えられない．また，必要症例数を決定する際の因子である「効果の大きさ」を正確に見積もることは必ずしも簡単ではない．特に，長い時間を要する試験では効果の大きさの誤った見積もりの影響は深刻である．したがって，試験途中で試験を終了できる，あるいは，試験デザインを変更できる**群逐次デザイン** (group sequential design) は日本では欧米ほどは実施されていないが，今後重要となることは疑いがない．ここでは群逐次デザインのパイオニアである Pocock[197] の方法を中心に紹介しよう．

16

### 16.8.1 基本的な考え方

群逐次検定の基本的な考え方は次のとおり．

1) 第 $k(=1,\cdots,K)$ stage での検定結果の $p$ 値が $p_k<\alpha_k$ をみたせば有意水準 $\alpha$ で治療効果の差は有意と判断し試験を早期に終了する，
2) $p_k>\alpha_0>\alpha_k$ であれば「無効」として試験を中止する，
3) $\alpha_k\le p_k\le\alpha_0$ であれば，再び，一定の症例数が集積されるまで試験を継続する
4) 事前に決められた最終 stage でも $p_K\ge\alpha_K$ であれば試験は終了し，有意水準 $\alpha$ で帰無仮説を否定できる証拠は得られなかったと結論する．

この推測プロセスで重要な点は事前に宣言された有意水準 $\alpha$ がプロセス全体で保持するように $\alpha_0,\alpha_1,\ldots,\alpha_K$ の値が設計されている点である．各 stage ごとに治療の安全性と有効性を評価することを中間解析 (interim analysis) とよび，その回数は事前に決めておくのが通常である．この中間解析の実施と解釈は，試験とは独立に組織された**独立データモニタリング委員会** (IDMC, independent data monitoring commitee) によって行われ，有効性ばかりか安全性を検討し有害事象，副作用等が期待した以上の多ければ試験の中止を勧告できる．

### 16.8.2 Pocock の方法

治療効果を測定する変量が正規分布に従い，等分散 $\sigma_{\mathrm{A}}^2=\sigma_{\mathrm{B}}^2=\sigma^2$ が仮定できる平均値の差の検定を考える (両側有意水準 $\alpha$)：

$$H_0:\mu_{\mathrm{A}}=\mu_{\mathrm{B}},\ H_1:\mu_{\mathrm{A}}\ne\mu_{\mathrm{B}}$$

実際には有意水準 $\alpha/2$ の片側検定 $H_1:\mu_{\mathrm{A}}>\mu_{\mathrm{B}}$ に興味がある．この意味で下側 $\alpha/2$

の領域は「無効中止」と考えることができる．Pocock は各群 $n$ 例ずつ計 $2n$ 例集積された時点で中間解析を最大 $K$ 回繰り返す群逐次検定を初めて提唱した．そのデザインの特徴を表 16.17 に示す．彼の方法は

$$\alpha_1^{'} = \alpha_2^{'} = \cdots = \alpha_K^{'} = \alpha^{'}$$

とすべての中間解析での有意水準を等しく設定しているのが特徴である．その値は $K$ が増加するに従って減少している．

**表 16.17** Pocock[197] の群逐次デザインでの 3 種類の症例数：治療効果が $\delta/\sigma = 1$ のときに有意水準 5%，検出力 95%を達成する症例数

| $K$ | $\alpha^{'}$ | $z_{\alpha/2}^{'}$ | $2n$ | $2nK^*$ | ASN |
|---|---|---|---|---|---|
| 1 | .05 | 1.96 | 51.98 | 52.0 | 52.0 |
| 2 | .0294 | 2.178 | 28.39 | 56.8 | 37.2 |
| 3 | .0221 | 2.289 | 19.73 | 59.2 | 33.7 |
| 4 | .0182 | 2.361 | 15.19 | 60.8 | 32.2 |
| 5 | .0158 | 2.413 | 12.38 | 61.9 | 31.3 |
| 10 | 0.0106 | 2.555 | 6.50 | 65.0 | 29.8 |
| 20 | 0.0075 | 2.672 | 3.38 | 67.6 | 29.5 |

(注)：治療効果 $\delta/\sigma$ に対する症例数は $(\sigma/\delta)^2$ を乗ずる．
ASN, average sample number (期待症例数)

さて，ここからその数理を覗いてみよう．各 stage ごとに集積されたデータに対する検定統計量としては Student の $t$ 検定統計量が自然である．定式化では分散を既知 $\sigma^2$ として議論する．そうすると，第 $k$ stage のデータに対する分散既知の検定統計量 $T_k$ は

$$\psi = (\delta/\sigma)\sqrt{n/2}$$

と置くと，次式

$$T_k = \frac{\bar{X}_{Ak} - \bar{X}_{Bk}}{\sigma\sqrt{2/n}} \sim \begin{cases} N(0,1), & H_0 \\ N(\psi,1), & H_1 \end{cases}$$

で置き換えられる．そこで，$k$ 番目の中間解析での検定統計量として $T_k$ の和

$$S_k = \sum_{i=1}^{k} T_i \sim N(k\psi, k),$$

を考える．群逐次検定では，

$$| S_k | \geq a_k, \qquad k = 1, \cdots, K$$

となる最初の第 $k$ stage で帰無仮説を棄却する方式であるので，この棄却域の定数 $a_1, \ldots, a_K$ をプロセス全体での有意水準 (overall significance level) を $\alpha$ に保つように決める必要がある．つまり，$H_0$ の下で，次の式が成立しなければならない．

$$\Pr\{|S_1'| < a_1, \ldots, |S_K| < a_K\} = 1 - \alpha$$

$S_1$ は明らかに正規分布に従うが，$S_k, (k > 1)$ はそれまでに試験が終了しなかったという条件付きの分布となる．つまり

$$S_k = S_{k-1} + T_k, \quad |S_{k-1}| \leq a_{k-1}$$

という関係がある．和の分布であるから，$S_k$ の確率密度関数を $f_k(.)$，標準正規分布の確率密度関数を $\phi(.)$ とすると，

$$f_k(s_k|\psi) = \int_{-a_{k-1}}^{a_{k-1}} f_{k-1}(x|\psi)\phi(s_k - \psi - x)dx$$



を解くことになる[198]．この計算は数値計算で簡単に計算できる．さて，全体の有意水準は帰無仮説 $\psi = 0$ の下で計算であるからそれは

$$\alpha = 1 - \int_{-a_K}^{a_K} f_K(x|0)dx$$

で与えられる．この式は $K$ 個の変数 $a_1, \ldots, a_K$ の方程式となりその解は無数にあり，何らかの条件を付加しないと一意には定まらない．Pocock は各 stage での有意水準を一定の値 $\alpha'$ になるように設定した．それは

$$a_k = Z_{\alpha'/2}\sqrt{k}, \qquad k = 1, \cdots, K$$

とすることができる．つまり，変数 $\alpha'$ の方程式となり，数値解法で解くことができる．$\alpha'$ の値を表 16.17 に示した．これに対して O'Brien and Fleming[199] は端点を一定にする方法

$$a_1 = \cdots = a_K = a$$

を提案している．

次に，棄却域の端点 $a_1, \ldots, a_K$ を利用して，検出力 $100(1-\beta)$%を達成するステージごとの症例数 $2n$ は $\psi$ の方程式

$$1 - \beta = 1 - \int_{-a_K}^{a_K} f_K(x, \psi)dx$$

を数値解法で解くことができる．$2n = 4\psi^2(\sigma/\delta)^2$ となる．表 16.17 に示されている $2n$ は $\delta/\sigma = 1$ の場合の $2n = 4\psi^2$ の値を示したものである．

次に，対立仮説で設定された $\delta = \mu_A - \mu_B$ が正しい場合に有意差を検出して試験が終了するまでに期待される症例数 ASN (average sample number) は

$$\text{ASN} = 2n\left(1 + \sum_{k=2}^{K} \Pr\{|S_1| < a_1, \cdots, |S_k| < a_{k-1}|\psi\}\right)$$

で計算することができる．この値が表 16.17 の最後のカラムである．

[適用例]　治療効果を $\delta/\sigma = 0.5$ とし，有意水準 5%の両側検定で検出力 95%で各群

同数で割り付け，中間解析をしない場合に必要となる通常の症例数の総数は，表 16.17 の $K=1$ のところを参照して $2n = 52 \times 2^2 = 208$ 例となる．これに対して，中間解析の回数 $K$ を増やしていくと，この最大症例数 $2nK$ は若干増加するが，対立仮説が正しい場合に試験終了までに期待される症例数が減少している点に注目したい．たとえば，最大で，3 回の中間解析を考えると，各 stage での有意水準は $\alpha' = 0.0221$，各 stage で必要となる症例数は $2n = 19.73 \times 2^2 = 80$ 例，最大で合計 240 例と中間解析を考えないデザインに比べて 32 例ほど増えることになる．しかし，効果の大きさ の見積もりが正しければ，有意差と判断されるまでに要する期待症例数は $33.7 \times 2^2 = 135$ 例と約 73 例の節約となる．

### 16.8.3 α 消 費 関 数

さて，上記の古典的な群逐次検定では，1) 各 stage に同じ症例数 $2n$ を仮定，2) 事前に決められた中間解析の回数の最大値 $K$ は変更できず，かならずしも実用的とはいいがたい．この二つの制約を外した $\alpha$ 消費関数 ($\alpha$-spending function) が Lan and DeMets[200] により提案されてから群逐次検定の適用が広まった．

#### a. α 消費関数

前項で述べた統計量 $S_k$ を帰無仮説の下で標準正規分布に従う検定統計量 $U_k$ に置き換える

$$U_k = S_k/\sqrt{k} \sim_{H_0} N(0,1)$$

とともに「第 $k$ stage での中間解析」という表現を「情報時間 (information time, 本項 b.) $t_k$ $(0 \leq t_k \leq 1)$ での中間解析」に置き換えて議論しよう．さらに，プロトコルで中間解析の回数を指定せずに試験開始後に中間解析の時点を任意に決められるように，情報時間 $\{t_1, t_2, \ldots\}$ に対する検定統計量 $U_{t_k}$ の棄却域 (stopping boundaries) を $\{b_1, b_2, \ldots\}$ とする．つまり，問題はプロセス全体の有意水準を $\alpha$ に保つように，

$$\Pr_{H_0}\{|U_{t_1}| \geq b_1, \text{または}, |U_{t_2}| \geq b_2, \text{または}, |U_{t_3}| \geq b_3, \ldots\} = \alpha$$

をみたす必要が生じる．そこで

$$\boldsymbol{R} = \{|U_{t_1}| \geq b_1, \text{または}, |U_{t_2}| \geq b_2, \text{または}, |U_{t_3}| \geq b_3, \ldots\}$$

とし，

$$\boldsymbol{R}_1 = \{|U_{t_1}| \geq b_1\}$$
$$\boldsymbol{R}_2 = \{|U_{t_1}| < b_1, |U_{t_2}| \geq b_2\}$$
$$\boldsymbol{R}_3 = \{|U_{t_1}| < b_1, |U_{t_2}| < b_2, |U_{t_3}| \geq b_3\}$$

等と置くと，

$$\{|U_{t_1}| \geq b_1, \text{または}, |U_{t_2}| \geq b_2\} = \boldsymbol{R}_1 \cup \boldsymbol{R}_2$$
$$\{|U_{t_1}| \geq b_1, \text{または}, |U_{t_2}| \geq b_2, \text{または}, |U_{t_3}| \geq b_3\} = \boldsymbol{R}_1 \cup \boldsymbol{R}_2 \cup \boldsymbol{R}_3$$

となるので,

$$\Pr_{H_0}\{\boldsymbol{R}\} = \Pr_{H_0}\{\boldsymbol{R}_1\} + \Pr_{H_0}\{\boldsymbol{R}_2\} + \Pr_{H_0}\{\boldsymbol{R}_3\} + \cdots = \alpha$$

となる．したがって，事前に「情報時間 $t$ までに消費される有意水準を表す関数 $\alpha(t)$, $\alpha(1) = \alpha$」を用意し，試験開始後,

1）情報時間 $t_1$ で中間解析を行うことを決定すれば，そこに割り当てられる有意水準は $\alpha(t_1)$ で，棄却域の端点 $b_1$ は方程式 $\Pr_{H_0}\{\boldsymbol{R}_1\} = \alpha(t_1)$ の解である.

2）次に，試験が継続され情報時間 $t_2$ で第 2 回目の中間解析を行うとすれば，$\alpha(t_2)$ を読み取り

$$\alpha(t_2) = P_{H_0}(\boldsymbol{R}_1 \cup \boldsymbol{R}_2) = \Pr_{H_0}\{\boldsymbol{R}_1\} + \Pr_{H_0}\{\boldsymbol{R}_2\}$$

となるように棄却域の端点 $b_2$ を定める．そうすることにより，2 回目の中間解析の有意水準は $\Pr_{H_0}\{\boldsymbol{R}_2\} = \alpha(t_2) - \alpha(t_1)$ と設定される.

3）一般に，第 $k$ 回目の中間解析が情報時間 $t_k$ で行われるとすると，そのときの有意水準は次のように設定される：

$$\Pr_{H_0}\{\boldsymbol{R}_k\} = \alpha(t_k) - \alpha(t_{k-1})$$

このプロセスを繰り返すことにより任意の情報時間 $t_k$ で中間解析が可能となる．上記の方法で大切なことは，関数 $\alpha(t)$ が値域 $[0, \alpha]$ をとる増加関数

$$\alpha(t_1) < \alpha(t_2) < \cdots < \alpha(1) = \alpha$$

であることが必要なだけである．これが有意水準を各中間解析時点までに消費する関数という意味で $\alpha$ 消費関数とよばれ，プロトコルにその関数を指定しておく必要がある．なお，群逐次デザインとの関連から O'Brien–Fleming のデザインに近い $\alpha$ 消費関数として

$$\alpha_1(t) = 2 - 2\Phi(Z_{\alpha/2}/\sqrt{t})$$

が，また，Pocock のデザインに近い $\alpha$ 消費関数として

$$\alpha_2(t) = \alpha \log(1 + (e-1)t)$$

等が有名であるが，実際にはさまざまな関数が使用されている.

**b.　情 報 時 間**

第 $k$ 回目の中間解析の情報時間 $t_k$ は

$$t_k = I_k / I$$

と定義される．$I_k$ は，それまでに観察された累積の情報量で $I$ は全情報量である．統計的推測の情報量は一般にパラメータ推定の分散の逆数として定義される．代表的な二つの例を以下に示す.

(1)　治療効果を測定する変量が正規分布に従い，等分散 $\sigma_{\mathrm{A}}^2 = \sigma_{\mathrm{B}}^2 = \sigma^2$ が仮定で

きる平均値の差の検定の場合：

第 $k$ 回目の中間解析を行う時点までに解析可能な累積症例数を群 A，群 B それぞれ $(n_{Ak}, n_{Bk})$ とし，プロトコルで見積もられた最大標本サイズをそれぞれ $N_A, N_B$ とすると

$$I_k = \frac{1}{\sigma^2}\left(\frac{1}{n_{Ak}} + \frac{1}{n_{Bk}}\right)^{-1},\ I = \frac{1}{\sigma^2}\left(\frac{1}{N_A} + \frac{1}{N_B}\right)^{-1}$$

となるから

$$t_k \approx \frac{n_{Ak} + n_{Bk}}{N_A + N_B}$$

と近似的には累積症例数に比例する．なお，群逐次デザインであれば $t_k = 2nk/2nK = k/K$ となる

(2)　生存率の比較の場合：

$$t_k = \frac{\text{観測されたイベント数}}{\text{試験終了までに観測されたイベント数}}$$

で定義される．ただ，分母のイベント数は未知であるため，実際には，計画段階での見積もり値を利用して情報時間を推定することになる．最終イベント数が見積もり値と異なった場合には最終解析時点で修正が必要になる[160]．

**c.　検定統計量の構成法**

さて，検定統計量 $U_{t_k}$ の構成法であるが，一般に情報時間 $t_k$ までに累積されたデータに基づいて，効果の大きさ $\delta$ の不偏推定量である統計量を $D_{t_k}$ と置くと，帰無仮説の下で

$$U_{t_k} = D_{t_k}\sqrt{I_k} \sim N(0,1)$$

と表現できる．したがって，$U_{t_1}, U_{t_2}, \ldots, U_{t_k}, \ldots$ の分布は帰無仮説の下で平均 0，分散 1 の多変量正規分布に従い，情報時間 $t_k < t_j$ の間の相関は

$$\mathrm{Cov}(U_{t_k}, U_{t_j}) = \sqrt{\frac{t_k}{t_j}}$$

となる．つまり，各中間解析の棄却域の端点 $b_1, b_2, \ldots$ の計算にはこの相関係数を利用することにより簡単に計算できる．

たとえば，16.8.1 項と同様に治療効果を測定する変量が正規分布に従い，等分散 $\sigma_A^2 = \sigma_B^2 = \sigma^2$ が仮定できる平均値の差の検定を考えると，$\delta = \mu_A - \mu_B$ であり，第 $k$ 回目の中間解析を行う時点までに解析可能な累積症例に基づく平均値を群 A，群 B それぞれ，$(\bar{W}_{Ak}, \bar{W}_{Bk})$ とすると $D_{t_k} = \bar{W}_{Ak} - \bar{W}_{Bk}$ であり，

$$U_{t_k} = \frac{\bar{W}_{Ak} - \bar{W}_{Bk}}{\sigma\sqrt{\left(\frac{1}{n_{Ak}} + \frac{1}{n_{Bk}}\right)}}$$

となる．

[適用例] 消費関数として $\alpha(t) = (0.05)t$ の一様分布を考えてみよう．第1回目の中間解析を $t_1 = 1/2$ で実施したと仮定しよう．この場合，$\alpha(0.5) = 0.025$ であり，

$$\Pr\{| U_{t_1} | \geq b_1 | \delta = 0\} = 0.025$$

より，$b_1 = Z_{1-0.025/2} = 2.241$ となる．次の中間解析は最終解析と仮定すると，情報時間は $t = 1$ であり，残りの $\alpha$ は 0.025 となる．そこで，標準正規分布の分布関数を $\Phi(x)$，相関係数 $\rho$ をもつ2変量標準正規分布の分布関数を $\Phi(x, y; \rho)$ とすると

$$\begin{aligned} 0.025 &= \Pr\{| U_{t_1} | < 2.241, | U_{t_2} | \geq b_2 | \delta = 0\} \\ &= 2(\Phi(2.241) - \Phi(2.241, b_2; \sqrt{0.5})) \end{aligned}$$

となるので，$b_2 = 2.125$ と計算できる．したがって，最終中間解析に振り分けられた有意水準は

$$\Pr\{| U_{t_2} | \geq 2.125 | \delta = 0\} = 0.0336$$

となる.



## 16.9 適応的デザイン

群逐次デザインでは，予想もしなかったような効果が観察された場合，あるいは逆に無効であったり，副作用が多発した場合には早期に試験を終了することができた．しかし，中間解析の結果から観察されたデータに基づいて，症例数を再設定する等の試験デザインを変更をすることはできない．これに対して適応的デザイン (adaptive group sequential design) では早期の終了と中間解析の結果に基づいて途中での試験デザインの変更を可能にすることができる点で注目を浴びており，適応的デザインの最近の進展は目覚しいものがある．もちろん，全体の有意水準は一定値 $\alpha$ に保たれていることはいうまでもない.

### 16.9.1 2-stage デザイン

用いる基本的な道具はメタアナリシスのひとつの方法である「片側 $p$ 値を統合する方法」を利用するものである．それぞれの stage で新たに解析対象となった標本 (累積標本ではないことに注意) を利用して計算された片側 $p$ 値を

$$p_1, p_2, \ldots, p_K$$

とすると，次に示す Fisher の方法と逆正規分布を利用する方法は有名である.

**1. Fisher の $p$ 値の統合検定**

$$-2 \sum_{i=1}^{K} \log(p_i) \sim \chi^2_{2K}$$

となる性質を利用する方法.

**2. 逆正規分布を利用した $p$ 値の統合検定**

それぞれの片側 $p$ 値から正規分布の上側パーセント点を求め，それを $Z_{p_1}, Z_{p_2}\ldots, Z_{p_K}$ とすると $Z_p = \Phi^{-1}(1-p)$ であり

$$\frac{1}{\sqrt{K}}\sum_{i=1}^{K} Z_{p_i} \sim N(0,1)$$

となる性質を利用する方法．ここに $\Phi(.)$ は標準正規分布関数である．

Bauer and Kohne[201] の提案による Fisher の $p$ 値の統合検定を利用した次の 2 stage デザインは適応的デザインのなかでも最も基本的でかつ実用的な方法である．第 1 stage，第 2 stage での $p$ 値をそれぞれ $p_1, p_2$ とすると

1. $p_1 > \alpha_0$ となれば帰無仮説 $H_0$ を採択する (無効).
2. $p_1 < \alpha_1$ であれば帰無仮説 $H_0$ を棄却する (有効).
3. $\alpha_1 \le p_1 \le \alpha_0$ であれば試験を継続する．
4. 第 2 stage で

$$p_1 p_2 \le c_\alpha$$

となれば帰無仮説を棄却する．

全体の片側有意水準を $\alpha/2$ にするために，次の等式が成立するように $\alpha_1$ を設定する必要がある．

$$\begin{aligned}\alpha/2 &= \alpha_1 + \int_{\alpha_1}^{\alpha_0}\int_0^{c_\alpha/p_1} dp_2 dp_1 \\ &= \alpha_1 + c_\alpha(\log\alpha_0 - \log\alpha_1)\end{aligned}$$

第 2 stage の棄却域を

$$c_\alpha = \exp[-\chi^2_{\alpha/2}(4)/2]$$

と設定して，全体の片側有意水準が $\alpha/2$ となるように

$$\alpha/2 = \alpha_1 + c_\alpha(\log\alpha_0 - \log\alpha_1)$$

と設定してもよい．ここに $\chi^2_{\alpha/2}(4)$ は自由度 4 の $\chi^2$ 分布の上側 $100(\alpha/2)$%点である．いずれにしても，上のデザインで特徴的なのは検定統計量，症例数等はどこにも現れてないということである．言い換えれば，中間解析によって観察されたすべての情報に基づいて第 2 stage の試験をデザインできることを意味する[202]．たとえば，$K$-stage の O'Brien–Fleming のデザインで試験を始めたとしても中間解析の結果から，残りの症例数を再設定して，上記の 2-stage デザインに変更することができるのである．さて，第 2 stage での帰無仮説の棄却条件は，

$$p_2 \le c_\alpha/p_1 = \alpha(p_1)$$

と書き換えることができる．つまり，第 2 stage での有意水準を $\alpha(p_1)$ と設定して独立に試験を始めることを意味する．この考え方を利用して Proschan and Hunsberger[203]

は

$$\int_0^1 \alpha(p_1)dp_1 = \frac{\alpha}{2}$$

をみたす任意の関数 $\alpha(p_1)$ を導入し 2-stage デザインを一般化した．この $\alpha(p_1)$ を条件付き type I エラー関数 (conditional type I error function) とよぶ．上記の Bauer–Kohne の方法の条件付きエラー関数は次のように書くことができる．

$$\alpha(p_1) = \begin{cases} 0, & \text{if } p_1 \geq \alpha_0 \\ c_\alpha/p_1, & \text{if } \alpha_1 < p_1 < \alpha_0 \\ 1, & \text{if } p_1 \leq \alpha_1 \end{cases}$$



代表的な他の関数の一つとして，3-stage 以上のデザインに容易に拡張できる逆正規分布を利用した方法として次の関数等が提案されている．

$$\alpha(p_1) = \begin{cases} 0, & \text{if } p_1 \geq \alpha_0 \\ 1 - \Phi(\sqrt{2}c - Z_{p_1}), & \text{if } 1 - \Phi(c) < p_1 < \alpha_0 \\ 1, & \text{if } p_1 \leq 1 - \Phi(c) \end{cases}$$

ここで，定数 $c$ は式 (16.21) をみたすように定める．

### 16.9.2　*K*-stage デザイン

Fisher の方法を第 3 stage 以上に拡張するのは理論的には容易であるが，いろいろと計算上の難点があるので，ここでは，解釈の点，計算の点からも優れている逆正規分布を利用する方法を紹介しよう．これは Lehmacher and Wassmer[204] により提唱されたものである．つまり，第 $k$ stage $(k = 1, 2, \cdots, K)$ において，帰無仮説の下で

$$S = \frac{1}{\sqrt{k}} \sum_{i=1}^{k} Z_{p_i} \sim N(0, 1)$$

を利用するものである．この方法は，Pocock, O'Brien–Fleming 等の初期の群逐次デザインにおける検定統計量 $T_k$ を

$$T_k = Z_{p_k}$$

と置き換えたものと同等である．統計量 $S$ が標準正規分布に従うので，群逐次デザインの検定統計量 $S_k$ の棄却域の端点 $a_k$ を $\sqrt{k}$ で除した $a_1, a_2/\sqrt{2}, \ldots, a_k/\sqrt{k}$ を利用することができる．これらの棄却域は，平均値の差の検定であれば分散 $\sigma^2$ は共通で既知と仮定して導かれたもので，実際の適用では $t$ 検定を実施するためあくまで近似的なものであった．しかし，この $p$ 値を統合する逆正規分布を利用する方法では各 stage ごとに $t$ 検定等の $p$ 値を利用するので，使用する検定方式が正確であれば，結果としての棄却域も正確となる．さらに，この方法はあくまで $p$ 値の統合であるので，中間解析の結果で症例数の再設定等，デザインの変更が可能である．また，計画段階

で異なる症例数を各 stage に配分する予定を計画することも可能である．その際の情報時間を $t_k$ $(k = 1, \cdots, K)$ とすると，重み付き逆正規法 (weighted inverse normal method)

$$\sum_{i=1}^{k} \left( \frac{w_i}{\sqrt{\sum_{j=1}^{k} w_j^2}} \right) Z_{p_i} \sim N(0,1)$$

が適用できる．ここに

$$w_i = \sqrt{t_i - t_{i-1}},\ t_0 = 1,\ t_K = 0$$

である．

なお，中間解析の数，時期を事前に定めることなく，それぞれの中間解析の結果に応じて，症例数を変え，次回以降の中間解析の数の最大値を設定するきわめて柔軟な適応的デザインが Muller and Schafer[205], Brannath et al.[206] により提案されている[160]．

[適用例]　平均値の差の検定で, 有意水準 5%, 検出力 95%の Pocock の 3-stage デザインを考えたとしよう．表 16.17 より棄却域の端点は $a_1 = \cdots = a_3 = Z_{\alpha'} = 2.289$ であり, 効果の大きさ は $\delta/\sigma = 1.5$ と計算され, 各 stage の症例数は $19.73 \times (1.5)^2 = 2 \times 22$ となった．最初の $2 \times 22$ 症例後の $t$ 検定の $p$ 値は片側で $p = 0.031$ であり，$Z_{0.031} = 1.866 < 2.289$ であるため試験は継続となった．しかし結果は有意に近いので第 2 回目の中間解析を半数の $2 \times 11$ 例の症例の集積をみた時点で実施することに計画した．第 2 stage のデータでの $t$ 検定の $p$ 値は $p = 0.042$ であった．逆正規分布を利用した統計量 $S$ より

$$\frac{1}{\sqrt{2}}(Z_{0.031} + Z_{0.042}) = 2.542 > 2.289$$

となり第 2 回の中間解析で有意差を認めて試験は終了することになる．Pocock の方法ではこのような試験デザインの変更はできない．

## 16.10　多重性の評価

検証試験の性格を有する第 III 相試験では，治療効果を検出するために使用される統計的検定で「有意」となることが必須となるが，その際，「治療効果に差がない」とする帰無仮説 $H_0$ が正しいときには，「有意」となる確率が事前に定められた有意水準 $\alpha$ (significance level, type I error) を超えてはならない，という基本条件がある．2 種類の治療を一つのエンドポイントで比較する試験では，使用する検定統計量の統計的性質だけが問題となるが，2 種類の治療を複数のエンドポイントで比較する試験，3 種類以上の治療を一つのエンドポイントで比較する「多群比較」の試験では，上記の基本条件をみたすための多重性 (multiplicity) の評価も必須となる．これらの統計手

法の詳細は第5章を参照されたい．ここでは，前項ほどは注目を浴びていないものの，多くの臨床試験で誤って実施されていることが多いサブグループ解析の多重性について述べたい．

臨床試験の結果は，その定義から，その適格条件 (選択基準・除外基準) をみたす患者集団全体に適用される．もちろん，試験にリクルートされた患者一人ひとりは背景が異なり，「平均的な患者」を診察しない医師にとって，背景因子の違いによって治療の効果がどう異なるのかを検討してみたい，という願望はむしろ自然であろう．しかし，臨床試験では適格条件をみたす患者集団全体で治療効果の差を検出するのに必要な最小標本サイズで実施される．したがって，背景因子の違いで治療効果の比較を試みようとしても，例数の不均衡が生じ，かつ，サブグループの標本サイズが小さくなってしまう．つまり，検出力が小さくなり，意味のある比較は期待できない．さらに，事後的にたくさんのサブグループ解析を実施すると検定の多重性により見かけの有意差が検出され解釈が難しい．したがって，意味あるサブグループ解析は数を限定して，あくまで探索的解析として試験プロトコルに明記すべきである．



ところで，サブグループ解析の方法であるが，それは次の帰無仮説を検定することに他ならない：

$$H_0: \text{サブグループ間に治療効果の差はない}$$

一般に，「サブグループ」はある共変量で定義されるから，

$$H_0: \text{治療と共変量との間に交互作用はない}$$

と言い換えられる．つまり，交互作用に関する検定を実施することに他ならない．ところが，これまでの日本の臨床試験におけるサブグループ解析においてはサブグループごとに治療効果の比較を試みているケースが非常に多い (「これまでの習慣だから，その計算は必要」とある臨床医)．これは上述した理由により不適切であるばかりでなく，サブグループごとに検定を繰り返す $p$ 値の比較は，検定の多重性ばかりか，誤解を招く悪しき方法といわねばならない．たとえば，男子では $p=0.341$，女子では $p=0.012$ であるからこの治療法は「男子に比べて女子に効きそうだ $\cdots$」等と解釈してしまう危険性が大きい．

## 16.11　ベースライン調整

一般に，無作為化比較試験では，群間で被験者背景の分布が揃っていることが期待される．それにもかかわらず，主要評価項目 $Y$ の解析において，割付け前に観測されたそのベースライン値 $X$ の影響を補正した解析が薦められている．本節では，Liang and Zeger[207]，および丹後[208] で議論されている内容を含め，実際の試験データを用いて，その理由を述べる．

Hommel et al.[209] では，糖尿病性腎症を伴うインスリン依存の糖尿病患者を対象

とした無作為化比較試験の結果が報告されている．Captopril，またはプラセボが無作為に割り付けられ，各被験者で収縮期血圧が無作為割付け前 (投与前) $X$ とその 1 週後 (投与後) $Y$ に測定された．変化量 $Z(=Y-X)$ とともに，その結果を表 16.18 に示した．

**表 16.18** 収縮期血圧 (mmHg) の測定結果

| | Captopril 群 | | | | プラセボ群 | | |
|---|---|---|---|---|---|---|---|
| 被験者 | 投与前 ($X$) | 投与後 ($Y$) | 変化量 ($Z$) | 被験者 | 投与前 ($X$) | 投与後 ($Y$) | 変化量 ($Z$) |
| 1 | 147 | 137 | −10 | 1 | 133 | 139 | 6 |
| 2 | 129 | 120 | −9 | 2 | 129 | 134 | 5 |
| 3 | 158 | 141 | −17 | 3 | 152 | 136 | −16 |
| 4 | 164 | 137 | −27 | 4 | 161 | 151 | −10 |
| 5 | 134 | 140 | 6 | 5 | 154 | 147 | −7 |
| 6 | 155 | 144 | −11 | 6 | 141 | 137 | −4 |
| 7 | 151 | 134 | −17 | 7 | 156 | 149 | −7 |
| 8 | 141 | 123 | −18 | | | | |
| 9 | 153 | 142 | −11 | | | | |

収縮期血圧に対する Captopril の治療効果，すなわち Captopril 群とプラセボ群の群間差を評価する方法として，以下の四つが主に考えられるであろう．

1. 主要評価項目 $Y$ の平均値の差
2. ベースラインからの変化量 $Z$ の平均値の差
3. 主要評価項目 $Y$ を応答，ベースライン値 $X$ を共変量とする共分散分析
4. ベースライン値 $X$ と主要評価項目 $Y$ を応答とする尤度に基づく方法

これらの方法で収縮期血圧に対する Captopril の治療効果を解析した結果を表 16.19 に示した．

**表 16.19** 収縮期血圧 (mmHg) に対する Captopril の治療効果の解析結果

| 解析方法 | | 推定値 | 標準誤差 | 95%信頼区間 | $p$ 値 |
|---|---|---|---|---|---|
| 1. 主要評価項目の平均値の差 | | −6.5 | 3.9 | (−15.0, 1.9) | 0.120 |
| 2. 変化量の平均値の差 | | −8.0 | 4.3 | (−17.2, 1.3) | 0.086 |
| 3. 共分散分析 | | −7.2 | 3.0 | (−13.6, −0.8) | 0.031 |
| 4. 尤度に基づく方法 | ベースライン値が群間で異なると仮定 | −8.0 | 4.3 | (−17.2, 1.3) | 0.086 |
| | ベースライン値が群間で等しいと仮定 | −7.2 | 2.8 | (−13.3, −1.1) | 0.025 |

各方法間の違いを理論的に理解するため，無作為化比較試験における主要評価項目 $Y$ とベースライン値 $X$ に関する以下の自然なモデル (以降，基本モデルとよぶ) を考える．プラセボ群を群 0，Captopril 群を群 1 とし，群 $g\ (=0,1)$ における被験者 $i\ (=1,\cdots,n_g)$ の主要評価項目の観測値を $Y_{gi}$，そのベースライン値を $X_{gi}$ とし，治療効果は主要評価項目の平均値を $\tau$ だけ変化させると仮定する．このとき，各群の被

験者それぞれのベースライン値 $X$ と主要評価項目 $Y$ を

$$\begin{cases} X_{0i} = \mu + \xi_{00i} + \varepsilon_{00i}, \\ Y_{0i} = \mu + \gamma + \xi_{00i} + \xi_{10i} + \varepsilon_{10i}, \quad i = 1, \cdots, n_0 \end{cases}$$

$$\begin{cases} X_{1i} = \mu + \alpha + \xi_{01i} + \varepsilon_{01i}, \\ Y_{1i} = \mu + \alpha + \gamma + \tau + \xi_{01i} + \xi_{11i} + \varepsilon_{11i}, \quad i = 1, \cdots, n_1 \end{cases}$$

$$\begin{pmatrix} \xi_{0gi} \\ \xi_{1gi} \end{pmatrix} \sim N\left(\begin{pmatrix} 0 \\ 0 \end{pmatrix}, \begin{pmatrix} \sigma_{B0}^2 & \sigma_{B01} \\ \sigma_{B01} & \sigma_{B1}^2 \end{pmatrix}\right),$$

$$\varepsilon_{0gi}, \varepsilon_{1gi} \sim N\left(0, \sigma_W^2\right), \quad g = 0, 1$$

とする．ここに，$\xi_{0gi}$ はベースライン時の被験者間変動，$\xi_{1gi}$ は効果の被験者間変動，$\varepsilon_{0gi}, \varepsilon_{1gi}$ は各時点の被験者内変動を表す．すなわち，各群のベースライン値と主要評価項目の期待値，分散，共分散はそれぞれ

$$\mathrm{E}[X_{0i}] = \mu, \quad \mathrm{E}[X_{1i}] = \mu + \alpha$$

$$\mathrm{E}[Y_{0i}] = \mu + \gamma, \quad \mathrm{E}[Y_{1i}] = \mu + \alpha + \gamma + \tau$$

$$\mathrm{Var}[X_{0i}] = \mathrm{Var}[X_{1i}] = \sigma_{B0}^2 + \sigma_W^2$$

$$\mathrm{Var}[Y_{0i}] = \mathrm{Var}[Y_{1i}] = \sigma_{B0}^2 + 2\sigma_{B01} + \sigma_{B1}^2 + \sigma_W^2$$

$$\mathrm{Cov}[X_{0i}, Y_{0i}] = \mathrm{Cov}[X_{1i}, Y_{1i}] = \sigma_{B0}^2 + \sigma_{B01}$$

となる．無作為化比較試験では，上記の基本モデルにあるベースライン値の期待値が群間で異なる $\alpha$ は，0 と想定することができるであろう．

### 16.11.1 主要評価項目 $Y$ の差

投与後の収縮期血圧 $Y$ の平均値は，Captopril 群で 135.3 mmHg，プラセボ群で 141.9 mmHg であることから，主要評価項目 $Y$ の平均値の差は，−6.5 mmHg となる．なお，小数点以下第 2 位を四捨五入して表示した．また，各群の標準偏差は，Captopril 群で 8.4 mmHg，プラセボ群で 6.9 mmHg であることから，平均値の差の 95%信頼区間は，(−15.0, 1.9) となり，また，Student の $t$ 検定による $p$ 値は 0.120 と算出された．

この理論的背景として，基本モデルの下で，平均値の群間差に対する期待値は，

$$\mathrm{E}[\bar{Y}_1 - \bar{Y}_0] = \mathrm{E}\left[\frac{1}{n_1}\sum_{i=1}^{n_1} Y_{1i} - \frac{1}{n_0}\sum_{i=1}^{n_0} Y_{0i}\right] = \alpha + \tau$$

であり，$\alpha \neq 0$ の場合には，治療効果の推定量に偏りが生じる．しかしながら，無作為化比較試験のように，$\alpha = 0$ と想定できる場合には，不偏推定量を与える．また，分散は，

$$\mathrm{Var}[\bar{Y}_1 - \bar{Y}_0] = \frac{n_1 + n_0}{n_1 n_0}\left(\sigma_{B0}^2 + 2\sigma_{B01} + \sigma_{B1}^2 + \sigma_W^2\right)$$

となる．

### 16.11.2 変化量 $Z$ の差

無作為化比較試験では，ベースライン値 $X$ の分布が群間で揃っていることが期待されている．実際に，群間で分布が揃っていれば，投与後の収縮期血圧の比較は妥当と考えられるであろう．そこで，ベースライン値 $X$ の平均値を確認すると，Captopril 群で 148.0 mmHg，プラセボ群で 146.6 mmHg であり，その差は 1.4 mmHg であった．この結果は，一見して分布が揃っているといえるかもしれない．一方で，主要評価項目 $Y$ の群間差 −6.5 mmHg と比較すると，無視できない差がベースラインで生じているともいえよう．そこで，各被験者のベースライン値が異なっていると踏まえ，ベースラインからの変化量 $Z$ について，群間比較することを考える．変化量 $Z$ の平均値について，Captopril 群で −12.7 mmHg，プラセボ群で −4.7 mmHg であることから，主要評価項目 $Y$ の平均値の差は，−8.0 mmHg となる．また，各群の標準偏差は，Captopril 群で 9.0 mmHg，プラセボ群で 7.9 mmHg であることから，平均値の差の 95%信頼区間は (−17.2, 1.3) となり，また，Student の $t$ 検定による $p$ 値は 0.086 と算出される．投与後の収縮期血圧 $Y$ に対する評価と比較して，推定された治療効果の大きさが，ベースライン値の違いの分だけ変化していることに留意しておきたい．

この理論的背景として，基本モデルの下で，変化量の平均値の群間差に対する期待値は，

$$\mathrm{E}\left[\overline{Y_1 - X_1} - \overline{Y_0 - X_0}\right] = \mathrm{E}\left[\frac{1}{n_1}\sum_{i=1}^{n_1}(Y_{1i} - X_{1i}) - \frac{1}{n_0}\sum_{i=1}^{n_0}(Y_{0i} - X_{0i})\right] = \tau$$

であり，ベースライン値の期待値が群間で異なるかどうかにかかわらず，治療効果の不偏推定量を与える．また，分散は，

$$\mathrm{Var}\left[\overline{Y_1 - X_1} - \overline{Y_0 - X_0}\right] = \frac{n_1 + n_0}{n_1 n_0}\left(\sigma_{B1}^2 + 2\sigma_W^2\right)$$

となる．$\sigma_{B0}^2 + 2\sigma_{B01} > \sigma_W^2$ が成り立つ場合，特に，効果の被験者間変動が存在せず，$\sigma_{B01} = \sigma_{B1}^2 = 0$ の場合には，ベースライン値 $X$ と主要評価項目 $Y$ の相関係数 $\sigma_{B0}^2/\left(\sigma_{B0}^2 + \sigma_W^2\right)$ が 1/2 よりも大きければ，主要評価項目に基づく群間差と比べて，変化量に基づく群間差の分散は小さくなる．ベースライン値が高ければ，投与後の応答も高いというような正の相関がある場合，変化量を用いることで，治療効果の推定量の分散は小さくなり，上記の結果はつじつまが合う．このように，変化量に対する解析を実施することで，信頼区間の幅が短くなり，検定の検出力が高まる．反対に，相関係数が 1/2 未満では，変化量を用いた解析の効率は悪くなる．

### 16.11.3 共 分 散 分 析

基本モデルでは，ベースライン値 $X$ を確率変数としていた．これとは異なり，共分散分析 (analysis of covariance) では以下のモデルを仮定し，ベースライン値を固定した条件付き推測として，観測されたベースライン値により補正した治療効果を評価

する．

$$Y_{0i} = \beta_0 + \beta_1 X_{0i} + \epsilon_{0i}, \quad Y_{1i} = \beta_0 + \tau + \beta_1 X_{1i} + \epsilon_{1i}$$
$$\epsilon_{gi} \sim N\left(0, \sigma^2\right), \quad g = 0, 1$$

$(X_{gi}, Y_{gi})$ は共通の分散共分散行列をもつ 2 変量正規分布に従うことから，共分散分析モデルは，$X_{gi}$ に対する $Y_{gi}$ の回帰直線モデルに相当する．よって，

$$\begin{aligned}
\mathrm{E}[Y_{gi}|X_{gi}] &= \mathrm{E}[Y_{gi}] + \frac{\mathrm{Cov}[X_{gi}, Y_{gi}]}{\mathrm{Var}[X_{gi}]}(X_{gi} - \mathrm{E}[X_{gi}]) \\
&= \mu + \alpha I(g=1) + \gamma + \tau I(g=1) \\
&\quad + \frac{\mathrm{Cov}[X_{gi}, Y_{gi}]}{\mathrm{Var}[X_{gi}]}\{X_{gi} - (\mu + \alpha I(g=1))\} \\
&= \left(1 - \frac{\mathrm{Cov}[X_{gi}, Y_{gi}]}{\mathrm{Var}[X_{gi}]}\right)\mu + \gamma \\
&\quad + \left\{\tau + \left(1 - \frac{\mathrm{Cov}[X_{gi}, Y_{gi}]}{\mathrm{Var}[X_{gi}]}\right)\alpha\right\} I(g=1) + \frac{\mathrm{Cov}[X_{gi}, Y_{gi}]}{\mathrm{Var}[X_{gi}]} X_{gi}
\end{aligned}$$

となる．ここで，$I(g=1)$ は $g=1$ のときに 1，それ以外では 0 を与える指示関数である．$\alpha \neq 0$ の場合には，治療効果の推定量に $\left(1 - \frac{\mathrm{Cov}[X_{gi}, Y_{gi}]}{\mathrm{Var}[X_{gi}]}\right)\alpha$ の偏りが生じる．しかしながら，無作為化比較試験のように，$\alpha = 0$ と想定できる場合には，不偏推定量を与える．また，$\alpha = 0$ と想定できる場合，共分散分析から得られる治療効果 $\hat{\tau}$ の分散は，

$$\begin{aligned}
\mathrm{Var}[\hat{\tau}] &= \frac{(n_1+n_0)(n_1+n_0-3)}{n_1 n_0 (n_1+n_0-4)}\left(\sigma_{B0}^2 + 2\sigma_{B01} + \sigma_{B1}^2 + \sigma_W^2\right) \\
&\quad \times \left\{1 - \frac{\left(\sigma_{B0}^2 + \sigma_{B01}\right)^2}{\left(\sigma_{B0}^2 + \sigma_W^2\right)\left(\sigma_{B0}^2 + 2\sigma_{B01} + \sigma_{B1}^2 + \sigma_W^2\right)}\right\} \\
&= \frac{(n_1+n_0)(n_1+n_0-3)}{n_1 n_0 (n_1+n_0-4)}\left(\sigma_{B1}^2 + 2\sigma_W^2\right) \\
&\quad \times \left\{1 - \frac{\left(\sigma_{B01} - \sigma_W^2\right)^2}{\left(\sigma_{B1}^2 + 2\sigma_W^2\right)\left(\sigma_{B0}^2 + \sigma_W^2\right)}\right\}
\end{aligned}$$

であることが，Crager[210] により示された．よって，$(n_1+n_0-3)/(n_1+n_0-4) \approx 1$ として，共分散分析の分散は，主要評価項目 $Y$ の差の分散，および変化量 $Z$ の差の分散のいずれよりも小さいことがわかる．

なお，基本モデルで主要評価項目 $Y$ の等分散を仮定できない場合には，共分散分析の適用は不適切となり，不等分散を仮定した基本モデルを一般化最小二乗法で推定する必要がある[211]．

投与後の収縮期血圧 $Y$ を応答，ベースライン値 $X$ を共変量とする共分散分析を適用すると，治療効果 $\hat{\tau}$ は，$-7.2$ mmHg と推定され，その 95%信頼区間は ($-13.6$, $-0.8$) であった．また，$p$ 値は 0.031 であり，統計的に有意に Captopril は収縮期血

圧を低下させるといえた．一方，主要評価項目 $Y$ の差，および変化量 $Z$ の差による評価では，統計的な有意性を検出できなかった．すなわち，ベースラインの期待値が群間で等しい場合に，共分散分析は推定精度を高めて治療効果を推定することができる．無作為化比較試験で，群間でベースラインの分布が揃うことが期待されているにもかかわらず，ベースライン調整した解析が薦められている所以と考えられる．

### 16.11.4 尤度に基づく方法

基本モデルは，2 変量正規分布を用いて以下のように表現することができる．

$$\begin{pmatrix} X_{0i} \\ Y_{0i} \end{pmatrix} \sim N\left(\begin{pmatrix} \mu \\ \mu+\gamma \end{pmatrix}, \begin{pmatrix} \Sigma_{00} & \Sigma_{01} \\ \Sigma_{01} & \Sigma_{11} \end{pmatrix}\right), \quad i=1,\cdots,n_0$$
$$\begin{pmatrix} X_{1i} \\ Y_{1i} \end{pmatrix} \sim N\left(\begin{pmatrix} \mu+\alpha \\ \mu+\alpha+\gamma+\tau \end{pmatrix}, \begin{pmatrix} \Sigma_{00} & \Sigma_{01} \\ \Sigma_{01} & \Sigma_{11} \end{pmatrix}\right), \quad i=1,\cdots,n_1 \quad (16.21)$$

ここに，$\Sigma_{00}=\sigma_{B0}^2+\sigma_W^2, \Sigma_{01}=\sigma_{B0}^2+\sigma_{B01}, \Sigma_{11}=\sigma_{B0}^2+2\sigma_{B01}+\sigma_{B1}^2+\sigma_W^2$ である．この尤度に対する最尤推定量 $\hat{\tau}$ は，

$$\hat{\tau}=\frac{1}{n_1}\sum_{i=1}^{n_1}(Y_{1i}-X_{1i})-\frac{1}{n_0}\sum_{i=1}^{n_0}(Y_{0i}-X_{0i})$$

と変化量の差と等しいことが，Liang and Zeger[207] で示された．すなわち，不偏推定量が得られる．また，最尤推定量 $\hat{\tau}$ の分散も変化量の差の分散と等しい．なお，群の主効果として推定される $\alpha$ は，ベースラインの群間差として解釈され，治療効果 $\tau$ は，群と時点の交互作用として表現される点に留意すべきである．

一方で，式 (16.21) から $\alpha$ を除いたモデルに対する最尤推定量 $\tilde{\tau}$ は，

$$\tilde{\tau}=\frac{1}{n_1}\sum_{i=1}^{n_1}(Y_{1i}-X_{1i})-\frac{1}{n_0}\sum_{i=1}^{n_0}(Y_{0i}-X_{0i}) + \left(1-\frac{\sigma_{B0}^2+\sigma_{B01}}{\sigma_{B0}^2+\sigma_W^2}\right)\left(\frac{1}{n_1}\sum_{i=1}^{n_1}X_{1i}-\frac{1}{n_0}\sum_{i=1}^{n_0}X_{0i}\right)$$

であることが，Liang and Zeger[207] で示された．よって，この期待値は，

$$E[\tilde{\tau}]=\tau+\left(1-\frac{\sigma_{B0}^2+\sigma_{B01}}{\sigma_{B0}^2+\sigma_W^2}\right)\alpha$$

であり，$\alpha\neq 0$ の場合には，治療効果の推定量に偏りが生じる．しかしながら，無作為化比較試験のように，$\alpha=0$ と想定できる場合には，不偏推定量を与える．また，最尤推定量 $\tilde{\tau}$ の分散は，

$$\mathrm{Var}[\tilde{\tau}]=\frac{n_1+n_0}{n_1 n_0}\left(\sigma_{B1}^2+2\sigma_W^2\right)\left\{1-\frac{\left(\sigma_{B01}-\sigma_W^2\right)^2}{\left(\sigma_{B1}^2+2\sigma_W^2\right)\left(\sigma_{B0}^2+\sigma_W^2\right)}\right\}$$

であり，共分散分析による推定量の分散よりも小さいことがわかる．

## 16.12　早期脱落，治療中止・不遵守の取扱い

臨床試験ではプロトコルに規定された治療 (プロトコル治療) を最後まで実施することが理想的と考えられているが，実際には倫理的な配慮によるプロトコル治療の中止は避けられない．治療中止には，治療後の病状変化や治療の副作用，何らかの理由による治療継続の拒否，あるいは，転居等による来院困難等，さまざまな理由のものが含まれる．プロトコル治療の中止は往々にして追跡の中止，すなわち，**早期脱落** (early withdrawal) をもたらす．早期脱落以降のデータは**欠測**となる．



早期脱落によるデータの欠測は，統計的推測の精度の低下のみならず，深刻なバイアスをもたらすことがある．治療の有効性評価におけるバイアスは，一般に早期脱落が治療やエンドポイントと関係することによって引き起こされるが，欠測を含むデータに適用されるデータ解析法の選択によっても引き起こされる複合的なものである．プロトコル治療の中止，あるいは，早期脱落が起こるメカニズムは，多くの場合，未知であり，観察データに基づいて確認できない．後者のデータ解析によるバイアスとは，不適切な仮定を置いたデータ解析により生み出されるバイアスである．結果として，治療効果に関して誤った結論が導かれるリスクが高まる．

### 16.12.1　エスティマンドと試験計画段階での対策

プロトコル治療の中止，あるいは，早期脱落による深刻な事態を避けるためには，試験の計画段階での対策が特に重要である．まず，試験の目的を明確にしたうえで，適切にエンドポイントを設定する必要がある．その際，どのような患者集団に対し，どの時点で，何を結果として評価するか，すなわち，推定の対象 (estimand，エスティマンド) を明確にすることが重要である[212]．

最も代表的なエスティマンドは，ランダム化されたすべての被験者における，計画されたすべての観察時点のデータに基づく治療群間の差 (たとえば，反応変数の平均の群間差) である．試験期間中にプロトコル治療 (割り付けた治療) の不遵守 (たとえば，別の治療の実施) があったとしてもそれ以降のデータを当初割り付けた治療群のデータとして解析に含める．試験治療の不遵守は，試験治療を臨床現場に導入したときにも同様に起こりうるので，このエスティマンドは，(試験治療の生物学的効果でなく) 実地臨床で試験治療を実施するという「治療方針」の効果をみるものである．これは，いわゆる **intention-to-treat (ITT)** の解析に相当する．この ITT エスティマンドに対しては，プロトコル治療の中止があったときにそこで早期脱落とするのでなく，引き続き追跡してデータを収集することが重要となる (しかし，現実には早期脱落例として扱われ，その後のデータの欠測はデータ解析の段階で考慮されることが多い)．

治療の許容性に大きな個体差がある治療や，治療の不遵守が比較的多い疾患 (たと

えば，精神疾患) では，先に類似の既存治療やプラセボを使用する導入期間 (run-in period) を設け，その期間内に治療を許容した被験者に対し，(一定の休薬後に) ランダム化を行って試験治療を評価するデザインが用いられる．このときのエスティマンドは試験治療を許容あるいは遵守できる見込みの高い患者サブ集団における治療効果となる (compliant-estimand，遵守エスティマンド)．しかし，治療の前に治療への許容性を識別できないという問題がある．臨床現場で治療が全患者で実施される可能性があるのであれば，平均効果としての治療効果を小さく見積もる必要がある．また，導入期間で対象外となった患者に対する安全性の評価も別途求められる．遵守エスティマンドを評価する別のデザインとして，最初に試験治療を受ける期間を設け，それを完遂したサブ集団に対して，試験治療の継続と中止をランダムに割り付けて両者を比較するデザインがある (randomized discontinuation designs)[213]．このデザインの長所は，試験治療の長期的な評価が可能となることであるが，先のデザインと同様に，治療に先立って治療を許容できる (あるいは，反応を示す) 患者を同定することはできない．

プロトコル治療に対する許容性や不遵守をエンドポイントに加えてしまうアプローチも考えられる．具体的には，プロトコル治療が許容され，遵守されている期間に限定した下での治療効果をエスティマンドとする．しかし，複合エンドポイントとなるので結果の解釈が難しくなる (composite-estimand，複合エスティマンド)．主解析に関しては治療中止後のデータ収集は不要となるかもしれないが，中止後の主な反応変数，併用薬等を含めた治療，安全性のデータは試験結果の解釈に役立つことにも留意すべきであろう．

以上のように，エスティマンドの定義と試験デザインの選択は切り離せないものである．これらを定めることで早期脱落に対してとるべき対策がより明確になる．早期脱落，あるいは，欠測データを減らすための具体的な対策として，データ取集に関わる被験者や医師の負担の軽減，被験者の研究参加・継続へのインセンティブの向上，医師の理解の向上 (インフォームドコンセントとデータ収集等)，医師への報酬とそのあり方の検討，リアルタイムのデータ管理体制の構築，等があげられる[212]．

### 16.12.2　データ解析

試験で実施する主なデータ解析の方法は事前に規定されなければならない．その際，当該治療に関する早期試験や類似治療に関する過去の試験等をもとに，想定される治療中止，早期脱落の理由と頻度について検討することが重要となる．欠測メカニズムの考察は，欠測データの扱いも含めた主解析の方法の選択のみならず，必要な感度解析の同定にも役立つ．早期脱落を含む欠測データの解析の詳細については第 11 章を参照されたい．

解析集団は，ITT の原則に沿った集団である**最大の解析対象集団** (full analysis set, FAS) (すべてのランダム化された症例から最小限の除外可能な症例を除いた集団)[214]

が基本となる．この集団は，ITT エスティマンドの解析に最も適したものといえるが，早期脱落による欠測に対しては，欠測データの補完 (imputation)，あるいは，線形混合効果モデルや逆確率重み付け法による方法が適用される．モデルベースの解析の場合は，欠測の理由が欠測となった結果変数の値 (欠測データ) とは関係のないものであるという仮定 (ignorable の仮定) に加えて，被験者が早期脱落後に別の治療を受けたり，別の医療環境に移ることがあっても結果変数の分布が大きく変わらないことが暗に仮定される．しかし，これらの仮定は観察データのみでは十分チェックできない．ITT エスティマンドの推測に対しては，プロトコル治療中止後も早期脱落とすることなしにデータを収集することが特に重要といえる．なお，治療中止が死亡等のイベントによって生じ，その後の結果変数の値が存在しない，もしくは，結果変数の分布が大きく変わってしまうことがある (たとえば，喘息の試験で急性発作によりレスキュー治療を受けた後の肺機能検査値)．この場合は，当該イベントが起きるまでの期間での評価が適切となるだろう (複合エンドポイント，または，複合エスティマンドの使用)．

一方，**試験実施計画書に適合した対象集団** (per protocol set, PPS)[214] の解析は，遵守エスティマンド，または，ランダム化されたすべての被験者が試験治療を完遂できたとしたときの治療効果 (全遵守エスティマンド) の評価を試みるものである．後者は試験治療の完遂を助ける補助療法や支持療法等の開発が整ったときに初めて意味をもつエスティマンドと考えられる[212]．しかし，PPS の解析は一般にバイアスをもたらすので，感度分析としての実施が一般に無難であろう．全遵守エスティマンドに対する別の解析のアプローチとして，因果モデリングとランダム化に基づく推測がある (第 18 章)．なお，遵守エスティマンドの推定においては，ランダム化を操作変数 (instrumental variable) とみなした解析や主要層別解析 (principal stratification) の方法が適用できる (第 18 章)．

非劣性あるいは同等性試験では，FAS あるいは ITT の解析は一般に保守的な解析とはならない．一方，PPS の解析は状況によって治療効果の過大評価につながることがある．二つの集団のそれぞれで解析を行い，結果の安定性を確認するというアプローチが考えられるが[215]，この種の試験ではプロトコル遵守を高める取組みが特に重要といえる．

前述のとおり，早期脱落による欠測を含むデータの解析は，どの解析法であっても，その仮定の妥当性を観察データに基づいて確認できないため，感度分析の実施が必須となる．感度分析では，たとえば，missing at random (MAR) の仮定を置いた異なる解析を実施すればよいというものでなく，異なるメカニズム (missing not at random, MNAR) を想定した解析も実施すべきである[212, 216] (selection/pattern mixture/shared parameter models など；第 11 章，第 9 章参照)．また，計画段階で感度分析の方法を十分に検討し，方法を規定することは推奨されるものの，規定した解析だけを実施すればよいというものではない[217]．実際には，当初想定しなかった現象が確認されることもしばしばである (たとえば，試験治療の効果は有意であったもののプラセボ群で想定外の低い反応により多くの早期脱落例が生じた等). 一通りの解析アプローチ・方法をルーティン的に実施すればよいというものでなく, このような個別的, 特異的な現象に対しても (事後的) 感度分析を実施し, 解析結果の安定性を評価すべきである. なお, 規制の立場からは, 検証的試験に対しては保守性が重んじられ, たとえバイアスが生じてもこれが試験治療に有利にならないことが求められる[216, 217]. 主解析, 感度分析の方法の選択においては想定される仮定の下での保守的な解析を的確に同定することが重要である.

## 16.13 有害事象と副作用

### 16.13.1 は じ め に

臨床試験の途中で起こるあらゆる好ましくない事象は, 介入処理との因果関係の有無によらず**有害事象** (adverse event) とよばれる (ここでは **AE** (adverse event) と略す). 介入処理との因果関係の有無は問わない. 介入処理との因果関係を否定できない AE は医薬品医療機器等法[218] (旧薬事法) では**副作用** (side-effect) とよばれる. 医薬品医療機器等法により, 厚生労働大臣 (独立行政法人医薬品医療機器総合機構) に報告が必要な AE や副作用の基準が定められている. 介入処理の安全性は, 主に, どのような AE (臨床検査値の異常変動を含む) がどのくらいの強度 (重症度, グレード) や頻度でいつごろ発現し, それが対処可能か, また, 治療のベネフィットを鑑みてその AE (リスク) が許容できる程度であるか否か等により評価される. たとえば, がんの治療では下痢, 嘔吐, 発熱等の AE も頻発し, 治療によっては白血球数減少等もよくみられるが, がんのような早期に治療しないと生命の危機に曝されるような治療の緊急性が求められる疾患では, 治療が有効であればある程度の AE は許容される. 本書では AE の内容 (AE の種類, 質；たとえば, 致死的なものか, 致死的ではないが生活に大きな不便をもたらすものか, 等) に関する医学的な解説にはあまり触れない. 臨床での AE の内容の解釈としては, たとえば, 治療法 (薬剤) 特有の AE の種類が異なる複数の有効な治療法 (薬剤) がある場合, それらのいくつかの治療法を組み合わせて効果を増強させる治療方法を用いたり (がん治療など), ほかに治療の選択肢があるような場合であれば, 致死的な AE が起こる可能性がある治療は避ける傾向があったりする. グレードの定義はがん領域のように国際的に共通な基準 (JCOG[219]) があればそれを用いるが, そのような共通な基準がない治療域では研究計画書により規定する. グレードとは別に, 重篤か否かの基準が医薬品医療機器等法[218] により定義されている.「重篤な (serious)」と「重症な (severe)」という用語は同義語ではない.「重症」という用語は, 特定の事象の強度を記述するために用いられるが, 重症の場合でも医学的重要性が比較的低い (重症の頭痛のように) こともある (JCOG[220]).

臨床試験においては, ある AE が起こる前に別な AE や有効性の問題, 同意の撤回等の理由で治療を中止し, 試験を中止する症例も珍しくない. その結果, 計画していた試験期間が終了する前に観察打ち切り (censoring) となることも多い．抗がん剤の評価では，治療の継続期間が有効性の重要な評価指標の一つとして用いられている (Green et al.[221])．慢性疾患で長期の治療を必要とする場合も有効性や安全性の問題による治療中止が頻発することがある．一般に，AE を発現した被験者数や AE の発現件数は試験 (観察) 期間が長いほど多くなる．比較する治療において中止例の割合が異なる場合の安全性の比較は時に重大な問題を引き起こす．たとえば，変形性関節症・関節リウマチ領域で，観察期間全体では中止例の割合が比較治療間で異なるので偏り (バイアス) が入るという研究者らの判断の下に，中止例の割合があまり異なっていない観察期間の前半のみで比較を行った報告に対して，研究計画変更の妥当性など諸々の疑義や批判意見が出された (たとえば Juni et al.[222])．

安全性の評価対象集団の定義や評価の対象とする AE の定義 (いつからいつまでに発現した AE か等) も偏りのない評価を行ううえで重要である．個々の被験者に対しては，試験参加への同意取得日をもって臨床試験が開始される．評価対象とする AE は，同意取得日以降に発現した AE であるのか，治療を割り付けられた時点以降に発現した AE，もしくは，第 1 回目の介入処理を開始した時点以降に発現した AE なのか，また，いつまでに発現した AE であるのか等，計画の時点で適切に定める．Quan et al.[223] は観察の打ち切りがある場合に，これらの定義の違いによる発現率の推定における偏りについて検討を行っている．

### 16.13.2 有害事象の発現状況の要約方法

臨床試験において，通常はすべての AE についてそれが発現するたびに内容，発現日・消失日，重症度 (グレード)，処置，転帰，重篤性評価，介入処理との関連性等が記録される．図 16.10 に試験期間を固定した臨床試験における AE の経時的な発現状況を例示した．最終回目の治療 (介入処理) からある一定期間の観察期間を経て試験期間が終了となる．

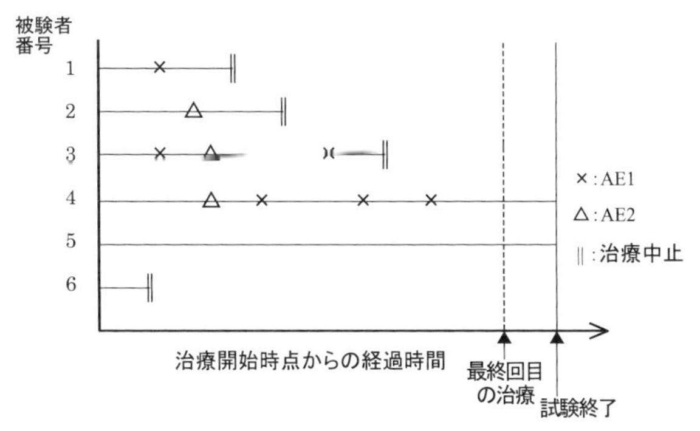


**図 16.10** 有害事象の発現状況

話を簡単にするためにAEは2種類に限定して表示している．被験者の登録時点は暦のうえでは通常は同時ではないので，図16.10では時間の起点は被験者ごとの介入処理の開始時点としている．一方，図は省略するが，試験終了時点が○年○月○日 (または最終症例の登録から1年後としての日付) に固定されているような試験では後の方で登録された被験者では観察期間が短くなる．いずれの観察タイプでも，介入処理を中止した被験者がいない臨床試験は少ない．AE発現状況はAEごとに，または器官大分類 (system organ class) 等の区分ごとに要約される．AEが頻発するような治療域や治療法では，このほか，AEごとに重症度がある一定以上に重いAEに限定して同様の要約を行うことも多い．たとえば，がんの治療では，白血球数減少のような血液学的AEか，下痢，嘔吐のような非血液学的AEかによって許容できるグレードの目安が別々に定められている．このような場合，許容限界のグレード以上のAEに限定した要約等も行う．AEの発現状況を要約する方法としてよく用いられるのは主に次のa.~c.の三つであるが，3番目のc.はあまり適切ではないので，9.9節の解析方法を参照してほしい．これらはモデルを仮定しない方法である．

**a.　AEを発現した被験者の割合**

注目するAEを1回以上発現した人数を分子，全体の人数を分母とする割合で，計算は簡単であり，最も頻繁に使われている方法である．たとえば，図16.10において注目するAEをAE1とする．6名の被験者のうち4名は試験を完了せずに中止している．No.1の被験者はAE1を経験しAE2を経験せずに，また，No.2の被験者はAE1を経験せずに治療を中止している．No.6の被験者はAE1もAE2も経験せずに，(効果不十分等の理由で) 治療を中止している．このとき，AE1を発現した被験者の割合は，No.1, No.3, No.4の3名を分子とし $3/6 = 1/2$ である．一方，この割合は，AEの経時的発現率についての情報を与えない．また，AE発現前に介入処理を中止したことや観測期間が短いままに試験が終了となったこと，同一の被験者に繰り返し発現することを考慮しない．

**b.　介入処理の継続期間を考慮した，総合曝露期間に対する有害事象発生頻度** (人年法)

被験者ごとの観察期間を人・時間で計り，その総和を分母とし，延べ発現件数を分子として算出する．同じ被験者で繰り返し発現するAEでは繰り返しは各々を1回として数える．図16.10において，分子はNo.1の1件，No.3の2件，No.4の3件をあわせて6となる．解釈のときにはAEの起こりやすさは全員に対して一様であること，およびAEの発現の可能性は観察期間全体で一様であることを仮定する．現実はAEの発現しやすさは観察期間全体で一様であることは稀であり，処理 (投薬) 直後や薬物の血中濃度や曝露量が高くなる頃に起こりやすい．また，単位の意味合いから，1人の患者への応用において解釈が難しい．

**c.　AEの経時的累積発現率のKaplan–Meier法を用いた推定**

注目するAEの初発事象をAEの発現時間と定義し，介入処理の中止を無情報な観察打ち切りと仮定し，AE の経時的累積発現率を Kaplan–Meier 法[224] (KM 法) を用いて推定する．KM 法は生存時間解析において汎用されている方法であるが，注目するイベントが発現する前に観察打ち切りになる場合，観察打ち切りは注目するイベントの発現に関して無情報であるという仮定が必要である．介入処理の中止が注目する AE 発現に対して独立であるとは一般にいえない．互いに独立であるという仮定は非常に強い仮定であり，医学的生物学的にもデータからも確認できないことがほとんどである．このような仮定をみたしていない場合，経時的累積発現率はバイアスが入ることになる．また，たとえ無情報な観察打ち切りという仮定が正しかったとしても経時的累積発現率を過大評価し不適切であったり，その解釈には問題があったりすることは数々の研究者 (たとえば Gaynor et al.[225]; Schwarzer et al.[226]; Southern et al.[227]) により指摘されている．Kalbfleisch and Prentice[228, 229] に詳しい説明があるので参照してほしい．現実の臨床の現場では，ある被験者に AE が起こればこれに対処しながら介入処理を続け，許容できなくなれば介入処理の中止となる．そして，実際には，介入処理が中止 (一時的な延期ではなく) されればその人に対して何らかの処置をし介入処理が継続されることはない．一方，KM 法を用いるときに仮定されている集団の意味は，(何らかの処置をして) 介入処理中止が撤回されてそれが継続され，かつ，その介入処理を中止した被験者で AE が発現する可能性はほかの AE 未発現で介入処理を継続している被験者たちと同じ，という集団であり，現実では起こらない仮想的な集団である．臨床の現場において，治療を中止することは将来起こりえる AE を回避する，という意味もあり，仮定された集団は臨床の現場から乖離しているので結果を累積発現率として解釈できない．AE のグレードも加味した適切な解析方法については第 9 章を参照してほしい．

### 16.13.3　AE 発現状況の処理間の比較

多くの比較試験は有効性の比較を主な目的として計画されており，十分知られていない，あるいは未知の AE の発現状況の処理間の比較を目的とした症例数計算はなされない．このような場合，いずれの検定方法を用いたとしても，処理間に有意差がないことで処理間の AE 発現状況は同じとはいえない．症例数を計算していない場合は一般に検出力は十分ではないことに注意する．AE ごとに検定を行えば検定の多重性の問題が発生するが，上述の理由により一般に検出力は十分ではないため多重性の調整は行わない．また，このような状況で帰無仮説を発現率の差 (リスク差) = 0 や発現率の比 (リスク比) = 1 とした検定は，有意差がないことで処理間の AE 発現状況は大きく異ならないということをスクリーニング的にみる，という程度の意味である．検定を行うよりもリスク差やリスク比の信頼区間を示す方が有用であろう．発現頻度が少なくない AE では，性別・年齢・肝臓や腎臓等の臓器障害の程度・併用治療等との関連性の検討も可能であろう．

一方，よく知られた，既知の AE 発現状況の比較 (安全性) を主要な目的とする試験の場合は症例数計算がなされ，通常の有効性の比較と同様な解析方法が用いられる．このような例としては，既存治療を対照とした新薬の優越性を検証する試験 (たとえば変形性関節症・関節リウマチ患者を対象とし上部消化管 AE の発現を比較した Silverstein et al.[230]) や，通常治療にプラセボを併用する治療を対照とし通常治療に新薬を併用する治療の非劣性を検証する試験 (たとえば 2 型糖尿病患者を対象とし心血管 AE の発現を比較した Green et al.[231]) 等がある．ただし，前者の試験例は，試験デザインや主要評価項目 (注目する AE) の定義，観察期間の長さ等の多くの問題点が多くの研究者に指摘されている (たとえば Juni et al.[222])．Dragalin et al.[232] は，頻度の低い AE の比較を想定しワクチンのプラセボを対照とした非劣性試験デザインと統計的評価法を提唱している．

## 16.14　臨床試験の報告：CONSORT 声明

### 16.14.1　CONSORT 声明の概要

**CONSORT** (Consolidated Standards of Reporting Trials, 臨床試験報告に関する統合基準) 声明は並行群間ランダム化試験 (parallel group randomized trials) の報告に関するガイドラインである[233, 234]．臨床試験の結果を適切に報告することは重要であるが，不適切な報告が多く認められ，それを改善するために本声明の初版が 1996 年に発表された．2001 年の改訂を経て，現在の最新版は 2010 年版である．医学雑誌編集者国際委員会 (International Committee of Medical Journal Editors, ICMJE) により承認されたことから，本声明は国際標準として全世界に広く知れわたっている．

### 16.14.2　チェックリスト

CONSORT 声明のチェックリスト (表 16.20) は章/トピック，項目番号，チェックリスト項目，および報告頁の記載欄からなる[234]．章は，タイトル・抄録，はじめに，方法，結果，考察，その他の情報，と論文の形式に沿っており，トピックごとにチェックリスト項目が記載され，項目番号 (1〜25) が振られている．これら計 37 項目の大部分が方法 (17 項目) と結果 (10 項目) の章に含まれている．なお，本チェックリストの右端に報告頁を記載したものを原稿とともに提出することを要求する雑誌もある．

### 16.14.3　フローチャート

臨床試験において適格性が評価された人数，ランダム化された人数 (全体，各群)，割振られた介入を受けなかった人数，追跡不能となった人数，解析から除外された人数等を分かりやすく図示したものが CONSORT フローチャート (図 16.11) である[234]．これは，並行群間ランダム化試験の報告に必須の図となっている．論文を読む際には，**ITT** (intention-to-treat) の原則に従って解析対象集団を定義しているか，割り振ら

**表 16.20** ランダム化比較試験を報告する際に含まれるべき情報の CONSORT2010 チェックリスト，薬理と治療[234]から転載

| 章／トピック (Section/Topic) | 項目番号 (Item No) | チェックリスト項目 (Checklist Item) | 報告頁 (Reported on page No) |
|---|---|---|---|
| タイトル・抄録 (Title and Abstract) | | | |
| | 1a | タイトルにランダム化比較試験であることを記載。 | |
| | 1b | 試験デザイン(trial design)，方法(method)，結果(result)，結論(conclusion)の構造化抄録(詳細は「雑誌および会議録でのランダム化試験の抄録に対する CONSORT 声明」[21,31]を参照)。 | |
| はじめに (Introduction) | | | |
| 背景・目的 (Background and Objective) | 2a | 科学的背景と論拠(rationale)の説明。 | |
| | 2b | 特定の目的または仮説(hypothesis)。 | |
| 方法 (Method) | | | |
| 試験デザイン (Trial Design) | 3a | 試験デザインの記述(並行群間，要因分析など)，割付け比を含む。 | |
| | 3b | 試験開始後の方法上の重要な変更(適格基準 eligibility criteria など)とその理由。 | |
| 参加者 (Participant) | 4a | 参加者の適格基準(eligibility criteria)。 | |
| | 4b | データが収集されたセッティング(setting)と場所。 | |
| 介入 (Intervention) | 5 | 再現可能となるような詳細な各群の介入。実際にいつどのように実施されたかを含む。 | |
| アウトカム (Outcome) | 6a | 事前に特定され明確に定義された主要・副次的アウトカム評価項目。いつどのように評価されたかを含む。 | |
| | 6b | 試験開始後のアウトカムの変更とその理由。 | |
| 症例数 (Sample size) | 7a | どのように目標症例数が決められたか。 | |
| | 7b | あてはまる場合には，中間解析と中止基準の説明。 | |
| ランダム化 (Randomization) | | | |
| 順番の作成 (Sequence generation) | 8a | 割振り(allocation)順番を作成(generate)した方法。 | |
| | 8b | 割振りのタイプ：制限の詳細(ブロック化，ブロックサイズなど)。 | |
| 割振りの隠蔵機構 (Allocation concealment mechanism) | 9 | ランダム割振り順番の実施に用いられた機構(番号付き容器など)，各群の割付けが終了するまで割振り順番が隠蔵されていたかどうかの記述。 | |
| 実施 (Implementation) | 10 | 誰が割振り順番を作成したか，誰が参加者を組入れ(enrollment)たか，誰が参加者を各群に割付けた(assign)か。 | |
| ブラインディング (Blinding) | 11a | ブラインド化されていた場合，介入に割付け後，誰がどのようにブラインドかされていたか(参加者，介入実施者，アウトカムの評価者など)。 | |
| | 11b | 関連する場合，介入の類似性の記述。 | |
| 統計学的手法 (Statistical method) | 12a | 主要・副次的アウトカムの群間比較に用いられた統計学的手法。 | |
| | 12b | サブグループ解析や調整解析のような追加的解析の手法。 | |
| 結果 (Results) | | | |
| 参加者の流れ (Participant flow) (フローチャートを強く推奨) | 13a | 各群について，ランダム割付けされた人数，意図された治療を受けた人数，主要アウトカムの解析に用いられた人数の記述。 | |
| | 13b | 各群について，追跡不能例とランダム化後の除外例を理由とともに記述。 | |
| 募集 (Recruitment) | 14a | 参加者の募集期間と追跡期間を特定する日付。 | |
| | 14b | 試験が終了または中止した理由。 | |
| ベースライン・データ (Baseline data) | 15 | 各群のベースラインにおける人口統計学的(demographic)，臨床的な特性を示す表。 | |
| 解析された人数 (Number analyzed) | 16 | 各群について，各解析における参加者数(分母)，解析が元の割付け群によるものであるか。 | |
| アウトカムと推定 (Outcome and estimation) | 17a | 主要・副次的アウトカムのそれぞれについて，各群の結果，介入のエフェクト・サイズの推定とその精度(95%信頼区間など)。 | |
| | 17b | 2項アウトカムについては，絶対エフェクト・サイズと相対エフェクト・サイズの両方を記載することが推奨される。 | |
| 補助的解析 (Ancillary analysis) | 18 | サブグループ解析や調整解析を含む，実施した他の解析の結果。事前に特定された解析と探索的解析を区別する。 | |
| 害 (Harm) | 19 | 各群のすべての重要な害(harm)または意図しない効果(詳細は「ランダム化試験における害のよりよい報告：CONSORT 声明の拡張」[28]を参照)。 | |
| 考察 (Discussion) | | | |
| 限界 (Limitation) | 20 | 試験の限界，可能性のあるバイアスや精度低下の原因，関連する場合は解析の多重性の原因を記載。 | |
| 一般化可能 (Generalisability) | 21 | 試験結果の一般化可能性(外的妥当性，適用性)。 | |
| 解釈 (Interpretation) | 22 | 結果の解釈，有益性と有害性のバランス，他の関連するエビデンス。 | |
| その他の情報 (Other information) | | | |
| 登録 (Registration) | 23 | 登録番号と試験登録名。 | |
| プロトコール (Protocol) | 24 | 可能であれば，完全なプロトコールの入手方法。 | |
| 資金提供者 (Funding) | 25 | 資金提供者と他の支援者(薬剤の供給者など)，資金提供者の役割。 | |

れた介入を受けなかった人数や追跡不能となった人数が群間で均衡しているかどうか等を確認するのに有用である．

### 16.14.4 拡　張　版

CONSORT 声明の拡張版として主なものは以下のとおりである．

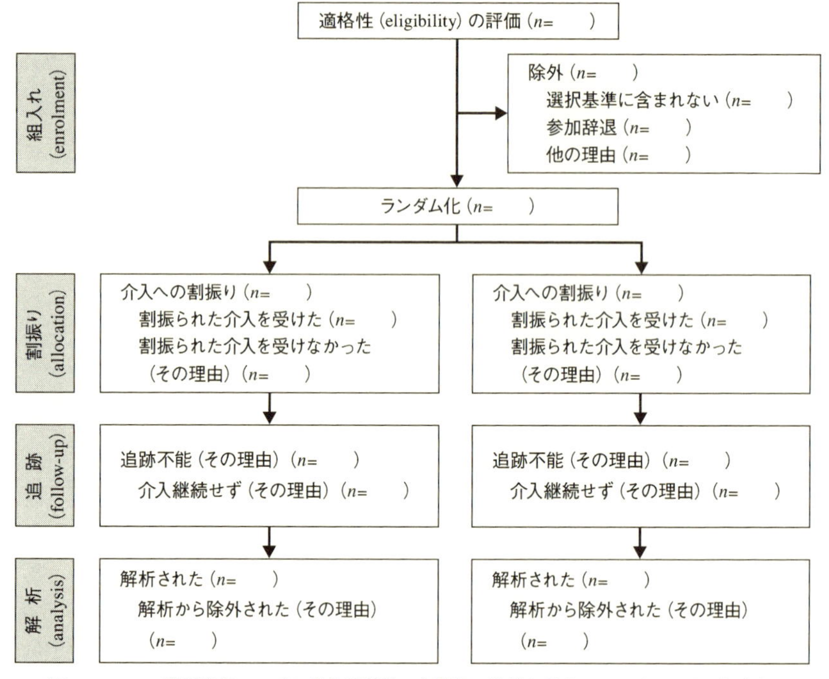


**図 16.11**　2 群間並行ランダム化比較試験の各段階の過程を示すフローチャート (組入れ，介入への割振り，追跡，データ解析)[234)]

1) CONSORT Harms：ランダム化試験における害 (harm) の報告
2) CONSORT Non-inferiority：非劣性・同等性ランダム化試験の報告
3) CONSORT Cluster：クラスターランダム化試験の報告
4) CONSORT Herbal：ハーブ療法のランダム化試験の報告
5) CONSORT Non-pharmacological treatment interventions：非薬物療法のランダム化試験の報告
6) CONSORT Abstracts：雑誌・学会抄録におけるランダム化試験の報告
7) CONSORT Pragmatic trials：**実践的試験** (pragmatic trials)[235)] の報告
8) STRICTA (Standards for Reporting Interventions in Clinical Trials of Acupuncture)：鍼療法のランダム化試験の報告
9) CONSORT PRO：ランダム化試験における患者報告アウトカム (patient-reported outcomes) の報告
10) CONSORT-CENT：n-of-1 試験の報告
11) CONSORT for orthodontic trials：歯科矯正療法のランダム化試験の報告

これらを含む多くのガイドラインが，EQUATOR (Enhancing the QUAlity and Transparency Of health Research) ネットワーク (http://www.equator-network.org) のサイトに公開されている．そのなかには，観察研究 (STROBE)，系統的レビュー (PRISMA)，診断/予後研究 (STARD，TRIPOD)，医療経済的評価 (CHEERS)，試験実施計画書 (SPIRIT) に関するガイドラインが含まれる．

## 16.15　臨床試験の実施に関わる関連法規等



### 16.15.1　治験と臨床試験

臨床試験とは臨床の場で実施される介入研究の総称である．治験とは「医薬品等の製造販売承認の申請の際に提出すべき資料のうち臨床試験の試験成績に関する資料の収集を目的とする試験」であり，次項で述べる医薬品医療機器等法および GCP に基づいて実施することが義務づけられている．わが国では，長年にわたって企業が sponsor (治験依頼者)，医師が investigator (治験責任医師) として治験が行われてきたが，2003 年の薬事法改正により，医師が sponsor および investigator となる治験 (通称，医師主導治験) の実施が可能となった．医師主導治験において sponsor および investigator となる医師は「自ら治験を実施する者」とよばれる．なお，わが国では，2018 年の臨床研究法施行までは，治験以外の臨床試験に適用される法律が存在しなかったため，治験と臨床試験という用語を区別して用いる傾向があるが，英語の clinical trials は両者を含んだ用語である．

医学研究の型および適用法規等について図 16.12 に示す．治験には「医薬品医療機器等法 (16.15.2 項参照)」，治験以外の一部の臨床試験 (特定臨床研究とよばれる) には「臨床研究法 (16.15.4 項参照)」，それら以外の臨床試験および臨床研究・疫学研究 (主に観察研究) には「人を対象とする医学系研究に関する倫理指針 (16.15.5 項参照)」が適用される．

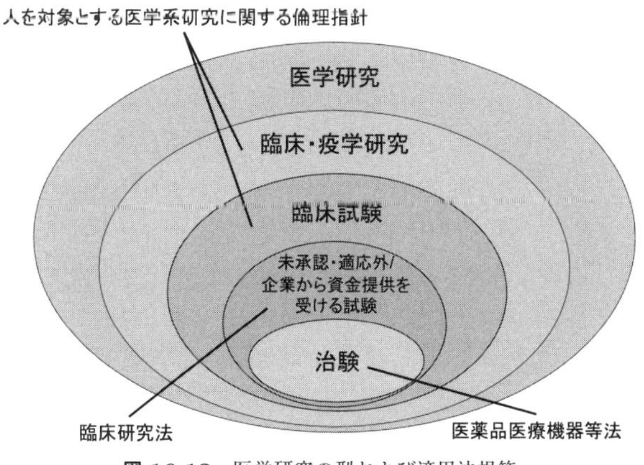


**図 16.12**　医学研究の型および適用法規等

### 16.15.2 医薬品医療機器等法と GCP

「医薬品，医療機器等の品質，有効性および安全性の確保等に関する法律 (通称，医薬品医療機器等法又は薬機法)」は，医薬品，医薬部外品，化粧品，医療機器および再生医療等製品 (以下「医薬品等」という) の品質，有効性および安全性の確保ならびにこれらの使用による保健衛生上の危害の発生および拡大の防止のために必要な規制を行うとともに，指定薬物の規制に関する措置を講ずるほか，医療上特にその必要性が高い医薬品，医療機器および再生医療等製品の研究開発の促進のために必要な措置を講ずることにより，保健衛生の向上を図ることを目的として，薬事法 (1960 年制定) を改訂して 2015 年に制定された法律である．

本法律には，

- 治験の依頼をしようとする者又は自ら治験を実施しようとする者は，あらかじめ，厚生労働省令で定めるところにより，厚生労働大臣に治験の計画を届け出なければならない．
- 治験の依頼をした者又は自ら治験を実施した者は，当該治験の対象とされる薬物等について，当該薬物等の副作用によるものと疑われる疾病，障害又は死亡の発生，当該薬物等の使用によるものと疑われる感染症の発生その他の治験の対象とされる薬物等の有効性及び安全性に関する事項で厚生労働省令で定めるものを知ったときは，その旨を厚生労働省令で定めるところにより厚生労働大臣に報告しなければならない．
- 医薬品等の製造販売をしようとする者は，品目ごとにその製造販売についての厚生労働大臣の承認を受けなければならない．
- 製造販売の承認を受けようとする者は，厚生労働省令で定めるところにより，申請書に臨床試験の試験成績に関する資料その他の資料を添付して申請しなければならない．この場合において，当該申請に係る医薬品等が厚生労働省令で定める医薬品等であるときは，当該資料は，「厚生労働省令で定める基準」に従って収集され，かつ，作成されたものでなければならない．

等が定められている．

本法律に記載されている「厚生労働省令で定める基準」のうち，治験の実施に関するものが GCP (good clinical practice，医薬品等の臨床試験の実施の基準) である．ちなみに，非臨床試験の実施に関するものは，GLP (good laboratory practice，医薬品の安全性に関する非臨床試験の実施の基準) とよばれる．GCP は，日・米・EU による新薬承認審査の基準を国際的に統一するために 1990 年に設置された ICH (International Council for Harmonisation of Technical Registration for Pharmaceuticals for Human Use，日米 EU 医薬品規制調和国際会議) で合意されたガイドラインの一つ (ICH-E6) である．わが国では，1997 年に「医薬品の臨床試験の実施の基準に関する省令 (医薬品 GCP 省令)」として施行され，その後，医療機器および再生医療等製品に関する GCP 省令も発出されている．

GCP の原則は,

1) 被験者の人権の保護，安全の保持および福祉の向上

2) 試験の科学的な質および成績の信頼性の確保

の二つに集約される．具体的内容としては，原則 1) には，ヘルシンキ宣言 (世界医師会) に基づいた治験実施計画書，治験審査委員会，インフォームドコンセント，健康被害に対する補償，個人情報の保護等に関する事項が含まれ，原則 2) には，標準業務手順書 (standard operating procedure, SOP)，モニタリング等による品質管理 (quality control, QC)，監査による品質保証 (quality assurance, QA) 等が含まれる．



### 16.15.3　GPSP

GPSP (good post-marketing study practice) 省令 (医薬品の製造販売後の調査及び試験の実施の基準に関する省令) は 2004 年に発出され，製造販売後の調査および試験の業務に関して遵守すべき事項が定められている．なお GCP 省令と同様に，医療機器および再生医療等製品に関する GPSP 省令も発出されている．本省令の対象となる調査および試験は以下の三つに分類される (2018 年 4 月改正省令施行).

1) 使用成績調査
   - a) 一般使用成績調査
   - b) 特定使用成績調査
   - c) 使用成積比較調査

2) 製造販売後データベース調査

3) 製造販売後臨床試験

### 16.15.4　臨 床 研 究 法

臨床研究法 (平成 29 年法律第 16 号) は，臨床研究の実施の手続，認定臨床研究審査委員会による審査意見業務の適切な実施のための措置，臨床研究に関する資金等の提供に関する情報の公表の制度等を定めることにより，臨床研究の対象者をはじめとする国民の臨床研究に対する信頼の確保を図ることを通じてその実施を推進し，もって保健衛生の向上に寄与することを目的として，2018 年から施行された．「特定臨床研究」，すなわち，① 薬機法における未承認・適応外の医薬品等の臨床研究，② 製薬企業等から資金提供を受けて実施される当該製薬企業等の医薬品等の臨床研究，が本法律の対象となる．

本法律の概要は以下のとおりである．

1) 臨床研究の実施に関する手続
   - a) 特定臨床研究の実施に係る措置
     - i. 特定臨床研究を実施する者に対して，モニタリング・監査の実施，利益相反の管理等の実施基準の遵守及びインフォームドコンセントの取得，個人情報の保護，記録の保存等を義務付ける．

ii. 特定臨床研究を実施する者に対して，実施計画による実施の適否等について，厚生労働大臣の認定を受けた認定臨床研究審査委員会の意見を聴いたうえで，厚生労働大臣に提出することを義務付ける．

iii. 特定臨床研究以外の臨床研究を実施する者に対して，①の実施基準等の遵守及び②の認定臨床研究審査委員会への意見聴取に努めることを義務付ける．

b）重篤な疾病等が発生した場合の報告

特定臨床研究を実施する者に対して，特定臨床研究に起因すると疑われる疾病等が発生した場合，認定臨床研究審査委員会に 報告して意見を聴くとともに，厚生労働大臣にも報告することを義務付ける．

c）実施基準違反に対する指導・監督

i. 厚生労働大臣は改善命令を行い，これに従わない場合には特定臨床研究の中止等を命じることができる．

ii. 厚生労働大臣は，保健衛生上の危害の発生・拡大防止のために必要な場合には，改善命令を経ることなく特定臨床研究の中止等を命じることができる．

2）製薬企業等の講ずべき措置

a）製薬企業等に対して，当該製薬企業等の医薬品等の臨床研究に対して資金を提供する際の契約の締結を義務付ける．

b）製薬企業等に対して，当該製薬企業等の医薬品等の臨床研究に関する資金提供の情報等の公表を義務付ける．

### 16.15.5　人を対象とする医学系研究に関する倫理指針

2002 年に文部科学省および厚生労働省が制定した「疫学研究に関する倫理指針」と 2003 年に厚生労働省が制定した「臨床研究に関する倫理指針」とを統合し，2014 年に「人を対象とする医学系研究に関する倫理指針」が発出された．人を対象とする医学系研究は，「人 (試料・情報を含む) を対象として，傷病の成因 (健康に関するさまざまな事象の頻度及び分布ならびにそれらに影響を与える要因を含む) 及び病態の理解ならびに傷病の予防方法ならびに医療における診断方法及び治療方法の改善又は有効性の検証を通じて，国民の健康の保持増進又は患者の傷病からの回復若しくは生活の質の向上に資する知識を得ることを目的として実施される活動をいう」と定義されている．

統合前の両指針はヘルシンキ宣言等の倫理規範が基礎となっており，上述した GCP の原則 1) 被験者の人権の保護，安全の保持および福祉の向上については，比較的十分な記載がなされていたが，原則 2) 試験の科学的な質および成績の信頼性の確保に関してはほとんど記載がなかった．しかしながら，統合時に，研究の信頼性確保という章が設けられ，① 利益相反の管理，② 研究に係る試料及び情報等の保管，③ モニタリング及び監査の 3 項目が加わった.

### 16.15.6 臨床試験登録

臨床試験の登録に関して，11 の医学雑誌編集者国際委員会の会員雑誌 (*JAMA*, *NEJM*, *Lancet* など) で以下の試験登録ポリシーが採択された[236].

- 雑誌が掲載を考慮する一つの条件として，公的な試験登録への登録を要求する
- 臨床試験は，患者登録の開始時までに登録されなければならない

この公的な試験登録機関は，一般の人が無料でアクセスできること，非営利団体が運営していること，情報が電子的に検索できること等の条件をみたしている必要がある．臨床試験の実施と報告に関する完全な透明性が最終目標であり，登録はその目標への第一歩ということである.



「人を対象とする医学系研究に関する倫理指針」には，介入研究について，国立大学附属病院長会議の UMIN 臨床試験登録システム，一般財団法人日本医薬情報センターの臨床試験情報データベース，公益財団法人日本医師会の臨床試験登録システムのいずれかに登録しなければならないと定められている．また，国立保健医療科学院の臨床研究情報検索ポータルサイトでは，これら三つのデータベースに登録されている臨床研究が検索できるようになっている．ちなみに，多くの国際的または国独自の試験登録システムが開発されており，その先駆けである米国では，2000 年に臨床試験登録サイトとして ClinicalTrials.gov が開設されている．その後，FDA に医薬品を承認申請するためには，その臨床試験を ClinicalTrials.gov へ事前登録することが義務化されている.

### 16.15.7 臨床試験データの質管理・質保証

GCP の原則に従って確立された臨床試験データの質管理・質保証システムを図 16.13 に示す．試験の被験者から得られたデータは原資料 (カルテなど) として記録され，臨

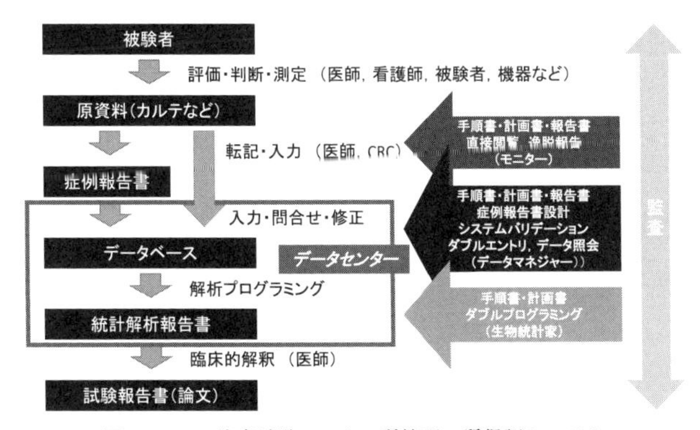


図 16.13 臨床試験データの質管理・質保証システム

床試験に必要な情報が紙媒体または電子媒体の**症例報告書** (case report forms, CRF) を介して，データセンター内のデータベースに格納される．臨床試験終了後にデータベースが固定された後，統計解析報告書が作成され，それに基づいて試験報告書が作成される．このシステムのなかで，データの質管理を担うのはモニタリング，データマネジメント，および統計解析であり，質保証については監査が担う[237]．

データマネジメントとは，試験目的に関して必要かつ十分な質の高いデータを効率よく収集する行為である．試験開始前に，① データの最終的な質を決め，② データの収集方法を決め，③ 収集すべきデータの内容 (項目，時期，質など) を決めることが必要であり，試験終了後に固定されたデータベースを試験統計家に提供する．

モニタリングとは，試験の進行を監視し，試験が計画書，手順書，規制要件等に従って実施，記録，報告されていることを保証する行為である．その目的は，① 被験者の人権と福祉が保護されていること，② 報告された試験データが正確かつ完全で，原資料から検証できること，③ 試験が最新のプロトコル，GCP，および適用される規制要件を遵守して実施されていること，を確認することである．

この目的を達成するために最も確実で信頼できる方法は，実施医療機関を定期的に訪問する「**オンサイトモニタリング** (on-site monitoring)」である (図 16.14)．しかしながら，特に大規模多施設試験においてさまざまな制約から実施医療機関を訪問することが困難な場合に，実施医療機関への訪問を行わずにモニタリングを行う「**中央モニタリング** (central monitoring)」という方法もある (図 16.15)．近年は，「被験者の人権保護」および「科学的な質と成績の信頼性」に及ぼす影響の大きさに応じてモニタリングを効率的に行う「**リスクに基づくモニタリング** (risk-based monitoring)」という考え方が主流となってきている．その本質は，試験開始前にリスクを特定，分析，評価して作成されたモニタリング計画書に従ってプロセス管理を行うことであり，オンサイトモニタリングと中央モニタリングを柔軟に組み合わせた方法を用いる．その

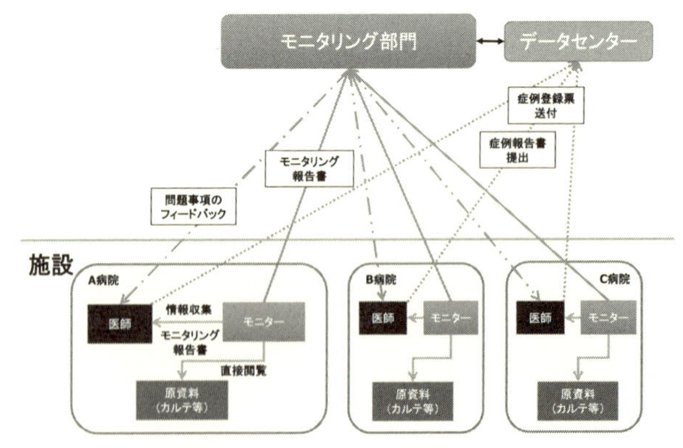


**図 16.14**　オンサイトモニタリング

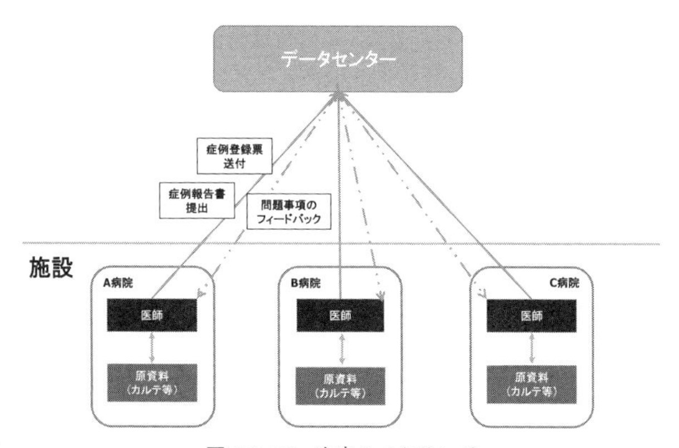


**図 16.15** 中央モニタリング

ような考え方の一環として，中央に蓄積・管理されているデータを統計的に分析することによってモニタリングの一端を担う「統計的モニタリング」が提唱されている[238]．

## 16.16 製造販売後調査

### 16.16.1 医薬品の製造販売後調査制度

医薬品が承認を得る前には，さまざまな非臨床試験・臨床試験 (治験) が行われ，有効性・安全性の評価がなされる．しかし，臨床試験と実臨床の間には，患者の特徴 (年齢，併存疾患)，投与方法 (投与期間，併用薬)，医療環境 (施設，医師) など大きなギャップがある．さらに，臨床試験のサンプルサイズは安全性ではなく有効性の評価を目的として設定されることが多い．そのため，市販前に収集される情報は，市販後に広範な患者に起こりうる副作用リスクを把握するために必ずしも十分とはいえない．日本で医薬品の安全性が問題になった事例として，サリドマイド (催奇形)，キノホルム (スモン)，ソリブジン (フルオロウラシル系抗がん剤との相互作用) がある．これらの経験を通じて，製造販売が始まった後も引き続き医薬品の品質・有効性・安全性について調査し，監視していく制度が設けられた．

医薬品の製造販売後調査 (post-marketing surveillance) は，薬事法上の三つの制度から成り立っている．すなわち，新医薬品等を対象とする**再審査制度**および**安全性定期報告**，すべての医薬品を対象とする**再評価制度**，自発報告に基づいて安全性を監視する**副作用・感染症報告制度**である．医薬品の承認から再審査までの期間 (4〜10 年) は再審査期間とよばれ，この期間にどのように医薬品リスク管理を行うのかが特に重要である．

医薬品の承認申請時には，製薬メーカーから医薬品医療機器総合機構 (PMDA) に，**医薬品リスク管理計画**の案が提出される．医薬品リスク管理計画では，まず安全性検討事項として，重要な特定された (副作用等の) リスク，重要な潜在的リスク，および重要な不足情報を特定する．ここで特定された事項ごとに，必要な措置が計画される．計画の内容は，安全性監視活動 (調査や情報収集など) とリスク最小化計画 (医療関係者や患者への情報提供など) に分けられる．

製薬企業が行う安全性監視活動の具体例として，**市販直後調査**，**使用成績調査**，**特定使用成績調査**，**製造販売後臨床試験**がある．市販直後調査は，市販後 6 か月において適正使用情報の提供や副作用等の自発報告を促すものであり，医薬品，医薬部外品，化粧品および医療機器の製造販売後安全管理の基準に関する省令 (GVP) によって義務づけられている．ただし，自発報告の件数はわかるが集団が特定されないため，発生割合や発生率を推定することはできないという限界がある．使用成績調査，特定使用成績調査，製造販売後臨床試験は，治験よりも実地医療に近い状況で品質・有効性・安全性に関する情報収集を行うコホート研究・臨床試験である．これらは，医薬品の製造販売後の調査および試験の実施の基準に関する省令 (GPSP) によって実施基準が設けられており，再審査・再評価の申請資料の一部になる．

これらの薬事法上で規定された調査は，(狭義の) 製造販売後調査とよばれるが，それ以外にも，研究者によって市販薬に関するさまざまな臨床研究が自主的に行われている．最近の傾向として，医療データベースを用いた大規模な薬剤疫学研究が増加している．

このように，医薬品リスク管理とは，副作用等のリスクを特定することから始まり，これを評価し，必要があればリスクを最小化するための対策を講じるという一連のプロセスである．この過程において，リスク評価は主に疫学の方法論に基づいて行われる．

### 16.16.2　薬剤疫学研究の例

上皮成長因子受容体チロシンキナーゼ阻害薬であるゲフィチニブは，手術不能または再発した非小細胞肺がんに対する治療薬として 2002 年 7 月に承認され，同年 10 月に急性肺障害・間質性肺炎 (ILD) に関する緊急安全性情報が発表された．その後，製薬メーカー主導の製造販売後臨床試験として，ゲフィチニブと ILD に関連に関するネステッドケースコントロール研究が実施された[239]．

この研究の目的は，ゲフィチニブと化学療法の ILD 発生率を比較し，そのリスク因子を探索することであった．対象は，化学療法歴があり，ゲフィチニブまたは化学療法を受ける予定の進行・再発非小細胞肺がん患者であった．アウトカムは，治療開始後 12 週における ILD 発生率であった．この研究では，適格基準をみたす患者からなるコホート (ゲフィチニブ群 1489 人，化学療法群 1677 人) を設定し，一部のケース (122 人) とコントロール (574 人) についてのみ，詳細なデータ (ILD 関連情報，肺 CT 画像，臨床病期等) の収集がなされた．主たる統計解析において，ステップワイズ法により交絡因子を選択したロジスティック回帰により，交絡調整オッズ比が推定された．感度解析として，傾向スコアを用いた解析と，ILD 診断誤分類を調整した解析が行われた．

コホート全体において観察されたILD発生率は，ゲフィチニブ群で1000人週当たり2.8 (95%信頼区間2.3〜3.3)，化学療法群で1000人週当たり1.7 (95%信頼区間1.2〜2.2) であった．化学療法群に対するゲフィチニブ群の交絡調整オッズ比は，3.2 (95%信頼区間1.9〜5.4) であった．ゲフィチニブ以外のILDのリスク因子は，高齢，全身状態不良，喫煙，初回診断からILD発生日までの期間が半年以内，CT画像上の正常肺占有率，慢性ILD，心血管系合併症であった．

### 16.16.3 薬剤疫学の基本概念

薬剤疫学は，集団における医薬品の使用実態や有効性・安全性を調べる医学の一分野である．ここで最も基本となる概念は，安全性とは何かということである．薬理学的に活性のある物質は，人体への有害な作用をもつ可能性が必ずあり，確実に安全であることを示すことはできない．したがって，医薬品の安全性とは，そのベネフィットに比べて有害な作用が生じる確率が低く，リスクベネフィットバランスが許容できるということを意味する．したがって薬剤疫学の目的は，医薬品が使用されている集団を把握し，どのような頻度・重症度で有害な作用が生じているのかを記述し，医薬品との (集団レベルの) 因果関係があるかどうかを推測することである．

医薬品投与下で個人に生じた事象を分類するための用語として，**有害事象** (adverse event) と**副作用** (adverse drug reaction) がある．有害事象は，医薬品が投与された患者に生じたあらゆる好ましくない医療上のでき事と定義される．一方，副作用は，有害事象のうち医薬品と事象の発生との因果関係があるものを指す．この二つの区別は重要だが，個人レベルで因果関係をどこで線引きするかについては議論が分かれる．日本の規制当局は，副作用とは「因果関係を否定できないもの」としてきたが，欧米ではそれではノイズが多いとして「因果関係について合理的な可能性があるもの」として扱うようになった．さらに，重症 (severe) と重篤 (serious) も区別が必要である．重症度は，軽度 (mild)，中等度 (moderate)，高度 (severe) のように，ある特定の疾患の進行度や症状の程度を表すために用いられる．一方，重篤な有害事象とは，(1) 死にいたるもの，(2) 生命を脅かすもの，(3) 治療のための入院または入院期間の延長が必要であるもの，(4) 永続的または顕著な障害・機能不全に陥るもの，(5) 先天異常・先天性欠損を来すもの，(6) その他の医学的に重要な状態，とされる．

有害事象・副作用の測定には，さまざまな手法が用いられる．コホート研究や臨床試験で用いられる調査票の質問形式には，事象のリストを提示して発生や因果関係の有無等を選ばせる選択肢方式と，医師がテキストで報告する自由記載方式がある．自由記載方式は自由度が高い反面，報告漏れが生じやすく，事象名が統一されていないことが問題になる．報告された事象名を分類し，コーディングするための医学用語集として，Medical Dictionary for Regulatory Activities (MedDRA) が一般的に利用されている[240]．前向きに対象者を追跡するのではなく，医療データベースを二次利用するもある．詳細は後述するが，データベース研究では，過去の医療上生じた記録に基づいてアウトカムの発生を特定することになる．また，医薬品が上市された直後 (市販直後調査が行われる 6 か月) や緊急安全性情報が発表された後に調査や研究を行うと，自発報告の件数や病名の記録が増加するという時間傾向が生じることが知られている．このように，研究によって測定の方法が異なるため，有害事象・副作用の頻度を研究間で比較するときには注意が必要である．

上記以外の重要な概念として，曝露効果の指標，疫学研究のデザイン，交絡調整がある．詳しくは第 18, 19 章を参照のこと．本章では，交絡調整のうち薬剤疫学研究で頻繁に応用される操作変数法[241] と傾向スコア法 (高次元傾向スコアアルゴリズム[242]) のみを取り上げる．

### 16.16.4　医療データベース

最近になって，医療機関の診療記録 (電子カルテ)，調剤薬局の調剤記録，医療費償還のために発行される診療報酬請求書等を用いた薬剤疫学研究が行われるようになった．これらの記録は，公的 (NDB, MID-NET) または商業的 (JMDC 社，MDV 社，調剤薬局チェーン) に，研究に二次利用可能なデータベースとして提供されている[243]．当然のことながら，データベースによって特徴が異なるため (表 16.21，研究仮説や疾患の特徴に適したものを選ぶべきである．そのためには，研究計画段階でデータベースの背景情報 (医療機関の地域や規模，対象集団の人口統計学的特性，含まれる記録の内容，記録が得られた時期など) を把握する必要がある．

**表 16.21**　薬剤疫学研究で用いられる主な医療データベースの特徴

| | 電子カルテ (electric medical records) | 調剤記録 (pharmacy dispensings) | 診療報酬請求 (claims) |
|---|---|---|---|
| データソース | 診療記録，オーダリングシステム | 調剤薬局の調剤記録 | 診療報酬請求書 |
| 集団 | 医療施設内の患者 | 外来患者 | 被保険者 |
| 情報 | 入院・外来記録，臨床検査 | 調剤記録 (用法用量など) | 医科・DPC・調剤レセプトなど |
| 疾患の特定 | 診療記録，医薬品の適応疾患 | 医薬品の適応疾患 | 保険病名，医薬品の適応疾患 |
| 追跡範囲 | 施設内 | 調剤薬局チェーン内 | 保険者内 |
| 利点 | 情報量，疾患登録との連結 | 保険外の調剤をカバー | 国民皆保険 |
| 例 | MID-NET | 調剤薬局チェーン | NDB，JMDC 社，MDV 社 |

### 16.16.5　処方・診断データの妥当性

医療データベースを用いた薬剤疫学研究の課題は，過去の記録からアウトカム (たとえば疾患の発生) を特定しなければならないため，アウトカムを誤分類してしまう可能性があるということである．電子カルテデータベースを用いる場合には，診療記録上の診断結果が得られることになるが (表 16.21)，ゲフィチニブのネステッドケースコントロール研究[239] のように，研究計画書に事前に規定した診断基準が用いられているわけではない．さらに，診療報酬請求データベースからは，薬剤処方や医療行為のための保険病名が得られるが (表 16.21)，その薬剤を処方するために病名がつけられている可能性があるため，必ずしも正確ではない．一方で，調剤記録や処方記録は，医療費償還のための記録であるから正確性が高い．実際の研究では，臨床検査，調剤または処方記録，保険病名等を組み合わせた疾患特定アルゴリズムによりアウトカムを特定することになるが，アルゴリズムの結果が真の診断結果と一致しているかが問題になる．そのため，薬剤疫学研究を実施する前に，疾患特定アルゴリズムの感度・特異度を評価するための妥当性研究を実施することが多い[244]．



### 16.16.6 コントロールの選択

薬剤疫学研究において交絡を排除するために最も重要なことは，コントロール (比較対照群) と，比較のための**基準日** (index date) を適切に設定することである．薬剤の副作用プロファイルを明らかにするためには，無治療群と比較することが理想である．しかし，無治療で，比較可能性の高い患者を医療データベースから特定することは難しいし，無治療の患者では基準日がはっきりしないことが多い．そのため，データベース研究の多くで採用されているのは，初診日または初回処方日を基準日として，初回投与の薬剤間を比較する**初回使用者デザイン** (incident user design) である[245]．

別のデザインとして，同一対象者内の投与期間と非投与期間を比較することも可能である．大きく分けると，アウトカムに基づいて基準日を設定するデザイン (**ケースクロスオーバー** (case cross-over) など[246]) と，曝露に基づいて基準日を設定するデザイン (**自己対照ケースシリーズ** (self-controlled case series) など[247]) が提案されている．これらのデザインの利点は，時間を通じて一定の交絡因子によるバイアスを受けないことであるが，薬剤の持ち越し効果 (carryover effects)，時間依存性交絡 (time-dependent confounding)，イモータルタイムバイアス (immortal-time bias) 等，時間傾向や時間の取扱いに伴うバイアスに注意が必要である．

### 16.16.7 操作変数法

操作変数法とは，曝露 X とアウトカム Y との因果関係を調べるときに，**操作変数** (instrumental variable) とよばれる第三の変数 $Z$ を用いて因果効果を推定するための手法である[241]．$X$ と $Y$ に影響する全変数を $U$ で表す．$Z$ が操作変数となる条件は，

(1) $Z$ は $U$ と独立であり，

(2) $Z$ は $X$ と相関があり，

(3) $Z$ は $X$ と $U$ を条件づけた下で $Y$ と独立であること，

の三つである．薬剤疫学研究では，$U$ による交絡が生じているにもかかわらず，$U$ のうち未測定の交絡因子が存在することがある．そのような場合であっても，上記の 3 条件をみたす $Z$ を見つけることができれば，操作変数法を用いて交絡を調整することができる．

操作変数の例として，2 種類の抗炎症薬の COX2 選択的阻害薬と NSAIDs による消化管出血発生率を比較した研究がある．この研究では，「今回の処方を行う医師が前回にどちらの薬剤を処方したのか」すなわち医師の好み (physicians' preference) が用いられた[248)]．医師の好み以外には，病院までの距離，入院した曜日，季節等を操作変数として用いた研究が報告されている[249)]．

操作変数法を定式化するための枠組みには，**構造方程式モデル** (structural equation model)[250)] と**潜在結果変数モデル** (potential outcomes model)[251)] の二つがある．まず，以下のような構造方程式モデルを仮定する．

$$Y_i = \beta_0 + \beta_1 X_i + \epsilon_i$$

$$X_i^* = \alpha_0 + \alpha_1 Z_i + \nu_i$$

ただし，$X_i$ は $X_i^* > 1$ なら 1，そうでなければ 0 となるような 2 値変数である．さらに，誤差項について $\mathrm{E}(Z_i\epsilon_i) = \mathrm{E}(Z_i\nu_i) = 0$ を仮定し，$\alpha_1 \neq 0$ とする．これらは，それぞれ条件 (1) と条件 (2) に対応する．そのとき，因果効果 $\beta_1$ の一致推定量は，以下の操作変数推定量により得られる．

$$\hat{\beta}_1 = \frac{\hat{\mathrm{E}}[Y|Z=1] - \hat{\mathrm{E}}[Y|Z=0]}{\hat{\mathrm{E}}[X|Z=1] - \hat{\mathrm{E}}[X|Z=0]}$$

構造方程式モデルの特徴は，モデルに交互作用を含んでいないことが示しているように，個人間で因果効果は一定と仮定していることである．

潜在結果変数モデルとは，対象者個人が仮に $Z = z$ と $X = x$ に曝露したと仮定したときの，仮想的な結果変数 $Y_i(Z_i = z,\ X_i = x)$ に基づく因果推論の枠組みである．まず，ある個人の潜在結果変数は，他者の曝露状況の影響を受けないと仮定する (SUTVA)．また，操作変数の条件 (1) と同じく，$Y(Z, X)$ と $Z$ は独立とする．さらに，$Z$ は $Y$ に因果効果をもたないという制約

$$Y(Z = 0, X) = Y(Z = 1, X)$$

を置く．この制約は，exclusion restriction とよばれており，条件 (3) に対応する．また，仮りに $Z = z$ と仮定したときの仮想的な曝露変数を $X_i(Z_i = z)$ で表し，$Z$ には $X$ への因果効果があると仮定する．

$$\mathrm{E}[X(Z = 1) - X(Z = 0)] \neq 0$$

これは条件 (2) に対応する．最後に，単調性の仮定

$$X_i(1) \geq X_i(0)$$

が成り立っているとする．単調性の仮定は，条件 (1)〜(3) とは直接無関係な付加的な条件である．

これらの五つの仮定の下で，上記の操作変数推定量は，$X(1) - X(0) = 1$ となるよ

うなサブ集団 ($Z$ によって曝露状態が変化するような対象者の集団) における局所平均因果効果

$$\mathrm{E}[Y(Z, X=1) - Y(Z, X=0) | X(1) - X(0) = 1]$$

の一致推定量となっている．潜在結果変数モデルに基づく因果効果 (局所平均因果効果) は，構造方程式モデルとは異なり，因果効果が個人間で一定であるという制約は置いていない．

このように，3 条件をみたす操作変数を見つけられれば，操作変数推定量により因果効果の一致推定量を得ることができる．しかしながら，操作変数法には二つの限界がある．第一に，操作変数法は大標本でのみ性能が保証された手法である．有限標本で，操作変数 $Z$ と曝露変数 $X$ の相関が弱いときには，大きなバイアスが生じ，推定精度が悪くなることが知られている．第二に，操作変数推定量が一致性をもつためには，上に述べたような仮定がみたされている必要がある．言い換えると，現実の研究で仮定が成り立っているかどうかは本質的な問題である．特に，条件 (1) がみたされているかどうかはデータから検証不可能である．そのため，操作変数法を用いるときには，傾向スコア法など他の手法と併用して，結果の一貫性を確認することが一般的である．



### 16.16.8 傾向スコア法

薬剤疫学研究において，交絡を調整するために用いられるもう一つのアプローチが傾向スコア法である．傾向スコア法は，個人ごとに計算されたスコアを用いて交絡を調整する．傾向スコア法において，交絡によるバイアスを排除するための必要条件は，未測定の交絡因子がないことである．詳細は第 19 章を参照のこと．

医療データベースからは，病名，処方記録，臨床検査値など交絡因子の候補となる膨大なデータ項目が得られる．医療データベース内の多数の変数から，自動的に交絡因子を選択するための手法として，**高次元傾向スコアアルゴリズム** (high dimensional propensity score algorithm) が提案されている[242]．このアルゴリズムは，(1) データ次元の特定 (診断，医療行為，調剤等)，(2) データに基づく共変量の候補の特定，(3) コードの反復回数の評価，(4) 共変量の優先づけ，(5) 調整すべき共変量の選択，(6) 傾向スコアの推定，(7) 因果効果の推定，という手順で統計解析を行う．(4) では，共変量ごとに以下の指標を計算し，バイアスの程度が大きいと予想される順に，優先順位をつける．

$$\frac{P_{C1}(RR_{CD} - 1) + 1}{P_{C0}(RR_{CD} - 1) + 1}$$

この指標は，交絡因子を 2 値変数と想定したもので，曝露群の交絡因子の存在割合を $P_{C1}$，非曝露群の交絡因子の存在割合を $P_{C0}$，交絡因子とアウトカムとのリスク比を $RR_{CD}$ で表した．また，一般性を失わずに $RR_{CD} \geq 1$ と仮定した．傾向スコアを推定するためには，(1)〜(5) の手順で選ばれた交絡因子をすべて共変量に含め，曝露の有無を結果変数としたロジスティック回帰を当てはめる.

## 文　　献

1) 上坂浩之. 丹後俊郎, 上坂浩之編. 臨床試験ハンドブック — デザインと統計解析 —: 第 2 章, 朝倉書店, 2005.
2) Minert, CL. *Clinical Trials*, Oxford University Press, 1986; 3rd ed, 2012.
3) 中上節夫, 森川敏彦監訳 (KR 研究会訳). 医薬統計学, サイエンティスト社, 1996. (Peace, K. *Biopharmaceutical Statistics for Drug Development*. Dekker, 1987).
4) 森川敏彦, 平山正史. 丹後俊郎, 上坂浩之編. 臨床試験ハンドブック — デザインと統計解析 —: pp.55–59, 朝倉書店, 2006.
5) World Medical Association . Declaration of Helsinki: Ethical principles for Medical Research Involving Human Subjects 1964. (Most recently amended at the 64th WMA General Assembly, Fortaleza, Brazil, in October 2013 and only the current version should be used and cited except for historical purposes.) http://www.wma.net/en/20activities/10ethics/10helsinki/
6) 厚生労働省. 厚生労働科学研究における利益相反 (Conflict of Interest：COI) の管理に関する指針, 2008, 2015.
7) 厚生労働省. 臨床研究に関する倫理指針, 2003.
8) 厚生労働省. 研究活動の不正行為への対応に関する指針について, 2007.
9) 日本医学会. 医学研究の COI マネージメントに関するガイドライン, 2011.
10) 文部科学省, 厚生労働省. 疫学研究に関する倫理指針, 2002; 2007.
11) 文部科学省, 厚生労働省. 人を対象とする医学系研究に関する倫理指針, 2014.
12) 中山健夫, 津谷喜一郎編. 臨床研究と疫学研究のための国際ルール集, ライフサイエンス出版, 2008.
13) 中山健夫, 津谷喜一郎編. 臨床研究と疫学研究のための国際ルール集 Part 2, ライフサイエンス出版, 2016.
14) Burzykowski, T, G Molenberghs and M Buyse. *The Evaluation of Surrogate Endpoints*, Springer, 2005.
15) 竹村　徹, 山中竹春, 森川敏彦. 医薬ジャーナル **47**(3): 83–87, 2011.
16) 森川敏彦. 丹後俊郎, 上坂浩之編. 医学統計学の事典: pp.66–67, 朝倉書店, 2010.
17) Hwang, I and T Morikawa. *DIJ* **33**: 1205–1218, 1999.
18) 森川敏彦. EBM ジャーナル **1**(5): 130–135, 2000.
19) 森川敏彦, 津谷喜一郎. 中山健夫, 津谷喜一郎編. 臨床研究と疫学研究のための国際ルール集: pp.135–146, ライフサイエンス出版, 2008.
20) Ng, T-H. *Noninferiority Testing in Clinical Trials: Issues and Challenges*, Chapman & Hall/CRC, 2015.
21) EMA. Points to consider on switching between superiority and non-inferiority. (http://www.ema.europa.eu/docs/en_GB/document_library/Scientific_guideline/2009/09/WC500003658.pdf), 2000.
22) Morikawa, T and M Yoshida.*J Biopharm Stat* **5**(3): 297–306, 1995.
23) Bauer, P and M Kieser. *Biometrika* **83**(4): 934–937, 1996.
24) FDA. Guidance for Industry: Non-inferiority Clinical Trials to Establish Effective-

ness. (http://www.fda.gov/downloads/Drugs/GuidanceComplianceRegulatoryInformation/Guidances/UCM202140.pdf), 2016.

25) EMA. Refrection Paper on Methodological Issues Associated with Pharmacogenomic Biomarkers in Relation to Clinical Development and Patient Selection (Draft). (http://www.ema.europa.eu/docs/en_GB/document_library/Scientific_guideline/2011/07/WC500108672.pdf), 2011.
26) 丹後俊郎. 新版 無作為化比較試験 — デザインと統計解析 — (医学統計学シリーズ 5), 朝倉書店, 2018.
27) Schwartz, D and J Lellouch. *J Chronic Dis* **20**: 637–648, 1967.
28) Singal, AG, et al. A primer on effectiveness and efficacy trials, Clinical and Translational Gastroenterology 5, e45. (http://www.nature.com/ctg/journal/v5/n1/pdf/ctg201313a.pdf), 2014.
29) Velengtas, P, et al. Making informed decisions: Assessing the Strengths and Weaknesses of Study Designs and Analytic Methods for Comparative Effectiveness Research - A Briefing Document for Stakeholders. Quintiles, 2012.
30) Zwarenstein, M, et al. *BMJ* **337**: 12, 2009.
31) The Cardiac Arrhythmia Suppression Trial (CAST) Investigators. *N Engl J Med* **321**: 406–412, 1989.
32) The Action to Control Cardiovascular Risk in Diabetes Study Group. *N Engl J Med* **358**: 2545–2559, 2008.
33) The Alpha-Tocopherol, Beta Carotene Cancer Prevention Study Group. *N Engl J Med* **330**(15): 1029–1035, 1994.
34) Goodman, GE, et al. *J Natl Cancer Inst* **96**(23): 1743–1750, 2004.
35) National Cancer Institute. *Clinical Trial Results*, (http://www.cancer.gov/clinicaltrials/results/final-CARET1204), 2008.
36) Omenn, GS, et al. *N Engl J Med* **334**(18): 1150–1155, 1996.
37) FDA. Guidance for Industry: Enrichment Strategies for Clinical Trials to Support Approval of Human Drugs and Biological Products, Draft. (http://www.fda.gov/downloads/Drugs/GuidanceComplianceRegulatoryInformation/Guidances/UCM332181.pdf), 2012.
38) Matsui, S, M Buyse and R Simon. *Design and Analysis of Clinical Trials for Predictive Medicine*, Chapman & Hall/CRC, 2015.
39) Simon, RM. *Genomic Clinical Trials and Predictive Medicine — Practical Guides to Biostatistics and Epidemiology —*, Cambridge University Press, 2013.
40) Uesaka, H. In Lovric, M ed. *International Encyclopedia of Statistical Sciences*: pp.256–259, Springer, 2011.
41) Piantadosi, S. *Clinical Trials — A Methodologic Perspective*, 2nd ed, Wiley, 2005.
42) Senn, S. *Statistical Issues in Drug Development*, 2nd ed, Wiley, 2007.
43) Matthews, JNS. *Introduction to Randomized Controlled Clinical Trials*, 2nd ed, Chapman & Hall/CRC, 2006.
44) Cook, TD and DeMets, DL. *Introduction to Statistical Methods for Clinical Trials*, Chapman & Hall/CRC, 2007.
45) Chow, S-C and JP Liu. *Design and Analysis of Clinical Trials*, 3rd ed, Wiley,

2013.

46) 折笠秀樹. 臨床研究デザイン—医学研究における統計入門, 真興交易医書出版部, 1996.

47) 佐久間昭. 医学統計 Q&A, 金原出版, 1987; 改訂版, 2007.

48) 森川敏彦, 山中竹春訳. 臨床試験における群逐次法：理論と応用, シーエーシー. 2012. (Jennison, C and Turnbull BW. *Group Sequential Methods with Applications to Clinical Trials*, Chapman & Hall/CRC, 1999.)

49) 手良向聡, 大門貴志訳. 臨床試験デザイン：ベイズ流・頻度流の適応的方法, メディカルパブリケーションズ, 2014. (Yin, G. *Clinical Trial Design: Bayesian and Friequentist Adaptive Design*, Wiley, 2012.)

50) Chow, S-C and M Chang. *Adaptive Design Methods in Clinical Trials*, 2nd ed, Chapman & Hall/CRC, 2012.

51) Chang, M. *Adaptive Design Theory and Implementation Using SAS and R*, 2nd ed, Chapman & Hall/CRC, 2014.

52) Omenn, GS, et al. *J Natl Cancer Inst* **88**: 1550–1559, 1996.

53) 丹後俊郎, 上坂浩之編. 臨床試験ハンドブック —デザインと統計解析— , 朝倉書店, 2006.

54) 上坂浩之. 医薬開発のための臨床試験の計画と解析 (医学統計学シリーズ 6), 朝倉書店, 2006.

55) 厚生省. 臨床試験の一般指針 (平成 10 年 4 月 21 日) (医薬審第 380 号), 1998.

56) 厚生省. 医薬品の臨床試験のための非臨床安全性試験の実施時期についてのガイドライン (平成 10 年 11 月 13 日) (医薬審第 1019 号), 1998.

57) 厚生省. 医薬品の臨床試験のための非臨床安全性試験の実施時期についてのガイドラインの改正 (平成 12 年 12 月 27 日) (医薬審第 1831 号), 2000.

58) 厚生労働省. 医薬品の臨床薬物動態試験について (平成 13 年 6 月 1 日) (医薬審発第 796 号), 2001.

59) U.S. Food and Drug Administration (FDA). Guidance for industry: Estimating the maximum safe starting dose in initial clinical trials for therapeutics in adult healthy volunteers. Washington, DC, 2005.

60) European Medicines Agency (EMEA). Guideline on strategies to identify and mitigate risks for first-in-human clinical trials with investigational medicinal products, 2007.

61) 厚生労働省. 医薬品開発におけるヒト初回投与試験の安全性を確保するためのガイダンス (平成 24 年 4 月 2 日) (薬食審発 0402 第 1 号), 2012.

62) Modi, M and N Ting, eds. *Dose Finding in Drug Development*: pp.30–48, Springer, 2006.

63) Senn, S, D Amin, R Bailey, S Bird, B Bogacka, P Colman, A Garett, A Grieve and P Lachman. *J R Stat Soc A* **170**(3): 517–579, 2007.

64) Milton, MN and CJ Horvath. *Toxicol Pathol* **37**(3): 363–371, 2009.

65) Edler, L and I Burkholder. In Crowley, J and DP Ankerst, eds. *Handbook of Statistics in Clinical Oncology*, 2nd ed: pp.1–29, Chapman & Hall/CRC, 2006.

66) Hanley, JA and A Lippman-Hand. *JAMA* **249**(13): 1743–1745, 1983.

67) Buöen, C, S Holm and MS Thomsen. *J Clin Pharmacol* **43**(5): 470–476, 2003.

68) National Cancer Institute. *Common Terminology Criteria for Adverse Events v4.0 (CTCAE)*, 2009.

69) 日本臨床腫瘍研究グループ. 有害事象共通用語規準 v4.0 日本語訳 JCOG 版 (CTCAE v4.0 -

JCOG)[CTCAE v4.03/MedDRA v12.0 (日本語表記：MedDRA/J v19.0) 対応 - 2016 年 3 月 10 日], 2016.
70) 大門貴志. 計量生物学 **33**(1): 1–29, 2012.
71) 大門貴志. 計量生物学 **33**(1): 31–76, 2012.
72) Rosenberger, WF and LM Haines. *Stat Med* **21**(18): 2757–2770, 2002.
73) O'Quigley, J, A Iasonos and B Bornkamp. *Handbook of Methods for Designing Monitoring and Analyzing Dose-Finding Trials*, Chapman & Hall/CRC, 2017.
74) Berry, SM, BP Carlin, JJ Lee and P Müller. In Berry, SM, BP Carlin, JJ Lee and P Müller, eds. *Bayesian Adaptive Methods for Clinical Trials*: pp.87–135, CRC Press, 2011.
75) Storer, BE. *Biometrics* **45**(3): 925–937, 1989.
76) Rogatko, A, D Schoeneck, W Jonas, M Tighiouart, FR Khuri and A Porter. *J Clin Oncol* **25**(31): 4982–4986, 2007.
77) Le Tourneau C, JJ Lee and LL Siu. *J Natl Cancer Inst* **101**(10): 708–720, 2009.
78) Le Tourneau, C, A Stathis, L Vidal, MJ Moore and LL Siu. *J Clin Oncol* **28**(8): 1401–1407, 2010.
79) Korn, EL, D Midthune, TT Chen, LV Rubinstein, MC Christian and RM Simon. *Stat Med* **13**(18): 1799–1806, 1994.
80) Ahn, C. *Stat Med* **17**(14): 1537–1549, 1998.
81) Storer, BE. *Stat Med* **20**(16): 2399–2408, 2001.
82) Ji, Y and S-J Wang. *J Clin Oncol* **31**(14): 1785–1791, 2013.
83) He, W, J Liu, B Binkowitz and H Quan. *Stat Med* **25**(12): 2027–2042, 2006.
84) Reiner, E, X Paoletti and J O'Quigley. *Comput Stat Data Anal* **30**(3): 303–315, 1999.
85) Lin, Y and WJ Shih. *Biostatistics* **2**(2): 203–215, 2001.
86) Ivanova, A. *Stat Med* **25**(21): 3668–3678, 2006.
87) Zohar, S and J O'Quigley. *J Natl Cancer Inst* **101**(24): 1732–1733, 2009.
88) Le Tourneau, C, HK Gan, AR Razak and X Paoletti. *PLoS One* **7**(12): e51039, 2012.
89) Paoletti, X, M Ezzalfani and C Le Tourneau. *Ann Oncol* **26**(9): 1808–1812, 2015.
90) Simon, RM, B Freidlin, L Rubinstein, SG Arbuck, J Collins and MC Chiristian. *J Natl Cancer Inst* **89**(15): 1138–1147, 1997.
91) Penel, P, N Isambert, P Leblond, C Ferte, A Duhamel and J Bonneterre. *Invest New Drugs* **27**(6): 552–556, 2009.
92) Sheiner, LB, SL Beal and NC Sambol. *Clin Pharmacol Ther* **46**(1): 63–77, 1989.
93) Sheiner, LB, Y Hashimoto and SL Beal. *Stat Med* **10**(3): 303–321, 1991.
94) Ji, Y, P Liu, Y Li and BN Bekele. *Clinical Trials* **7**(6): 653–663, 2010.
95) Stylianou, M and N Flournoy. *Biometrics* **58**(1): 171–177, 2002.
96) Liu S and Y Yuan. *J R Stat Soc Ser C* **64**(3): 507–523, 2015.
97) Yuan, Y, KR Hess, SG Hilsenbeck and MR Gilbert. *Clin Cancer Res* **22**(17): 4291–4301, 2016.
98) Ivanova, A and N Ting, eds. In *Dose Finding in Drug Development*: pp.49–58, Springer, 2006.

99) Tighiouart, M and A Rogatko. In Ivanova, A and N Ting, eds. *Dose Finding in Drug Development*: pp.59–72, Springer, 2006.
100) O'Quigley, J, M Pepe and L Fisher. *Biometrics* **46**(1): 33–48, 1990.
101) Iasonos, A and J O'Quigley. *J Clin Oncol* **32**(23): 2505–2511, 2014.
102) O'Quigley, J and LZ Shen. *Biometrics* **52**(2): 673–684, 1996.
103) Shen, LZ and J O'Quigley. *Biometrika* **83**(2): 395–405, 1996.
104) O'Quigley, J. *J Stat Plan Inference* **136**(6): 1765–1780, 2006.
105) Paoletti, X and A Kramar. *Stat Med* **28**(24): 3012–3028, 2009.
106) Paoletti, X, J O'Quigley and J Maccario. *Comput Stat Data Anal* **45**(2): 197–214, 2004.
107) Cheung, YK and R Chappell. *Biometrics* **58**(3): 671–674, 2002.
108) Lee, SM and YK Cheung. *Clin Trials* **6**(3): 227–238, 2009.
109) Lee, SM and YK Cheung. *Stat Med* **30**(17): 2081–2089, 2011.
110) Zhang, J, TM Braun and JMG Taylor. *Stat Med* **32**(13): 2221–2234, 2013.
111) Cheung, YK. *Clin Trials* **10**(6): 852–861, 2013.
112) O'Quigley, J. *Biometrics* **48**(3): 853–862, 1992.
113) Iasonos, A and I Ostrovnaya. *Stat Med* **30**(17): 2117–2129, 2011.
114) Natarajan, L and J O'Quigley. *Stat Med* **22**(11): 1829–1836, 2003.
115) Horton, BJ, NA Wages and MR Conaway. *Stat Med* **30**: 291–300, 2017.
116) Daimon, T, A Hirakawa and S Matsui. In Matsui, S, M Buyse and R Simon, eds. *Design and Analysis of Clinical Trials for Predictive Medicine*: pp.53–69, Chapman & Hall/CRC, 2014.
117) Hirakawa, A, H Sato, T Daimon and S Matsui. *Modern Dose-Finding Designs for Cancer Phase I Trials: Drug Combinations and Molecularly Targeted Agents*, Springer, 2018.
118) 厚生労働省医薬品等審査迅速化事業費補助金 革新的医薬品・医療機器・再生医療製品実用化促進事業 ガイダンス作成のための検討委員会.「がん免疫療法開発のガイダンス 2015 早期臨床試験の考え方～安全で効果的な開発を目指して～」報告書, 2015.
119) Guidance Development Review Committee, Working Group for Clinical Studies of Cancer Immunotherapy, Working Group for Effector Cell Therapy, Working Group for CMC/Non-clinical Studies, Working Group for Cancer Vaccines and Adjuvants, Working Group for Anti-immune Checkpoint Therapy and Comprehensive Cancer Immunotherapy and Biostatistics Subcommittee. *Cancer Sci* **106**(12): 1761–1771, 2015.
120) Iasonos, A and J O'Quigley. *Stat Med* **30**: 204–214, 2017.
121) 高田寛治. 薬物動態学 —基礎と応用— 改訂第 2 版, じほう, 2002.
122) 加藤隆一. 臨床薬物動態学 —臨床薬理学・薬物療法の基礎として— 改訂第 4 版, 南江堂, 2010.
123) Davidian, M and DM Giltinan. *Nonlinear Models for Repeated Measurement Data*, Chapman & Hall, 1995.
124) 後藤昌司, 大門貴志. 薬物動態の統計数理, MPC, 2008.
125) 橋本敏夫, 山田雅之, 笠井英史. 計量生物学 **36**: S19–S31, 2015.
126) Hummel, J, S McKendrick, C Brindley and R French. *Pharm Stat* **8**(1): 38–49, 2009.

127) Sheng, Y, Y He, X Huang, J Yang, K Wang and Q Zheng. *Curr Drug Metab* **11**(6): 526–537.
128) 上坂浩之. 医薬開発のための臨床試験の計画と解析 (医学統計学シリーズ 6), 朝倉書店, 2006.
129) Ting, N. *Dose Finding in Drug Development*, Springer, 2006.
130) Bretz, F, JC Pinheiro and M Branson. *Biometrics* **61**: 738–748, 2005.
131) Tamhane, AC, Y Hochberg and CW Dunnett. *Biometrics* **52**: 21–37, 1996.
132) Bauer, P. *Biometrics* **53**: 1125–1128, 1997.
133) Bornkamp, B, F Bretz, A Dmitrienko, G Enas, B Gaydos, CH Hsu, et al. *J Biopharm Stat* **17**: 965–995, 2007.
134) Bauer, P and M Kieser. *Stat Med* **18**: 1833–1848, 1999.
135) Bretz, F, J Hsu, J Pinheiro and Y Liu. *Biom J* **50**: 480–504, 2008.
136) Simon, R. *Control Clin Trials* **10**: 1–10, 1989.
137) Green, SJ and S Dahlberg. *Stat Med* **11**: 853–862, 1992.
138) Jennison, C and BW Turnbull. *Group Sequential Methods with Applications to Clinical Trials*, Chapman & Hall/CRC, 1999.
139) Seymour, L, SP Ivy, D Sargent, D Spriggs, L Baker, L Rubinstein, et al. *Clin Cancer Res* **16**: 1764–1769, 2010.
140) Simon, R, RE Wittes and SS Ellenberg. *Cancer Treat Rep* **69**: 1375–1381, 1985.
141) Liu, PY, J Moon and M LeBlanc. In Crowley, J and DP Ankerst, eds. *Handbook of Statistics in Clinical Oncology*, 2nd ed: pp.155–164, Chapman & Hall/CRC, 2006.
142) Rubinstein, LV, EL Korn, B Freidlin, et al. *J Clin Oncol* **23**: 7199–7206, 2005.
143) Simon, R, PF Thall and SS Ellenberg. *Stat Med* **13**: 417–429, 1994.
144) Thall, PF and R Simon. *Biometrics* **50**: 337–349, 1994.
145) Brunier, HC and J Whitehead. *Stat Med* **13**: 2493–2502, 1994.
146) Matsui, S, M Buyse and R Simon. *Design and Analysis of Clinical Trials for Predictive Medicine*, Chapman & Hall/CRC, 2015.
147) Rugo, HS, OI Olopade, A DeMichele, C Yau, LJ van't Veer, MB Buxton, et al. *N Engl J Med* **375**: 23–34, 2016.
148) Papadimitrakopoulou, V, JJ Lee, II Wistuba, AS Tsao, FV Fossella, N Kalhor, et al. *J Clin Oncol* **34**(30): 3638–3647, 2016.
149) Simon, R. *Ann Intern Med* **165**: 270–278, 2016.
150) Streptomycin in Tuberculosis Trials Committee. *Br Med J ii*: 769–782, 1984.
151) Hill, BA. *The Principles of Medical Statistics*, 1st ed, Lancet, 1937.
152) Hill, BA. *Controll Clin Trials* **11**: 77–79, 1990.
153) Schulz, KF, I Chalmers, RJ Hayes and DG Altman. *JAMA* **273**: 408–412, 1995.
154) Dunnett,CW and M Gent. *Biometrics* **33**: 593–602, 1977.
155) Yanagawa,T, T Tango and Y Hiejima. *Biometrics* **50**: 859–864, 1994.
156) CPMP concept paper: choice of delta, 23 September 1999, CPMP/EWP/2158/99.
157) Röhmel J. *Stat Med* **17**: 1703–1714, 1998.
158) D'Agostino, RBD, JM Massaro and LM Sullivan. *Stat Med* **22**: 169–186, 2003.
159) Koch A, Röhmel J. *Biopharm Stat* **14**: 315–325, 2004.
160) 丹後俊郎. 新版 無作為化比較試験 — デザインと統計解析 — (医学統計学シリーズ 5): 6.6 節,

朝倉書店, 2018.

161) Hida, E and T Tango. *Stat Med* **30**: 224–231, 2011.

162) Hida, E and T Tango. *Stat Med* **30**: 3165–3165, 2011.

163) Hida, E and T Tango. *Biopharm Stat* **23**: 774–789, 2013.

164) Koch, GG and CM Tangen. *Drug Inf J* **33**: 1145–1159, 1999.

165) Pigeot, I, J Schafer, J Rohmel and D Hauschke. *Stat Med* **22**: 883–899, 2003.

166) Ng, Tie-Hua. *Stat Med* **27**: 5392–5406, 2008.

167) Ghosh, P, FS Nathoo, M Gonen and RC Tiwari. *Stat Med* **30**: 1795–1808, 2011.

168) Li, G and S Gao. *Biom J* **52**: 504–518, 2010.

169) Lewis, JA and D Machin. *Br J Cancer* **68**: 647–650, 1993.

170) Ng, Tie-Hua. *Noninferiority Testing in Clinical Trials — Issues and Challenges*, CRC Press, 2014.

171) Simes, RJ. *Stat Medicine* **6**: 11–29, 1987.

172) Rosenberger, WF and JM Lachin. *Randomization in Clinical Trials — Theory and Practice*, Wiley, 2002.

173) Taves, DR. *Clinical Pharmacology and Therapeutics* **15**: 443–453, 1974.

174) Pocock, SJ and R Simin. *Biometrics* **31**: 103–115, 1975

175) Efron, B. *Biometrika* **58**: 403–417, 1971.

176) Lachin, JM. *Controll Clin Trials* **9**: 289–311, 1988.

177) Donner, A, KS Brown and P Brasher. *Int J Epidemiol* **19**: 795–800, 1990.

178) Simpson, JM, N Klar and A Donner. *Am J Public Health* **85**: 1378–1383, 1995.

179) Puffer, S, D Torgerson and J Watson. *Br Med J* **327**: 785–789, 2003.

180) Tabar, L and A Gad. *Radiology* **138**: 219–222, 1981.

181) Tabar, L, A Gad, LH Holmberg, et al. *Lancet*: 829–832, 1985.

182) Donner, A and N Klar. *Design and Analysis of Cluster Randomization Trialsin Health Research*, Arnold, 2000.

183) Duffy, SW, L Tabar, B Vitak, MF Yen, J Warwick, RA Smith and HH Chen. *Ann Oncol* **14**: 1196–1198, 2003.

184) Eldridge, SM, A Deborah, GS Feder, AR Rudnicka and OC Ukoumunne. *Clinical Trials* **1**: 80–90, 2004.

185) Cosby, RH, M Howard, J Kaczorowski, AR Willan and JW Sellors. *Family Practice* **20**: 77–82, 2003.

186) Adachi, M, K Yamaoka, M Watanabe, M Nishikawa, I Kobayashi, E Hida and T Tango. *BMC Public Health* **13**: 467, 2013.

187) Cree, IA, CM Kurbacher, A Lamont, AC Hindley and S Love. *Anticancer Drugs* **18**: 1093–1101, 2007.

188) Cobo, M, D Isla, B Massuti, A Montes, JM Sanchez, et al. *J Clin Oncol* **25**: 2747–2754, 2007.

189) Mandrekar, SJ and DJ Sargent. *J Clin Oncol* **27**: 4027–4034, 2009.

190) Sparano, JA, RJ Gray, DF Makower, KI Pritchard, KS Albain, DF Hayes, et al. *N Engle J Med* **373**: 2005–2014, 2015.

191) Cardoso, F, LJ van't Veer, J Bogaerts, L Slaets, G Viale, S Delaloge, et al. *N Engl J Med* **375**: 717–729, 2016.

192) Slamon, DJ, B Leyland-Jones, S Shak, H Fuchs, V Paton, A Bajamonde, et al. *N Engl J Med* **344**: 783–792, 2001.

193) Chapman, PB, A Hauschild, C Robert, JB Haanen, P Ascierto, J Larkin, et al. *N Engl J Med* **364**: 2507–2516, 2011.

194) Simon, R and A Maitournam. *Clin Cancer Res* **10**: 6759–6763, 2004.

195) Matsui, S and J Crowley, eds. *Frontiers of Biostatistical Methods and Applications in Clinical Oncology*, Springer, 2017.

196) Song, Y and GY Chi. *Stat Med* **26**(19): 3535–3549, 2007.

197) Pocock, SJ. *Biometrika* **64**: 191–199, 1977.

198) Armitage, P, CK McPherson and BC Rowe. *J R Stat Soc Ser A* **132**: 235–244, 1969.

199) O'Brien, PC and TR Fleming. *Biometrics* **35**: 549–612, 1979.

200) Lan, KKG and DL DeMets. *Biometrika* **70**: 659–633, 1983.

201) Bauer, P and K Kohne. *Biometrics* **50**: 1029–1041, 1994.

202) Bauer, P and M Kieser. *Stat Med* **18**: 1833–1848, 1999.

203) Proschan, MA and SA Hunsberger. *Biometrics* **51**: 1315–1324, 1995.

204) Lehmacher, W and G Wassmer. *Biometrics* **55**: 1286–1290, 1999.

205) Muller, H-H and H Schafer. *Biometrics* **57**: 886–891, 2001.

206) Brannath, W, M Posch and P Bauer. *J Am Stat Assoc* **97**: 236–244, 2002.

207) Liang, KY and SL Zeger. *Sankhya Ser B* **62**: 134–148, 2000.

208) 丹後俊郎. 経時的繰り返し測定デザイン — 治療効果を評価する混合効果モデルとその周辺 — (医学統計学シリーズ 10), 朝倉書店, 2015.

209) Hommel, E, et al. *Br Med J* **293**: 467–470, 1986.

210) Crager, MR. *Biometrics* **43**: 895–901, 1987.

211) Chen, X. *J Stat Plan Inference* **136**: 4161–4175, 2006.

212) National Research Council. *The Prevention and Treatment of Missing Data in Clinical Trials*, National Academies Press, 2010.

213) Rosner, GL, W Stadler and MJ Ratain. *J Clin Oncol* **20**: 4478–4484, 2002.

214) ICH harmonised tripartite guideline (1998). Statistical Principles for Clinical Trials. `https://www.pmda.go.jp/int-activities/int-harmony/ich/0031.html`

215) Committee for Proprietary Medicinal Products. *Br J Clin Pharmacol* **52**: 223–228, 2001.

216) Permutt, T. *Stat Med* **35**: 2876–2879, 2016.

217) European Medicines Agency (2010). Guidance on Missing Data in Confirmatory Clinical Trials. `http://www.ema.europa.eu/docs/en_GB/document_library/Scientific_guideline/2010/09/WC500096793.pdf`

218) 厚生労働省令第四五号. 医薬品, 医療機器等の品質, 有効性及び安全性の確保等に関する法律施行規則 (医薬品医療機器), 平成二八年三月二八日.

219) JCOG. 有害事象共通用語規準 v4.0 日本語訳 JCOG 版. http://www.jcog.jp/doctor/tool/CTCAEv4J_20170310.pdf.

220) JCOG. JCOG 臨床安全性情報取扱いガイドライン. http://www.jcog.jp/basic/policy/A_020_0010_16.pdf.

221) Green, S, J Benedetti and J Crowley. *Clinical Trial in Oncology, Interdisciplinary*

*Statistics*, 2nd ed, Chapman & Hall, 2003.

222) Juni, P, AWS Rutjes and PA Dieppe. *BMJ* **324**: 1287–1288, 2002.

223) Quan, H, Q Sun, J Zhang and WJ Shih. *Stat Med* **27**: 5356–5376, 2008.

224) Kaplan, EL and P Meier. *J Am Stat Assoc* **53**: 457–481, 1958.

225) Gaynor, J, EJ Feuer, CC Tan, et al. *J Am Stat Assoc* **88**: 400–409, 1993.

226) Schwarzer, G, M Schumacher, TB Maurer and PE Ochsner. *J Clin Epidemiol* **54**: 997–1003, 2001.

227) Southern, DA, PD Faris, R Brant, PD Galbraith, CM Norris, ML Knudtson, WA Ghali for the APPROACH Investigators. *J Clin Epidemiol* **59**: 1110–1114, 2006.

228) Kalbfleisch, JD and RL Prentice. *The Statistical Analysis of Failure Time Data*, Wiley, 1980.

229) Kalbfleisch, JD and RL Prentice. *The Statistical Analysis of Failure Time Data*, 2nd ed, Wiley, 2002.

230) Silverstein, FE, G Faich, JL Goldstein, et al. *JAMA* **284**: 1247–1255, 2000.

231) Green, et al. *N Engl J Med* **373**(3): 232–242, 2015.

232) Dragalin, V, V Fedorov and B Cheuvart. *Stat Med* **21**: 877–893, 2002.

233) Schulz KF, DG Altman and D Moher for the CONSORT Group. *Ann Intern Med* **152**: 726–732, 2010.

234) 津谷喜一郎, 元雄良治, 中山健夫. 薬理と治療 **38**: 939–947, 2010.

235) Schwartz, D and J Lellouch. *J Chronic Dis* **20**: 637–648, 1967.

236) DeAngelis, CD, JM Drazen, FA Frizelle, C Haug, J Hoey, R Horton, et al. *JAMA* **292**: 1363–1364, 2004.

237) 厚生労働科学研究費補助金医薬品・医療機器等レギュラトリーサイエンス総合研究事業『治験活性化に資する GCP の運用等に関する研究』班及び大学病院臨床試験アライアンス. 臨床薬理 **46**: 133–178, 2015.

238) Venet, D, E Doffagne, T Burzykowski, F Beckers, Y Tellier, E Genevois-Marlin, U Becker, V Bee, V Wilson, C Legrand and M Buyse. *Clin Trials* **9**: 705–713, 2012.

239) Kudoh, S, et al. *Am J Respir Crit Care Med* **177**: 1348–1357, 2008.

240) MedDRA Maintenance and Support Services Organization (1994). Medical Dictionary for Regulatory Activities (MedDRA). Available from: https://www.meddra.org/

241) Greenland, S. *Int J Epidemiol* **29**: 722–729, 2000.

242) Schneeweiss, S, JA Rassen, RJ Glynn, J Avorn, H Mogun and MA Brookhart. *Epidemiology* **20**: 512–522, 2009.

243) Tanaka, S, S Tanaka and K Kawakami. *Jpn J Clin Oncol* **45**: 323–327, 2015.

244) Carnahan, RM. *Pharmacoepidemiol Drug Saf* **21**: 90–99, 2012.

245) Schneeweiss, S. *Pharmacoepidemiol Drug Saf* **19**: 858–868, 2010.

246) Maclure, M. *Am J Epidemiol* **133**: 144–153, 1991.

247) Whitaker, HJ, CP Farrington, B Spiessens and P Musonda. *Stat Med* **25**: 1768–1797, 2006.

248) Schneeweiss, S, DH Solomon, PS Wang, J Rassen and MA Brookhart. *Arthritis Rheum* **54**: 3390–3398, 2006.

249) Brookhart, MA, JA Rassen and S Schneeweiss. *Pharmacoepidemiol Drug Saf* **19**:

537–554, 2010.
250) Newhouse, JP and M McClellan. *Ann Rev Public Health* **19**: 17–34, 1998.
251) Angrist, JD, GW Imbens and DB Rubin. *J Am Stat Assoc* **91**: 444–455, 1996.

# Chapter 17

# 疫 学 研 究

疫学 (epidemiology) は，急性感染症の原因究明・予防のための学問として成立したが，現在では，

> 特定の集団における，健康に関連したイベント，状態，過程の発生と分布に関する研究であり，そのような過程に影響する決定要因の研究を含み，かつ得られた知識を重要な健康問題をコントロールするために応用すること

と定義され，健康の増進，保持，回復と科学的知識の発展が疫学の目的となっている[1]．健康問題をコントロールするためには，疫学研究 (epidemiologic research) により健康関連イベント (health related events) 発生に与える曝露効果の妥当で精度の高い推定値を得る必要がある[2]．研究デザインやデータ解析の方法論上は第 16 章で解説した臨床試験や疾病の予防介入試験も疫学研究に含まれるが，本章では臨床試験のように対象者に要因を意図的に与える**実験研究** (experimental studies) ではなく，さまざまな理由から要因への曝露を受けた集団と曝露を受けなかった集団を比較して，健康関連イベントに対する曝露の効果を調べる**観察研究** (observational studies) を扱う．

本章では疫学研究の基本的なデザイン (17.1 節)，曝露効果を調べるための指標とその推定 (17.2 節)，曝露とイベント発生間の因果関係を調べる妨げとなるバイアスと疫学研究で重要な交絡によるバイアス (17.3 節)，層別解析による交絡の制御・調整の方法 (17.4 節)，基本的なデザインから発展したさまざまな疫学研究デザイン (17.5 節) について解説を行う．本章での解析は統計ソフト JMP Pro 12.2.0，SAS 9.4，StatXact 11.1.0 を用いて行った．

## 17.1 疫学研究の基本的デザイン

疫学研究には健康関連イベントをどのように捉えるか (有病か発生か，割合か率か)，研究開始のタイミング (イベント発生前か後か)，等に応じて異なったタイプのデザインがある．それぞれの研究デザインは，研究者が調べたい仮説，研究の効率，バイアスの影響の大きさ等から，適切に使い分ける必要がある．本節では基本的な疫学研究のデザインである断面研究，コホート研究，ケースコントロール研究について概説する．

### 17.1.1 断面研究

疾病等の健康関連イベントの捉え方の一つに「有病 (prevalence)」がある．有病とは，ある時点において研究対象としている疾病を有している状態である．集団検診で発見された疾病は，実際にはそれ以前に疾病に罹っていて，検診ではその疾病が見つかっただけであるので，検診時の有病状況となる．“prevalence”は疾病だけではなく，要因や健康関連イベントを有している状態にも用いられる．**断面研究** (cross-sectional studies，横断研究ともいう) は，特定集団中の個人について，ある一時点で健康関連イベントを有しているかどうかと，イベントと関係があると想定している要因への曝露を受けているかどうかを同時に調べる研究デザインである．たとえば，大気汚染とぜん息との関連を調べる場合，「20×× 年 10 月 1 日に交通量の多い幹線道路付近に居住している対象者がぜん息を有しているかどうか」といった調査が行われ，交通量の多い幹線道路の沿道に居住している対象者と，幹線道路から少し離れたところに居住している対象者間で，ぜん息の有病割合の比較が行われる．

断面研究では，形式的には次項のコホート研究を解析するための手法と同じ手法を用いて，有病割合の差や比を調べることができる．ただし，断面研究の主な目的は，曝露状況と有病状況の同時分布を把握する実態調査であり，曝露の有無と有病割合との関連は仮説スクリーニングを目的とした二次的なものと捉えるべきである．というのも，致命率 (疾病にかかった者が死亡する割合) や治癒割合が高い疾病では，疾病発生が非常に多くても有病者数は少ないといったことが起こりうるし，疾病発生が稀であっても治癒せず直ちに死亡にはいたらない慢性疾患では有病者数は多くなる．このように有病状況は致命率や治癒する割合等の治療技術の進歩に大きく影響を受けるため，曝露と疾病との因果関係を調べるためには，有病よりも次項に述べる発生の方が好ましいからである．さらに断面研究では曝露と有病とを同時に調べているので，曝露と疾病との時間的な順序がはっきりしない場合も多く，因果関係を調べることは困難である[2]．

### 17.1.2 コホート研究

時間の経過に伴ってメンバーが増えることがなく，メンバーが減るのは死亡によるだけ，という集団を閉じた集団 (closed population) という．これに対して，メンバーは出生や転入によって増え，死亡や転出によっても減ることを許す集団を開いた集団 (open population) という．メンバーとなるイベントによって集団が固定され，さらに閉じた集団のことをコホート (cohort) と定義する．代表的なものが出生コホート (birth cohort) で，2001 年に日本で生まれたすべての人は，「日本の 2001 年出生コホート」のメンバーであり，「2001 年日本生まれ」というイベントで集団が固定し，メンバーが減少するのは死亡によってのみとなる．

研究対象者が，研究開始時に対象としている健康関連イベントを起こしておらず，将来そのイベントを起こす可能性があり，研究者による積極的な追跡を受けている状態を「at risk (リスクに曝されている)」という．at risk 下にある対象者が新たにイベントを起こした場合を**発生** (incidence) という．**コホート研究** (cohort studies) では，at risk 下にある対象者の集団である**リスク集団** (population at risk) を一定期間追跡し，研究期間中に起きたイベント発生数を数え上げる．図 17.1 に模式的なコホート研究を示す．縦軸は研究対象者を示し，横線 1 本が at risk 下にある 1 名の対象者に対応し，横軸は研究期間である．研究開始時のゼロ年目に曝露グループと非曝露グループを同定し，対象者を 10 年間追跡する．黒丸はイベントの発生時点であり，1 年目，2 年目，4 年目，…，に研究対象であるイベントが発生していて，10 年間イベントが発生しない対象者も多数存在している．

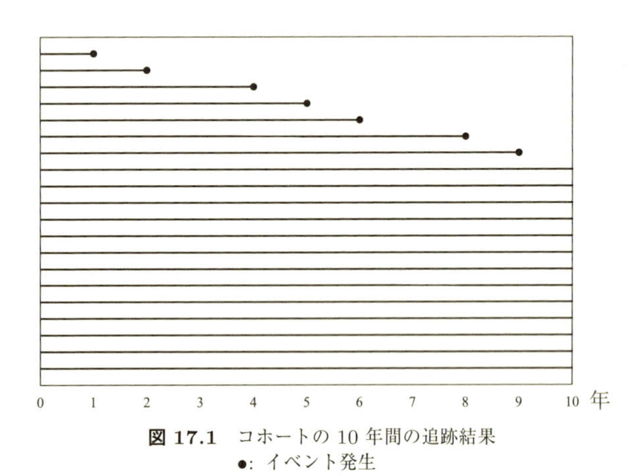


**図 17.1** コホートの 10 年間の追跡結果
●: イベント発生

集団中のイベント発生状況を表す指標としては割合 (proportion) と率 (rate) がある[3)]．割合は「分子が分母に含まれる分数」であり，必ずゼロから 1 の間をとり，次元をもたない無次元数となる．イベント発生割合 (incidence proportion, IP) は，リスク集団が研究期間中に新たにイベントを発生する割合である．開いた集団では分母がはっきりしないので，発生割合を簡単に定義することはできない．一方，率は「単位時間当たりの変化の速さ」であり，1 を超えることもあり，一般に時間の逆数の次元をもつ．イベント発生率 (incidence rate, IR) は，リスク集団で観察されたリスク人–時間 (at risk 下にある対象者の観察時間，person–time at risk) の合計でイベント発生数を割ったものである．発生率は第 9 章のハザードと同じ量である．

簡単のため A, B, C, D の 4 人からなるコホートを 1 年間追跡したという状況を想定しよう (図 17.2)．A はイベントの発生はなく，B は 3 か月目にイベントを発生，C は 9 か月目にイベントを発生，D はイベント発生なし，という結果となった．1 年間でイベント発生は B, C の 2 名のみであるから，発生割合は 2/4=0.5 となる．発生率は，生存時間分布として指数分布 (exponential distribution) (第 9 章参照) が仮定で

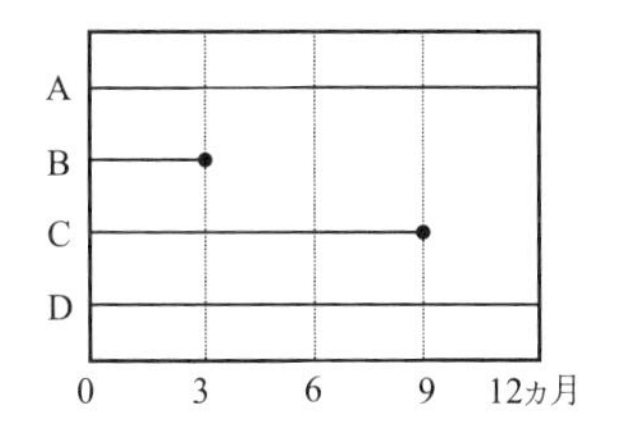


**図 17.2**　4 名のコホートの追跡結果
●: イベント発生

きれば，リスク集団の 1 年間のイベント発生数をリスク人–時間の合計で割って得られる．1 年間に観察された合計リスク人–時間は，1+0.25+0.75+1=3 人年であるから，イベント発生率は「3 人年当たり 2」，あるいは時間の単位を変えて「100 人年当たり 66.7」と計算できる．このように発生割合と発生率は通常異なった値となる．いま A が 6 か月目から研究に参加した場合を考えよう．この場合，発生割合は簡単に定義できないが，A の観察人–時間を 0.5 人年とすることで発生率は「2.5 人年当たり 2」と計算することができる．割合，率，さらに比は欧米でも相互に誤用されており[3)]，日本語には「比率」(割合と同義) という用語も存在するため，古くから違いが指摘されているにもかかわらず，依然として混乱したまま使われている．しかし割合と率では指標の意味も解析方法も異なるので，本章では割合と率を使い分けることにする．

典型的なコホート研究では，研究開始時にすでに曝露を受けたグループと曝露を受けていないグループを同定して，一定期間追跡し，2 グループの発生割合や発生率を比較することで曝露–イベント間の関連を調べることができる．コホート研究では，集団を曝露からイベント発生という時間的な順序に従って追跡しているので，疾病などイベント発生の自然史を調べることができるし，観察の時間的順序と論理の流れが実験研究と同じ，という特徴をもっている．研究対象者を積極的に追跡していることから，研究対象としているイベント以外のイベントの発生も把握できるため，曝露と複数のイベント間との広範な健康影響を調べることができる，イベント発生前後の生理的・生化学的な変化等の情報が得られる，という利点がある[4)]．曝露が稀な状況では地域集団等では曝露を受けた人はごく一部しか存在しないが，コホート研究では曝露グループ，非曝露グループ別に必要な対象者数を集めればよいので，曝露が稀な場合でも有効なデザインである．一方，対象としているイベントの発生が稀な場合には，非常に多くの対象者を長期間追跡しなければ意味のあるイベント数を観察できないので，時間とコストがかかり，稀なイベントには適さないデザインとなっている．

化学工場の作業者や医療従事者といった特定の職業集団を対象とする**職業コホート** (occupational cohorts) 等では，過去の曝露状況が作業記録等に残されている場合がある．そのような場合，新たにコホートを設定するのではなく，過去にさかのぼって曝露グループと非曝露グループを同定してコホートを設定し，イベントの発生は現在から追跡して調べることが可能となる．この研究デザインを**ヒストリカルコホート研**

究 (historical cohort studies) という．

### 17.1.3 ケースコントロール研究

図 17.1 のコホート研究の全対象者について，研究が終了した 10 年目に，研究期間中にイベントを発生した対象者とイベントを発生していない対象者について，研究開始時であるゼロ年目に時間をさかのぼって曝露状況を調べる，という研究を想定してみよう．コホート研究と同じ対象者を全数調べることができ，さらに研究開始時の曝露記録が正確に残されていれば，コホート研究と同じ結果が再現できるはずである．**ケースコントロール研究** (case-control studies) はこのアイデアに基づいた研究デザインである．研究の順序がコホート研究とは逆に，はじめに結果であるイベント発生の有無に着目し，イベントを発生したケースと発生していないコントロールを同定し，過去にさかのぼって原因と想定している曝露状況を調査するデザインであるが，調べる因果の順序が逆になっているだけで，コホート研究と同じことを調べている．イベントを発生するのはコホートのごく一部の対象者だけであるので，通常はコントロールとして調べるのもイベントを発生しなかった全対象者ではなく，ケースに見合った人数だけランダムにコントロールを選び，ケースグループとコントロールグループの曝露状況を比較する．最近では現実のコホート研究のなかでケースコントロール研究を実施する場合もあるが (17.5.1 項)，コホートの代わりに地域や職業集団を背景とした研究のことを**集団ベース** (population-based) の**ケースコントロール研究**という．

イベントが疾病の発生である場合，ケースを集めるためには医療機関が適しており，いくつかの医療機関に来院したケースに基づいてケースコントロール研究が実施されることが多い．このような研究を病院ベース (hospital-based) のケースコントロール**研究**という．病院ベースの研究では，集団ベースの研究とは異なって背後に地域のような明確な集団があるわけではなく，はじめに収集可能なケースがあるだけである．このため，「ケースが発生したと想定される集団はどんな集団であるか」をケースから考察し，ケースの背後にある適切な集団「対象としている健康関連イベントを発生したら，ケースとして研究に登録されたであろう集団」を探し，そこからコントロールグループを選択する必要がある[2)]．

ケースコントロール研究は，すでにイベントを発生しているケースが利用できるため，イベント発生を待つ必要がなくコホート研究に比べ時間もコストもかからない，イベントの発生が稀であっても治癒せずすぐに死亡もしないイベントであれば有病ケース数は多いので稀なイベントにも適している，研究対象としているイベントに対し複数の曝露の影響を調べることができる，といった利点がある．その半面，曝露が稀な場合には大量のケースとコントロールが必要となるし，またコホート研究に比べ研究の妨げとなるバイアスが入りやすいという欠点がある．

## 17.2 曝露効果の指標

表 17.1 は，1982 年から 1990 年にかけて日本の 9 施設で手術を受けた乳がん患者 4901 人を 1996 年まで追跡し，手術後のタモキシフェン (Tamoxifen, TAM) という女性ホルモンによく似た乳がん治療薬の使用と二次がんとの関係を調べた研究[5] を，乳がんの再発についてまとめたものである[6]．また表 17.2 は日本の 1 施設において 1991〜1992 年に肝がんと診断された慢性肝疾患の患者 118 人と，同時期の慢性肝疾患の患者 138 人について行ったケースコントロール研究[7] を，C 型肝炎ウイルスへの感染が肝がんの発生と関係しているかどうかについてまとめ直した結果である．本節ではこの二つの事例に基づいて，疫学研究で曝露効果を調べるための代表的な指標であるリスク差，リスク比，オッズ比について，研究のデザインごとに解説する．



**表 17.1** 乳がん手術後のタモキシフェン使用と乳がんの再発 (カッコ内パーセント)

| タモキシフェン | 再発あり | 再発なし | 対象者数 |
|---|---|---|---|
| 使　用 | 464 (18.2) | 2085 | 2549 |
| 非使用 | 424 (18.0) | 1928 | 2352 |
| 合　計 | 888 | 4013 | 4901 |

**表 17.2** 肝がんと C 型肝炎感染のケースコントロール研究 (カッコ内パーセント)

| C 型肝炎感染 | ケース | コントロール | 合　計 |
|---|---|---|---|
| あ　り | 109 (92.4) | 104 (75.4) | 213 |
| な　し | 9 | 34 | 43 |
| 対象者数 | 118 | 138 | 256 |

### 17.2.1 コホート研究とリスク差，リスク比

乳がん手術後にタモキシフェンを使用したグループでは 2549 人中 18.2%にあたる 462 人が乳がんを再発し，タモキシフェンを使用しなかったグループでは 2352 人中 18.0%にあたる 424 人が再発した (表 17.1)．乳がんデータでは，曝露がタモキシフェン使用，イベントが乳がん再発であり，タモキシフェン使用グループと非使用グループ間で再発割合を比較して，タモキシフェンに再発予防効果があるかどうかを定量的に調べることが目的となる．このように曝露とイベント発生との関係を定量的に調べる指標のことを**曝露効果の指標** (measure of exposure effects) とよぶ．表 17.1 のように 2 グループの再発割合を比較するという単純な場合は，再発割合の差をとるか，あるいは比をとって比較することが考えられる．

表 17.3 にコホート研究から得られる 2 × 2 表を記号で表した．コホート研究では曝露ありグループの $N$ 人と曝露なしグループの $M$ 人が研究開始時に決まっている．曝

**表 17.3** コホート研究から得られる 2 × 2 表のレイアウト

| 曝露 | イベント発生あり | イベント発生なし | 対象者数 |
|---|---|---|---|
| あ　り | $A$ | $C$ | $N$ |
| な　し | $B$ | $D$ | $M$ |
| 合　計 | $T$ | $S$ | $L$ |

露グループを添え字 1，非曝露グループを添え字 0 で表すことにすると，曝露グループのイベント発生割合 (IP) は $IP_1 = A/N$，非曝露グループのイベント発生割合は $IP_0 = B/M$ となる．発生割合の差をとった指標はリスク差 (risk difference, RD)，

$$RD = IP_1 - IP_0 = \frac{A}{N} - \frac{B}{M}$$

である．リスクはイベントを発生する確率であり，曝露を受けた対象者は全員等しい確率 $p_1$ でイベントを発生すると仮定できれば，$IP_1$ は曝露グループの全メンバーに共通の発生リスク $p_1$ の推定量となる．同様に非曝露グループについても，全メンバーが等しい確率 $p_0$ でイベントを発生すると仮定できれば，$IP_0$ は非曝露グループのイベント発生リスク $p_0$ の推定量となるので，リスク差はイベント発生リスクの絶対的な増加 (または減少) を示す指標となる．乳がんデータ (表 17.1) ではリスク差は，

$$RD = \frac{464}{2549} - \frac{424}{2352} = 0.002$$

となり，タモキシフェン使用グループでは乳がん再発リスクが 0.2%増加する，あるいは乳がん手術後の患者 1000 人にタモキシフェンを使用すると再発が 2 名増える，となった．

発生割合の比をとった指標はリスク比 (risk ratio, RR)，

$$RR = \frac{IP_1}{IP_0} = \frac{A/N}{B/M} = \frac{MA}{NB} \tag{17.1}$$

である．リスク比はイベント発生リスクが何倍 (または何分の 1) となったかを示す相対的な指標である．乳がんデータではリスク比は，

$$RR = \frac{2352 \times 464}{2549 \times 424} = 1.01$$

となり，タモキシフェン使用により再発が 1.01 倍となった．

乳がんデータでは，リスク差はほぼゼロ，リスク比もほぼ 1 という結果であったので，タモキシフェン使用による乳がん再発予防効果はみられなかった．タモキシフェンにほんとうに再発予防効果がない場合，表 17.1 のような調査を何回も繰り返し実施することができれば，平均的には $IP_1 = IP_0$ という結果となるであろうが，われわれが観察できるのは 1 回の調査結果のみであるから，たまたま偶然の影響で $IP_1$ と $IP_0$ が大きく食い違ってしまうことも起こりうる．コホート研究の確率モデルとして，発生確率が曝露グループは全員 $p_1$，非曝露グループは全員 $p_0$ と仮定すると，イベント発生数 $(A, B)$ は，独立に標本サイズが $(N, M)$，発生確率 $(p_1, p_0)$ の二項分布に従う (第 28 章)．

この確率モデルの下で，偶然の影響を考慮しても曝露によりイベント発生が増える (あるいは減る) と判断していいかどうかは，第 7 章で解説した Fisher の正確な $p$ 値，その近似であるカイ二乗検定や連続修正を行ったカイ二乗検定で調べることができる．乳がんデータではカイ二乗検定の $p$ 値 $= 0.873$，連続修正を行ったカイ二乗検定の

$p$ 値 $= 0.902$ であった．上片側 Fisher-$p$ 値 $= 0.451$ となるのでその 2 倍は 0.903 となり，連続修正を行ったカイ二乗検定の $p$ 値とほぼ同じとなっていることがわかる．

独立な二項分布モデルに基づいて，リスク差，リスク比の推定精度を表す近似信頼区間を計算することができる．$IP_1 = A/N$ の分散は $AC/N^3$ で推定することができる．$(A, B)$ は独立であるので，リスク差の近似的な分散 $\mathrm{Var}(RD)$ は，

$$\mathrm{Var}\,(RD) = \mathrm{Var}\,(IP_1 - IP_0) = \mathrm{Var}\left(\frac{A}{N}\right) + \mathrm{Var}\left(\frac{B}{M}\right) = \frac{AC}{N^3} + \frac{BD}{M^3}$$

となり，$(N, M)$ が大きい場合，$RD$ は近似的に平均が真のリスク差，分散が $\mathrm{Var}(RD)$ の正規分布に従うので，真のリスク差の 95%近似 (Wald) 信頼区間は，

$$RD \pm 1.96 \times s.e.(RD)$$

により求めることができる．ただし，$s.e.(RD)$ は $RD$ の標準誤差であり，$s.e.\,(RD) = \sqrt{\mathrm{Var}(RD)}$ である．乳がんデータでは，$\mathrm{Var}\,(RD) = 1.212 \times 10^{-4}$ であり，リスク差の近似 95%信頼区間は，

$$0.002 \pm 1.96 \times \sqrt{1.212 \times 10^{-4}} = 0.002 \pm 1.96 \times 0.0110 = (-0.020, 0.023)$$

となる．

リスク比は正の値しかとらないため，左右対称の分布ではなく右に裾を引いた分布となる．このためリスク比の信頼区間は，経験的にリスク比の対数をとって左右対称の分布に近づけてから近似信頼区間を求め，もとのリスク比のスケールに戻して報告する必要がある．$\log IP_1$ の近似的な分散は**デルタ法** (delta methods) により計算できる．パラメータ $\theta$ の推定量を $\hat{\theta}$，近似的な分散を $\mathrm{Var}(\hat{\theta})$ とすると，推定量 $\hat{\theta}$ を変換した $f(\hat{\theta})$ の近似的な分散はデルタ法により，

$$\mathrm{Var}\big[f(\hat{\theta})\big] = f^{'}(\theta)^2\,\mathrm{Var}(\hat{\theta}) \tag{17.2}$$

と求められる．したがって，

$$\mathrm{Var}\,(\log IP_1) = \mathrm{Var}\left(\log\frac{A}{N}\right) = \left(\frac{A}{N}\right)^{-2}\mathrm{Var}\left(\frac{A}{N}\right) - \frac{C}{NA} = \frac{1}{A} - \frac{1}{N}$$

となって，$(N, M)$ が大きい場合の対数リスク比の近似的な分散は，

$$\mathrm{Var}\,(\log RR) = \mathrm{Var}\left(\log\frac{A}{N}\right) + \mathrm{Var}\left(\log\frac{B}{M}\right) = \frac{1}{A} - \frac{1}{N} + \frac{1}{B} - \frac{1}{M}$$

となる．$\log RR$ は近似的に平均が真の対数リスク比，分散が $\mathrm{Var}\,(\log RR)$ の正規分布に従うことから真の対数リスク比の近似 95%信頼区間は，

$$\log RR \pm 1.96 \times s.e.\,(\log RR)\,,\, s.e.\,(\log RR) = \sqrt{\mathrm{Var}\,(\log RR)}$$

となるので，これをリスク比のスケールに戻して，

$$RR \times \exp\left[\pm 1.96 \times s.e.\,(\log RR)\right]$$

と，真のリスク比の近似 95%信頼区間を得る．乳がんデータでは，$\mathrm{Var}\,(\log RR) = 0.003796$ でありリスク比の近似 95%信頼区間は，

$$1.01 \times \exp\big(\pm 1.96 \times \sqrt{0.003796}\big) = 1.01 \times \exp\,(\pm 1.96 \times 0.06080) = (0.896, 1.14)$$

となる．

### 17.2.2 ケースコントロール研究とオッズ比

表 17.2 の肝がんデータが表 17.1 の乳がんデータと異なっているのは，表 17.1 では曝露の有無 (タモキシフェンを使用したかどうか) に基づいて対象者を選択しているのに対し，肝がんデータではイベント (肝がん) の有無に基づいて対象者を選択している点である．表 17.4 にケースコントロール研究から得られる $2 \times 2$ 表の記号を示す．ケースコントロール研究の背後に表 17.3 の仮想的なコホートがあると考えると，表 17.3 中のイベントを発生した $T$ 人と発生しなかった $S$ 人から，ランダムにケースを $t$ 人，コントロールを $s$ 人選択して，ケースとコントロールで何人曝露を受けていたかを調べることになる．

**表 17.4** ケースコントロール研究から得られる $2 \times 2$ 表のレイアウト

| 曝露 | ケース | コントロール | 合 計 |
|---|---|---|---|
| あ り | $a$ | $c$ | $n$ |
| な し | $b$ | $d$ | $m$ |
| 対象者数 | $t$ | $s$ | $l$ |

ケースコントロール研究では結果であるイベント発生に基づいてデータを収集しており，ケース，コントロールそれぞれの選択確率の選び方により合計 $(n, m)$ がいくらでも変わってしまうので，合計 $(n, m)$ に意味はない．このため曝露グループ，非曝露グループ別の発生割合を推定することはできず，リスク差，リスク比も調べることができないが，ケースコントロールではどのようにして曝露効果の大きさを調べればいいのだろうか．

コホート研究のリスク比は曝露グループと非曝露グループの発生割合の比であったが，式 (17.1) は次のように書き直すことができる．

$$RR = \frac{A/N}{B/M} = \frac{A/B}{N/M}$$

上式最右辺の分子 $A/B$ はイベント発生者 $T$ 人中の曝露を受けた割合 $A/T$ と曝露を受けなかった割合 $B/T$ の比であり，分母 $N/M$ はコホート全体での曝露を受けた割合と受けなかった割合の比である．イベントを起こす確率と起こさない確率の比をオッズ (odds) といい，$A/B$ はイベント発生者での曝露オッズ，$N/M$ はコホート全体での曝露オッズとなる．幸い，ケースコントロール研究からもケースの曝露オッズ $a/b$ により $A/B$ を推定することができるので，集団ベースのケースコントロール研究等から集団全体での曝露割合がわかればリスク比を推定することができる．

ケースコントロール研究でもコントロールの曝露オッズ $c/d$ から $C/D$ は推定できるので，曝露オッズの比であるオッズ比 (odds ratio, OR),

$$OR = \frac{a/b}{c/d} = \frac{ad}{bc}$$

を考えてみよう．このオッズ比はコホート研究のオッズ比と同じパラメータを推定し

ていて，コホート研究のオッズ比は，

$$OR = \frac{AD}{BC} = \frac{IP_1(1-IP_0)}{IP_0(1-IP_1)} = RR\frac{1-IP_0}{1-IP_1}$$

と変形できる．これより $(1-IP_0)/(1-IP_1)$ が 1 に近い場合，コホート研究のオッズ比はリスク比の良い近似となるので，ケースコントロール研究でもオッズ比をリスク比の近似として解釈することができる．

$(1-IP_0)/(1-IP_1)$ が 1 に近くなるのは，$IP_1, IP_0$ ともにゼロに近い場合である．イベントの発生が稀であると仮定できれば，ケースコントロール研究からもオッズ比を用いて近似的にリスク比に関する推測が可能となる．この仮定を**稀なイベントの仮定** (rare event assumption) という．17.1.3 項で述べたように，ケースコントロール研究は稀なイベントでも有効なデザインであったので，稀なイベントの場合オッズ比でリスク比を近似できることは重要な結果である．ただしイベントの発生が稀でない場合はオッズ比をリスク比の近似として解釈することはできないので注意が必要である．そのような場合でも，集団ベースの研究のように背後に想定される集団があれば，その集団からのケースとコントロールの選択確率の比，集団での曝露割合，集団でのイベント発生割合，のいずれかの外部情報が入手可能であり，曝露グループと非曝露グループの発生割合を推定できるので，リスク差，リスク比も推定できる．

肝がんデータでは，

$$OR = \frac{109 \times 34}{104 \times 9} = 3.96$$

となり，肝がんの発生は稀であるので，C 型肝炎ウイルスに感染することで肝がんの発生が 3.96 倍になる，と解釈することができる．オッズ比が 1 であることとリスク比が 1 であることは等価なので，ケースコントロール研究では帰無仮説として「オッズ比が 1」を設定することで，曝露とイベントとの関連を調べることができる．幸い「オッズ比が 1」であることの検定は，コホート研究で用いた Fisher の正確な $p$ 値やカイ二乗検定と形式的に同じであり，肝がんデータでは $p$ 値はどちらもほぼゼロとなった．

オッズ比の信頼区間の計算には，コホート研究同様独立した二つの二項分布モデルを用いるが，ケースコントロール研究では，ケースの曝露確率を $q_1$，コントロールの曝露確率を $q_0$ とすると，$(a, c)$ は独立に標本サイズ $(t, s)$，曝露確率 $(q_1, q_0)$ の二項分布に従うことを利用する．オッズ比もリスク比と同様に正の値しかとらないため，対数変換して信頼区間を求め，もとのオッズ比のスケールに戻して報告する．対数オッズ比の近似的な分散は式 (17.2) のデルタ法から，

$$\mathrm{Var}\,(\log OR) = \frac{1}{a} + \frac{1}{b} + \frac{1}{c} + \frac{1}{d}$$

となって，$\log OR$ は近似的に平均が真の対数オッズ比，分散が $\mathrm{Var}\,(\log OR)$ の正規分布に従うことから，真の対数オッズ比の近似 95%信頼区間は，

$$\log OR \pm 1.96 \times s.e.\,(\log OR)$$

となる．これをオッズ比のスケールに戻して，真のオッズ比の近似 95%信頼区間，

$$OR\exp\left[\pm 1.96 \times s.e.\,(\log OR)\right]$$

を得る．肝がんデータでは，$\mathrm{Var}\,(\log OR) = 0.1593$ となって，オッズ比の近似 95%信頼区間は，

$$3.96\exp\left(\pm 1.96\sqrt{0.1593}\right) = 3.96\exp\left(\pm 1.96 \times 0.3991\right) = (1.81, 8.66)$$

となる．

表 17.3, 17.4 で $2 \times 2$ 表のすべての周辺度数で条件づけることが正当化される場合，$A$ または $a$ の分布はオッズ比のみをパラメータとする**非心超幾何分布** (noncentral hypergeometric distribution) となることから (第 7 章)，オッズ比については非心超幾何分布に基づく正確な推測を行うことができる．肝がんデータでは，オッズ比の正確な 95%信頼区間は (1.74, 9.81) となった．

### 17.2.3　発生率の差と比

慢性疾患のコホート研究のように，研究期間が長期にわたる場合，対象者の登録には長い時間がかかり，対象者の死亡・転出等による観察の途中打ち切りが問題となる．対象者の転出入，死亡等を許す開いた集団を長期間観察する場合には，発生割合を簡単に定義することはできないので，曝露グループと非曝露グループのイベント発生率を比較するのが適切となる．イベント発生率は第 9 章で解説した生存時間解析で中心的な役割を果たすため，開いた集団だけでなく閉じた集団でもイベントを発生するまでの時間が問題となっている場合には有用な曝露効果の指標となる．

表 17.3 と同じ記号を用いて，$N$ を曝露グループのメンバー全員についてのリスク人–時間の合計，$M$ を非曝露グループのメンバー全員のリスク人–時間の合計とする ($C, D$ には意味がないことに注意してほしい)．曝露グループの (平均) イベント発生率 (IR) は $IR_1 = A/N$，非曝露グループのイベント発生率は $IR_0 = B/M$ である．生存時間分布に指数分布が仮定できれば，$IR_1$ は曝露グループの全メンバーに共通で研究期間中一定である発生率 $r_1$ の推定値，$IR_0$ は非曝露グループの全メンバーに共通で研究期間中一定である発生率 $r_0$ の推定値となる．観察人–時間 $(N, M)$ を固定すれば，イベント発生数 $(A, B)$ は発生率 $(r_1, r_0)$ の Poisson 分布に従うことから，発生率の差，発生率の比に関する推測を行うことができる．

**発生率の差** (incidence rate difference, IRD),

$$IRD = IR_1 - IR_0 = \frac{A}{N} - \frac{B}{M}$$

の近似的な分散は，

$$\mathrm{Var}\,(IRD) = \frac{A}{N^2} + \frac{B}{M^2}$$

となるので，真の発生率の差の近似 95%信頼区間は，

$$IRD \pm 1.96 \times s.e.(IRD)$$

から求められる．表 17.5 は表 17.1 の乳がんデータで観察人年を計算したものである[6]．タモキシフェン使用グループの再発率は 1000 人年当たり 26.9，非使用グループの再発率は 1000 人年当たり 24.3 であるので，再発率の差は $IRD =$ 1000 人年当たり 2.65，$\mathrm{Var}(IRD) = 2.954 \times 10^{-6}$，近似 95%信頼区間は 1000 人年当たり (−0.718, 6.02) となる．

**表 17.5** 人年法による乳がんコホートデータ

| タモキシフェン | 再発あり | 観察人年 | 再発率* |
|---|---|---|---|
| 使　用 | 464 | 17228 | 26.9 |
| 非使用 | 424 | 17461 | 24.3 |

* 1000 人年当たり



発生率の比 (incident rate ratio, IRR),

$$IRR = \frac{MA}{NB}$$

の対数の近似的な分散は，

$$\mathrm{Var}(\log IRR) = \frac{1}{A} + \frac{1}{B}$$

であり，真の発生率の比の近似 95%信頼区間は，

$$IRR \times \exp[\pm 1.96 \times s.e.(\log IRR)]$$

となる．表 17.5 から，再発率の比 $IRR = 1.11$, $\mathrm{Var}(\log IRR) = 4.513 \times 10^{-3}$，近似 95%信頼区間は (0.972, 1.27) となった．$(A, B)$ が独立に Poisson 分布に従う場合，合計イベント発生数 $T$ で条件づけると，イベント発生数 $A$ は，標本サイズ $T$，確率 $N\phi/(N\phi + M)$ の二項分布に従う．ただし $\phi$ は真の発生率の比である．これより発生率の比に関しては正確な推測を行うことができ，発生率の比の正確な 95%信頼区間は二項分布と $F$ 分布の関係から，

$$\left(\frac{MA}{N(B+1)F_{0.025}(2(B+1), 2A)}, \frac{M(A+1)F_{0.025}(2(A+1), 2B)}{NB}\right)$$

ここで，$F_{0.025}(x, y)$ は第一自由度 $x$，第二自由度 $y$ の $F$ 分布の上側 2.5%点である．乳がんデータでは再発率の比の正確な 95%信頼区間は (0.970, 1.27) であった．

帰無仮説「$r_1 = r_0$」の検定は，次のカイ二乗値，

$$X^2_{\mathrm{Rate}} = \frac{(MA - NB)^2}{NMT}$$

が近似的に自由度 1 のカイ二乗分布に従うことから $p$ 値を求められるし，二項分布から正確な Fisher-$p$ 値を求めることもできる．乳がんデータでは，$X^2_{\mathrm{Rate}} = 2.38$, $p$ 値 $= 0.123$，正確な上側 Fisher-$p$ 値 $= 0.066$ となった．

発生率の差と比に関する推測は第 8 章で解説した Poisson 回帰を用いて行うことができる．Poisson 回帰は一般化線形モデルが実行できる統計ソフトで以下のように工夫して実施する[4]．TAM をタモキシフェン使用グループは 1，非使用グループは 0 をとる指示変数とすると発生率の差の回帰モデルは，

$$r_{TAM} = \alpha_0 + \alpha_1 \times TAM$$

と書け，$IRD = \alpha_1$ となる．これを一般化線形モデルとして実行するには，分布に Poisson，リンク関数に恒等，結果変数として発生率，説明変数に TAM を指定し，さらに重み機能を使って重みに観察人–時間を指定すればよい．発生率の比の回帰モデルは，

$$\log r_{TAM} = \beta_0 + \beta_1 \times TAM$$

となり，分布に Poisson，リンク関数に対数，結果変数としてイベント発生数，説明変数に TAM を指定し，オフセット機能を使ってオフセットに対数をとった観察人–時間を指定すればよい．発生率の比は $IRR = \exp(\beta_1)$ である．17.4 節で述べる交絡要因を調整する場合は，説明変数として交絡要因を追加することで調整できる．

## 17.3　疫学研究におけるバイアス

疫学研究では，曝露効果の妥当で精度の高い推定値を得る必要があったが，そのためには調査や測定に関する誤差を小さくしなければならない．このような誤差は偶然による誤差と系統的な誤差に分類される．推定の系統誤差はバイアス (bias) とよばれ，バイアスがなければ推定は妥当であり，偶然誤差が小さければ推定の精度が上がる．

研究の妥当性には**内部妥当性** (internal validity) と**外部妥当性** (external validity) の 2 種類がある．内部妥当性は，研究から得られた結果が推測の対象としているターゲット集団 (target population) に正しく当てはまるかどうかである．外部妥当性は，結果がターゲット集団を超えてもっと広い集団にも一般化できるどうかであり，**一般化可能性** (generalizability) ともよばれている．外部妥当性を保証することは難しいが，少なくとも内部妥当性をみたしていなければ結果を一般化することはできない．このため内部妥当性はすべての研究において必要な条件であり，「研究の目的である，ほんとうに調べたいものがきちんと調べられているか」ということであるから，偶然誤差ではなくバイアスを小さくする必要がある[2]．内部妥当性を妨げるバイアスには大きく分けて，交絡バイアス，選択バイアス，情報バイアスの三つがある．

**選択バイアス** (selection bias) は，想定している対象集団から実際の研究対象者を選択する際に入りうるさまざまなバイアスであり，**情報バイアス** (information bias) は，測定に関するあらゆる誤差が引き起こすバイアスを指す．交絡以外のバイアスは解析で対処することは難しく，研究計画の段階でできるだけバイアスを減らす努力をし，データを収集する必要がある．また，これらのバイアスの影響については，論文

中の研究の限界として定性的に述べることが多いが，バイアスを定量的に評価するバイアス解析 (bias analysis) の必要性も指摘されている[2,8]．

### 17.3.1　交絡の定義と交絡要因の必要条件

乳がんデータでは，「タモキシフェン使用グループは，タモキシフェンを使用したことで乳がん再発が予防できたかどうか」を調べることが目的であった．そのために知らなければならないことは，「タモキシフェン使用グループの 2549 人がもしタモキシフェンを使用していなければ，再発割合はどうなっていたか」である．このように曝露効果とは「一つの集団での二つの異なった曝露状況の比較」と定義できる[9]．残念ながらこのグループはすでにタモキシフェンを使用してしまったので，「タモキシフェンを使用しなかった場合の再発割合」は絶対に調べることができない，いわば理想のコントロールである．そこでタモキシフェン使用グループの現実のコントロールとしてタモキシフェン非使用グループの再発割合を調べたのであるが (表 17.1)，この比較は「二つの集団における二つの異なった曝露状況の比較」であり，もはや曝露効果ではなく関連を調べているにすぎない．



理想のコントロールである「曝露グループが曝露を受けなかった場合のイベント発生割合」と，現実のコントロールである「非曝露グループのイベント発生割合」が異なっていたら，曝露効果を正しく推定することはできない．2 グループ間で発生割合が異なっていることが，曝露の違いによるものであるのか，グループの違いによるものであるのかが区別できなくなっており，このバイアスのことを交絡 (confounding) と定義する[2,10,11]．この交絡の定義から，曝露グループが曝露を受けなかった場合でも，非曝露グループと発生割合が異なるのであるから，交絡を起こす要因があるとすると，その要因は，

1. イベント発生のリスク要因でなければならない．

さらに，そのリスク要因が曝露グループと非曝露グループに均等に存在していれば発生割合は異ならないので，

2. 曝露と関連している (曝露グループと非曝露グループで分布が異なる) 要因でなければならない．

この二つに因果推論の一般論から導かれる，

3. 曝露–イベント発生間の因果連鎖の中間にあってはならない，

を加えた三つは交絡要因 (confounding factor or confounder) の必要条件である[2,10]．

これらの条件を交絡の定義とすることは誤りであり，十分条件ではないので，この三つをみたしていても交絡要因ではない場合もありうる[10]．しかし必要条件であることから，少なくともイベントのリスク要因ではない要因，曝露と関連していない要因は交絡要因ではないことがわかる．このように交絡要因の同定は，データからではなく事前の医学的，疫学的知識に基づいて行うべきである．具体的には第 18 章で解説する因果グラフを用いて背景情報を整理し交絡要因を同定する方法が薦められている

が[2]，非常に多くの交絡要因の候補が同定された場合，どのように交絡要因を選択すべきかについては議論がある[12]．医学研究では，曝露グループと非曝露グループ間で統計的に有意な背景因子を交絡要因とする，回帰モデルを当てはめて統計的に有意な変数を交絡要因とする，という方法が依然として用いられているが，それぞれ交絡の必要条件の一つにしか着目していないので避けるべき方法である．

交絡に対処する方法は，大きく分けてデザインで制御する方法と解析で調整する方法に分けられる[11]．もし交絡を起こす要因がわかっていれば，対象者の限定 (restriction) が強力な交絡の制御法となる．性別の不均衡が交絡を起こしているのであれば，対象者を女性 (あるいは男性) に限定することで交絡を制御することができる．また曝露グループと交絡要因の分布が同じになるよう，コントロールグループをマッチング (matching) することにより交絡を制御できる．曝露グループと男女比が同じになるようコントロールグループの対象者を集めることができれば，性別の不均衡による交絡は起こらない (ただし，これはコホートマッチングについてであり，ケースコントロールマッチングでは交絡を制御できないので注意が必要である[2])．限定とマッチングは，制御が必要な交絡要因の数が増えると対象者が少なくなってしまうという問題があり，また当然ではあるが限定していない要因，マッチをとっていない要因，未知・未測定の要因よる交絡は制御できない．これに対しランダム化 (randomization) は，「曝露以外の条件は (平均的に) すべて等しい」グループを生み出すことができ，ランダム化は未知・未測定の交絡要因も制御できる方法となっている．しかし，ランダム化といえども，その 1 回の研究で交絡が起きていないことを保証するものではなく，偶然のメカニズムにより，たまたま重要な交絡要因のバランスが崩れることもありうる．ランダム化を行っても交絡を完全に制御することはできないのであるから，ランダム化が行われていない観察研究では交絡は程度の問題であり，交絡は必ず起きていると考えた方がいいだろう．

## 17.4　解析での交絡の調整

乳がん手術時にがんがリンパ節に転移していたかどうかは，その後の乳がん再発の既知のリスク要因である．もし手術時にすでにリンパ節転移があった患者にはタモキシフェンの再発予防効果を期待して，乳がん再発リスクが高いという理由で選択的にタモキシフェンが使用されていれば，リンパ節転移の有無は前節の交絡要因の必要条件をみたすことになり，リスク差，リスク比を過小評価している可能性がある．表 17.6 に表 17.1 の乳がんデータをリンパ節転移の有無で層に分けた結果を示す[6]．リンパ節転移ありの層でのタモキシフェン使用割合は 61.5%，リンパ節転移なしの層では 45.6%と，リンパ節転移があると確かにタモキシフェンが使用されやすい傾向にあった．表 17.6 にはリンパ節転移の有無別にリスク差，リスク比を示したが，リスク差はどちらも −3%程度であり，リスク比は転移ありグループで 0.910，転移なしグループ

**表 17.6** リンパ節転移の有無で層別したタモキシフェン使用と乳がんの再発

| タモキシフェン | リンパ節転移あり | | | リンパ節転移なし | | |
|---|---|---|---|---|---|---|
| | 再発あり | 再発なし | 対象者数 | 再発あり | 再発なし | 対象者数 |
| 使　用 | 368 (30.3) | 847 | 1215 | 96 (7.2) | 1238 | 1334 |
| 非使用 | 253 (33.3) | 507 | 760 | 171 (10.7) | 1421 | 1592 |
| 合　計 | 621 | 1354 | 1975 | 267 | 2659 | 2926 |
| リスク差 | | −0.030 | | | −0.035 | |
| リスク比 | | 0.910 | | | 0.670 | |

カッコ内パーセント

で 0.670 と少し違いがありそうであるが，タモキシフェンの再発予防効果がみられるようである．実際に，「すべての層でタモキシフェンの効果はない」という帰無仮説を第 7 章で解説した Mantel–Haenszel 検定で調べると，$p$ 値 $= 0.002$ と 5%水準で有意な結果となった．



### 17.4.1 標準化による交絡の調整

リンパ節転移の有無だけが交絡要因となっている場合は，表 17.6 のようにリンパ節転移の有無で層別した結果を提示することで，いわば事後的に限定を行っていることになる．それぞれの層では交絡が取り除かれていて，リンパ節転移ありの層のリスク差，リスク比，転移なしの層のリスク差，リスク比はバイアスのない効果の指標と考えることができる．しかし調整が必要な交絡要因が増えたり，複数のカテゴリをもつ交絡要因があると層の数が増え，個々の層の対象者数が少なくなり，層ごとの効果の指標の推定値も不安定になってしまうことがある．そのような場合には，全体で要約した効果の指標を調べることは有益である．

層別した結果から交絡を取り除いた「曝露グループが曝露を受けなかった場合のイベント発生割合」を予測できないか考えてみよう．層別したデータを，表 17.3 の記号に $k$ 番目の層を表す添え字 $k$ をつけて表すことにする．交絡要因で層に分けることで十分に交絡が取り除かれていれば，$k$ 番目の層内では曝露グループと非曝露グループは比較可能であり，曝露グループが曝露を受けなかった場合のイベント発生割合を $IP^*_{0k}$ とすると，$IP^*_{0k}$ は非曝露グループのイベント発生割合 $IP_{0k} = B_k/M_k$ で推定できる．したがって，全体としての曝露グループが曝露を受けなかった場合の発生割合は，$IP^*_0 = \sum_k N_k IP_{0k} / \sum_k N_k$ となる．

これより要約したリスク差，リスク比は，$IP_1 = \sum_k A_k / \sum_k N_k = A/N$ と $IP^*_0$ の差と比で表すことができるが，これは曝露グループをターゲット集団とした場合 (曝露グループが曝露を受けなかった場合) の要約指標であり，疫学では古くからターゲット集団のことを標準集団 (standard population) と呼称していたことから**標準化** (standardization) による交絡の調整という．曝露グループの**標準化リスク差** (standardized mortality/morbidity difference, SMD) は，

$$SMD = IP_1 - IP_0^* = \frac{1}{\sum_k N_k}\left(\sum_k A_k - \sum_k N_k \frac{B_k}{M_k}\right)$$

であり，各層の $(A_k, B_k)$ が独立な二項分布に従うと仮定するとSMDの近似的な分散は，

$$\mathrm{Var}\,(SMD) = \frac{1}{\left(\sum_k N_k\right)^2}\sum_k\left(\frac{A_k C_k}{N_k} + \frac{N_k^2 B_k D_k}{M_k^3}\right)$$

となる．また曝露グループの**標準化リスク比** (standardized mortality/morbidity ratio, SMR) は，

$$SMR = \frac{\sum_k A_k}{\sum_k N_k (B_k/M_k)}$$

logSMRの近似的な分散は，

$$\mathrm{Var}\,(\log SMR) = \frac{\sum_k A_k C_k/N_k}{\left(\sum_k A_k\right)^2} + \frac{\sum_k N_k^2 B_k D_k/M_k^3}{\left(\sum_k N_k B_k/M_k\right)^2}$$

となる．乳がんデータ (表17.6) では，$SMD = -0.033$，標準化リスク差の近似95%信頼区間 (−0.056, −0.010), $SMR = 0.847$，標準化リスク比の近似95%信頼区間 (0.756, 0.950) であった．

標準化の方法は次項で述べるMantel–Haenszelの方法と違って，すべての層にわたってリスク差やリスク比が同じ値である，という仮定は必要ない．層ごとにリスク差やリスク比が異なっている**効果の指標の修飾** (effect measure modification) あるいは交互作用が存在しても，「曝露グループが曝露を受けなかった場合」を予想しているだけであるので，解釈可能な要約指標となっている．ただし，曝露グループ，非曝露グループともに対象者数が十分大きくなければ用いることができないという欠点もある．

標準集団としては適切なターゲット集団を用いる必要がある．第16章の無作為化臨床試験では，「無作為化された試験参加者全員が試験治療を受けた場合と，同じ試験参加者全員がコントロール治療を受けた場合の比較」に興味があるため，ターゲット集団は無作為化された全試験参加者となる．観察研究でも「無作為化を行った試験であったとしたら，どのような結果になったか」に興味がある場合は，曝露グループ，非曝露グループをあわせた集団全体をターゲット集団とすべきであり，集団全体が曝露を受けた場合の期待イベント発生数は $\sum_k A_k + \sum_k M_k(A_k/N_k)$，集団全体が曝露を受けなかった場合の期待イベント発生数は $\sum_k N_k(B_k/M_k) + \sum_k B_k$ となることから，集団全体を標準集団とした標準化を実施することができる[13]．標準化の考え方については第18章で別な観点から解説する．

### 17.4.2　共通効果の推定：Mantel–Haenszelの方法

日本では高齢者にC型肝炎ウイルスの感染者が多く，また高齢になるほど肝がんの

発生リスクは高くなるので，肝がんのケースコントロール研究では年齢が交絡要因となりオッズ比を過大評価している可能性がある．このため表 17.7 に，表 17.2 の肝がんデータを年齢 (60 歳未満，60 歳以上) で層に分けた結果を示す．60 歳未満の層ではオッズ比 3.20，60 歳以上の層で 3.21 と，どちらの層でもオッズ比はほぼ同じ値となった．また表 17.6 の乳がんデータでも，リスク比はリンパ節転移の有無で少し値が異なっているが，リスク差はほぼ同じ値であった．

**表 17.7** 年齢で層別した肝がんのケースコントロール研究

| C 型肝炎感染 | 60 歳未満 | | | 60 歳以上 | | |
|---|---|---|---|---|---|---|
| | ケース | コントロール | 合 計 | ケース | コントロール | 合 計 |
| あ り | 32 (86.5) | 50 (66.7) | 82 | 77 (95.1) | 54 (85.7) | 131 |
| な し | 5 | 25 | 30 | 4 | 9 | 13 |
| 対象者数 | 37 | 75 | 112 | 81 | 63 | 144 |
| オッズ比 | | 3.20 | | | 3.21 | |

カッコ内パーセント

17

前項の標準化では，「ターゲット集団が曝露を受けた場合」と「ターゲット集団が曝露を受けなかった場合」の結果を比較しており，各層の曝露効果についてなにも仮定を置かない解析方法であったが，すべての層で曝露効果が同じ値で共通 (common，または一定 (constant)，均一 (homogeneous)) であれば，共通であることを積極的に用いて曝露効果を推定することで曝露効果の推定精度を上げることが期待できる．共通性の仮定の下で曝露効果を推定する方法としていくつかの方法があるが，本項では統計的な性質が優れており，マッチングを行ったデータにも適用できる **Mantel–Haenszel** の方法を解説する．

層別コホートデータで，リスク差がすべての層にわたって共通であると仮定できる場合，共通リスク差の Mantel–Haenszel 推定量 (MH リスク差) は[14]，

$$RD_{MH} = \frac{\sum_k (M_k A_k - N_k B_k)/L_k}{\sum_k N_k M_k / L_k}$$

その近似的な分散は[15]，

$$\mathrm{Var}\,(RD_{MH}) = \frac{RD_{MH} G + H}{\left(\sum_k N_k M_k / L_k\right)^2}$$

ここで，

$$G = \sum_k \left[N_k^2 B_k - M_k^2 A_k + N_k M_k (M_k - N_k)/2\right]/L_k^2$$

$$H = \sum_k (A_k D_k + B_k C_k)/(2L_k)$$

である．またリスク比がすべての層にわたって共通と仮定できる場合，MH リスク比は[16]，

$$RR_{MH} = \frac{\sum_k M_k A_k / L_k}{\sum_k N_k B_k / L_k}$$

対数 MH リスク比の近似的な分散は[14)]，

$$\mathrm{Var}\left(\log RR_{MH}\right) = \frac{\sum_k (N_k M_k T_k - A_k B_k L_k) / L_k^2}{\left(\sum_k M_k A_k / L_k\right)\left(\sum_k N_k B_k / L_k\right)}$$

となる．乳がんデータではリスク差は共通性が成り立っていそうであるので MH リスク差を計算すると，$RD_{MH} = -0.033$，近似 95%信頼区間 (−0.054, −0.013) となった．

層別ケースコントロールデータも表 17.4 の記号に層を示す添え字 $k$ をつけて表すことにする．オッズ比がすべての層にわたって共通と仮定できる場合，MH オッズ比は[17)]，

$$OR_{MH} = \frac{\sum_k a_k d_k / l_k}{\sum_k b_k c_k / l_k}$$

共通オッズ比の近似 95%信頼区間は，$E = \sum_k a_k d_k / l_k$，$F = \sum_k b_k c_k / l_k$，$W = \sum_k \left[a_k d_k \left(b_k + c_k + 1\right) + b_k c_k \left(a_k + d_k + 1\right)\right] / l_k^2$ とすると，

$$\frac{2EF + 1.96^2 W \pm 1.96\sqrt{\left(4EF + 1.96^2 W\right) W}}{2F^2}$$

で求められる[18)]．肝がんデータ (表 17.7) で MH オッズ比を計算すると $OR_{MH} = 3.20$，近似 95%信頼区間 (1.46, 7.05) となった．対数 MH オッズ比の近似的な分散から信頼区間を求める方法も提案されていて[19)]，その方法による近似 95%信頼区間は (1.44, 7.15) となる．

共通な曝露効果の推定には，Mantel–Haenszel の方法のほかにも重み付き最小二乗法，最尤法が用いられる．最尤法による推定には一般化線形モデルが利用できる．イベント発生の有無を結果変数，曝露の有無と層を示すダミー変数を説明変数とし，分布に二項分布，リンク関数には共通リスク差は恒等，共通リスク比は対数，共通オッズ比はロジットを指定することで曝露効果を推定できる．乳がんデータ (表 17.6) の共通リスク差の最尤推定値と近似 95%信頼区間は −0.034 (−0.053, −0.016) となった．リンク関数にロジットを指定した一般化線形モデルがロジスティック回帰であり，ケースコントロールデータでもコホートデータと同じように解析することで，切片項には意味がなくなるが，回帰係数はコホートデータと同じ解釈ができる．肝がんデータ (表 17.7) の共通オッズ比の最尤推定値と近似 95%信頼区間は 3.20 (1.44, 7.14) となった．

Mantel–Haenszel の方法は，効果の指標の共通性の仮定が正しければ，1) すべての層で曝露グループ・非曝露グループの対象者数が十分大きい場合，2) マッチングや細かな層別を行った結果，各層には少数の対象者しか存在しないが層の数が十分多い場合，どちらの場合でも共通効果の一致推定量となる．しかし重み付き最小二乗法や最尤法では 1) の場合しか共通効果の一致推定量とならない．このため Mantel–Haenszel

の方法は現在でもメタアナリシス等で用いられている(共通オッズ比に関しては積非心超幾何分布に基づく条件付き最尤推定量は 1), 2) どちらの場合でも共通オッズ比の一致推定量となる[20]).

交絡要因が多数存在する場合や，連続量の交絡要因を調整する場合には標準化やMantel–Haenszel の方法のように**層別解析** (stratified analysis) では対処が難しい．このため回帰モデルや傾向スコアを用いて交絡を調整する方法が提案されており，次の第 18 章で解説する．

## 17.5 基本デザインから発展した疫学研究デザイン



### 17.5.1 ケースコントロール研究でのコントロール選択のオプション

17.1.3 項では，ケースコントロール研究とコホート研究がまったく別な研究デザインではなく，むしろケースコントロール研究の背後に仮想的なコホートを想定することで，ケースコントロール研究はコホートからのサンプリングを行っている研究であることを説明した．ケースコントロール研究の背後に仮想的なコホートを想定することで，コントロール選択の方法がさらなる発展を遂げた．17.1.3 項の古典的なケースコントロール研究では，調査時にイベントを有しているケースに対し，イベントを有していない対象者からコントロールを選択したが，図 17.1 のような仮想的なコホート研究を考えると，コホート研究が終了した 10 年目のリスク集団からコントロールを選択していることに他ならない．しかし，コントロール選択で重要な点は「リスク集団からコントロールを選択する」ということであって，研究終了時のリスク集団から選ぶ必要はないということが明らかになった．

図 17.1 のゼロ年目である研究開始時のリスク集団からコントロールをランダムに選択することを考えてみよう．表 17.3, 17.4 の記号を用いると，ケースは古典的なケースコントロール研究と同様にコホートでの全イベント発生者 $T$ 人からランダムに $t$ 人選択するが，コントロールはイベント非発生者からではなく，コホート全体 $L$ 人からランダムに $l$ 人選択して曝露を受けた人数を調べる．このようにして得られたオッズ比,

$$OR_{CC} = \frac{a/b}{n/m} = \frac{ma}{nb}$$

は，$n/m$ で $N/M$ を推定できるので，コホート研究でのリスク比の一致推定量となり，しかも「稀なイベントの仮定」は必要ない．このデザインではコントロールを全コホートからランダムに選択するので，**ケースコホート研究** (case-cohort studies) とよばれ，コントロールグループのことをサブコホートという[21,22]．コントロールであるサブコホートにケースも含まれてしまうことで一見奇妙なコントロール選択に思えるが，コホート研究の $(N, M)$ にも将来のケースが含まれており，むしろサブコホートがケースを含むことでリスク比が推定できることになる．より効率の高いオッズ比

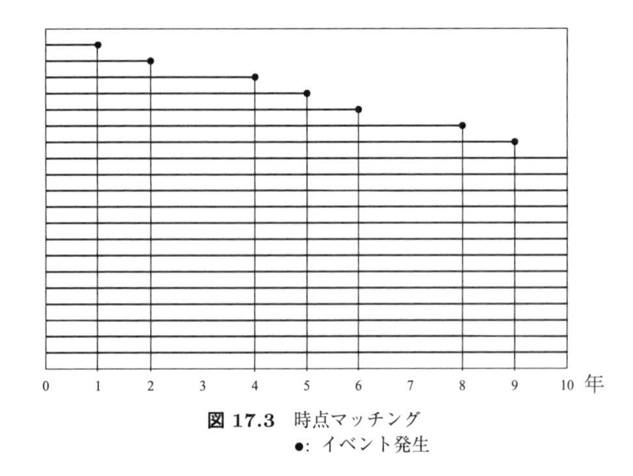


**図 17.3** 時点マッチング
●: イベント発生

の最尤推定量や生存時間解析の方法も提案されている[22~24].

また，ケースが発生した時点のリスク集団からランダムにコントロールを選択する，時点マッチング (time matching) とよばれるコントロールの選択方法も用いられる．図 17.1 の仮想的なコホートでの時点マッチングを図 17.3 に示す．ケースが発生した 1 年目のリスク集団，2 年目のリスク集団，4 年目，5 年目，…，からコントロールをランダムに選択する．デザインでケースとコントロールをマッチしているので解析にもマッチングを考慮した Mantel–Haenszel の方法や条件付きロジスティック回帰 (第 8 章) によりオッズ比を推定する．第 9 章で解説した生存時間解析の発展により，時点マッチングによるコントロールの選択は，生存時間解析の Cox 回帰でリスクセットサンプリングを行うことと同じであるし，条件付きロジスティック回帰の条件付き尤度と Cox 回帰の部分尤度が同じとなることから，時点マッチングによるオッズ比は Cox 回帰のハザード比として解釈でき，ここでも「稀なイベントの仮定」は必要ない[25].

仮想的なコホートを想定することで，コホート研究とケースコントロール研究が同じ研究デザインであることがわかってきたが，最近ではコホート研究を実施しながら，途中でケースコントロール研究に転換するコホート内ケースコントロール研究 (case-control studies within a cohort) がよく行われている．コホート内ケースコントロール研究では明確なコホートが実在することで，ケース，コントロールの選択確率がわかっているため，選択確率の逆数で重み付けることで全コホートの情報が復元でき，より効率の高い曝露効果の推定が可能となる[26,27].

### 17.5.2 2-stage ケースコントロール研究

コホート研究は曝露が稀であっても有効なデザインであり，ケースコントロール研究はイベントが稀であっても有効なデザインであったが，曝露とイベント両方が稀な場合にはどちらの研究デザインもうまく働かず，膨大な数の対象者が必要となってしまう．**2-stage ケースコントロール研究** (2-stage case-control studies) は曝露も疾病も稀な場合に提案された研究デザインである[28]．2-stage ケースコントロール研究が適用できる条件としては，ケースとコントロールの曝露情報は簡単に手に入れることが可能で，1 stage 目として表 17.4 の $2 \times 2$ 表の情報が得られることである．次いで，2-stage 目として，$2 \times 2$ 表の各セルから対象者を必要数だけランダムに選択し，選択された少数の対象者についてのみ交絡要因の情報や詳細な曝露情報等を収集する．曝露を受けたケースが最も情報をもっているので，表 17.4 のそれ以外のセル $(b, c, d)$ 人から曝露を受けたケース $a$ 人とほぼ同数となるよう，ランダムに対象者を $(b', c', d')$ 人選択することで，全員を調べた場合とほぼ同じオッズ比の推定精度が得られる[29]．ただしすべてのセルの人数がほぼ $a$ 人なので，そのままオッズ比を計算すると人為的な選択バイアスのためほぼ 1 となってしまう．このため，$(b', c', d')$ は選択確率の逆数で重み付けてオッズ比を求めることで，正しいオッズ比を得ることができる[26]．層別解析を行う場合や，回帰モデルで交絡調整を行う場合も，個々の対象者を選択確率の逆数で重み付けることで正しく解析することができる．

環境省が実施した自動車排出ガスとぜん息の関係を調べた「そらプロジェクト」では，学齢期前の幼児に対してケースコントロール研究を計画した．交通量の多い幹線道路の沿道に居住している幼児は 3〜4%，ぜん息の発生も数パーセントであることから，通常のケースコントロール研究を計画するとぜん息のケース 1000 名，コントロール 2000 名という膨大な数の対象者が必要となってしまった．幸いぜん息のケースであるかどうかは国際的に標準化された質問紙から，幹線道路の沿道に居住しているかどうかは住所から同定可能であったため，2 stage ケースコントロール研究を用いて実際の研究を実施している[30]．

### 17.5.3 ケースクロスオーバー研究

ケースクロスオーバー研究 (case-crossover studies) は自己対照デザインのひとつであり，ケースのみのデザイン (case-only designs) のひとつでもある．表 17.8 は，自動車運転中に事故を起こした 699 人について，事故を起こした時間帯に携帯電話を使用していたかどうかと，前日の同じ時間帯に携帯電話を使用していたかどうかを携帯電話の通話記録を用いて調べた結果である[31]．交通事故を起こした対象者の事故を起こした時間帯 (ケース期間) に事故前日の同じ時間帯 (コントロール期間) をマッチさせた 1 : 1 マッチングデザインであり，表 17.8 のデータも通常の $2 \times 2$ 表ではなく対応のある $2 \times 2$ 表 (第 7 章) としてまとめたものである．1 : 1 マッチングの場合，

**表 17.8** 運転中の携帯電話使用と交通事故

| 携帯電話使用 | | 事故前日の同時間帯 | |
|---|---|---|---|
| | | あり | なし |
| 事故当時 | あり | 13 | 157 |
| | なし | 24 | 505 |

条件付きオッズ比，MH オッズ比どちらも非対角要素の比となり 157/24 = 6.5，対数オッズ比の近似的な分散は非対角要素の逆数の和 1/157 + 1/24 = 0.048 となるので，近似 95%信頼区間は (4.26, 10.1) と大きな影響がみられた．

ケースクロスオーバー研究は，このようにイベントを起こしたケースの自身の過去をコントロールとしたケースコントロール研究の変法であり，時間によって変化する曝露や間歇的な曝露の急性影響の評価に適したデザインである[32)]．ケース自身の過去をコントロールとして用いることで，ケースのみの情報でよく，複雑なコントロールサンプリングの手間を省くことができる．コントロール期間は前日だけでなく，曜日の影響を考慮したければ 1 週前とすればよいし，一つだけでなく複数のコントロール期間をサンプリングすることも可能である．必然的に同一人物でマッチしていることから，性別，年齢，社会経済的要因といった時間によって変化しない交絡要因は自動的に制御されているという利点がある．一方，ケースクロスオーバー研究に必要な条件として，クロスオーバー試験と同様に曝露の持ち越し効果がないこと，曝露にトレンドがないこと，があげられる．もし曝露が徐々に増える増加のトレンドがあると，曝露とイベント発生とは無関係であっても，ケース期間は必ずコントロール期間の後になるので，見かけ上ケース期間に曝露が多くなってオッズ比が過大評価されてしまう．

このような限界はあるものの，ケースクロスオーバー研究はデータベース研究でよく用いられている．データベース研究では，解析に利用できる変数はデータベース作成時に決められおり，しかもデータベース自体がもともと特定の研究目的でつくられているものではないため，研究者が必要と考える交絡要因等の情報が含まれていない場合がある．したがって，データベースに含まれていない変数であっても，時間によって変化しない交絡要因は自動的に調整されていることはデータベース研究では大きな利点となる．また，ケースクロスオーバー研究を前向きに実施する自己対照ケースシリーズデザイン (self-controlled case series) も提案されており[33)]，人–時間法に基づいた Poisson 回帰により解析することができる．

## 文　　献


1) Porta, M, ed. *A Dictionary of Epidemiology*, 6th ed, Oxford University Press, 2014.
2) Rothman, KJ, S Greenland and TL Lash. *Modern Epidemiology*, 3rd ed, Lippincott Williams & Wilkins, 2008.
3) Elandt-Johnson, RC. *Am J Epidemiol* **102**: 267–271, 1975.
4) Breslow, NE and NE Day. *Statistical Methods in Cancer Research — The Design and Analysis of Cohort Studies* — VolII, Oxford University Press, 1987.
5) Matsuyama, Y, T Tominaga, Y Nomura, H Koyama, M Kimura, M Sano, S Miura, S Takashima, S Mitsuyama, H Ueo and Y Ohashi. *Ann Oncol* **11**: 1537–1543, 2000.
6) Sato, T and Y Matsuyama. *Epidemiology* **14**: 680–686, 2003.
7) Okada, S, T Sato, T Okusaka, H Ishii, M Ikeda, H Nakasuka, H Kosakamoto, M

Yoshimori and K Wakabayashi. *Br J Cancer* **77**: 2028–2031, 1998.

8) Lash, TL, MP Fox, RL MacLehose, G Mardonado, LC McCandless and S Greenland. *Int J Epidemiol* **43**: 1969–1985, 2014.
9) Maldonado, G and S Greenland. *Int J Epidemiol* **31**: 422–438, 2002.
10) Greenland, S and JM Robins. *Int J Epidemiol* **15**: 413–419, 1986.
11) Greenland, S, JM Robins and J Pearl. *Stat Sci* **14**: 29–46, 1999.
12) Greenalnd, S and N Pearce. *Annu Rev Public Health* **36**: 89–108, 2015.
13) 佐藤俊哉, 松山　裕. 計量生物学 **32**: S35–S49, 2011.
14) Greenland, S and JM Robins. *Biometrics* **41**: 55–68, 1985.
15) Sato, T. *Biometrics* **45**: 1323–1324, 1989.
16) Kleinbaum, DG, LL Kupper and H Molgenstern. *Epidemiologic Research: Principles and Quantitative Methods*, Wiley, 1982.
17) Mantel, N and W Haenszel. *J Natl Cancer Inst* **22**: 719–748, 1959.
18) Sato, T. *Biometrics* **46**: 71–80, 1990.
19) Robins, JM, NE Breslow and S Greenland. *Biometrics* **42**: 311–322, 1986.
20) 佐藤俊哉, 高木廣文, 柳川　堯, 柳本武美. 統計数理 **46**: 153–177, 1998.
21) Kupper, LL, AJ McMichael and R Spirtas. *J Am Stat Assoc* **70**: 524–528, 1975.
22) Prentice, RL. *Biomertrika* **73**: 1–11, 1986.
23) Sato, T. *Biometrics* **48**: 1215–1221, 1992.
24) Barlow, WE, L Ichikawa, D Rosner and S Izumi. *J Clin Epidemiol* **52**: 1165–1172, 1999.
25) Liddell, FDK, JC McDonald and DC Thomas. *J R Stat Soc Ser A* **140**: 469–490, 1977.
26) Robins, JM, A Rotnitzky and LP Zhao. *J Am Stat Assoc* **89**: 846–866, 1994.
27) Breslow, NE, T Lumley, CM Ballantyne, LE Chambless and M Kulich. *Am J Epidemiol* **169**: 1398–1405, 2009.
28) White, JE. *Am J Epidemiol* **115**: 119–128, 1982.
29) Breslow, NE and KC Cain. *Biometrika* **75**: 11–20, 1988.
30) Hasunuma, H, T Sato, T Iwata, Y Kohno, H Nitta, H Odajima, T Ohara, T Omori, M Ono, S Yamazaki and M Shima. *BMJ Open* **6**:e010410. doi:10.1136/bmjopen-2015-010410, 2016.
31) Redelmeier, DA and RJ Tibshirani. *N Engl J Med* **336**: 453–458, 1997.
32) Maclure, M. *Am J Epidemiol* **133**: 144–153, 1991.
33) Whitaker, HJ, MN Hocine and CP Farrington. *Stat Method Med Res* **18**: 7–26, 2009.

Chapter 18

# 因果推論

20世紀後半の25年間に，因果効果を推定するための統計的方法論が芽生え，最後の10年間では，異なる分野で発展してきたいくつかのモデル (反事実モデル，グラフィカルモデル，構造方程式モデル) の関連が明らかになった[1)]．本章では，特に臨床・疫学研究において発展した**反事実因果モデル** (counterfactual causal models) に基づく因果推論の考え方について概説する．

## 18.1 反事実因果モデル

### 18.1.1 平均因果効果

ある特定の個人 (以下，A さん) について，「アスピリンを飲むことで頭痛が治るかどうか」を調べることを考えてみる．もし A さんがアスピリンを飲んで2時間以内に頭痛が治ったとする．この事実 (観察) によって，アスピリンは A さんの頭痛を治すのに効果があったといえるだろうか．A さんが何も薬を飲まなくても2時間後に頭痛が治っていたかもしれないので，その答えは否である．すなわち，A さんに対するアスピリンの因果治療効果を調べるためには，「アスピリンを飲んだ A さんが2時間後に頭痛が治った」という事実はそれ自体だけでは意味をなさず，以下の二つの状況を「同時に」知る必要がある．

状況1：A さんがアスピリンを飲んだ場合に2時間以内に頭痛が治るかどうか

状況2：A さんがアスピリンを飲まなかった場合に2時間以内に頭痛が治るかどうか

この二つの状況の結果がわかれば，A さん個人に対してアスピリンの「効果」があるかどうかを調べることができる．状況1で A さんの頭痛が治り，かつ状況2では治らなければ，A さん個人にとってはアスピリンの効果があると判断できる．しかし，どちらの状況でも頭痛が治れば，A さんにとってはアスピリンの効果なしということになる．また，どちらの状況でも頭痛が治らなくても A さんにアスピリンの効果なしということになる．これら二つの状況は，一方が観察されれば他方は観察することができないので，反事実的 (counterfactual) とよばれる．

次のような0/1 (頭痛が治れば1，治らなければ0) の反事実結果変数：$Y_{A,S=1}$ を考える．

$Y_{\mathrm{A},S=1}$：A さんがアスピリンを飲んだ場合 ($S=1$) の結果

$Y_{\mathrm{A},S=0}$：A さんがアスピリンを飲まなかった場合 ($S=0$) の結果

この二つの反事実結果変数を用いれば，A さん個人に対するアスピリンの因果効果は次式で表現される．

$$Y_{\mathrm{A},S=1} - Y_{\mathrm{A},S=0} \tag{18.1}$$

このように，**因果効果** (causal effect) とは同一対象者に対する異なる状況での結果の比較として定義される[2~4]．

ここで，A さんがアスピリンを飲んだ場合には $Y_{A,S=1}$ が観察され，飲まなかった場合には $Y_{A,S=0}$ が観察されると考えれば，A さんに対して実際に観察される結果変数 $Y_A$ と反事実結果変数の間には次式が成立している．

$$Y_{\mathrm{A}} = Y_{\mathrm{A},S=1}S + Y_{\mathrm{A},S=0}(1-S)$$

すなわち，A さんが実際にアスピリンを飲んだ場合には $Y_{\mathrm{A},S=1}$ が観察値として得られるだけで，アスピリンを飲まなかった場合の結果 $Y_{\mathrm{A},S=0}$ は，実際に受けた治療によらず概念的には存在するものの同時に観察することはできない．したがって，データからは検証不能な仮定 (たとえば，アスピリンを飲まなかったこと以外は A さんとはまったく同じ他人 B さんが存在するなど) を置かない限り，個人に対する因果効果を調べることはできない．

個人に対して二つの治療を同時に実施することはできないので，個人に対する因果効果を調べることはできないとしても，個人の集まりである集団に対する因果効果ぐらいは調べることはできないだろうか．特定の個人に対する結果が，集団の他のメンバーが受ける治療と無関係であれば，特定の個人 $i\ (=1,\cdots,N)$ に対する因果治療効果は式 (18.1) と同様に $Y_{i,S=1} - Y_{i,S=0}$ と定義することができるので，次式の平均的な因果効果の推定について考えてみる．

$$\mathrm{E}(Y_{i,S=1} - Y_{i,S=0}) = \mathrm{E}(Y_{i,S=1}) - \mathrm{E}(Y_{i,S=0}) \tag{18.2}$$

上式の**平均因果効果** (average causal effect) は，$N$ 人の集団全員がアスピリンを飲んだ場合 ($S=1$) の平均的な結果と $N$ 人全員がアスピリンを飲まなかった場合 ($S=0$) の平均的な結果を比較している．

この平均因果効果も「ひとつの集団に対する異なる状況の比較」なので，それらを同時に観察することはできず，平均因果効果もまた識別不能である．しかしながら，もしアスピリンを飲むか飲まないか (治療を受けるかどうか) が反事実結果変数と独立 (あるいは，頭痛 (結果) に関するすべてのリスク要因を条件づけた下で独立) であれば，上記の平均因果効果をデータから推定できることが知られている[2~7]．すなわち，式 (18.2) は次のように観察データのみで表現できる．

$$\begin{aligned}\mathrm{E}(Y_{i,S=1} - Y_{i,S=0}) &= \mathrm{E}(Y_{i,S=1}) - \mathrm{E}(Y_{i,S=0}) \\ &= \mathrm{E}(Y_{i,S=1}|S=1) - \mathrm{E}(Y_{i,S=0}|S=0) \\ &= \mathrm{E}(Y_i|S=1) - \mathrm{E}(Y_i|S=0)\end{aligned} \tag{18.3}$$

ここで，$E(Y_{i,S=1})$ と $E(Y_i|S=1)$ の違いに注意を要する．前者は，頭痛の症状がある $N$ 人全員に強制的にアスピリンを飲ませた場合の平均的な結果を表し，一方，後者は頭痛の症状がある人で，かつアスピリンを飲んだ人のなかでの平均的な結果であり，観察データのみの関数である．

式 (18.3) が成立するための条件である「治療を受けるかどうかと反事実結果変数の独立性」を次式のように表す．ただし，$A \coprod B$ は，$A$ と $B$ が独立であることを意味する．

$$(Y_{i,S=1}, Y_{i,S=0}) \coprod S \tag{18.4}$$

上式は，もともと頭痛の治りやすい人 (あるいは，治りにくい人) ばかりが，アスピリンを飲むグループ，あるいはアスピリンを飲まないグループに集まらないということを意味している．

このような条件が成立するのはどのような場合であろうか．もし結果に影響を及ぼす可能性のあるすべての要因が既知であり，それらを制御することができれば，そのような均質な集団内では式 (18.4) が成立することになるが，残念ながら，本質的にバラツキを伴うヒトを対象とした研究においては，すべてのリスク要因が既知であることは稀であり，既知のリスク要因であっても制御困難な場合もある．

もしコインを投げたりサイコロを振ったりという，純粋に偶然の要素のみに基づいてアスピリンを飲むかどうかを決めることができたとすれば，対象者数が増えるにつれて，性・年齢等の頭痛に関わる既知のリスク要因のみならず，生活習慣のような現在のわれわれの知識ではわからない，未知のリスク要因をも含めて「平均的には」リスクが均一な二つのグループをつくり上げることができる．すなわち，既知のリスク要因を $X$，未知のリスク要因を $U$ と表すと，反事実結果変数は性・年齢等と同じ，割付け前の変数のひとつ (究極の未知のリスク要因) と考えることができるので，治療法のランダム化は次式を保証している．

$$(Y_{i,S=1}, Y_{i,S=0}, X, U) \coprod S \tag{18.5}$$

ランダム化により上式が保証されていれば，式 (18.4) は成立する．すなわち，治療法のランダム化という強い人為的な操作を行うことにより，対象者を平均的には均一な (比較可能な) 集団に分けることができる．この場合，式 (18.3) に示したように，実際に観察されたアスピリンを飲んだグループの結果と，アスピリンを飲まなかったグループの結果を比較することによって平均因果効果を求めることができる．さらに，治療法のランダム化は並べ替え検定に代表される治療効果の検定という統計計算の基礎も与えてくれる．

### 18.1.2 交　　　絡

前項で述べたように，臨床試験のようなランダム化を伴う実験研究では，「平均的には」治療グループ間の比較可能性 (comparability) が保証されているので，ランダム化を行ったという事実のみから平均因果効果の推定を行うことが可能である．しかしながら，疫学研究のような観察研究では，原因と考えられている (多くは健康に害がある) 要因がランダムに対象者に割り付けられているわけではない．介入を伴う臨床試験とは対照的に，「要因への曝露」について受身の状態で実施せざるを得ない研究における平均因果効果の推定について考える．

アスピリンと頭痛の例を再び考える．前項では，アスピリンを飲んだグループと，飲まなかったグループの両方をあわせた対象者全体に対する平均因果効果を推定することを考えたが，ここでは，アスピリンを飲んだグループ (以下，グループ A) が，アスピリンが原因となって頭痛の症状がどれくらい治ったか (曝露グループにおけるアスピリンの平均因果効果) について考えることにする．

グループ A で頭痛が治った人の割合を $IP_{\mathrm{A1}}$，グループ A がアスピリンを飲まなかった場合のそれを $IP_{\mathrm{A0}}$ と表すとする．グループ A におけるアスピリンの平均因果効果を調べるためには，$IP_{\mathrm{A1}}$ と $IP_{\mathrm{A0}}$ の比較は同一集団に対する異なる状況の比較を問題としているので，妥当であり (比較可能性がある)，その対比により**因果効果の指標** (causal measures) を求めることができる．たとえば，それらの差をとることにより**因果リスク差** (causal risk difference, CRD)，比をとることにより**因果リスク比** (causal risk ratio, CRR) を求めることができ，結果の因果的解釈を行うことができる．ここで，因果的解釈とは，因果リスク差なら，「グループ A の人たちは，アスピリンを飲んだことによって，アスピリンを飲まなかった場合に比べ，100 人当たり $100 \times \mathrm{CRD}$ 人頭痛が治る人が増加する」，因果リスク比なら，「グループ A の人たちは，アスピリンを飲んだことによって，アスピリンを飲まなかった場合に比べ，頭痛が治る割合が CRR 倍になる」ということである．

しかしながら，グループ A の人たちはすでにアスピリンを飲んでいるため，$IP_{\mathrm{A0}}$ は現実には観察することができない．われわれが実際に観察できるものは，以下の二つのリスクである．

- グループ A の人たちがアスピリンを飲んだ場合に頭痛が治った人の割合：$IP_{\mathrm{A1}}$
- グループ A とは異なるグループ (以下，グループ B) の人たちが，アスピリンを飲まなかった場合に頭痛が治った人の割合：$IP_{\mathrm{B0}}$

これら現実に観察可能な量から**関連の指標** (association measures) として，**リスク差** (risk difference, RD)，あるいは**リスク比** (risk ratio, RR) を求めることができる．

明らかに，これらの観察可能な関連の指標が因果的解釈可能な因果効果の指標に等しくなるのは，以下の場合である．

$$IP_{\mathrm{A0}} = IP_{\mathrm{B0}}$$

この二つの結果が等しくない場合には，グループ A とグループ B の間に比較可能性はなく，アスピリン服用の頭痛に対する平均因果効果は正しく測定できない．つまり，アスピリンと頭痛の間の因果関係が歪められてしまっており，結果の因果的な解釈はできない．この状態が交絡 (confounding) とよばれている[5,8]．

交絡の定義として広く用いられているものは，「ある要因で調整した場合と調整しない場合で効果の指標の大きさが変わる」[9] というものである．効果の指標とは，リスク要因の曝露を受けることで疾病発生がどれだけ増加するか (あるいは，治療によって疾病発生がどの程度改善されるか) を定量的に示す指標であり，リスク差，リスク比，オッズ比，ハザード比等がある．しかしながら，この交絡の定義では効果の指標として何を用いるか，たとえばリスク比を用いるかオッズ比を用いるかによってある要因が交絡要因であるかどうかの判断が変わってしまう．交絡とは上述のように因果推論に結びついたもっと根元的なものであり，効果の指標としてわれわれが何を選ぶかということに依存しないはずである．

交絡の定義として，$IP_{\mathrm{A0}} \neq IP_{\mathrm{B0}}$ の場合「交絡あり」，$IP_{\mathrm{A0}} = IP_{\mathrm{B0}}$ の場合「交絡なし」，と定義する．この定義は理想のコントロールと現実のコントロールが食い違っているかどうかに基づいているので，「コントロールグループの十分性に基づく交絡の定義」[5,8,10] ということができる．

この交絡の定義は観測不能な量 $IP_{\mathrm{A0}}$ を含んでいるので一見奇妙な定義であるが，「観測不能な量を含んでいる」ことから「交絡がないことを保証することはできない」ことがわかる．ランダム化臨床試験では要因のランダム割付けを行うが，この定義からランダム化研究でさえも交絡のない可能性を高めているだけであって，1 回 1 回の研究では交絡がないことを保証しない．ましてや観察研究では何らかの要因への曝露がランダムに割り付けられているとはとうてい考えられず，交絡はつねに存在すると考えられる．

さらに，この交絡の定義から，どちらのグループでもアスピリンを飲んでいないにもかかわらず結果が異なる ($IP_{\mathrm{A0}} \neq IP_{\mathrm{B0}}$)，つまり頭痛が治ることに影響を与える要因の分布が，グループ A とグループ B の間で異なっていなければならないことがわかる．このようなグループ間で分布が不均衡な背景因子や共変量のうち，結果に影響を与えるリスク要因が交絡要因 (confounding factor) とよばれる．なお，上記の 2 条件に因果推論の一般論から導かれる「交絡要因は，曝露–疾病間の因果連鎖の中間変数であってはならない」を加えた 3 条件が交絡要因の必要条件とよばれる[11]．

### 18.1.3 DAG の 基 本

実際のデータ解析において交絡の調整となると，ある要因が交絡要因かどうかを判断する必要が生じる．交絡要因の見極めのためによく用いられる方法は，治療グループとコントロールグループの間で背景因子や共変量が $t$ 検定やカイ二乗検定で有意であれば交絡要因と判断しようという方法である．多くの論文でこのような方法を見かけるが，この方法は誤りである．なぜなら，統計的仮説検定では，帰無仮説が否定されれば「帰無仮説は誤っている」と主張できるが，帰無仮説が否定できないときには「帰無仮説が正しい」とは主張できないからである．たとえば，性別が交絡要因かどうかを判断するために,「アスピリンを飲んだグループと飲まなかったグループで男女の割合が同じである」という帰無仮説を考えて,割合の差の検定を行い,5%水準で有意差があれば「2グループ間で男女の割合が異なる」ことはわかっても,5%水準で有意差がなければ「2グループ間で男女の割合が同じ」,つまり「交絡はない」とはいえず,「交絡があるとはいえなかった」という判断になる.

さらに,前項の交絡の定義でも述べたように,観察研究はもちろん,ランダム化研究でさえ,「交絡がない」という保証はないので,「交絡はない」と考える帰無仮説自体が無意味である.言い換えると,交絡は観察できない結果に基づいて定義されるので,データから「交絡がない」と判断できない.交絡は存在するかどうかが問題なのではなく,その程度が問題となる.

ある要因が交絡要因かどうかを見極める際には,まずその要因が前項で述べた交絡の定義から直接導かれる交絡要因の必要条件 (交絡要因は結果に因果的に影響している,交絡要因は比較する集団間でその分布が異なっている,曝露–疾病間の中間変数ではない) をみたしていなければならないが,その見極めには医学的・疫学的な常識・知識等の背景情報がなによりも必要である[12].

18

Pearl[1,7] は,**有向非巡回グラフ** (directed acyclic graph, DAG) とよばれる**因果ダイアグラム** (causal diagram) に基づく因果推論を展開している.このアプローチでは,データからではなく,背景情報から変数間の直接・間接的な因果関係をグラフで表現し,**裏口テスト** (back-door test) とよばれるグラフィカルなアルゴリズムに基づいて,交絡のない因果効果を得るために測定すべき変数,調整すべき変数の組の同定を行う[13,14].

グラフとは,(測定・未測定にかかわらず) 変数を表すいくつかの頂点とそれらを結ぶ辺がなす一つの構造である.特に,変数間の順序性・因果性を考慮し,頂点間を結ぶすべての辺が矢線で表現されたグラフは**有向グラフ** (directed graph) とよばれる.図 18.1 に有向グラフの例を示す.ただし,曝露 (原因) を表す変数を E,疾病発症 (結果) を表す変数を D,測定されたリスク要因 (潜在的交絡要因) を A, B, C で表している.図 18.1 で,隣り合う頂点間の関係はその変数間の直接的な因果関係を表している.たとえば,A → C は変数 A から C への直接効果を表す.一方,A → C → D のような関係は,変数 A と D の間接的な因果関係,すなわち変数 A は,C あるいは E を通してのみ D に影響を与えることを表す.このような変数間の関係を医学・疫学・

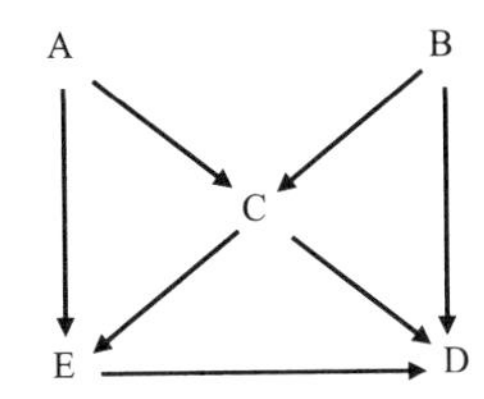


**図 18.1** DAG の例 (E:曝露変数,D:結果変数,A, B, C:リスク要因)

生物学的な背景情報から事前に決定しておくことがグラフに基づく因果推論を行うためには必要である.

隣り合う頂点間を結ぶ線, あるいは矢じりの向きとは関係なくいくつかの頂点間を結ぶ一連の辺はパスとよばれる. 特に, 矢じりの向きに沿って進むパスは, 有向パスとよばれる. また, ある変数から別の変数に進むパスのうち, 最初の頂点に矢じりが向いているパスは裏口パスとよばれる. たとえば, 図 18.1 で B → C → E や E ← A → C → D がパスの例で, 前者が有向パス, 後者が変数 E から D への裏口パスの例である. 有向グラフにおいて, すべての有向パスが因果のループ (たとえば, X → Y → X のような巡回閉路) を形成しない場合を非巡回グラフ (acyclic graph) とよぶ. 図 18.1 のように有向でかつ非巡回的なグラフが **DAG** とよばれ, グラフに基づく因果推論では中心的な役割を果たす.

DAG では, 矢線が頂点の間に順序関係を与えるので, ある変数 X から別の変数 Y へ有向パスがあるとき, X は Y の先祖, Y は X の子孫とよぶ. たとえば, 図 18.1 で, 変数 A, B, C は変数 E, D の先祖, 変数 E, D は変数 A, B, C の子孫である. また, ある変数とその変数の子孫を除いた変数を非子孫とよぶ. さらに, ある変数 X から別の変数 Y に直接の矢線が結ばれているとき, X は Y の直接原因, あるいは X は Y の親, Y は X の子とよぶ. たとえば, 図 18.1 で, 変数 A と C は変数 E の親であり, 変数 E と C は変数 A の子である.

ある変数と別の変数を結ぶパスにおいて, 図 18.1 の E → A → C ← B → D における変数 C のように, 矢じりに沿って入り, 矢じりの向きとは反対方向に出て行く場合, そのパスはその変数で衝突しているとよぶ. また, あるパスに少なくともひとつの衝突が存在すれば, そのパスはブロックされているとよぶ. たとえば, 図 18.1 で変数 E から D への裏口パス E ← C ← B → D は, C と B のいずれにおいても衝突が起きていないのでそのパスはブロックされていないが, E → A → C ← B → D は変数 C で衝突が存在するため, そのパスはブロックされている.

さまざまな背景情報から DAG を構成できれば, 交絡のない因果効果を得るために測定すべき変数, 調整すべき変数の組を簡単に同定することができる. 曝露と疾病間の因果関係を調べる際, 仮に曝露に効果がなかったとしても, 曝露が疾病と関連している場合に交絡が存在することになるが, DAG を用いればこの交絡の条件は次のように言い換えることができる. 曝露変数 E あるいは結果変数 D の非子孫から構成される変数のある組 Z (調整変数の組) を与えた下で, 変数 E から D へのブロックされていない (変数の組 Z を通らない) 裏口パスが存在すれば交絡が存在する[1,7]. この条件は, 裏口テストとよばれる以下のような簡単なグラフィカルなアルゴリズムで調べることができる[13,14].

1）曝露変数から出るすべての矢線を消す (すべての曝露効果を取り除く).
2）調整変数の組 Z 自体に含まれる変数，あるいは Z にその子孫が含まれる変数を子として共有する親のペアを線で結ぶ.
3）上記の 1) と 2) のステップを実行することにより得られる新しいグラフ (操作グラフ) において，曝露変数 E から結果変数 D へのブロックされていない (調整変数の組 Z を通らない) 裏口パスがあるかどうかを調べる.
4）すべての裏口パスがブロックされていれば，変数の組 Z は曝露変数 E と結果変数 D の交絡のない因果効果を得るための調整変数として十分である．一方，ブロックされていない裏口パスが存在すれば，その裏口パスを通る変数でさらなる調整を行わなければ変数 E—D 間の交絡のない因果効果を得ることはできない.



図 18.1 において変数 E—D 間の交絡のない因果効果を得るために調整すべき変数の組を決めるために前述の裏口テストを当てはめてみる．調整変数の組として，$Z = \{A, C\}$，$Z = \{B, C\}$，$Z = \{C\}$ の 3 通りを考える．いずれの場合も上記の 1) と 2) のステップを実行した結果，図 18.2 に示す操作グラフが得られる．ここで，裏口テストのステップ 2) において，変数 A と B の間に線が結ばれることに注意すること．この操作グラフにおいて，変数 E から D へのすべての裏口パスは変数 A あるいは C を通るので，$Z = \{A, C\}$ は交絡のない因果効果を得るための調整変数として十分である．また，$Z = \{B, C\}$ も変数 E から D へのすべての裏口パスをブロックしているので，調整変数として十分である．しかしながら，裏口パス $E \leftarrow A—B \rightarrow D$ は変数 C を通らないので，$Z = \{C\}$ は交絡のない因果効果を得るための調整変数として十分でない.

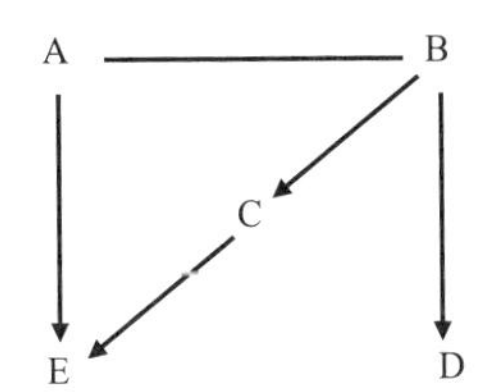


**図 18.2**　操作グラフ (図 18.1 の DAG に裏口テストを実行した結果)

## 18.2　標準化による交絡調整

交絡バイアスの対処方法は，デザインで制御する方法と統計解析で制御する方法の二つに大きく分けて考えることができる[9,11]．前者の方法には，対象者の限定，マッチング，ランダム化の三つの方法が存在する．後者の方法には，層別解析によるものと回帰モデルによるものの二つが存在する．ここでは，後者の方法のうち 18.1.2 項で説明した交絡の定義に直結した**標準化** (standardization) とよばれる手法[11,15~17] に基づく調整方法について概説する.

### 18.2.1 層 別 解 析

18.1.1 項で述べたように，ランダム化研究では「治療の割付けと反事実結果変数の独立性」が成立することを利用して，集団全体に対する平均因果効果の推定を行った．ここでは，式 (18.4) より「弱い」次のような条件付き独立を考える．

$$(Y_{i,S=1}, Y_{i,S=0}) \coprod S|X \tag{18.6}$$

ここで，$A \coprod B|C$ は，C を与えたという条件の下で A と B は独立であることを意味する．式 (18.6) は，頭痛に関するすべてのリスク要因 $X$ をそろえた下では，もともと頭痛の治りやすい人 (あるいは，治りにくい人) ばかりが，一方のグループに集まらないことを意味する．つまり，リスク要因 $X$ で層別すると，その層内ではアスピリンを飲むか飲まないかはランダムに決定されており，層内でのグループ間の比較可能性がある．上式が成立するためには，頭痛に関するすべてのリスク要因と個人がアスピリンを飲むか飲まないかに関わるすべての要因を共変量 $X$ として測定している必要がある．このため，式 (18.6) は，「治療割付けの強い無視可能性」[18)]，あるいは「未測定の交絡要因はない」[6)] 等とよばれている．

式 (18.6) の仮定が成り立っていれば，$Y_{i,S=0} \coprod S|X$ が成立する，すなわち交絡要因 $X$ で分類したサブグループ内では，反事実の結果 $IP_{\mathrm{A0}}$ と実際に観察された結果 $IP_{\mathrm{B0}}$ の間に交換可能性 ($IP_{\mathrm{A0}} = IP_{\mathrm{B0}}$) が成立するので，観察データ ($Y$, $S$, $X$) のみに基づいて以下のように曝露グループに対する平均因果効果を推定できる．

$$\begin{aligned} IP_{\mathrm{A1}} - IP_{\mathrm{A0}} &= IP_{\mathrm{A1}} - \mathrm{E}_{X,S=1}(Y_{i,S=0}|X) \\ &= IP_{\mathrm{A1}} - \mathrm{E}_{X,S=1}(Y_{i,S=0}|S=0, X) \\ &= \mathrm{E}_{X,S=1}(Y_i|S=1, X) - \mathrm{E}_{X,S=1}(Y_i|S=0, X) \end{aligned} \tag{18.7}$$

ただし，$\mathrm{E}_{X,S=1}$ はグループ A ($S = 1$) に対して共変量 $X$ に関する平均をとることを意味する．

表 18.1 と表 18.2 のデータについて考えてみる．表 18.1 は，アスピリンを飲んだグループ ($S = 1$) と飲まなかったグループ ($S = 0$) が，2 時間後に頭痛が治っ

**表 18.1** アスピリンの服用と頭痛の改善 (リスク差 = 0.40)

| | $Y=1$ | $Y=0$ | 合計 |
|---|---|---|---|
| $S=1$ | 282 | 128 | 410 |
| $S=0$ | 26 | 64 | 90 |

$S$：アスピリンの服用，$Y$：頭痛の改善

**表 18.2** 交絡要因 $X$ で層別した結果

| | $X=0$ | | 合計 | | $X=1$ | | 合計 |
|---|---|---|---|---|---|---|---|
| | $Y=1$ | $Y=0$ | | | $Y=1$ | $Y=0$ | |
| $S=1$ | 30 | 20 | 50 | $S=1$ | 252 | 108 | 360 |
| $S=0$ | 10 | 40 | 50 | $S=0$ | 16 | 24 | 40 |

リスク差：0.40 ($X=0$), 0.30 ($X=1$)

たか ($Y = 1$) どうかをまとめた結果である．一方，表 18.2 は，表 18.1 のデータを交絡要因 $X$ で分類した結果である．表 18.1 の単純な分割表から，アスピリンを飲んだグループ，飲まなかったグループそれぞれの頭痛が治った人の割合は $IP_{\mathrm{A1}} = 282/410 = 0.69$, $IP_{\mathrm{B0}} = 26/90 = 0.29$ であり，単純な (関連を表す) リスク差は $RD = IP_{\mathrm{A1}} - IP_{\mathrm{B0}} = 0.40$ となる．一方，このデータに関して，式 (18.6) の仮定が成立しているとすると，曝露グループに対する因果リスク差 CRD は表 18.2 のデータを用いて式 (18.7) から，以下のように求めることができる．

$$
\begin{aligned}
CRD = IP_{\mathrm{A1}} - IP_{\mathrm{A0}} &= \frac{282}{410} - \left(\frac{10}{50} \times \frac{50}{410} + \frac{16}{40} \times \frac{360}{410}\right) \\
&= \left(\frac{30}{50} \times \frac{50}{410} + \frac{252}{360} \times \frac{360}{410}\right) - \left(\frac{10}{50} \times \frac{50}{410} + \frac{16}{40} \times \frac{360}{410}\right) \\
&= \frac{50}{410}\left(\frac{30}{50} - \frac{10}{50}\right) + \frac{360}{410}\left(\frac{252}{360} - \frac{16}{40}\right) \\
&= \frac{50}{410} \times 0.4 + \frac{360}{410} \times 0.3 \\
&= 0.31
\end{aligned}
$$

この曝露グループに対する因果リスク差 0.31 は，単純な表 18.1 から求めたリスク差 0.40 には一致しない．また，単純なリスク差の解釈は「アスピリンを飲んだグループは，アスピリンを飲まなかったグループに比べ，頭痛が治った人が 100 人当たり 40 人多い」であるのに対して，因果リスク差は，式 (18.6) の仮定の下では，「アスピリンを飲んだグループは，アスピリンを飲んだことによって，アスピリンを飲まなかった場合に比べ，頭痛の治る人が 100 人当たり 31 人増える」と解釈できる．

式 (18.7) は，曝露グループと非曝露グループの交絡要因の分布が標準集団 (ここでは，曝露グループ) の交絡要因の分布と同じだと仮定した場合に期待される疾病発生数 (頭痛が治った人の数) の比較を行っており，曝露グループを標準集団と考えた標準化リスク差である．これは，効果の指標としてリスク比を用いた場合には，疫学では古くからよく用いられている**標準化リスク比** (standardized morbidity/mortality ratio, SMR)[9,11] に他ならない．

標準化を行う際には，推測を行いたい標的集団 (target population) を適切に反映した標準集団を選ぶ必要がある[15]．疫学研究では，曝露グループが曝露を受けたことによる疾病発生の変化に関心がある場合が多いため，式 (18.7) の曝露グループに対する平均因果効果を推定することに意味がある．一方，要因のランダム割付けを行う臨床試験では，ランダム化の対象となった対象者全体が治療を受けることによる疾病発生の変化に関心があるので，対象集団全体を標準集団とするのが適切である．

式 (18.6) の仮定の下では，次式が成立する．

$$
\mathrm{E}(Y_{i,S=1}|X) = \mathrm{E}(Y_{i,S=1}|S = 1,\ X) = \mathrm{E}(Y_i|S = 1, X)
$$
$$
\mathrm{E}(Y_{i,S=0}|X) = \mathrm{E}(Y_{i,S=0}|S = 0, X) = \mathrm{E}(Y_i|S = 0, X)
$$

したがって，以下のように観察データ $(Y, S, X)$ のみに基づいて集団全体に対する平均因果効果を推定できる[6,7]．

$$\begin{aligned} \mathrm{E}(Y_{i,S=1} - Y_{i,S=0}) &= \mathrm{E}(Y_{i,S=1}) - \mathrm{E}(Y_{i,S=0}) \\ &= \mathrm{E}_X[\mathrm{E}(Y_{i,S=1}|X)] - \mathrm{E}_X[\mathrm{E}(Y_{i,S=0}|X)] \\ &= \mathrm{E}_X[\mathrm{E}(Y_i|S=1, X)] - \mathrm{E}_X[\mathrm{E}(Y_i|S=0, X)] \end{aligned} \tag{18.8}$$

ただし，$\mathrm{E}_X$ は集団全体に対して共変量 $X$ に関する平均をとることを意味する．

表 18.1 のデータが，アスピリンを飲むか飲まないかをランダム化した (ただし，割付け確率は要因 $X$ に依存する) 介入研究のデータだとすると，「ランダム化の対象となった頭痛の症状のある対象者全体で，アスピリンを飲むことによって，アスピリンを飲まなかった場合に比べ，頭痛の治る人がどれだけ増えるか」は，式 (18.8) を用いれば以下のように 100 人当たり 32 人となる．

$$\begin{aligned} \mathrm{E}(Y_{i,S=1} - Y_{i,S=0}) &= \left(\frac{30}{50} \times \frac{100}{500} + \frac{252}{360} \times \frac{400}{500}\right) - \left(\frac{10}{50} \times \frac{100}{500} + \frac{16}{40} \times \frac{400}{500}\right) \\ &= \frac{100}{500}\left(\frac{30}{50} - \frac{10}{50}\right) + \frac{400}{500}\left(\frac{252}{360} - \frac{16}{40}\right) \\ &= \frac{100}{500} \times 0.4 + \frac{400}{500} \times 0.3 \\ &= 0.32 \end{aligned}$$

上の計算式では，各層の単純なリスク差が集団全体における交絡要因の分布で重み付けられており，式 (18.8) が集団全体を標準集団と考えた標準化リスク差であることがわかる．

なお，集団全体を標的集団と考えた場合には，18.1.2 項で述べたコントロールグループの十分性に基づく交絡の定義を若干修正する必要がある[19]．すなわち，「アスピリンを飲んだグループが飲まなかった場合の平均リスク」と「全員がアスピリンを飲まなかった場合の平均リスク」が等しく，かつ「アスピリンを飲まなかったグループが飲んだ場合の平均リスク」と「全員がアスピリンを飲んだ場合の平均リスク」が等しい場合「交絡なし」，そうでなければ「交絡あり」という定義となる．

### 18.2.2 回 帰 モ デ ル

交絡バイアスを制御するためには，式 (18.6) の仮定が近似的には成立していると考えることができるように，十分多くの交絡要因 $X$ をデータとして観察しておく必要がある．前項で述べた標準化の方法は，疾病発生リスクに何の仮定も置かないノンパラメトリックな標準化という利点はあるものの，多くの交絡要因で層別することには限界も存在する．データに対して何らかのモデルがよく当てはまる場合には，当てはめたモデルの下で計算される期待疾病発生数を用いた標準化を行うことができる．このモデルに基づいた標準化は，モデルで用いている仮定が正しければ，ノンパラメトリックな標準化よりも推定精度が向上することが期待される[16]．一般化線形モデル (generalized linear models) の枠組みでモデルに基づく標準化パラメータの推定[16]が行えるが，以下ではロジスティックモデルを用いた方法[17]について考える．

共変量ベクトル $z = (1, s, x^t)^t$ をもつ個人の疾病発生リスクを $r(z)$ とし，以下のようなロジスティックモデルを想定する．

$$\log \frac{r(z)}{1 - r(z)} = \alpha + \beta s + \gamma^t x \tag{18.9}$$

式 (18.9) の回帰係数の最尤推定量をそれぞれ $\hat{\alpha}, \hat{\beta}, \hat{\gamma}$ とし，対象者 $i$ が曝露を受けたかどうかにかかわらず，強制的に $s = 1$ とした場合と，$s = 0$ とした場合の個人ごとの期待発生リスクを以下のように表す．

$$P_{1i} = \frac{\exp(\hat{\alpha} + \hat{\beta} + \hat{\gamma}^t x_i)}{1 + \exp(\hat{\alpha} + \hat{\beta} + \hat{\gamma}^t x_i)}, \qquad P_{0i} = \frac{\exp(\hat{\alpha} + \hat{\gamma}^t x_i)}{1 + \exp(\hat{\alpha} + \hat{\gamma}^t x_i)}$$

式 (18.9) の下で，曝露グループの期待平均リスク ($IP_{E1}$) と，曝露グループが曝露を受けなかった場合の期待平均リスク ($IP_{E0}$) は以下のように書ける．ただし，曝露グループの人数 $n$ 人に対して和をとる場合を $\sum_E$ と示している．

$$IP_{E1} = \frac{1}{n} \sum_E P_{1i}, \qquad IP_{E0} = \frac{1}{n} \sum_E P_{0i}$$

これら二つの期待発生リスクを用いて，ロジスティック回帰でスムージングした，曝露グループでの標準化リスク比である SMR の推定値 ($= IP_{E1}/IP_{E0}$) を求めることができる．なお，集団全体を標的集団とする場合には，上記の二つの個人ごとの発生リスク ($P_{1i}$ と $P_{0i}$) に関する和を対象者全員 ($N$ 人) に対してとることで，集団全体に対するモデルに基づく標準化パラメータの推定値を得ることができる．

## 18.3 傾向スコアによる交絡調整

### 18.3.1 傾向スコア

交絡という現象を DAG で表現したものを図 18.3 に示す．治療法と結果との間のバイアスのない因果関係を調べるのが目的であるが，性・年齢等の結果に影響を与えるさまざまなリスク要因が治療群間でインバランスである状況である．層別解析による交絡調整とは，交絡要因の組でデータを層別する，すなわち交絡要因に関して均一なサ

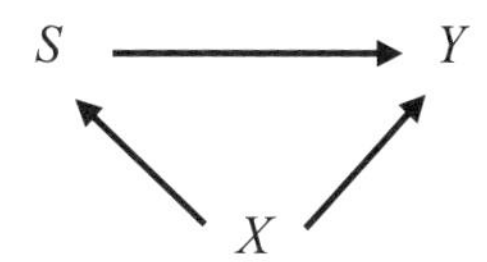


**図 18.3** 交絡 (DAG による表現)
$S$：治療変数，$Y$：結果変数，$X$：交絡要因の組

ブグループを作成することで，図 18.3 における $X$ から $S$ への矢線を取り除くことに相当する．一方，回帰モデルによる交絡調整とは，交絡要因の効果を統計モデルにより考慮することで，図 18.3 における $X$ から $Y$ への矢線を取り除くことに相当する．

ここでは，交絡要因の組から治療法への矢線の間の関係をモデル化すること (層別解析の拡張) を考えてみる．その際に重要なことは，「層別解析で交絡を制御するためには，必ずしも各層内で共変量が均一である必要はなく，バランスがとれていれば十分」[14] ということである．

交絡要因の組 $X$ の影響を一次元に要約したスコアを $b(X)$ とする．バランススコア (balancing score) とは，以下の関係式をみたすスコアのことである．

$$X \coprod S \mid b(X)$$

この関係式は，交絡要因 $X$ の関数であるスコア $b(X)$ を与えた下での $X$ の条件付き分布が，治療群 $(S = 1)$ でも対照群 $(S = 0)$ でも同じであることを意味する．この関係をみたすバランススコアがわかれば，データを $b(X)$ に関して層別することができる．完全な層別の下では，各層内は交絡要因 $X$ に関して均一 (同じ) ではないが，比較群間で $X$ の分布が等しい $(\Pr[X|S = 1] = \Pr[X|S = 0])$ ので，$X$ による交絡は存在しないことになる．

上の関係式をみたすバランススコアとしては，いくつかのものを考えることができる．最も細分化されたバランススコアは，$X$ 自身である $(b(X) = X)$．一方，最も緩いバランススコアは，個人が治療を受ける条件付き確率 $(b(X) = \Pr[S = 1|X])$ であり，そのスコアが傾向スコア (propensity score) とよばれる[18]．

傾向スコアは通常未知であるので，データから推定する必要がある．その推定には，下記のようなロジスティックモデルが用いられることが多い．

$$\operatorname{logit} \Pr[S = 1|X] = \alpha^t X$$

パラメータ $\alpha$ の推定値が得られれば, 個人ごとの傾向スコアの推定値 $1/[1+\exp(-\hat{\alpha}^t X)]$ を算出することができる．

個人が実際にはある治療法を受けたにもかかわらず，その治療法を受ける確率をデータから推定することは奇妙だと感じるかもしれない．治療法を 2 群にランダム化するランダム化研究を考えると，単純ランダム化の場合，個人の割付け確率は 0.5 であり，これが傾向スコアの真値に相当する．一方，ランダム化を行わない観察研究では，ある個人がどの治療 (曝露) を受けるかはさまざまな背景要因の複雑な関数である．ランダム化研究を行ったとした場合に得られるであろう交絡のない治療効果を観察研究から求めるためにできることは，(実際に治療を受けたかどうかにかかわらず) ある個人が，もし治療を受けていたとしたら，それがどれくらいの確率であるかを求め，擬似的なランダム化研究を行うことである．すなわち，傾向スコア (治療の受けやすさ) の値が同じ 2 人の対象者 (1 人が治療群で，もう 1 人が対照群) が存在したとすれば，「どちらの治療法を受けるかは平等に決められている」という意味でこの 2 人はそれぞれの群に「ランダムに」割り付けられたとみなすことができる.

### 18.3.2 IPW 法

傾向スコアによる交絡調整法とは，最も緩いバランススコアである傾向スコアを多くの共変量から推定し，その推定値に基づき交絡調整する方法である．具体的な調整方法としては，傾向スコアによる層別解析・マッチング・重み付き等が提案されている[20]．ここでは，傾向スコアを利用した層別解析・マッチング法にみられる**残差交絡** (residual confounding，交絡の完全な除去ができない) の問題[11] を回避でき，18.2 節で述べた標準化による交絡調整と 18.4 節の因果構造モデルと密接な関係がある重み付き解析法[21] について紹介する.

重み付き解析法とは，データから求めた傾向スコアの推定値 ($\hat{b}(X)$) の逆数を重みとした解析のことである．ただし，実際に治療を受けた人 (治療群) に対する重みは，$1/\hat{b}(X)$ であるが，治療を受けていない人 (対照群) に対する重みは，治療を受けない確率 $1/[1-\hat{b}(X)]$ である．この方法は，実際に自分が受けた治療を受ける確率の逆数で重み付けた解析であることから，**IPTW** (inverse probability of treatment weighted) 法とか単に IPW 法等とよばれている[21].

18

式 (18.2) の平均因果効果の推定について考える．集団全員が治療を受けた場合の結果の期待値 $\mathrm{E}(Y_{i,S=1})$ は，式 (18.6) の条件付き独立の仮定の下では以下のように式を変形できる．ただし，$I(\cdot)$ は指示関数である.

$$\mathrm{E}(Y_{i,S=1})=\mathrm{E}\left(\frac{Y_{i,S=1}}{\Pr(S=1|X)}\Pr(S=1|X)\right)$$

$$=\mathrm{E}\left(\frac{Y_{i,S=1}}{\Pr(S=1|X)}\Pr(S=1|X,Y_{i,S=1})\right)=\mathrm{E}\left[\mathrm{E}\left(\frac{I(S=1)Y_{i,S=1}}{\Pr(S=1|X)}\middle|X,Y_{i,S=1}\right)\right]$$

$$=\mathrm{E}\left(\frac{I(S=1)Y_{i,S=1}}{\Pr(S=1|X)}\right)=\mathrm{E}\left(\frac{I(S=1)Y_{i}}{\Pr(S=1|X)}\right)$$

したがって，$\mathrm{E}(Y_{i,S=1})$ は治療群 ($S=1$) の結果を傾向スコアの逆数で重み付けた値として求めることができる．上式と同様に，集団全員が治療を受けなかった場合の結果の期待値 $\mathrm{E}(Y_{i,S=0})$ は，コントロール群 ($S=0$) の結果を (1 傾向スコア) の逆数で重みづけた値として求めることができる.

$$\mathrm{E}(Y_{i,S=0})=\mathrm{E}\left(\frac{I(S=0)Y_i}{1-\Pr(S=1|X)}\right)$$

この IPW 推定量は，集団全体を標準集団とみなした標準化パラメータであり，因果構造モデルの一つである**周辺構造モデル** (marginal structural models) の下で定式化される[21,22]．また，この解析方法は，18.2 節で述べた層別解析とは異なり，傾向スコアの推定を通して多くの交絡要因を調整できる一方，回帰モデルとは異なり，式 (18.9) のような結果に対するパラメトリックモデルを想定する必要がないという特徴をもっている．なお，18.2 節で述べた曝露グループに対する平均因果効果の推定のた

**表 18.3** 交絡要因のレベルごとに重みを推定した結果

| $X$ | $S$ | $Y$ | $N$ n | $\Pr(S\|X)$ | $\Pr(S\|X)^{-1}$ | $N^*$ |
|---|---|---|---|---|---|---|
| 0 | 1 | 1 | 30 | 50/100 | 2 | 60 |
| 0 | 1 | 0 | 20 | | | 40 |
| 0 | 0 | 1 | 10 | 50/100 | 2 | 20 |
| 0 | 0 | 0 | 40 | | | 80 |
| 1 | 1 | 1 | 252 | 360/400 | 1.11 | 280 |
| 1 | 1 | 0 | 108 | | | 120 |
| 1 | 0 | 1 | 16 | 40/400 | 10 | 160 |
| 1 | 0 | 0 | 24 | | | 240 |

$N* = N \times \Pr(S|X)^{-1}$

**表 18.4** 擬似集団での単純な結果

| | $Y=1$ | $Y=0$ | 合計 |
|---|---|---|---|
| $S=1$ | 340 | 160 | 500 |
| $S=0$ | 180 | 320 | 500 |

IPW リスク差 $= 0.32$

めの重みも提案されている[23]．

表 18.2 のデータについて考える．重みの推定結果を表 18.3 に示す．交絡要因のレベルごとの各群・結果の人数 ($N$) を実際に自分が受けた治療を受ける確率の逆数で重み付けた数 ($N^*$) の集団は擬似集団 (pseudo population) とよばれ，この擬似集団ではどちらのサブグループでも治療を受ける確率は 0.5 になっている．したがって，この擬似集団において交絡要因 $X$ を無視した単純な解析を行うと (表 18.4)，IPW リスク差は $(340-180)/500=0.32$ であり，式 (18.8) の集団全体を標準集団と考えた標準化リスク差の推定値と一致していることがわかる．

## 18.4 因果構造モデリング

臨床・疫学研究では多くの場合，治療や曝露は一度で終了することはない．治療であれば，治療を受けることで患者の状態が変化する，その結果によって次に行う治療を決める，その結果によって次に行う治療を決める，…，という過程の繰り返しである．このとき，血液検査の項目等の治療によって影響を受ける中間結果が，死亡等の最終結果のリスク要因であり，かつ次の治療を決定する要因にもなっている場合，これらの中間結果は**時間依存性交絡要因** (time-dependent confounder) とよばれる[19]．時間依存性交絡要因は，交絡要因であるため調整しないと治療効果の推定にバイアスが入るが，一方で治療と最終結果の間の中間要因であるため，通常の層別解析や回帰モデル等で調整するとやはり治療効果の推定にバイアスが入る．

たとえば，HIV 感染者に対して繰り返し行われる AZT 治療の効果について考えてみる．$S_k$ を時点 $k\ (=0,\cdots,K)$ で感染者に行われる AZT 治療，$Y$ を追跡終了時点 $K+1$ で測定される結果変数 (血中 HIV-RNA 量が検出されなければ 1，されれば 0

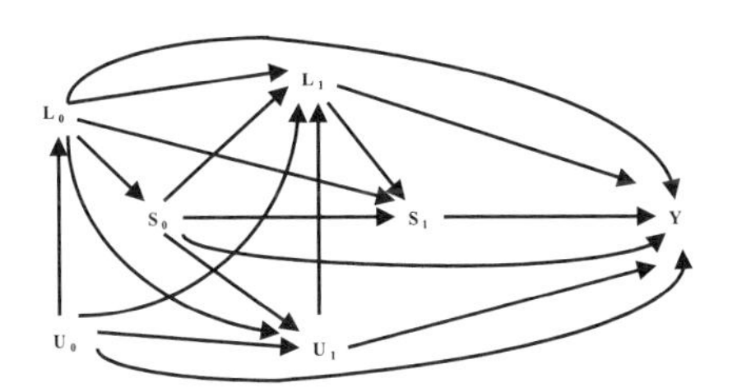


**図 18.4**　繰り返し治療に対する DAG (ただし，未測定の交絡要因は存在しない)
$S_k$：時点 $k$ ($k = 0, \ldots, K$) での治療変数，$Y$：結果変数，$L_k$：時点 $k$ において測定されたすべてのリスク要因 (時間によって変化しないリスク要因 $X$ は $L_0$ に含まれる)，$U_k$：時点 $k$ における未測定のすべてのリスク要因



となる 2 値変数) とし，図 18.4 に $K = 1$ の場合の DAG を示す．図 18.4 で，$L_k$ は結果 $Y$ に対する時点 $k$ で測定されたすべてのリスク要因 (年齢，CD4 リンパ球数，白血球数など)，$U_k$ は時点 $k$ における未測定のすべてのリスク要因を表す．

このような繰り返し治療を伴う複雑な構造のデータであっても，図 18.4 のように未測定のリスク要因 $U_k$ から治療変数 $S_k$ への直接の因果関係を表す矢線が存在しなければ，すなわち「未測定の交絡要因はない」という仮定の下では，たとえ時間依存性交絡要因が存在したとしてもノンパラメトリックに平均因果効果を推定することができる[6,7]．しかしながら，測定時点が多い場合や調整すべき変数が多い，あるいは連続型の交絡要因を扱う場合等は，極端に大きなサンプル数でない限り，安定した平均因果効果を単純に推定することができない．そのため，反事実変数に対するモデルである**因果構造モデル** (causal structural models) がいくつか提案されている．Robins[22] は，**構造ネストモデル** (structural nested models, SNM) と**周辺構造モデル** (marginal structural models, MSM) の二つのモデルを提案し，観察研究で推定可能な因果パラメータについて議論している．

時点 $k$ までの治療歴，リスク要因歴を上付きのバーを用いて，それぞれ $\bar{S}_k = (S_0, \ldots, S_k)$，$\bar{L}_k = (L_0, \ldots, L_k)$ で表し，$\bar{S} \equiv \bar{S}_K$，$\bar{L} \equiv \bar{L}_K$ とする．また，性別等の時間によって変化しないリスク要因を $X$ で表す．観察された治療歴 $\bar{S}$ ではなく，ある仮想的な治療歴 $\bar{s} = (s_0, \ldots, s_K)$ にすべての対象者が従った場合に最終時点において観察されたはずの反事実結果変数を $Y(\bar{s})$ と表す．ある治療歴 $\bar{s}$ とは，観察期間を通してずっと治療する，あるいは 1 日おきに治療する等のさまざまな治療方針であり，治療変数が 2 値データ (各時点で治療を受けるか受けないか) の場合でも，$2^K$ 通りの治療方針 (それに対応した反事実結果変数) が存在することになる．

時間とともに変化する治療に関して交絡のない平均因果効果を得るためには，次式のような「未測定の交絡要因はない」という仮定が必要である[22,24]．

$$Y(\bar{s}) \coprod S_k | \bar{L}_k, \bar{S}_{k-1}, X \tag{18.10}$$

この条件は，18.2 節で述べた治療が 1 回のみの場合の条件付き独立の式 (18.6) を治療が複数回行われる場合に拡張したものであり，時点 $k$ までに観察された状態を与えた

(層別した) 下では，もともとリスクの高い人，あるいは低い人ばかりが時点 $k$ において一方の治療グループに集まらないことを意味する．時点ごとに治療法を逐次ランダム化した場合には (割付け確率はそれまでの履歴に依存してよい)，平均的に式 (18.10) が成立することが保証されるが，要因のランダム化を行わない観察研究の場合には，18.2 節の議論と同様にデータから上式が成立するかどうかは判断できない．観察研究から因果推論を行うためには，変数間の因果関係が少なくとも図 18.4 のように，未測定のリスク要因 $U_k$ から治療変数 $S_k$ への直接の因果関係を表す矢線が存在しない，すなわち式 (18.10) が近似的に成立していることを保証できるくらい，十分多くの交絡要因を測定することが重要になる．

### 18.4.1 構造ネスト平均モデル

ある治療歴 $\bar{s}$ に対して，時点 $k$ までは $\bar{s}$ と同じ治療でその後は無治療という治療歴を $(\bar{s}_k, 0)$ と表すとすると，**構造ネスト平均モデル** (structural nested mean models, SNMM) は時点 $k$ までの履歴が同じ対象者のなかでの治療 $s_k$ の平均的な治療効果に対して次のようなモデルを仮定する．

$$\mathrm{E}[Y(\bar{s}_k, 0)|\bar{l}_k, \bar{s}_k, x] - \mathrm{E}[Y(\bar{s}_{k-1}, 0)|\bar{l}_k, \bar{s}_k, x] = \gamma(\bar{l}_k, \bar{s}_k, x; \varphi) \tag{18.11}$$

ただし，上式の $\mathrm{E}(\cdot|\cdot)$ は集団全体に対する条件付き期待値を意味する．また，$\gamma(\bar{l}_k, \bar{s}_k, x; \varphi)$ は，$s_k{=}0$ あるいは治療効果を表すパラメータ $\varphi$ が $\varphi = 0$ のときにのみゼロとなる時点 $k$ までの履歴 $(\bar{l}_k, \bar{s}_k, x)$ の関数である．たとえば，時点 $k$ での平均的な治療効果が時点によらず，その時点の治療のみに依存すると仮定したモデルでは，$\gamma(\bar{l}_k, \bar{s}_k, x; \varphi) = \varphi s_k$ である．

平均的な治療効果の大きさを表すパラメータ $\varphi$ を推定するために，次式のような関数を定義する．

$$H_k(\varphi) = Y - \sum_{t=k}^{K} \gamma(\bar{L}_t, \bar{S}_t, X; \varphi)$$

$H_k(\varphi)$ は, $\varphi$ の値を与えることでデータ $(Y, \bar{L}, \bar{S}, X)$ から計算できる．この関数 $H_k(\varphi)$ の期待値は，ある治療歴 $\bar{s}$ に対して時点 $k-1$ までは $\bar{s}$ と同じ治療歴で，その後は治療をまったく受けなかった場合の結果の期待値 $\mathrm{E}[Y(\bar{s}_{k-1}, 0)|\bar{l}_k, \bar{s}_k, x]$ に等しい．したがって，式 (18.10) の交絡が存在しないという仮定の下では，全員が時点 $k$ 以降は治療を受けなかった場合の結果に対して次式が成立する[24]．

$$\mathrm{E}[H_k(\varphi)|\bar{L}_k, \bar{S}_k, X] = \mathrm{E}[H_k(\varphi)|\bar{L}_k, \bar{S}_{k-1}, X]$$

上式は，$(\bar{L}_k, \bar{S}_{k-1}, X)$ を与えた下では，$H_k(\varphi)$ が $S_k$ と独立であることを意味するので，この $H_k(\varphi)$ を傾向スコアの推定に，

$$\mathrm{logit}\,\Pr(S_k = 1|\bar{L}_k, \bar{S}_{k-1}, X, H_k(\varphi)) = \alpha' W_k + \theta H_k(\varphi)$$

として用いると，式 (18.11) の構造モデルが正しく特定されていて，測定されていな

い交絡要因がなく，かつ $\varphi$ が真値 $\varphi_0$ に等しければ，上式のロジスティックモデルにおける回帰係数 $\theta$ の真値は「$\theta = 0$」である．ただし，$W_k$ は $(\bar{L}_k, \bar{S}_{k-1}, X)$ の関数である．

この関係を逆転させて，$\varphi$ の特定の値が真値 $\varphi_0$ に等しいかどうかを，$\theta = 0$ というスコア検定を使って検定することができる．この $\varphi = \varphi_0$ の検定を $G$ 検定 ($G$-test) とよぶ．$\varphi_0$ の $G$ 推定量は $\theta = 0$ のスコア検定統計量がゼロとなる $\varphi$ の値である．さらに，$\varphi_0$ の検定に基づく 95%信頼区間は，両側 5%水準の $G$ 検定で棄却できない $\varphi$ の値の集合として与えられる．

この推定方法では，治療効果に対しては式 (18.11) のような強いパラメトリックな仮定を置くが，共変量の効果については仮定を置かずに傾向スコアをモデル化して治療効果のセミパラメトリック推定を行っている．結果変数が 2 値反応，連続反応の場合だけでなく，打ち切りを伴う生存時間の場合にも加速モデルを式 (18.11) の代わりに用いた構造ネスト生存時間モデル (structural nested failure time model) が提案されている[25~27]．

18

### 18.4.2 周辺構造モデル

周辺構造モデル (marginal structural models, MSM) は，複数存在する反事実結果変数 $Y(\bar{s})$ のある特定の場合のみ (周辺分布) に対する次式のようなモデルである．

$$\mathrm{E}[Y(\bar{s})|x] = d(\bar{s}, x; \eta)$$

ただし，$d(\bar{s}, x; \eta)$ は $(\bar{s}, x)$ の関数，$\eta$ は未知パラメータであり，$d(\bar{s}, x; \eta)$ が治療歴 $\bar{s}$ に依存しない場合にのみ，$\eta$ の $\bar{s}$ に関する部分が 0 になるとする．たとえば，$cum(\bar{s})$ をある治療歴 $\bar{s}$ に対する累積投与量 $(\sum_{k=0}^{K} s_k)$ とすると，次式のようなロジスティック MSM を考えることができる．

$$\operatorname{logit} \mathrm{E}[Y(\bar{s})|x] = \eta_0 + \eta_1 cum(\bar{s}) + \eta_2 x \tag{18.12}$$

一方，観察データ $(Y, \bar{L}, \bar{S}, X)$ に対する通常の回帰モデルは，周辺期待値 $\mathrm{E}[Y|\bar{S} = \bar{s}, X = x]$ に対するモデルで，たとえば，次式のようなロジスティックモデルである．

$$\operatorname{logit} \mathrm{E}[Y|\bar{s}, x] = \eta'_0 + \eta'_1 cum(\bar{s}) + \eta'_2 x \tag{18.13}$$

ここで，式 (18.12) と式 (18.13) において，時間によって変化しない交絡要因 $X$ のみをモデルで調整しており，中間変数でもある時間依存性交絡要因歴 $\bar{L}_k$ がモデルに含まれていないことに注意が必要である．追跡バイアスや測定誤差バイアスがなければ，式 (18.13) のモデルを当てはめることにより，$\eta'_1$ のバイアスのない推定値を得ることができる．さらに，$\bar{L}_k$ による時間依存性交絡が存在しなければ，式 (18.12) の因果モデルと式 (18.13) の関連モデルのパラメータは一致するので，関連パラメータ $\eta'_1$ は因果パラメータ $\eta_1$ のバイアスのない推定値となる．

一方，治療法が時間とともに変化するようなデータでは通常そうであるように，$\bar{L}_k$

による交絡が存在する場合には，一般に $\eta \neq \eta'_1$ である．しかしながら，$\bar{L}_k$ による交絡が存在したとしても，式 (18.10) の仮定の下では，各対象者が受けた治療を受ける確率の逆数で関連モデルを重み付けしたモデルを当てはめることにより，因果パラメータ $\eta_1$ のバイアスのない推定値を得ることができる[21,22]．この推定量は，18.3.2 項で述べた治療が 1 回のみ ($K=0$) の IPW 推定量の拡張となっている．

対象者ごとの各時点における実際に受けた治療を受ける確率は，式 (18.10) の仮定の下では，それまでに観察された履歴のみの関数 $\Pr(S_k = s_k | \bar{L}_k, \bar{S}_{k-1}, X)$ なので，観察データから推定可能であり，対象者ごとの重みは各時点での確率をすべての時点に関して掛け合わせた値の逆数となる．たとえば，治療変数が 2 値データの場合には次式のようなモデルから重みが推定可能である．

$$\operatorname{logit} \Pr(S_k = 1 | \bar{L}_k, \bar{S}_{k-1}, X) = \alpha' W_k$$

ただし，$W_k$ は $(\bar{L}_k, \bar{S}_{k-1}, X)$ の関数，$\alpha$ は未知パラメータである．この重みは，治療を受けた対象者では傾向スコアそのものであり，治療を受けなかった対象者では，1 から傾向スコアを引いたものとなる．なお，重みに関しては，極端に大きな重みをもった少数の対象者によって結果が左右されないような安定した重み[21]も提案されている．

式 (18.10) の仮定の下で，因果パラメータのバイアスのない点推定値は，対象者ごとの各時点における実際に受けた治療を受ける確率の逆数で重み付けた関連モデルを当てはめることにより得られるが，その信頼区間に関しては，重み付けにより同じ対象者の結果を複数回扱うことによる相関を考慮する必要がある．経時データ解析において用いられるロバスト分散の使用が提案されている[21,28]．

## 18.5 直接効果と間接効果の推定

臨床試験でも疫学研究でも，疾患発症・予防に対する治療 (曝露) の全体での効果 (total effect, TE) を示すことができれば，次に関心があるのはその治療が結果に与える生物学的なメカニズム (パス) である．これはいわゆる**直接効果** (direct effect, DE) と**間接効果** (indirect effect, IE) の推定問題である．この問題に対して頻繁に用いられる解析は，中間変数 (intermediate variables) を調整した結果を DE とし，中間変数を調整しない全体での解析結果から DE を減じることで IE を推定するものである．しかし，この解析方法によって直接効果と間接効果を分離することは一般にはできない．効果の分離のためには，治療と中間変数に交互作用がなく，中間変数の影響を適切な介入によりブロックでき，治療と中間変数ブロックのための介入の両方をランダム化した試験を行わなければならず，その解析手法も，時間依存性交絡要因が存在するのが通常なので，18.4 節で述べた因果構造モデルを用いる必要がある[29]．

### 18.5.1　識別可能性

治療に対するコンプライアンスは100%，脱落・欠測値は0%，共変量・アウトカムの測定誤差はなしという理想的なランダム化研究を考える．図18.5にそのDAGを示す．治療 $S$ から結果 $Y$ への直接の矢線が治療のDEであり，治療 $S$ から中間変数 $Z$ を介した $Y$ への矢線が治療のIEである．完璧なランダム化研究を行ったとしても，中間変数 $Z$ に対しては介入できないので，$Z$ と $Y$ の関係を交絡させる変数 $W$ (観測共変量) や $U$ (未測定変数) が存在する．なお，図18.5には結果変数 $Y$ に対するベースラインリスク共変量 $X$ は記載していない．

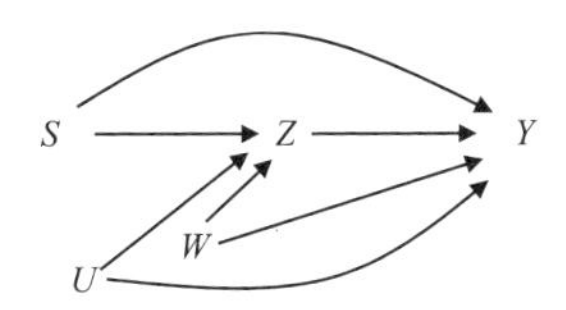


**図 18.5**　ランダム化研究の DAG
$S$：治療変数，$Y$：結果変数，$W$：観測共変量の組，$Z$：中間変数，$U$：未測定変数



図18.5の状況で，通常行われる中間変数 $Z$ を調整した解析からの直接効果の推定にはバイアスがある．これは $Z$ と $Y$ の関係を交絡させる未測定変数 $U$ が存在し，$Z$ を調整することによる衝突バイアス (collider bias) が生じるためである[29,30]．したがって，このような状況では，治療 $S$ の全体での効果 (average TE, ATE) は識別可能だが，DEは識別不能であり，その限界 (bound) のみが推定可能である[31,32]．

理想的なランダム化研究であっても，観察データに対する仮定を何も置かずにDEを識別することはできないので，図18.6のような仮定を置く．すなわち，未測定変数 $U$ は観測共変量 $W$ を通してのみ中間変数 $Z$ に影響を与えるという仮定である．この仮定と治療法のランダム化の下では，治療 $S$ の直接効果が識別可能である[29]．

### 18.5.2　直接・間接効果の定義と効果の分解

対象者 $i$ に対する図18.6における観測変数を $S_i$, $Z_i$, $W_i$, $Y_i$ とする (以降では，添え字 $i$ を省略することがある)．議論の簡略化のために，観測データはすべて2値データとする (ただし，$W_i$ は多次元とする)．以下のような反事実変数を想定する．

$Y_s$：対象者 $i$ が治療 $S=s$ を受けた場合の潜在結果変数

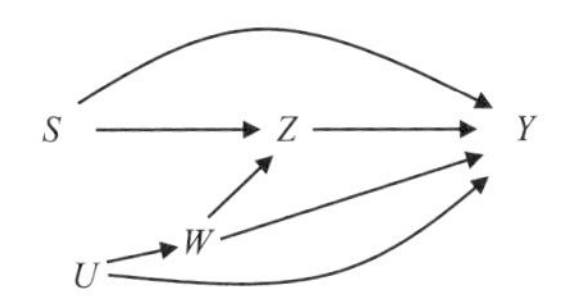


**図 18.6**　直接効果が識別可能な場合 ($Z$—$Y$ 間に関する未測定交絡要因は存在しない)
$S$：治療変数，$Y$：結果変数，$W$：観測共変量の組，$Z$：中間変数，$U$：未測定変数

$Z_s$：対象者 $i$ が治療 $S=s$ を受けた場合の潜在的な中間変数の値

$Y_{sz}$：対象者 $i$ が治療 $S=s$ を受け，中間変数の値を $Z=z$ とした場合の潜在結果変数

この反事実変数を用いれば，直接効果の一つの定義である調整した効果 **ACDE** (average controlled DE) は，以下のように表現される．

$$ACDE = \mathrm{E}(Y_{1z} - Y_{0z}) \tag{18.14}$$

$ACDE$ とは，すべての対象者の中間変数の値をある同じ値 $z$ に固定した (中間変数に対するすべての影響をブロックした) 下での平均治療効果である．この定義からもわかるように，設定した中間変数のレベルごとに $ACDE$ が定義される．直接効果といえば，上記の $ACDE$ を指すことが多いが，治療変数に加えて中間変数に対しても介入できる状況でないと $ACDE$ には意味がないとする批判も存在する．

式 (18.14) とは別の定義の直接効果 **ANDE** (average natural DE) も提案されている[1, 29]．

$$ANDE = \mathrm{E}(Y_{1Z0} - Y_{0Z0}) \tag{18.15}$$

$ANDE$ とは，コントロール治療 ($s=0$) を受けたときに観察されるはずの各対象者の中間変数の潜在的な値 $Z_0$ に $Z$ を固定した場合の平均治療効果である．$ACDE$ と異なり，治療変数に関しては介入を想定するが，中間変数の値に関しては個人間で変化してもよい (中間変数に対する治療の効果のみをブロックする) とする考え方であり，直接効果の要約指標となっている．ただし，$Y_{1Z0}$ のように絶対に観測できない変数を用いているので，$ANDE$ は仮想的な量であり，その解釈に困難を生じることがある．なお，治療と中間変数の間に交互作用がない ($ACDE$ が $Z$ のすべてのレベルで共通) 場合には，上記二つの直接効果は同じものとなる．

式 (18.15) と同様に，**ANIE** (average natural IE) は，以下のように定義される．

$$ANIE = \mathrm{E}(Y_{1Z1} - Y_{1Z0}) \tag{18.16}$$

$ANIE$ は，全員が治療を受けたという前提で，治療を受けた場合の (仮想的) 中間変数と治療を受けていない場合の (仮想的) 中間変数の影響の比較を行っており，中間変数を介した平均治療効果を意味している．

直接・間接効果の推定の際には，全体効果が直接効果と間接効果に分解可能かどうかに関心がある．以下に示すように，この分解が成立するのは上述の自然な効果 (natural effect) の場合である．

$$Y_1 - Y_0 = Y_{1Z1} - Y_{0Z0} = (Y_{1Z1} - Y_{1Z0}) + (Y_{1Z0} - Y_{0Z0})$$

したがって，$ANDE$ を推定できれば，$ANIE$ は全体効果 ($ATE$) から $ANDE$ を減じればよい．なお，調整された効果 (controlled effect) の場合には，$ATE$ から $ACDE$ を減じたとしてもそれは間接効果 ($ACIE$) とは解釈できない[29]．繰り返しになるが，$Y$ に対する $S$ と $Z$ の効果に交互作用がなければ，$ACDE$ と $ANDE$ は同じであり，調整された効果に対しても上式の分解公式が成立する．

### 18.5.3 直接・間接効果の推定

図 18.6 の状況を仮定することができれば，たとえ治療変数 $S$ と中間変数 $Z$ の間に交互作用が存在したとしても，結果変数 $Y$ の説明変数 $(S,\ Z,\ S \times Z,\ W)$ の上への回帰分析を実施し，変数 $S$ の回帰係数から調整した直接効果 $(ACDE)$ を推定可能である．しかしながら，ランダム化研究を含むほとんどすべてのデータで，図 18.7 に示すように $Z-Y$ 間の交絡要因 $W$ は治療 $S$ の影響を受けていると考えられる．この状況では，中間変数でもある $W$ を調整した上記の通常の解析にはバイアスが存在する ($W$ を調整することによる衝突バイアス).

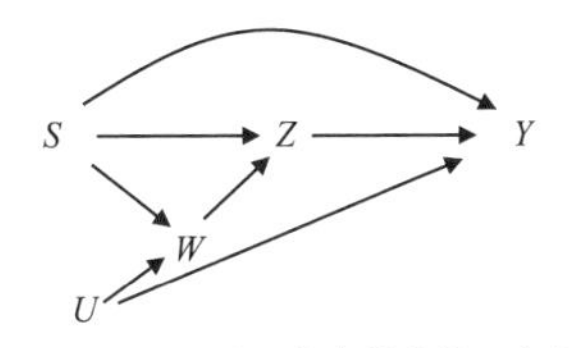


**図 18.7** $S$—$Y$ 間に時間依存性交絡が存在する場合
$S$：治療変数，$Y$：結果変数，$W$：観測共変量の組，$Z$：中間変数，$U$：未測定変数

このような時間依存性交絡を適切に調整するためには，18.4 節で述べた因果構造モデルを用いる必要があり，そのための方法がいくつか提案されている[33~35]．ここでは，図 18.7 あるいは治療が繰り返される場合等の複雑な状況でも適用可能な周辺構造モデルに基づく推定方法[35] について紹介するが，想定する DAG は図 18.6 の単純な状況での直接・間接効果の推定を考える.

最初に，$ACDE$ の推定について考える．図 18.6 の DAG から以下の仮定が導かれる．ただし，DAG では表現できないが，$Y$ に対する $S$ と $Z$ の交互作用は存在する状況を考える.

$$Y_{sz} \coprod S \tag{18.17}$$

$$Y_{sz} \coprod Z|S, W \tag{18.18}$$

治療全体での効果 (ATE) の推定には，式 (18.17) のランダム化の仮定のみでよいが，$ACDE$ の推定のためには，式 (18.18) の仮定も加えて必要である．後者の仮定は，中間変数と結果変数の間に未測定の交絡要因がないことを意味する.

反事実変数 $Y_{sz}$ の周辺期待値に対して，以下のような周辺構造モデルを仮定する.

$$\mathrm{E}[Y_{sz}] = \alpha_0 + \alpha_1 s + \alpha_2 z + \alpha_3 sz$$

上式の周辺構造モデルのパラメータは，結果変数 $Y$ の変数 $S,\ Z,\ S \times Z$ の上への重み付き回帰で求めることができる．ただし，対象者 $i$ に対する重みは，時間に依存しないベースラインでの共変量を $X$ として，$w_i^S \times w_i^Z$ である.

$$w_i^S = \frac{1}{\Pr(S = s_i|X = x_i)}, \quad w_i^Z = \frac{1}{\Pr(Z = z_i|S = s_i, X = x_i, W = w_i)}$$

上記の重み付き回帰分析のパラメータが推定されれば，$ACDE$ は以下のように推定可能である．

$$\begin{aligned} ACDE = \mathrm{E}[Y_{1z} - Y_{0z}] &= (\hat{\alpha}_0 + \hat{\alpha}_1 + \hat{\alpha}_2 z + \hat{\alpha}_3 z) - (\hat{\alpha}_0 + \hat{\alpha}_2 z) \\ &= \hat{\alpha}_1 + \hat{\alpha}_3 z \end{aligned}$$

次に，$ANDE$ (ひいては，$ANIE$) の推定について考える．$ANDE$ を推定するためには，上述の $ACDE$ の推定に必要な仮定 (18.17) と (18.18) に加えて次の二つの仮定が必要である．

$$Z_s \coprod S \tag{18.19}$$

$$Y_{sz} \coprod Z_0 \,|W \tag{18.20}$$

式 (18.19) は，治療 $S$ のランダム化がうまく働いていれば，(ベースライン変数 $X$ の条件づけにかかわらず) 平均的に成立する．$ANDE$ を推定するための後者の仮定としていくつかの提案[1, 29, 33, 35] がある．式 (18.20) の仮定は，Pearl[1] の仮定である．これら四つの仮定の下で，$ANDE$ は，

$$ANDE = \sum_{zw} \mathrm{E}[Y_{1z} - Y_{0z}|W = w]\mathrm{Pr}(Z_0 = z|W = w)\mathrm{Pr}(W = w) \tag{18.21}$$

と表すことができる．式 (18.21) を利用していくつかの方法で $ANDE$ を求めることが可能であるが[1, 29, 33]，ここでは VanderWeele[35] が提案した条件付き周辺構造モデルに基づく重み付け回帰のパラメータ推定値を組み合わせる方法を紹介する．まず，$W = w$ で条件づけた $Y_{sz}$ の周辺構造モデル

$$\mathrm{E}[Y_{sz}|W = w] = \beta_0 + \beta_1 s + \beta_2 z + \beta_3 sz + \beta_4' w \tag{18.22}$$

と，中間変数 $Z$ に対する $W = w$ で条件づけた周辺構造モデル

$$\mathrm{E}[Z_s|W = w] = \gamma_0 + \gamma_1 s + \gamma_2' w \tag{18.23}$$

を仮定し，式 (18.23) を $w_i^{s*} = 1/\mathrm{Pr}(S = s_i|X = x_i,\, W_i = w_i)$，式 (18.22) を $w_i^{s*} \times w_i^Z$ でそれぞれ重み付けた回帰モデルを当てはめることでパラメータ推定値を得る．モデル (18.22) が $z$ に対して線形であるなら，式 (18.23) から得た $E[Z_0|W = w]$ の予測値を式 (18.22) の $z$ に代入して，

$$\sum_z \mathrm{E}[Y_{sz}|W = w]\mathrm{Pr}(Z_0 = z|W = w) = \beta_0 + \beta_1 s + (\beta_2 + \beta_3 s)(\gamma_0 + \gamma_2' w) + \beta_4' w$$

が得られる．したがって，モデル (18.23) の下で $ANDE$ は，

$$\begin{aligned} ANDE = \mathrm{E}_W[&\{\beta_0 + \beta_1 + (\beta_2 + \beta_3)(\gamma_0 + \gamma_2' W) + \beta_4' W\} \\ &- \{\beta_0 + \beta_2(\gamma_0 + \gamma_2' W) + \beta_4' W\}] = \beta_1 + \beta_3(\gamma_0 + \gamma_2' \mathrm{E}[W]) \end{aligned}$$

に周辺構造モデルのパラメータ推定値と $W$ の平均値ベクトルを代入して得ることができる．

残念ながら，$ANDE$ の識別に必要な仮定のうち，式 (18.20) はきわめて厳しいものである．式 (18.20) は，$W$ で条件づけた下で，二つの反事実変数 $(Y_{sz}, Z_0)$ が独立であることを要求しているが，実は時間依存性交絡 $W$ が治療 $S$ の影響を受けた場合には成り立たないことが示される[1]．したがって，図 18.7 の状況においては $ANDE$ を識別することはできず，図 18.6 のような変数間の関係が必要となるが，このことは，現実にはどのような実験環境を整えても，一般に $ANDE$ の推定は困難であることを示している．

このように，直接・間接効果の分解問題は，本節で考えた単純な状況だけでも，$ACDE$ によってのみでは総合効果の分解の一意性が担保されない問題と，それを回避する $ANDE$ が介入研究によっては一般に推定不能であるという問題のトレードオフ等，本章で紹介した統計的因果推論手法を用いても解決の難しい分野だといえる．同時に，主要層別 (principal stratification) に基づく直接・間接効果の定義と識別可能性[36]や，繰り返し治療と時間依存性中間変数に対する直接効果の推定問題[37]等，今後の理論的発展が望まれる分野でもある．

18

## 文　　献


1) Pearl, J. *Causality*, Cambridge University Press, 2000.
2) Rubin, DB. *J Educ Psychol* **66**: 688–701, 1974.
3) Holland, PW. *J Am Stat Assoc* **81**: 945–970, 1986.
4) Greenland, S. *Epidemiol* **1**: 421–429, 1990.
5) Greenland, S and JM Robins. *Int J Epidemiol* **15**: 413–419, 1986.
6) Robins, JM. *J Chron Dis* **40**: 139s-161s, 1987.
7) Pearl, J. *Biometrika* **82**: 669–710, 1995.
8) Wickramaratne, PJ and TR Holford. *Biometrics* **43**: 751–765, 1987.
9) Kleinbaum, DG, LL Kupper and H Morgenstern. *Epidemiologic Research*, Van Nostrand Reinhold, 1982.
10) 佐藤俊哉．椿　広計，藤田利治，佐藤俊哉編．これからの臨床試験: pp.21–33, 朝倉書店, 1999.
11) Rothman, KJ, S Greenland and TL Lash. *Modern Epidemiology*, 3rd ed, Lippincott Williams & Wilkins, 2008.
12) Robins, JM. *Epidemiol* **11**: 313–320, 2001.
13) Greenland, S, JM Robins and J Pearl. *Statist Sci* **14**: 29–46, 1999.
14) Greenland, S, J Pearl and JM Robins. *Epidemiol* **10**: 37–48, 1999.
15) Greenland, S. *Stat Med* **1**: 217–227, 1982.
16) Greenland, S. *Stat Med* **10**: 1069–1074, 1991.
17) 佐藤俊哉．統計数理 **42**: 83–101, 1994.
18) Rosenbaum, PR and DB Rubin. *Biometrika* **70**: 41–55, 1983.
19) Robins, JM. *Stat Med* **8**: 679–691, 1989.
20) D'Agostino, RB Jr. *Stat Med* **17**: 2265–2281, 1998.
21) Robins, JM, MA Hernan and B Brumback. *Epidemiol* **11**: 550–560, 2000.

22) Halloran, ME and D Berry, eds. *Statistical Models in Epidemiology: The Environment and Clinical Trials*, IMA Volumes in Mathematics and its Environments 116: pp.95–134, Springer, 1999.
23) Sato, T and Y Matsuyama. *Epidemiol* **14**: 680–686, 2003.
24) Robins, JM and M Berkane, ed. *Latent Variable Modeling and Applications to Causality*: pp.69–117, Springer, 1997.
25) Robins, JM, D Blevins, G Ritter and M Wulfson. *Epidemiol* **3**: 319–336, 1992.
26) Mark, SD and JM Robins. *Control Clin Trials* **14**: 79–97, 1993.
27) Mark, SD and JM Robins. *Stat Med* **12**: 1605–1628, 1993.
28) Hernan, MA, B Brumback and JM Robins. *Epidemiol* **11**: 561–570, 2000.
29) Robins, JM and S Greenland. *Epidemiol* **3**: 143–155, 1992.
30) Cole, SR and MA Hernan. *Int J Epidemiol* **31**: 163–165, 2002.
31) Kaufman, S, JS Kaufman, RF MacLehose, S Greenland and C Poole. *Stat Med* **24**: 1683–1702, 2005.
32) Cai, Z, M Kuroki, J Pearl and J Tian. *Biometrics* **64**: 695–701, 2008.
33) Petersen, ML, SE Sinisi and MJ van der Laan. *Epidemiol* **17**: 276–284, 2006.
34) Goetgeluk, S, S Vansteelandt and E Goetghebeur. *J R Stat Soc Ser B* **70**: 1049–1066, 2009.
35) VanderWeele, TJ. *Epidemiol* **20**: 18–26, 2009.
36) Frangakis, CE and DB Rubin. *Biometrics* **58**: 21–29, 2002.
37) VanderWeele, TJ and EJ Tchetgen. *J R Stat Soc Ser B*, in press.

Chapter 19

# メタアナリシス

## 19.1　はじめに

メタアナリシスとは，治療効果，毒性の効果，あるいは環境のリスク等，何らかの作用因子の効果・影響に関して，過去に独立して実施された研究を網羅的に収集・整理して統合可能かどうかを検討し，統合可能と考えられる研究結果から共通の効果の大きさを推定する統計手法である[1)]．心理学者 Glass[2)] が初めて meta-analysis という名称を提案した．この分野の集大成としてまとめられたものが Cooper and Hedges[3)] による *The Handbook of Research Synthesis* である．臨床試験の世界に meta-analysis がもち込まれたのはイギリスの巨人 Richard Peto の存在が大きい．Peto のデザインによる Yusuf et al.[4)] の心筋梗塞後の $\beta$ ブロッカー長期投与二次予防効果のメタアナリシスはあまりにも有名である．これを契機に臨床試験の評価にメタアナリシスが急速に広がっていく．早期乳がん治療合同研究班 (Early Breast Cancer Trialists' Collaborative Group)[5)] による早期乳がんのアジュバント化学療法に関するメタアナリシスは代表的なものである．

## 19.2　メタアナリシスの歴史

### 19.2.1　心筋梗塞後の $\beta$ ブロッカー長期投与の二次予防効果

図 19.1 には心筋梗塞患者の二次予防のための $\beta$ ブロッカーの効果を検討した 17 の臨床試験のメタアナリシスの例を示す．試験ごとに薬剤 $\beta$ ブロッカーの死亡オッズ比の点推定値と 95%信頼区間が示されている (薬剤の効果があれば死亡オッズ比が小さくなる)．信頼区間が 1.0 を含んでいればその試験での治療効果は有意でなかったことを示している．また，黒塗りの四角形の面積はメタアナリシスでの重みを意味し，それはだいたい，標本サイズに比例 (信頼区間の幅に反比例) する．つまり，規模の小さい研究結果の重みは小さい．さて，二つの試験を除いて他の 15 の試験では治療効果は有意ではない．しかし，併合されたオッズ比は (◇ で示す) $0.78(95\% CI: 0.71-0.87)$ であり，死亡オッズは死亡相対リスクに近似できるので $22\%(1-0.78=0.22)$ のリスク減少が期待できる，という解釈が可能である．17 すべての試験での信頼区間がこ

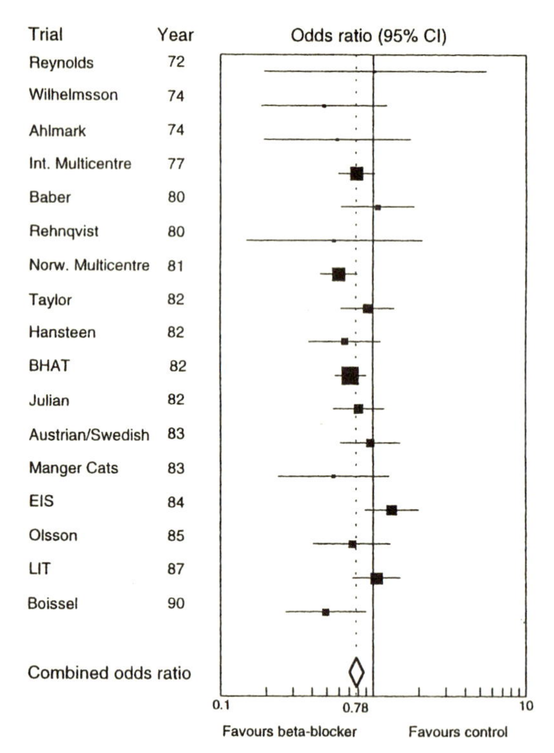


**図 19.1** Yusuf *et al.*[4] による心筋梗塞患者の二次予防のための $\beta$ ブロッカーの長期投与の効果を検討した 17 の臨床試験のメタアナリシス

の併合オッズ比 0.78 (図の点線) を含んでいるので，17 の試験はかなり同質であることを示唆している．均一性の検定してみるとその $p$ 値は $p = 0.2$ で否定できない．

### 19.2.2 Lau の累積メタアナリシス

メタアナリシスを適用し解釈するうえで画期的な方法が Lau et al.[6] により提案された．急性心筋梗塞後の血栓溶解剤としてのストレプトキナーゼ streptokinase の静脈内投与の有効性に関する 33 件の RCT の結果を例にして，「新しい RCT の報告が出るたびにメタアナリシスを繰り返しその結果を図示していく」簡単な方法であり，**累積メタアナリシス** (cumulative meta-analysis) と命名された．これを利用すれば「初めて有意な効果に達した年代」をさかのぼって同定できる．streptokinase の例では

1) 1971 年の段階で初めて治療効果が有意となった ($p = 0.023$)
2) 1973 年には，それまで八つの試験で総勢 2432 人の患者が無作為割付けされていて，治療効果の死亡オッズ比は $0.74(95\%CI : 0.59 - 0.92), p = 0.0071$ となり，有効性の有意はこの時点から不変である．

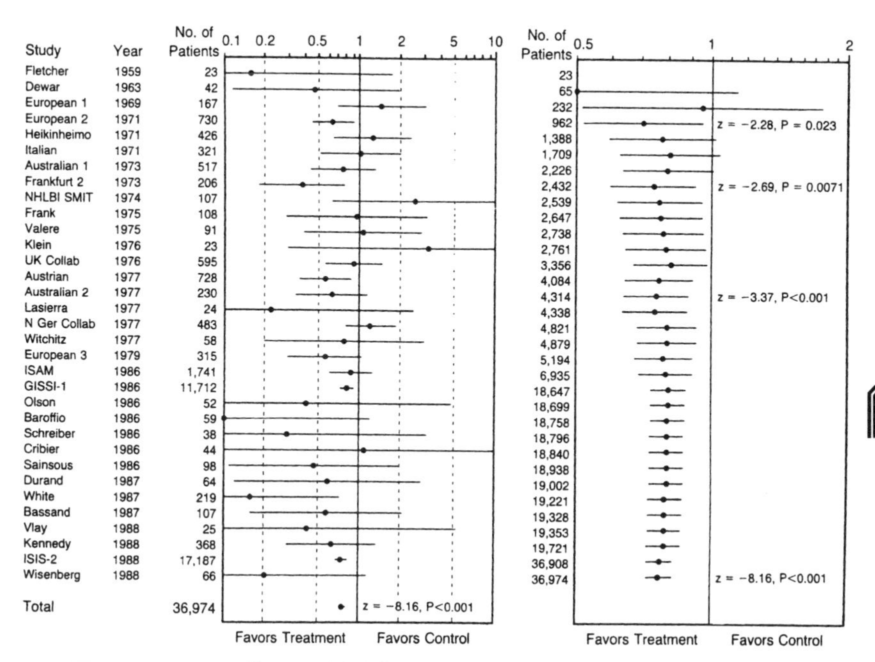


**図 19.2**　Lau et al.[6] による急性心筋梗塞後の血栓溶解剤としての streptokinase の静脈内投与の有効性に関する 33 件の RCT のメタアナリシス (Mantel-Haenszel 法) と累積メタアナリシス

3) 1977 年には $p$ 値がさらに小さくなり ($p < 0.001$)

4) これらのメタアナリシスの結果は 1986 年，1988 年に *Lancet* に報告された大規模試験 GISSI (the Gruppo Italiano perlo Studio della Streptochinasi nell'Infarto Miocardico) と ISIS-2 (the Second International Study of Infarct Survival) の結果によっても変わらなかった．

5) 1988 年には死亡オッズ比の推定値が $0.77 (p < 10^{-15})$ となった．つまり，23%の死亡オッズ (リスク) 減少が期待されるというエビデンスが得られる．

ということを示した．ところで，この治療法が認可された時期は国によって 1985 年 (ドイツ) から 1989 (イギリス) の 5 年の間でばらついている．つまり，認可される 10 年以上も前にその有効性は立証されていたことを示しているのである．

## 19.3　メタアナリシスの基本的手順

メタアナリシスは文献から得られる情報をデータとしているが，他の研究と同様に慎重な研究プロトコールを，次のような手順で事前に作成する必要がある：

1）選択基準 (研究の質，研究デザイン，研究規模等) の明確化.
2）文献の網羅的探索：統計的に有意な結果が出た論文が掲載される傾向公表バイアス (publication bias) を避けるための方法を工夫する.
3）効果・リスク指標の選択：計量値であれば平均値の差，2 値 (binary) であればオッズ比，リスク比，リスク差等.
4）選ばれた文献の統合可能性の検討.
5）統計手法の選択.
6）感度分析 (sensitivity analysis) の実施：選ばれた文献のなかで解析に使用する文献群を変えて計算を繰り返したときに結果がどの程度変わるか検討する.

## 19.4 論文の検索と選択バイアス

統計学的推測の基本は標本を母集団から無作為に抽出することにあるがメタアナリシスでは「全数検索」が基本である．しかし，同じテーマの研究論文をすべて検索・収集することは，公表バイアス，英語バイアス (English language bias)，データベースバイアス (database bias) 等のさまざまな選択バイアスによって不可能に近い．綿密に計画した検索が必要である[1].

### a. 公表バイアス

新薬開発に携わる製薬企業が計画した試験で結果がネガティブであれば公表される可能性は小さいし，研究者にしても思うような結果が出なければ論文を投稿しようとしないだろう．たとえ，論文を投稿しようとしても，雑誌の編集委員会はネガティブな論文は掲載価値が低いと考えて論文採択を否決してしまうかもしれない (最近はコクラン共同計画の影響でネガティブな結果も掲載する機会は増えているが)．つまり，「公表される，されない」の基準が研究結果の「ポジティブかネガティブ」に強く関連している．したがって，公表された結果だけで (重み付き) 平均値を計算すると，明らかにポジティブの方向にバイアスがかかってしまう．その典型例としては，がんの化学療法の分野の成績が有名である．進行性卵巣がん患者に対する多剤併用療法とアルキル化薬単独療法との比較試験では，文献サーチで選択された研究に基づく治療効果では多剤併用療法の方が有意に ($p = 0.0004$) 生存率が大きかったのに対し，がんの国際癌データバンク (International Cancer Data Bank) に登録された試験の解析では，有意な治療効果の差は観察されていなかったのである ($p = 0.17$)[7].

また，試験のスポンサーも公表バイアスに大きく関わっている．特に，製薬企業がスポンサーとなって実施された試験は，政府・研究者等が中心となって実施された試験より公表される割合は少ない．たとえば，上述した進行卵巣がん患者に対する多剤併用療法とアルキル化薬単独療法との比較試験で，多剤併用療法が優れていると発表したのは，製薬企業がスポンサーとなっていた試験では全体の 89%であったのに対し，他の臨床試験では61%にすぎなかった．しかし，残念ながら，質の高い研究は質の低い研究より公表される割合は高いかというとそうでもないようである．

**b.　英語バイアス**

これまでの代表的なメタアナリシスは，主として英語で書かれた臨床試験に基づいている．たとえば，1991 年から 1993 年まで実施された 26 のメタアナリシスは英語で書かれた文献に限ったものであった[8]．日本のような英語圏でない国の研究者は，英語と母国語の両方で論文を書かねばならない点で英語圏の研究者よりハンディがある．ただ，英語が世界の共通語となった現在，いい結果が出たら英語で，さほどでもなければ母国語で，と考える研究者は多いに違いない．したがって，英語の文献だけを収集したメタアナリシスにはバイアスがあるといわねばならない．Egger et al.[9,10] はドイツ語で出版された文献について調べた．1985〜1994 年までに五つの学術雑誌で公表されたすべての RCT の論文を mannual search で探索したのであった．一方で，同じ 10 年間に英語で公表された RCT の論文を MEDLINE を利用して検索した．同じファースト著者による英語の論文とドイツ語の論文のペアを集めて比較したのである．英語で公表された論文の 63%が有意な結果を示していたが，ドイツ語で公表された試験結果で有意だったのは 35%であった．これらの結果を条件付きロジスティック回帰モデル (meta-regression) で症例数，試験デザイン，試験の質等で調整して分析したところ，有意な結果を示した試験結果が英語で公表されるオッズはドイツ語の 3.98 倍 (95%CI: 1.20 – 13.2) であった．



## 19.5　メタアナリシスの統計モデル

### 19.5.1　漸近的正規近似に基づく方法

一般に，実験 (曝露) 群の治療成績 (曝露リスク) を対照 (非曝露) 群の治療成績 (曝露リスク) と比較する指標 (有効率の差，オッズ比など) の大きさ effect size (効果の大きさ) を $\theta$ とし，メタアナリシスの対象となる研究の数が $K$ 個あるとする．各研究からコピーあるいは計算した効果の大きさの推定値を

$$(\hat{\theta}_1, \hat{\theta}_2, \ldots, \hat{\theta}_K)$$

としよう．各研究でのサンプルサイズが大きければ，$\hat{\theta}$ には漸近的に最良な最尤推定量を考えることことができる．そこで，適当な変換 $f(\theta)$ により漸近的正規近似

$$f(\hat{\theta}_i)|\theta_i, s_i^2 \overset{\text{asymp}}{\sim} N(f(\theta_i), s_i^2)$$

が仮定できる状況を考え，母数モデル，変量モデル，それにベイズモデルでの考え方を解説する[1]．なお，$s_i^2$ は $f(\hat{\theta}_i)$ の漸近分散で既知とするが，後の議論のために

$$w_i = \frac{1}{s_i^2}, \qquad i = 1, \cdots, K$$

と重みを表す変数 $w_i$ を導入しておく．

### 19.5.2 母数モデル

さて，一つの自然なメタアナリシスでの帰無仮説は，

$$H_0 : \theta_1 = \cdots = \theta_K = \theta$$

であろう．このモデルは，各研究結果は同一の効果の大きさ $\theta$ をもつ点で均一性 (homogeneity) を仮定した方法といえる．つまり

$$f(\hat{\theta}_i)|\theta, s_i^2 \overset{\text{asymp}}{\sim} N(f(\theta), s_i^2)$$

と仮定する母数モデル (fixed-effects model) である．帰無仮説 $H_0$ の下での $f(\theta)$ の対数尤度は

$$l(f(\theta)) \propto Q = \sum_{i=1}^{K} w_i (f(\hat{\theta}_i) - f(\theta))^2$$

となるので，$f(\theta)$ の漸近的最尤推定量は

$$\hat{f(\theta)}_{\text{AMLE}} = \frac{\sum_{i=1}^{K} f(\hat{\theta}_i) w_i}{\sum_{i=1}^{K} w_i}$$

となる．つまり，統合推定値と 95%信頼区間は

$$\hat{\theta}_{\text{AMLE}} = f^{-1}\left(\frac{\sum_{i=1}^{K} f(\hat{\theta}_i) w_i}{\sum_{i=1}^{K} w_i}\right), \ 95\%\text{CI} : f^{-1}\left(f(\hat{\theta})_{\text{AMLE}} \pm 1.96\sqrt{\frac{1}{\sum_{i=1}^{K} w_i}}\right)$$

となる．ところで，

$$\begin{aligned} Q &= \sum_{i=1}^{K} \left(\frac{f(\hat{\theta}_i) - f(\theta)}{s_i^2}\right)^2 \\ &= \underbrace{\sum_{i=1}^{K} w_i (f(\hat{\theta}_i) - f(\hat{\theta})_{\text{AMLE}})^2}_{\chi^2_{K-1}} + \underbrace{\sum_{i=1}^{K} w_i (f(\hat{\theta})_{\text{AMLE}} - f(\theta))^2}_{\chi^2_1} \end{aligned}$$

と分解できる．前者の統計量は帰無仮説 $H_0$ の検定，つまり，各研究での治療効果の均一性の検定統計量 $Q_1$ である．メタアナリシスでは研究の統合可能性 (combinability) の検定ともいう．後者は均一性の仮定の下で「治療効果はない」とする $H_0 : f(\theta) = 0$ の検定統計量 $Q_2$ になる:

$$\begin{aligned} Q_1 &= \sum_{i=1}^{K} w_i (f(\hat{\theta}_i) - f(\hat{\theta})_{\text{AMLE}})^2 \sim \chi^2_{K-1} \\ Q_2 &= \frac{(\sum_{i=1}^{K} w_i f(\hat{\theta}_i))^2}{\sum_{i=1}^{K} w_i} \sim \chi^2_1 \end{aligned}$$

### 19.5.3　変量モデル

母数モデルでは $\theta_i$ は共通と考えたが，これは現実を少々単純化しすぎたモデルであり，現実には $\theta_i$ には，ある程度の差がある (プロトコルの違い，患者の違い，地域の違い，研究者の違いなど) と考える方が自然であろう．そこで，この異質性 (heterogeneity) をモデル化した一つの自然なモデルとして

$$f(\theta_i)|\theta, \tau^2 \sim N(f(\theta), \tau^2),$$

という変量モデル (random-effects model) を考えることができる．この仮定の下では，

$$f(\hat{\theta}_i)|\theta_i, s_i^2, \tau^2 \overset{\text{asymp}}{\sim} N(f(\theta_i), s_i^2 + \tau^2)$$

と置き換えられる．変量モデルでは $f(\theta), \tau^2$ の周辺尤度を最大化する制限付き最尤推定量 (restricted maximum likelihood estimator, REMLE) を考えるのが自然である．その対数尤度は

$$l(f(\theta), \tau^2) \propto \sum_{i=1}^{K} \left( \frac{(f(\hat{\theta}_i) - f(\theta))^2}{s_i^2 + \tau^2} + \log(s_i^2 + \tau^2) \right) + \log \left( \sum_{i=1}^{K} \frac{1}{s_i^2 + \tau^2} \right)$$

となるので，重み変数を

$$w_i(\tau) = \frac{1}{s_i^2 + \tau^2}$$

と置けば，統合推定値と 95%信頼区間は母数モデルと同様の形で表現できる．ここで，$\hat{\tau}^2$ は一般に非線形方程式の解[1] となるが，均一性の検定統計量 $Q_1$ を利用したモーメント法を適用すると，より繰り返し計算の必要がない推定値が得られる．つまり，

$$E(Q_1) = (K-1) + \tau^2 \left( \sum_{i=1}^{K} w_i - \frac{\sum_{i=1}^{K} w_i^2}{\sum_{i=1}^{K} w_i} \right)$$

となるので，$\tau^2$ のモーメント推定量が次式で計算できる．

$$\hat{\tau}^2 = \max \left\{ 0, \frac{Q_1 - (K-1)}{\sum_{i=1}^{K} w_i - \frac{\sum_{i=1}^{K} w_i^2}{\sum_{i=1}^{K} w_i}} \right\}$$

これが DerSimonian–Laird の方法[11] である．もし，$\hat{\tau}^2 = 0$ の場合は母数モデルに一致する．ただ，Higgins and Thompson[12] は，均質性の検定が検出力が低いこと，異質性の大きさである $\tau^2$ の解釈が素人には容易ではないこと，等から，解釈の容易な「異質性の尺度 (measure of heterogeneity)」として次の指標 $I^2$ を提案している：

$$I^2 = \frac{Q_1 - (K-1)}{Q_1}, \qquad 0 \leq I^2 < 100\ \% \tag{19.1}$$

この $I^2$ の値は推定値の研究間の全体のバラツキの大きさ $Q_1$ に占める異質性の大きさ $\tau^2$ の割合 (%) を推定している尺度である．

### 19.5.4 ベイズモデル

変量モデルでは，$f(\theta_i)$ に異質性の大きさを表現する分散 $\tau^2$ をもつ確率分布 (第一レベル) を仮定した．しかし，パラメータ $f(\theta), \tau^2$ は定数と考えており，その不確実性を考慮していない．それを考慮するためには $f(\theta), \tau^2$ にさらなる確率分布 (第二レベル) を仮定すればよい．ベイズモデルでは，事前分布とよび，一般には，無情報事前分布 (noninformative prior)

$$f(\theta) \sim N(0, a) \quad a = 100(\text{程度})$$
$$1/\tau^2 \sim Ga(a, a), \quad a = 0.001(\text{程度})$$

等を仮定する．ここに，$Ga(a, b)$ はガンマ分布である．このモデルは二つのレベルをもつ階層モデル (hierarchical models) とよばれる．この計算は，MCMC (Markov chain Monte Carlo) 法を利用した統計ソフト WinBUGS を利用すると簡単である[13]．

## 19.6 メタアナリシスの実際：平均値の差

ここでは，メタアナリシスの実際の適用例として，表 19.1 に示すような (等分散が仮定できる) 平均値を比較するメタアナリシスを考える．

**表 19.1** ハイリスク群を対象とした糖尿病予防に対する食習慣の改善プログラムの効果を検証した八つの無作為化臨床試験の負荷後 2 時間血糖値 2hPG (mmol/d$l$) のベースラインからの変化量 (Yamaoka and Tango[14])

| No. | 介入群 | | | 非介入群 | | |
|---|---|---|---|---|---|---|
| | $N$ | $Mean$ | $SD$ | $N$ | $Mean$ | $SD$ |
| 1 | 130 | 1.65 | 3.16 | 133 | 3.96 | 3.82 |
| 2 | 97 | −0.1 | 2.19 | 96 | 0.1 | 1.94 |
| 3 | 93 | −0.68 | 1.95 | 93 | −0.30 | 2.75 |
| 4 | 35 | −0.7 | 1.90 | 32 | −0.5 | 1.80 |
| 5 | 256 | −0.9 | 1.90 | 250 | −0.3 | 2.20 |
| 6 | 66 | 0.01 | 2.68 | 70 | 0.74 | 2.76 |
| 7 | 47 | −0.8 | 2.06 | 55 | 0.2 | 2.23 |
| 8 | 79 | −0.76 | 1.36 | 77 | 0.67 | 1.74 |

### 19.6.1 平均値と標準偏差

平均値に基づく研究においては，次の二つの指標を考えるのが自然である．つまり，平均値の差 (absolute difference, AD) と平均値を標準化した差 (standardized difference, STD) である．

$$\widehat{AD}_i = \bar{X}_{1i} - \bar{X}_{0i}$$
$$\widehat{STD}_i = \frac{\bar{X}_{1i} - \bar{X}_{0i}}{\sqrt{V_i}}$$

ここに $i = 1, \cdots, K$ であり，共通分散の推定値として

$$V_i = \frac{(n_{1i} - 1)V_{1i} + (n_{0i} - 1)V_{0i}}{n_{1i} + n_{01} - 2}$$

である．以下には平均値の差について，母数モデルと DerSimonian–Laird のモーメント法による変量モデルについて計算手順を示す．

### 19.6.2　母数モデル

1. 各研究での平均値の差を計算する．

$$\widehat{AD}_i = \bar{X}_{1i} - \bar{X}_{0i}$$

2. 平均値の差の標準誤差を計算する．

$$SE_i = \sqrt{\left(\frac{1}{n_{1i}} + \frac{1}{n_{0i}}\right) V_i}$$

各研究の 95%信頼区間は $\widehat{AD}_i \pm 1.96 SE_i$ で計算する．

3. 各研究の重みを計算する．

$$w_i = 1/SE_i^2 = \left(\left(\frac{1}{n_{1i}} + \frac{1}{n_{0i}}\right) V_i\right)^{-1}$$

4. 統合された平均値の差を推定する．

$$\widehat{AD}_m = \frac{\sum_{i=1}^{K} w_i \widehat{AD}_i}{\sum_{i=1}^{K} w_i}$$

5. 統合平均値の差の 95%信頼区間を計算する．

$$\widehat{AD}_m \pm 1.96 \sqrt{\frac{1}{\sum_{i=1}^{K} w_i}}$$

6. 均一性の検定を行う．

$$Q_1 = \sum_{i=1}^{K} w_i (\widehat{AD}_i - \widehat{AD}_m)^2 \sim \chi^2_{K-1}$$

7. 有意性の検定を行う．

$$Q_2 = \widehat{AD}_m^2 \sum_{i=1}^{K} w_i \sim \chi^2_1$$

### 19.6.3　DerSimonian–Laird の変量モデル

1. 各研究の平均値の差 $AD_i$ の推定値は前節の母数モデルを適用する．
2. 均一性の検定統計量 $Q_1$ を計算する．
3. 研究間のバラツキの大きさ $\tau^2$ を推定する．

$$\hat{\tau}^2 = \max\left\{0,\ \frac{Q_1 - (K-1)}{\sum_{i=1}^K w_i - (\sum_{i=1}^K w_i^2)/(\sum_{i=1}^K w_i)}\right\}$$

4. 各研究の重みを計算する

$$w_i^* = \frac{1}{SE_i^2 + \hat{\tau}^2} = \left(\left(\frac{1}{n_{1i}} + \frac{1}{n_{0i}}\right)V_i + \hat{\tau}^2\right)^{-1}$$

5. 統合された平均値の差を推定する

$$\widehat{AD}_{\mathrm{DL}} = \frac{\sum_{i=1}^K w_i^* \widehat{AD}_i}{\sum_{i=1}^K w_i^*}$$

6. 統合された平均値の 95%信頼区間を計算する

$$\widehat{AD}_{\mathrm{DL}} \pm 1.96\sqrt{\frac{1}{\sum_{i=1}^K w_i^*}}$$

7. 有意性の検定を行う

$$Q_2 = \widehat{AD}_{\mathrm{DL}}^2 \sum_{i=1}^K w_i^* \sim \chi_1^2$$

[適用例 1]　表 19.1 には糖尿病のハイリスクのグループ (耐糖能障害 IGT，空腹時血糖障害 IFG，境界型) を研究対象として，生活習慣 (含む食習慣単独) の改善を目指した，新しいプログラム (6 か月以上の介入期間のある RCT) の効果を検証した八つの無作為化臨床試験のエンドポイントの一つである，負荷後 2 時間血糖値 2hPG (mmol/d$l$) のベースラインからの変化の結果を示した[14]．介入群，対照群 (従来型の栄養指導) それぞれの平均値，標準偏差と例数である．検索方法は電子媒体による検索 (Medline と ERIC) で検索用語 (テキストと MeSH) は Medline 検索手順に従った (1966.1- 2004.11)．統合値の計算では次の三つのモデルを用いた．1) 母数効果モデル，2) 変量効果モデル (DerSimonian–Laird 法)，3) ベイズモデル (WinBUGS 使用，burn-in sample=1000, number of Gibbs sampling = 10,000) を利用した．また，累積メタアナリシスも行った．均質性の検定の結果，有意差が認められた ($p < 0.001$)．各モデルによる推定値および累積メタアナリシスの結果を図 19.3 に示す．各推定方法による 2 時間血糖値のベースラインからの変化の効果の大きさは次のとおり：

1）母数効果モデル：0.80 mmol/$l$(95%$CI$ : 0.58 – 1.01)
2）変量効果モデル：0.84 mmol/$l$(95%$CI$ : 0.39 – 1.29)
3）ベイズモデル　：0.84 mmol/$l$(95%$CI$ : 0.39 – 1.32)

と，推定方法によらず推定効果の大きさは「0.84 mmol/$l$」減少であった．ただ，母数モデル，DerSimonian–Laird の変量モデル，ベイズモデルにいくに従って，信頼区間の幅が広がっていることが認められた．また，累積メタアナリシスの結果からは 3 番目 (1999 年)，4 番目 (2001 年) までの累積メタアナリシスの統合推定値からほとんど変化がないことが読み取れる．

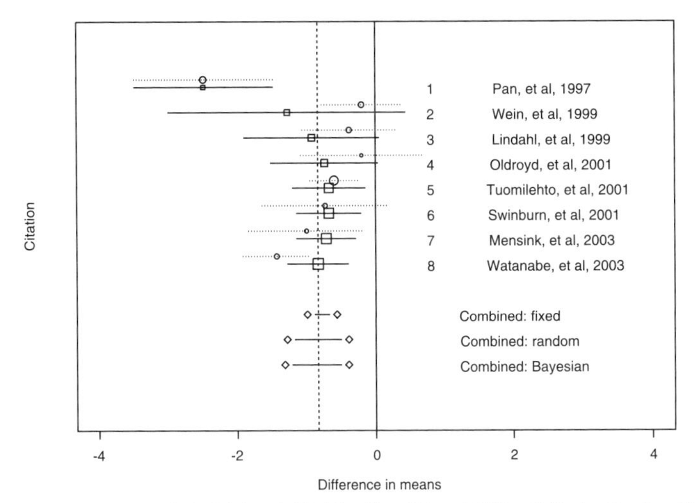


**図 19.3** ハイリスク群を対象とした糖尿病予防に対する食習慣の改善プログラムの効果を検証した八つの無作為化臨床試験のメタアナリシス (○印). 累積メタアナリシスの結果は□印で示した.



## 19.7 診断検査におけるメタアナリシス

### 19.7.1 ROC 曲 線

さて, 表 19.2 には Angiography を標準法とした duplex Doppler ultrasound 法の検査特性[15] を調べた 14 の文献データを示してある. このように $K = 14$ 個の研究

**表 19.2** Angiography を標準法とした duplex Doppler ultrasound 法の検査特性[15]

| 研究<br>$i$ | 真陽性<br>true positive<br>$a_i$ | 偽陽性<br>false positive<br>$b_i$ | 偽陰性<br>false negative<br>$c_i$ | 真陰性<br>true negative<br>$d_i$ |
|---|---|---|---|---|
| 1 | 26 | 2 | 4 | 83 |
| 2 | 11 | 2 | 1 | 5 |
| 3 | 68 | 8 | 3 | 34 |
| 4 | 74 | 0 | 12 | 111 |
| 5 | 84 | 13 | 20 | 99 |
| 6 | 40 | 7 | 3 | 41 |
| 7 | 16 | 9 | 1 | 109 |
| 8 | 96 | 15 | 20 | 206 |
| 9 | 11 | 2 | 2 | 57 |
| 10 | 91 | 5 | 5 | 57 |
| 11 | 46 | 3 | 9 | 42 |
| 12 | 15 | 2 | 1 | 93 |
| 13 | 58 | 16 | 10 | 121 |
| 14 | 26 | 1 | 4 | 74 |

結果を利用して診断検査のメタアナリシスを実施する場合，感度，特異度をそれぞれ独立に，またはオッズ比に関するメタアナリシスを行うことは正しくない．なぜなら，感度，特異度はカットオフ値の関数として変化し，個々の研究で使用したカットオフ値 $\xi_i(i=1,\cdots,K)$ が，対象とした疾患の特性の違いにより異なっている可能性が高いからである．オッズ比も感度と特異度の関数であり同様である．このように未知のカットオフ値の関数として，変化する診断特性を表現する重要な指標である ROC 曲線 (receiver operating characteristic curve) を利用することができる．これは，カットオフ値を小さい値から大きい値へと連続的に動かしたとき，$x$ 軸に偽陰性率 $(1-S_p)$，$y$ 軸に真陽性率 $(S_e)$ をプロットしてできる曲線のことである．曲線が $y$ 軸，$y=1$ に近く，左隅 $(S_e=1, S_p=1)$ に近い検査ほど性能が良い．なお，4 番目の研究では false positive の頻度が 0 となっている．このようにいずれかの頻度が 0 となる場合には，連続修正項 0.5 を加える[16)]，つまり，$a \leftarrow a+0.5$, $b \leftarrow b+0.5$, $c \leftarrow c+0.5$, $d \leftarrow d+0.5$ を利用するのが簡単である．

### 19.7.2 統合 ROC 曲線の推定

個々の研究で検討した検査法の ROC 曲線は一般に未知である．したがって，過去の研究から得られる表 19.2 のデータを利用したメタアナリシスでは，これまでのメタアナリシスと同様な方法で，個々の ROC 曲線の重み付曲線を描くことはできない．したがって，ここでは，共通の ROC 曲線を仮定して，個々の研究から計算できる $(1-S_p, S_e)$ を $(x,y)$ 軸平面にプロットして，共通の ROC 曲線を推定することを試みる．この曲線を統合 ROC 曲線 (summary ROC curve) という．この統合 ROC 曲線を推定するために，検査の診断パワーを表現する指標として，陽性尤度比と陰性尤度比との比で定義できる陽性オッズ比 $(OR)$ を利用することができる．ROC の座標軸として $y=S_e$, $x=1-S_p$ と置くと，

$$OR = \frac{\text{陽性尤度比 (positive likelihood ratio)}}{\text{陰性尤度比 (negative likelihood ratio)}} = \frac{y/(1-y)}{x/(1-x)}$$

となる．これに対して，未知のカットオフ値の影響を表現する統計量として，感度のオッズと特異度のオッズの比

$$S = \frac{\Pr\{+|D\}/\Pr\{-|D\}}{\Pr\{-|\text{non-}D\}/\Pr\{+|\text{non-}D\}} = \frac{y/(1-y)}{(1-x)/x}$$

を考えることが可能である．なぜなら，$S$ の分子，分母はそれぞれ，

$$\Pr\{x \geq \xi|D\}/\Pr\{x < \xi|D\}$$

$$\Pr\{x \geq \xi|\text{non-}D\}/\Pr\{x < \xi|\text{non-}D\}$$

を表しており，カットオフ値が変化するにつれて感度，特異度のオッズの変化の程度の比となっている．この値が 1 であれば，カットオフ値は感度，特異度ともに同じオッ

ズを与えていることになる．そこで，診断検査のオッズ比がカットオフ値の関数として変化しているか否かを調べるために，次の単純 (あるいは重み付) 回帰分析を利用することができる．

$$\log OR = \alpha + \beta \log S$$

もし，$\hat{\beta} = 0$ であれば，$\widehat{OR} = \exp(\hat{\alpha})$ である．さて，この回帰式から，統合 ROC 曲線を導くと

$$\log \frac{y}{1-y} - \log \frac{x}{1-x} = \alpha + \beta \left( \log \frac{y}{1-y} + \log \frac{x}{1-x} \right)$$

つまり，

$$y = \left\{ 1 + e^{-\frac{\alpha}{1-\beta}} \times \left( \frac{x}{1-x} \right)^{-\frac{1+\beta}{1-\beta}} \right\}^{-1}$$

となる．なお，上の関係式は Moses et al.[17] により $D$ の分布 $f$, non-$D$ の分布 $g$ にそれぞれ分散の異なるロジスティック分布 (ほぼ正規分布に近い)

$$S_e = \Pr\{z > \xi | D\} = \left[ 1 + \exp \left( \frac{\xi - \mu_1}{\sigma_1} \right) \right]^{-1}$$

$$1 - S_p = \Pr\{z > \xi | \text{non-}D\} = \left[ 1 + \exp \left( \frac{\xi - \mu_2}{\sigma_2} \right) \right]^{-1}$$

を仮定することにより理論的に導かれる．もちろん現実の分布がこの分布に従う根拠はないが，これまでに提案されている方法のなかでは最も現実的な方法である．なお，Hasselblad and Hedges[15] は二つのロジスティック分布が等分散である場合には，傾き $\beta = 0$ (正規分布の場合でも等分散であればほぼ近似的に) が成立することから，計算が容易なオッズ比で統合する場合の近似法を議論している．

**[適用例 2]** 表 19.2 のデータに基づいて統合 ROC 曲線を推定してみよう．図 19.4

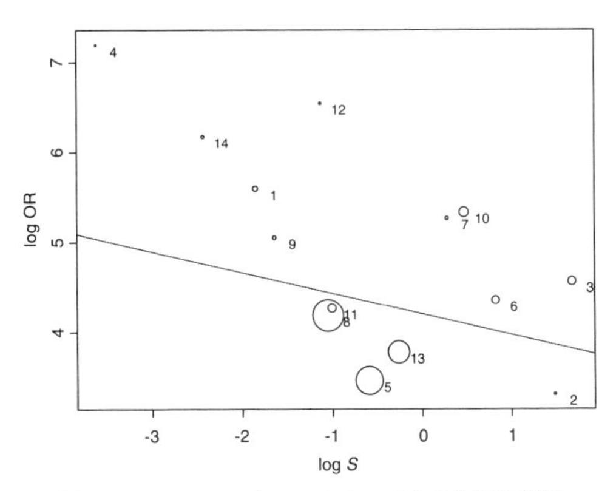


**図 19.4** $\log OR$ と $\log S$ との重み付き回帰直線

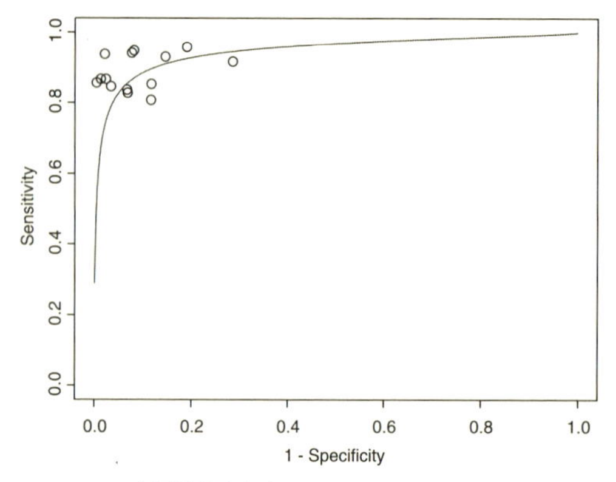


**図 19.5** Angiography を標準法とした duplex Doppler ultrasound 法の検査特性に関するメタアナリシスで推定された統合 ROC 曲線

には重み付き回帰式 (重みは $\log OR$ の分散の逆数) を示した., 各研究の位置は重みの大きさに比例した円で表現している. $y$ 切片とその標準誤差は 4.204(±0.257), 傾きのそれは −0.231(±0.234) であり, 傾きが 0 であることを否定できなかった ($p = 0.343$). 有意ではないものの, その推定値を利用して統合 ROC 曲線を描いたのが図 19.5 である.

## 19.8 ネットワークメタアナリシス

ネットワークメタアナリシス (network meta-analysis) は文献的には mixed treatments comparisons, multiple treatments meta-analysis, 等ともよばれ, 有効性の評価を行いたいと考えている治療法 (複数可) に関連して, 過去に実施された利用可能なすべての試験 (データとデザイン) のネットワークを利用することにより, 従来の対照群との 2 群比較だけのメタアナリシス (pairwise meta-analysis) とよばれ, より治療効果の良い推定値が得られる可能性が期待されている[18~20]. 表 19.3 に

**表 19.3** 禁煙治療の効果を評価した 24 の介入試験の試験デザインとその頻度

| design No. | design | number of trials | treatment: No contact | self help | individual counselling | group counselling |
|---|---|---|---|---|---|---|
| 1 | ACD | 1 | A | | C | D |
| 2 | BCD | 1 | | B | C | D |
| 3 | AB | 3 | A | B | | |
| 4 | AC | 14 | A | | C | |
| 5 | AD | 1 | A | | | D |
| 6 | BC | 1 | | B | C | |
| 7 | BD | 1 | | B | | D |
| 8 | CD | 2 | | | D | D |

は，4 種類の禁煙治療 (A = nocontact, B = selfhelp, C = individual counselling, D = group counselling) の効果を評価する 24 の介入試験[20,21] の試験デザインの種類と頻度を示したもので，A は対照 (無治療) 群を意味する．たとえば，禁煙治療 C と A を比較した試験は 14 個，B と C を比較した試験は 3 個，C と D と A の三つを比較した試験は 1 個，等である．これらの試験のエンドポイント (結果変数) は禁煙が成功した (1) か失敗した (0) かの 2 値変数 (binary variable) である．ただ，いうまでもなく，異なった試験，試験デザイン間には本質的にそれぞれの治療効果を変化させるさまざまな要因，たとえば，

- 試験の対象 (study population, inclusion/exclusion criteria)
- 治療の内容 (治療方法，用量，用法)

があり，それらの違いの吟味なくして，単に広く収集されたデータの統計学的な統合は不適切である．統計学的には治療法 (A,B,C,D) の間のネットワーク上では，エビデンス (治療効果) の「一致性，整合性 (consistency, coherence)」の有無を確認する手続きが重要となる．なお「不一致性，不整合性 (inconsistency, incoherence)」という概念は，従来のメタアナリシスにおける「異質性 (heterogeneity)」とは異なる概念であるが，ある状況ではこの両者は区別できない場合も生じることに注意したい．

ここで，一般的な約束事として，

1) 治療法 X に対する治療法 Y の真の効果の大きさを加法モデルの下で $\mu^{\mathrm{XY}}$ と表現する．$\mu$ はエンドポイントの種類によって，平均値の差，対数オッズ比，対数リスク比，対数ハザード比等が考えられる．禁煙治療の試験の例では，治療法 X(= B, C, D) の対照治療法である A に対する効果の大きさに対数オッズ比をとっているので $\mu^{\mathrm{AX}} = \log OR^{\mathrm{AX}}$ となる．
2) 試験 $i$ における治療法 X に対する治療法 Y の真の効果の大きさを $\mu_i^{\mathrm{XY}}$ と表現して，$\mu^{\mathrm{XY}}$ と区別する．
3) 二つの治療法 A と B を比較している試験デザインを “design AB”，三つの治療法 B, C, D を比較している試験デザインを “design BCD” 等と表現する．

### 19.8.1　間接比較と一致性

さて，表 19.4 には 24 の介入試験のデータの一部を掲載した．試験 $i$ の治療群 X(= A, B, C, D) の禁煙成功例数 $d_i^{\mathrm{X}}$ とサンプルサイズ $n_i^{\mathrm{X}}$ が掲載されている．試験 1 は “design ACD” であり，三つの治療法 A, C, D を直接に比較している．つまり，A-C, A-D, C-D の比較は直接比較 (direct comparison) であるといい，三つの推定値 $\hat{\mu}_1^{\mathrm{AC}}, \hat{\mu}_1^{\mathrm{AD}}, \hat{\mu}_1^{\mathrm{CD}}$ が得られる．たとえば，

$$\hat{\mu}_1^{\mathrm{AC}} = \log \hat{OR}_1^{\mathrm{AC}} = \left(\log \frac{d_1^{\mathrm{C}}}{n_1^{\mathrm{C}} - d_1^{\mathrm{C}}}\right) - \left(\log \frac{d_1^{\mathrm{A}}}{n_1^{\mathrm{A}} - d_1^{\mathrm{A}}}\right)$$

であるので，

$$\text{推定値}\ :\ \hat{\mu}_1^{\mathrm{AD}} = \hat{\mu}_1^{\mathrm{AC}} + \hat{\mu}_1^{\mathrm{CD}} \tag{19.2}$$

**表 19.4** 禁煙治療の効果を評価した 24 の介入試験のデータ (禁煙成功例数 $d$ とサンプルサイズ $n$) の一部

| Trial | Trial | 4 種類の試験のデータ | | | | | | | |
|---|---|---|---|---|---|---|---|---|---|
| No. | design | 治療法 A (対照群) | | 治療法 B | | 治療法 C | | 治療法 D | |
| | | $d^{\mathrm{A}}$ | $n^{\mathrm{A}}$ | $d^{\mathrm{B}}$ | $n^{\mathrm{B}}$ | $d^{\mathrm{C}}$ | $n^{\mathrm{C}}$ | $d^{\mathrm{D}}$ | $n^{\mathrm{D}}$ |
| 1 | ACD | 9 | 140 | . | . | 23 | 140 | 10 | 138 |
| 2 | BCD | . | . | 11 | 78 | 12 | 85 | 29 | 170 |
| 3 | AB | 79 | 702 | 77 | 694 | . | . | . | . |
| 4 | AB | 18 | 671 | 21 | 535 | . | . | . | . |
| 5 | AB | 8 | 116 | 19 | 146 | . | . | . | . |
| 6 | AC | 75 | 731 | . | . | 363 | 714 | . | . |
| 7 | AC | 2 | 106 | . | . | 9 | 205 | . | . |
| ⋮ | ⋮ | ⋮ | ⋮ | ⋮ | ⋮ | ⋮ | ⋮ | ⋮ | ⋮ |
| 20 | AD | 0 | 20 | . | . | . | . | 9 | 20 |
| 21 | BC | . | . | 20 | 49 | 16 | 43 | . | . |
| 22 | BD | . | . | 7 | 66 | . | . | 32 | 127 |
| 23 | CD | . | . | . | . | 12 | 76 | 20 | 74 |
| 24 | CD | . | . | . | . | 9 | 55 | 3 | 26 |

となる．この関係を，**同一試験内には一致性** (consistency) があると表現する．また，試験 $i$ の治療群 $X$ の禁煙成功率を $p_i^{\mathrm{X}}$ と置くと，

$$\mu_1^{\mathrm{AC}} = \log OR_1^{\mathrm{AC}} = \left(\log \frac{p_1^{\mathrm{C}}}{1-p_1^{\mathrm{C}}}\right) - \left(\log \frac{p_1^{\mathrm{A}}}{1-p_1^{\mathrm{A}}}\right)$$

であるので，真値においても

$$\text{真値} \ : \ \mu_1^{\mathrm{AD}} = \mu_1^{\mathrm{AC}} + \mu_1^{\mathrm{CD}} \qquad (19.3)$$

と，同一試験内の一致性が成立するのは明白であろう．一方，治療法 B が含まれていないため A-B, B-C, B-D の比較は試験 1 からはできない．しかし，A-B は試験 3,4,5 から，B-C は試験 21 から，B-D は試験 22 から直接比較の推定値が得られるので，この意味ではすべての組合せの比較の推定値が得られることになる．ところが，問題はそう簡単ではない．たとえば，比較 A-C は試験 6 から，C-D は試験 23 から，とそれぞれ異なった試験のデータを利用して，式 (19.2) のような一致性を仮定して，比較 A-D の推定値の一つとして

$$\hat{\mu}_{6,23}^{\mathrm{AD}} = \hat{\mu}_6^{\mathrm{AC}} + \hat{\mu}_{23}^{\mathrm{CD}} \qquad (19.4)$$

と推定値 $\hat{\mu}_{6,23}^{\mathrm{AD}}$ を計算してよいのだろうか？ また，直接的な比較試験が行われている試験 1 と試験 20 からの推定値 ($\hat{\mu}_1^{\mathrm{AD}}$, $\hat{\mu}_{20}^{\mathrm{AD}}$) と同様な推定値と考えてよいか？ という問題が浮上する．一般に，A-D は直接的には比較試験をしていないけれども，試験 (デザイン) に無関係に**一致性の等式** (consistency equation)

$$\mu^{\mathrm{AD}} = \mu^{\mathrm{AC}} + \mu^{\mathrm{CD}} \qquad (19.5)$$

が成立すると仮定して，二つの異なる試験のデータから計算された推定値 $\hat{\mu}^{\mathrm{AD}}$ を間

接比較 (indirect comparison) による推定値とよぶ．つまり，式 (19.5) の一致性が仮定できれば，間接比較による推定値は妥当であるが，一致性が仮定できない，つまり，不一致性 (inconsistency) があれば，間接比較による推定値を利用することはできない．ネットワークメタアナリシスとは，まさに，この間接比較を利用してすべての試験データから治療群間の比較を行う方法であり，それが妥当な推定結果であるためには統計学的に有意な不一致性が存在しないことが前提となる．

### 19.8.2 異質性の統計モデル

表 19.4 では，試験デザイン "design AB" の比較試験が試験 3, 4, 5 と三つある．それぞれの試験の真の効果の大きさを $\mu_3^{\mathrm{AB}}, \mu_4^{\mathrm{AB}}, \mu_5^{\mathrm{AB}}$ とすると，母数モデルであれば $\mu_3^{\mathrm{AB}} = \mu_4^{\mathrm{AB}} = \mu_5^{\mathrm{AB}}$ を仮定するが，現実には，19.5.3 項で解説したように，$\mu_3^{\mathrm{AB}} \neq \mu_4^{\mathrm{AB}} \neq \mu_5^{\mathrm{AB}}$ と考えるのが妥当であり，したがって，変量モデルが登場する．そこでは，試験間の無視できない違い，つまり，異質性を正規分布に従う確率変数

$$\mu_i^{\mathrm{AB}} \sim N(\mu^{\mathrm{AB}}, (\tau^{\mathrm{AB}})^2), \qquad i = 3, 4, 5 \tag{19.6}$$

でモデル化している．このことは，二つの試験がある "design CD", 14 試験がある "design AC" についても同様であり，それぞれの異質性の大きさを表す $(\tau^{\mathrm{CD}})^2$, $(\tau^{\mathrm{AC}})^2$ が推定すべきパラメータとなる．ただ，試験間分散共分散行列 $\boldsymbol{\Sigma}$，つまり，試験間の異質性 (heterogeneity) のモデル化については，無構造モデル (unstructured model) と等分散・等相関モデル (compound symmetry model) の二つの場合が考えられる．ただし，前者は，治療間の分散も相関もすべて異なるというモデルで，最も一般的ではあるが，推定方程式が収束しないという問題が特に，一致性のないモデルではよく起こるので，後者のモデルがよく利用される．つまり，すべての治療間で等分散 $\tau^2$ を仮定する．

$$\mu_i^{\mathrm{XY}} \sim N(\mu^{\mathrm{XY}}, \tau^2) \quad \text{for any X, Y}$$

もし，試験 $i$ が，治療法 A, X, Y の 3 群比較試験だとすると，試験内一致性 $\mu_i^{\mathrm{XY}} = \mu_i^{\mathrm{AY}} - \mu_i^{\mathrm{AX}}$ が成立するので

$$\tau^2 = \mathrm{Var}(\mu_i^{\mathrm{XY}}) = \tau^2 + \tau^2 - 2\tau^2 \mathrm{Corr}(\mu_i^{\mathrm{AY}}, \mu_i^{\mathrm{AX}})$$

から，治療間相関はすべて 1/2 となる．

$$\mathrm{Corr}(\mu_i^{\mathrm{AY}}, \mu_i^{\mathrm{AX}}) = \frac{1}{2}$$

したがって，

$$\boldsymbol{\Sigma} = \frac{1}{2}\tau^2 (\boldsymbol{I} + \boldsymbol{J}) = \frac{\tau^2}{2} \left\{ \begin{pmatrix} 1 & 0 & 0 \\ 0 & 1 & 0 \\ 0 & 0 & 1 \end{pmatrix} + \begin{pmatrix} 1 & 1 & 1 \\ 1 & 1 & 1 \\ 1 & 1 & 1 \end{pmatrix} \right\}$$

となる．ここで $\boldsymbol{I}$ は単位行列，$\boldsymbol{J}$ はすべての要素が 1 である行列である．

### 19.8.3 不一致性の統計モデル

同じ試験デザイン間には不一致性 (inconsistency) という概念はなく，異質性という概念だけが存在する．したがって，不一致性の問題が生じるのは，同じ治療効果 $\mu^{\mathrm{AB}}$ を二つ以上の異なる試験デザインから推定しようとする場合に生じる．このような考えの下に，Higgins et al.[22]，White et al.[23] は不一致性は各治療の効果 (主効果，main effect) に加えて試験デザインと治療との間の交互作用 (design-by-treatment interaction) を考慮したモデルで表現できることを提案した．たとえば，表 19.4 の 4 つの異なる試験デザイン "design ACD"，"AC"，"AD"，"BC" を考えてみよう．

1) 治療効果 $\mu^{\mathrm{AC}}$ は二つの試験デザイン，"design ACD" と "design AC" から推定できる．"design ACD" における真の治療効果を $\mu^{\mathrm{AC}}$ で表すと，不一致性があるとは，"design AC" の治療効果は $\mu^{\mathrm{AC}}$ に一致せず，$\mu^{\mathrm{AC}} + w_4^{\mathrm{AC}}$ と表すことができる．この違いの $w_4^{\mathrm{AC}}$ は試験デザインと治療との間の交互作用と考えることができる．$w_4$ の 4 は表 19.3 に示す試験デザインの番号である．一方，"design AC" の真の効果を $\mu^{\mathrm{AC}}$ と置けば，"design ACD" の A-C の効果に $\mu^{\mathrm{AC}} + w_1^{\mathrm{AC}}$ と置けばよい．
2) 同様に，治療効果 $\mu^{\mathrm{AD}}$ は，"design ACD" の真の治療効果を $\mu^{\mathrm{AD}}$ で表すと，不一致性があるとは，"design AD" の治療効果は $\mu^{\mathrm{AD}} + w_5^{\mathrm{AD}}$ と表すことができる．
3) 一方，"design BC" については，間接比較の一致性 (19.5) の下では $\mu^{\mathrm{BC}} = \mu^{\mathrm{AC}} - \mu^{\mathrm{AB}}$ と推定できる．したがって，不一致性がある場合は，"design AB" の治療効果を $\mu^{\mathrm{AB}}$，"design ACD" の A-C の治療効果 $\mu^{\mathrm{AC}}$ と置いた場合，"design ACD" との違いを仮定した $(\mu^{\mathrm{AC}} + w_6^{\mathrm{AC}}) - \mu_{\mathrm{AB}}$，あるいは，"design AB" との違いを仮定した $\mu^{\mathrm{AC}} - (\mu^{\mathrm{AB}} + w_6^{\mathrm{AB}})$ と表現できる．

このように，交互作用項の入れ方はさまざまであるが，いずれにしてもネットワークメタアナリシスの「一致性のないモデル (inconsistency model)」に必要な交互作用項の推定可能な数は，表 19.3 に示すような，異なる試験デザインの集合のなかで比較されている 2 群比較 A〜X の総数から，推定すべき $\mu^{\mathrm{AX}}$ の効果の数を引いた値となる．つまり，治療法の総数を $T$，異なる試験デザインの数を $D$，"design $d(=1,\cdots,D)$" で比較している治療法の数を $T_d$，とすると，必要な交互作用の数，つまり，自由度 $df$ は

$$df = \sum_{d=1}^{D}(T_d - 1) - (T - 1) \tag{19.7}$$

で与えられる．たとえば，表 19.3 に示す禁煙治療の試験の場合では，"design ACD"，"design BCD" は 3 群比較試験なので，$T_d = 3$，他の 6 個の試験デザインは 2 群比較なので，$T_d = 2$ は 6 個である．したがって，交互作用項の自由度は $df = 10 - 3 = 7$ となる．ただし，すでに説明したように，交互作用項の置き方はいろいろあり，それぞれのモデルの解釈も異なることに注意したい．交互作用項の置き方の違いによらず，

「一致性がある (ないという証拠はない)」と判断してよいかどうかの一致性の検定 (test for consistency)

$$H_0 : \boldsymbol{w} = \boldsymbol{0},\ H_1 : \boldsymbol{w} \neq \boldsymbol{0} \tag{19.8}$$

には次の Wald 検定が利用できる

$$\hat{\boldsymbol{w}}^t \mathrm{Cov}(\hat{\boldsymbol{w}})^{-1} \hat{\boldsymbol{w}} \ \sim_{\mathrm{H}_0}\ \chi^2_{df} \tag{19.9}$$

ここに，自由度 $df$ は式 (19.7) で定義されている．

### 19.8.4 ロジスティック回帰モデル

ここでは，表 19.4 に示されている禁煙治療のデータ (禁煙成功の有無) のように，試験のエンドポイントが 2 値データ (binary data) の場合について，White et al.[23] が提案したロジスティック回帰モデル (logistic regression model) を紹介する．試験 $i(= 1, \cdots, 24)$ で比較している治療群の集合を $S_i$，禁煙治療群 $\mathrm{X}(= \mathrm{A}, \mathrm{B}, \mathrm{C}, \mathrm{D})$ のデータ $(d_i^{\mathrm{X}}, n_i^{\mathrm{X}})$ に対する禁煙成功率の確率を $p_i^{\mathrm{X}}$，対照治療群を $b = b_i$，

$$\delta_{\mathrm{XY}} = \begin{cases} 0, & \mathrm{X} = \mathrm{Y} \\ 1, & \mathrm{X} \neq \mathrm{Y} \end{cases}$$

と置くと表 19.4 のデータの性質より

$$d_i^{\mathrm{X}} \sim Bin(p_i^{\mathrm{X}},\ n_i^{\mathrm{X}}), \qquad \mathrm{X} \in S_i,\ i = 1, 2, \cdots, K \tag{19.10}$$

を仮定できる．その下で，一致性を仮定したモデルは，次のロジスティック回帰モデルで表現できる：

$$\log\left(\frac{p_i^{\mathrm{X}}}{1 - p_i^{\mathrm{X}}}\right) = \alpha_i + \mu_i^{b\mathrm{X}} \delta_{bX} \tag{19.11}$$

$$\mu_i^{b\mathrm{X}} = (\mu^{\mathrm{AX}} - \mu^{\mathrm{A}b}) + (\beta_i^{\mathrm{AX}} - \beta_i^{\mathrm{A}b}) \tag{19.12}$$

$$(\beta_i^{\mathrm{AB}}, \beta_i^{\mathrm{AC}}, \cdots) \sim N(\boldsymbol{0},\ \boldsymbol{\Sigma}) \tag{19.13}$$

表 19.5 には，一致性を仮定したロジスティック回帰モデルの線形モデルの部分の全体

**表 19.5** 一致性[23]：禁煙治療の効果を評価した 24 の介入試験のデータに対する一致性を仮定したロジスティック回帰モデルの線形モデル部分

| No. | | 線形モデル | | | |
|---|---|---|---|---|---|
| | Design | A | B | C | D |
| 1 | ACD | $\alpha_i$ | | $\alpha_i + \mu_i^{\mathrm{AC}}$ | $\alpha_i + \mu_i^{\mathrm{AD}}$ |
| 2 | BCD | $\alpha_i$ | $\alpha_i + \mu_i^{\mathrm{AB}}$ | $\alpha_i + \mu_i^{\mathrm{AC}}$ | $\alpha_i + \mu_i^{\mathrm{AD}}$ |
| 3 | AB | $\alpha_i$ | $\alpha_i + \mu_i^{\mathrm{AB}}$ | | |
| 4 | AC | $\alpha_i$ | | $\alpha_i + \mu_i^{\mathrm{AC}}$ | |
| 5 | AD | $\alpha_i$ | | | $\alpha_i + \mu_i^{\mathrm{AD}}$ |
| 6 | BC | $\alpha_i$ | $\alpha_i + \mu_i^{\mathrm{AB}}$ | $\alpha_i + \mu_i^{\mathrm{AC}}$ | |
| 7 | BD | $\alpha_i$ | $\alpha_i + \mu_i^{\mathrm{AB}}$ | | $\alpha_i + \mu_i^{\mathrm{AD}}$ |
| 8 | CD | $\alpha_i$ | | $\alpha_i + \mu_i^{\mathrm{AC}}$ | $\alpha_i + \mu_i^{\mathrm{AD}}$ |

像を示した．次に，不一致性を表現する「試験デザインと治療との間の交互作用」を考慮したモデルでは，少々用語の変更が必要で

$$i : 1, \cdots, n_d \quad (\text{試験デザイン } d \text{ のなかでの番号})$$
$$\mathcal{S}_d : \text{design } d \text{ で比較している治療法の集合}$$
$$\mathrm{X} : \mathrm{A}\ (\text{全体での対照群}), \mathrm{B}, \mathrm{C}, \mathrm{D}$$
$$b(d) = b : \text{design } d \text{ での対照群}$$

と定義しなおす．そうすると，モデルは次のように変更できる：

$$r_{di}^{\mathrm{X}} \sim Bin(p_{di}^{\mathrm{X}},\ n_{di}^{\mathrm{X}}), \qquad \mathrm{X} \in \mathcal{S}_d \tag{19.14}$$

ここで，交互作用項 $w_d^{\mathrm{AX}}$ の存在の有無にかかわらず含めると

$$\log\left(\frac{p_{di}^{\mathrm{X}}}{1-p_{di}^{\mathrm{X}}}\right) = \alpha_{di} + \mu_{di}^{b\mathrm{X}}\delta_{b\mathrm{X}} \tag{19.15}$$

$$\begin{aligned}\mu_{di}^{b\mathrm{X}} &= (\mu^{\mathrm{AX}} + w_d^{\mathrm{AX}} + \beta_{di}^{\mathrm{AX}}) - (\mu^{\mathrm{A}b} + w_d^{\mathrm{A}b} + \beta_{di}^{\mathrm{A}b}) \\ &= (\mu_d^{\mathrm{A}X} + \beta_{di}^{\mathrm{AX}}) - (\mu_d^{\mathrm{A}b} + \beta_{di}^{\mathrm{A}b})\end{aligned} \tag{19.16}$$

$$(\beta_{di}^{\mathrm{AB}}, \beta_{di}^{\mathrm{AC}}, \ldots) \sim N(\mathbf{0},\ \mathbf{\Sigma}) \tag{19.17}$$

で表現できる．表 19.6 に，禁煙治療のデータに対する一つの試験デザインと，治療との間の交互作用を考慮したモデルのデザインごとの，交互作用項の入れ方と治療効果の期待値を示した．すでに述べたように，禁煙治療の試験データでは交互作用の自由度は 7 であるから，交互作用項を七つ入れる必要がある．入れ方はさまざまであるが，ここでは治療効果 $\mu^{\mathrm{AB}}$ に関して，一つの試験デザイン "AB"，治療効果 $\mu^{\mathrm{AC}}$ に関して，二つの試験デザイン "AC"，"BC" に，治療効果 $\mu^{\mathrm{AD}}$ に関して，四つの試験デザイン "BCD"，"AD"，"BD"，"CD" に交互作用項を入れている．

[適用例 3]　表 19.4 の禁煙治療の効果を評価した 24 の介入試験のデータに対して，等分散・等相関を仮定した White et al.[23] の一致性モデル (consistency model) と不一致性モデル (inconsistency model) を適用した結果[1] の一部を表 19.7 に示した．

**表 19.6**　不一致性[23]：禁煙治療の効果を評価した 24 の介入試験のデータに対する一つの「試験デザインと治療との間の交互作用を考慮したモデル」で，デザインごとの交互作用項の入れ方と治療効果の期待値が示されている

| $d$ | Design | A | B | C | D |
|---|---|---|---|---|---|
| 1 | ACD | Ref | — | $\mu^{\mathrm{AC}}$ | $\mu^{\mathrm{AD}}$ |
| 2 | BCD | Ref | $\mu^{\mathrm{AB}}$ | $\mu^{\mathrm{AC}}$ | $\mu^{\mathrm{AD}} + w_2^{\mathrm{AD}}$ |
| 3 | AB | Ref | $\mu^{\mathrm{AB}} + w_3^{\mathrm{AB}}$ | — | — |
| 4 | AC | Ref | — | $\mu^{\mathrm{AC}} + w_4^{\mathrm{AC}}$ | — |
| 5 | AD | Ref | — | — | $\mu^{\mathrm{AD}} + w_5^{\mathrm{AD}}$ |
| 6 | BC | Ref | $\mu^{\mathrm{AB}}$ | $\mu^{\mathrm{AC}} + w_6^{\mathrm{AC}}$ | — |
| 7 | BD | Ref | $\mu^{\mathrm{AB}}$ | — | $\mu^{\mathrm{AD}} + w_7^{\mathrm{AD}}$ |
| 8 | CD | Ref | — | $\mu^{\mathrm{AC}}$ | $\mu^{\mathrm{AD}} + w_8^{\mathrm{AD}}$ |

**表 19.7**　禁煙治療の効果を評価した 24 の介入試験のデータ: 等分散・等相関を仮定した White et al.(2012) の一致性モデルと不一致性モデルのベイズ推定値 ($s.e.$)

| | 一致性モデル | 不一致性モデル |
|---|---|---|
| $\mu^{AB}$ | 0.484 (0.401) | 1.021 (1.224) |
| $\mu^{AC}$ | 0.831 (0.239) | 1.059 (1.033) |
| $\mu^{AD}$ | 1.086 (0.438) | 0.135 (1.037) |
| $\tau$: (異質性の大きさ) | 0.838 (0.185) | 0.913 (0.231) |
| $w_2^{AD}$ | | 1.145 (1.466) |
| $w_3^{AB}$ | | −0.667 (1.556) |
| $w_4^{AC}$ | | −0.251 (1.068) |
| $w_5^{AD}$ | | 7.411 (4.019) |
| $w_6^{AC}$ | | −0.187 (1.441) |
| $w_7^{AD}$ | | 1.990 (1.793) |
| $w_8^{AD}$ | | 1.105 (1.275) |
| 一致性の Wald 検定 ($\chi_7^2$) | | 4.81 |

解析は統計ソフト WinBUGS を利用し，そのプログラムの詳細は省略するが，3 種類の超パラメータ $(\alpha_i, \mu^{AX}, \tau)$，あるいは $(\alpha_{di}, \mu_d^{AX}, \tau)$，の無情報事前分布を

$$\alpha_i \sim N(0,100)$$
$$\mu^{AX}, \mathrm{X}=\mathrm{B},\mathrm{C},\mathrm{D} \sim N(0,100)$$
$$\alpha_{di} \sim N(0,100)$$
$$\mu_d^{AX}, \mathrm{X}=\mathrm{B},\mathrm{C},\mathrm{D} \sim N(0,100)$$
$$\tau \sim U(0,2)$$

と設定した．プログラムの実行においては，解の収束のチェックのために，2 種類の初期値を設定した．初期値依存性の強い最初の 30,000 個の乱数列は捨て (この乱数列を burn-in sample とよぶ)，100,000 個の乱数列で推定した．推定された密度関数 (density)，収束の状況を示す 2 種類のプロット，(1) 自己相関 (auto cor)，(2) Brooks–Gelman–Rubin 診断 (bgr diag)，で検討する限り，ほぼ良好な収束状況が観察された．ベイズ推定であるが，一致性の Wald 検定 (19.9) を計算してみると

$$\hat{\boldsymbol{w}}^t \mathrm{Cov}(\hat{\boldsymbol{w}})^{-1}\hat{\boldsymbol{w}} = 4.81$$

となり，一致性が否定できない結果となり，一致性モデルでの推定値 $\hat{\mu}^{AB}, \hat{\mu}^{AC}, \hat{\mu}^{AD}$ が利用できる (推定値 $\hat{\mu}^{BC}, \hat{\mu}^{BD}, \hat{\mu}^{CD}$ は省略した)．

## 19.9　メタアナリシスの報告

研究テーマを明確に定義して，調査対象とする研究を網羅的に収集して実施されたメタアナリシスは，過去の研究結果を著者の興味ある研究だけに絞り，記述的に分類したり，単純な割合，平均値を計算するいわゆるレビューよりは，客観的でかつ正確に現在までに獲得されたエビデンスを整理・統合できると期待される．ただ，その前

提としては「適切にデザインされ，適切に実施され，適切に解析され，さらに適切に報告された」メタアナリシスであることが重要である．しかし，現実には不適切なデザイン，実施，解析も少なくなく，かつ，不適切な報告も少なくないため，これらの不適切さの連鎖によるバイアスのかかった報告は，治療法に対する誤ったエビデンスをつくり上げてしまう危険性が大きい．このような観点から，少なくとも，メタアナリシスの研究を実施する際には，少なくともこれだけの情報は記述するべきであるというミニマムリクワイアメントが提案されてきた．それが，1999 年に発表された the QUOROM statement (quality of reporting of meta-analysis, 1999) である．現在では，その内容・名前とも改変され，the PRISMA statement (preferred reporting items for systematic reviews and meta-analyses) と変更されている．その解説は，Liberati et al.[24] に詳しい．その詳細は原文をお読みいただくとして，ここでは，そのなかからメタアナリシステムの論文を書くときにチェックすべきチェックリストを表 19.8 に掲載しよう．少なくとも，ここに掲載されている項目については詳細かつ正確に記述する必要がある．チェックリストにたびたび出現している項目「バイアスの危険性 (risk of bias)」は，PRISMA になって初めて使用された用語で，QUOROM では用語「質 (quality)」が使われていた．個々の研究の「バイアスの危険性」を評価する試験デザイン上のチェックリストとしては

**表 19.8** PRISMA(2009) によるメタアナリシスの論文を書く (報告する) 場合に含めるべき項目のチェックリスト

| 節・トピック | 項目番号 | チェックリスト項目 |
|---|---|---|
| タイトル | 1 | システマティックレビュー (SR)，か，メタアナリシス (MA)，あるいは，両方かを特定する |
| 抄録 | | |
| 構造化抄録 | 2 | 背景，目的，データ情報源，適格基準，対象，介入，研究の評価，統合手法，結果，限界，結論と主要な結果の意味合い，登録番号 |
| はじめに | | |
| 論拠 | 3 | 既知の事実と照らし合わせた本論文 (レビュー) の論理的根拠 |
| 目的 | 4 | 患者対象 (P)，介入 (I)，対照 (C)，アウトカム (O)，研究デザイン (S) (PICOS) と関連づけて研究目的を明確に述べる |
| 方法 | | |
| 研究計画書と登録 | 5 | 研究計画書の有無，アクセス可能な場所 (Web address など)，登録番号等の登録情報 |
| 適格基準 | 6 | 研究の特徴 (PICOS，追跡期間)，報告の特徴 (言語，出版のタイプ，出版年) の論理的根拠 |
| 情報源 | 7 | 検索における全情報 (例：データベースと検索期間，追加的情報を得るための著者への連絡) と最終検索日 |
| 検索 | 8 | 少なくとも一つのデータベースの電子検索式について，使用した制限を含め，再現できるように詳細に記述する |
| 研究の選択 | 9 | 選択のプロセス (例：スクリーニング，適格性，SR，MA への組み入れ) の提示 |
| データ抽出過程 | 10 | 抽出方法 (例: データ抽出用の鋳型の作成，2 人が独立に抽出)，著者からのデータの入手 (確認) 方法，等の記述 |
| データ項目 | 11 | 検索しようとしたすべての変数 (PICOS，資金源) のリストとその際に置いた仮定と単純化の記述 |

| | | |
|---|---|---|
| 個々の研究のバイアスの危険性 | 12 | 個々の研究の「バイアスの危険性」の評価方法と統合推定値を得る際にこれらの情報をどのように活用したかを述べる |
| 要約指標 | 13 | 主要な要約指標 (例：リスク比，平均値の差) を述べる |
| 結果の統合 | 14 | データの解析方法，結果の統合の方法，メタアナリシスの異質性の尺度 (measure of heterogeneity, $I^2$ 値) 等の記述 |
| 研究全体でのバイアスのの危険性 | 15 | 統合されたエビデンスに与える可能性のあるバイアス (例：公表バイアス，それぞれの研究での選択的報告の有無) の存在の評価法 (例：funnel plots) を記述する |
| 追加的な解析 | 16 | 感度分析，サブグループ解析，メタ回帰分析の実施の有無，もし実施した場合，計画書で事前に記載されていたか，のを記述する |
| 結果 | | |
| 研究の選択 | 17 | フローチャートを用いて，スクリーニングされ，適格性が評価され，最終的に解析の対象となった，それぞれの段階の採用研究数と除外理由を述べる |
| 研究の特徴 | 18 | 各研究について，サンプルサイズ，PICOS，追跡期間，等の特徴と引用文献について報告する |
| 研究内のバイアスの危険性 | 19 | それぞれの研究のバイアスの危険性に関するデータ，可能であれば，アウトカムレベルでの評価 (項目 12 参照) |
| 各研究の結果 | 20 | 検討したすべてのアウトカム (有益，有害) について，研究・介入群別のデータの要約，効果の大きさと信頼区間を提示し，可能なら，forest plot で図示する |
| 結果の統合 | 21 | 実施したそれぞれのメタアナリシスの統合推定値，信頼区間，異質性の尺度を示す |
| 研究全体でのバイアスの危険性 | 22 | 研究全体について行われた「バイアスの危険性」の評価結果 (項目 15 参照) |
| 追加的な解析 | 23 | 実施した追加的な解析 (項目 16 参照) の結果を述べる |
| 考察 | | |
| エビデンスの要約 | 24 | 得られた主要な結果をエビデンスの強さを含めて要約する．また，その結果の医療提供者，利用者 (患者)，政策決定者等との関連にも言及する |
| 限界 | 25 | 研究レベル，アウトカムレベル (バイアスの危険性)，レビューレベル (公表バイアス，報告バイアス) について議論する |
| 結論 | 26 | 結果の一般的な解釈を他のエビデンスと関連づけて述べるとともに今後必要となる研究について言及する |
| 資金 | | |
| 資金 | 27 | 資金提供者と他の支援 (例：データの提供)，それに資金提供者の役割 |

- 無作為割付けコードが適切に作成されたか
- 無作為割付けコードが隠蔽 (concealment) されていたか
- 患者 (参加者) は割付け情報に関してブラインド化されていたか
- 医者 (介入実施者) は割付け情報に関してブラインド化されていたか
- 評価者は割付け情報に関してブラインド化されていたか
- データの収集者は割付け情報に関してブラインド化されていたか
- 資金提供者は割付け情報に関してブラインド化されていたか
- 追跡 (評価) 不能者 (loss to follow-up) の割合
- 有効性で試験が早期に中止されたか
- 統計解析は ITT の原則 (intention-to treat principle) に従って行われたか

等を検討する必要がある．可能であれば，これらの項目で危険性の程度を分類し，サブグループ解析，感度分析等で統合推定値のバラツキを評価することも有用かもしれない．

## 文　　献


1) 丹後俊郎. 新版 メタ・アナリシス入門 — エビデンスの統合をめざす統計手法 — (医学統計学シリーズ 4), 朝倉書店, 2016.
2) Glass, G. *Educ Res* **5**: 3–8, 1976.
3) Cooper, H and LV Hedges. *The Handbook of Research Synthesis*, Russell Sage Foundation, 1994.
4) Yusuf, S, R Peto, J Lewis, et al. *Progress in Cardiovascular Diseases* **27**: 335–371, 1985.
5) Early Breast Cancer Trialists' Collaborative Group. *N Engl J Med* **319**: 1681–1692, 1988.
6) Lau, J, EM Antman, JJ Silva, et al. *N Engl J Med* **327**: 248–254, 1992.
7) Simes, RJ. *Stat Med* **6**: 11–29, 1987.
8) Gregoire, G, F Derderian and JL Lorier. *J Clin Epidemiol* **48**: 159–163, 1995.
9) Egger, M, T Zellweger-Zähner and G Antes. *Lancet* **347**: 1047–1048, 1996.
10) Egger, M, T Zellweger-Zähner, M Schneider, et al. *Lancet* **350**: 326–329, 1997.
11) DerSimonian, R and N Laird. *Control Clin Trials* **7**: 177–188, 1986.
12) Higgins, JPT and Thompson SG. *Stat Med* **21**: 1539–1558, 2002.
13) 丹後俊郎, T Becque. ベイジアン統計解析の実際 — WinBUGS を利用して — (医学統計学シリーズ 9), 朝倉書店, 2011.
14) Yamaoka, K and T Tango. *Diabetes Care* **28**: 2780–2786, 2005.
15) Hasselblad, V and LV Hedges. *Psychol Bull* **117**: 167–178, 1995.
16) Sweeting, MJ, AJ Sutton and PC Lambert. *Stat Med* **23**: 1351–1375, 2004.
17) Moses, LE, D Shapiro and B Littenberg. *Stat Med* **12**: 1293–1316, 1993.
18) Higgins, JPT and A Whitehead. *Stat Med* **15**: 2733–2749, 1996.
19) Lumley, T. *Stat Med* **21**: 2313–2324, 2002.
20) Lu, G and AE Ades.*J Am Stat Assoc* **101**: 447–459, 2006.
21) Hasselblad, V. *Med Decis Making* **18**: 37–43, 1998.
22) Higgins, JPT, D Jackson, JK Barrett, AE Ades and IR White.*Research Synthesis Methods* **3**: 98–110, 2012.
23) White, IR, JK Barrett, D Jackson and JPT Higgins. *Research Synthesis Methods* **3**: 111–125, 2012.
24) Liberati, A, DG Altman, J Tetzlaff, C Mulrow, PC Gotzsche, et al.*BMJ* **339**: 2700, 2009.

Chapter 20

# 空　間　疫　学

## 20.1　疾　病　地　図

近年，食事，生活習慣，生活環境中の環境汚染等に起因する健康影響への関心が高まっている．しかし，個人レベルでの健康影響の評価は容易ではないので，地域レベルで偏在 (集積) した健康影響を早期に発見することは重要である．公衆衛生分野では，市区町村別の健康状況，疾病状況を比較検討するためにある疾患の年齢調整死亡率 (有病率)，標準化死亡比等を数区分に色分けして視覚的に表示した疾病地図がよく利用されてきた．また，ある疾患の年齢調整死亡率を被説明変数，市区町村ごとの社会経済的指標，環境変数等を説明変数とした回帰分析等もよく行われてきた．ここでは，これらの方法の問題点と，その解決に向けた代表的な方法論を紹介する[1, 2]．

### 20.1.1　問 題 の 所 在

疾病地図は行政が定めた地域 (村，町，市など) を単位として，ある疾病の発生あるいは死亡する率 (以下，死亡率) を表示する地図である．地域ごとの死亡率を $(r_1, r_2, \ldots, r_K,$ $K$ は地域の数) としよう．ある期間のある地域における死亡率が $p$ であるとは，この地域の一人ひとりがこの期間で死亡する平均的確率が $p$ であると考えられる．一人ひとりの死亡は互いに独立な確率現象と考えると，この期間での死亡数は確率的に変動する変量となる．具体的には，人口 $n$ 人の地域で，この期間に $d$ 人死亡する確率はきわめて小さいので，次の Poisson 分布に近似されることが多い．

$$f(d|n, p) = \frac{(np)^d \exp(-np)}{d!}$$

このとき，$r = d/n$ と計算される死亡率 $r$ は，その母平均 (期待値) と母標準偏差が

$$E(r) = p,\ SD(r) = \sqrt{\frac{p}{n}}$$

となり，不偏推定量であるものの，そのバラツキは人口サイズの平方根に逆比例する．すなわち，人口の小さいところでは指標のバラツキが大きいという「当たり前」のことがわかる．バラツキが大きいということは，本当は全国平均と比べて差がないのに，あるときは高度に死亡率が大きくなったり (危険地域，赤で表示されることが多い)，

あるときはきわめて死亡率が低くなる (安全地域，青で表示) という見かけ上の変動で悩まされることになる．

### 20.1.2 年齢調整でも不十分

もちろん，地域間比較においては，単純な「粗死亡率」ではなく，年齢・性等の分布の違いを調整した指標として直接法として知られる年齢調整死亡率 DAR と間接法とよばれる標準化死亡比 SMR (standardized mortality ratio) が利用されてきたが，いずれも人口格差までは調整できない．なかでもよく利用されている SMR は次式で与えられる：

$$SMR_k = \hat{\theta}_k = \frac{d_k}{\sum_{j=1}^{J} n_{kj} P_{0j}} = \frac{d_k}{e_k}$$

ここで，$P_{0j}$ は標準人口における第 $j$ 年齢階級の死亡率，$d_k = d_{k1} + \cdots + d_{kJ}$ は $k$ 地域の観測総死亡数，$e_k$ は $k$ 地域の期待死亡数である．SMR が人口の影響を受けている例として，1996〜2000 年新潟県・福島県・山形県の市町村ごとの男性の「胆のうがん」の SMR について横軸に人口 (常用対数値)，縦軸に SMR をプロットしたグラフをみてみよう (図 20.1)．このグラフからも，期待死亡数 (つまり人口) が小さい地域では，SMR の値が極端に高い地域や 0 を含めた低い地域が目立っている．

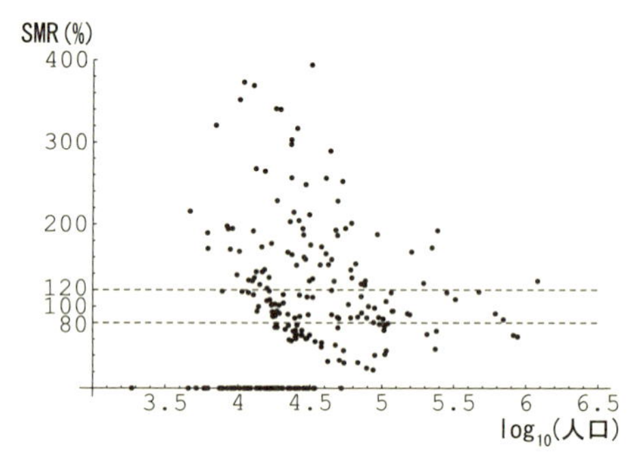


**図 20.1** 1996〜2000 年新潟県・福島県・山形県の市町村ごとの男性の「胆のうがん」の SMR のバラツキ．横軸は人口 (常用対数値)

### 20.1.3 ベイズ推測

これまでの方法は地域ごとの相対リスク $(\theta_1, \ldots, \theta_m)$ を未知の定数と考え，$\theta_i$ の最尤推定量 $\hat{\theta}_i$ を求めたものに他ならない．つまり，疫学では相対リスクの最尤推定値を標準化死亡比，SMR と定義しているのである．一方，相対リスクを確率変数と捉え，その不確実性 (variability) を事前に用意した確率分布で表現するベイズ推測 (Bayesian inference) の立場がある．この方法では，相対リスクの事前分布に滑らかな連続分布を仮定するが，それは，「推定される標準化死亡比 $\hat{\theta}_k$ が，極端に高いまた

は低い値をもたないようにバラツキの大きさを制御する」ことを意味する．事前分布を $g(\theta|\boldsymbol{\eta})$ とすると，SMR$(=\theta)$ の推測は，事後分布の期待値で行う．

さて，事前分布の設定に関しては，計算も簡単で，解釈も容易な方法は，Poisson 分布に対して共役な事前分布であるパラメータ $\boldsymbol{\eta}=(\alpha,\beta)$ を有するガンマ分布を仮定することである：

$$g(\theta|\alpha,\beta)=\frac{\alpha(\alpha\theta)^{\beta-1}\exp(-\alpha\theta)}{\Gamma(\beta)}$$

ここに，$\mathrm{E}(\theta)=\beta/\alpha$，$\mathrm{Var}(\theta)=\beta/\alpha^2$ となる．つまり，事後分布もパラメータ $(\alpha+e_k,\beta+d_k)$ をもつガンマ分布に従う．ここで問題となるのは，事前分布のパラメータ $\boldsymbol{\eta}$ の推定であるが，その一つのアプローチはデータの周辺尤度

$$\Pr\{d_k|e_k,\alpha,\beta\}=\frac{\Gamma(\beta+d_k)}{\Gamma(\beta)d_k!}\left(\frac{\alpha}{\alpha+e_k}\right)^{\beta}\left(\frac{e_k}{\alpha+e_k}\right)^{d_k}$$

である負の二項分布に基づく最尤推定値を求める方法で，経験ベイズ推定値 (empirical Bayes estimate) とよばれる．それは，

$$\hat{\theta}_{\mathrm{EB},k}=\frac{\hat{\beta}+d_k}{\hat{\alpha}+e_k}=\frac{e_k}{\hat{\alpha}+e_k}\frac{d_k}{e_k}+\frac{\hat{\alpha}}{\hat{\alpha}+e_k}\frac{\hat{\beta}}{\hat{\alpha}}$$

となり，経験ベイズ標準化死亡比 (EBSMR) とよばれる．この形から

1）人口が大きい場合には ($e_k\to$ 大)，通常の標準化死亡比 $\hat{\theta}_k=d_k/e_k$ に近づき，

2）人口が少ない場合には ($e_k\to$ 小)，地域全体の平均値 $\hat{\beta}/\hat{\alpha}$ に近づく

という性質をもつことがわかる．図 20.2 は図 20.1 のデータについて EBSMR を指標とした疾病地図である．日本全国の市区町村単位の SMR，EBSMR 等による疾病地図のソフトが開発されているので参考にされたい[3]．

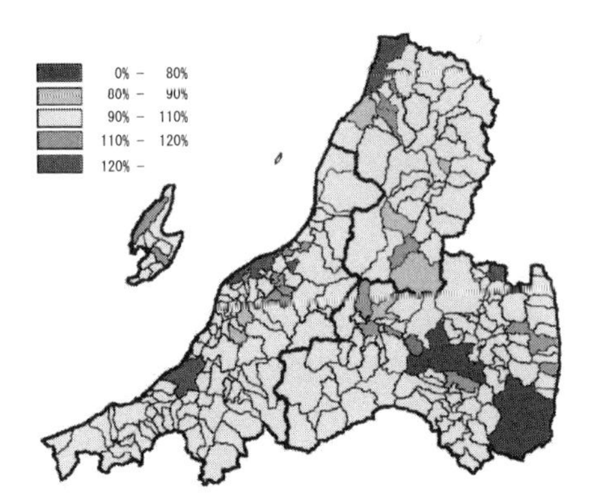


**図 20.2** 1996～2000 年新潟県・福島県・山形県の市町村ごとの男性の胆のうがんの EBSMR

### 20.1.4 ベイズ階層的モデル

これまでは人口の調整だけを考慮に入れたが，実際には市区町村ごとの社会経済的指標，環境変数等の共変量 $(x_1, \ldots, x_m)$ を調整した回帰分析が必要になる．しかし，誤差に独立な正規分布を仮定した標準的な回帰分析プログラムは薦められない．なぜならば，近接地域は類似の死亡率 (発症率) であると仮定できる場合が多く，その空間相関も考慮に入れた回帰モデルの適用が必要となるからである．人口の調整と空間相関の両方を考慮した回帰モデルとして，ベイズ階層的 Poisson 回帰モデルを適用するのが便利である．たとえば，共変量による説明と，近接地域の類似性を考慮に入れた空間平滑化モデルである条件付き自己回帰モデル (conditional autoregressive model)

$$\log E(d_k) = \log e_k + \sum_i^m \beta_i x_{ik} + \eta_k + \phi_k$$

$$d_k \sim \text{Poisson 分布 (期待値：}\mu)$$

$$\eta_k \sim N(0, \sigma^2) \quad \text{(標準化死亡比の地域差)}$$

$$\phi_k | \phi_{h \neq k} \sim N\left(\bar{\phi}_k, \frac{1}{n_{h\sim k}} \tau^2\right) \text{：空間 smoothing}$$

$$n_{h\sim k} = \text{地域 } k \text{ の近接地域の数}$$

$$\bar{\phi}_k = \frac{1}{n_{h\sim k}} \sum_{h\sim k} \phi_h$$

が考えられる．このモデルでは共変量で調整され，空間平滑化された SMR が $\hat{\mu}_k/e_k$ と推定される．この種のベイズモデルの統計解析には MCMC (Markov chain Monte Carlo) 法[1,4] を用いたソフト WinBUGS[5] を利用すると便利である．

## 20.2 疾 病 集 積 性

疾病集積性 (disease clustering) は患者 (ケース) の時間・空間上の分布から「時間集積性」「空間集積性」と「空間・時間集積性」の三つに大きく分類できる．

### 20.2.1 時 間 集 積 性

ある地域を固定して，その地域におけるある疾病の罹患を経時的に観測している場合，その疾病がある期間に集積しているとき，時間集積性 (temporal clustering, clustering in time) があるという．検定手法としては，Ederer–Myers–Mantel の検定[6]，Wallenstein のスキャン検定[7]，Tango's index[8,9] が代表的な方法である．例として，1975 年 7 月から 1977 年 6 月までにニューヨークの病院で報告された 62 例の「染色体異常」[7] の月ごとの頻度「0, 4, 1, 2, 1, 3, 1 ,3, 2, 2, 3, 4, 1, 1, 1, 2, 4, 7, 7, 2, 2, 6, 1, 2」を考えてみよう．ヒストグラムをつくってみると，1976 年末から 1977 年初めにかけて頻度が多くなっているようにもみえる．しかしそれは偶然変動の範囲でありこの 24 か月間ではほぼ一様に罹患しているとも考えられる．この期間内にクラスターが存在するかどうかを検定する方法が時間集積性の検定である.

この種の検定問題では，ある一定期間における最大頻度だけを評価する提案が最初は多かった．しかし，最大頻度だけでは集積性を計る尺度としては必ずしも適切ではない．つまり，最大頻度をもつ期間に近接する期間の，頻度の大きさも集積性に関する重要な情報をもっている場合も少なくない．Naus[10]，Wallenstein[7] はある一定の幅 $h$ をもつ区間 (ウインドウ) を動かして，時間軸上をスキャンしてその最大値

$$S(h) = (\text{ウインドウの幅 } h \text{ に入る頻度の最大値})$$

を検定統計量とするスキャン検定 (scan test) を提案した．もっとも，帰無仮説「$H_0$：時間集積性はない」の下での，$S(h)$ の分布に基づく正確な $p$ 値の計算はかなり面倒なため，Wallenstein は近似値の表を与えている．たとえば，ウインドウの幅を 60 日で連続的に動かすと，1976 年の 12 月の 7 例，1977 年の 1 月の 7 例，計 14 例が最大値となる．Wallenstein が与えた近似値の表には総症例数 $n = 62$ の値は掲載されていないので，線形補間で近似計算すると $p = 0.038$ となる．しかし，最適な幅は事前には未知であるので $h$ を変えて検定を繰り返す多重性は避けられない.

20

一方，Tango[8] はそれぞれの期間の頻度も時間集積性に貢献していると考え，二つの異なる期間 $i$, $j$ 間の集積度を測る近さの尺度 (measure of closeness) $a_{ij}$ として

$$a_{ij} = \exp(-d_{ij}), \quad d_{ij} =| i - j |$$

なる時間的距離が増加するにつれて減衰する指数関数を導入し，期間 $i$ と期間 $j$ の集積性の貢献はそれぞれの相対頻度と近さの尺度を掛け合わせたものと考え，次の Tango の集積度指数 (Tango's index) を提案した.

$$C = \sum_{i=1}^{m} \sum_{j=1}^{m} \frac{n_i}{n} \frac{n_j}{n} a_{ij}, \quad 0 < C \leq 1$$

ここで $n_i$ は期間 $i(= 1, \cdots, m)$ の頻度で，$n_1 + n_2 + \cdots + n_m = n$ ある．この指数は，ある単位期間に疾病が集中する場合は最大の集積性を意味する最大値 1 を示し，それ以外は 1 未満となる指数である．帰無仮説「$H_0$：時間集積性はない」の下で，$C$ の期待値を $E$，分散を $V$ とすると，標準化された統計量 $T$ が

$$T = \frac{C - E}{\sqrt{V}} \sim \chi^2_\nu \text{分布}$$

と標準正規分布ではなく $\chi^2$ 分布に近似される．ここに，自由度 $\nu$ は $C$ の歪度の関数である[9]．さて，染色体異常の経年変化のデータでは，1976 年 11 月〜1977 年 4 月に染色体異常の報告数が増加しているのは偶然変動を超えた現象か否かが問題となる．表 20.1 には $\chi^2$ 検定，scan test と Tango's index を比較した結果を掲載したが，Tango's index ではデータをどのように分析しても有意な集積性を示している.

**表 20.1** 染色体異常 (trisomy) の月別頻度データに英国における小児白血病・悪性リンパ腫の空間集積性の検討に $\chi^2$ 検定，scan test と Tango's index を適用した結果[8)]

| 検定法 | 月別頻度 | | 2 か月単位の頻度 | | 最後の 12 か月の月別頻度 | |
|---|---|---|---|---|---|---|
| | 検定統計量 | $p$ 値 | 検定統計量 | $p$ 値 | 検定統計量 | $p$ 値 |
| $\chi^2$ 検定 | 32.45 | 0.091 | 17.35 | 0.098 | 20.76 | 0.037 |
| scan test | 7 | 0.31 | 14 | 0.038 | 7 | $p > 0.10$ |
| Tango's index C | 0.1139 | 0.022 | 0.1975 | 0.039 | 0.2354 | 0.0048 |

### 20.2.2 空間集積性

ある期間を固定してその期間において，ある疾病の罹患を広い調査対象地域で観測している場合，(a) その疾病が特定の地域だけに疾病のクラスター (localized cluster) が観測される，あるいは，(b) 感染性疾患のように疾病の罹患がいたるところでクラスターする (global clustering) という現象が観測される場合に，空間集積性 (spatial clustering, clustering in space) があるという．地域集積性があるともいう．これらの空間集積性の有無を検定する方法には，研究の目的，クラスターの種類，データの種類 (市区町村ごとのように地域単位に集計された頻度データ，あるいは，個人の点データ) に応じて異なった検定が提案されており，使い分ける必要がある．Besag and Newell[11)] は，空間集積性の検定を「焦点を定めた検定」(focused tests) と，焦点を定めない「一般的な検定」(general tests) の二つに分類した．

#### a. 焦点を定めた検定

事前に興味のある地域あるいは施設 (putative source) に焦点を定めてその周辺に疾病の集積性があるか否かの検討を行う方法．たとえばごみ焼却施設，危険物廃棄処理施，原子力発電施設等のまわりに疾病が集積しているかどうか等を検討する場合に用いられる．いま，研究の対象となる地域が $m$ 個の地域に分割されているものとし，ここでは，次の focused test の検定仮説を考える．

帰無仮説:$H_0$ : 対象地域では疾病集積性はない

対立仮説:$H_1$ : ある固定発生源のまわりに疾病が集積している

帰無仮説の下では，$i(=1,\cdots,m)$ 地域での疾病の頻度の確率変数 $N_i$ が独立に (性・年齢等の共変量を調整した) 期待頻度 $e_i$ をもつ Poisson 分布

$$H_0 : E(N_i) = e_i,\ N_i \sim \text{Poisson 分布}$$

に従うとする．$N_i$ の観測値を $n_i$ とする．一般に期待頻度 $e_i$ はある基準人口の年齢階級別の発生率 $r_k$ 等を利用して計算されることが多い．

さて，対立仮説は次のように表現できる．

$$H_1 : E(N_i) = \theta_i e_i, \quad i = 1, \cdots, m$$

ここで，$\theta_i$ は $i$ 地域の相対リスク (SMR, SIR など) である．ここでは固定発生源から放出される汚染物質への曝露を問題にしているので $\theta_i$ に関する基本的モデルは，そ

の $i$ 地域の超過リスクが曝露量 $g_i$ に比例するモデル

$$H_1 : \theta_i = 1 + \epsilon g_i$$

が自然である．しかし，過去の曝露量を調査することは困難であることが多い．したがって，曝露変数に比例するような代替変数をどのようにモデル化するかによっていくつかの検定手法が提案されてきた．Bithell[12] は $\theta_i$ の十分な情報があれば，最強力検定は次の形で与えられる

$$T = \sum_{i=1}^{m} n_i \log(\theta_i) \geq t_0$$

とした．しかし，現実には $\theta_i$ に関する詳しい情報を得ることは難しいので，未知の $\theta_i$ に代わって，固定発生源からの距離 $d_i$ を利用した $\theta_i = 1/(1+d_i)$, $1/(1+d_i)^2$ 等の距離減衰関数を利用し，モンテカルロ検定を実施する．一方，Stone[13] は $\theta_i$ について固定発生源に近いほどリスクが高いという順序制約のある仮説を考えた．

$$H_1 : \theta_{(1)} \geq \theta_{(2)} \geq \cdots \geq \theta_{(m)}$$

ここに，$\theta_{(i)}$ は固定発生源に $i$ 番目に近い地域の相対リスクである．この順序制約の対立仮説を検定するために尤度比検定を提案した．そこでは，最尤推定量 $\hat{\theta}_i$ は "pool-adjacent violators" algorithm (Barlow et al.[14]) を利用して求められる：

$$\hat{\theta}_{(i)} = \min_{s \leq i} \max_{t \geq i} \frac{\sum_{r=s}^{t} n_{(r)}}{\sum_{r=s}^{t} e_{(r)}}, \quad i = 1, \cdots, m$$

ここで，$n_{(r)}$ と $e_{(r)}$ は固定発生源に $r$ 番目に近い地域の観測数と期待数である．しかし，パラメータ間の順序制約のため尤度比検定の通常の $\chi^2$ 近似が成立しないため，モンテカルロ検定を実施する．ほかにも，Besag–Newell の検定[11]，スコア検定 (Waller et al.[15], Lawson[16], Tango[17]) 等が適用できる．

**b. 一般的検定**

事前に興味のある地域はなく，検討対象地域のなかに疾病の集積性があるか否かを検定する方法であるが，その方法の違いからクラスターの存在の有無を検定する包括的な検定 (global clustering tests, GCT) と，検定と同時にクラスターの位置も検出する検定 (cluster detection tests, CDT) の二つに分類できる．ただ，CDT は Kulldorff[18] が最初に提案した空間スキャン統計量 (spatial scan statistic) が中心的な手法となるが，それは次節で詳述されているのでここでは省略する．まず，市区町村等の地域単位の集計データ (regional count data) に対して最も検出力が高いと評価されている Tango's index[19,20] を紹介しよう．Tango[19] は時間集積性の検定を人口の違い，交絡因子を調整して空間集積性の検定に拡張した：

$$C_\lambda = (\boldsymbol{r} - \boldsymbol{p})^t \boldsymbol{A}_\lambda (\boldsymbol{r} - \boldsymbol{p}) = \sum_{i=1}^{m} \sum_{j=1}^{m} a_{ij}(\lambda) \left( \frac{n_i - e_i}{n} \right) \left( \frac{n_j - e_j}{n} \right)$$

ここで $e_i$ は期待度数，$a_{ij}(\lambda)$ は近さの尺度であり

$$a_{ij}(\lambda) = \exp\left\{-4\left(\frac{d_{ij}}{\lambda}\right)^2\right\}$$

とした．ここで，$a_{ij}$ は $d_i = \lambda$ でほぼ 0 となる意味で $\lambda$ はクラスターの大きさの尺度といえる．この検定には時間集積性の Tango's index と同様に $\chi^2$ 分布近似が適用できる．しかし，大きい $\lambda$ は大きなクラスターの検出に敏感であり，小さい $\lambda$ は小さいクラスターの検出に敏感となるので，$\lambda$ の値を変えて検定を繰り返すことに興味があるが，検定の多重性が問題となる．そこで，$\lambda$ を連続的に動かして，$\lambda$ の関数としての $p$ 値のプロファイルを描きその最小値 $P_{\min}$ を検定統計量とすることを提案した[20)]：

$$P_{\min} = \min_{\lambda} \Pr\{C_\lambda > c_\lambda \mid H_0, \lambda\}$$

ここで，$c_\lambda$ はある $\lambda$ に対する統計量の実現値であり，$\lambda^*$ が最小値を達成する値である．実際の計算には $\lambda$ を小刻みに変化させて最小値を探す一次元探索法で簡単に計算できる．$P_{\min}$ の検定はモンテカルロ検定で行う．空間集積性の Tango's index は最小 $p$ 値は統計量の最大化を意味するところから Tango's MEET (maximized excess events test) ともよばれている[21～23)]．適用例として，図 20.2 に示されている男性の「胆のうがん」のデータの解析結果を図 20.3 に示した．有意な集積性が認められ ($p < 0.001$) その二つの集積地域が黒色で示されている．

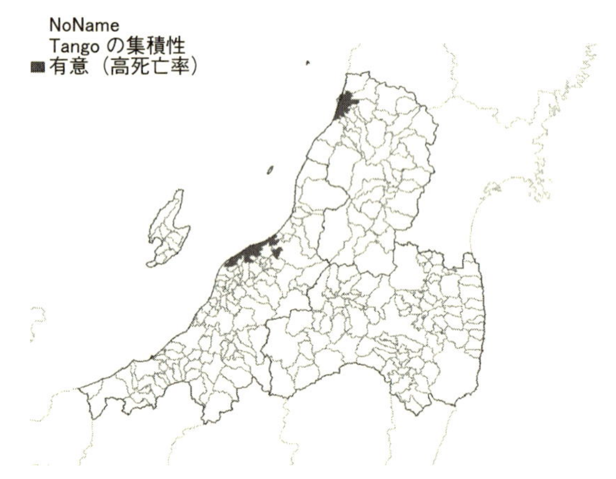


**図 20.3** 1996～2000 年新潟県・福島県・山形県の市町村ごとの男性の「胆のうがん」．有意な集積性 ($p < 0.001$) が認められた二つの地域．

一方，図 20.4 は英国の North Humberside で，1974～1986 年の間に小児白血病または悪性リンパ腫と診断された 62 名の患者 (×) の居住地とそれぞれの年に出生登録 (1 月と 6 月) が行われた新生児のなかから無作為に抽出した 141 の対照 (·) の居住地を示したもので，自宅の住所の郵便番号の緯度経度を利用して $xy$ 座標に変換した

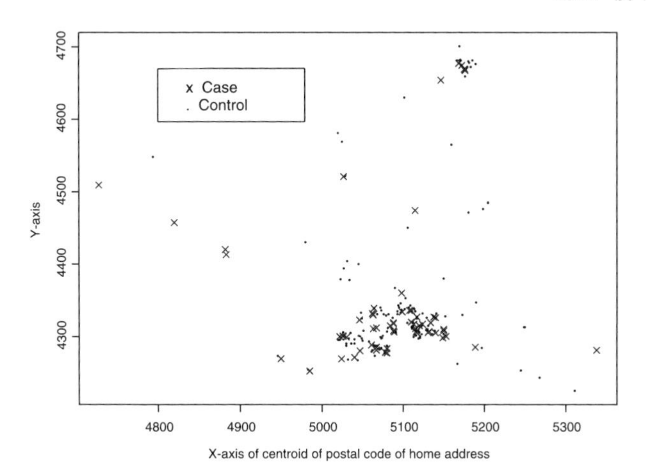


**図 20.4** 英国のノースハンプシャーで 1974〜1986 年の間に，小児白血病または悪性リンパ腫と診断された 62 名のケース (「×」) の居住地と，それぞれの年の新生児から無作為に抽出した 141 名のコントロール (「·」) の居住地の点データの図



点データである．ここでは，ケースの分布状況をコントロールの分布状況と比較してケースが空間的により近接して発生しているかどうかが問題となる．この種のデータに適用できる空間集積性の検定として有名なのが Cuzick–Edwards の検定[24] で，$k$ 近隣法とよばれる方法である．各ケースについて $k$ 番目までの近い点データのなかに含まれるケースの数を数え，検定統計量 $T_k$ として

$$T_k = (\text{各ケースから } k \text{ 番目に近い } k \text{ 個のデータのなかに存在するケースの総数})$$

とする方法である．感染性の疾患であれば新しいケースはケースの近くに発生する傾向があるので，観察される近隣ケースの数は偶然変動を超えて大きくなるからである．Cuzick と Edwards は検定統計量 $T_k$ を標準化すると漸近的に正規近似

$$Z = \frac{T_k - \mathrm{E}(T_k)}{\sqrt{\mathrm{Var}(T_k)}} \sim N(0,1)$$

を仮定している．ただ，実際の適用にあたっては，$k$ の値を事前に設定することは難しいので $k$ の値を $k = 1, 2, \cdots$ と変えて繰り返し適用することになる．Cuzick and Edwards は表 20.2 に示すように $k = 1, \cdots, 10$ と繰り返し適用し (一部の結果は省略)，$k = 2, 3, 4, 5$ で有意 ($p < 0.05$) となり，$k = 3$ のとき最小 $p$ 値 ($p = 0.0027$) となるので集積性は有意であるとしている．しかし，検定の多重性の問題が生じている．ところで，データ $i$，$j$ 間の近さの尺度として，

$$a_{ij}(k) = \begin{cases} 1, & \text{データ } j \text{ がデータ } i \text{ の } k \text{ 近隣内にある} \\ 0, & \text{その他} \end{cases}$$

と定義し，$\delta_i$ はケースであれば 1，コントロールであれば 0 をとる変数とすることに

**表 20.2** 英国における小児白血病・悪性リンパ腫の空間集積性の検討に $k$ 近隣法に基づく Tango の検定[25] を利用した結果

| No. | $k$ | observed value $t_k$ | $E(T_k)$ | $Var(T_k)$ | skewness | $p$-value $N(0,1)$ | $p$-value $\chi^2_\nu$ | $p$-value Monte Carlo |
|---|---|---|---|---|---|---|---|---|
| 1 | 1 | 24.500 | 18.723 | 16.980 | .104 | .0805 | .0828 | .0900 |
| 2 | 2 | 52.500 | 37.446 | 34.574 | .171 | .0052 | .0077 | .0086 |
| 3 | 3 | 76.500 | 56.168 | 53.355 | .212 | .0027 | .0049* | .0063 |
| 4 | 4 | 95.833 | 74.891 | 72.787 | .248 | .0071 | .0112 | .0124 |
| 5 | 5 | 115.167 | 93.614 | 92.139 | .284 | .0124 | .0183 | .0188 |
| 6 | 6 | 128.000 | 112.337 | 111.911 | .311 | .0694 | .0762 | .0774 |
| 7 | 7 | 143.500 | 131.059 | 131.970 | .337 | .1394 | .1403 | .1399 |
| 8 | 8 | 160.000 | 149.782 | 154.360 | .353 | .2054 | .1994 | .1962 |
| 9 | 9 | 177.000 | 168.505 | 177.488 | .370 | .2619 | .2498 | .2496 |
| 10 | 10 | 194.000 | 187.228 | 202.956 | .383 | .3173 | .2998 | .3013 |

$P_{\min} = 0.00490$ ($k^* = 3$), adjusted $p$-value $= 223/10000 = 0.0223$

より，Cuzick–Edwards の検定統計量は

$$T_k = \sum_{i=1}^{n}\sum_{j=1}^{n} \delta_i \delta_j a_{ij}(k)$$

と表現できることがわかる．この形に注目して Tango[25] は (1) データ間の近さの尺度を $k$ 近隣法を含む任意の関数に一般化し，(2) 検定統計量 $T_k$ のより正確な漸近分布として，$\chi^2$ 分布を提案，さらに，(3) 検定の多重性を調整した $p$ 値の計算，等を提案した．表 20.2 は $k$ 近隣法に基づく Tango の検定[25] を適用した結果である．まず，$\chi^2$ 分布近似に基づく $p$ 値が正規分布近似のそれよりモンテカルロシミュレーションに基づく $p$ 値に近いことから，$T_k$ の $\chi^2$ 分布近似が良いことが示されている．$\chi^2$ 分布近似に基づく最小 $p$ 値は正規近似の場合と同様に $k = 3$ の場合であったが，より適切な $p$ 値は $p = 0.0049$ となった．さらに，$k = 1, 2, \cdots, 10$ と繰り返し検定を行った多重性を調整した $p$ 値が調整 $p$ 値 (adjusted $p$-value) $= 0.0223$ と表示されている．

### 20.2.3 空間・時間集積性

空間的にも時間的にも疾病のクラスターが観測される場合に，疾病の空間・時間集積性 (space–time clustering) があるという．特定の時空間内でクラスターが観察される，あるいは，感染性疾患のようにいたるところで疾病がクラスターしている，という二つの場合がある．前者の場合には特定の時空間を同定することに興味がある．後者の場合であれば，疾病の感染性の疑いの統計的証拠であり，この場合，空間・時間の交互作用 (space–time interaction) があるともいう．統計手法としては，Knox の検定[26]，Mantel の検定[27] 等が有名である．

## 20.3 空間スキャン統計量

スキャン統計量 (scan statistic) は Naus[28,29] によって提案され，観測されたデータのなかからクラスター・集積を探し，そのランダム性を評価する方法として利用される．典型的には直線上の確率点過程データに対して，固定長の移動ウインドウ (moving window) による走査 (スキャン) を行い，そのなかで最大値をとる統計量として定義される．これらの統計量は，遺伝学，疫学，工学，社会学，地理学，バイオ情報科学，分子生物学等，さまざまな分野に適用されている (Glaz et al.[30] など参照)．特に空間疫学研究においては，疾病集積性の検出を目的として，Kulldorff[31,32] によって多次元空間ならびに可変長ウインドウ (window) に拡張された空間スキャン統計量が提案され広く利用されている．ここでは疾病集積性の検定である cluster detection test の枠組みにおける空間スキャン統計量について概説する．



### 20.3.1 疾病集積性と空間スキャン統計量

疾病集積性の検定に用いる空間スキャン統計量は Kulldorff[32] よって一般的に定義されているが，ここではまず最もよく用いられる平面上の Poisson モデルに従って議論を進める．

いま解析を行う対象地域が $m$ 個の地域 (市区町村など) に分割され，$i$ 地域でのイベント数 $N_i$ (観測値 $n_i$) が互いに独立に Poisson 分布に従うとし，**集積地域** (クラスター (cluster)) が存在しない状況での期待値を $\xi_i$ とする．ただし $\xi_i$ は性・年齢や社会要因等の交絡要因を調整した定数で期待観測数とよばれ，$\sum_{i=1}^{m} \xi_i = \sum_{i=1}^{m} n_i$ が成り立っているとする．

このとき隣接した地域からなるクラスターの候補であるウインドウ $W$ を考え，その内外でそれぞれ一定のリスク $\theta_1(W), \theta_2(W)$ をもつホットスポット (hot-spot) モデル

$$N_i \sim \text{Poisson}(\xi_i\theta_1(W)) \text{ for } i \in W; \; N_i \sim \text{Poisson}(\xi_i\theta_2(W)) \text{ for } i \notin W$$

を設定する．つまり $\theta_1(W) > \theta_2(W)$ の場合には，$W$ がクラスターになっている可能性がある．ここで $n(W) = \sum_{i\in W} n_i$, $\xi(W) = \sum_{i\in W} \xi_i$ とするとき，クラスターが存在しないという状況，つまり $\theta_1(W) = \theta_2(W)$ に対するこのモデルの尤度比統計量は，$n(W) > \xi(W)$ に対して

$$\lambda(W) = \left(\frac{n(W)}{\xi(W)}\right)^{n(W)} \left(\frac{n(W^c)}{\xi(W^c)}\right)^{n(W^c)}$$

その他に対しては $\lambda(W) = 1$ と表すことができる．ただし $W^c$ は $W$ の補集合とする．

これを用いて，クラスターの検討は，「対象地域内にクラスターが存在しない」という帰無仮説に対し，「クラスターが存在する」という対立仮説の検定問題，すなわち $W$

のとりうる全体集合 $\mathcal{W}$ を考え，

$$\text{帰無仮説 } H_0 : \theta_1(W) = \theta_2(W) \text{ for } \forall W \in \mathcal{W}$$
$$\text{対立仮説 } H_1 : \theta_1(W) > \theta_2(W) \text{ for } \exists W \in \mathcal{W}$$

の仮説検定問題として表現できる．ここで $W$ はさまざまな大きさの可変なウインドウとする．個々の $W$ に対してこの検定を繰り返すと検定の多重性の問題が発生し，複数の $W$ において有意な結果が出てしまう．そこで Kulldorff は，すべての $W$ のなかで $\lambda(W)$ の値が最大のもの，

$$\lambda^* = \lambda(W^*) = \max_{W \in \mathcal{W}} \lambda(W)$$

(またはその対数値) を空間スキャン統計量と定義した．このとき最大尤度比 $\lambda^*$ をとる $W^*$ を most likely cluster (MLC) (クラスターの候補) とし，この MLC が全体のなかで統計的に有意なクラスターになっているかどうかの検定を行った．その評価のためには帰無仮説 $H_0$ の下での $\max_{W \in \mathcal{W}} \lambda(W)$ の分布が必要になるが，検討する地域に応じてスキャンする $W$ の全体集合 $\mathcal{W}$ も異なり，さらに複雑になるため，この分布を解析的に求めることは困難である．そのためモンテカルロ検定を利用して，シミュレーションで求めた $p$ 値によってその有意性が評価されている．なお空間スキャン統計量では地域の数が極端に少ない場合を除いて，可能な全ウインドウをスキャンすることは数が膨大すぎて現実的に不可能である．つまり全体集合 $\mathcal{W}$ のとり方が重要であり，Kulldorff[32] では，円状に，ある限界までの地域でウインドウを制限してスキャンする circular scan statistic を提案している．

### 20.3.2 空間スキャン統計量の拡張

スキャンされるウインドウの集合 $\mathcal{W}$ について，Kulldorff によって提案された circular window を組み込んだ空間スキャン統計量は簡便で計算量も少ないが，その定義から明らかに円状のクラスターしか同定できない．一方で無制限にウインドウの集合を増大させると，その計算時間も膨大になる．そこで計算時間も考慮しながら，非円状のクラスターも同定できる集合に拡張した方法がいくつか提案されている．たとえば Kulldorff et al.[33] によって楕円形のウインドウの集合に拡張された elliptic scan statistic や，Tango and Takahashi[34] によって制限された範囲内ですべての非円状ウインドウの集合に拡張された flexible scan statistic が利用されている．また各 $i$ の個別のリスク推定値に応じてスキャンするウインドウを制限する upper level set scan statistic[35] や，その制限を統計量 $\lambda(W)$ に組み込んだ制限付き circular scan statistic[36]，制限付き flexible scan statistic[52] も提案されている．さらに計算アルゴリズム理論に基づいてスキャンするウインドウを選定する方法等も提案されている[37,38,43]．

適用できるデータの統計モデルについては，Poisson モデル以外にも Binomial モ

デル，Multinomial モデル，Ordinal モデル，Exponentia モデル，Normal モデル等において，それぞれのスキャン統計量が提案されている (Kulldorffand Information Management Services Inc[39] など参照)．また Jung[40] では共変量調整に着目し，それらのモデルを統一的に扱う generalized linear models (GLM) に基づいたスキャン統計量が議論されている．

空間スキャン統計量で議論されるのは平面 (二次元空間) だけでなく，時間軸上の一次元空間や空間・時間の三次元空間にも適用や拡張がされている．特に感染症の発生やバイオテロリズムの兆候を早期発見するための症候サーベイランスに適応する空間・時間 hot-spot クラスターを検出するスキャン統計量として prospective space-time scan statistic[41, 42] や，イベント初期の立ち上がりに加法モデルに拡張したスキャン統計量[43] も提案されている．さらに木構造をもつデータに対しては tree scan statisitic[44] が提案され，薬剤疫学研究におけるファーマコビジランスの解析に応用されている．

前述のとおり，空間スキャン統計量で検出されるクラスタの有意性評価については，モンテカルロ検定を利用したシミュレーションによる $p$ 値を利用することが一般的である．しかしより高い精度で評価を行うには多数回のシミュレーションが必要となる．そのため空間スキャン統計量を Gumbel 分布に近似させた $p$ 値の計算[45, 46] が提案されている．またいくつかの限られた条件下における正確な $p$ 値の導出の検討もされている．

20

空間スキャン統計量の導出では単一の hot-spot クラスターの存在を仮定した議論になっている．対象空間内に複数のクラスターが存在する場合，一般的には Kulldorff[32] での提案に基づき，それより上位のクラスターと重なりのないもののなかで最大の $\lambda(W)$ をもつウインドウが，順次 secondary cluster として同定する方法が利用されることが多い．その際 secondary cluster の有意性については MLC の有意性を判定した最大尤度比の分布に基づいて計算する方法が採用されているが，最近，その $p$ 値を調整する方法[47] 等も提案され，複数クラスターの検出に関しての議論も今後期待されている．

一方でスキャン統計量による疾病集積性の検定法の評価では，クラスターが存在しないという帰無仮説を棄却する一般的な検出力に加え，そのクラスターを正確に同定する推定精度の評価も重要となる．そのため感度・特異度等に加え，新たな評価方法や評価指標の議論も行われている (文献[48, 40] など)．

なお circular scan statistic は R パッケージの “rsatscan” や “SpatialEpi” に組み込まれており，また独立したアプリケーション SaTScan[39] が利用できる．一方 flexible scan statistic を利用するためにはソフトウェア FleXScan[50] が開発されている．

## 20.4　症候サーベイランス

### 20.4.1　2001 年 9 月 11 日

2001 年 9 月 11 日ニューヨーク市の世界貿易センターを襲った史上最大の国際テロ，それに引き続いて 10 月に発生した「炭素菌を含んだ白い粉」が入った郵便物事件は世界中に衝撃を与えた．これらの事件をきっかけとして，バイオテロリズムや SARS (severe acute respiratory syndromes)，新型インフルエンザの勃発等，ヒトの健康を脅かす事件の勃発を疑わせる症候 (syndrome) を早期に発見し，事件の拡大を未然に防ぐための症候サーベイランス (syndromic surveillance) と早期発見のための方法論に関する研究が活発になってきている[53~55]．そこでは，対象とする地域から関連する症候の発生状況を定期的に収集し監視できる，情報ネットワークシステムの構築と健康被害の勃発の兆候を示す何らかの突発的な事象が発生した場合に，それがいつ，どこで発生したのか，つまり，疾病の時間・地域集積性を適切に検出できる統計的方法の開発が重要となる．実際に米国では，2001 年 9 月 11 日のテロの発生以降，いくつかのサーベイランスシステムが稼働し，日々監視が行われている．たとえば，Wachington, DC における ESSENCE (the Early Notification of Community-Based Epidemics system) や，ニューヨークにおける NYC-DOHMH (the New York City Deoartment of Health and Mental Hygine) system 等がある．

### 20.4.2　Kulldorff 型の空間・時間スキャン統計量

これらのシステムに組み込まれている統計的方法の多くは，以下に説明する Kulldorff 型の空間・時間スキャン統計量 (space–time scan statistic)[41] であった．後ろ向き研究で使用する Kulldorff の空間スキャン統計量を，以下に述べる時間のウインドウ $I_u$ を導入して，空間のウインドウ $Z$ とで構成される空間・時間の領域 $W = Z \times I_u$ を探索する方法で，最大尤度比をとる領域 $W^*$ を MLC とする点では，空間スキャン統計量と同じ方法といえる．

サーベイランスの対象地域が $m$ 地域 (例：市区町村，郵便番号) に分割されており，地域 $i$，時点 $t$ の当該症候群の発生数を $n_{it}$ としよう．症候の発生の増加 (クラスター，勃発) が現 (監視) 時点でも継続している「活動的なクラスター」の検出にのみ興味があるので，現時点を $t_P$ とすると，勃発の候補として探索する「時間のウインドウ (temporal window)」として次の $T$ 個の時間の間隔

$$I_u = [t_P - u + 1, t_P], \qquad u = 1, \cdots, T \tag{20.1}$$

のみを考える．ここで，$T$ は事前に定めた「最大の時間の長さ」である．

ただ，Kulldorff の空間スキャン統計量の空間ウインドウは円状であるのでこの領域は円柱状のウインドウ (cylindrical window) であり，症候の集積地域が文字どおりの

円柱状でないとうまく同定できないため，Takahashi et al.[42] は FleXScan と同様に集積地域を「任意の形状」に改良した，角柱状のウインドウ (prismatic window) を探索する空間・時間スキャン統計量 (prismatic space–time scan statistic) を提案した．しかし，これらの統計量 (Kulldorff 型とよぶ) は集積地域の形状以外にも次の三つの問題点：(1) 前向きのサーベイランスに利用するにもかかわらず，期待発生数の計算は後ろ向きの空間スキャン統計量と同じ条件付き期待値を採用，(2) 期待発生数に無視できない時間的変動，いわゆる，時間的過分散 (temporal overdispersion) が観察されるが，これにに対応できていない，(3) 空間スキャン統計量と同様の hot-spot 型の突然の勃発の検出だけを考慮しているが，現実には徐々に増加する勃発現象に対応できない，があった．ここでは，Kulldorff 型統計量の問題点を改善した Tango *et al.*[43,56] の統計量を紹介しよう．

### 20.4.3 Tango et al. の空間・時間スキャン統計量

**(1) 時間的過分散への対応**

Poisson 分布の期待発生数に無視できない時間的変動，いわゆる，時間的過分散 (temporal overdispersion) を考慮するために，勃発が起きていない状況，つまり，帰無仮説の下で Kulldorff 型の Poisson 分布に代えて，負の二項分布 (negative binomial distribution) $NB(\mu_{it}, \phi_{it})$ を仮定する

$$H_0 : N_{it} \sim NB(\mu_{it}, \phi_{it})$$

ここに，

$$\Pr\{N_{it} = n_{it} | \mu_{it}, \phi_{it}\} = \frac{\Gamma(\phi_{it} + n_{it})}{\Gamma(\phi_{it})\, n_{it}!} \left(\frac{\phi_{it}}{\phi_{it} + \mu_{it}}\right)^{\phi_{it}} \left(\frac{\mu_{it}}{\phi_{it} + \mu_{it}}\right)^{n_{it}}$$

$$\mathrm{E}(N_{it}) = \mu_{it}, \quad \mathrm{Var}(N_{it}) = \mu_{it} + \mu_{it}^2/\phi_{it} = \mu_{it} w_{it}$$

で，時間的過分散パラメータは $w_{it} = 1 + \mu_{it}/\phi_{it}$ で，$\phi_{it}$ は過分散を制御するパラメータである．過分散が観察されない領域では，$\phi_{it} = \infty$ あるいは $w_{it} = 1$ と設定すればよい．

**(2) $(\mu_{it}, \phi_{it})$ の推定法**

帰無仮説，つまり，定常状態での期待値 $\mu_{it}$ と過分散を制御するパラメータ $\phi_{it}$ は，事前に設定された定常状態を表現する「ベースライン期間」の観測データで推定すべきであろう．過去数年間のサーベイランスデータが利用可能であれば，負の二項分布を仮定した混合回帰モデル[57~59] を利用することが可能であるが，これからシステムの運用を始めようとする状況では，いわゆる移動平均 (moving average) を利用するのが簡単である．つまり，監視時点 $t$ での期間の長さ $B$ の移動平均のベースライン期間を $\{t-1, t-2, \cdots, t-B\}$ とすると，二つのパラメータは，ベースライン期間の平均値 $\bar{y}_{i\cdot}$ と分散 $s_i^2$ を利用して，モーメント法で，

$$\mu_{it} = \bar{y}_{i\cdot}, \quad \phi_{it} = \begin{cases} \bar{y}_{i\cdot}^2/(s_i^2 - \bar{y}_{i\cdot}), & \text{if } s_i^2 > \bar{y}_i \\ \infty, & \text{その他} \end{cases}$$

と推定できる.

**(3) 新しい勃発モデルの導入**

発生数の定常ではない増加 (勃発) が起きている状況, つまり, 対立仮説の下では,

$$H_1 : N_{it} \sim NB(\theta_{it}\mu_{it}, \phi_{it})$$

と仮定でき, $(\mu_{it}, \phi_{it})$ は既知であるが, $\theta_{it}$ は未知の相対危険度を表している. そこで, hot-spot 型だけではなく, 任意の形の症候の増加を検出できる次の勃発モデル (outbreak model) を導入する.

$$\theta_{it} = \begin{cases} h(\tau + \beta_W(t - t_p + u)), & \text{if } (i,t) \in W = Z \times I_u \\ 1, & \text{その他} \end{cases}$$

ここに, $h(\tau)$ は時点 $t = t_p - u$ での相対危険度であり, その時点の直後に領域 $W$ で症候の増加が始まった場合の初期の増加関数の傾きは

$$\left[\frac{\partial \theta_{it}}{\partial t}\right]_{t=t_p-u} = \beta_W h^{'}(\tau)$$

と表現できる. ここに, $h(\cdot)$ は $h(\tau) = 1$ を満たし,「勃発の形状を表現する」任意の増加関数であり, 一次微分 $h^{'}(\cdot)$ と二次微分 $h^{''}(\cdot)$ は有限と仮定する. すると, 上記の仮説検定はすべての領域 $W = Z \times I_u$ に対する次の仮説検定に帰着される:

$$H_0 : \beta_W = 0, \quad H_1 : \beta_W > 0$$

上記の勃発モデルの尤度は次式で与えられる.

$$L(\beta|\mu_{it}, \phi_{it}, t_p, u, t) = \prod_{i \in Z}\prod_{t \in I_u} \frac{\Gamma(\phi_{it} + n_{it})}{\Gamma(\phi_{it})\, n_{it}!}\left(\frac{\phi_{it}}{\phi_{it} + \theta_{it}\mu_{it}}\right)^{\phi_{it}}\left(\frac{\theta_{it}\mu_{it}}{\phi_{it} + \theta_{it}\mu_{it}}\right)^{n_{it}}$$
$$\times \prod_{(i,t) \in W^c} \frac{\Gamma(\phi_{it} + n_{it})}{\Gamma(\phi_{it})\, n_{it}!}\left(\frac{\phi_{it}}{\phi_{it} + \mu_{it}}\right)^{\phi_{it}}\left(\frac{\mu_{it}}{\phi_{it} + \mu_{it}}\right)^{n_{it}}$$

ただ, このモデルで尤度比検定を導出しようとすると関数 $h()$ の形状と $\beta_W$ の最尤推定値が必要となる. したがって, ここでは, 関数の形状に依存せず, $\beta_W$ の最尤推定値の必要のないエフィシェントスコア検定を導出しよう. 帰無仮説 $H_0 : \beta_W = 0$ の下で, スコア検定統計量は次式で与えられる:

$$S = \sup_{Z \in \mathcal{Z},\ 1 \leq u \leq T} \frac{\sum_{i \in Z}\sum_{t \in I_u}(n_{it} - \mu_{it})(t - t_p + u)/w_{it}}{\sqrt{\sum_{i \in Z}\sum_{t \in I_u}\mu_{it}(t - t_p + u)^2/w_{it}}} \sim N(0,1)$$

$S$ が最大となる領域 $W^* = Z^* \times I_{u^*}$ を MLO (most likely outbreak) と定義する.

**[適用例]** ここでは, 2006 年に北九州市の 131 の小学校を対象として実施されてい

た，週ごとの欠席日数のサーベイランスの 4 月 12 日 (week 1) から 12 月 20 日 (week 30) までのデータに適用した結果[2, 43] の一部を紹介しよう．図 20.5 は北九州市の 2006 年の 4 月から 2007 年 3 月までの感染性腸炎の週ごとの患者数 (感染性発生動向調査週報) であり，11 月 15 日から 12 月 20 日までの間に急増 (勃発) が観察される．もちろん，小学生の欠席にはさまざまな理由があるが，感染性腸炎以外の理由はほぼ一定と考えられる．さて，ベースライン情報のパラメータ $(\mu_{it}, \phi_{it})$ は 8 週移動平均を利用しているが，図 20.6 には適当に選んだ四つの小学校について週ごとの欠席日数，6 月 21 日 (week 10) からの 8 週移動平均の線，2 種類の 95%管理限界線の上限値，Poisson 分布に基づく線 (dotted line) と負の二項分布に基づく線 (dashed-dotted line)，を示

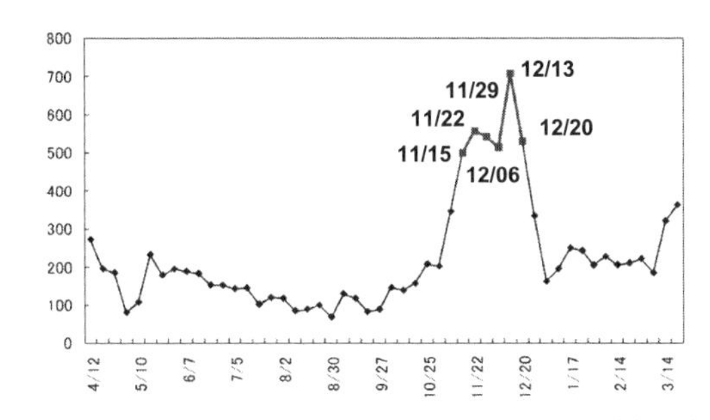


**図 20.5** 北九州市の 2006 年の 4 月から 2007 年 3 月までの感染性腸炎の週ごとの患者数 (感染性発生動向調査週報)

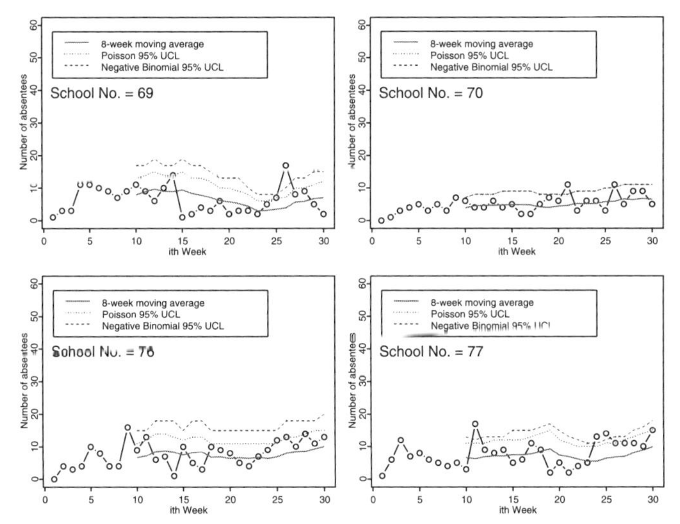


**図 20.6** 四つの小学校の週ごとの欠席日数，6 月 21 日 (week 10) からの 8 週移動平均の線，2 種類の 95%管理限界線の上限値，Poisson 分布に基づく線 (dotted line) と負の二項分布に基づく線 (dashed-dotted line)

**表 20.3** 10 月 11 日 (week 20) から 12 月 20 日 (week 30) までの 2 種類の任意の形状の地域を検出できる空間・時間スキャン統計量 (prismatic space-time scan statistic) $(K = 15, T = 2)$ の適用結果の要約. 勃発が検出された時点での欠席日数は太字で示した

| Current | Takahashi *et al.*'s *prismatic* scan | | | | | A new *prismatic* scan | | | | |
|---|---|---|---|---|---|---|---|---|---|---|
| Week $t_p$ | Detected areas ($p$-value) | No. schools $Z^*$ | Baseline $\mu^{a)}_{+,t_p}$ | $n^{a)}_{+,t_p-1}$ | $n_{+,t_p}$ | Detected areas ($p$-value) | No. schools $Z^*$ | Baseline $\mu_{+,t_p}$ | $n_{+,t_p-1}$ | $n_{+,t_p}$ |
| 10/11 | | | | | | | | | | |
| 10/18 | | | | | | | | | | |
| 10/25 | | | | | | | | | | |
| 11/01 | | | | | | | | | | |
| 11/08 | | | | | | | | | | |
| 11/15 | | | | | | $O_1$ (0.012) | 8 | 65 | **99** | **111** |
| | | | | | | $O_2$ (0.016) | 11 | 68 | **81** | **115** |
| | | | | | | $O_2$ (0.018) | 9 | 78 | **114** | **117** |
| 11/22 | $C_1$ (0.001) | 12 | 75 | **120** | **144** | $O_1$ (0.003) | 13 | 81 | **123** | **155** |
| 11/29 | $C_1$ (0.001) | 11 | 76 | **141** | **98** | | | | | |
| 12/06 | $C_1$ (0.001) | 5 | 33 | 42 | **80** | $O_1$ (0.002) | 7 | 49 | **70** | **106** |
| 12/13 | $C_1$ (0.001) | 13 | 93 | **166** | **183** | $O_1$ (0.002) | 12 | 90 | **162** | **178** |
| | | | | | | $O_2$ (0.003) | 12 | 88 | **121** | **159** |
| | | | | | | $O_3$ (0.003) | 10 | 53 | **89** | **105** |
| | | | | | | $O_4$ (0.003) | 9 | 78 | **90** | **148** |
| | | | | | | $O_5$ (0.012) | 11 | 90 | **123** | **142** |
| 12/20 | $C_1$ (0.015) | 2 | 18 | **44** | **36** | $O_1$ (0.002) | 10 | 118 | **166** | **193** |
| | | | | | | $O_2$ (0.013) | 11 | 57 | **97** | **90** |

a) $\mu_{+,t} = \sum_{i \in Z^*} \mu_{it}$ and $n_{+,t} = \sum_{i \in Z^*} n_{it}$

した. 小学校 No.69, No.76 と No.77 は無視できない時間的過分散が認められるが, 小学校 No.70 にはみられない. さて, 解析にあたっては, 探索する「最大の空間の長さ」を $K = 15$,「最大の時間の長さ」を $T = 2$, 有意水準を $\alpha = 0.02$ (ほぼ 1 年に 1 回の誤報を許す値) とし, モンテカルロ仮説検定の反復数を $M = 999$ とした.「検出された領域」としては, 有意水準より小さい領域すべてを選ぶ. 表 20.3 には, 10 月 11 日 (week 20) から 12 月 20 日 (week 30) までの 2 種類の任意の形状の地域を検出できる空間・時間スキャン統計量の適用結果の要約を示した. 週数 $t$ で検出された地域 $Z^*$ におけるベースライン期間 $T = 2$ の観測欠席日数 $n_{+,t} = \sum_{i \in Z^*} n_{it}$ と期待欠席日数 $\mu_{+t} = \sum_{i \in Z^*} \mu_{it}$ を利用して地域 $Z^*$ の時間的変動を示すために

$$(\mu_{+,t_p} : n_{+,t_p-1} \rightarrow n_{+,t_p})$$

が理解できるように表示している.

いくつかの事例について, 二つの方法の結果を対比する形で解説しよう. まず, 10 月 11 日から 11 月 8 日までは勃発はどの方法によっても検出されていない. これは図 20.5 の感染性腸炎の発生動向と一致している. 11 月 15 日から感染性腸炎の発生が急増し始めているが, それに対応して, Kulldorff 型では一つも検出されていないが, Tango et al. の方法では, 三つの地域 $O_1, O_2, O_3$ での勃発が検出され, タイムリーな検

出であることを示している．たとえば，MLO ($p = 0.012$) である地域 $O_1$ は八つの小学校を含み，欠席日数の 11 月 8 日から 15 日にかけての時間的変化が ($65 : 99 \to 111$) であった (Kulldorff 型の方法の検出力の低さを示す事例)．11 月 29 日には Kulldorff 型の方法だけが 11 の小学校を含む一つの地域 $C_1$ ($p = 0.001$) を MLC として検出しているが，11 月 22 日から 29 日にかけての時間的変化が ($76 : 141 \to 98$) であり，減少しており，感染性腸炎の発生動向とも一致している (Kulldorff 型の方法の妥当性に疑問を呈す事例)．12 月 6 日から 13 日にかけては，感染性腸炎の発生が再び急増に転じているが，Kulldorff 型の方法では，13 の小学校を含む一つの地域 $C_1(p = 0.001)$ だけが MLC として検出されているが，Tango et al. の方法では，欠席日数の上昇が観察される五つの地域群を検出している．その一つの地域群 $O_1(p = 0.002)$ は 12 の小学校を含み，MLO として検出されているが，その地域はほぼ $C_1$ と同じ地域群である (この例も Kulldorff 型の方法の検出力の低さを示す事例)．

## 20.5　感染症の流行モデル



感染症 (infections diseases) の流行動態研究では，最近 20 年間に伝播の異質性や感染自然史の定量化が改善したために妥当性が飛躍的に改善し，さらに，ベイズ推定に伴うデータ適合と予測技術が発展したことを受け，現在は公衆衛生政策の決定に欠かせないツールとして活用されている[60]．本節では空間統計に関係する流行モデルとして，地理的にミクロなレベルでの数理 (クラスターサイズのモデル) と，よりマクロな時空間レベルでの流行拡大モデルについて紹介する．

### 20.5.1　クラスターサイズの数理

感染症の感染性の指標のうち，理論的に頑健かつ数学的特性に富むのが**基本再生産数** (basic reproduction number) $R_0$ である．$R_0$ はすべての者が感受性を有する集団において，1 人の感染者が生み出す二次感染者数の平均値である．$R_0 < 1$ だと感染世代を経るごとに感染者数が次第に減衰するため，感染者の発生はごく少数にとどまる．

$R_0 < 1$ の場合のクラスターサイズを決定論的に考えよう．初感染者が 1 人のとき，総感染者数は幾何級数的で記述される．第 $(n - 1)$ 世代までの総感染者数 $I_n$ は

$$I_n = \frac{1 - R_0^n}{1 - R_0} \tag{20.2}$$

である．$R_0 < 1$ なので分子の $n$ 乗部分は十分に小さいため

$$R_0 \approx 1 - \frac{1}{I_n} \tag{20.3}$$

を得る．$R_0$ が 1 に近いほど総感染者数が多い．この関係は高病原性鳥インフルエンザのような新興感染症のヒト適応度のモニタリングに有用である[60]．

実際のデータ生成過程では何度も動物からヒト集団へ感染が持ち込まれ，ヒト―ヒト間で感染しては消滅する，という過程を繰り返す．その際，感染性に関して平均値 $R_0$ だけでなく，バラツキを与えるパラメータ $k$ も一緒に用いて，**分岐過程** (branching process) を利用して総感染者数の分布が導出される．たとえば，感染者 1 人当たりが生み出す二次感染者数の分布が負の二項分布で捉えられるとする．つまり，1 人の感染者が $x$ 人の二次感染者を生み出す確率は以下で記述される．

$$\Pr(X=x)=\frac{\Gamma(k+x)}{x!\Gamma(k)}\left(\frac{R_0}{R_0+k}\right)^x\left(1+\frac{R_0}{k}\right)^{-k} \tag{20.4}$$

$k$ が 0 に近ければ近いほど分散が大きく，裾が長い分布となる．$k$ が 1 だと幾何分布，無限大だと Poisson 分布である．分岐過程を利用した確率母関数を解くと，1 人の (輸入) 感染者が侵入したときの総感染者数が $y$ 人となる確率が以下で記述される[61]．

$$\Pr(Y=y)=\frac{\prod_{j=0}^{y-2}\left(\frac{j}{k}+y\right)}{y!}\left(\frac{k}{R_0+k}\right)^{ky}\left(\frac{R_0k}{R_0+k}\right)^{y-1} \tag{20.5}$$

クラスターサイズのデータ集積は直接に感染性に関わる情報に変換されるのである．

### 20.5.2 時空間の流行発展モデル

よりマクロで大規模な感染症流行では **SIR** モデル (SIR model) 等の非線形モデルによる時間発展の記述が頻用される．集団を感染状態に依存した三つの状態 (S; 感受性宿主，I; 感染性の状態，R; 回復者・死亡者など) によって区画で分け，それらの時間発展を微分方程式系で記述する．最も単純な決定論的モデルは以下で与えられる：

$$\begin{aligned}\frac{dS}{dt}&=-\beta SI,\\ \frac{dI}{dt}&=\beta SI-\gamma I,\\ \frac{dR}{dt}&=\gamma I\end{aligned} \tag{20.6}$$

閉鎖人口における短期的流行を想定しており，ヒトの移動や出生・死亡を無視している．数理的に単純であるために $R_0$ 導出やさまざまな数理的特性の描写が容易である．

時空間的拡大を検討するとき，空間連続性が伝播に直接関わる場合は空間的カップリングとよばれる技術[62]を利用し，より離散的な空間のヒト移動を考慮する場合は移動の過程を直接にモデル化する[63]．前者について，離散的な地域 $i$ が集まった集合体における流行の時空間的発展は次の SIR モデルで記述可能である．

$$\frac{dS_i(t)}{dt} = -S_i(t)\sum_j \beta_{ij} I_j,$$

$$\frac{dI_i(t)}{dt} = S_i(t)\sum_j \beta_{ij} I_j - \gamma I_i(t), \tag{20.7}$$

$$\frac{dR_i(t)}{dt} = \gamma I_i(t)$$

空間的伝播を説明する $\beta_{ij}$ の行列をどう定量化するかが問題であり，古くから距離低減的カーネルが利用されてきた．二つの地域 $i$ と $j$ の Euclid 距離を $d_{ij}$ とすると

$$\beta_{ij} \propto K(d_{ij}) \tag{20.8}$$

のようにモデル化可能である．当然，関数 $K(.)$ の中身が実践的興味の対象であり，パラメトリックな関数 (指数関数やべき関数) や観測データ (接触者追跡調査に基づく情報など) を直接利用する等，さまざまな試みがなされている．特に，以下のグラビティモデルが $\beta_{ij}$ に比例するとする定式化が多い[62]．

$$m_{ij} = \kappa P_i^{\tau_1} P_j^{\tau_2} \exp(-\rho d_{ij}) \tag{20.9}$$

ここで，$\kappa$ は定数，$P_i$ は地域 $i$ の人口規模，$\tau_i$ は人口が伝播に及ぼすべき則の影響指数，$\rho$ が距離の係数で指数関数的にリスクが低減する様を捉える．地域の結びつきは距離と発着地間の人口規模に依存する，という階層効果をうまく反映している[62]．

空間構造がより不連続な場合の移動モデルはメタ個体群モデル (metapopulation model) とよばれ，空間を跨いで接触が起こるのではなく，ヒト個体が空間的に移動して，それぞれの地域内で接触すると考える．地域 $i$ の伝播動態は以下のように記述される[63]．

$$\frac{dS_i(t)}{dt} = -\beta\frac{S_i(t)I_i(t)}{N_i(t)} + \sum_{j\neq i}\left(m_{ji}\frac{S_j(t)}{N_j(t)} - m_{ij}\frac{S_i(t)}{N_i(t)}\right),$$

$$\frac{dI_i(t)}{dt} = \beta\frac{S_i(t)I_i(t)}{N_i(t)} - \gamma I_i(t) + \sum_{j\neq i}\left(m_{ji}\frac{I_j(t)}{N_j(t)} - m_{ij}\frac{I_i(t)}{N_i(t)}\right), \tag{20.10}$$

$$\frac{dR_i(t)}{dt} = \gamma I_i(t) + \sum_{j\neq i}\left(m_{ji}\frac{R_j(t)}{N_j(t)} - m_{ij}\frac{R_i(t)}{N_i(t)}\right)$$

ここで，$N_i(t)$ は地域 $i$ の人口，$m_{ij}$ は地域 $i$ から $j$ への移動率である．ヒトが移動するメカニズムを捉えることによって，結節状に空間分布する都市間で流行が拡大する様を捉えることがメタ個体群モデルの利点である．このモデルは新型インフルエンザの世界的な流行のシミュレーションに用いられてきた[63]．

最近，航空旅客データを用いて $m_{ij}$ を定量化し，全世界の流行を予測する研究が盛

んである．$i$ を国とし，国間交通量を $w_{ij}$ とすると単位時間の移動確率は

$$p_{ji} = \frac{w_{ji}}{N_j}\Delta t \tag{20.11}$$

でモデル化される．$p_{ij}$ が得られれば旅行者数 $\xi$ が人口 $X_j$ から二項分布に従ってランダムに抽出されることにより，$j$ から $l$ へと移動する確率が得られる：

$$P(\{\xi_l\}) = \frac{X_j!}{\left(X_j - \sum_l \xi_{jl}\right)! \prod_l \xi_{jl}!} \prod_l p_{jl}^{\xi_{jl}} \left(1 - \sum_l p_{jl}\right)^{\left(X_j - \sum_l \xi_{jl}\right)} \tag{20.12}$$

国別流行データにモデル適合をすると世界的な流行予測が実装される．最近の物理研究では特定国の輸入リスクが，次の実効距離 (effective distance) $D$ に反比例することが明らかにされた[64]．

$$D = \min_{\Gamma}\left(L - \ln \prod_{i=1}^{L-1} P_{n_{i+1}n_i}\right) \tag{20.13}$$

$L$ は輸出国から輸入国へのパス数，$P_{nm}$ は国 $m$ から出発する者のうち国 $n$ へ行く確率である．複雑系のなかに単純描写可能な仕組みが見つかりつつある．

## 文　　献


1) 丹後俊郎, 横山徹爾, 高橋邦彦. 空間疫学への招待 — 疾病地図と疾病集積性を中心として — (医学統計学シリーズ 7), 朝倉書店, 2007.
2) Tango, T. *Statistical Methods for Disease Clustering*, Springer, 2010.
3) 丹後俊郎, 今井　淳. DMS, Disease Mapping System, Ver. 2.0.0, 医学統計学研究センター, http://medstat.jp/downloaddms.html , 2014.
4) 丹後俊郎, Taeko Becque. ベイジアン統計解析の実際—WinBUGS を利用して—(医学統計学シリーズ 9), 朝倉書店, 2011.
5) WinBUGS: Imperial College and MRC, UK. http://www.mrc-bsu.cam.ac.uk/bugs/
6) Ederer, F, MH Myers and N Mantel. *Biometrics* **20**: 626–638, 1964.
7) Wallenstein, S. *Am J Epidemiol* **111**: 367–372, 1980.
8) Tango, T. *Biometrics* **40**: 15–26, 1984.
9) Tango, T. *Biometrics* **46**: 351–357, 1990.
10) Naus, J. *J Am Stat Assoc* **60**: 532–538, 1965.
11) Besag, JE and J Newell. *J R Stat Soc Ser A* **154**: 143–155, 1991.
12) Bithell, JF. *Stat Med* **14**: 2309–2322, 1995.
13) Stone, RA. *Stat Med* **7**: 649–660, 1988.
14) Barlow, RE, DJ Bartholomew, JM Bremner and HD Brunk. *Statistical Inference under Order Restrictions — The Theory and Applications of Isotonic Regression —*, Wiley, 1972.
15) Waller, LA, BW Turnbull, LC Clark and P Nasca. *Environmetrics* **3**: 281–300, 1992.

16) Lawson, AB. *J R Stat Soc Ser A* **156**: 363–377, 1993.
17) Tango, T. *Stat Med* **21**: 497–514, 2002.
18) Kulldorff, M. *Commun Stat Theory Methods* **26**: 1481–1496, 1997.
19) Tango, T. *Stat Med* **14**: 2323–2334, 1995.
20) Tango, T. *Stat Med* **19**: 191–204, 2000.
21) Kulldorff, M, T Tango and PJ Park.*Comput Stat Data Anal* **42**: 665–684, 2003.
22) Song, C and M Kulldorff. *Int J Health Geogr* **2**(9), 2003.
23) Song, C and M Kulldorff. *Int J Health Geogr* **4**(32), 2005.
24) Cuzick, J and R Edwards. *J R Stat Soc Ser B* **52**: 73–104, 1990.
25) Tango, T. *Biometrics* **63**: 119–127, 2007.
26) Knox, G. *Br J Preventive and Social Medicine* **18**: 17–24, 1964.
27) Mantel, N. *Cancer Res* **27**: 209–220, 1967.
28) Naus, J. *J Am Stat Assoc* **60**: 532–538, 1965a.
29) Naus, J. *Biometrika* **52**: 263–267, 1965b.
30) Glaz, J, V Pozdnyakov and S Wallenstein, eds. *Scan Statistics*, Springer, 2009.
31) Kulldorff, M and N Nagarwalla. *Stat Med* **14**: 799–810, 1995.
32) Kulldorff, M. *Commun Stat Theory Methods* **26**, 1481–1496, 1997.
33) Kulldorff, M, L Huang, L Pickle and L Duczmal. *Stat Med* **25**: 3929–3943, 2006.
34) Tango, T and K Takahashi. *Int J Health Geogr* **4**: 11, 2005.
35) Patil, GP and C Tailie. *Environ Ecol Stat* **11**: 183–197, 2004.
36) Tango, T. *Jp J Biom* **29**(2): 75–95, 2008.
37) Assunção, R, M Costa, A Tavares and S Ferreira. *Stat Med* **25**: 723–742, 2006.
38) Duczmal, L, ALF Cançado, RHC Takahashi and L Bessegato. *Comput Stat Data Anal* **52**: 43–52, 2007.
39) Kulldorff, M and Information Management Services, Inc.*SaTScan v8.0: Software for the spatial and space-time scan statistics*, 2009. http://www.satscan.org/ .
40) Jung, I. *Stat Med* **28**: 1131–1143, 2009.
41) Kulldorff, M. *J R Stat Soc Ser A* **164**: 61–72, 2001.
42) Takahashi, K, M Kulldorff, T Tango and K Yih. *Int J Health Geogr* **7**: 14, 2008.
43) Tango, T, K Takahashi and K Kohriyama. *Biometrics* **67**(1): 106–115, 2011.
44) Kulldorff, M, Z Fang and S Walsh. *Biometrics* **59**: 323–331, 2003.
45) Abrams, A, K Kleinman and M Kulldorff. *Int J Health Geogr* **9**(61), 2010. Manuscript, 2008.
46) Read, S, PA Bath, P Willett and R Maheswaran. *Stat Med* **32**: 3300–3313, 2013.
47) Zhang, Z, R Assunção and M Kulldorff. *Journal of Probability and Statistics*2010,Article ID 642379, 11 pages, doi:10.1155/2010/642379.
48) Takahashi, K and T Tango. *Stat Med* **25**: 841–852. 2006.
49) Duczmal, L, M Kulldorff and L Huang. *J Comput Graph Stat* **15**(2): 428–442, 2006.
50) Takahashi, K, T Yokoyama and T Tango. FleXScan: Software for the Flexible Scan Statistic. v3.1.2, https://sites.google.com/site/flexscansoftware/, 2013.
51) Duczmal, L and R Assunção. *Comput Stat Data Anal* **4**: 269–286, 2004.
52) Tango, T and K Takahashi. *Stat Med* **31**: 4207–4218, 2012.

53) Lawson, AB and K Kleinman, eds. *Spatial and Syndromic Surveillance for Public Health*, Wiley, 2005.
54) M'ikanatha, NM, R Lynfield, CA van Beneden and Henriette de Valk, eds. *Infectious Disease Surveillance.* Wiley, 2007.
55) Wilson, AG, GD Wilson and DH Olwell, eds. *Statistical Methods in Counterterrorism.* Springer, 2006.
56) Tango, T. *Stat Med* **35**: 1927–1928, 2016.
57) Hardin, JW and JM Hilbe. *Generalized Linear Models and Extensions*, 2nd ed, Stata Press, 2007.
58) Hilbe, JM. *Negative Binomial Regression*, Cambridge University Press, 2007.
59) Kleinman, K, A Abrams, M Kulldorff, and R Platt. *Epidemiology and Infection* **133**: 409–419, 2005.
60) 西浦　博. 実験医学増刊 **16**: 43–49, 2015.
61) Nishiura, H, P Yan, CK Sleeman and CJ Mode. *J Theor Biol* **294**: 48–55, 2012.
62) 西浦　博, 木下　諒. システム制御情報 **59**: 446–451, 2015.
63) Rvachev, LA and IM Longini. *Math Biosci* **75**: 3–22, 1985.
64) Brockmann, D and D Helbing. *Science* **342**: 1337–1342, 2013.

Chapter 21

# 衛生統計と指標

## 21.1 人口動態統計

人口の動きに関連する出生・死亡等のでき事を人口動態事象という．わが国では，出生・死亡・婚姻・離婚・死産の 5 種類の人口動態事象を把握し，人口および厚生労働行政施策の基礎資料を得ることを目的として，人口動態調査が行われている．市区町村長がこれらの 5 種類の届出票に基づいて人口動態調査票を作成し，保健所・都道府県等を経て厚生労働省に集められ，大臣官房統計情報部において集計されて，人口動態統計 (統計法上の基幹統計) が作成される．人口動態統計は，月報および年報として公表されるほか[1]，都道府県別年齢調整死亡率のように特定のテーマ (年次によって異なる) についても，人口動態統計特殊報告 (統計法上の加工統計) として集計が行われる．

### 21.1.1 出生統計

#### a. 出生率

$$出生率 = \frac{出生数}{人口} \times 1000$$

人口 (10 月 1 日現在の日本人人口) 1000 人当たりの年間出生数を出生率という．

分母となる人口のうち，妊娠可能年齢の女性以外 (高齢者や男性) の人口に直接影響されるため，出生力 (妊娠可能年齢の女性の出産傾向) の指標としてはあまり適切でない．

#### b. 合計特殊出生率，母の年齢別出生率，総再生産率，純再生産率

$$合計特殊出生率 = 母の年齢別出生率の 15\sim49 歳までの合計$$

$$母の年齢別出生率 = \frac{母の年齢別出生数}{同年齢の女子人口}$$

合計特殊出生率は出生力の主な指標で，母の年齢別出生率を再生産年齢 (妊娠可能な年齢：WHO では 15〜49 歳に限定) について合計したものである．

ここで，母の年齢別出生率として，ある年次の年齢別出生率を用いたものを期間合計特殊出生率といい，その年次の年齢別出生率が将来にわたって一定不変と仮定した

場合に，1人の女性が生涯に生むことが期待される子どもの数を意味する．

一方，母の年齢別出生率として，ある世代(生まれ年)の女性が実際に再生産年齢に達してからの年齢別出生率を用いたものをコホート合計特殊出生率といい，1人の女性が「実際に」生涯に生む子どもの数を意味する．ただし，コホート合計特殊出生率は当該世代の女性が50歳になるまで計算できない．一般的には期間合計特殊出生率が広く用いられており，単に合計特殊出生率というと，期間合計特殊出生率を指すことが多い．年齢別出生率が世代(生まれ年)によらず同じならば，コホート合計特殊出生率と期間合計特殊出生率は一致するが，晩婚化・晩産化等により世代間で年齢別出生率が異なる状況では両者は一致しない．

人口が将来にわたって一定数を維持するためには，親世代と子世代の人数が同数で入れ替わることが必要である．つまり親2人に対して子2人が入れ替わると考えれば，合計特殊出生率は2程度となる必要があり，この値を人口置き換え水準という．現実には若年期の死亡の影響で人口置き換え水準は2よりも大きな値となり，2015年のわが国では2.07である．合計特殊出生率が人口置き換え水準を下回った状態が続くと長期的には人口が減少する．わが国では，1947〜1974年(1966年の「ひのえうま」を除く)の合計特殊出生率は2を超えていたが，1975年以降は低下傾向となり，近年は人口置き換え水準を大幅に下回った状況が続いており，2016年は1.44である．

$$\text{総再生産率} = \left(\frac{\text{母の年齢別女児出生数}}{\text{同年齢の女子人口}}\right)\text{のその年次の 15〜49 歳までの合計}$$

男児は再生産に直接的にはつながらないため，女児のみを数えたものを総再生産率という．わが国では合計特殊出生率の1/2よりも少し小さい．

$$\text{純再生産率} = \left(\frac{\text{母の年齢別女児出生数}}{\text{同年齢の女子人口}} \times \frac{\text{女の生命表の同年齢の定常人口}}{\text{10 万人}}\right)$$
$$\text{のその年次の 15〜49 歳までの合計}$$

女児が生まれても，出産年齢に達する前に死亡すれば再生産につながらないため，総再生産率に母親の世代の死亡率を考慮したものを，純再生産率という．

### 21.1.2 死亡統計，死産統計

#### a. 死亡率，年齢調整死亡率，標準化死亡比，PMI

$$\text{死亡率} = \frac{\text{死亡数}}{\text{人口}} \times 100,000$$

一定期間中の死亡数を人口で除したものを死亡率といい，1年間の死亡数を10月1日現在人口10万対(1000対にすることもある)で表す．この定義による死亡率を，粗死亡率ともいう．一般に死亡率は年齢が上昇するにつれて指数関数的に高くなるため，粗死亡率は人口に占める高齢者の割合が多いと高くなりやすい．急激に高齢化の進んでいるわが国では，1980年代半ば以降，粗死亡率は上昇し続けている．

死亡の状況はその集団の年齢構成に大きく影響を受けるため，年齢構成が異なる地域間や時代間で死亡の状況を「死亡しやすさ」という観点から比較する場合には，粗死亡率は適切な指標ではない．年齢構成の違いを調整したうえで「死亡しやすさ」を表す指標として，年齢調整死亡率がある．年齢調整死亡率の計算には直接法と間接法が用いられることが多い[2]．

$$\text{年齢調整死亡率 (直接法)} = \frac{\text{(観察集団の年齢階級別死亡率} \times \text{年齢階級別基準人口) の各年齢階級の合計}}{\text{基準人口の総和 (昭和 60 年モデル人口)}} \times 100,000$$

直接法による年齢調整死亡率は，比較したい複数の集団の年齢構成を，基準となるある集団 (基準集団) の年齢構成に置き換えて計算したものであり，年齢構成の影響を補正した死亡の状況を表す．基準集団人口は，現実の人口構成と大きくかけ離れていなければ何でもよいが，人口動態統計では昭和 60 年モデル人口 (昭和 60 年国勢調査人口をもとに，ベビーブーム等の極端な増減を補正し，四捨五入によって 1000 人単位としたもの) を用いている．国際比較では WHO の世界標準人口を用いることが多い．いずれの基準人口も男女共通なので，年齢調整死亡率の男女間の比較も可能である．

21

$$\text{標準化死亡比} = \frac{\text{観察集団の死亡数}}{\text{(基準集団の年齢階級別死亡率} \times \text{観察集団の年齢階級別人口) の各年齢階級の合計}} \times 100$$

**標準化死亡比** (standardized mortality ratio, SMR) は，間接法による年齢調整死亡率の計算途中で得られる指標であり，やはり年齢構成の影響を調整した「死亡しやすさ」を意味する．間接法による年齢調整死亡率は，基準集団の死亡率に SMR (を 100 で除した値) を乗じて計算する．SMR は対象地区の年齢階級別死亡率を必要としないため，情報の入手しやすさという点からも便利である．一般に，国内で地域別の SMR を計算する際には，当該年の日本全国を基準集団 (SMR=100) とすることが多い．また，死亡数の少ない市区町村等の SMR は偶然変動の影響を受けやすいため，それを安定化させるために経験ベイズ推定も行われる．

$$PMI = \frac{\text{50 歳以上死亡数}}{\text{全死亡数}} \times 100$$

年齢調整死亡率や SMR の計算には性年齢別人口が必要で死亡の届出がほぼ完全になされていなければならないため，これらの情報が得られにくい発展途上国では計算できないことがある．PMI (proportional mortality indicator) は，全死亡数に占める 50 歳以上の割合であり，値が大きいほど衛生状態が良いことを意味する．年齢別死亡数がわかれば計算できるので，発展途上国間の比較に便利である．

### b. 国際疾病分類

死亡統計や傷病統計における疾病や傷害の分類には，**国際疾病分類** (International Classification of Disease, ICD) が広く用いられている．ICD は 1900 年に作成され，医学の進歩等を考慮して一定の期間を置いて修正されてきた．1995 年からは第 10 回修正 (ICD-10)，2006 年からは ICD-10 (2003 年版) 準拠が適用されている[3]．ICD の修正により，死因統計や傷病統計が影響を受けることがあるので，経時的にデータをみる場合には注意を要する．たとえば，わが国では 1995 年前後に死因別死亡率に大きな変動があるが，ICD 修正に伴う原死因選択ルールおよび死亡診断書の様式の変更等の影響と考えられる．

### c. 死因別死亡

日本人の死因別死亡の状況を粗死亡率でみると，心疾患死亡率と悪性新生物死亡率は近年急上昇している．しかし，年齢調整死亡率でみると，いずれも軽度低下傾向にある．このように，粗死亡率と年齢調整死亡率は異なる傾向を示すことがあり，いずれの指標を用いるかは，使用目的に応じて明確に区別しなければならない．年齢調整死亡率は「死亡しやすさ」の指標であるから，当該疾病による死亡しやすさの比較に関心があるときに使う．粗死亡率は人口当たりの死亡の総量を反映しているので，必要な医療資源の量等を考えるときに重要である．2016 年の日本人の死因は，死亡数 (男女計) が多い順に，①悪性新生物 (29%)，②心疾患 (15%)，③肺炎 (9%)，④脳血管疾患 (8%) 等となっている．

### d. 妊産婦死亡率

$$\text{妊産婦死亡率} = \frac{\text{妊産婦死亡数}}{\text{出生数} + \text{死産数}} \times 100,000$$

妊産婦死亡率は，出産数 (出生 + 死産) 10 万対で表す (国際比較では出生 10 万対)．妊産婦死亡率は諸外国と比べてかつては高かったが，1960 年代から大きく低下して近年は着実に改善しており，2015 年は出産 10 万対 3.8 (死亡数 39 人) である．

### e. 死産率，乳児死亡率，新生児死亡率，早期新生児死亡率，周産期死亡率

$$\text{死産率} = \frac{\text{死産数}}{\text{出生数} + \text{死産数}} \times 1000$$

死産は妊娠満 12 週以後の死児の出産であり，自然死産と人口死産に分けられる．死産率は出産数 (出生 + 死産) 1000 対で表す．

$$\text{乳児 (新生児，早期新生児) 死亡率} = \frac{\text{乳児 (新生児，早期新生児) 死亡数}}{\text{出生数}} \times 1000$$

生後，間もない時期の死亡は，乳児死亡 (生後 1 年未満)，新生児死亡 (生後 4 週未満)，早期新生児死亡 (生後 1 週未満) に分けて考える．それぞれを出生数の 1000 対で表したものが，乳児死亡率，新生児死亡率，早期新生児死亡率である．わが国ではいずれも大幅に改善してきており，現在，世界的に最も良好な水準にある．特に新生児死亡率が際だって低い．

$$周産期死亡率 = \frac{妊娠満22週以後の死産数 + 早期新生児死亡数}{出生数 + 妊娠満22週以後の死産数} \times 1000$$

周産期死亡は，出産後生育可能性が認められる妊娠週数 (妊娠満 22 週) 以降の死産と生後 1 週未満死亡をさす．この期間は，母体の健康状態に強く影響されるため，まとめて一つの指標として考える．

### 21.1.3　婚姻・離婚統計

$$婚姻率 = \frac{婚姻数}{人口} \times 1000 \qquad 離婚率 = \frac{離婚数}{人口} \times 1000$$

婚姻率と離婚率は，人口 1000 対で表す．人口の多い世代 (第二次ベビーブーム世代など) が適齢期を迎えると婚姻数が増加し，それにつれて離婚率も上昇するので，経年推移をみる場合には注意を要する．婚姻率の分母を配偶者のない人口としたものを無配偶婚姻率，離婚率の分母を配偶者のある人口としたものを有配偶離婚率といい，これを基準人口により補正した標準化無配偶婚姻率と標準化有配偶離婚率は，年齢構成の異なる時代や集団間での比較に適している．



## 21.2　人口統計と指標

### 21.2.1　人口静態統計

ある時点における人口の総数，年齢階級別数等の静止した姿を人口静態という．国勢調査は人口静態の主要統計で，5 年ごとに実施されている，統計法上の基幹統計である．日本国内の人口，世帯，産業構造等の実態を明らかにし，国および地方公共団体における各種行政施策の基礎資料を得ることを目的とする．国勢調査年の 10 月 1 日午前零時現在において，日本国内に常住しているすべての者 (外国人のうち，外国政府の外交使節団・領事機関等の構成員とその家族，外国軍隊の軍人・軍属とその家族は除く) を対象に，年齢構成，配偶関係，就業状態，世帯の状況など人口の基本的属性について調査する．全国を 1 地区約 50 世帯からなる国勢調査区に分け，調査員が調査票を世帯ごとに配布，回収する (2015 調査ではインターネット回答も導入)．

国勢調査人口は，わが国の人口の確定数という位置づけである．国勢調査年以外の中間年の人口 (推計人口) は，直近の国勢調査人口を基準として人口動態統計の出生・死亡や出入国の状況から推計される．また，その後の国勢調査結果に基づいて，過去の推計人口を補正したもの (補間補正人口) も計算される．近年，人口増減率は著しく低下してマイナス (人口減少) に転じており，世帯数は増加，1 世帯当たり人員は減少している．

人口の年齢構成を考える場合に，年少人口 (0〜14 歳)，生産年齢人口 (15〜64 歳)，老年人口 (65 歳以上) に分けたものを，年齢 3 区分別人口という．年少人口と老年人口の和を従属人口という．生産年齢人口は社会を支える側，従属人口は社会に支えられる側という位置づけで考えることが多い．総人口に占めるそれぞれの割合を，年少人口割合，生産年齢人口割合，老年人口割合，従属人口割合という．老年人口割合は高齢化率ともいい，高齢化の程度を地域・時代間で比較するためによく用いられる．年少人口，老年人口，従属人口それぞれを分子，生産年齢人口を分母とした比 (×100) を，年少人口指数，老年人口指数，従属人口指数といい，社会に支えられる側と支える側の人口比を意味する．老年人口と年少人口の比 (×100) を老年化指数といい，少子高齢化の程度を意味する．

年齢別人口を，低年齢から高年齢へと下から上に向かってヒストグラム状に積み上げた図 (男女を左右に分けることが多い) を人口ピラミッドといい，年齢構成を視覚的に認識するのに役立つ．

### 21.2.2 将来推計人口

日本の将来推計人口は，国立社会保障・人口問題研究所がほぼ 5 年ごとに推計して公表している[4)]．2017 年の推計では，人口の変動要因である将来の出生，死亡，国際人口移動について仮定を設け，これらに基づいてわが国の将来の人口規模ならびに男女・年齢構成の推移について推計を行った．将来の女子の年齢別出生率は，それを規定する不確定要素が大きいため，出生の推移には高位，中位，低位 (低位ほど出生率が低い) の 3 仮定を，また，死亡の推移についても高位，中位，低位 (低位ほど死亡率が低い) の 3 仮定を設け，それぞれの組合せで計 9 通りの推計を行っている．いずれの仮定でも，総人口は今後，長期にわたって減少する．一般に将来推計人口として引用されるのは，出生中位・死亡中位の仮定に基づく推計のことが多い．この仮定では，総人口は 2053 年に 1 億人を下回り，2065 年に約 8800 万人になると推計されている．

### 21.2.3 生命表と平均余命

ある年次における死亡状況が将来にわたって一定不変と仮定したときに，ある仮想的な出生児 10 万人の集団が死亡してゆく状況を記述したものを**生命表** (life table) という (表 21.1)．各年齢における死亡確率，生存数，死亡数等，およびそれらから計算される平均余命等の生命関数によって表現される．5 年ごとの国勢調査人口と毎年の推計人口を基礎として，それぞれ完全生命表 (確定版だが公表が遅い) と簡易生命表 (公表が早く十分に正確) が作成される．国勢調査年の人口と前後計 3 か年の死亡数等を用いて，都道府県や市町村別の生命表も作成される．生命関数の定義は以下のとおりである．

- 死亡率 ${}_nq_x$：$x$ 歳ちょうどの者が，$x+n$ 歳に達しないで死亡する確率．
- 生存率 $l_x$：10 万人の出生者が，上記の死亡率に従って死亡していく場合，$x$ 歳に達するまでに生き残る人数の期待値．
- 死亡数 ${}_nd_x$：$x$ 歳ちょうどの生存者 $l_x$ 人のうち，$x+n$ 歳に達しないで死亡する人数の期待値．

**表 21.1** 第 22 回生命表（男）（2015 年国勢調査等に基づく完全生命表，一部省略）

| 年齢 | 生存数 | 死亡数 | 生存率 | 死亡率 | 定常人口 | | 平均余命 |
|---|---|---|---|---|---|---|---|
| $x$ | $l_x$ | ${}_nd_x$ | ${}_np_x$ | ${}_nq_x$ | ${}_nL_x$ | $T_x$ | $e_x$ |
| 0 週 | 100 000 | 69 | 0.99931 | 0.00069 | 1 917 | 8 075 244 | 80.75 |
| 1 | 99 931 | 11 | 0.99989 | 0.00011 | 1 916 | 8 073 327 | 80.79 |
| 2 | 99 920 | 7 | 0.99993 | 0.00007 | 1 916 | 8 071 411 | 80.78 |
| 3 | 99 913 | 6 | 0.99994 | 0.00006 | 1 916 | 8 069 494 | 80.77 |
| 4 | 99 906 | 21 | 0.99978 | 0.00022 | 8 986 | 8 067 578 | 80.75 |
| 2 月 | 99 885 | 14 | 0.99986 | 0.00014 | 8 323 | 8 058 592 | 80.68 |
| 3 | 99 871 | 38 | 0.99962 | 0.00038 | 24 963 | 8 050 269 | 80.61 |
| 6 | 99 833 | 34 | 0.99966 | 0.00034 | 49 905 | 8 025 306 | 80.39 |
| 0 年 | 100 000 | 202 | 0.99798 | 0.00202 | 99 843 | 8 075 244 | 80.75 |
| 1 | 99 798 | 34 | 0.99966 | 0.00034 | 99 783 | 7 975 401 | 79.92 |
| 2 | 99 765 | 24 | 0.99976 | 0.00024 | 99 753 | 7 875 618 | 78.94 |
| 3 | 99 741 | 16 | 0.99984 | 0.00016 | 99 732 | 7 775 866 | 77.96 |
| 4 | 99 725 | 11 | 0.99988 | 0.00012 | 99 719 | 7 676 133 | 76.97 |
| 5 | 99 714 | 10 | 0.99990 | 0.00010 | 99 709 | 7 576 414 | 75.98 |
| 6 | 99 704 | 10 | 0.99990 | 0.00010 | 99 699 | 7 476 706 | 74.99 |
| 7 | 99 694 | 10 | 0.99990 | 0.00010 | 99 689 | 7 377 007 | 74.00 |
| 8 | 99 684 | 9 | 0.99991 | 0.00009 | 99 680 | 7 277 318 | 73.00 |
| 9 | 99 676 | 8 | 0.99992 | 0.00008 | 99 672 | 7 177 638 | 72.01 |
| 10 | 99 668 | 7 | 0.99993 | 0.00007 | 99 664 | 7 077 966 | 71.02 |
| 11 | 99 661 | 7 | 0.99993 | 0.00007 | 99 657 | 6 978 302 | 70.02 |
| 12 | 99 653 | 8 | 0.99992 | 0.00008 | 99 649 | 6 878 645 | 69.03 |
| 13 | 99 645 | 11 | 0.99989 | 0.00011 | 99 640 | 6 778 995 | 68.03 |
| 14 | 99 635 | 13 | 0.99987 | 0.00013 | 99 628 | 6 679 355 | 67.04 |
| 15 | 99 621 | 17 | 0.99983 | 0.00017 | 99 613 | 6 579 727 | 66.05 |
| ··· 途中省略 ··· | | | | | | | |
| 91 | 21 044 | 3 580 | 0.82990 | 0.17010 | 19 233 | 83 220 | 3.95 |
| 92 | 17 465 | 3 302 | 0.81095 | 0.18905 | 15 788 | 63 987 | 3.66 |
| 93 | 14 163 | 2 967 | 0.79047 | 0.20953 | 12 649 | 48 199 | 3.40 |
| 94 | 11 195 | 2 567 | 0.77068 | 0.22932 | 9 876 | 35 550 | 3.18 |
| 95 | 8 628 | 2 123 | 0.75399 | 0.24601 | 7 530 | 25 674 | 2.98 |
| 96 | 6 506 | 1 718 | 0.73592 | 0.26408 | 5 614 | 18 144 | 2.79 |
| 97 | 4 788 | 1 352 | 0.71757 | 0.28243 | 4 083 | 12 529 | 2.62 |
| 98 | 3 435 | 1 034 | 0.69896 | 0.30104 | 2 894 | 8 447 | 2.46 |
| 99 | 2 401 | 768 | 0.68011 | 0.31989 | 1 997 | 5 553 | 2.31 |
| 100 | 1 633 | 554 | 0.66104 | 0.33896 | 1 340 | 3 556 | 2.18 |
| 101 | 1 080 | 387 | 0.64176 | 0.35824 | 874 | 2 215 | 2.05 |
| 102 | 693 | 262 | 0.62229 | 0.37771 | 553 | 1 341 | 1.94 |
| 103 | 431 | 171 | 0.60267 | 0.39733 | 339 | 788 | 1.83 |
| 104 | 260 | 108 | 0.58291 | 0.41709 | 201 | 449 | 1.73 |
| 105 | 151 | 66 | 0.56303 | 0.43697 | 116 | 247 | 1.63 |
| 106 | 85 | 39 | 0.54307 | 0.45693 | 64 | 132 | 1.55 |
| 107 | 46 | 22 | 0.52305 | 0.47695 | 34 | 68 | 1.46 |
| 108 | 24 | 12 | 0.50301 | 0.49699 | 18 | 34 | 1.39 |
| 109 | 12 | 6 | 0.48296 | 0.51704 | 9 | 16 | 1.32 |
| 110 | 6 | 3 | 0.46295 | 0.53705 | 4 | 7 | 1.25 |
| 111 | 3 | 2 | 0.44302 | 0.55698 | 2 | 3 | 1.19 |
| 112 | 1 | 1 | 0.42318 | 0.57682 | 1 | 1 | 1.13 |

21

- 定常人口 ${}_nL_x$：毎年 10 万人の出生があり，かつ上記の死亡率が一定不変の場合における定常状態 (人口集団の年齢構造が一定の方に収束した状態) の $x$ 歳以上 $x+n$ 歳未満の人口.
- 定常人口 $T_x$：$x$ 歳以上の定常人口.
- 平均余命 $e_x$：$x$ 歳ちょうどの者のその後の生存年数の期待値 $(T_x/l_x)$. 言い換えると，平均余命は，ある年齢まで生きた人が，今後生存することが期待される平均年数である. たとえば，「40 歳平均余命」のように表現する. 出生直後における平均余命 (0 歳平均余命) のことを，平均寿命という. 平均寿命・平均余命はその年次における死亡状況が将来にわたって一定不変という仮定の下での期待生存年数であり，実際に生存した期間を表しているわけではない.

第 22 回生命表 (表 21.1) によると[5]，わが国の 2015 年の平均寿命は，男性が 80.75 年，女性が 86.99 年であり，男女ともに世界でトップレベルの長寿国である. わが国の平均寿命の延びは，昭和 40 年前半頃までは衛生状態の改善による乳児死亡率の低下によるものが大きかったが，近年では，60 歳以上の死亡率の改善が大きく寄与している. 死因では，男性は悪性新生物，女性は脳血管疾患の死亡率の改善によるところが大きい. 今後の平均寿命は，若年層での死亡率の改善がほぼ限界に達しているため，中高年層での死亡の動向に強く影響されると考えられる. もし仮に特定の死因が除去された場合に期待される平均寿命の延び (2010 年) は，悪性新生物が男性 3.86 年，女性 2.96 年と大きく，次いで心疾患 (男性 1.48 年，女性 1.54 年)，脳血管疾患 (男性 0.94 年，女性 0.96 年) 等である.

平均寿命が人生の長さ (量) を表すのに対して，人生の質を表す健康指標として健康寿命がある. 生存期間のうち，健康な状態で生活することが期待される平均期間を健康余命という (0 歳を起点とすれば健康寿命). 厚生労働省の国民健康づくり対策「健康日本 21 (第二次)」では，健康寿命を「健康上の問題で日常生活が制限されることなく生活できる期間」と定義し，国民生活基礎調査および生命表に基づいて，比較的客観性の強い「日常生活に制限のない期間の平均」を健康寿命の主指標，主観性の強い「自分が健康であると自覚している期間の平均」を副指標として，全国および都道府県別に計算している.

## 21.3 傷 病 統 計

疾病や傷害に関する統計を総称して傷病統計という. 主要な傷病統計には，医療施設の側から傷病を把握する患者調査と，世帯の側から傷病および自覚症状等を把握する国民生活基礎調査がある.

### a. 患者調査

患者調査は，医療施設 (病院と一般・歯科診療所) を利用する患者について，その傷病状況等の実態を明らかにし，医療行政の基礎資料を得ることを目的として 3 年に一度実施されている，統計法上の基幹統計である．医療施設の側からみた傷病統計という位置づけである．全国の医療施設を利用する患者が対象であり，層化無作為抽出した医療施設における外来・入院・退院患者を客体とする．2014 年患者調査では[6]，抽出された医療施設数は計約 1 万 4 千施設，客体数は計約 340 万人である．抽出率は病院と診療所では異なり，500 床以上の病院については悉皆調査である．

調査日は，入院・外来患者は 10 月の 3 日間のうちの 1 日で，退院患者は 9 月の 1 か月間である．性別，出生年月日，患者の住所，入院・外来の種別，受療の状況等について調査を行い，以下のような指標を，傷病分類別，性年齢階級別に推計する．

**(i)　推計患者数，受療率**　調査日当日に，全国の病院，一般診療所，歯科診療所で受療した患者の推計数 (調査を実施した施設以外を受療した患者を含む) を，推計患者数という．「調査日当日」だけであるという点に注意を要する．推計患者数は，医療施設静態調査の患者数を補助変量とする比推定により求める．推計患者数を人口で除して人口 10 万対で表した数を，受療率といい，入院，外来別に算出される．人口は，調査年 10 月 1 日現在における推計人口または国勢調査人口を用いる．

$$\text{受療率 (人口 10 万対)} = \frac{\text{推計患者数}}{\text{人口}} \times 100,000$$

**(ii)　総患者数**　調査日現在において，継続的に医療を受けている者 (調査日には医療施設を受療していない者も含むという点で推計患者数とは異なる) の数を次式により推計したものである．

総患者数＝入院患者数＋初診外来患者数＋再来外来患者数×平均診療間隔×調整係数 (6/7)

ここで，調整係数は休診日の影響を補正するためのものである．平均診療間隔は，外来の再来患者の前回診療日から調査日までの間隔の平均である．

$$\text{再来患者の平均診療間隔} = \frac{\sum(\text{患者票 1 枚分の推計患者数} \times \text{前回診療日から調査日までの日数})}{\text{推計再来患者数}}$$

ただし，前回診療日から調査日までの日数が 31 日以上の者は平均診療間隔の計算からは除外する．これは，受療間隔が 30 日以内の者を「継続的に医療を受けている者」と定義しているためである．患者票 1 枚分の推計患者数は前述の比推定に基づいて厚生労働省で計算しており，拡大乗数とよばれる．

**(iii)　退院患者の平均在院日数**　調査対象期間中 (9 月 1 日～30 日) に退院した患者の在院期間の平均であり，次式で推計する．

$$\text{退院患者の平均在院日数} = \frac{\sum(\text{退院患者票 1 枚分の推計退院患者数} \times \text{入院から退院までの日数})}{\text{9 月中の推計退院患者数}}$$

2014 年患者調査によると，推計患者数は入院患者が 132 万人，外来患者が 724 万人で，人口 10 万対の受療率は入院患者が 1038，外来患者が 5696 である．その内訳を傷病分類別にみると，入院患者は，精神および行動の障害 20%，循環器系の疾患 18%，新生物 11%等，外来患者は，消化器系の疾患 18%，循環器系の疾患 13%，筋骨格系及び結合組織の疾患 12%等が多い．総患者数が多い傷病分類は，高血圧性疾患 1,011 万人，う蝕と歯肉炎および歯周疾患 516 万人，糖尿病 317 万人，高脂血症 206 万人等である．退院患者の平均在院日数は，全体で 32 日，傷病分類別には，統合失調症等 546 日，血管性等の認知症 377 日，アルツハイマー病 266 日等が長い．

**b. 国民生活基礎調査**

国民生活基礎調査は，保健，医療，福祉，年金，所得等国民生活の基礎的事項を調査し，厚生労働行政の企画および運営に必要な基礎資料を得ることを目的とする．統計法上の基幹統計である．3 年ごとに大規模に，中間の各年は小規模で簡易な調査を実施している．世帯 (国民) の側からみた傷病統計という位置づけである．標本抽出は，全国の国勢調査区を抽出単位とした層化無作為抽出 (クラスター抽出) であり，抽出された国勢調査区内の全世帯に調査を行う．国民生活基礎調査は，世帯を対象とした各種調査 (国民健康・栄養調査など) の調査客体を抽出するための親標本にもなる．

大規模調査年の調査事項には，世帯票，健康票，介護票，所得票，貯蓄票がある．2016 年の大規模調査は，世帯票と健康票は無作為抽出した 5410 地区のすべての世帯 (約 29 万世帯) および世帯員 (約 71 万人) を，介護票は同地区から無作為抽出した 2446 地区内の要介護者・要支援者 (約 8 千人) を，所得票および貯蓄票は，前記の 5410 地区に設定された単位区から無作為抽出した 1963 単位区内のすべての世帯および世帯員を客体として行われた[7]．単位区は，推計精度の向上や調査員の負担平準化等を図るため，一つの国勢調査区 (約 50 世帯) を地理的に分割したものであり，一つの単位区はおおむね 20～30 世帯程度からなる．小規模調査年の調査事項は世帯票と所得票だけで，客体数も少ない．

調査事項は調査年によって少し異なるが，2016 年の調査では，世帯票は，単独世帯の状況，5 月中の家計支出総額，世帯主との続柄，性，出生年月，配偶者の有無，医療保険の加入状況，公的年金・恩給の受給状況，公的年金の加入状況，就業状況等，健康票は，自覚症状，通院，日常生活への影響，健康意識，悩みやストレスの状況，心の状態，健康診断等の受診状況，飲酒・喫煙の状況など，介護票は，介護が必要な者の性別と出生年月，要介護度の状況，介護が必要となった原因，介護サービスの利用状況，主に介護する者の介護時間，家族等と事業者による主な介護内容等，所得票は，前年 1 年間の所得の種類別金額・課税等の状況，生活意識の状況等，貯蓄票は，貯蓄現在高，借入金残高等となっている．なお，健康票の飲酒・喫煙の状況は国民健康・栄養調査でも調べられるが，重複を避けるため，国民生活基礎調査の大規模調査年は国民健康・栄養調査では調査しない．

患者調査と大きく異なるのは，世帯 (国民) の側からみた調査事項となっているという点である．健康票の集計結果によると，病気やけが等で自覚症状のある有訴者数 (医療施設・介護保険施設への入院・入所者を除く) を人口千対で表した有訴率は 312 であり，高齢者ほど有訴率は高い．自覚症状としては，男性では多い順に腰痛，肩こり等，女性では肩こり，腰痛等が多い．医療施設，施術所に通院・通所している者の数を人口千対で表した通院者率は 378 であり，男性では高血圧症，糖尿病等，女性では高血圧症，腰痛症等が多い．6 歳以上で健康上の問題で日常生活に影響がある者は人口千対 126 であり，影響する内容としては，仕事・家事・学業，日常生活動作，外出等が多い．6 歳以上で健康意識が良い・まあ良いと思っている者は 39%，普通が 47%，良くない・あまり良くないは 13%である．12 歳以上で日常生活での悩みやストレスがある者は 48%である．

厚生労働省の国民健康づくり対策「健康日本 21 (第二次)」で指標としている健康寿命 (日常生活に制限のない期間の平均) は，国民生活基礎調査の「健康上の問題で日常生活に影響がある者」の性・年齢階級別割合と生命表を基礎情報として，サリバン法を用いて算定している．

**c.　その他の傷病統計**

**(i)　感染症発生動向調査**　感染症発生動向調査は，「感染症の予防及び感染症の患者に対する医療に関する法律」(いわゆる感染症法：1999 年 4 月施行) に基づき，感染症の発生情報の正確な把握と分析，その結果の国民や医療関係者への的確な提供・公開を行うことによって，感染症のまん延および発生の防止を目的として行われている[8]．感染症法は比較的頻繁に改正が行われ，対象疾病の追加等の変更が加えられているので，最新の情報に留意する必要がある．2014 年 11 月の改正では感染症に対する情報収集体制が強化された．

感染症は，感染力や危険性等から分類され，1 類～5 類，新型インフルエンザ等感染症および 2 類～5 類感染症の擬似症について発生情報の収集，分析，提供・公開をしていく．これらには全数把握対象と定点把握対象 (指定された医療機関のみを対象) の感染症があり，1 類～4 類と 5 類の一部および新型インフルエンザ等感染症は全数把握対象疾患，5 類の残りは定点把握対象疾患である．いずれも，診断した場合には医師が届け出る義務がある．

**(ii)　食中毒統計調査**　食中毒統計調査は，食中毒患者および食中毒死者の発生状況を把握し，また発生状況を解明することを目的として行われている[9]．食品衛生法の規定による食中毒等を対象としており，当該患者を診断また死体を検案した医師からの届出に基づいて，保健所において食中毒調査票および食中毒事件票を作成し，都道府県等を通じて厚生労働省に提出してもらう．食中毒事件票には，原因となった家庭・業者・施設等の所在地，名称，発病年月日，原因食品名，病因物質，患者数，死者数等が記載される．調査月の翌月に集計結果が公表される．

## 21.4 栄養および発育・発達に関する統計

### 21.4.1 栄養に関する統計

#### a. 国民健康・栄養調査

国民健康・栄養調査は，国民の身体の状況，栄養素等摂取量および生活習慣の状況を明らかにし，国民の健康の増進の総合的な推進を図るための基礎資料を得ることを目的として，健康増進法に基づいて2003年から毎年行われている[10)]，統計法上の一般統計である．1952年から2002年までは，国民健康・栄養調査の前身にあたる国民栄養調査が栄養改善法に基づいて行われていた．これほど長期間にわたって全国規模での栄養調査が継続されている国は，日本以外にはまず存在しない．健康日本21 (第二次を含む) 計画においては，国民の健康や生活習慣の実態をモニタリングするための主要調査の一つとして位置づけられている．国民健康・栄養調査には，全国の毎年の状況を把握するための通常調査と，都道府県別に比較することも想定した拡大調査とがあり，それぞれ調査客体数や標本抽出方法が異なる．

通常調査での対象は，同年の国民生活基礎調査において設定された単位区を抽出単位として，全国から層化無作為抽出した300単位区内の世帯および世帯員のうち満1歳以上の者全員である．拡大調査はこれまでに2012年と2016年の2回実施されており，直近の国勢調査での国勢調査区を抽出単位として，都道府県・保健所管轄区域によって層化無作為抽出した各道府県10地区ずつ，東京都15地区，計475地区内の世帯および世帯員のうち満1歳以上の者全員が調査対象である．

調査日は毎年11月の平日の1日である．調査内容は，①身体状況調査票，②栄養摂取状況調査票，③生活習慣調査票の3種類があり，単に食物・栄養摂取状況を把握するだけでなく，国民の健康や生活習慣の実態を多角的にモニタリングするための調査となっている．

栄養摂取状況調査票では，世帯員各々の食品摂取量，栄養素等摂取量，欠食・外食等の食事状況を把握する．世帯ごとに摂取した食品を秤量記録し，それぞれの食品を各世帯員が摂取した比率を記録し，その比率で比例配分することで各世帯員の食品の摂取量を推定する (比例案分法)．さらに，調理損失や重量変化等を考慮したうえで，文部科学省の日本食品標準成分表等に基づく食品単位重量当たりの栄養素量を乗じて，栄養素に換算した摂取量も推定する．いわゆる日本人の食品・栄養素等の摂取状況として広く一般に引用されているのは，ほとんどが本調査の栄養摂取状況調査票の集計結果に基づく値である．

身体状況調査票は，身長，体重 (満1歳以上)，腹囲，血圧，1日の運動量 (歩行数) (満15歳以上)，血液検査，問診 (服薬状況，運動) (満20歳以上) の各項目からなる．日本人における肥満者，糖尿病，メタボリックシンドロームの頻度等が把握される．

生活習慣調査票では，食生活，身体活動・運動，休養 (睡眠)，飲酒，喫煙等に関する生活習慣全般を調べる．朝食の欠食率，習慣的に喫煙している者の割合，飲酒習慣のある者の割合等が把握される．国民生活基礎調査の大規模調査年における飲酒・喫煙の状況は，まったく同じ質問項目を用いて調査国民生活基礎調査で調べるため，国民健康・栄養調査では調査されない．

**b.　都道府県健康・栄養調査**

国民健康・栄養調査は，全国推計 (通常調査) または都道府県比較 (拡大調査) を主目的としており，道府県別に詳細な集計を行うためには十分な精度がないため，ほとんどの道府県では，独自に健康・栄養調査を実施している[11]．調査間隔は 3～5 年ごとのことが多く，国民健康・栄養調査の各道府県分に地区を上乗せして実施することが多い．東京都は国民健康・栄養調査の東京都調査分 (必要に応じて追加) を毎年集計している．これらを都道府県健康・栄養調査と総称するが，正式な名称は都道府県によって異なり，「県民健康・栄養調査」等とすることが多い．調査方法は国民健康・栄養調査に準じ，内容を若干追加することが多いが，まったく独自の方法をとることもある．都道府県における健康増進施策，生活習慣病対策等に関する基礎資料を得ること等を目的とする．



### 21.4.2　発育・発達に関する統計

**a.　乳幼児身体発育調査**

乳幼児身体発育調査は，全国的に乳幼児の身体発育の状態を調査し，新たにわが国の乳幼児の身体発育値を定めて，乳幼児保健指導の改善に資することを目的として 10 年ごとに行われる[12]．①一般調査，②病院調査の二つからなる．統計法上の一般統計である．

2010 年の調査の場合，一般調査は，2005 年国勢調査地区のうち層化無作為抽出した 3000 地区内の調査実施日において生後 14 日以上 2 歳未満の乳幼児，およびこれら 3000 地区のうちから抽出した 900 地区内の 2 歳以上の小学校就学前の幼児が調査の客体であり，約 7700 人が集計の対象となった．調査内容は，生年月日，体重，身長，胸囲，頭囲，運動・言語機能，栄養法，母の状況等である．

病院調査は，全国の産科を標榜しかつ病床を有する病院のうち，調査年医療施設基本ファイルから抽出した 150 病院で出生し，調査年 9 月中にいわゆる 1 か月健診を受診した乳児が調査の客体であり，約 4800 人が集計の対象となった．調査内容は，生年月日，体重，身長，胸囲，頭囲，娩出方法，栄養法等である．

病院調査は出生直後および 1 か月時，一般調査はおおむね生後 1 か月以降 2 歳までが対象という位置づけになっている．これらの調査に基づき，体重，身長，胸囲，頭囲の 3, 10, 25, 50, 75, 90 および 97 パーセンタイル値を年齢別に平滑化したうえで推定し，乳幼児身体発育値および発育曲線が作成されている．

**b.　学校保健統計調査**

学校保健統計調査は，学校保健安全法により学校で実施される健康診断の結果に基づいて作成される[13,14]. 統計法上の基幹統計で, 学校における幼児, 児童および生徒の発育及び健康の状態を明らかにすることを目的として, 毎年 4〜6 月に実施されている.

2016 年の調査は, 全国の幼稚園, 小学校, 中学校, 義務教育学校, 高等学校, 中等教育学校および幼保連携型認定こども園からの抽出による標本調査であり, 調査実施校に在籍する満 5 歳から 17 歳 (4 月 1 日現在) までの幼児, 児童および生徒が調査対象である. 調査事項には, 児童等の発育状態 (身長, 体重) および健康状態 (栄養状態, 脊柱・胸郭の疾病・異常の有無ならびに四肢の状態, 視力, 聴力, 眼の疾病・異常の有無, 耳鼻咽頭疾患・皮膚疾患の有無, 歯・口腔の疾病・異常の有無, 結核の有無, 心臓の疾病・異常の有無, 尿, その他の疾病・異常の有無および結核に関する検診の結果) がある.

同年の調査実施校数は 7755 校であり, 発育状態調査は約 70 万人, 健康状態調査は約 340 万人に対して行われた. 発育状態の調査では層化 2 段無作為抽出法, 健康状態の調査では, 層化クラスター抽出法が用いられた. 主な集計項目は, 身体計測値の平均値と分散, 身長・体重の相関関係, 体格の類型, 疾病・異常の被患率等である.

**c. 国民健康・栄養調査** (身体状況調査票)

前述の国民健康・栄養調査の身体状況調査票に基づく身長, 体重, BMI (body mass index), 腹囲の平均値と標準偏差が毎年集計されている. 乳幼児身体発育調査や学校保健統計調査に比べると調査人数は少ないが, 幅広い年齢層について身長, 体重等の現状を把握可能である. また, 拡大調査では肥満の状況等の都道府県比較も行われている.

## 21.5 その他の保健・医療の統計

### 21.5.1 保健医療施設・保健医療従事者

**a. 医療施設調査**

医療施設調査は, 全国の医療施設 (病院および診療所) の分布および整備の実態を明らかにするとともに, 医療施設の診療機能を把握し, 医療行政の基礎資料を得ることを目的として行われる[15], 統計法上の基幹統計である. 医療施設静態調査と医療施設動態調査とからなる. 医療施設静態調査は, 調査時点で開設しているすべての医療施設が対象であり, 全医療施設の詳細な実態を把握することを目的として 3 年ごとの 10 月 1 日に行われている. 医療施設動態調査は, 医療施設静態調査の結果に医療施設の開設, 廃止等の状況を加減することで医療施設の状況を把握するものであり, 開設・変更等のあった都度提出され, 月報として報告される. これらの調査により, 施設の種類別, 開設者別, 病床の規模別等の施設数や, 病床の種類別病床数等が把握される.

**b. 病 院 報 告**

病院報告は, 全国の病院と療養病床を有する診療所における患者の利用状況, および従事者の状況を把握するために行われる[15]，統計法上の一般統計である．毎月報告される患者票 (在院患者数，新入院患者数，退院患者数，外来患者数等) と，年 1 回報告される従事者票 (医師，歯科医師，薬剤師，看護師等の数) とがあり，全国の病院からは患者票，従事者票が，療養病床を有する診療所からは患者票が報告される．1 日平均在院患者数等，病床利用率，病床の種類別等でみた平均在院日数，病院における職種別等でみた従事者数等が集計される．

**c.　医師・歯科医師・薬剤師調査**

医師・歯科医師・薬剤師調査は，医師，歯科医師および薬剤師について，性，年齢，業務の種別，従事場所および診療科名 (薬剤師を除く) 等による分布を明らかにすることを目的とした，統計法上の一般統計であり，2 年ごとに行われている[16]．施設・業務の種別にみた医師・歯科医師・薬剤師数，および医療施設 (病院・診療所，薬剤師は薬局を含む) に従事する医師・歯科医師・薬剤師数を，施設の種別，年齢階級・性別，診療科名別，都道府県別に集計した結果が報告される．

### 21.5.2　国 民 医 療 費

**a.　国民医療費**

医療機関における傷病の治療に要した費用 (診療費・調剤費・入院時食事療養費・訪問看護療養費等) を全国集計したものを，国民医療費という[17]．ただし，範囲を傷病の治療費に限っているため，正常な妊娠や分娩等に要する費用，健康の維持・増進を目的とした健康診断・予防接種等に要する費用，固定した身体障害のために必要とする義眼や義肢等の費用は含まない．統計法上の加工統計であり，毎年公表されている．

国民医療費は，制度改正の影響による一時的な減少を除けばほぼ増加し続けており，2015 年度は約 42 兆円，国民所得に対する比率は 10.9%である．受診率，1 件当たり日数，1 日当たり診療費の三つを医療費の 3 要素といい，1 人当たり医療費はこの 3 要素の積で表される．制度区分別，財源別，診療種類別，年齢階級別の国民医療費，および傷病分類別一般診療医療費等の推計も行われている．

**b.　社会医療診療行為別統計**

社会医療診療行為別統計 (旧・社会医療診療行為別調査) は，医療保険制度における医療の給付の受給者に関わる診療行為の内容，傷病の状況，調剤行為の内容および薬剤の使用状況等を明らかにし，医療保険行政に必要な基礎資料を得ることを目的とする[18]．2015 年からすべての集計対象が NDB (レセプト情報・特定健診等情報データベース) に蓄積された診療報酬明細書および調剤報酬明細書となったことに伴い，旧・社会医療診療行為別調査による診療報酬明細書および調剤報酬明細書の収集を行わず，行政記録情報を用いた公的統計である社会医療診療行為別統計として作成することとなった．全国の保険医療機関および保険薬局から社会保険診療報酬支払基金支部および国民健康保険団体連合会に提出され，6 月審査分として審査決定された医療保険制度の診療報酬明細書および調剤報酬明細書のうち，NDB に蓄積されているものすべてが集計対象である.

診療報酬明細書に関しては，年齢，傷病，診療実日数，診療行為別点数・回数および薬剤の使用状況等，調剤報酬明細書しては，年齢，処方せん受付回数，調剤行為別点数・回数及び薬剤の使用状況等が集計される.

### 21.5.3 介護関連統計

#### 介護給付費等実態調査

介護給付費等実態調査 (旧・介護給付費実態調査) は，介護サービスに関わる給付費等の状況を把握し，介護報酬の改定等，介護保険制度の円滑な運営および政策の立案に必要な基礎資料を得ることを目的として行われる，統計法上の一般統計であり，毎月集計されている[19)]. 集計対象は，各都道府県国民健康保険団体連合会が審査したすべての介護給付費明細書および介護予防・日常生活支援総合事業費明細書 (性，年齢，要介護・要支援状態区分，サービス種類別単位数・回数等)，給付管理票 (性，年齢，要介護 (要支援) 状態区分，サービス種類別計画単位数等) である.

これらに基づき，受給者の状況 (年間受給者数，要介護 (要支援) 状態区分の変化，性・年齢階級別にみた受給者の状況)，受給者 1 人当たり費用額 (サービス種類別，都道府県別)，居宅サービスの状況 (利用状況，訪問介護，通所介護・通所リハビリテーション，福祉用具貸与)，地域密着型サービスの状況，施設サービスの状況 (要介護状態区分別にみた単位数・受給者 1 人当たり費用額，退所 (院) 者の入所 (院) 期間別割合) 等が集計される.

## 文　献

1) 厚生労働省. 平成 28 年人口動態統計（確定数）の概況，2017.
2) 丹後俊郎著. 医学への統計学 第 3 版（統計ライブラリー），2013.
3) 厚生統計協会編. 国民衛生の動向 2017/2018，2017.
4) 国立社会保障・人口問題研究所. 日本の将来推計人口（平成 29 年推計）報告書，2017.
5) 厚生労働省. 第 22 回生命表（完全生命表），2017.
6) 厚生労働省. 平成 26 年患者調査，2015.
7) 厚生労働省. 平成 28 年国民生活基礎調査，2016.
8) 厚生労働省. 感染症発生動向調査，2017.
9) 厚生労働省. 食中毒統計調査，2017.
10) 厚生労働省. 平成 27 年国民健康・栄養調査報告，2017.
11) 横山徹爾，石川みどり. 保健医療科学 **61**(5): 415–423，2012.
12) 厚生労働省. 平成 22 年乳幼児身体発育調査，2012.
13) 文部科学省. 学校保健統計調査—平成 28 年度（確定値）の結果の概要，2016.
14) 加藤則子，瀧本秀美，吉田穂波，横山徹爾. 保健医療科学 **63**(1): 17–26，2014.
15) 厚生労働省. 平成 28 年医療施設（動態）調査・病院報告の概況，2017.
16) 厚生労働省. 平成 28 年医師・歯科医師・薬剤師調査の概況，2017.

17)　厚生労働省．平成 27 年度国民医療費の概況，2017.
18)　厚生労働省．平成 28 年社会医療診療行為別統計，2017.
19)　厚生労働省．平成 28 年度介護給付費等実態調査の概況，2017.

Chapter 22

# 調　　査

## 22.1 調　査　法

本節では調査法をその形式・方式・デザインという観点から捉えて概要を述べる．

### 22.1.1 調　査　形　式

調査法をその形式の面から捉えると，大きく構造化インタビュー (structured interview)，半構造化インタビュー (semi-structured interview)，非構造化インタビュー (unstructured interview) に区分される．構造化法および半構造化法は調査票として質問項目と定型的な回答を準備しておき，質問する順序も含めてあらかじめ明示しておくという形式をとる．他方，半構造化法は一部，自由回答の質問も含めて意見を聴くものでフォーカスグループインタビュー (focus group interview) 等がある．非構造化法は回答者の自由な回答を引き出すことを目的としており，調査者はテーマ設定や質問の流れの方向性を示すが，回答者が自由に回答することを基本とする．

### 22.1.2 調　査　方　式

調査方式 (モード，mode) という面から捉えると，面接調査法，郵送調査法，留置調査法，集合調査，電話調査法・RDD 法，ウェブ調査等がある．

個別面接法 (face-to-face interviewing method) は訪問面接聴取法ともよばれ，調査員が調査対象者に対面で調査票を読み上げ回答を記録してくる方法である．近年の個人情報保護やプライバシー意識の高まり，ライフスタイルの変化，オートロックやゲートハウス等の居住条件の変化により回収率の低下が顕著であり，「調査拒否」が増加している．面接調査法 (interview survey) は調査員と被調査者とのやり取りで始まるため，調査員の事前訓練が面接調査の成功の命運を握っているといってもよい．CAPI (computer-assisted personal interviewing) は PC 端末やタブレットを使った面接方法で，PC 端末画面に質問文や画像の表示，回答の選択肢を表示し，回答も対象者が直接操作することができるため秘密保持にも役立つ．質問や選択肢の順番の変更や，質問への回答によって次に選ぶ質問を選定することができる等，条件付きの質問や長い調査票には負担の軽減が期待できる．ただし，PC 端末操作に慣れていない対象者によっては使い方の説明等で調査員の負担が増えることもある.

**郵送調査法** (mail survey) は，実査媒体として郵便やメール便を利用し，あらかじめ指定された調査対象者宛に調査票を送付のうえ，本人自身に記入と返送を求める自記式調査法である．メリットとしては面接調査員が介在しないため人為的誤差が生じにくく，面接法では聞きづらい微妙な内容の質問への回答を得やすい，調査対象者が広域に散在しても比較的低コストで実施できる，調査対象者の都合にあわせて回答できる，等がある．デメリットとしては回収率が低い，未記入や部分記入が多い，調査対象者の本人確認が困難である，複雑な構造の調査票に適しない，等がある．ただし，回収率に関しては督促方法等の工夫により高められるという実践報告もあり，郵送調査法が見直されている.

**留置調査法** (placement method survey, leaving method survey) は，調査員が戸別訪問し，調査票への回答依頼だけを行い，一定期間後に再訪問して回答調査票を回収するという方式 (訪問留置法)，回収は郵送やメール便によるもの (訪問留置・郵送回収法)，調査票は郵送し調査員が訪問して回収を行う方式 (郵送留置法) 等がある.

**集合調査法** (group interview survey) は，一定の会場に集まる調査対象者集団に対して，少数の調査員が同時に調査を行うものである．日本で最初の本格的な層別サンプリング調査といわれる「読み書き能力調査」(1948 年) は全国 405 会場で集合調査として実施された.



「日本人の読み書き能力調査」

本調査は日本の統計学的社会調査のはじまりとして位置づけられ，1947 年末から準備がなされ半年ほどの準備期間をへて翌年 8 月に実施された．GHQ (連合軍最高司令部) による占領下では，日本民主化計画で教育改革を担当した CIE (民間情報教育局) で漢字廃止・ローマ字化の計画があった．彼らは，日本人が難しい漢字を使うために読み書き能力が低く文化レベルの低さとつながると考え，その低さを実証し合理的に漢字廃止・ローマ字表記を採用しようとしていた．この調査では言語，国語，心理，教育，統計等の専門家による委員会 (委員長　務台理作) が設けられ，母集団を 15 歳以上 65 歳未満の日本人とした全国の一般国民を対象とする初めての標本調査として実施された.

科学的調査として日本語能力の定義から質問票の作成，各種の予備調査，サンプリング法と，社会調査の基本となるさまざまな検討がなされた．質問票は柴田武 (国立国語研究所)，サンプリングは林知己夫 (統計数理研究所) という，当時若手であった 2 人が中心となり世界に前例のない規模での調査が半年ほどの準備期間で検討された．ここで初めて層別サンプリングが行われた．市 (六大都市は区) と郡を単位として全国を層別し，各層から市か郡を人口に比例した確率で抽出 (郡はさらに町村単位で層別し 1 町村を抽出) し，各市町村から米穀配給台帳を利用して個人を等間隔に抽出した．調査地点は 270 市町村，合計 17,100 人が抽出された．調査は集合調査として実施され，これらの人々は学校など 405 の調査会場に出頭するように依頼され，合計 16,820 人といういまでは考えられないくらいの高回収率が得られた．

その結果では全国平均は 100 点満点で 78 点，完全文盲は 1.7%と世界諸国の文盲率と比べて著しく低く，日本人の読み書き能力は予想外に高いと評価され，連合軍はローマ字を日本の国語にすることを諦めたとのことである．

**電話調査法** (telephone survey) は当初は電話帳を抽出台帳にした割当て法 (地域別，性別，年代別の条件での割当など) が一般的であったが，現在では電話番号からの個人の確率比例標本をつくることを目指した RDD 法 (random digit dialing) で CATI (computer-assisted telephone interview) システムが広く使われている．ただし，あらかじめ完了標本数を決めて，割当て法で RDD として行うことが多い．RDD では，電話番号サンプルとして，電話帳リストに加えてさまざまな情報をもっているサンプルプロバイダーを利用することが多い．サンプルプロバイダーでもっている番号リストのデータベースから無作為に下 2 桁の番号を取り出して用いるなどする．CATI システムでは異なる日に何回まで電話をかけるかという (同一の電話番号世帯について不在の場合でも，異なる日の異なる時間帯に最大 $k$ 回まで架電する)，$k$ コールデザインを適用すること等をあらかじめ決めておく必要がある．RDD での準備サンプル数と電話番号発生数，一般電話へのヒット数，回収不能数，有効回収率等をまとめる．図 22.1 は筆者らが米国にて RDD CATI 調査 (山岡ら[8]) として実施したときのサンプル数の表示例である．

電話調査では質問や回答の選択肢の数や順序，調査時間が限られ (15 問程度，10 分

| (A) | (B) | (C) | (D) | (E) | (F) | (G) | (H) | (I) |
|---|---|---|---|---|---|---|---|---|
| ＲＤＤ準備サンプル数 | 番号不全 | 調査対象外サンプル | サンプル数 | コンタクト計 | 拒否 | 協力者 | 条件該当者 | 回収票 |
| 13923 | 3455 | 2159 | 8309 | 5008 | 1935 | 1756 | 1236 | 1141 |

（A）　ＲＤＤで作成し準備した番号の件数
（B）　ＦＡＸ番号や回線が通じていない番号
（C）　企業の電話番号
（D）　（A）－（B）－（C）　ＲＤＤで発生させた番号で、回線が通じている一般家庭の番号
（E）　架電先の誰かと話ができた件数
（F）　調査拒否件数
（G）　調査協力件数
（H）　調査条件該当者件数
　　　*20 歳以上、地域割付等の条件選別を経た調査対象該当者
（I）　調査を終了した件数

●コンタクト率　60.3%　（E）／（D）
●協力率　35.1%　（G）／（E）

**図 22.1**　米国にて RDD CATI 調査にみる回収状況

程度が中心)，調査員 (interviewer, operator) の訓練と拒否を減らす工夫が重要である．なお，電話番号では世帯か事業所の電話かは不明であり，回収率の計算はできないことや，携帯電話の普及により，単身世帯や若年世帯を中心に携帯のみの世帯層が調査対象から除かれている点等の問題がある．

**ウェブ調査法** (web survey) は，オンラインでデータ収集を行うコンピュータ支援の調査方式であり，インターネット調査，オンライン調査等ともよばれる．インターネット調査は電子メールやほかの情報授受ツールの利用まで含めたやや広い意味で用いられる．最近のスマートフォンやタブレット端末等ソーシャルネットワークやインターネット利用の普及に伴い調査回答環境が大きく変化しており，アンダーカバレッジ (undercoverage, 調査漏れ) 等が顕在化し，カバレッジ誤差，測定誤差，無回答誤差，処理誤差等の非標本誤差の評価ではより難しくなっている．

### 22.1.3 調査デザイン

調査デザインという観点で捉えると，時間の流れにより大きく横断調査と経時的調査 (継続調査) に分けられる．横断調査は**クロスセクショナル調査** (cross-sectional survey) ともいわれ，ある時点で 1 回だけ調査する調査デザインである．経時的調査は**縦断的調査** (longitudinal survey) ともいわれ，調査対象集団に対し複数の時点で同一の質問を用いて調査を実施する調査デザインである．経時的調査には，パネル調査と，それぞれの調査時点で新たに標本抽出し異なる対象者に調査する「繰り返し調査」がある．パネル調査法は同じ対象者に対し一定期間を置いて繰り返し調査を行う方法であり，変化を捉えることが可能となる．一方，同じ対象者に調査を繰り返し行うため，協力意志の減退や転居等での標本の脱落 (sample attrition) が避けられず，標本の偏りが生じやすい点がデメリットである．

## 22.2 標 本 抽 出 法

標本調査 (sumpling survey) によってその特徴を明らかにしたいと考えている集団 (調査対象とする集団) をユニバース (univerce) という[5)]．ユニバースの各要素は，個人や世帯等であったりする．ユニバースの各要素に確率を与えたものが調査母集団 (population) であり，統計的な処理が可能となり，各要素から調査で得た測定値を集団としての統計量として推測する．たとえば，現代日本人の高齢者の介護状態について調査したいと考える場合，ユニバースは「日本に居住する高齢者」となる．ユニバースは概念的母集団，調査母集団は操作的母集団という用語が用いられる場合もある．調査母集団は調査対象の選定方法によって決まってくる．この調査母集団から標本抽出 (sampling) を経て計画標本 (designed sample) を選び出す．この計画標本に対して調査を行い，回答してくれた人が有効標本 (valid sample) または回答者 (respondent) であり，回収率 (collection rate) の計算ができる．有効標本から得られたデータに基づいて統計的推測を行い，調査母集団の特徴を明らかにする．母集団から要素を無作為に抽出した標本 (sample) に対する調査であれば，数学的根拠によって評価でき，その誤差を標本誤差 (sampling error) という．標本誤差は，数学的な意味で無作為抽出 (random sampling) された無作為標本 (random sample) における統計量の，母集団における真値に対する誤差である．調査では無回答者 (nonrespondents) あるいは調査不能 (unit nonresponse)，項目欠測データ (item missing data) 等の問題についての対応が大きな課題となる．調査における無回答の問題については杉山[1) ]が参考になる．欠測データの取扱いについては多重代入法 (multiple imputation) 等も含めてさまざまな代入法が提案されているが，欠測の起こり方の仮定によりその対応は異なり，慎重に扱う必要がある．

### 22.2.1　全数調査と標本調査

母集団すべての要素に対して実施する調査を全数調査 (悉皆調査) という．たとえば，5 年に 1 回実施される国勢調査は「日本に居住する人」をユニバースとした全数調査である．このときの調査母集団は「2015 年 10 月 1 日に日本に居住する人」であり，この結果は国民生活基礎調査等をはじめとするさまざまな標本調査の標本抽出枠 (sampling frame) として利用されている．

以上は**有限母集団** (finite population) を想定しているが，一方で，無限母集団という考え方がある．社会調査での母集団が存在しない状況，たとえば将来予測のような場合の概念として，あるいは研究として必要なユニバースから調査の母集団をつくれない場合等では，集められた調査結果を**無限母集団** (infinite population) からの標本とみなすという考え方を適用することもあり，疫学調査等ではこの形をとることが多い．

### 22.2.2　単純無作為抽出

無作為抽出の無作為とは確率的な偶然にゆだねることである．母集団のすべての要素から，まったくの偶然にゆだねて乱数を用いて抽出する単純無作為抽出が無作為抽出の基本であり，一般的に母集団の各要素の選ばれる確率が等しいことを想定する．単純無作為抽出は母集団規模が小さければ可能であるが，母集団が大規模になると効率が悪く現実的ではない．その現実的な対応のため，等間隔抽出，層別抽出，多段抽出等の方法がとられている．

社会調査の対象者は非復元抽出 (sampling without replacement) で得られるが，母集団の大きさ $N$ が大きい場合は，復元抽出 (sampling with replacement)，すなわち近似的に一人ひとりの抽出確率はつねに一定と考えることは容認されるとしてよい．母集団平均 $\bar{X}$ を推定する場合，標本の大きさ $n$ の標本平均 $\bar{x}$ の期待値は $\mathrm{E}(\bar{x}) = \bar{X}$，すなわち母集団平均となり，$\bar{x}$ は $\bar{X}$ の偏りのない推定値となる．また，その標本平均 $\bar{x}$ の分散は $\sigma_{\bar{x}}^2 = \frac{N-n}{N-1}\frac{\sigma^2}{n}$ となり，$N$ が非常に大きく，$n$ が $N$ に比べて小さいならば，$\sigma_{\bar{x}}^2 \fallingdotseq \frac{\sigma^2}{n}$ となる．無限母集団を想定した推定値との違いから $\frac{N-n}{N-1}$ を有限母

集団修正項 (finite population correlation factor) という．母集団平均 $\bar{X}$ の推定には，$\bar{x}$ の分布がわからない場合には Chebyshev の不等式を用いて，$\sigma_{\bar{x}}$ の $k$ 倍の幅をもつ信頼区間は

$$\Pr\left\{\bar{x}-k\sigma_{\bar{x}}<\bar{X}<\bar{x}+k\sigma_{\bar{x}}\right\}\geq 1-\frac{1}{k^2}$$

となり，母集団平均 $\bar{X}$ の信頼度 $1-\frac{1}{k^2}$ の推定区間は $(\bar{x}-k\sigma_{\bar{x}}, \bar{x}+k\sigma_{\bar{x}})$ となる．

$\bar{x}$ の分布型がわかれば，母集団の大きさ $N$ が十分に大きく，標本の大きさ $n$ は $N$ に比して小さい場合，中心極限定理によって，$\bar{x}$ は平均 $\bar{X}$，分散 $\sigma_{\bar{x}}$ の正規分布 (Gauss 分布) に近づき，一般の推定値の信頼区間と同様に求められる．

### 22.2.3 系統抽出

系統抽出 (systematic selection) は，完全な無作為ではないが要素の系列から何らかの系統的な規則に従って抽出する方法で，等間隔抽出はそのなかでも代表的な方法である．等間隔抽出は，大きさ $N$ の母集団から大きさ $n$ の標本を抽出するとき一定の間隔で系統的に抽出を行うものである．たとえば $N/n=d$ とすると，$d$ が整数ならば母集団の要素は $d$ 個の系列に分割され，その一つの系列を抽出する．すなわち最初 (あるいは無作為に決めた系列) の $d$ 個のなかから無作為に $s\leq d$ を決めて抽出のスタート番号として，その後は $s+d$ 番目，$s+2d$ 番目，$\cdots$ を抽出していく．$d$ が整数でない場合には，切り捨てて整数して取り扱うが，$s$ によっては切り捨てた部分まで $n+1$ 要素が抽出されることになる．その場合は $n+1$ 要素を標本とする．系列に調査目的に関連する何らかの周期があり，それが間隔の大きさと同調する場合には，系統抽出の標本誤差は単純無作為抽出の標本誤差よりも大きくなるが，その点に注意すれば，通常は等間隔抽出の標本誤差は単純無作為抽出に比べて小さくなる．



### 22.2.4 多段抽出

多段抽出 (multi-stage design selection) は母集団からいきなり個人を抽出するのではなく，地域，市町村等，何段階かに分けて小区画 (地点) を抽出する方法で，たとえば二段抽出 (two-stage design selection) の場合にはその小区画が第一次抽出単位，個人が第二次抽出単位となる．いずれも無作為に抽出でき，無作為標本であるが，単純無作為抽出と比較して標本誤差が大きくなる．

たとえば 1 地点 10 人で 200 地点をとる標本数 2000 人の調査は，200 地点を第 1 段階として抽出し，抽出された各地点から 10 人の個人を抽出する二段抽出の標本調査である．標本数を $n$，地点数を $m$，地点内での抽出人数を $c$ とすると $n=mc$，二段抽出による標本平均の分散は，内分散 $\sigma_w^2$ (第一次抽出単位［地点］内の第二次抽出単位［個人］の分散の地点間重み付き平均)，外分散 $\sigma_b^2$ (第一次抽出単位［地点］内の平均値の重み付き地点間分散) によって，近似的に $\frac{1}{n}\sigma_w^2+\frac{1}{m}\sigma_b^2$ となる．一般には $m<n$ なので，二段抽出による標本平均の分散は単純無作為抽出に比べて必ず大きく

なる．第一段抽出単位を地域，第二段抽出単位を国勢調査地点，第三段抽出単位を個人とする等，二段抽出にさらに一段加えたものが三段抽出である．多段になるほど標本誤差は大きくなる．できるだけ標本誤差を小さく抑える方法として，層別抽出がある．大規模な標本調査では，多くの場合，層別したうえで多段抽出を行う層別多段抽出が適用されている．

### 22.2.5　層 別 抽 出

単純無作為抽出よりも標本誤差を小さくする方法として層別抽出 (層化抽出) (stratification sampling) がある．母集団を何らかの特性によって層に分け，層別に無作為抽出を行って統合する方法である．調査する内容に関連する特性で分けることができると，より標本誤差は小さくなり，たとえ無意味な層別であっても，層別をしない場合の標本誤差よりも大きくなることはないため，規模の大きな調査では，何らかの層別が用いられることが多い．

各層の標本の大きさ $n_i$ は，層別した母集団の各層の分散の大きさを考慮した最適割当て法と，各層の大きさ $N_i$ に比例して $\left(\frac{n_i}{n}=\frac{N_i}{N}\right)$ 抽出する比例割当て法があるが，後者が一般的である．

比例割当て法を用いた層別抽出による標本平均 $\bar{x}$ は $\frac{1}{n}\sum_{i=1}^{R} n_i\bar{x}_i$ で，その分散は，各層の母集団における分散を $\sigma_i^2$ として，$\sum_{i=1}^{R}\frac{N-n}{N_i-1}\frac{\sigma_i^2}{n}\left(\frac{N_i}{N}\right)^2$ である．各 $N_i$ が十分に大きく，標本の大きさ $n_i$ がそれに比べて小さいとき，$\frac{1}{n}\sum_{i=1}^{R}\frac{N_i}{N}\sigma_i^2$ となる．単純無作為抽出の標本平均の分散 $\frac{\sigma_i^2}{n}$ との差は $\frac{1}{n}\sum_{i=1}^{R}\frac{N_i}{N}\left(\bar{X}_i-\bar{X}\right)\geq 0$ で，各層の平均が等しい場合に 0 となる．

最適割当て法は，各層における分散の大きさを考慮して，分散の大きい層では標本の大きさを大きくして，各層の推定精度を揃えることにより，全体として良い推定を得るように最適な標本の大きさを決める方法である．理論的には層別効果が上がるが，実際にはすべての調査内容に有効な最適割当て法は難しく，さらに全体の平均値を求める場合でも層別の重みを考慮しなければならない等，分析が複雑となる．ただし，たとえば年齢層ごとに特徴を把握したい場合に抽出率を変えて調査を行う場合等，層別を重視して層間の比較を目的とする場合には，有効な方法である．

## 22.3　抽出台帳とサンプリング

日本人の一般住民を対象とした台帳として住民基本台帳と選挙人名簿が代表的であることはすでに述べた．住民基本台帳は，住民基本台帳法により，市町村において，住民に関する事務の処理の基礎として個人を単位とする住民票を世帯ごとに編成した住民基本台帳を作成している．選挙人名簿は，住民票登録に基づき毎年 3 月，6 月，9 月，12 月に定期的に作成され，選挙時にも登録される．市区町村の選挙管理委員会が管理している．閲覧の条件の詳細は各市町村の選挙管理員会によって異なり，閲覧申請に対する判断も各選挙管理委員会によってなされる．このように選挙人名簿や住民基本台帳のいずれも，それぞれ管理する市町村によって閲覧許可の判断がなされるため，同じ内容の調査でも閲覧可能なところと不可能なところがある．

このような抽出台帳が使えない場合には学校名簿等を利用して，小・中学校など学校単位で抽出するクラスターサンプリング (cluster sampling) 等もある．たとえば，学校名簿から学校全体あるいはクラスまでを抽出し，所属する生徒全員あるいはその保護者を調査することが考えられる．ただし，学校の場合には教育委員会や校長会等の許可を得ることも必要である．

また，抽出台帳が存在しない場合，あるいは抽出台帳を標本抽出に使えない場合には，エリアサンプリング (area sampling) (ランダムルートサンプリング，random root sampling) が採用できる．これは個別訪問面接聴取法あるいは留置法等，調査員が現地に赴くことが必要な調査で，比較的小さな地域 (エリア) を抽出単位として確率抽出し，エリア内の個人 (世帯) はできるだけ偏りのない抽出を工夫する方法である．適当な抽出台帳がないことが多い海外での調査ではこの方法による調査が多い．

## 22.4　調　査　票



質問の本文や回答形式をあらかじめ定めた調査票 (質問票) である，構造化調査票 (structured questionnaire) を用いた量的調査を実施することが多い．以下では構造化調査票に限定して述べる．

### 22.4.1　調査票の構成

質問への回答は同時に尋ねる他の質問に影響されることが多く，また，多すぎる質問は回答意欲を失わせかねず，質問の順序や個数は回答を大きく左右することになる．医療に関する調査では，病気や医療費などプライバシーに関わる質問が多いので，その順序や質問数を決める際には，調査対象や調査主体との関係も含めて，事前の十分な検討が必要とされる．

### 22.4.2　調査票の質問数

調査対象の基本的属性 (フェースシート，face sheet ともよばれ，性別，年齢，学歴，職業，年収，世帯数，配偶者の有無等を含む) は，分析に必要な最低限の項目に絞った方がよい．調査票の質問数は少なく，シンプルな方がよい (不必要な質問は含めない) のが原則であるが，数が多いことで回答が安定する場合もある．

具体的は質問数については，面接調査，訪問留置調査，郵送調査，電話調査など調査方法やそこで用いるシステムによって異なり，30〜40 問，所要時間で 20〜30 分程度が個人面接の限界ともいわれている．しかし，これも調査対象や問題，調査主体によって異なるので，事前の情報収集が大切である．ちなみに J-SHINE 調査[2)] では CAPI

システムを用いて訪問留置法として実施されたが，この調査では数時間にわたり数百の質問の回答を受けている．

### 22.4.3　質問項目の順序

一般には，比較的簡単で回答しやすい質問から始め，次に最も中心として尋ねたい内容の質問を入れ，最後に答えにくい質問を入れることが多い．特に個人のプライバシーに触れることは嫌われる傾向にあり，最近ではフェースシートを調査票の終わりにもってくることも多い．また，主題が変わるところでは，話題が変わる旨の説明を入れておくとよい．社会一般に関する意見を求める内容の質問への回答は質問の順序により回答が異なることが多く，他方，個人の態度に関する内容についての質問はあまり順序の影響を受けないことが知られている．内容によって筋道に従って調査票を構成することは，好ましいように思えるが，調査者の考えの筋道に回答者を誘導することにもなりかねず注意が必要である．逆に，質問をランダムに並べたのでは，回答者は支離滅裂な調査と感じてしまうことになり，適切な回答が得られないことも考えられる．このように，質問順序による影響は内容や状況によって異なるので，過去の同様な調査や，プリテストを通しての個別の検討が大切である．質問の順序についての具体的な方法については成書[3,5,11]を参照されたい．

### 22.4.4　回答の形式

回答の形式としては大きく分けて，自由回答法と選択肢法 (プリコード回答) がある．質問の狙いと回答の性格を明確にしたうえで質問の回答のとり方を決定し，回答形式に基づいて選択肢を作成する．選択肢法には単一回答 (single answer)，複数回答 (multiple answer)，限定回答 (limited answer) 等のほか，順序づけ回答，甲乙対比，段階選択，数値配分法等がある．統計数理研究所で林知己夫らが実施した調査では「おはじき」を利用して回答の配分を尋ねた例もある．以下の質問は訪問面接調査として実施された東アジア価値観調査[4]で用いた質問の一部である．問 4,5,14 は単一回答，問 36,38 は甲乙対比の質問である．問 4 は「あり」の個数を数えて自覚的健康度の指標として用いられることもある．また，〔カード〕とあるのは，面接の際に回答の選択肢をカードを用意しておき回答者にそのカードをみせて，選択肢の番号で回答してもらうものであり，直接言葉で回答するより回答しやすい面もある．

問 4 〔カード 1〕ここ 1 か月の間に次にあげるものに悩みましたか (罹りましたか)．

| | あり | なし |
|---|---|---|
| a. 頭痛・偏頭痛・頭が重い ………………………………… | 1 | 2 |
| b. 背中の痛み (肩こりや腰痛など)…………………… | 1 | 2 |
| c. いらいら ………………………………………………… | 1 | 2 |
| d. うつ状態 (ゆううつになる，気がふさぐ)………… | 1 | 2 |
| e. 不眠症 (よく眠れない)……………………………… | 1 | 2 |

問 5 〔カード 2〕あなたと同じ年の人と比べて，あなたの健康状態はいかがですか．

1　非常に満足している　4　満足していない

2　満足している　8　その他 (記入　　　　　　　　)

3　あまり満足していない　9　わからない

問 14 〔カード 10〕あなたの生活についておききします．ひとくちにいってあなたはいまの生活に満足していますか，それとも不満がありますか．

| 1 | 2 | 3 | 4 | 5 | 8 | 9 |
|---|---|---|---|---|---|---|
| 満足 | やや満足 | どちらともいえない | やや不満 | 不満 | その他 (記入　　　　) | わからない |

問 36　たいていの人は，他人の役に立とうとしていると思いますか，それとも自分のことだけ考えていると思いますか．

1　他人の役にたとうとしている

2　自分のことだけ考えている

問 38　たいていの人は信頼できると思いますか，それとも，つねに用心した方がよいと思いますか．

1　信頼できると思う

2　つねに用心した方がよい



### 22.4.5　質問文の作成

質問文の作成では，質問文の作成でのワーディングの問題，選択肢作成，回答欄の設計など，それぞれの段階で，できるだけ回答しやすいように工夫し，また，回答の誘導などがないように留意することが求められる．

### 22.4.6　ワーディングの問題

ワーディング (wording) (言い回し) の問題等，データの質やデータの性格の評価のためには，等質サンプルによるプリテストを行い，質問文の検討を行うことが意味をもつ．たとえば質問相互の関連性から，意図した意味での回答が得られているか，質問文を変更したときに回答傾向が変わってしまっていないか等を検討する．質問の等質性の検討では，たとえば 2 回の調査結果での回答の一致率や，数量化 III 類等の質問相互間の関連を含めた構造的再現性等の確認を行う．

図 22.2(a),(b) はそれぞれ韓国と台湾で実施された 2 回の訪問面接調査での同一質問の回答結果 (%) を図示し，その回答の一致率をみたものである 45 度線上にあるものは一致していることを示す．一方，図 22.3(a),(b) は，韓国でほぼ同時期に実施された「東アジア価値観調査」と「医療と文化調査」の二つの調査での同一質問での構造を数量化 III 類で分析し，その結果得られた第 1 軸，第 2 軸でのアイテムカテゴリーの数量を二次元平面に布置して構造的信頼性をみたものである．この結果からは全体として，データの構造は，様相がかなり整合していると判定できた．

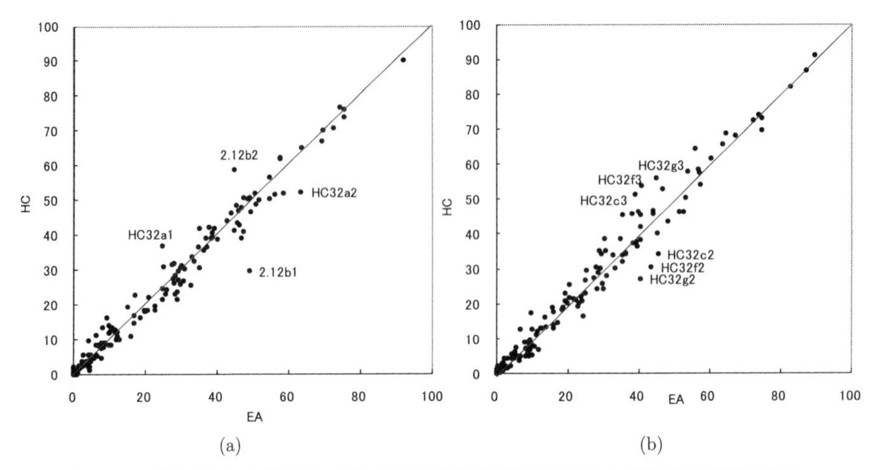


(a)　　(b)

**図 22.2**　「医療と文化調査」および「東アジア価値観調査結果」の共通質問に見る回答分布の一致性 ((a) 韓国, (b) 台湾)

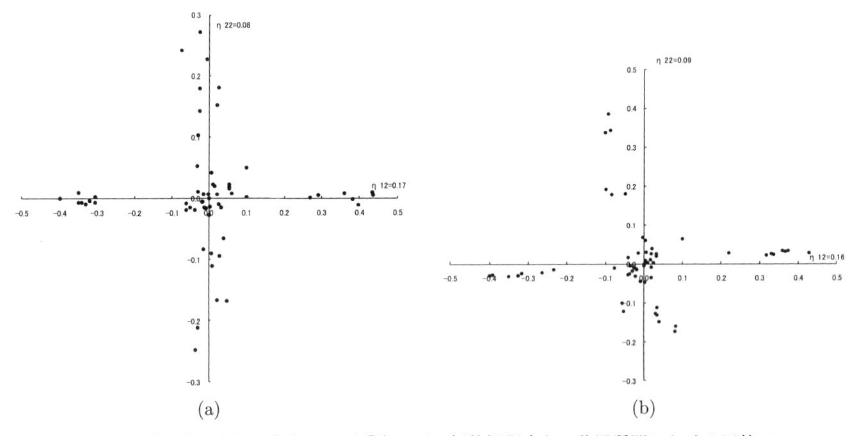

(a)　　(b)

**図 22.3**　「医療と文化調査」および「東アジア価値観調査」の共通質問における回答データの構造の整合性の比較 ((a) 東アジア価値観調査, (b) 医療と文化調査)

また, 国際比較研究における質問文では翻訳の妥当性の問題がつきまとう. このときには原文—翻訳—再翻訳—再々翻訳, あるいは自由回答による確かめ, 再翻訳質問文による調査等により検討することが肝要である. このほか国民性が異なることにより同じ内容でも受け取られ方が異なることがあり, 多文化間妥当性の問題等も重要な問題である. さらに, 無回答については, 構造分析等も利用してその傾向を分析することにより, その性質が浮き彫りになることもある. 著者らの経験では国際比較調査での収入に関する質問の無回答で, イタリアの無回答は高収入と関連が強く, 日本の無回答は低収入と関連がある等の傾向もみられ, 国により無回答の影響や他の項目との関連が異なる可能性も考えられた.

### 22.4.7　質問文作成での留意点

質問文作成の際に，表現・語法，内容，構成，選択肢の作成，回答欄の設計等において，特に留意すべき点には以下がある.

質問の表現・語法，誤字，脱字，文法上の誤りと関連して，平易な日本語か，カタカナや専門用語が多くないか，一般的でない術語はないか，理解しやすいか，相手を問わず耳から一度聞くだけで理解できるか，あいまいな表現はないか，文体は統一されているか，等がある.

また内容とも関連するが，複雑な条件付きの質問はないか，一つの質問で二つ以上の事項を聞いていないか，回答者に質問の意味がはっきり伝わるか，どのような観点や立場で回答するかの条件が示されているか，ふだん考えたことのないような質問はないか，回答に難しい表現を必要としていないか，あまりに専門的な事柄はないか，特性の定義を明確にしてあるか，プライバシーを傷つける表現はないか，等に留意することも大切である．質問文の作成においては，一般的な質問と個人的な質問を区別しておく，意見か事実かを明確にする，感覚を尋ねる質問等にはプリテスト等で確認し，あらかじめ回答を用意しておくなどするとよい．さらに，質問は調査目的・趣旨に沿っているか，回答を誘導するようなことはないか，等についても留意すべきである.



抽象的な質問については無回答が多くなるか，たとえ回答をしたとしても再現性がないことにもつながる．無回答を極力少なくするように図っているかについてはつねに考える必要がある．結果は解釈できるかという点については，比較対照 (男女など) や基準 (過去の調査結果) 等があるものはあらかじめ用意しておくとよい．加えてその質問文からどのような情報が得られるかについて想定し，これには集計方法や解析方法を研究デザインの段階で明確にしておくことが大切である.

### 22.4.8　選択肢作成段階

選択肢に番号 (記号) はついているか，回答数 (単数，複数) は明確か，回答方法は明確か (番号に○か，回答欄に記入か)，選択肢は相互排他的になっているか，段階の真ん中を入れるか入れないか，等に留意する.

なお，複雑な問題では「どちらともいえない」など真ん中を入れると，経験的には日本人の場合 DK (無回答，don’t know) が少なくなる傾向がある．肯定・否定の両方の回答がそこに入りやすいが回答は安定しやすい．また，選択への印象の強さと順序の影響もあり，10 点でも $-5$〜$+5$ と考える人や 0〜10 ととる人もあり，点数を明確にする．痛みの程度等の質問にはビジュアルアナログスケール (visual analog scale) が用いられることも多いが，結果をどのくらいの間隔で数値化するか等もあらかじめ決定して作成する.

### 22.4.9 回答欄の設計

回答を直接選択肢につけてもらう場合では，コーディング (coding) の際に入力しやすいか，回答欄に記入してもらう場合では，回答欄の位置は適切か (回答欄が質問文と離れた位置にあると誤記入が生じやすい)，という点や回答欄の設計と選択肢との対応の確認も大切である．コーディングを考えて，いずれの場合も質問文あるいは回答欄に対応がつくようにして，入力に間違いがないよう考える．また，回答が「確かめられない」に「9」や「99」等，その質問に条件が該当しないために回答しない人の回答に「0」，「わからない」に「8」や「88」等を割り当てるなど，あとで回答の入力データだけをみても，回答が分類できるようにコーディングすることが必要である．

## 22.5 調査票の信頼性と妥当性

調査票を作成する際に，質問文を変えたために回答が変化したり，また，翻訳により回答が異なってしまったりすることがある．ここでは具体的な回答の変化 (ゆれ) の例を示し，実際の調査ではどの程度の回答の変化が生じているかを概観する．次いで一般的な質問票の信頼性・妥当性について述べる．

### 22.5.1 質問文による回答の変化

調査での回答は，質問文の前後を入れ替えたことによる影響を受け回答傾向が異なったり，翻訳版などを作成する際には，言語的に同一であっても言語の相違による回答のゆれが生じる可能性があり，この点に留意して解釈を行う必要がある．

### 22.5.2 質問文の前後を入れ替えたことによる変化

統計数理研究所で経時的に行われてきた「日本人の国民性調査」では日本人の国民性として「人情課長」を好む傾向があることが示されている．そこで林[3] が実施したワーディング実験が興味深い．そこでは二つの質問 (A,B) を二つの形式 (1,2) で調査した．

形式 1 では

A. 規則をまげてまで，無理な仕事をさせることはありませんが，仕事以外のことでは人のめんどうをみません．

B. 時には規則をまげて，無理な仕事をさせることもありますが，仕事以外のことでも人のめんどうをよくみます．

の形で質問されており，B の人情課長が 8 割程度を占め圧倒的に多数意見であった．ところが質問文の前後を入れ替えて，次の形式 2 の形で質問した結果では回答傾向が異なったのである．

形式 2 では

A. 仕事以外のことでは人のめんどうをみませんが，規則をまげてまで，無理な仕事をさせることもありません.

B. 仕事以外のことでも人のめんどうをよくみますが，時には規則をまげて，無理な仕事をさせることもあります.

の形で質問されており，その結果ではA,Bへの回答はそれぞれ5割弱でほぼ同程度になってしまったのである．この解釈として日本語の場合は文章の後の方が強い意味をもつためともいわれているが，文章の作成の際にはこのような文章の組立て方にも気をつかう必要がある.

### 22.5.3　言語の相違による回答のゆれ

同じ内容の質問 (逐語的に同じ) を用いても，言語が異なるとその回答傾向が変わってしまうことがあり，これは社会調査における国際比較研究での大きな問題点の一つでもある．その例として作成調査であるが日本語，英語の翻訳の同質性が得られている二つの調査票を日英両語が理解できる日本人学生を対象に，折半法で2群に分け，日本語調査票回答群 (117人) と英語調査票回答群 (110人) に自記式で調査をした．その結果の一部が図22.4である[3)]．図では項目への回答が一致していれば45度線上に布置する．図中の曲線はランダム変動の限界を示す曲線であり，これの外側にきているものは統計的に一致していないことを示している．ここでは特に中間回答である「いちがいにいえない」(英語では undecided, cannot say, depend upon circumstances) が入ったものが大きく異なることが示されている．同一人物でも日本語の場合には中間回答を示していても，英語で質問されると割り切って回答するのである．そのほか用語による相違もみられている．翻訳としては同一であってもこのような回答のゆれが生じる可能性があり，この点に留意して解釈を行う必要がある.

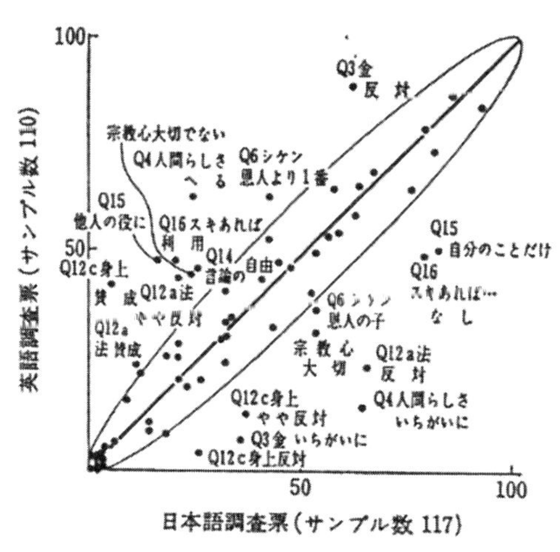


**図 22.4**　日本語，英語の翻訳の同質性 (林・鈴木[10)]，図 II-11 より)

### 22.5.4　調査票の妥当性と信頼性

妥当性と信頼性はそれが用いられる分野によって焦点が異なる場合があり，計量心理学の分野では，主として個々の回答者の回答に焦点を当て「妥当性」と「信頼性」として捉えるのに対し，集団を取り扱う統計学的調査では，測定値と真値との相関を問題にして「偏り」と「分散」の問題として捉えることが多い．「偏り」またはバイアス (bias) は系統誤差 (systematic error, non-random error) ともいわれ，正確度 (accuracy) の問題として取り扱われる．他方，「分散」またはバラツキは精度 (precision) の問題として取り扱われる．ここではまず，質問紙調査 (テスト) で尺度を作成した場合の主な信頼性と妥当性の検討について述べる．

### 22.5.5　信頼性の評価

信頼性 (reliability) はバラツキの程度の検討で関連性の特別な場合ともいえる．先に述べたような分野による焦点の違いがあるものの，基本的には時期 (評価者内信頼性) や対象 (評価者間信頼性) が異なっても，同じ状態で同じものを評価すれば同じ結果が得られることを評価する．信頼性の低い測定・評価から得られたデータにより相関の希薄化，症例数の増加等の悪影響を及ぼすことが知られている．調査票から求める尺度の 2 時点のデータから再現性を調べる場合には，同じ対象者に一定期間を置いて再現性を評価する再テスト法が用いられる．統計モデルでは，連続変数の 2 時点間の信頼性の評価には Pearson の積率相関係数や級内相関係数 (intraclass correlation coefficient, ICC) が，カテゴリー変数の信頼性評価にはカッパ係数 ($\kappa$-coefficient) 等が用いられる．一方，内的整合性 (内的一貫性) として評価することもあり，信頼性係数としては Chronbach のアルファ係数 (Chronbach's $\alpha$ coefficient) がある．

### 22.5.6　妥当性の評価

**構成概念妥当性** (construct validity) は社会科学の分野では抽象的な概念を測定することが多く，その妥当性を検討するのに適している．構成概念妥当性は測ろうとしたものをきちんと測っているかを評価するものであり，測定が測定される構成概念のなかに位置づけられ，その関連性についての仮定を理論的に導けるときに評価できる．因子分析等を利用して構成概念妥当性を評価することが多いが，このときに単なる誤差で見かけ上の理論的次元を解釈してしまう恐れもあるので，注意を要する．

**基準関連妥当性** (criterion-related validity) は目的とする外的な行動様式の操作的指標がある場合に検討できる．同時的妥当性 (concurrent validity) と予測的妥当性 (predictive validity) とに分けられる．前者は基準を同時点で測定し相関を評価する．後者は，基準が将来起こるものである，時間が介在する．両者の関連の程度を評価する操作的指標として相関係数の大きさを用いることが多い．

**内容的妥当性** (content validity) は測定する目的の内容領域全体について，適切に経験的測定により網羅できる (記述できる) ことをいう．主観的ではあるが，たとえばある概念を測定する目的で作成した調査票について内容的妥当性を検討する場合には，その概念がどのような次元 (あるいはスキーム) で構成できるかを検討し，いくつかの次元を把握する．さらにそれらの下位次元を明確にしてそれらを反映するように質問項目を作成しうるかについて検討する．経験的な測定結果からは評価できない．

## 22.6　具体的な調査の事例

本節では，保健医療分野で主として筆者が関わった具体的な調査の例として，まず，健康関連 QOL を測定しその評価を行うための健康関連 QOL 調査票の検討例を 22.6.1 項で示す．22.6.2 項では食事摂取量評価をするための半定量食事摂取頻度調査票 FFQW82 を，22.6.3 項では電話調査事例として生命感調査を，22.6.4 項では CAPI システムを用いた J-SHINE 調査を紹介する．

### 22.6.1　健康関連 QOL 調査票

近年，医療や福祉を考えるうえで，クォリティオブライフ (生活の質，quality of life, QOL) が重要視されるようになってきた．本項ではデータ解析の立場から，健康関連 QOL の検討結果[5) を例にとり，調査票の構造を相互に比較しながら，調査票を作成する課程を紹介し，その信頼性・妥当性の検討のための解析について述べる．

高齢化や疾病分布の変化に伴い，患者の QOL を上昇させる要因を強化し，逆に低下させる要因を除去するという取組みが，医療現場でも必要となってきた．慢性疾患や老人患者のみならず，がん治療においても QOL が重視されるようになり，臨床試験でも QOL が生存 (survival) とともに基準パラメータ (key efficacy parameter) として用いられるようになっている．抗がん剤の使用等において，患者自身による医療への参加がその治療効果をも左右する場合があり，患者の主観的な QOL の評価が欠かせなくなってきていることも，QOL が重要視されるようになってきた理由の一つといえよう．また，有限な医療資源の効率的運用を考えることが避けがたい現状では，医療評価研究の必要性も高まっている．それとともに QOL の評価指標としての重要性も増してきており，QOL をより科学的に評価しようという試みが多くなされている．しかし，英語圏で使われ始めた QOL という言葉は心理的，社会的なさまざまな要素を含んだ，かなり広範で包括的な概念であり，健康関連の QOL のほか，social status，収入，住居など多くの次元を含む．ここでは特に健康関連の QOL という意味に限定するため，以下，HRQOL (health related QOL) と表現する．

HRQOL の測定は，1) 臨床検査値等の客観的データに基づく評価，2) 医師，パラメディカルスタッフ，家族など第三者による評価，3) 患者自身による評価，に大別される．HRQOL は主観的なものであり，第三者が本人の心の状態まで把握するのは困難でもあり，HRQOL を「患者の主観的 QOL」とする場合には，患者自身の判断に基づく評価が妥当であろう．

患者の主観的 HRQOL に関する既存の調査票の分類では，いくつかの捉え方が考えられる．まず，その内容から大別すると，包括的で一般的な気分や状態を尋ねるもの (generic)，病気特有の自覚症状等を尋ねるもの (disease specific)，両者の混合，とに分けられる．前者には 36-item Medical Outcomes Study Short-Form General Survey (SF36)，Sickness Impact Profile (SIP)，WHOQOL 等があり，後者には The EORTC Core Quality of Life Questionnaire and Lung Cancer-Specific Questionnaire Module (EORTC QLQ-C30)，Functional living Index for cancer (FLIC)，Function Assessment for Clinical Trial (FACT)，Inflammatory Bowel Disease Questionnaire (IBDQ)，等がある．他方，尺度構成の観点から分類すると，多次元的機能測定を行うプロファイル型と効用測定 (価値づけ) を行う効用型に分類される．プロファイル型のものは心理学的尺度法に則った尺度の信頼性や構成概念妥当性等が検討可能である．効用型は費用効果分析等に用いられている．

アウトカム指標としての HRQOL の利点として，1) 医療を受ける側の視点で捉えた健康度が評価できる，2) 医者を介さずに評価できる，3) 数量化が可能であり科学的取扱いができる，4) より広範な地域レベルでの取扱いが可能である，5) 疾患の重症度中心の捉え方とは異なった次元での分類が行える，等があげられる．他方，問題点として，定義のあいまいさと広義性，gold standard の欠如，HRQOL に及ぼす要因の多様性，標準的な測定手段の欠如等が指摘されている．

HRQOL 研究は，現在ではかなり広範な分野で行われており，老人・福祉・地域医療問題，精神保健・神経難病での保健政策研究を始め，産業保健等，さまざまな分野で HRQOL をアウトカム指標として用いる報告が多くみられる．

しかし，広く利用される反面，評価尺度としての問題もさらに解決していかねばならない．たとえば，患者に認知機能障害 (cognitive dysfunction) 等があるときの問題について，等である．また，スケールの作成方法，信頼性や妥当性と関連して，HRQOL の次元や構成概念妥当性と定義との関連，結果の解釈と限界，スコアの解釈の可能性，負荷の少なさ，言葉づかい等の適切さ，質問の倫理性，実用性，必要な側面をカバーしているか (多面性) 等の点についても注意深く考慮する必要があろう．この面では，HRQOL の測定法に関して統計学的立場から検討した Cox らの文献は参考になる[14)]．

図 22.5 は 20 項目で構成される HRQOL[3)] を胃がん患者で調査した結果であり，男女間，がんの種類や国の相違によっても，数量化 III 類による分析結果での第 1 軸および第 2 軸での布置図による図表現で捉えた結果からは，ほぼ一次元的構造であることが検討された例である．また，このような構造の一貫性を利用して質問項目の選択を行って例もある[5)]．

なお，QOL の測定に関連して，QOL の真の変化を評価するためにはレスポンスシフト (response shift, RS) を考慮することが重要となる．RS とは，健康状態の変化により調査票に回答する際の個人内の概念の意味が変化し判断基準が変化することをいう．この RS は，QOL の概念の確立や QOL の評価 (対応性) において重要と

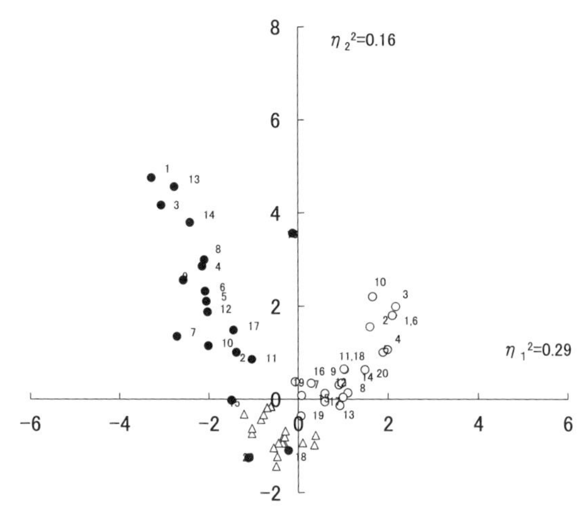


**図 22.5**　数量化 III 類による分析結果での第 1 軸および第 2 軸での布置図
(第 1 軸 (横軸) 右が良好 (○) で左になるにつれが悪い状態 (●) を表す項目が布置されている)

なってきた．患者の測定基準が変化する内的基準の変化 (recalibration)，意味の変化 (reconceptualization)，価値の変化 (reprioritization) 等がその要素である．RS を考慮した変化 (adjusted changes) を評価するために患者に Time2 の時点で Time1 の状態を尋ね，後ろ向きに評価した結果を使用する Then Test や構造方程式モデリング (structural equation modeling, SEM), latent trajectory analysis (LTA)[15] 等の方法が用いられる．

### 22.6.2　食物摂取頻度調査票 FFQW82

食物摂取頻度調査票 (food frequency questionnaire, FFQ) は 1 週間，1 か月，1 年等と比較的長期間の習慣的食事摂取量を評価するための調査票である．Willett[6] によると「FFQ は食品リストとその頻度で構成される食物摂取の習慣的摂取状況を調査するものである」と定義されている．基本的には食品リスト (food list) を提示し，それぞれの食品をどのくらいの頻度で食べているかを尋ねる．さらに 1 回に摂取される食品の 1 回摂取量 (ポーションサイズ，portion size) を尋ねる形式のものもあり，これを半定量食物摂取頻度調査票とよぶ．食物摂取頻度調査票は，個人の食事摂取状況を把握する方法として最も機能する方法とされており，これまで日本も含めて，いくつかの調査票が開発されてきている．日本での開発では山岡らの FFWQ65 は朝食，昼食，夕食の把握が可能であり，その後これを改善した FFQW82 が開発されている．

FFQW82 は自記式で，摂取頻度とポーションサイズを同時に尋ねる半定量食物摂取頻度調査票の形式の調査票である．16 食品グループからなる 82 項目の食品リストで構成し，その特徴として，最近 1 か月程度の平均的摂取量の評価を行う，朝食，昼食，夕食の食事別，1 日合計のエネルギーおよび主要な栄養素について個人の摂取状況を把握できる，調査にかかる時間が比較的短い (ほぼ 15〜30 分程度)，調査対象者の負担が少ない，等がある．FFQW82 は FFQW65[8] を基盤とし，それを改良したものである．ここではその調査票作成の概要を述べるが，詳細やそれに関連した無作為化比較試験等の研究については[7] を参照されたい．

### 22.6.3　食品リストの構成

FFQW82 では，16 食品グループからなる 82 項目の食品リストで構成している．その要点は，1) 多数の人が頻繁に摂取し使用頻度が多い食品，2) 研究対象での食事・栄養素摂取が比較的多い食品，3) 食品の使用頻度や量に個人差がみられる食品，をまとめることである．

### 22.6.4　摂取頻度の回答形式

摂取頻度はある程度幅広い段階を設け，たとえば摂取頻度の多い方を詳しく尋ねる等，目的にあわせた工夫が必要である．FFQW82 の摂取頻度は，6 段階 (まったく食べない，月 1〜2 回食べる，週 1〜2 回食べる，週 3〜4 回食べる，週 5〜6 回食べる，いつも食べる) である．

### 22.6.5　ポーションサイズ

FFQW82 のポーションサイズは，「小」「中」「大」と表示し，「大」は「中」の 1.5 倍量，「小」は「中」の 1/2 量としている．ポーションサイズは，調査対象の状況や食習慣を考慮するとよい．

### 22.6.6　栄養摂取量の推定法

FFQW82 に示す食品リストの各食品成分値として，ポーションサイズ「中」に対応するエネルギーおよび栄養素の標準値 (荷重平均) を男女での相違を考慮し，男女それぞれについて算定し，食品成分値のデータベースとして作成した．算定では，実際に行った調査結果等の資料等の他，国民健康・栄養調査の調査員の経験，あるいは臨床栄養，公衆栄養の現場で栄養教育に携わる管理栄養士の経験的な食事摂取状況の把握も参考にした．

### 22.6.7　調査票のデザイン

回答者にとって摂取頻度の選択肢や 1 回摂取量がわかりやすく，迷うことなく回答できることが条件となる．FFQW82 では，誤回答を避けるため，回答欄のレイアウトを工夫し，食品や料理をイメージしやすいように実物の写真を多く取り入れてある (図 22.6)．写真もできるだけ日常の食生活でなじみのある食品・料理を選び，それぞれの特徴がわかるよう工夫して撮影してある．

FFQW82（食物摂取頻度調査）

下記の食品は、どのくらいの頻度で食べますか。また、食べる時の1回量はどのくらいですか。
① 食べる頻度は、「全く食べない」から「食事でいつも食べる」の6段階のいずれかの欄に「✓」を付けてください。
② 1回に食べる量は、「大」「中」「小」のいずれかを選択し、✓を付けてください。
③ 「中」は下記の写真の量を示しています。
④ 「中」の2倍量以上は「大」に✓を付け、「中」の半分以下は「小」に✓を付けてください。

| | | 「中」の食品例 | | 朝食（午前中の間食を含む） 0 全く食べない | 1 月に1～2回 | 2 週に1～2回 | 3 週に3～4回 | 4 週に5～6回 | 5 朝食にいつも | 1回量 小 | 中 | 大 | 昼食（午後中の間食を含む） 0 全く食べない | 1 月に1～2回 | 2 週に1～2回 | 3 週に3～4回 | 4 週に5～6回 | 5 昼食にいつも | 1回量 小 | 中 | 大 | 夕食（夜食を含む） 0 全く食べない | 1 月に1～2回 | 2 週に1～2回 | 3 週に3～4回 | 4 週に5～6回 | 5 夕食にいつも | 1回量 小 | 中 | 大 |
|---|---|---|---|---|---|---|---|---|---|---|---|---|---|---|---|---|---|---|---|---|---|---|---|---|---|---|---|---|---|---|
| 穀類 | 1 | ご飯・赤飯・五目ご飯 中茶わん1膳／おにぎり 1個半／いなり寿司・太巻寿司 3個／もち 2個 | 1 | 0 | 1 | 2 | 3 | 4 | 5 | | | | 0 | 1 | 2 | 3 | 4 | 5 | | | | 0 | 1 | 2 | 3 | 4 | 5 | | | |
| | 2 | カレーライス・ハヤシライス・チャーハンなど 1人前／弁当・定食のご飯 1人前 | 2 | 0 | 1 | 2 | 3 | 4 | 5 | | | | 0 | 1 | 2 | 3 | 4 | 5 | | | | 0 | 1 | 2 | 3 | 4 | 5 | | | |
| | 3 | にぎり寿司・カツ丼・親子丼・中華丼など 1人前 | 3 | 0 | 1 | 2 | 3 | 4 | 5 | | | | 0 | 1 | 2 | 3 | 4 | 5 | | | | 0 | 1 | 2 | 3 | 4 | 5 | | | |
| | 4 | 食パン 6枚切り 1枚／ロールパン 2個／フランスパン 2cm幅 3切れ／サンドイッチ 2切れ | 4 | 0 | 1 | 2 | 3 | 4 | 5 | | | | 0 | 1 | 2 | 3 | 4 | 5 | | | | 0 | 1 | 2 | 3 | 4 | 5 | | | |
| | 5 | うどん・そばなど 1人前／そうめん 1.5束 | 5 | 0 | 1 | 2 | 3 | 4 | 5 | | | | 0 | 1 | 2 | 3 | 4 | 5 | | | | 0 | 1 | 2 | 3 | 4 | 5 | | | |
| | 6 | ラーメン・焼きそば 1人前／インスタントラーメン 1袋／カップラーメン 1個 | 6 | 0 | 1 | 2 | 3 | 4 | 5 | | | | 0 | 1 | 2 | 3 | 4 | 5 | | | | 0 | 1 | 2 | 3 | 4 | 5 | | | |
| | 7 | スパゲティ・ペンニなどパスタ類 1人前 | 7 | 0 | 1 | 2 | 3 | 4 | 5 | | | | 0 | 1 | 2 | 3 | 4 | 5 | | | | 0 | 1 | 2 | 3 | 4 | 5 | | | |
| | 8 | じゃがいも 1個／里芋 中 3個／さつまいも 中 1/3本／肉じゃが／ポテトサラダ ポテトコロッケ 2個 | 8 | 0 | 1 | 2 | 3 | 4 | 5 | | | | 0 | 1 | 2 | 3 | 4 | 5 | | | | 0 | 1 | 2 | 3 | 4 | 5 | | | |
| | 9 | コーンフレーク 1杯分 | 9 | 0 | 1 | 2 | 3 | 4 | 5 | | | | 0 | 1 | 2 | 3 | 4 | 5 | | | | 0 | 1 | 2 | 3 | 4 | 5 | | | |
| | 10 | ピザ 1人前／ホットケーキ（パンケーキ） 2枚分／お好み焼き 1枚分 たこ焼き 8個／マカロニサラダ 小鉢 1杯 | 10 | 0 | 1 | 2 | 3 | 4 | 5 | | | | 0 | 1 | 2 | 3 | 4 | 5 | | | | 0 | 1 | 2 | 3 | 4 | 5 | | | |
| | 11 | ぎょうざ 5個／しゅうまい 大 3個／春巻き 2本／これらの皮・片栗粉など | 11 | 0 | 1 | 2 | 3 | 4 | 5 | | | | 0 | 1 | 2 | 3 | 4 | 5 | | | | 0 | 1 | 2 | 3 | 4 | 5 | | | |

図 22.6　FFQW82 の一部

### 22.6.8　食物摂取頻度調査票の評価

FFQW82 の食品グループ別，食事別エネルギーおよび栄養素摂取量の推定は，実際に秤量調査で測定した 1 日および朝・昼・夕食の摂取量を用いて重回帰分析を利用して各食品の重み付けを行った．再現性として 1 か月間の間隔を置いて調査を 2 回実施し，この相関係数で検討した．1 日合計エネルギーでの Pearson の積率相関係数は男性では 0.65，女性では 0.69 であり，エネルギー以外の 9 栄養素に関しても比較的良好な相関を示した．一方，エネルギーおよび主要栄養素の推定摂取量と実摂取量の基本統計量 (1 日合計) は相対差も比較的小さく，両者の相関係数は男性では 0.61，女性では 0.47 という結果が得られており，欧米で開発された調査票と比べても遜色がない．

### 22.6.9　食物摂取頻度調査票 FFQW82 の実際

FFQW82 への回答から推定された摂取量を図 22.7 のように表示する．これらの調査票とプログラムはウェブからダウンロードして利用できる[7)]．

### 22.6.10　RDD を用いた調査：生命感の国際比較調査

22.1 節の電話調査で述べた生命感と社会文化的要因に関する国際比較調査を日本，アメリカ，ドイツ，フランス，イギリスにおいて実施した．この調査の母集団は各国在住の 20 歳以上 (イギリスは 18 歳以上) の成人男女で，当該国の言語を理解できるものとした．調査は 2006〜2010 年に RDD (random digit dialing) の CATI (computer-assisted telephone interviewing system) 調査として実施した．各国で基本的には完了目標数 1000 (フランスのみ 1300) をそれぞれセンサス人口比に従って割り付け，RDD により一般世帯を抽出後，個人を抽出した．調査項目は約 30 問であり，平均調査所要時間は平均 20 分程度である．不在の場合のコール数は基本的に 5 以上とした．RDD 調査は各国で調査実施を委託した調査機関がそれぞれ培ってきたノウハウを活かした方法に則って実施した．

調査票は各国とも①属性 (性，年齢，教育，職業，学歴)，②国民性 (信頼感，家庭観，宗教，経済など)，③ソーシャルネットワーク，身近な人間関係，④病気観，死生観 (安楽死，尊厳死，臓器移植など)，⑤不安感，⑥医療や健康に対する考え方，⑦健康情報，⑧健康・生命観 (健康感，健康満足，生活満足感，生きがい感，幸福感，自信度，自覚症状の訴え，ストレスなど) に関する 30 問程度の項目で構成しており，回答の所要時間は平均 20 分程度である．

完了標本数を得るために必要とされた電話番号準備数は，1 万から 7 万であったが，RDD での準備サンプル数は国や調査機関の電話番号の発生の仕方，用いる電話番号リストにより相違があり，また，回収状況は調査機関によりまとめ方も異なるが，それぞれ報告のあった RDD リストからの電話番号確認，世帯電話判明，無回答 (拒否など) 等の情報を各調査機関から受けた．RDD では基本的に母集団が定められず回収率が計算できないが，電話番号リストからの抽出は基本的に無作為抽出である．一般

## 食事診断結果

1. あなたの１日あたりのエネルギー摂取量はどのくらいになりましたか？

あなたの身長・体重・活動量を考慮した１日に必要なエネルギーは　1,770　[kcal] です。　（適正範囲 1,593 ～ 1,947 [kcal]）
これに対して、あなたの食事の１日あたりのエネルギー摂取量は　1,645　[kcal] でした。（適正範囲内です）

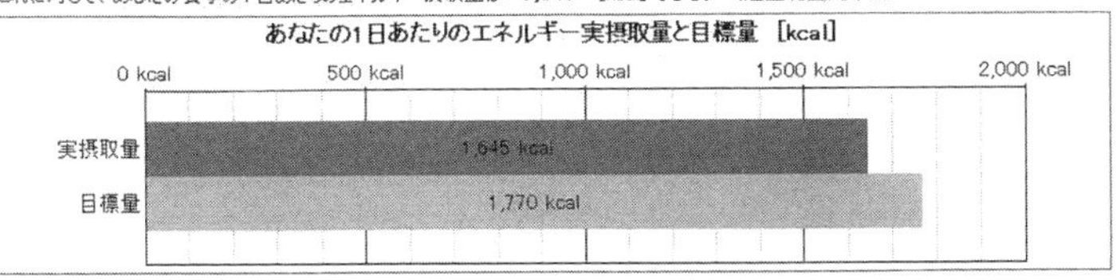


2. １日の３食の配分はどうでしたか？

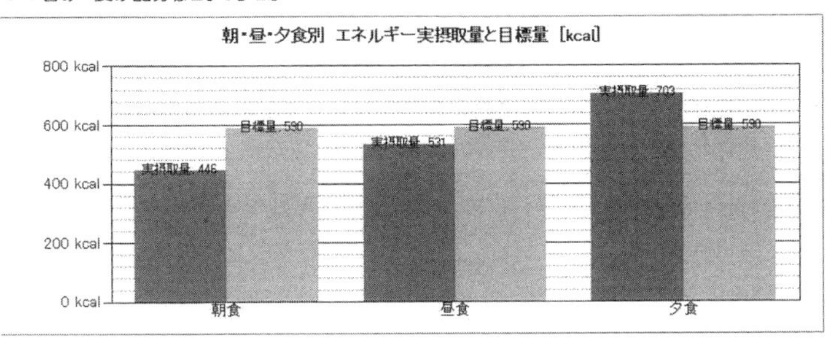


3. 主食やいも類（穀類・いも類）は十分でしたか？

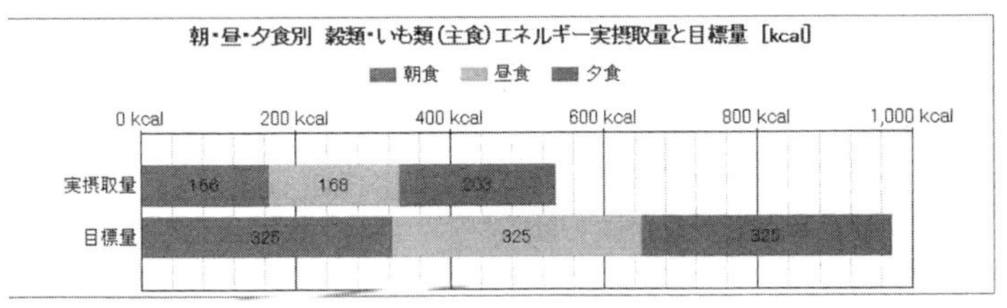


**図 22.7**　FFQW82 での食事摂取量の推定値例

家庭電話としてコンタクトできたとされる対象のうち回収できたのは 20～30%程度であった．最終段階での割当法で人口分布を揃えた場合のフランスを除き，割付けを行わない場合には，母集団人口と比べ，面接調査よりもさらに若い層の割合が少ない傾向が認められた．

自覚的健康感に関する質問項目として，自覚症状の訴えの個数 5 項目の症状 (22.4.1 項の問 4) への反応個数，健康満足度 (同　問 5)，生活満足度 (同　問 6) のほか，主観的健康度 (5 段階)，幸福感について数量化 III 類でパターン分析した結果が図 22.8 である．主観的健康感としてほぼ一次元構造を呈していた．社会階層意識等の社会的要因と主観的健康感との関連の分析からは，社会指標の相違による健康格差の一端について明らかになった．社会階層意識ではそれが高いほど自覚的健康度，生活満足度，健

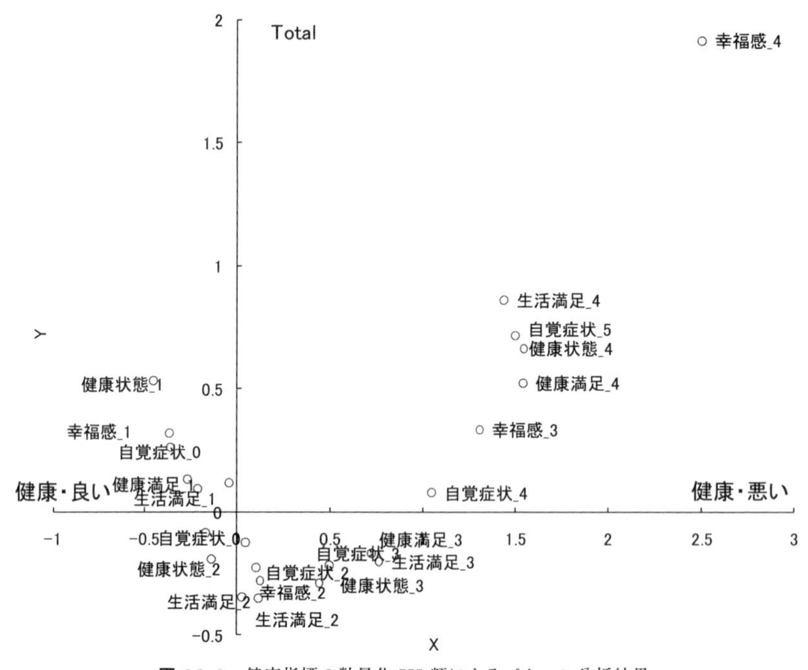


**図 22.8**　健康指標の数量化 III 類によるパターン分析結果

康満足度が良い傾向を示したが，男女差は 20%以上あった.

### 22.6.11　「まちと家族の健康調査」J-SHINE 調査

この調査は，社会経済的要因と健康の複雑な関係を明確にし，さまざまな健康政策評価のためのデータベース提供を目的としたものである．25 歳から 50 歳までの成人を対象とたパネル調査で，まちでの生活や家族の健康について CAPI システムを利用した訪問留置調査として 2010 年度に関東圏で 5000 人を対象に調査を実施し，さらに参加者の配偶者・パートナーおよび子どもを対象とした調査を 2011 年に実施した．第 2 回調査は，第 1 回調査参加者に対して 2012 年に実施した．さらに参加者の配偶者・パートナーおよび子どもに対する第 2 回調査を 2013 年に実施し，第 1 回調査の参加者は 4375 名であった (有効回答率 31.3%，協力率 51.8%)，配偶者・パートナー調査には 1873 名 (有効回答率 61.9%)，子ども調査には 1520 世帯が参加した (有効回答率 67.7%) と報告されている．

対象者は住民基本台帳から無作為に抽出された[2)]．①インターネット環境をもっている人は本人の PC から調査画面にログイン，②インターネット環境をもっていない場合には小型パソコンを貸し出して調査画面にログイン，③パソコンが苦手な場合には調査員が訪問して口頭での回答を受け入力するという，三つのいずれかの方法で調査を依頼した．調査モードの違い等に留意する必要があるが，この調査結果の分析から，貧困や家庭の社会経済的状況が子どもの健康に及ぼす影響についてまとめられた．さらに，貧困の影響から子どもを守るための政策的取組が急務であることの報告や，社会格差と健康問題の一つとして孤立死と社会的排除の問題等が報告され，現在分析研究が進められている[2)]．

## 文　　献


1) 杉山明子. 社会調査の基本, 朝倉書店, 1984.
2) Takada, M, N Kondo and H Hashimoto. *J Epidemiol* **24**(4): 334–344, 2014.
3) 林知己夫編. 社会調査ハンドブック, 朝倉書店, 2001.
4) 吉野諒三編. 東アジア国民性比較 データの科学, 勉誠出版, 2008
5) 林　文, 山岡和枝. 調査の実際 — 不完全なデータから何を読み取るか — (シリーズ〈データの科学〉2), 朝倉書店, 2002.
6) Willett, W. *Nutritional Epidemiology*, Oxford University Press, 1990.
7) 山岡和枝, 安達美佐, 渡辺満利子, 丹後俊郎. ライフスタイル改善の実践と評価 — 生活習慣病発症・重症化の予防に向けて — (統計ライブラリー), 朝倉書店, 2015.
8) 山岡和枝, 他. 日本公衆衛生雑誌 **47**: 230–244, 2000.
9) Buyse, ME and MJ Staquet and RJ Sylvester eds. *Cancer Clinical — Methods and Practice*, Oxford Medical Publication, 1998.
10) 林知己夫, 鈴木達三. 社会調査と数量化 (増補版), 岩波書店, 1997.
11) 社会調査協会編. 社会調査事典, 丸善出版, 2014.
12) 吉野諒三, 林　文, 山岡和枝. 国際比較データの解析 (シリーズ〈行動計量の科学〉5), 朝倉書店, 2010.
13) 山岡和枝, 吉野諒三. 医療と文化の連関に関する統計科学的研究 — 生命観の国際比較 イギリス CATI 調査, 統計数理研究所, 2011.
14) Cox DR, AE Fletche, et al. *J R Stat Soc Ser A* **155**: 353–393, 1992.
15) Steptoe A, ed. *Handbook of Behavioral Medicine*, 955–968, Springer, 2010.

Chapter 23

# 臨 床 検 査

本章では，現代の医療に欠かせない臨床検査，つまり，一つの生体情報の精度管理，測定法の比較，基準範囲の推定，個人差の推定，等に関する統計的アプローチ[1)]を紹介する．

## 23.1 精 度 管 理

臨床検査値が生体情報として有用性をもつには，日々の精度管理活動が必要不可欠である．特に，緊急検査等での臨床検査値は生死に関わるので工業製品の品質以上の品質が要求される．精度管理活動は検査値の精度を一定水準に保ち，報告される生体情報が十分信頼できるものであるように，種々の科学的方法を駆使してその精度を管理する日常の活動である．その基本的な作業手順は，次のとおりである．

1）日常検査で示される誤差の大きさと種類を知り，

2）その誤差が臨床的 (統計的) に許容されるものか否かを判断し，

3）見逃すことのできないものであれば原因を追求し，

4）その原因を日常検査のなかから排除して精度を改善し，

5）誤差が除去できない種類のものであれば，さらに精度の高い分析技術の導入等の解決策を考え，

6）日常検査を所定の信頼度に維持する．

臨床検査の分析機器と分析方法の精度は年々向上しているが，異なる分析機器の間の無視できない差と分析する検査技師の腕前の差を総合した施設間 (病院間) 差は改善が遅れている．本節では，まず精度管理の基礎をなす統計モデルを紹介しよう．

### 23.1.1 誤　　　差

測定には誤差 (error) がつきものである．真値が $\theta$ である物質の測定値を $x$ とすると誤差 $\epsilon$ は

$$\epsilon = x - \theta \tag{23.1}$$

である．この誤差の中身は大きく分けて

1）分析操作の誤り

2）精密度 (precision)，言い換えれば偶然誤差 (random error)

3) **正確度** (accuracy), 言い換えれば**偏り** (bias) あるいは**系統誤差** (systematic error)

の三つに分解できる. 操作誤りがないと仮定して, 真値 $\theta$ をもつ試料を $n$ 回繰り返し測定したときの第 $j$ 回目の測定値 $x_j$ を母平均 $\mu$, 母分散 $\sigma_E^2$ の正規分布に従う変量と考えてみよう. 平均値 $\bar{x}$ を利用すると, 第 $j$ 回目の誤差は

$$\epsilon_j = (x_j - \bar{x}) + (\bar{x} - \theta), \quad j = 1, 2, \cdots, n \text{ (反復)} \tag{23.2}$$

と分解される. ここで, 第一項は**偏差** (deviation) とよばれ, 母平均 $\mu$ の推定値である平均値 $\bar{x}$ のまわりの $x_j$ のバラツキ, つまり測定法の精密度を意味する. その平均的な大きさは母標準偏差 $\sigma_E$ の推定値としての**標準偏差** (standard deviation, SD)

$$SD = \sqrt{\frac{\sum_{j=1}^{n}(x_j - \bar{x})^2}{n-1}} \tag{23.3}$$

で推定できる. 一方, 第二項 $(\bar{x} - \theta)$ は真値からの偏り $(\mu - \theta)$ の推定値を表す. 言い換えれば測定法の正確度を表すと考えられる. さて, 精密度と正確度を含めた誤差の総合的指標としての測定精度 $\sigma_T$ は, $x_j$, $\epsilon_j$ を確率変数と考えて

$$\sigma_T = \sqrt{\mathrm{Var}(\epsilon_j)} = \sqrt{\mathrm{E}(x_j - \theta)^2} = \sqrt{\sigma_E^2 + (\mu - \theta)^2} \tag{23.4}$$

で与えられる. この精度 $\sigma_T$ が臨床においてどの程度まで許容されるかという精度の目標として**許容誤差** (tolerance limit) がよく用いられる. 一つは Tonks[2] により提唱されたもので, その考え方は, 健常者集団の正常範囲を $\bar{X} \pm 2SD$ とすれば, 少なくとも $1SD$ の大きさは識別できる精度は必要であるとして,

$$\hat{\sigma}_T \leq \frac{1}{2}(\text{健常者集団の } SD) \tag{23.5}$$

と定義した. これに対して, 北村[3] は, 臨床検査値には個人差があり, 集団の変動幅に比して個人の生埋的変動幅はかなりせまいという経験的事実より, 上式の集団の標準偏差を個人の標準偏差 (の平均値) に置き換え, より厳しい許容誤差を与えた.

### 23.1.2 変 動 係 数

臨床検査の世界では, 検査の精密度の良さの指標として, $\sigma_E/\mu$ で定義される**変動係数** (coefficient of variation, CV) がよく用いられる. 標本変動係数は

$$CV = \frac{SD}{\bar{x}} \tag{23.6}$$

である. 測定精度は, 同一検体を同一条件で繰り返し測定したときの測定値における平均値のまわりのバラツキの大きさの指標で, 標準偏差がその代表値であるが, なぜ変動係数がよく用いられているのだろうか? それは主に, 標準偏差は単位系に依存し, 平均値が変化すれば, 標準偏差も変化することが多い, からである. つまり, 測定系のバラツキが測定対象の大きさに比例していると仮定できる, すなわち比例定数を $k$

として

$$(\text{標準偏差}) = k(\text{平均値}) \tag{23.7}$$

が成立するならば，比例定数 $k$ がこの測定系の「精度」を表現すると考えられ，単位系に依存しない．したがって，この比例定数で単位の異なる測定系の比較が可能となる．この $k$ が変動係数に他ならない．式 (23.5) の許容誤差に対しても $\sigma_T/\mu$ で定義される「変動係数」を導入して次式のように表現することが多い．

$$\widehat{CV}_T \leq \frac{1}{2}(\text{健常者集団の } CV) \tag{23.8}$$

### 23.1.3 精 密 度

ある測定法を用いて同じ試料を「繰り返し (反復)」測定するといっても，その繰り返しの内容によって精密度の大きさが異なる．たとえば，同じ検査技師が同じ日に短時間で繰り返し測定した場合と，何人かの技師が数日間にわたって繰り返し測定した場合とでは精密度に大きな違いが生じる．一般に後者は前者の 2〜3 倍も大きくなっていることがある．したがって，精密度の評価では，

1）現在の精密度に大きく関連すると思われる要因，たとえば，日間変動，技師間変動，日内変動，等の大きさを評価し，

2）全体の精密度に大きなウエートを占めている誤差要因があればその誤差を小さくする対策を考案し，

3）対策を実行して，精密度が改善されているか否かをチェックする．

といったサイクルを実行することが重要となる．

たとえば，測定誤差，日内変動，日間変動の三つを同時に評価するには，濃度の一定した，プール血清または，管理血清を用いて，1 日の指定した $b$ 個の時刻に $r$ 本測定を繰り返し測定し，それを $a$ 日間繰り返す実験計画が考えられる．第 $i$ 日の第 $j$ 時刻の $k$ 番目の繰り返し測定値を $x_{ijk}$ とし，全体の平均値を $\bar{x}$ とすると，$(x_{ijk} - \bar{x})$ は全体の精密度を表す．それを測定誤差，日内変動，日間変動の三つの成分に分解してモデル化すると

$$x_{ijk} - \mu = \alpha_i + \beta_j + (\alpha\beta)_{ij} + \epsilon_{ijk} \tag{23.9}$$

$$i = 1, \cdots, a\ (\text{日}); \quad j = 1, \cdots, b\ (\text{時刻}); \quad k = 1, \cdots, r\ (\text{反復})$$

$$\alpha_i \sim N(0, \sigma_A^2),\ \sigma_A^2 \text{ は日間変動の分散}$$

$$\beta_j \sim N(0, \sigma_B^2),\ \sigma_B^2 \text{ は日内変動の分散}$$

$$(\alpha\beta)_{ij} \sim N(0, \sigma_{AB}^2),\ \sigma_{AB}^2 \text{ は日間 x 日内の交互作用の分散}$$

$$\epsilon_{ijk} \sim N(0, \sigma_E^2),\ \sigma_E^2 \text{ は測定誤差の分散}$$

と表現できる．ここに，$\alpha_i$ は日間変動を示す第 $i$ 日の偏り，$\beta_j$ は日内変動を示す第 $j$ 時刻の偏り，$\epsilon_{ijk}$ は偶然による測定誤差を表す．このモデルは繰り返しのある二元配置の

表 23.1 繰り返しのある二元配置分散分析表

| | 平方和 | 自由度 | 平均平方和 | $F$ 値 |
|---|---|---|---|---|
| 日間 | $SS_A$ | $a-1$ | $V_A = SS_A/(a-1)$ | $V_A/V_E$ |
| 日内 | $SS_B$ | $b-1$ | $V_B = SS_B/(b-1)$ | $V_B/V_E$ |
| 日内 x 日間 | $SS_{A\times B}$ | $(a-1)(b-1)$ | $V_{A\times B} = SS_{A\times B}/(a-1)(b-1)$ | $V_{A\times B}/V_E$ |
| 誤差 | $SS_E$ | $ab(r-1)$ | $V_E = SS_E/ab(r-1)$ | |
| 全体 | $SS_T$ | $abr-1$ | | |

変量モデル (two-way layout random-effects model, variance component model) により解析できる．解析結果は表 23.1 の分散分析表にまとめられる．ここで，分散成分の期待値がつぎのようになることに注意したい：

$$\mathrm{E}(V_A) = \sigma_E^2 + r\sigma_{AB}^2 + rb\sigma_A^2 \tag{23.10}$$

$$\mathrm{E}(V_B) = \sigma_E^2 + r\sigma_{AB}^2 + ra\sigma_B^2 \tag{23.11}$$

$$\mathrm{E}(V_{A\times B}) = \sigma_E^2 + r\sigma_{AB}^2 \tag{23.12}$$

$$\mathrm{E}(V_E) = \sigma_E^2 \tag{23.13}$$

もし，ある特定の日の特定の時間の測定値が他の測定値に比較して変わった挙動を示す，つまり，日間 × 日内の交互作用 $(\alpha\beta)_{ij}$ が有意となれば，その原因を追求し，それを除去する対策をたてる．有意でなければ，日間 × 日内の交互作用項と誤差項を併合 (pooling) して，誤差変動の分散を

$$\hat{\sigma}_E^2 = (SS_{A\times B} + SS_E)/(abr - a - b + 1)$$

で，日間変動，日内変動の分散を

$$\hat{\sigma}_A^2 = (V_A - \hat{\sigma}_E^2)/rb,\ \hat{\sigma}_B^2 = (V_B - \hat{\sigma}_E^2)/ra$$

で推定できる．

### 23.1.4 正 確 度

正確度の評価に関しては，現実に臨床で測定される値の全域での評価が必要不可欠となる．しかし，標準試料の値を連続的に動かすのは現実的ではなく，実際には低値，中値，高値，などいくつかの値を適宜選定して評価を行う．この場合，真値 $\theta$ と測定値 $x$ との間に

$$x = \mu + \epsilon = \alpha + \beta\theta + \epsilon$$

という線形関係，つまり，正確度 $(\mu - \theta)$ と真値 $\theta$ との間に線形関係

$$\mu - \theta = \alpha + (\beta - 1)\theta \tag{23.14}$$

が生じるのである．ここで，$\alpha$ は一定系統誤差 (constant systematic error)，$\beta$ は比例系統誤差 (proportional systematic error) とよばれる．正確度の評価ではこの 2

表 **23.2** 回帰分析と一元配置分散分析表

| | 平方和 | 自由度 | 平均平方和 | $F$ 値 |
|---|---|---|---|---|
| 試料間 | $SS_A$ | $f_A = a-1$ | $V_A = SS_A/(a-1)$ | $F_A = V_A/V_E$ |
| 回帰の効果 | $SS_R$ | $f_R = 1$ | $V_R = SS_R$ | $F_R = V_R/V_E$ |
| 回帰からの偏差 | $SS_D$ | $f_D = a-2$ | $V_D = SS_D/(a-2)$ | $F_D = V_D/V_E$ |
| 誤差 | $SS_E$ | $f_E = N-a$ | $V_E = SS_E/(N-a)$ | |
| 全体 | $SS_T$ | $f_T = N-1$ | | |

種類の誤差を区別して評価しなければならない．具体的に推定するには，真 (表示) 値 $\xi_i$ の異なる標準試料を $a$ 個用意し，それぞれ $b$ 回繰り返し測定する実験を考える．測定値を $\{x_{ij} : i = 1, \cdots, a;\ j = 1, \cdots, b;\ N = ab\}$ とし，一定系統誤差を $\alpha$，比例系統誤差を $\beta$ とすると

$$x_{ij} = \alpha + \beta\xi_i + \epsilon_{ij}, \qquad \epsilon_{ij} \sim N(0, \sigma_E^2) \tag{23.15}$$

$$i = 1, \cdots, a\ (\text{試料});\quad j = 1, \cdots, b\ (\text{反復})$$

という回帰分析で $\alpha$ と $\beta$ を推定する．この場合，表 23.2 に示すように一元配置分散分析表にまとめられる．この表を利用して，それぞれの検定は次式で与えられる．

$$F = \frac{V_R}{V_E} \sim \text{自由度 } (1, N-a) \text{ の } F \text{ 分布} \tag{23.16}$$

$$F = \frac{V_D}{V_E} \sim \text{自由度 } (a-2, N-a) \text{ の } F \text{ 分布} \tag{23.17}$$

もっとも，ここでの興味は，「$\beta = 1$ と $\alpha = 0$ の検討」であろう．

## 23.2 測定法の比較

近年の臨床検査技術の進歩はめざましく，新しい測定法が次々と開発されている．測定法の取り替えに際しては，従来法と新しい方法の比較検討が重要となる．この際，日常遭遇する患者検体を利用する場合が多い．表 23.3 に示す例では，$x$ 軸に従来法で

表 **23.3** 未熟児 20 検体から測定した血清 kanamycin 値[4)]

| Baby No. | 測定法 | | Baby No. | 測定法 | |
|---|---|---|---|---|---|
| | Heelstick 法 | Catheter 法 | | Heelstick 法 | Catheter 法 |
| 1 | 23.0 | 25.2 | 11 | 26.4 | 24.8 |
| 2 | 33.2 | 26.0 | 12 | 21.8 | 26.8 |
| 3 | 16.6 | 16.3 | 13 | 14.9 | 15.4 |
| 4 | 26.3 | 27.2 | 14 | 17.4 | 14.9 |
| 5 | 20.0 | 23.2 | 15 | 20.0 | 18.1 |
| 6 | 20.0 | 18.1 | 16 | 13.2 | 16.3 |
| 7 | 20.6 | 22.2 | 17 | 28.4 | 31.3 |
| 8 | 18.9 | 17.2 | 18 | 25.9 | 31.2 |
| 9 | 17.8 | 18.8 | 19 | 18.9 | 18.0 |
| 10 | 20.0 | 16.4 | 20 | 13.8 | 15.6 |

ある heelstick 法，$y$ 軸に新しい方法である umbilical catheter 法の測定値をプロットして回帰直線を計算して $\cdots$ という誘惑に駆られそうであるが，実はここに落とし穴が潜んでいるのである．

### 23.2.1 線形回帰式と線形関係式

従来法の測定値を $x$，新しい方法のそれを $y$ としよう．同一試料を二分して測定値 $\{(x_i, y_i), i = 1, 2, \cdots, n\}$ を測定する場合を考えよう．測定法を比較する場合，まず精度が悪ければお話にならない．あらかじめ 2 種類の測定法の精密度を検討して，測定誤差の分散比

$$\lambda = \frac{\sigma_y^2}{\sigma_x^2}$$

を推定し，$\lambda$ が許容される限界を超えれば新しい測定法には交換できないと判断するのが順当であろう．さて，$i$ 番目の試料の真値を $\theta_i$ とすると，正確度の比較の基本モデルは，式 (23.14) に対応する次の線形モデル

$$x_i = \theta_i + \delta_i, \qquad \delta_i \sim N(0, \sigma_x^2) \tag{23.18}$$

$$y_i = \alpha + \beta\theta_i + \epsilon_i, \qquad \epsilon_i \sim N(0, \sigma_y^2) \tag{23.19}$$

であり，通常の線形回帰式 $y_i = \alpha' + \beta' x_i + \epsilon_i$ ではないことにまず注意したい．期待値で表現すれば線形回帰式は $\mathrm{E}(y) = \alpha' + \beta' x$ であるのに対して，この場合は

$$\mathrm{E}(y) = \alpha + \beta E(x)$$

という違いがある．線形回帰式では，$x_i$ に誤差は許されていない，もしくは x 軸の測定誤差が y 軸に比較して無視できる場合を想定しており，パラメータ推定値は最小二乗法 (最尤推定法) により

$$\hat{\beta}' = \frac{S_{xy}}{S_x^2}, \quad \hat{\alpha}' = \bar{y} - \hat{\beta}'\bar{x}$$

で与えられることはよく知られている．しかし，$\alpha$，$\beta$ は後述の最小二乗法またはモーメント法により，

$$\hat{\beta} = \frac{S_y^2 - \lambda S_x^2 + \sqrt{(S_y^2 - S_x^2)^2 + 4\lambda S_{xy}^2}}{2S_{xy}}, \quad \hat{\alpha} = \bar{y} - \hat{\beta}\bar{x} \tag{23.20}$$

で推定される．ここで，$S_x^2$，$S_y^2$，$S_{xy}$ は標本分散，共分散である．もし，$\theta_i$ 間 (検体間) のバラツキに正規分布が仮定できる場合にはこの推定値は最尤推定値に一致する．この関係式を線形関係式 (linear relationship line) という[4,5]．線形関係式は観測点 $(x_i, y_i)$ から直線上の点 $(\theta_i, \alpha + \beta\theta_i)$ までの $x$ 軸方向，$y$ 軸方向の距離をそれぞれの測定誤差 $\sigma_x^2, \sigma_y^2$ で基準化した距離の平方和

$$D^2 = \frac{1}{\sigma_x^2}\sum_{i=1}^{n}\left((x_i - \theta_i)^2 + \frac{(y_i - \alpha - \beta\theta_i)^2}{\lambda}\right)$$

を最小にする最小二乗法で導かれる．ここで $\theta_i(i=1,2,\cdots,n)$ は未知である．この方法はそれぞれの真値 $\theta_i$ が固定されている (fixed) と考えた linear *functional* relationship とよばれる．

一方，モーメント法によっても推定値が導かれる．すなわち，検体の真値 $\theta_i$ の期待値と分散を $\mu$, $\sigma^2$ とすると，

$$\mathrm{E}(x_i)=\mu,\ \mathrm{E}(y_i)=\alpha+\beta\mu$$
$$\mathrm{Var}(x_i)=\sigma^2+\sigma_x^2,\ \mathrm{Var}(y_i)=\beta^2\sigma^2+\sigma_y^2,\ \mathrm{Cov}(x_i,y_i)=\beta\sigma^2$$

が成立する．これらの式に標本平均，標本分散，標本共分散を代入すると線形関係式の推定値が得られる．この方法はそれぞれの真値 $\theta_i$ がある分布に従う変量 (random variable) であると考えられ linear *structural* relationship とよばれている．測定誤差を考慮した統計学的推測はこの考え方が利用される．これらの議論から

$$\frac{\beta'}{\beta}=\frac{\sigma^2}{\sigma^2+\sigma_x^2}$$

が導かれる．つまり測定誤差 $\sigma_x^2$ を無視して回帰直線を推定すると真の傾き $\beta$ より小さめに推定されてしまうことがわかる．この量を attenuation factor とよぶ．

### 23.2.2 ブートストラップによる推測

推定値 $\hat{\alpha},\hat{\beta}$ の標準誤差，帰無仮説「$H_0$: $\beta=1,\alpha=0$」の検定，信頼区間の計算等の推測は通常の回帰モデルと異なり容易ではない．日常遭遇する患者検体のなかから選ばれる検体 (真値) の分布が正規分布する仮定も不自然であるし，そのように仮定しても理論的な推測は容易ではない．したがって，ここでは分布型に依存しない方法を利用するのが実際的でもあり便利であろう．たとえば，勾配 $\beta$ に関する一つの簡単な，しかし，少々過大評価ぎみのアルゴリズム (nonparametric bootstrap) は以下に示すとおりである．

1) $w_i=(x_i,y_i)(i=1,2,\cdots,n)$ とする．
2) $n$ 組の測定値 $(w_i,\ldots,w_n)$ のなかから重複を許して無作為に $n$ 組のブートストラップ sample $(w_1^*,\ldots,w_n^*)$ を抽出し，$\hat{\beta}^*$ を計算する．
3) Step 2-3 を $B$ 回繰り返し，$\{\hat{\beta}_1^*,\ldots,\hat{\beta}_B^*\}$ を得る．$B=2000$ くらいが必要であろう．
4) $\hat{\beta}$ の標準誤差のブートストラップ推定値は

$$s.e.(\hat{\beta})=\sqrt{\frac{\sum_1^B(\hat{\beta}_j^*-\bar{\beta}^*)^2}{B-1}}$$

で与えられる．ここに，$\bar{\beta}^*=\sum_1^B\hat{\beta}_j^*/B$ である．信頼区間は Efron の $BC$ 法または，$BC_a$ 法を利用できる[4)]．

[適用例 1]　表 23.3 のデータに適用してみよう．ここでは測定誤差の分散比は $\lambda=1$ と仮定できるとしよう．線形関係式は

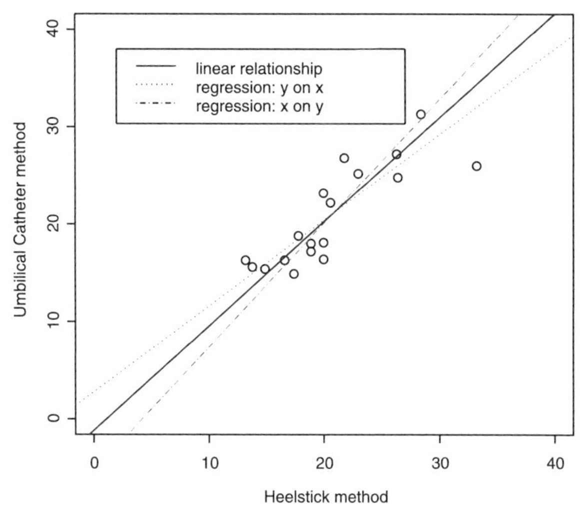


**図 23.1** 線形関係式と二つの回帰直線

$$\mathrm{E}(y) = -1.16 + 1.07\mathrm{E}(x)$$

と推定され，$B = 2000$ として BC 法により推定した $(\alpha, \beta)$ の信頼区間は

$$\beta: \quad 0.72 \sim 1.53 \quad (s.e. = 0.222)$$

$$\alpha: -10.70 \sim 5.20 \quad (s.e. = 4.279)$$

と推定された．この結果より，帰無仮説 $H_0: \alpha = 0,\ \ \beta = 1$ は否定できず，2 種類の測定方法の差を認める十分な証拠はないと推測できる．また，二つの回帰直線は

$$y = 2.786 + 0.881x, \quad x = -5.350 + 1.271y$$

であった．これらの 3 種類の直線を図 23.1 に示した．もちろん，三つの直線は定点 $(\bar{x}, \bar{y}) = (20.86, 21.15)$ を通る．なお，同一試料を 4 分してそれぞれ 2 回繰り返して測定する計画を立てれば，分散比の推定も可能となる[4)]．

## 23.3 基準範囲の推定

検査診断学の発達により基準範囲 (reference range)，基準値 (reference value) の概念は病態認識の基本的尺度として重要性を増している．基準範囲は正常範囲 (normal range)，臨床参考範囲等ともよばれている．理想的にはすべての施設に共通の基準範囲を設定できればよいが，(1) 新しい検査項目，測定法が次から次へと開発されている，(2) 精度管理の実態が施設によってかなり異なる，(3) 施設の種類，たとえば病院と検診センターとでは収集できる標本の性質が異なる，等の制約があり，不可能である．したがって，施設ごとに基準範囲を適切に推定することが望まれる．

### 23.3.1 基準範囲の定義

基準範囲は慣例的に「健常者集団の約 95%が含まれる範囲」として統計学的に定義されてきた．もちろん，必要な場合には年齢別・性別に層別する．健常者集団のある検査データが連続型の確率分布 $f$ に従う場合，95%が含まれる範囲 $[L, U]$ は

$$\Pr\{L \leq X \leq U\} = \int_L^U f(x)dx = 0.95 \tag{23.21}$$

であるが，通常は左右両裾 2.5%をとった範囲，つまり，$100p$ パーセント点を $X_p$ と表現すると，$L = X_{0.025}$ (2.5%点), $U = X_{0.975}$ (97.5%点) と定義される．

### 23.3.2 健常者標本のサンプリング

基準範囲は健常者の示す範囲であるから健常者を集めればよいわけであるが，そもそも「正常，健常とは何か」という基本的命題に直面する．この難題を避けるため，明らかに健康を損なっているヒト，検査値が異常に高い (低い) ヒトは除外するという消去法を採用しようとすると，今度は「正常と異常の境界は？」という問題に戻ってしまう．もともと，健康な状態から異常な状態へは連続的に推移するものであり，両者を区別する境界線が明確に存在するわけでもない．健常者の示す検査値の分布と患者の示す分布は重なりをもつのが常であり，その程度が病気の進行程度，種類によって異なる．したがって，便宜上，自覚症状・既往症．理学的所見，等で異常が認められなければ健常と認める以外に良い方法がないように思われる．表 23.4 は某健診センターを受診した健康な 30〜39 歳の男性 200 名の血清無機リン (INP) のデータである．

**表 23.4** 健常者 200 名男性の血清無機リン (INP) のデータ

| value | frequency | value | frequency |
|---|---|---|---|
| 2.1 | 1 | 3.4 | 16 |
| 2.2 | 3 | 3.5 | 10 |
| 2.3 | 2 | 3.6 | 14 |
| 2.4 | 4 | 3.7 | 2 |
| 2.5 | 8 | 3.8 | 1 |
| 2.6 | 6 | 3.9 | 1 |
| 2.7 | 10 | 4.0 | 0 |
| 2.8 | 13 | 4.1 | 0 |
| 2.9 | 23 | 4.2 | 0 |
| 3.0 | 19 | 4.3 | 2 |
| 3.1 | 22 | 4.4 | 0 |
| 3.2 | 20 | 4.5 | 1 |
| 3.3 | 22 | | |

### 23.3.3 基準範囲の古典的な推定方法

#### 1. 正規分布を利用する方法

検査値がほぼ正規分布を示すならば，基準範囲 $[L, U]$ の推定値は実に簡単である．

すなわち

$$\hat{X}_{0.025} = \bar{X} - 1.96SD,\ \hat{X}_{0.975} = \bar{X} + 1.96SD$$

で推定できる．対数正規分布を示す場合は，対数変換後の $(\bar{X_L},\ SD_L)$ から上式を利用して計算し逆変換して推定すればよいだろう．

**2. ノンパラメトリック法**

検査値の分布形が正規分布にも対数正規分布にも従わない場合にはノンパラメトリック法を利用するとよい．それは，データを小さい順に並べて

$$X_{(1)} \leq X_{(2)} \leq \ldots \leq X_{(n)}$$

とすると，$X_p$ は分布形に関係なく

$$X_p = (1-\alpha)X_{(k)} + \alpha X_{(k+1)}$$

で与えられる．ここに $k=(n+1)p$ の整数部分, $\alpha=(n+1)p$ の小数部分，である．したがって，基準範囲は $p=0.025, 0.095$ を代入して計算すれば求まる．ただ，検査値が正規分布に従う場合にノンパラメトリック法を適用すると平均値，標準偏差を利用した方法に比べると推定誤差が大きくなり推定効率が落ちる．

### 23.3.4　基準範囲推定の統計モデル

基準範囲を推定するには，前項までに説明した 2 種類の方法が基本的であるが，収集されたデータを観察すると (1) 正規分布，対数正規分布にいずれにも従わない項目も多い，(2) 外れ値 (outlier) が複数個観察される，場合が少なくない．前者に対してはノンパラメトリック法で対処できるが，推定誤差が大きいので，正規分布へ近づける適当な変換を行い，変換後のデータに対してパラメトリック法を適用する方法が行われてきた．後者の問題に対しては，たとえば，Grubbs–Smirnov の検定が使えそうであるが，複数の外れ値に対しては適用できない．さらにより根本的には (1) 分布型がわからないと外れ値は棄却できない，(2) 外れ値を除かないと分布型が決められない，という「卵が先か鶏が先か」という問題が存在する．この問題に対して，外れ値に対しても分布型を仮定することにより最適な統計モデルを赤池の情報量規準 (AIC, Akaike's information criterion) に基づいて選択し，基準範囲を推定する方法[6,7]を紹介しよう．この方法は東京の虎の門病院をはじめとする多くの病院での基準範囲設定に使用されてきた．まず，正規分布への変換に次の 3 種類を仮定する

1. $\varphi(x) = x$
2. $\varphi(x) = \log x$
3. $\varphi(x) = x^{\lambda},\ \lambda \neq 0$

なぜなら，この 3 種類の変換で検査データで観察される分布の全体をほぼカバーすることが可能であるからである．次に，単調変換 $\varphi$ で変換され，小さい順に並べた順序データを

$$\varphi(x_1) \leq \varphi(x_2) \leq \cdots \leq \varphi(x_n)$$

として，次のモデル $M(\varphi, k, m)$ を導入する．

1）外れ値のモデル：下側 $k$ 個，上側 $m$ 個のデータはそれぞれ異なる母平均 $\mu_i (i = 1, \cdots, k; k+1, \cdots, k+m)$，共通の分散 $\sigma^2$ をもつ正規分布に従う．

2）正常値のモデル：残りの $n-k-m$ 個のデータは正常値で母平均 $\mu$，分散 $\sigma^2$ をもつ正規分布に従う．

つまり，分散は共通だが，平均が次の不等式をみたすモデルである．

$$\mu_1 < \cdots < \mu_k < \mu < \mu_{k+1} < \cdots < \mu_{k+m}$$

この順序データからモデルの尤度を考えよう．まず，$n$ 個の整数の集合 $I = \{1, 2, \cdots, n\}$ のなかから $k+m$ 個の要素を取り出す組合せの集合を $\Omega$ とする．その集合の大きさは組合せの数 $nC_{k+m}$ に等しい．さてその一つの組合せ $(i(1), \cdots, i(k+m)) \in \Omega$ に対する尤度を $L_0$ とすると全体としてのモデルの尤度 $L_T$ は

$$L_T = \frac{1}{nC_{k+m}(k+m)!} \sum_{\Omega} \left\{ \sum_{(i(1),\cdots,i(k+m))} L_0 \right\}$$

で与えられる．ただ，この尤度を計算するのは事実上不可能であるので，$\varphi(x_i)$ が正規母集団 $N(\mu_i, \sigma^2)$ からの無作為標本であるとする自然な順列以外を無視した近似尤度 $L$ を考えるのが一つの方法である．それは

$$L = (n-k-m)! \left( \prod_{i=1}^{n} |\, \varphi'(x_i) \,| \right) \sum_{i=k+1}^{n-m} f(\varphi(x_i)|\mu, \sigma^2)$$
$$\times \prod_{i=1}^{k} f(\varphi(x_i)|\mu_i, \sigma^2) \prod_{j=1}^{m} f(\varphi(x_{j+n-m})|\mu_{j+k}, \sigma^2)$$

となる．近似尤度に基づく $(\mu_i,\, \mu,\, \sigma^2)$ の最尤推定値は

$$\hat{\mu}_i = \varphi(x_i), \quad i = 1, \cdots, k+m$$
$$\hat{\mu} = \frac{1}{n-k-m} \sum_{i=k+1}^{n-m} \varphi(x_i)$$
$$\hat{\sigma}^2 = \frac{1}{n} \sum_{i=k+1}^{n-m} (\varphi(x_i) - \hat{\mu})^2$$

と簡単になる．最適モデル $\mathrm{M}(\varphi^*, k^*, m^*)$ の選定に際しては，赤池の情報量規準 (AIC) を利用する．モデル $M(\varphi, k, m)$ の $AIC(\varphi, k, m)$ は

$$n(\log \pi\sigma^2 + 1) - 2\sum_{i=1}^{n} \log |\varphi'(x_i)|$$
$$-2\log(n-k-m)! + 2(k+m+2+s)$$

ここで，$s$ は変換 $\varphi$ に含まれる推定すべきパラメータの数である．最適モデル $M(\varphi^*, k^*, m^*)$ の下での基準範囲は

$$\varphi^{*-1}(\hat{\mu}^* - 1.96\sigma^*) \sim \varphi^{*-1}(\hat{\mu}^* + 1.96\sigma^*)$$

と推定される[6,7]．

[**適用例 2**] 表 23.4 の示す血清無機リン (INP) の基準範囲を上述の方法を利用して推定してみよう．この例では

1) $\varphi = x$: 正規分布を仮定した場合の最適モデル

$$k = 0, \quad m = 1, \quad AIC = -1541.06$$

2) $\varphi = \log x$: 対数正規分布を仮定した場合

$$k = 0, \quad m = 0, \quad AIC = -1537.27$$

3) $\varphi = x^\lambda$: べき変換を仮定した場合

$$\lambda = 2.41, \quad k = 0, \quad m = 3, \quad AIC = -1543.93$$

となるので最適モデルは AIC 最小のモデルを選んでべき変換モデルが選ばれる．基準範囲は 2.299 ∼ 3.683 と推定される．ノンパラメトリック推定値は 2.300 ∼ 3.798 と上限値が外れ値に引っ張られて少々高めに推定されている．次に，正規性の検定として歪度 (skewness)，尖度 (kurtosis) の二つの検定統計量を計算してみよう．それぞれ，正規性の仮定の下で次の性質がある．

$$\text{歪度}: \frac{\sqrt{n}\sum(x_i - \bar{x})^3}{\left[\sum(x_i - \bar{x})^2\right]^{3/2}} \sim N\left(0,\ \frac{6(n-1)}{(n+1)(n+2)}\right)$$

$$\text{尖度}: \frac{\sqrt{n}\sum(x_i - \bar{x})^4}{\left[\sum(x_i - \bar{x})^2\right]^2} \sim N\left(\frac{3(n-1)}{n+1},\ \frac{24n(n-2)(n-3)}{(n+1)^2(n+3)(n+5)}\right)$$

生データでは

$$\text{歪度} = 0.175, \qquad \text{尖度} = 3.935 \ \ (p < 0.01)$$

となり尖度が正規性から有意にずれているが，最適モデルでは

$$\text{歪度} = 0.051, \qquad \text{尖度} = 2.588$$

と正規分布に近づいていることがわかる．表 23.5 には某健診センターを受診した健康な 30〜39 歳の男性 200 名の臨床検査項目のデータに適用した基準範囲の推定結果を示す．

### 23.3.5 加齢に伴って変化する基準範囲推定のモデル

ヒトの成長 (年齢を $x$) に伴って検査値 $y$ が変動する一般的なモデルは次のようになる．

**表 23.5** ある健診センターの健康な男性受診者 200 名 (30〜39 歳) から推定した基準範囲

| 項目 | 基準範囲 | | 生データ | | 最適変換後 | | | | |
|---|---|---|---|---|---|---|---|---|---|
| | 下限値 | 上限値 | 歪度 | 尖度 | 歪度 | 尖度 | 変換型 ($\lambda$) | $k$ | $m$ |
| RBC | 417 | 533 | −0.07 | 3.07 | −0.07 | 3.07 | × | 0 | 0 |
| Hb | 13.0 | 16.5 | 0.03 | 3.01 | 0.03 | 3.01 | × | 0 | 0 |
| Ht | 39.7 | 49.5 | 0.09 | 3.03 | −0.07 | 3.03 | $\log x$ | 0 | 0 |
| WBC | 33.5 | 86.8 | $1.11^c$ | $4.80^c$ | −0.04 | 3.02 | −0.44 | 0 | 0 |
| MCH | 28.8 | 33.2 | −0.09 | $3.73^a$ | −0.01 | 3.22 | $\log x$ | 1 | 0 |
| Alb | 4.3 | 5.2 | −0.14 | 3.15 | −0.14 | 3.15 | × | 0 | 0 |
| A/G | 1.4 | 2.2 | $0.36^a$ | 2.84 | 0.07 | 2.74 | $\log x$ | 0 | 0 |
| Alp | 3.8 | 9.1 | $0.79^c$ | $3.66^a$ | 0.16 | 2.89 | $\log x$ | 0 | 0 |
| Creat | 0.5 | 1.3 | 0.26 | $3.86^b$ | −0.05 | 3.35 | 0.41 | 1 | 0 |
| GOT | 8 | 28 | $0.93^c$ | $6.43^c$ | −0.02 | 3.51 | 0.54 | 1 | 1 |
| GPT | 6 | 37 | $2.42^c$ | $12.10^c$ | 0.02 | 3.01 | −0.32 | 1 | 0 |
| INP | 3.3 | 3.7 | 0.17 | $3.93^c$ | 0.05 | 2.59 | 2.41 | 0 | 3 |

$a : p < 0.05$;  $b : p < 0.01$;  $c : p < 0.001$

$$Y = f(x) + \epsilon, \qquad \epsilon \sim \mathrm{R}(0, \sigma^2(x))$$

ここで $\epsilon$ は個体差のバラツキで平均 0 の確率分布 R に従い，かつその分散 $\sigma^2(x)$ は年齢によって変化する．加齢に伴って変化する基準値推定の問題は個体差の分布 $\Re$ の年齢 $x$ の関数である分布関数を $G(y|x)$ とすると，$100p$ パーセント点 ($100p$ th percentile), $y_p(x)$

$$y_p(x) = G^{-1}(p|x) = \inf\{y|G(y|x) \geq p\}$$

を推定する問題である．臨床的基準範囲の下限と上限はそれぞれ，2.5 パーセント点と 97.5 パーセント点で定義される．しかし，

- 誤差分布 $\Re$ が未知で正規分布しない項目が多い．
- 加齢に伴う変動を表現する関数 $f(x)$ が未知．
- バラツキ $\sigma^2(x)$ も年齢によって変動する．

特に第三の分散が年齢によって変動する点が特徴的であり，その適切なモデル化が重要となる[7〜12]．

## 23.4 個人差の推定

23.3 節で推定した基準値は「健常者の約 95%が含まれる」集団として設定された範囲である．しかし，日常の診療の対象はもちろん集団ではなく，一人ひとりの患者個人である．Williams[13] が個人の生理的変動幅は集団のそれに比較して著しく狭いことを示して以来，多くの検査項目で無視できない個人差が明らかにされている．たとえば，図 23.2 をみてみよう．ある健診センターにおいて (1) 過去 5 年に毎年，計 5 回受診している，(2) 過去 5 年の平均年齢が 40 歳前後，(3) 5 回とも臨床的に異常は

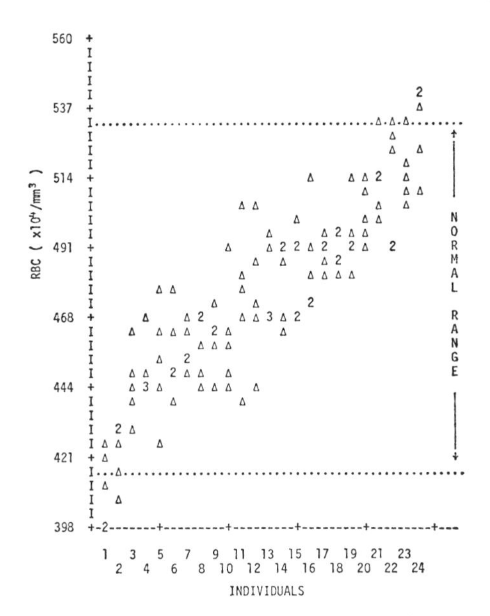


**図 23.2** ある検診センターにおける受診者 24 名の赤血球数の年 1 回，計 5 回の測定値を平均値の小さい順にプロットした図[14)]

認められなかった，の条件をみたす 24 名の男性について赤血球数の 5 回の測定値を平均値の小さい男性から順にプロットしたものである[14)]．個人の生理学的変動幅は集団の基準値の範囲よりかなり狭く，かつ個人差の大きいことを物語っている．

### 23.4.1 個人差指数

この個人差の大きさを考えるために，任意の個人の検査データの分布が適当な変数変換を含めて正規分布 $N(\mu_i, \sigma_i^2)$ に従うと仮定しよう．そうすると，個人差があるとは

$$H_0 : \mu_i = \mu_j, \quad \sigma_i^2 = \sigma_j^2$$

の帰無仮説が否定されることを意味する．平均値が異なるのは図 23.2 からも明らかであるが，分散の個人差は経験的に小さいことが知られている．そこで「個人分散は近似的に等しい」という仮定の下で個人差の評価方法を考えてみよう．$x_{ij}$ を個人 $i$ の $j$ 回目の測定値とすると，次の一元配置型の変量モデル (one-way layout random-effects model) が適用できる．

$$x_{ij} = \mu_i + \epsilon_{ij} = (\mu + \beta_i) + \epsilon_{ij}$$

$$i = 1, \cdots, n \text{ (個人)}; \quad j = 1, 2, \cdots, r \text{ (反復)}$$

ここに $\beta_i$ は個人差を示す個人 $i$ の変量効果で

$$\beta_i \sim N(0, \sigma_B^2), \quad \sigma_B^2 \text{ は個人間分散}$$

$$\epsilon_{ij} \sim N(0, \sigma_E^2), \quad \sigma_E^2 \text{ は個人内分散}$$

表 **23.6** 個人差指数の推定値 (ある健診センター，男性 40 歳代，24 名)

| No. | 検査項目 | $\hat{\sigma}_B$ | $\hat{\sigma}_E$ | 等分散 ($\sigma_E^2$) の Bartlett 検定 [a] | $\hat{\eta} = \frac{\hat{\sigma}_B}{\hat{\sigma}_E}$ | 95% 信頼区間 |
|---|---|---|---|---|---|---|
| 1 | MCV | 3.7 | 1.6 | 35.1 | 2.35 | 1.72〜3.40 |
| 2 | MCH | 1.23 | 0.59 | 23.8 | 2.10 | 1.53〜3.05 |
| 3 | RBC | 28.8 | 14.0 | 22.1 | 2.05 | 1.50〜2.98 |
| 4 | GPT (対数変換後) | 0.169 | 0.097 | 21.1 | 1.73 | 1.26〜2.53 |
| 5 | SUA | 0.62 | 0.41 | 23.1 | 1.50 | 1.07〜2.20 |
| 6 | T-CHOL | 0.042 | 0.033 | 26.2 | 1.27 | 0.90〜1.88 |
| 7 | T-BIL | 0.053 | 0.044 | 26.0 | 1.19 | 0.84〜1.77 |
| 8 | NA | 0.0032 | 0.0037 | 23.3 | 0.84 | 0.55〜1.29 |
| 9 | BUN | 0.17 | 0.21 | 27.6 | 0.79 | 0.51〜1.22 |
| 10 | K | 0.155 | 0.238 | 19.6 | 0.65 | 0.38〜1.04 |

である．一般に測定誤差の分散は個人内分散に比べて小さいので $\sigma_E^2$ は事実上，個人内分散に等しい．このモデルから集団の分散 $\sigma^2$ は

$$\sigma^2 = \sigma_B^2 + \sigma_E^2$$

であり，検査項目の個人差の大きさを評価するための「個人差指数」

$$\eta = \frac{\sigma_B}{\sigma_E}$$

が導入できる[14)]．一元配置分散分析表からそれぞれ

$$\hat{\sigma}_B = \sqrt{\frac{V_B - V_E}{r}},\ \hat{\sigma}_E = \sqrt{V_E},\ \hat{\eta} = \sqrt{\frac{F-1}{r}}$$

で推定される．ここで $V_B, V_E$ は個体間，個体内平均平方和であり，$F$ は「個人差はない」という帰無仮説 $H_0 : \sigma_B^2 = 0$ に対する自由度 $(n-1, n(r-1))$ の $F$ 検定統計量である．次に，帰無仮説の下で

$$\frac{V_B/(\sigma_E^2 + r\sigma_B^2)}{V_E/\sigma_E^2} = \frac{F}{1 + r\eta^2} \sim F_{n-1,n(r-1)}$$

となるから，$F_L, F_U$ をそれぞれ，上側 $100(\alpha/2)$%点，$100(1-\alpha)$%点とすると，$100(1-\alpha/2)$%信頼区間は

$$\sqrt{\frac{1}{r}\left(\frac{F}{F_U} - 1\right)} \le \eta \le \sqrt{\frac{1}{r}\left(\frac{F}{F_L} - 1\right)}$$

と推定できる．図 23.2 の赤血球数の個人差指数は $\hat{\eta} = 2.05$(95%信頼区間：1.50 − 2.98) と推定される．表 23.6 には他の検査項目に関する個人差指数の推定値を示した．

### 23.4.2 個人差指数に基づく基準範囲の解釈

次に，個人差指数を利用すると，よりきめ細かな (集団の) 基準範囲の解釈が可能となることを示そう．集団の基準範囲は $\mu \pm 1.96\sigma$ と定義でき，個人 $i$ の基準範囲は $(\mu + \beta_i) \pm 1.96\sigma_E$ と定義できる ($\beta_i$ は未知)．したがって，集団の基準範囲の幅は個

人のそれに比べて

$$\frac{\sigma}{\sigma_E} = \sqrt{1+\eta^2}$$

倍広いということがわかる．そこで，個人差指数が $\eta$ である検査項目の検査値 $X$ が

$$X - \mu = t\sigma, \quad \mu, \sigma \text{は既知}$$

である状況を考えてみよう．臨床的に重要なのは，この「検査値 $X$ が集団の基準範囲のなかに入っているか否かではなく，その個人の基準範囲のなかに入っているか否か」である．この確率を二つの場合に分けて求めてみよう．まず，初診の場合には，

$$\begin{aligned}\Pr(t|\eta) &= \int_{t\sigma-1.96\sigma_E}^{t\sigma+1.96\sigma_E} \phi(u|0, \sigma_B^2)du \\ &= \Phi\left(\frac{t\sqrt{1+\eta^2}+1.96}{\eta}\right) - \Phi\left(\frac{t\sqrt{1+\eta^2}-1.96}{\eta}\right)\end{aligned}$$

と計算できる．ここに，$\phi(u|0, \sigma_B^2)$ は平均 0，分散 $\sigma_B^2$ の正規分布の密度関数であり，$\Phi(.)$ は $N(0,1)$ の分布関数である．次は，過去に $\boldsymbol{m}$ 回の検診を受けている場合で，測定値 $(X_1, \cdots, X_m)$ が存在し，すべて，「異常なし」と診断された状況を考える．この場合も，

$$X_k - \mu = t_k\sigma, \quad k = 1, 2, \cdots, m, m+1$$

とする．そうすると，個人の効果 $\beta_i = \mu_i - \mu$ に関する $m$ 回の検診後の「事後分布」，つまり，$m+1$ 回の検診前の「事前分布」がベイズの定理より

$$g(u \mid t_1, t_2, \ldots, t_m) = \frac{\phi(u|0, \sigma_B^2)\prod_{k=1}^m \phi(t_k\sigma|u, \sigma_E^2)}{\int_{-\infty}^{\infty}\phi(v|0, \sigma_B^2)\prod_{k=1}^m \phi(t_k\sigma|v, \sigma_E^2)dv} = \phi(u|\mu^*, \sigma^{2*})$$

と計算できる．ここで，

$$\mu^* = \left(\frac{m\eta^2}{1+m\eta^2}\right)\bar{t}\sigma, \ \sigma^{2*} = \left(\frac{m\eta^2}{1+m\eta^2}\right)\frac{\sigma_E^2}{m}, \ \bar{t} = \frac{\sum_{k=1}^m t_k}{m}$$

したがって，$X(= X_{m+1})$ が個人の基準範囲に入る確率は $t = t_{m+1}$ と置いて，

$$\begin{aligned}\Pr(t|\eta, t_1, \ldots, t_m) &= \Phi\left(\frac{(1+m\eta^2)(t\sqrt{1+\eta^2}+1.96) - m\bar{t}\eta^2\sqrt{1+\eta^2}}{\eta\sqrt{1+m\eta^2}}\right) \\ &\quad - \Phi\left(\frac{(1+m\eta^2)(t\sqrt{1+\eta^2}-1.96) - m\bar{t}\eta^2\sqrt{1+\eta^2}}{\eta\sqrt{1+m\eta^2}}\right)\end{aligned}$$

となる．ここで導かれた「個人の基準範囲に入る確率」は検診センター等での活躍が期待される．たとえば，$\eta = 2.0$ の検査項目で，「異常なしと判断された過去 2 回の検査値」が $t_1 = 1.4, t_2 = 2.0$ であったとしよう．もし今回の検査値が $t = 1.6$ であれば，

$$\Pr(t|\eta) = 0.212, \quad \Pr(t|\eta, t_1, t_2) = 0.996$$

となり，初診と仮定した場合に比べて，健康であると判定できる確率がきわめて高いことがわかる．逆に $t=-1.6$ であれば

$$\Pr(t \mid \eta, t_1, t_2) = 0.000$$

と，集団の基準範囲に入っているものの，その個人にとっては低値異常を示していると判定できる．

## 文　献


1) 丹後俊郎. 臨床検査への統計学 (統計ライブラリー), 朝倉書店, 1986.
2) Tonks, DB. *Clinical Chemistry* **9**: 217–233, 1963.
3) 北村元仕編. 実践臨床化学: 総論第 5 章, 医歯薬出版, 1974.
4) 丹後俊郎. 統計モデル入門 (医学統計学シリーズ 2), 朝倉書店, 2000.
5) 丹後俊郎. 臨床病理 **36**: 1101–1108, 1988.
6) Tango, T. *Stat Med* **5**: 335–346, 1986.
7) 丹後俊郎. 医学データ —デザインから統計モデルまで, 共立出版, 2002.
8) Cole, TJ. *J R Stat Soc Ser A* **151**: 385–418, 1988.
9) Rossiter, JE. *Stat Med* **10**: 1693–1701, 1991.
10) Cole, TJ and PJ Green. *Stat Med* **11**: 1305–1319, 1992.
11) Altman, DG. *Stat Med* **12**: 917–924, 1993.
12) Tango, T. *Stat Med* **17**: 1231–1243, 1998.
13) Williams, RJ. *Biochemical Individuality*, University of Texas Press, 1956.
14) Tango, T. *Med Informatics* **6**: 161–174, 1981.

# Chapter 24

# 診断医学研究

疾患の正確な診断は，疾患を適切に治療し，制御するための最初の一歩である．ひとことで疾患の診断といっても，疾患スクリーニング，確定・除外診断，鑑別診断，重症度や予後，治療反応性の診断など多岐にわたる．しかし，これらさまざまな診断法の統計的評価では，統計的判別・予測解析の方法論を土台に考えることができる[1,2]．本章では，説明の便宜上，疾患存在の診断 (疾患ありなしの診断) を主に扱うが，基本的な考え方は他の診断法の評価にも適用できる．なお，予後診断法の開発でよくみられる生存時間の予測解析については第 9 章を参照されたい．

疾患の診断法の研究は，古くから放射線学 (radiology)，精神・心理測定学 (psychometry) において盛んであるが，他の領域においてもさまざまな臨床変数やバイオマーカーを用いた診断研究が多く行われている．健常人を対象とした疾患スクリーニングも重要な領域である．対象疾患や研究目的によって，適切な研究デザイン，評価指標・解析方法を選択することが重要である．

本章では，診断法の精度を捉える代表的な指標とその推定，診断法の比較のための統計的方法について解説する．また，共変量の調整，研究デザイン，研究ガイダンス，診断法開発全体の流れについても触れる．

## 24.1　診断法の性能指標

ある個体における疾患の存在 (真値) を変数 $D$ で表す．$D=1$ は疾患あり，$D=0$ は疾患なしとする．個体に対する診断の結果を $Y$ で表す．$Y$ も $D$ に対応させて 2 値で表現する．すなわち，$Y=1$ は陽性 (疾患の疑いあり)，$Y=0$ は陰性 (疾患の疑いなし) とする．なお，診断の過程で数段階 (たとえば，疾患の「疑い強い」「可能性あり」「不明 (追跡必要)」「良性 (追跡不要)」「疾患なし」) といった順序カテゴリーの分類，あるいは，臨床検査値やバイオマーカー値等の連続的な変数を用いる場合には，適当な閾値 (カットオフ値) を用いて 2 値の診断結果 $Y$ を得ることができる (たとえば，検査値がカットオフ値以上であれば陽性，それ以外なら陰性と判定)．

いま，診断の対象となる個体の母集団を考える．母集団内の個体は，$D$ と $Y$ に基づいて四つに分類される (表 24.1)．以下では，$D$ と $Y$ の関連を表すさまざまな指標を考えるが，これらはそれぞれの分類の確率をもとに表現される (表 24.1)．なお，母

**表 24.1** 疾患 $D$ と診断結果 $Y$ に基づく分類とその確率

| | $Y=1$ | $Y=0$ | 計 |
|---|---|---|---|
| $D=1$ | 真陽性 (true positive) :$\phi Se$ | 偽陰性 (false negative) :$\phi(1-Se)$ | $\phi$ |
| $D=0$ | 偽陽性 (false positive) :$(1-\phi)(1-Sp)$ | 真陰性 (true negative) :$(1-\phi)Sp$ | $1-\phi$ |
| 計 | $\phi Se+(1-\phi)(1-Sp)$ | $\phi(1-Se)+(1-\phi)Sp$ | 1 |

集団での有病率 (prevalence) を $\Pr(D=1)=\phi$ で表す．なお，多くの場合，有病率 $\phi$ は未知である．

### 24.1.1 感度，特異度

診断精度の最も基本的な指標は，疾患あり，疾患なしのそれぞれにおいて，診断がどの程度正確になされるかを捉えるものである．

$$\text{感度 (sensitivity)}: Se=\Pr(Y=1|D=1)$$
$$\text{特異度 (specificity)}: Sp=\Pr(Y=0|D=0)$$

感度は，疾患ありの個体に対して (正しく) 陽性と診断する確率，特異度は，疾患なしの個体に対して (正しく) 陰性と診断する確率を表す．表 24.1 に対応させると，母集団において，感度は疾患あり ($D=1$) の集団における真陽性者の割合，特異度は疾患なし ($D=0$) の集団における真陰性者の割合に相当する．理想的な診断では，疾患は完全に正しく分類され，$Se=1$，かつ，$Sp=1$ となる．一方，まったく役に立たない診断で，診断結果 $Y$ と疾患 $D$ が独立であれば，$\Pr(Y=1|D=1)=\Pr(Y=1|D=0)$，すなわち，$Se=1-Sp$ となる．

診断での疾患の誤判別の度合いは，偽陽性率 $=FP=1-Sp$，偽陰性率 $=FN=1-Se$ で捉えられる．これらは仮説検定 $H_0: D=0$, $H_1: D=1$ における第一種の誤り，第二種の誤りに対応する．偽陽性は，無病者に不要な精密検査や治療を実施し，そのコストや心理的苦痛のみならず，副作用のリスクをもたらす．一方，偽陰性は，有病者に必要な治療を施すことなく疾患の進行を許し，最悪の場合，致命的な結果を招く恐れがある．このように二つの誤判別はまったく異なる性質のものであるので，偽陰性率と偽陽性率 (あるいは，感度と特異度) に分けて診断精度を評価するのが基本である．診断精度の指標として，誤判別率 (missclassification rate) $\Pr(Y\neq D)=\phi FN+(1-\phi)FP$ 等の合成指標が用いられることがあるがその解釈には注意が必要である．また，誤判別率のように有病率 $\phi$ にも依存する指標は (異なる有病率をもつ) 集団間での比較にも適さない．

### 24.1.2 陽性・陰性予測値

先の診断精度の指標において $D$ と $Y$ を入れ替えたものを考える．

$$\text{陽性予測値 (positive predictive value)}: PPV=\Pr(D=1|Y=1)$$
$$\text{陰性予測値 (negative predictive value)}: NPV=\Pr(D=0|Y=0)$$

陽性予測値は，陽性と診断された個体において真に疾患が存在する確率，陰性予測値は，陰性と診断された個体において真に疾患が存在しない確率を表す．これらの指標は診断結果に基づいて治療選択の意思決定を行う際に有用である．感度・特異度が診断精度 (accuracy) を表すのに対し，陽性・陰性予測値は，実地臨床での有用度 (usefulness) を表す指標といえる．理想的な診断では，$PPV = 1$，かつ，$NPV = 1$ となる．一方，まったく役に立たない診断で $Y$ と $D$ が独立のとき，$PPV = \Pr(D=1) = \phi, NPV = \Pr(D=0) = 1-\phi$ となる．

ベイズの定理より，$PPV$ と $NPV$ と診断精度 ($Se$, $Sp$) の関係は，

$$\begin{aligned} PPV &= \phi Se/\{\phi Se + (1-\phi)(1-Sp)\} \\ NPV &= (1-\phi)Sp/\{(1-\phi)Sp + \phi(1-Se)\} \end{aligned} \tag{24.1}$$

で表される (表 24.1)．予測値の指標は，$Se, Sp$ のみならず，有病率 $\phi$ の関数となる．表 24.2 は予測値の指標と有病率の関係を示す数値例であるが，一般に有病率の影響はとても大きい．疾患スクリーニングのように有病率が 1%以下と小さいときは，たとえ感度，特異度が高い水準 ($Se = Sp = 0.9$) にあっても $PPV$ はゼロに近い値となり，多くの偽陽性を生じる．1000 人の受診に対しての偽陽性者数は表 24.1 より $1000 \times (1-\phi)(1-Sp)$ となり，たとえば $\phi = 0.01$ では 99 人となる．特異度を $Sp = 0.95$ まで高くできると偽陽性者数は半分の 50 人になる．一般に，有病率が低い状況では十分高い特異度をもつ診断法が求められる．一方，$NPV$ については 1 に近い値をとり，陰性者はほぼ 100%無病と判断できる．別の状況として，疾患スクリーニングにより陽性となった集団に対して，補助診断の実施を検討しているときはより高い有病率を想定できるので (たとえば，$\phi = 0.01 \sim 0.5$)，$PPV$ に対してより高い水準を期待できる．なお，一般に感度が十分高い診断法は $NPV$ が 1 に近づくので除外診断に役立つ．一方，特異度が十分高い診断法は $PPV$ が 1 に近づくので確定診断に役立つといえる．

予測値の指標は実際に診断法の使用を想定している集団 (母集団)，または，それに近い集団から推定すべきである．そうでない場合は，信頼できる母集団の有病率の値が必要となり，これが得られれば式 (24.1) に基づいて妥当な推定値を得ることができる．また，誤判別率と同様，有病率の異なる集団間で予測値を比較する際には注意が必要である．

**表 24.2**　さまざまな有病率 $\phi$ の下での診断結果 (1000 人当たり) と $PPV$, $NPV$：$Se = 0.9, Sp = 0.9$

| $\phi$ | 真陽性者数 | 偽陰性者数 | 偽陽性者数 | 真陰性者数 | $PPV$ | $NPV$ |
|---|---|---|---|---|---|---|
| 0.00001 | 0.0 | 0.0 | 100.0 | 900.0 | 0.00009 | 1.00000 |
| 0.0001 | 0.1 | 0.0 | 100.0 | 899.9 | 0.00090 | 0.99999 |
| 0.001 | 0.9 | 0.1 | 99.9 | 899.1 | 0.00893 | 0.99989 |
| 0.01 | 9.0 | 1.0 | 99.0 | 891.0 | 0.08333 | 0.99888 |
| 0.1 | 90.0 | 10.0 | 90.0 | 810.0 | 0.50000 | 0.98780 |
| 0.5 | 450.0 | 50.0 | 50.0 | 450.0 | 0.90000 | 0.90000 |

### 24.1.3 診断尤度比

診断精度を表す別の指標として診断尤度比 (diagnostic likelihood ratio, DLR) がある.

陽性診断尤度比 (positive DLR) : $pDLR = \Pr(Y=1|D=1)/\Pr(Y=1|D=0)$

陰性診断尤度比 (negative DLR) : $nDLR = \Pr(Y=0|D=1)/\Pr(Y=0|D=0)$

これは統計的推測での尤度比を応用したものであり, つねに正値をとる. 診断が役立つものであれば, $pDLR > 1$, かつ, $nDLR < 1$ となり, 理想的な診断の場合には, $pDLR = \infty$, $nDLR = 0$ となる. 一方, まったく役に立たない診断で $Y$ と $D$ が独立の場合には, $pDLR = 1$, $nDLR = 1$ となる. 診断尤度比は $pDLR = Se/(1-Sp), nDLR = (1-Se)/Sp$ と表すことができるので, 診断精度 $(Se, Sp)$ の指標ということができる. これらの指標はベイズ流の枠組みで捉えるとわかりやすい. 診断の前と後で疾患確率に関するオッズ (事前オッズ, 事後オッズ) を考えると, 事後オッズ = 診断尤度比 × 事前オッズという関係が成立する. すなわち,

診断結果が陽性 $Y=1$ のとき:

$$\begin{aligned}\Pr(D=1|Y=1)/\Pr(D=0|Y=1) &= pDLR \times \Pr(D=1)/\Pr(D=0)\\ &= Se/(1-Sp) \times \phi/(1-\phi)\end{aligned}$$

診断結果が陰性 $Y=0$ のとき:

$$\begin{aligned}\Pr(D=1|Y=0)/\Pr(D=0|Y=0) &= nDLR \times \Pr(D=1)/\Pr(D=0)\\ &= (1-Se)/Sp \times \phi/(1-\phi)\end{aligned}$$

ベイズ流の枠組みでは, 診断尤度比はベイズファクター (Bayes factor) に相当し, 疾患の存在の見込みが診断前後でどの程度変化したかを捉えるものとなる. これは, 医師が診断結果を知ることで疾患の存在に関する信念を修正するプロセスに似ている.

診断尤度比の長所として, 診断を順序カテゴリカル変数や連続的変数に基づいて行う場合への拡張があげられる. たとえば, 連続的なバイオマーカー $Y$ に対して診断尤度比を $DLR(y) = f(y|D=1)/f(y|D=0)$ と定義する. ここで, $f$ は $Y$ の密度関数である. マーカー値にカットオフ値を設けて陽性, 陰性の判定を行う枠組みでは, たとえば, マーカー値がカットオフ値を大きく上回って陽性となったケースも, カットオフ値ぎりぎりで陽性となったケースも同じ陽性として扱われる. 一方, $DLR(y)$ を用いることで, バイオマーカーがとりうるさまざまな値 $y$ に対して, 疾患の事後確率がどれだけ変化するかを定量的に表すことができる.

### 24.1.4 研究デザインとデータに基づく推定

診断法研究における研究参加者の登録には大きく二つの方法がある. 一つは, 疾患の真の状態がわかっている個体を一定数集めて診断法を施し, 疾患あり (ケース) とな

し (コントロール) に分けて診断結果との関係を評価するケースコントロール型のデザインである．もう一つの方法は，診断対象者の母集団を代表するサブ集団 (サンプル) を集めて診断法を実施し，あわせて，ゴールドスタンダードを実施して真の疾患の有無を測定するコホート型のデザインである．ゴールドスタンダードが高コストまたは侵襲的であれば，一部またはすべての陰性者に対してその実施を控えるデザインも考えられる[1,2]．

ケースコントロール研究や全研究参加者に対してゴールドスタンダードを実施するコホート研究では，全研究参加者に対して疾患の真の状態の観察が可能となる．各研究参加者に対して一つの診断結果を観察するときのデータは表 24.1 に対応する形で以下のように頻度集計される．

**表 24.3** 標本データの 2 × 2 分割表

| | $Y=1$ | $Y=0$ | 計 |
|---|---|---|---|
| $D=1$ | $r_1$ | $r_0$ | $n_1$ |
| $D=0$ | $s_1$ | $s_0$ | $n_0$ |
| 計 | $t_1$ | $t_0$ | $n$ |

感度と特異度は，デザインによらず，疾患で条件づけた下での陽性者または陰性者の割合として推定できる．すなわち，

$$\widehat{Se} = r_1/n_1, \quad \widehat{Sp} = s_0/n_0$$

信頼区間の構成については二項分布に基づく標準的な方法が利用できる (第 7 章参照)．同様に，陽性予測値，陰性予測値についても同様の推定が可能である．

$$\widehat{PPV} = r_1/t_1, \quad \widehat{NPV} = s_0/t_0$$

ケースコントロール研究では，ケースとコントロールサンプルのサイズ $(n_1, n_0)$ を研究者が自由に指定できる．ケースの割合が母集団の有病率 $\phi$ から大きくずれていれば以上の予測値の推定は意味をなさない．もし，外部情報として $\phi$ の信頼できる推定値が利用可能であれば，$\widehat{Se}$ と $\widehat{Sp}$ を用いて式 (24.1) から $PPV, NPV$ を見積もることができる．一方，コホート型のデザインでは，母集団をほぼ代表する集団 (サンプル) を対象とすることで妥当な予測値の推定が行える．

診断尤度比については感度と特異度の推定値を用いて，$\widehat{pDLR} = \widehat{Se}/(1-\widehat{Sp})$, $\widehat{nDLR} = (1-\widehat{Se})/\widehat{Sp}$ と推定できる．なお，診断尤度比は，診断結果が 2 値，順序カテゴリカルや連続的変量の場合も含め，ケースコントロール研究，コホート研究，さらにはこれらのメタアナリシスのデータを用いたさまざまなモデリングが可能である．分子マーカー等の有力な共変量を取り入れたモデリングを行うことで診断尤度比を更新し，診断精度の向上を目指すこともできる[3]．

24

### 24.1.5 ROC 曲 線

診断結果 $Y$ が 2 値変数でなく，順序カテゴリカル変数や連続的な変数の場合には，24.1.1 項で述べたように，$Y$ の適当なカットオフ値 (閾値) を設けることで 2 値の診断結果として評価できる．具体的には，カットオフ $c$ を用いて $Y \geq c$ なら陽性，それ以外なら陰性と判定する診断を考える．このとき，$c$ を大きくとると感度は低くなるが特異度は高くなる．逆に $c$ を小さくとると感度は高くなるが特異度は低くなる (図 24.1(a))．**ROC 曲線** (receiver operating characteristic curve) はこのような感度と特異度のトレードオフを踏まえた評価を可能にする．

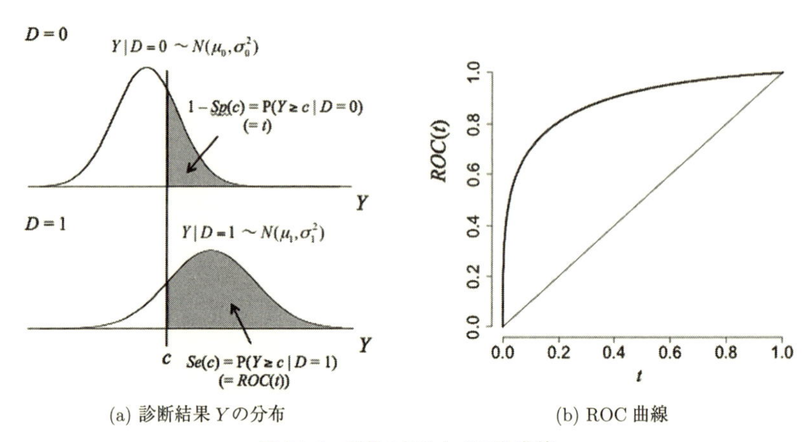


(a) 診断結果 $Y$ の分布　　(b) ROC 曲線

**図 24.1**　正規モデルと ROC 曲線

### 24.1.6 診断結果が連続的変数の場合

連続的変数 $Y \in (-\infty, \infty)$ に対してカットオフ値 $c \in (-\infty, \infty)$ を用いたときの感度，特異度を

$$Se(c) = \Pr(Y \geq c | D = 1), \ Sp(c) = \Pr(Y < c | D = 0)$$

で表す．このとき，ROC 曲線はとりうるカットオフ値に対する $Se$ と $Sp$ の値をすべてまとめたものとして得られる．

$$\{(1 - Sp(c), Se(c)), c \in (-\infty, \infty)\}$$

すなわち，横軸に偽陽性率 $1 - Sp$，縦軸に感度 (真陽性率) $Se$ をとり，$c$ を範囲 $(-\infty, \infty)$ で連続的に動かしたときの $(1 - Sp(c), Se(c))$ の軌跡である．図 24.1(b) は，図 24.1(a) の $Y$ の分布に対して求めた ROC 曲線である．任意の $c$ に対する偽陽性率を $t = 1 - Sp(c)$ と置くと，ROC 曲線は

$$\{(t, ROC(t), t \in (0, 1)\} \tag{24.2}$$

と表すこともできる．

パラメトリックな ROC 曲線として最も代表的なものは二対正規モデル (binormal model) である．これは，図 24.1 にあるように，疾患あり，疾患なしの集団内で診断結果 $Y$ が正規分布に従うときに得られる．

$$ROC(t) = \Phi(\alpha + \beta\Phi^{-1}(t)) \tag{24.3}$$

ここで，$\Phi$ は標準正規分布の分布関数であり，$\alpha = (\mu_1 - \mu_0)/\sigma_1, \beta = \sigma_0/\sigma_1$ である (図 24.1).

$ROC(t)$ は $t$ に対して非減少関数となる．理想的な診断では，疾患ありと疾患なしの間で $Y$ の分布が完全に分離し，$t = 0$, $ROC(t) = 1$，すなわち，感度と特異度がともに 1 となるカットオフ値が存在する．ROC 曲線 $(t, ROC(t))$ は，$(0,0)$ と $(0,1)$ を結ぶ線分と $(0,1)$ と $(1,1)$ を結ぶ線分より構成される．一方，まったく役に立たない診断で $Y$ と $D$ が独立のとき，ROC 曲線は傾きが 1 の直線 $t = ROC(t)$, $t \in (0,1)(Se(c) = 1 - Sp(c), c \in (-\infty, \infty))$ となる．ほとんどの診断の ROC 曲線はこれら両極端の間に含まれる．このとき，完全な分離を表す $(t, ROC(t)) = (0,1)$ に最も近い ROC 曲線をもつ診断ほど精度が高いものとみなされる．

ROC 曲線の重要な性質として単調増加変換に対する不変性 (invariance) がある．すなわち，任意の単調増加変換 $g$ に対して $\Pr(g(Y) \geq g(c)|D) = \Pr(Y \geq c|D)$ が成立し，ROC 曲線は変化しない．たとえば，診断結果に適当な単調正規化変換を施すことができるなら，変換値に対して正規モデルを適用できる．このことは，診断結果 $Y$ に対する適当な正規化変換の存在を仮定することで，式 (24.3) を想定した ROC 解析を行えることを意味する．さらに，疾患なしの集団での $Y$ の分布に基づいて変換 $h(y) = -\Phi^{-1}(S_0(y))$ を施し，次の標準化正規モデル，

$$\begin{aligned} h(Y)|D = 0 &\sim \mathrm{N}(0,1), \\ h(Y)|D = 1 &\sim \mathrm{N}(\alpha/\beta, 1/\beta^2) \end{aligned} \tag{24.4}$$

を考えることができる．ここで，$S_0(y) = \Pr(Y \geq y|D = 0)$ であり，$1 - S_0(y)$ は母集団における疾患なしの集団での $Y$ の累積分布関数である．すなわち，ROC 曲線に対して式 (24.3) の形を仮定できるなら，診断結果の適当な単調変換を用いて式 (24.4) を想定できる (24.1.9 項 b.).

ROC 曲線は，疾患ありと疾患なしで，診断結果 $Y$ の分布がどれだけ乖離しているかを，分布の分位点 (または，$Y$ の順位の情報) に基づいて捉える指標とみることもできる．

$$ROC(t) = S_1(c) = S_1(S_0^{-1}(t)) \tag{24.5}$$

ここで，$S_1(y) = \Pr(Y \geq y|D = 1)$ は母集団における疾患ありの集団での $Y$ の分布を表す．すなわち，ROC 曲線は診断結果 $Y$ の単位やスケールに依存しない．これより，単位やスケールの異なる診断法の性能を ROC 曲線を介して比較できる．

ROC 曲線は，カットオフ $c$ のとりうる値全体に対する診断精度を表しており，単一のカットオフ値での感度，特異度よりも格段に多くの情報を有している．カットオフ値を動かしたときの感度と，特異度のトレードオフの様相も視覚的に捉えることができる．

ROC 曲線に基づくカットオフ値の選択基準として，ROC 曲線の左隅 $(0,1)$ 点からの距離 $\{(1-Se(c))^2+(1-Sp(c))^2\}^{1/2}$ の最小化，Youden 指標 (Youden index) $|Se(c)-(1-Sp(c))|$ の最大化等が提案されている．後者は $|ROC(t)-t|$ の $t$ に関する最大化と同値であり，疾患あり，疾患なしの間での $Y$ の分布の乖離を表す Kolmogorov–Smirnov 統計量 (Kolmogorov–Smirnov statistic) の最大化に対応する．しかし，感度と特異度の臨床上の意味・重みは考慮されないので安易な選択は慎むべきである．これに対して，偽陽性と偽陰性のそれぞれに対して損失を定め，全損失の期待値

$$Cost(c)=C_0+C_{D,P}Se(c)\phi+C_{D,N}(1-Se(c))\phi+C_{H,P}(1-Sp(c))(1-\phi)$$

を最小化する方法が用いられる[4,5]．ここで，$C_{D,P}, C_{D,N}$ は有病者がそれぞれ陽性，陰性のときの医療や転帰に関して社会が負担するコスト，$C_{H,P}$ は非有病者が偽陽性となったときの精密検査や治療に伴うコストである．なお，$C_0$ は診断法実施のコストであるが，診断法を実施しないシナリオとの比較の際に必要となる．コストに基づくカットオフ値の推定の詳細については丹後[5] を参照されたい．

### 24.1.7 診断結果が順序カテゴリカル変数の場合

診断結果 $Y$ が順序カテゴリカル変数，たとえば，疾患の存在に対して，「疑い強い」「可能性あり」「不明 (追跡必要)」「良性 (追跡不要)」「疾患なし」のいずれかを診断者が判定する場合にも，連続的変数の場合と同様の議論が可能である．

一つのアプローチは，連続的な潜在変数を仮定するものである．診断者は，疾患の存在に関する信念の強さをある連続的な潜在変数 $L$ としてもっており，診断の際には $L$ に対して独自のカットオフ値を用いて判定する．具体的には，診断結果 $Y=1,\cdots,K$ には，$L$ に関するカットオフ値 $(c_0,c_1,\ldots,c_K)$ が関与しており，$Y=y$ の判定は，$c_{y-1}<L<c_y$ の判定に対応すると仮定する．ここで，$c_0=-\infty, c_K=\infty$ である．$L, c_k$ はあくまで概念的な変数，値にすぎないが，形式的に連続変数 $L$ に対して ROC 曲線を想定した解析が可能となる (24.1.9 項 b.)．

別のアプローチは，離散的な ROC 曲線を導入するものである．具体的には，(24.2) に対応して，

$$\{(t_y, ROC(t_y)),\ y=1,\cdots,K\} \tag{24.6}$$

を考える．ここで，$t_y=\Pr(Y\geq y|D=0), ROC(t_y)=\Pr(Y\geq y|D=1)$ であり，とりうる偽陽性率 $t$，感度 $ROC(t)$ の値は $K$ 個に限定される．また，式 (24.5) に対応して，$ROC(t_y)=S_1(S_0^{-1}(t_y))$ も成立する．ここで，$S_0, S_1$ は，離散的変数 $Y$ の

分布 $S_0(y)=\Pr(Y\ge y|D=0)$, $S_1(y)=\Pr(Y\ge y|D=1)$ である. 離散版の正規モデル

$$ROC(t_y)=\Phi(\alpha+\beta\Phi^{-1}(t_y)),\qquad y=1,\cdots,K \tag{24.7}$$

も仮定できる.

離散版の ROC 解析では, たとえば, ある診断者が診断のトレーニングを受けた後で偽陰性率 $t_k$ と感度 $ROC(t_k)$ が変化すれば, トレーニングは診断精度に影響したと判断されるだろう. 一方, 潜在変数の枠組みでは, トレーニング後に $L$ 上での判定のカットオフ値 $(c_0,c_1,\ldots,c_K)$ が変化しただけと考えられるならば, $L$ に関する ROC 曲線は変わらず, その意味でトレーニングの診断精度への影響はないと判断されることもありうる.

### 24.1.8 ROC 曲線の要約指標

ROC 曲線に関してはいくつかの有用な要約指標が存在する.

最も代表的なものは**曲線下面積** (the area under the ROC curve, AUC) である. $Y$ が連続的変数の場合には AUC は以下で定義される.

$$AUC=\int_0^1 ROC(t)dt$$

理想的な診断の下では $AUC=1$ となる. 一方, まったく役に立たない診断で $Y$ と $D$ が独立のときには $AUC=0.5$ となる. 一般にはこれら両極端の間の値をとるが, $AUC$ が高いほど診断精度が良いことを意味する. 図 24.1 の正規モデルの $AUC$ は,

$$AUC=\Phi\left(\frac{\alpha}{\sqrt{1+\beta^2}}\right) \tag{24.8}$$

で表される.

$AUC$ に対しては次の解釈がよく知られている.

$$AUC=\Pr(Y_1>Y_0) \tag{24.9}$$

ここで, $Y_1\overset{\text{i.i.d.}}{\sim}S_1, Y_0\overset{\text{i.i.d.}}{\sim}S_0$ である. すなわち, 母集団における疾患ありの集団 (分布 $S_1$) から無作為抽出された個体の診断結果 $Y_1$ と母集団における疾患なしの集団 (分布 $S_0$) から無作為抽出された個体の診断結果 $Y_0$ に関して, $Y_1>Y_0$ となる確率は $AUC$ に一致する[1)].

AUC に対する一つの批判として, $AUC$ はとりうるすべてのカットオフ値を含めて曲線下面積を計算するが, そのなかには, 現実的に意味のない偽陽性率や感度を与えるカットオフ値も多く含まれるということである. たとえば, 健常人の疾患スクリーニングでは, 一般に有病率が非常に低く, 膨大な偽陽性者が生み出される可能性があるので, 偽陽性率に対して小さな値 $t^*$ (たとえば, 5%以下) を上限に設定することが求められる (24.1.2 項). このとき, 偽陽性率の部分領域に限定して曲線下面積を評価する

ことが考えられる．具体的には，$t \in (0, t^*)$ における**部分曲線下面積** (partial AUC, pAUC),

$$pAUC = \int_0^{t^*} ROC(t)dt \tag{24.10}$$

を用いる[6,7]．積分範囲の指定は，偽陽性率 (または特異度) でなく，偽陰性率 (または感度) に基づいて行うこともある[8]．なお，$pAUC$ は一般に数値計算より求められる．

診断結果 $Y$ が順序カテゴリカル変数のときにも AUC を定義できる．離散版の ROC 曲線を用いる際には，ROC の点 $(t_y, ROC(t_y))(y = 1, \cdots, K)$ を線でつなぎ，台形則により求めた曲線下面積を AUC と定義する．このときも式 (24.9) の解釈が成立する．一方，pAUC については事前に指定した $t^*$ が，達成可能な $t_k$ の範囲から外れる場合に意味をなさなくなるという問題がある．

### 24.1.9 ROC 曲線と要約指標の推定

#### a. ノンパラメトリックな方法

疾患あり $n_1$ 名から $(Y_{1,1}, \ldots, Y_{1,n_1})$，疾患なし $n_0$ 名から $(Y_{0,1}, \ldots, Y_{0,n_0})$ の診断結果のデータを観察したとする．疾患あり，疾患なしのグループにおける $Y$ の経験分布はそれぞれ $\hat{S}_1(y) = \sum_{i=1}^{n_1} I(Y_{1,i} \geq y)/n_1, \hat{S}_0(y) = \sum_{i=1}^{n_0} I(Y_{0,i} \geq y)/n_0$ により得られる．このとき，ROC 曲線のノンパラメトリック推定量として，

$$\widehat{ROC}(t) = \hat{S}_1\left(\hat{S}_0^{-1}(t)\right) \tag{24.11}$$

が得られる．

カットオフ値を特定の値 $c$ に固定したときの感度，特異度の推定量は，$\widehat{Se}(c) = \hat{S}_1(c)$, $\widehat{Sp}(c) = 1 - \hat{S}_0(c)$, である．これらは，24.1.4 項の議論とまったく同様であり，信頼区間を含め，二項変量に対する標準的な方法が利用できる (24.1.4 項).

特定の偽陽性率の値 $t^*$ (たとえば，$t^* = 0.05, 0.1$) を与えたときの感度の推定量は $\widehat{ROC}(t^*) = \hat{S}_1(\hat{S}_0^{-1}(t^*))$ で得られる．なお，離散版の ROC 曲線，$(t_y, ROC(t_y))(y = 1, \cdots, K)$，のときは必ずしも指定した $t^*$ が達成可能 $(t^* \in (t_1, \ldots, t_K))$ とは限らないことに注意する．$Y$ が連続的変数で互いに独立のとき，$\widehat{ROC}(t^*)$ は漸近的に平均 $ROC(t^*)$，分散

$$ROC(t^*)(1 - ROC(t^*))/n_1 + (f_1(c^*)/f_0(c^*))^2 t^*(1 - t^*)/n_0$$

をもつ正規分布に従う[9]．ここで，$c^* = S_0^{-1}(t^*)$, $f_0$ と $f_1$ は母集団での疾患あり，疾患なしの集団における $Y$ の密度関数である．分散成分は，(疾患なしのグループでの) $t^*$ に対応するカットオフ値の推定と，推定されたカットオフ値の下での (疾患ありのグループでの) 感度の推定における誤差が反映された形になっている．しかし，よく用いられる小さな偽陽性率 $t^*$ (たとえば，0.05 や 0.1) の下では尤度比 $f_1/f_0$ (ROC 曲線の勾配) が大きくなり推定が安定しないことが多い．このとき，疾患あり，なしの

標本から復元抽出を繰り返すノンパラメトリックブートストラップ法 (第 32 章参照) がより良い近似を与えることがある.

AUC の点推定では, 式 (24.9) より, **Mann–Whitney** 統計量を用いるのが自然である.

$$\widehat{AUC} = \frac{1}{n_1 n_0} \sum_{i=1}^{n_1} \sum_{j=1}^{n_0} I(Y_{1,i} > Y_{0,j}) + I(Y_{1,i} = Y_{0,j})/2 \tag{24.12}$$

ここで, $I$ は指示関数である. この推定量は $Y$ が順序カテゴリカル変数の場合も含めて広く適用できるものであり, $C$ 統計量とよばれることもある. 分散の推定では, DeLong らの漸近分散がよく用いられる[10].

$$\mathrm{Var}(\widehat{AUC}) = \frac{1}{n_1}\mathrm{Var}(\hat{S}_0(Y_1)) + \frac{1}{n_0}\mathrm{Var}(\hat{S}_1(Y_0)) \tag{24.13}$$

ここで, $\mathrm{Var}(\hat{S}_1(Y_0))$ は, $\hat{S}_1(Y_{0,j}) = \sum_{i=1}^{n_1}\{I(Y_{1,i} > Y_{0,j}) + I(Y_{1,i} = Y_{0,j})/2\}/n_1$ $(j = 1, \ldots, n_0)$ に関する標本分散である. $\mathrm{Var}(\hat{S}_0(Y_1))$ は 0 と 1 を入れ替えて同様に求める. 一方, pAUC は, $\widehat{pAUC} = \int_0^{t^*} \widehat{ROC}(t)dt$ により推定できるが, その漸近分散の理論的な導出は一般に困難であり, ブートストラップ法を用いて推定することが多い.

### b. モデルに基づく方法

診断結果 $Y$ に対し, 図 24.1 の正規モデルを仮定できるとき, ROC 曲線は, $\widehat{ROC}_{BN}(t) = \Phi(\hat{\alpha} + \hat{\beta}\Phi^{-1}(t))$ で推定できる. ここで, $\hat{\alpha} = (\hat{\mu}_1 - \hat{\mu}_0), \hat{\beta} = \hat{\sigma}_0/\hat{\sigma}_1$ である. AUC の推定量は (24.8) より $\widehat{AUC}_{BN} = \Phi\big(\hat{\alpha}/\sqrt{1+\hat{\beta}^2}\big)$ で与えられる. 漸近分散の推定量はデルタ法[11] やブートストラップ法により求めることができる. pAUC の推定量は $\widehat{pAUC}_{BN} = \int_0^{t^*} \widehat{ROC}_{BN}(t)dt$ である. 分散推定量はブートストラップ法により求めることができる.

ROC 曲線自体をモデル化するアプローチも提案されている. これは上記の方法のように $Y$ に対して特定の分布を仮定しないので, より緩い仮定を置いたアプローチといえる. 具体的には, 順序カテゴリカル変数 $Y$ に対する潜在変数モデル (24.1.7 項) を導入し, 連続的な潜在変数 $L$ に対して ROC 曲線式 (24.3) を仮定する. このモデルは未知の $L$ に対して, 式 (24.4) を達成する正規化変換の存在を仮定することに相当する ($L$ の分布自体は指定していない) (24.1.6 項). このとき, $\Pr(Y_0 = y) = \Phi(c_y) - \Phi(c_{y-1}), \Pr(Y_1 = y) = \Phi(\beta c_y - \alpha) - \Phi(\beta c_{y-1} - \alpha)$ と表される. $Y$ が互いに独立の場合には, 対数尤度は $\sum_{i=1}^{n_1} \log \Pr(Y_1 = Y_{1,i}) + \sum_{j=1}^{n_0} \log \Pr(Y_0 = Y_{0,j})$ で表せる. $(\alpha, \beta, c_1, \ldots, c_{K-1})$ をパラメータとみなし, 最尤法によりこれらの推定値を求めることができる[12]. 離散版の ROC 曲線 (24.7) に対しても本質的に同様の最尤法を構成できる[1].

診断結果 $Y$ が連続的変数の場合には $Y$ を適当に区分化して順序カテゴリカル変数をつくり, 上記の最尤法を適用する方法が提案されている (LABROC 法[13]).

24

### c. 事　　例

$n_0 = 51$ 名の膵炎患者 (コントロール) と $n_1 = 90$ 名の膵がん患者 (ケース) 由来の血液から血清を採取し，がん抗原 CA-125 と糖鎖抗原 CA19-9 を測定した[11]．これらの抗原はともに正の連続的変量とみなせる．図 24.2 はこれらの自然対数値の経験分布を表す．これに対して，抗体別に式 (24.11) を用いて ROC 曲線をノンパラメトリックに推定した結果が図 24.3(a) である．なお，解析には R のパッケージ pROC[14] を用いた．

AUC の推定値と DeLong らの方法に基づく 95%信頼区間は，CA-125 に対して 0.71[0.61, 0.80]，CA-19-9 に対して 0.86[0.80, 0.92] となり，CA-19-9 の方が AUC が高い結果となった．

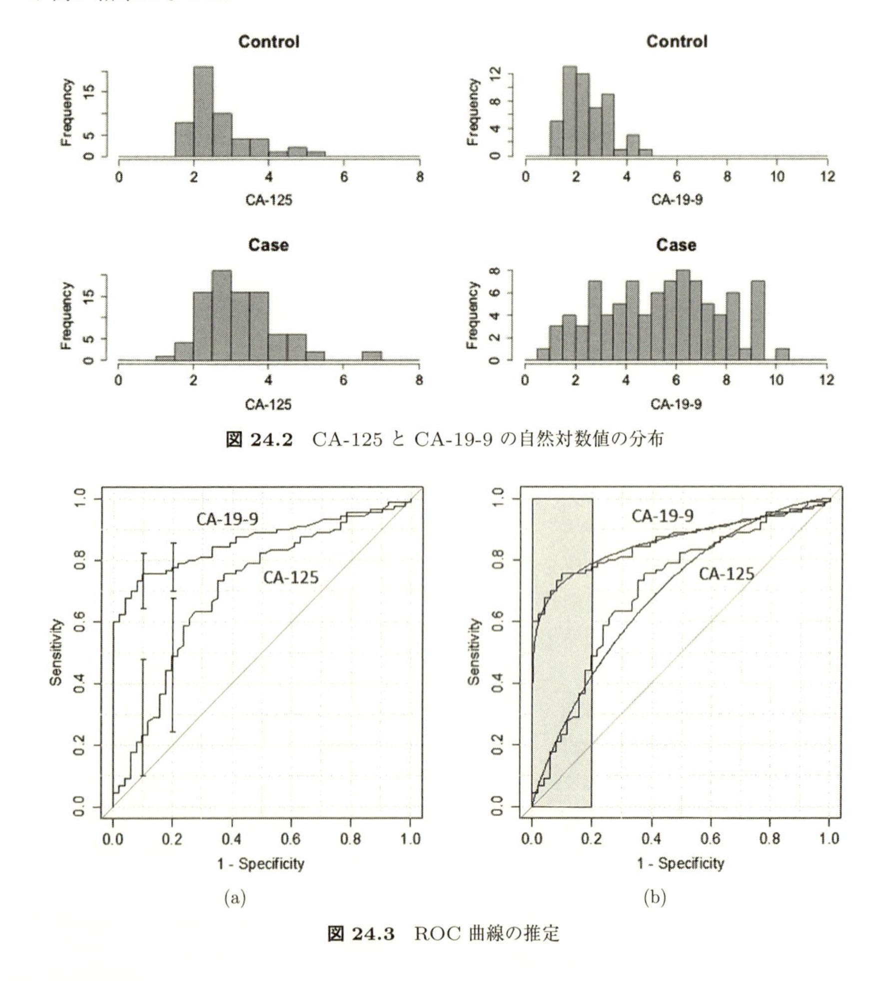


**図 24.2** CA-125 と CA-19-9 の自然対数値の分布

**図 24.3** ROC 曲線の推定

次に，偽陽性率の値として $t^* = 0.1, 0.2$ に着目し，感度の 90%信頼区間をノンパラメトリックブートストラップ法により求めた (図 24.3(a))．なお，コントロール ($n_0 = 51$)，ケース ($n_1 = 90$) からの復元抽出数は 10,000 とした．CA-125 については，$t^* = 0.1$ に対して $[0.10, 0.48], t^* = 0.2$ に対して $[0.24, 0.68]$ となった．一方，CA-19-9 については，$t^* = 0.1$ に対して $[0.64, 0.82], t^* = 0.2$ に対して $[0.70, 0.86]$ となった．また，$t \in (0, 0.2)$ (特異度 80%以上) に対する pAUC の推定値とブートストラップ法に基づく 95%信頼区間は，CA-125 に対して 0.05[0.02, 0.09], CA-19-9 に対して 0.14[0.12, 0.16] となり，$t \in (0, 0.2)$ に限定しても CA-19-9 の方が感度が高いという結果となった．

図 24.1 の正規モデルを指定したパラメトリック解析も実施した (図 24.3(b))．AUC の推定値は，CA-125 に対して 0.69 となり，ノンパラメトリック推定値 0.71 より若干小さな値となった．これは $t = 0.2 \sim 0.6$ 付近での正規モデルによる ROC 曲線の推定値が，ノンパラメトリック法による推定値よりも小さくなっていることを反映している (図 24.3(b))．一方，CA-19-9 に対しての正規モデルの当てはめは総じて良好である (図 24.3(b))．AUC の推定値は 0.86 となり，これはノンパラメトリック推定値にほぼ一致している．最後に，$t \in (0, 0.2)$ に対する pAUC の推定値は，CA-125 に対して 0.05 となり，パラメトリック法による推定値とほぼ一致した．これは $t \in (0, 0.2)$ での正規モデルの当てはめが良好であることを反映している (図 24.3(b))．一方，CA-19-9 の pAUC の推定値は 0.14 となり，再び，パラメトリック推定値とほぼ一致した．

## 24.2 診断法の比較



研究内で複数の診断法を実施することで診断法の比較を行うことができるが，各研究参加者が複数の診断法を同時に受けるのか (**paired design**，対応のあるデザイン)，一つの診断法のみを受けるのか (**unpaired design**，対応のないデザイン) を区別する必要がある．治療法の臨床試験に対応させると，前者はクロスオーバーデザイン，後者は並行群デザインに相当する．対応のあるデザインは，同一個体内で結果を比較できることで診断法の比較効率が高くなり，より小さなサンプルサイズの設計が可能になる．また，診断法間で判定が異なる研究参加者を同定できるので，複数の診断法の組合せによる診断精度の改良等の検討も行える．しかし，ある診断法の実施あるいは結果が別の診断法の結果に影響を与えるならばバイアスが生じる．対応のあるデザインの実施には，診断法間で干渉がないこと，十分なブラインド化が可能等の条件が必要である．

### 24.2.1 診断結果が 2 値変数のとき

診断結果が 2 値変数の場合には，診断精度の指標 (感度，特異度，診断尤度比)，予測値の指標 (陽性予測値，陰性予測値) (24.1.1〜24.1.3 項) に基づいて診断法を比較できる．たとえば，新しい診断法と従来の診断法の比較では，対応のあるデザイン，対応のないデザインを問わず，これらの指標に関して差や比をとることで新しい診断法の「効果」を評価できる．対応のないデザインにおける感度，特異度，陽性予測値，陰性予測値の比較では，二つの独立な二項分布モデルに基づいて差や比の信頼区間を構成できる．また，二群比較の検定では Pearson のカイ二乗検定や Fisher の直接確率法を適用できる (第 7 章参照).

一方，対応のあるデザインでは個体内相関を考慮した信頼区間や検定が必要となる．診断法 A, B を疾患ありの研究参加者 $n_1$ 名に実施したときの結果は表 24.4 のようにまとめられる．

**表 24.4** 対応のあるデザインにおける標本データの集計．ただし，疾患あり $(D = 1)$ のみ

| | | 診断法 A | |
|---|---|---|---|
| | | $Y_{\mathrm{A}} = 0$ | $Y_{\mathrm{A}} = 1$ |
| 診断法 B | $Y_{\mathrm{B}} = 0$ | $a$ | $b$ |
| | $Y_{\mathrm{B}} = 1$ | $c$ | $d$ |

ただし，$n_1 = a+b+c+d$ である．二つの診断法の比較を感度の比，$\psi = Se_{\mathrm{A}}/Se_{\mathrm{B}} = \Pr(Y_{\mathrm{A}} = 1|D = 1)/\Pr(Y_{\mathrm{B}} = 1|D = 1)$，を用いて行うとき，推定量 $\hat{\psi} = \widehat{Se}_{\mathrm{A}}/\widehat{Se}_{\mathrm{B}}$ の自然対数の漸近分散は

$$
\begin{aligned}
&\mathrm{Var}(\log(\hat{\psi})) \\
&\quad = \frac{\Pr(Y_{\mathrm{A}} = 1|D = 1) + \Pr(Y_{\mathrm{B}} = 1|D = 1) - 2\Pr(Y_{\mathrm{A}} = Y_{\mathrm{B}} = 1|D = 1)}{n_1 \Pr(Y_{\mathrm{A}} = 1|D = 1)\Pr(Y_{\mathrm{B}} = 1|D = 1)}
\end{aligned}
$$

となり，その推定量は $\widehat{\mathrm{Var}}(\log(\hat{\psi})) = (b + c)/(b + d)(c + d)$ で与えられる．これより，$\psi$ の 95% 信頼区間 $\exp\{\log(\hat{\psi}) \pm 1.96\sqrt{\mathrm{Var}(\log(\hat{\psi}))}\}$ が得られる[15)]．帰無仮説 $H_0 : \psi = 1$ の検定は，McNemar の検定を用いて行える (カイ二乗検定統計量：$X^2 = (b - c)^2/(b + c)$ )(第 7 章参照)．なお，以上は感度の比較であり，特異度についても同様の比較を考えることができる．しかし，これらの解析はいずれか一方の指標のみに着目した比較であり，その際，もう片方の指標の値が揃っているとは限らない．特に，感度と特異度で診断法間の優劣が異なるときには注意が必要である．

### 24.2.2 ROC 曲線に基づく比較

診断結果が連続的変数のときは ROC 曲線の要約指標に基づいて診断法を比較するのが便利である．AUC を用いるときは診断法 A, B のそれぞれに対して式 (24.12) の AUC のノンパラメトリック推定量，$\widehat{AUC}_{\mathrm{A}}, \widehat{AUC}_{\mathrm{B}}$ を求め，これらの差 $T = \widehat{AUC}_{\mathrm{A}} - \widehat{AUC}_{\mathrm{B}}$ を考える．対応のないデザインでは，$\widehat{AUC}_{\mathrm{A}}, \widehat{AUC}_{\mathrm{B}}$ は独立となるので，漸近分散 (24.13) 式を用いて $T$ の漸近分散を $\mathrm{Var}(\widehat{AUC}_{\mathrm{A}}) + \mathrm{Var}(\widehat{AUC}_{\mathrm{B}})$ とすることができ

る．対応のあるデザインの場合は，漸近分散，

$$\frac{\mathrm{Var}(\hat{S}_{0,\mathrm{A}}(Y_{1,\mathrm{A}})-\hat{S}_{0,\mathrm{B}}(Y_{1,\mathrm{B}}))}{n_1}+\frac{\mathrm{Var}(\hat{S}_{1,\mathrm{A}}(Y_{0,\mathrm{A}})-\hat{S}_{1,\mathrm{B}}(Y_{0,\mathrm{B}}))}{n_0} \tag{24.14}$$

が提案されている[10]．

パラメトリックなアプローチも適用できる．診断法 A, B に対して，たとえば，正規モデル (24.3) を仮定して式 (24.8) の AUC に対する推定量 $\widehat{AUC}_{\mathrm{BN,A}}, \widehat{AUC}_{\mathrm{BN,B}}$ を求め，統計量 $T=\widehat{AUC}_{\mathrm{BN,A}}-\widehat{AUC}_{\mathrm{BN,B}}$ を考えることができる．$T$ の分散推定量はデルタ法による漸近分散，あるいは，ブートストラップ法により求める．

特定の偽陽性率 $t^*$ (たとえば, 0.05, 0.10) の下での (特異度を揃えた下での) $ROC(t^*)$ や，pAUC に対しても同様の推測を考えることができる．分散推定量はブートストラップ法を用いて推定することができる (24.1.9 項).

### 24.2.3 数 値 例

24.1.9 項の膵がんのマーカー研究は，研究参加者 (膵炎患者 (コントロール) と，膵がん患者 (ケース)) 由来の血清に対して二つのマーカー (CA-125 と CA19-9) を測定しており，対応のあるデザインに該当する．24.1.9 項の結果より，二つのマーカー間での AUC の差は $T=\widehat{AUC}_{\mathrm{CA-19-9}}-\widehat{AUC}_{\mathrm{CA-125}}=0.86-0.71=0.16$，式 (24.14) の DeLong らの漸近分散推定値 0.0033 を用いた $Z$ 統計量は 2.72 となり，両側 $p$ 値は 0.0065 となった．ブートストラップ法による分散推定値 0.0032 を用いると，$Z=2.75$，$p=0.0060$ となり，DeLong らの方法とほとんど同じ結果であった．一方，正規モデルに基づくパラメトリック法では，$T_{\mathrm{BN}}=\widehat{AUC}_{\mathrm{BN,CA-19-9}}-\widehat{AUC}_{\mathrm{BN,CA-125}}=0.86-0.69=0.17$ となり，ブートストラップ法による分散推定量 0.0037 を用いて，$Z=2.99$，$p=0.0028$ が得られた．いずれもマーカー間で AUC が有意に異なる結果となった．

偽陽性率 $t\subset(0,0.2)$ における pAUC の差の検定では，ノンパラメトリック法，正規モデルに基づくパラメトリック法ともに，ブートストラップ法による分散推定値を用いた両側 $p$ 値は 0.0001 未満となり，高度に有意な結果となった．

## 24.3 共変量の調整

背景因子，疾患重症度，診断者，診断環境等の共変量は診断精度 (感度や特異度) に大きな影響を与えうる．同じ疾患または健常人内でも性や年齢等の影響を受けることもある．また，同じ疾患でもより進行した患者 (たとえば，進行がん患者) や悪性度が高い疾患ほど陽性と診断されやすい傾向がある．その一方で，診断者の経験年数・熟練度，診断設備・体制の充実度等も診断精度に少なからず影響すると考えられる．

### 24.3.1 診断結果が 2 値変数のとき

診断結果 $Y$ が 2 値変数で与えられるときには，$Y$ を目的変数としたロジスティックモデルや，対数線形モデル等を用いて共変量の影響を評価できる (第 8 章参照)．疾患あり ($D=1$) と疾患なし ($D=0$) の集団で異なるモデル

$$g(\Pr[Y=1|D=1,X_1])=\gamma_1+\theta_1 X_1, \quad g(\Pr[Y=1|D=0,X_0])=\gamma_0+\theta_0 X_0$$

を仮定し，別々に解析してもよい．ここで，$g_1, g_0$ はリンク関数であり，$X_1, X_0$ は共変量である．なお，前者は感度のモデル，後者は偽陽性率 (= 1− 特異度) のモデルである．二つの集団で共通のリンク関数を仮定できるならば一つのモデルに統合できる．たとえば，

$$g(\Pr[Y=1|D,X_1,X_0])=\gamma_0+\gamma I(D=1)+\theta_0 X_0 I(D=0)+\theta_1 X_1 I(D=1)$$

を考える．ここで，$\gamma=\gamma_1-\gamma_0$ である．このような統合モデルの利点は効果の共通性 (いまの例では $\gamma=0$) を調べることができることである．共通効果を仮定できるようであればパラメータ数を減らすことで推測の精度を向上できる．

診断法が複数ある場合には，診断法をモデルに含めることにより，共変量で調整した診断法の比較が行える．これは 24.2.1 項の解析の拡張と捉えることもできる．対応のあるデータを含め，同一個体から複数の診断結果が得られたデータ (いわゆる clustered data，クラスター化されたデータ) の回帰分析では，周辺モデル (marginal models) に基づく一般化推定方程式 (generalized estimating equation, GEE) を適用できる[16)]．以上の解析は，予測値の指標 (陽性・陰性反応予測値) の解析にも適用できるが，有病率に関係する因子も取り入れることになるので解釈はより複雑となる．

### 24.3.2 診断結果が連続的変数，順序カテゴリカル変数のとき

ROC 解析においても共変量の調整を行うことができるが，カットオフ値の調整の有無を最初に検討する必要がある．なぜなら，同じカットオフ値を用いたときの偽陽性率が，共変量によって大きく変動する可能性があるからである．たとえば，PSA を用いた前立腺がんの検診では，加齢とともに PSA の産生量が多くなることから年齢が高いほど基準値も高く設定されている．この例のように，特定の共変量を考慮した診断が必要とされる場合には，共変量の水準別にカットオフ値を調整すべきである．仮に共変量を無視して共通のカットオフ値を設けると，これに対応した ROC 曲線が別に得られるがこれは現場では意味をなさないだろう (一般に，共変量で条件づけをした場合としなかった場合で，診断結果 $Y$ の分布は異なるので異なる ROC 曲線が得られる)．逆に，共変量を考慮する必要がないと判断されれば，共通のカットオフ値の使用を想定した ROC 曲線を用いるべきである．

カットオフ値の調整が必要な場合には，疾患なしの集団 ($D=0$) において，共変量の水準別に診断結果 $Y$ の分布 (共変量で条件づけた $Y$ の分布) の分位点を推定することになる．多くの推定法が提案されているが，$Y$ の分布に特定の分布を指定するパラ

メトリックアプローチと，共変量効果の構造のみを指定するセミパラメトリックアプローチがある[1]．この推定結果に基づいて，共変量の水準別にカットオフ値を調整した ROC 曲線 $\{(t, ROC(t), t \in (0,1)\}$ を考えることができる．これにより，任意の偽陽性率 $t$ に対して，共変量の水準を通して共通の $t$ の値を達成できる状況を考えることができる (無調整の場合はそうとは限らない).

次のステップは，ROC 曲線 (共変量でカットオフ値を調整，または無調整の ROC 曲線) と共変量の関係を評価することである．一つのアプローチは，疾患ありの集団 $(D=1)$ のデータも加えて，診断結果 $Y$ の分布に対する共変量 $X$ の効果をモデリングすることである．しかし，ROC 曲線上での効果として解釈が容易であるとは限らない．また，そもそも $Y$ に関する一つのモデルは一つの ROC 曲線を規定するが逆は成立しない．そこで ROC 曲線自体をモデリングするアプローチが近年提案されている．その一つは次の ROC-GLM 回帰である[17, 18]．

$$g(ROC(t;X)) = h_0(t) + \theta X, \quad t \in T_X \subset (0,1)$$

たとえば，リンク関数 $g$ をプロビット関数 $\Phi^{-1}, h_0(t) = \alpha + \beta\Phi^{-1}(t)$ と指定すれば，正規モデル (24.3) 式の回帰モデルが得られる．

$$ROC(t;X) = \Phi(\alpha + \beta\Phi^{-1}(t) + \theta X), \quad t \in T_X \subset (0,1)$$

なお，$h_0(t)$ に対して特定の形状を置かないセミパラメトリックなモデルも指定できる．また，想定する偽陽性率 $t$ の範囲は $(0,1)$ の部分区間，たとえば，$(0, 0.05)$ 等と指定してもよい．



## 24.4　診断法研究の計画と報告

診断法の開発，または，その性能評価のための臨床研究は，治療法を対象とした臨床研究と同様に，研究目的，研究計画，研究の実施と管理，データ解析，結果の報告にいたる研究の全プロセスにおいて周到な計画が求められる．研究プロトコルの作成はいうまでもないことであるが，論文等を通しての研究報告においても必要な事項をもれなく記載することが求められる．なお，研究報告に関するガイダンスとして，**standards for reporting of diagnostic accuracy** (STARD)[19] が作成されており (表 24.5)，多くの学会誌で採用されている．表 24.5 は，2015 年に改訂された STARD2015 の 30 項目である．このガイダンスは診断法研究の臨床的意義と，エビデンスを正しく評価できる情報が適切に報告されることを要請している．ガイダンスの項目はそのまま研究プロトコルに記載すべき項目ということもできる．

診断法研究のエビデンスの質は潜在的なバイアスと統計的不確実性 (偶然誤差) に直結しており，研究計画時点での適切な対処が最も重要である．以下では，STARD ガイダンスと対応させつつ，研究計画におけるいくつかの要点をまとめる．

**表 24.5** STARD2015 ガイダンス

| 節・トピック | 項目番号 | チェックリスト項目 |
|---|---|---|
| タイトル・要旨 | 1 | 診断法の性能評価の研究であることが識別可能．少なくとも一つ以上の性能指標 (感度，特異度，的中度，AUC など) を含める |
| 要旨 | 2 | 要旨の階層化 (研究目的，デザイン，方法，結果，結論) |
| 背景 | 3 | 科学的かつ臨床的背景．index test[1] の使用目的，臨床での役割を含む |
| | 4 | 研究目的と仮説 |
| 方法 | | |
| 研究デザイン | 5 | データの収集は，index test と reference standard[2] の実施の前に計画されているか (前向き研究)，後に計画されているか (後向き研究) |
| 研究参加者 | 6 | 適格基準 |
| | 7 | 何に基づいて適格な研究参加者は同定されたか (症状，過去の診断結果，レジストリーへの登録など) |
| 診断の方法 | 8 | いつ，どこで適格な研究参加者は同定されたか (状況，場所，日付) |
| | 9 | 研究参加者は，連続したサンプル，ランダムサンプル，または，都合良く得られたサンプルのいずれなのか |
| 診断法 | 10 | index test と reference standard．第三者が再現できるだけの十分な詳細が必要 |
| | 11 | reference standard 選択の理論的根拠 (複数存在する場合) |
| | 12 | index test と reference standard で用いる陽性カットオフ値，または，診断分類の定義と理論的根拠．事前に指定したものか，事後に探索的に選んだものかを区別 |
| | 13 | 臨床情報と index test (reference standard) の結果は，reference standard (index test) の実施者・評価者が利用可能であったか，そうでなかったか |
| データ解析 | 14 | 診断性能の指標の推定，または，比較の方法 |
| | 15 | index test と reference standard における判定保留の結果をいかに処理したか |
| | 16 | index test と reference standard における欠測データをいかに処理したか |
| | 17 | 診断性能の評価における偶然的誤差の解析 (統計的推測)．事前に指定した解析と探索的解析を区別 |
| | 18 | 計画したサンプルサイズとその設計法 |
| 結果 | | |
| 研究参加者 | 19 | 研究参加者のフローを図で表す |
| | 20 | ベースラインでの研究参加者の人口学的・臨床的特徴 |
| | 21 | 標的疾患を有する集団での疾患重症度の分布．また，標的疾患を有しない集団での他の診断 (併存症など) の分布 |
| | 22 | index test と reference standard の時間間隔，また，そこで行われた臨床介入 |
| 診断の結果 | 23 | index test の結果 (分布) と reference standard の結果のクロス集計 |
| | 24 | 診断性能指標の推定とその精度 (95%信頼区間など) |
| | 25 | index test または reference standard の実施より生じたすべての有害事象 |
| 考察 | 26 | 研究の限界．バイアス，統計的不確実性，一般可能性を含む |
| | 27 | 実地臨床に対する影響．index test の使用目的，臨床での役割を含む |
| その他の情報 | 28 | 登録の名前と登録番号 |
| | 29 | 研究プロトコルの問い合わせ先 |
| | 30 | 資金提供者と他の支援・資金提供者の役割 |

[1] index test：評価対象の診断法．新規診断法など
[2] reference standard: 参照基準．ゴールドスタンダードなど

### 24.4.1 研究参加者の設定，選択

研究対象となる標的集団に対して適格基準を適切に規定する (項目 6). 診断法を医療におけるどの段階で用いるか，たとえば，疾患のスクリーニング，あるいは，より確定的な診断で用いるかで標的集団は大きく変わりうるので，一連の医療におけるどの段階での診断を評価対象にするかも適格基準に含める. 安全性や実施可能性の観点から除外基準を含める場合は，一部の集団が除外されることの診断精度への影響を考察しておくべきである.

研究参加者の選択法 (項目 8) に関してはさまざまなものがあるが，症状の発現等で疾患が疑われる適格例を連続的に登録し，研究対象の診断法 (index test, IT) とゴールドスタンダードに代表される参照診断法 (reference standard, RS) を実施するものが多い. これには，RS で確定診断された後に IT を実施するものがあり，これはケースコントロール型のデザインとみなすことができる. 一方，IT を先に実施した症例のなかから適格例を同定し，全症例，あるいは，その一部で RS を実施するコホート型のデザインもある. さらには，診療データベース等から，適格基準をみたし，IT または RS，あるいは両方が実施された症例を抽出する研究もある. 適格基準をみたした症例から一部を抽出して研究対象とする場合にはその抽出法 (ランダム抽出，系統的抽出) を明らかにする必要がある (項目 9). 選択法が異なると選択される集団も異なる (項目 7). 実際の集団と当初想定した標的集団の違いは研究の一般化可能性に関わる.

研究実施後に診断結果を前向きに観察する研究は，研究上重要な変数 (ベースラインと結果変数) をあらかじめ定めたうえで，質の高いデータの収集を可能とする. これに対して，過去の診断データを収集する後向き研究は，実地臨床のデータを収集できるという長所がある反面，適格基準をみたす症例の同定や質の高いデータの収集が難しいという短所がある (項目 5).

24

### 24.4.2 診断法の定義と実施

研究で実施する診断法 (IT と RS) とその実施 (用いる検体，保管法，測定機器，測定方法，カットオフ値を含む判定基準等) について第三者が再現できるだけの詳細を定める必要がある (項目 10). このような情報は，現場の医師が診断法の実施可能性を評価する際にも役立つ. ゴールドスタンダードが存在せず，複数の RS の候補のなかから一つの RS を用いる場合にはその理論的根拠が必要である (項目 11). 複数の RS を組み合わせる場合にはその方法を明記する必要がある. あわせて，真の疾患の状態とどの程度の相関が想定できるかも考察すべきである. 診断で用いる陽性判定のカットオフ値はあらかじめ指定され，その理論的根拠とともに明記されることが望ましい (項目 12). もし事後に探索的に (診断精度が最良となるように) カットオフ値を求めた場合にはその旨必ず明記する必要がある (項目 12). この場合の診断精度は一般に過大推定となり，偏りのない推定のためには独立した集団を対象とした研究が別に必要となる.

診断結果が診断者の経験年数やスキルによって大きく変動することが想定される場合には (たとえば，画像診断)，診断者の専門性・診断経験，事前トレーニングの有無等について明記すべきである．

診断者が対象集団の有病率，あるいは，他の臨床的特性の情報にアクセス可能であれば評価にバイアスが入りうる．また，複数の診断法の実施では，片方の診断法の結果を知ることが他方の診断法の結果にバイアスをもたらす可能性がある．これらのバイアスの防止・減少のために，臨床データや診断法に関するブラインド化を可能な限り検討し，実施すべきである (項目 13).

## 24.5 診断法開発のフェーズ

医薬品の開発では第 I 相試験から第 IV 相の市販後評価にいたる一連のフェーズが確立しているが，診断法開発においても同様のフェーズ構造を考えることができる (表 24.6)[1]．もちろん，実際の開発の進め方は，対象疾患，既存の診断法等によって大きく変わるが，一つの目安として捉えると有用であろう．

なお，第 IV 相のコホート研究では，倫理的配慮やコスト等の制約から，新規診断法が陰性の場合に参照診断法 (ゴールドスタンダード) を実施しないことがある．すなわち，新規診断法が陰性となった参加者の一部，あるいは，すべてにおいて参照診断法の結果のデータが欠測となり，これを無視して解析するとバイアスが生じる (verification bias)．このような欠測データの扱い，バイアス補正の概要については，たとえば，Pape et al.[1], Zhou et al.[2] のテキストを参照されたい．

**表 24.6** 診断法開発のフェーズ

| 相 | 位置づけ | 主な目的 | 主なデザイン |
|---|---|---|---|
| I | 早期探索，仮説生成 | 診断法の探索と診断性能の早期評価 (さまざまな病型・重症度の患者，誤診断を招きやすい非疾患の個体も加えた広範囲な検討)<br>さまざまな実施条件・環境下での診断結果の再現性・頑健性 (分析的妥当性) の評価 | 収集が容易なサンプルを用いたケースコントロールデザイン．データ収集は後向き |
| II | 仮説の確認，バリデーション | ケースコントロールの選択，診断法実施等に関する一定の基準を設けたバリデーション．診断精度 (感度・特異度) の推定．臨床的に意味のある水準かを判定 | 標的集団を明確に定めた後向きケースコントロールデザイン |
| III | 診断精度の最適化 | 感度と特異度のトレードオフ，臨床上の重みを考慮した最適なカットオフ値の選択．共変量の調整 (24.3 節)．複数の診断法の比較 (優越性/非劣性検定)，または，診断法を組み合わせたときの精度の評価 | 標的集団を明確に定めた後向きケースコントロールデザイン．より大規模 |
| IV | 標的集団での前向き評価 | 標的集団で診断法を前向きに実施したときの診断精度，予測値を評価 | 標的集団を対象としたコホート研究. |
| V | 臨床有用性の評価 | 新規診断法を臨床導入したときの最終アウトカムの向上を検証<br>リスクベネフィット，コスト等の評価を踏まえた臨床有用性の評価 | ランダム化デザイン (新規診断法の実施の有無をランダム化) |

最終のフェーズである第V相研究まで進んだ事例はいまだ少ない．乳房撮影スクリーニングを用いた乳がん検診の研究は数少ない例の一つである．第V相研究に相当する乳がん検診導入のランダム化試験を実施した後の種々の課題についてはBarlow[20]を参照されたい．

## 文　献


1) Pepe, MS. *The Statistical Evaluation of Medical Tests for Classification and Prediction*, Oxford University Press, 2003.
2) Zhou, X-H, NA Obuchowski and DK McClish. *Statistical Methods in Diagnostic Medicine*, 2nd ed, Wiley, 2011.
3) Nieboer, D, Y Vergouwe, DP Ankerst, MJ Roobol and EW Steyerberg. *BMC Med Res Methodol* **16**: 128, 2016.
4) Metz, CE. *Seminars in Nuclear Medicine* **8**: 283–298, 1978.
5) 丹後俊郎．臨床検査への統計学 (統計ライブラリー)，朝倉書店，1986.
6) McClish, DK. *Med Decis Making* **9**: 190–195, 1989.
7) Thompson, ML and W Zucchini. *Stat Med* **8**: 1277–1290, 1989.
8) Jiang, Y, CE Metz and RM Nishikawa. *Radiology* **201**: 745–750, 1996.
9) Hsieh, F and BW Turnbull. *Ann Stat* **24**: 25–40, 1996.
10) DeLong, ER, DM DeLong and DL Clarke-Pearson. *Biometrics* **44**: 837–845, 1988.
11) Wieand, S, MH Gail, BR James and KL James. *Biometrika* **76**: 585–592, 1989.
12) Dorfman, DD and E Alf. *J Mathe Psychol* **6**: 487–496, 1969.
13) Metz, CE, BA Herman and JH Shen. *Stat Med* **17**: 1033–1053, 1988.
14) Robin, X, N Turck, A Hainard, N Tiberti, F Lisacek, JC Sanchez and M Müller. *BMC Bioinformatics* **12**: 77, 2011.
15) Cheng, H and M Macaluso. *Epidemiology* **8**: 104–106, 1997.
16) Leisenring, W, MS Pepe and G Longton. *Stat Med* **16**: 1263–1281, 1997.
17) Alonzo, TA and MS Pepe. *Biostatistics* **3**: 421–432, 2002.
18) Cai, T and MS Pepe. *J Am Stat Assoc* **97**: 1099–1107, 2002.
19) STARD 2015: an updated list of essential items for reporting diagnostic accuracy studies. `http://www.stard-statement.org/`
20) Barlow WE. Matsui, S and J Crowley, eds. In *Frontiers of Biostatistical Methods and Applications in Clinical Oncology*, Springer, 2017.


24

Chapter 25

# オミクス解析研究

## 25.1 遺伝疫学

遺伝疫学 (genetic epidemiology) では，ヒトの疾患等の形質を規定する遺伝的な要因を見出し，環境要因との相互作用を含めてヒト集団における遺伝の役割を調べることが目的となる．そこで，基本となるものは親から子への継承であって，さかのぼれば，われわれの祖先生物のもっていた生殖細胞が代々受け継がれている．2 倍体生物であるヒトは，23 対の染色体 (つまり計 46 本の染色体) を有しており，22 本の常染色体と一対の性染色体からなる．染色体は，配偶子 (卵子または精子) を介して親から子に伝達され，一対の染色体は減数分裂で分離する．遺伝因子は染色体上に存在しており，減数分裂での分離に伴って遺伝因子も分離する．一対の染色体は，その他の一対の染色体とは独立に分離する．

ゲノムとは子孫に伝わる遺伝物質全体を指す．遺伝因子の実体は DNA (deoxyribonucleic acid) であり，DNA を構成する塩基配列 (アデニン (A)，グアニン (G)，シトシン (C)，チミン (T) の 4 種類の塩基からなる) を観察して，研究対象の形質に関わる遺伝因子の存在する箇所を具体的に絞り込んでいく．ただし，ヒトゲノムサイズはおよそ 30 億塩基対と膨大であり，特に複数の要因による複合的効果がある場合等では，要因を絞り込む作業は容易でない．遺伝連鎖分析等の家系を用いたこれまでの遺伝疫学研究では，親子間の類似性と遺伝による継承の過程を統計的にモデル化し定量的に評価することで，遺伝因子の特定に成功してきた．家系内の類似性はヒト集団内における類似性にまで一般化され，今日では，一般集団における遺伝的要因の探索に研究対象が移行している．また，全ゲノムにわたる塩基配列が直接観察できるようになったことから，データが高次元化しており，解析のための新たな統計手法が開発されつつある．以下では，基本的な遺伝学モデルを述べた後で，現在用いられている統計手法についてみていく．

### 25.1.1 遺伝子多型

ヒトの全ゲノム長は $32 \times 10^8$ と膨大であるが，血縁関係のない 2 人のヒトを比較すると，平均的におよそゲノムの 1331 カ所に 1 カ所の違い (バリアント) があること

が知られており (分離するという), 大半は同一である. このわずかな違いが個性を生み出すと同時に, 疾患の罹患しやすさに等に関与している可能性があることから, 遺伝疫学で着目される研究対象となる. これは生まれたときに決定され, 生涯を通じて不変であることから, 因果関係の最上流に位置する. このことは遺伝疫学の特殊性といえる. バリアントは, 減数分裂の際に生じた突然変異に起因する. この突然変異が, また偶然にその子へ継承され, さらに継承が何世代にわたって繰り返されることで集団中に拡散することになる. 12 番染色体上の aldehyde dehydrogenase 2 (ALDH2) 遺伝子に含まれる**一塩基多型** (single nucleotide polymorphism, SNP) rs671 を例に考える. A と G の 2 種類の**アリル** (対立遺伝子, allele) からなっており, A を有しているとアルコールを摂取することで顔が赤くなる反応を示すことが知られている. 2 倍体生物であるヒトは二つのアリルをもつため, 個体は, AA, AG, GG のいずれか (遺伝子型) となる. 国際 HapMap プロジェクトで収集された 113 名で構成される日本人集団 (JPT) の遺伝子型データでは, AA, AG, GG をもつ個体はそれぞれ 5, 40, 68 名という内訳であった. 遺伝子型頻度は, それぞれ, $P(\mathrm{AA}) = 5/113$, $P(\mathrm{AG}) = 40/113$, $P(\mathrm{GG}) = 68/113$ である. AA 型の個体は二つの A アリルをもち, GG 型の個体は二つの G アリルをもち, AG 型は A アリルと G アリルを一つずつもつことになる. この集団中には合計 $2 \times 113 = 226$ 個のアリルがあり, A アリルは AA 型の 5 名に 10 個, AG 型の 40 名に 40 個ある. 同様に, G アリルは GG 型の 68 名に 136 個, AG 型の 40 名に 40 個ある. したがって, A, G アリルの頻度はそれぞれ, $P(\mathrm{A}) = (10 + 40)/226$, $P(\mathrm{G}) = (136 + 40)/226$ と計算される. 頻度の低いアリルをマイナーアリル, 頻度の高いアリルをメジャーアリルとよぶ. rs671 では, A がマイナーアリル, G がメジャーアリルである. また, マイナーアリルの頻度を**マイナーアリル頻度** (minor allele frequency, MAF) とよぶ. 親から子へ伝わるものは, 個体ではなく, 卵子あるいは精子によって運ばれていく遺伝子である. 遺伝学で考察の対象となるものは遺伝子の集合となる. 個体間で交配がありうる生物種の集団で考えられる遺伝子の集合を遺伝子プールとよぶ.

DNA 配列中に最も多く存在するバリアントは一塩基の違い (single nucleotide variant, SNV) であり, 以降は, SNV を中心に議論を進めていく. $n$ ハプロイド個体 ($n$ 個の 23 本の染色体セット) において, MAF が $f$ 以上である分離サイト (バリアント) の期待総数は $S_f = G\theta \sum_{m=nf}^{(1-f)n} m^{-1}$ で推計できる[1]. ここで, $G$ はゲノム全長 $32 \times 10^8$, $\theta$ は集団突然変異パラメータ $4N_e\mu$ である. ただし, $N_e$ は**集団有効サイズ** (effective population size), $\mu$ は突然変異率 (世代当たり, サイト当たり) を意味する. 標準中立仮定の下で $\theta = 1/1331$ とし, $n$ が十分大きいとしたときの所与の MAF 以上をもつバリアントサイトの総数を表にまとめた. これは人類集団中に存在するバリアントサイト総数の予測値を与えると考えられる. SNP は, MAF が 1%や 5%以上の集団頻度の高い SNV を意味するが, その総数は表 25.1 より, およそ 1104 万か所存在するという計算になる.

**表 25.1** 人類集団中に存在する MAF が $f$ 以上のバリアントサイト総数 ($n \to \infty$ のときの近似 $S_f \approx G\theta \log \frac{1-f}{f}$ を用いて推計)[2)]

| $f$ | MAF $\geq f$ の期待サイト数 ($\times 10^4$) | 何塩基対おきに存在するか |
|---|---|---|
| 0.01% | 2214 | 144 |
| 0.1% | 1661 | 192 |
| 0.5% | 1272 | 252 |
| 1% | 1104 | 290 |
| 5% | 708 | 452 |
| 10% | 528 | 606 |

新たに生じた (中立な) バリアントが高い集団頻度に到達するにはある程度長い年月を要する (現在の頻度 $x$ のバリアントの期待年齢は $-4N_e \frac{x}{1-x} \log x$ 世代前と推測できる[3)]). このことは, より頻度の低い SNV まで考慮すると, その総数が爆発的に増えることを意味している.

### 25.1.2 遺伝継承法則と Hardy–Weinberg 平衡

卵子がすべての精子と均等に受精する過程を任意交配 (random mating) という. いま, 二つのアリル A/G をもつ遺伝子座 (locus) を考え, 父親集団の遺伝子プールの A/G の頻度をそれぞれ $p_m$, $q_m$ とし ($p_m + q_m = 1$), 同様に, 母親集団の遺伝子プールの A/G の頻度をそれぞれ $p_f$, $q_f(p_f + q_f = 1)$ とする. もし両集団の遺伝子プールが十分大きければ, 無限大の配偶子集団からの無作為抽出としてモデル化ができる. 父親集団の三つの遺伝子型 AA, AG, GG の頻度をそれぞれ $x_m$, $y_m$, $z_m$, 同様に, 母親集団についても $x_f$, $y_f$, $z_f$ とする. そのとき, $p_m = x_m + \frac{1}{2}y_m$, $q_m = \frac{1}{2}y_m + z_m = 1 - p_m$, $p_f = x_f + \frac{1}{2}y_f$, $q_f = \frac{1}{2}y_f + z_f = 1 - p_f$ である. ここで, 任意交配の仮定を置く. そのとき, たとえば, 両親の遺伝子型 (それぞれ $M, F$ とする) がいずれも AA 型である確率は $x_m x_f$ で表され, 同様に, その他の両親の組合せもすべて周辺分布の積で表現される. その結果, 子 $O$ が AA である確率は $P(O = \mathrm{AA}) = \sum_{M,F} P(O = \mathrm{AA}|M, F)P(M)P(F) = p_m p_f$ となる. 同様に, $P(O = \mathrm{GG}) = q_m q_f$, $P(O = \mathrm{AG}) = p_m q_f + p_f q_m$ となる. 以上より, 子世代での A アリルの頻度 ($= p$) は, $p = p_m p_f + \frac{1}{2}(p_m q_f + p_f q_m) = \frac{1}{2}(p_m + p_f)$ となり, 同じく G アリルの頻度 ($= q$) は $q = \frac{1}{2}(q_m + q_f)$ となる.

言い換えると, 子集団のアリル頻度は父親集団と母親集団のアリル頻度の平均となる. 続いて, この子集団を父親と母親集団とした任意交配を行うと, 同様の議論から, $P(O = \mathrm{AA}) = p^2$, $P(O = \mathrm{AG}) = 2pq$, $P(O = \mathrm{GG}) = q^2$ が得られる. したがって, 次の子世代以降では, 遺伝子型分布ならびにアリル頻度が変化しない. つまり, 一世代で任意交配によって遺伝子型分布は平衡に達する. これを **Hardy–Weinberg 平衡** (Hardy–Weinberg equilibrium, HWE) という[4, 5)]. G アリルの個数が従う分布とみれば, パラメータ $(q, 2)$ の二項分布である. 十分大きいサイズのヒト一般集団を対象とした遺伝学研究においては, HWE を仮定することが多い. 実験エラー等の何らかの体系的なエラーは，HWE からの逸脱をもたらすことから，データの品質管理に利用される．具体的には，カイ二乗検定や正確検定[6] によって HWE の検定を行い，強い有意差が認められないことを確かめたうえで解析に利用するかどうかを判断する．

### 25.1.3 連 鎖 不 平 衡

これまでは 1 座位におけるバリアントを考えていたが，ここでは二つの座位でのバリアントの組合せを考える．一つ目の座位のアリルを A/a，もう一つの座位のアリルを B/b とし，対応するアリル頻度を，$p_{\mathrm{A}}$, $p_{\mathrm{a}}$, $p_{\mathrm{B}}$, $p_{\mathrm{b}}$ と置く．組合せは，AB, aB, Ab, ab の 4 通りが存在する．特に，二つの座位が同一の染色体上にあるとき，座位間のアリルの組合せをハプロタイプという．二つの座位が独立に分離するとき，4 通りの配偶子の頻度は，$P(\mathrm{AB}) = p_{\mathrm{A}}p_{\mathrm{B}}$, $P(\mathrm{Ab}) = p_{\mathrm{A}}p_{\mathrm{b}}$, $P(\mathrm{aB}) = p_{\mathrm{a}}p_{\mathrm{B}}$, $P(\mathrm{ab}) = p_{\mathrm{a}}p_{\mathrm{b}}$ と積で書ける．このとき，**連鎖平衡** (linkage equilibrium) にあるという．二つの座位が同一染色体上の近接した位置にある場合，独立性が成立しないことがある．これを**連鎖不平衡** (linkage disequilibrium, LD) という．4 通りの配偶子の頻度を，$P(\mathrm{AB}) = p_{\mathrm{AB}}$, $P(\mathrm{Ab}) = p_{\mathrm{Ab}}$, $P(\mathrm{aB}) = p_{\mathrm{aB}}$, $P(\mathrm{ab}) = p_{\mathrm{ab}}$ と置けば，

$$D = p_{\mathrm{AB}} - p_{\mathrm{A}}p_{\mathrm{B}}$$

は連鎖不平衡の程度を表し，連鎖不平衡係数とよばれる．連鎖平衡であれば，$D = 0$ となる．$D$ のとりうる範囲はアリル頻度に依存するため，異なるアリルの組みの間の連鎖不平衡の度合いを比べるのには適していない．$D'$ は，$D/D_{\max}$ で定義される $-1$ から 1 の値をとる統計量である[7]．ここで $D_{\max}$ は $D < 0$ のときに $\min(p_{\mathrm{A}}p_{\mathrm{B}}, p_{\mathrm{a}}p_{\mathrm{b}})$, $D > 0$ のときは $\min(p_{\mathrm{A}}p_{\mathrm{b}}, p_{\mathrm{a}}p_{\mathrm{B}})$ をとる量である．もうひとつのよく使われる統計量は，以下の Pearson 相関係数である．

$$r = \frac{D}{\sqrt{p_{\mathrm{A}}p_{\mathrm{a}}p_{\mathrm{B}}p_{\mathrm{b}}}}$$

実際には配偶子はデータ中で観察されない．観察されるものは遺伝子型の組合せ (ディプロタイプ) である．そのため，遺伝子型データから $D$ を最尤推定等によって推定し，その結果を用いて上記の統計量を求める．推定には HWE の仮定が置かれるが，つねに成り立つとは限らない．Wellek と Ziegler は，各座位のマイナーアリルの個数 ($\{0, 1, 2\}$) の間で計算された Pearson 相関係数を連鎖不平衡の尺度として用いることを提案した[8]．この母集団版は HWE の仮定の下で $r$ に一致し，さらに，HWE が成り立たない場合でも相関係数としての解釈ができるため便利である．また統計量自体も陽に書けるため利用しやすい．

### 25.1.4 遺伝的組み換えと遺伝的距離

連鎖不平衡は，減数分裂時の交叉 (交差，乗り換え) に起因する．減数分裂では，卵子

あるいは精子の相同染色体のそれぞれが複製され，相同染色体同士が対合し，4 本の染色体がまとまった状態となる (四分染色体)．このとき，四分染色体間に交叉とよばれる染色分体間でのつなぎ替えが起こり，つなぎ替えられた染色体の 1 本が子に伝わる．いま $\mathrm{SNP}_1$(A/a), $\mathrm{SNP}_2$(B/b), $\mathrm{SNP}_3$(C/c) の三つの SNP がこの順に並んでいるとし，これらについて一方の親が A-B-C/a-b-c という遺伝子型をもつとしよう．相同染色体の複製により，A-B-C, A-B-C, a-b-c, a-b-c の 4 本の染色体ができる．いま，図 25.1 (Ott 1999[9] の Figure 1.2) のような交叉によるつなぎ替えによって，A-B-C, A-b-c, a-B-c, a-b-C の 4 本が得られたとしよう (右端図)．

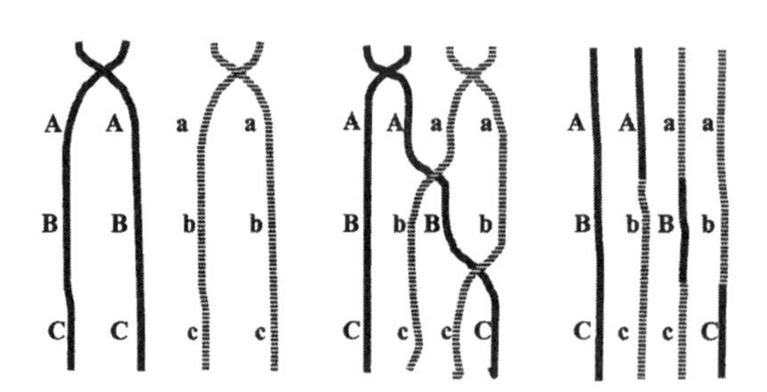


**図 25.1** 交叉の例 (三つの $\mathrm{SNP}_1$(A/a), $\mathrm{SNP}_2$(B/b), $\mathrm{SNP}_3$(C/c))

この 4 本のいずれか 1 本が子に伝わることになる．多くの場合，交叉の生じた箇所を具体的に知ることができないため，観察データから推測する必要がある．もし仮に，$\mathrm{SNP}_1$ と $\mathrm{SNP}_3$ しか観察できないとすれば，a-B-c が伝わった場合，交叉が両 SNP 間で生じているにもかかわらず，a-c が観察されるため，交叉が生じていない場合と区別できない．二つの SNP に着目した場合，交叉が生じていることがわかるのは，奇数回の交叉が起こった場合のみである．親のもつハプロタイプと子のハプロタイプが異なる場合を組み換え型という．$\mathrm{SNP}_1$ と $\mathrm{SNP}_3$ に着目した場合，親のハプロタイプは，A-B と a-b であるので，組み換え型は A-b-c, a-b-C が伝わった場合であり，非組み換え型は A-B-C, a-B-c が伝わった場合である．二つの座位間で組み換え型が生じる確率を組み換え率とよぶ．これを $r$ で表す．二つの SNP 間の物理的距離が近ければ $r$ は 0 に近く，一方で，遠くなるにつれて独立に近くなり，0.5 に近づいていく．

2 座位間の遺伝的距離は，1 回の減数分裂当たりに生じる交叉の期待数として定義されており，期待数が 1 のときに 1 Morgan とされる．期待数 0.01 を 1 単位とした cM (センチ Morgan) が単位として用いられることが多い．ヒトでの 1 cM は近似的に 100 万塩基対と推定されている．組み換え率から遺伝的距離を推定するための関係式には Haldane の地図関数[10] $d = -\frac{1}{2}\log(1-2r)$ や Kosambi[11] の地図関数 $d = \frac{1}{4}\log\{(1+2r)/(1-2r)\}$ 等がある．ここで $d$ は遺伝的距離 (単位は Morgan)，$r$ は組み換え率である．

いまそれぞれアリル A/a, B/b をもつ 2 座位間の配偶子頻度の時間的変化を考える．

現在の A-B 配偶子の頻度が $p_{\mathrm{AB}}$ であるとき，次世代の A-B 配偶子の頻度は，組み換え率 $r$ とすれば，$p'_{\mathrm{AB}} = (1-r)p_{\mathrm{AB}} + rp_{\mathrm{A}}p_{\mathrm{B}}$ となる．第二項は，組み換えが生じた場合であり，別々の親から由来した配偶子であるため各アリル頻度の積となっている．HWE を仮定すれば，$p_{\mathrm{A}}$ と $p_{\mathrm{B}}$ は世代を通して一定であるから，世代 $t$ での連鎖不平衡係数 $D_t = p_{\mathrm{AB},t} - p_{\mathrm{A}}p_{\mathrm{B}}$ を考えると，$D_t = (1-r)^t D_0$ という漸化式が得られる．ここで $D_0$ は初期の連鎖不平衡係数である．すなわち，毎世代 $1-r$ の割合で連鎖不平衡係数 (の絶対値) は減少していく．つまり，平衡となるのは $D_t = 0$ のときであり，これが連鎖平衡の状態である．1 座位の場合と異なり，直ちに平衡には達しない．独立な場合 ($r = 0.5$) であっても同様である．

遺伝的距離には幅広い領域での応用がある．たとえば，PHASE[12] や SHAPEIT2[13] 等のハプロタイプ推定とフェージングの手法には隠れ Markov モデルが利用されているが，隠れ状態のサイト間推移率のモデリングに遺伝的距離が用いられている．同様のモデルは，IMPUTE2[14] 等で遺伝的インピュテーションに利用されている．また，次節で述べる遺伝的血縁性推定や，遺伝連鎖分析での Lander–Green アルゴリズム[15] にも同様のモデルが使われている．

### 25.1.5 個体ヘテロ接合度

サンプル検体 $I$ の個体ヘテロ接合度とは，タイピングされた (非欠測の) SNP が $L_I$ 個あるとしたとき，$1 - \frac{O_I}{L_I}$ によって与えられる統計量である．ここで $O_I$ は $L_I$ 個の SNP 中でホモ接合として観察された SNP 数を表す．これは，各 SNP に A/a というメジャー/マイナーアリルがあるとき，遺伝子型 AA あるいは aa が観察されたサイトの総数である．この値が個体ヘテロ接合度の集団全体の平均値よりもかなり大きい場合にはサンプル DNA のクロスコンタミネーションを疑う．個体当たりのマーカー欠測率と個体ヘテロ接合度をプロットし，いずれかの指標が集団平均から大きく外れる個体については何らかの体系的エラーが疑われる．

### 25.1.6 近交係数と親縁係数

ある遺伝子座のアリルが共通祖先に由来するとき，アリルは**同祖的** (identical by descent, IBD) という．家系内で継承されたことが明らかである場合 (つまり近親婚) は同祖的であるといえる．一方で，共通祖先に由来するかどうか不明である場合を**同型的** (identical by state, IBS) とよび区別して扱う．したがって，ホモ接合には，同祖的な場合と，同型的な場合の 2 通りが考えられる．前者をオート接合，後者をアロ接合とよぶ．

明らかな体系的実験エラーがみられないのに，ヘテロ接合度が集団平均と比べて低い個体については，近親婚由来によるホモ接合度の上昇を疑う．個体の血縁の度合いを測る尺度として**近交係数** (inbreeding coefficient) がよく用いられる．近交係数はある個体の二つのアリルが同祖的となる確率 (オート接合) として定義される．近交係数をデータから推定することができる．まず，個体 $I$ のタイピングされた (欠測でない) SNP が $L_I$ 個あるとき，$j$ 番目の SNP のメジャー/マイナーアリル頻度がそれぞれ $p_j$, $q_j$ であれば，以下の (モーメント) 推定量を用いることができる．

$$\hat{f}_I = \frac{O_I - \sum_{j=1}^{L_I}(p_j^2 + q_j^2)}{L_I - \sum_{j=1}^{L_I}(p_j^2 + q_j^2)}$$

アリル頻度 $p_j$ が未知の場合には，$\sum_{j=1}^{L_I}(p_j^2 + q_j^2)$ をサンプルから計算された不偏推定量によって置き換える．この推定量は PLINK[16] に実装されている．

また，X 染色体上の SNP を用いて近交係数を計算することで，次のようにデータに報告されている性別と，SNP から推測される性別の間の整合性を確認できる．男性は X 染色体の大部分でヘミ接合であり，これを擬似的に X 染色体上のすべての SNP がホモ接合であるとみなして計算すれば，近交係数が 1 になることを利用する．一方で，女性については，常染色体上の SNP と同様に扱えるため，無作為交配集団であれば近交係数は 0 付近の値をとるであろう．

家系図が既知であれば，Wright の公式[17] 等によって近交係数を計算できる．さらなる詳しい議論は遺伝学の教科書[18, 19] を参照されたい．遺伝連鎖解析は，家系図の情報を用いて遺伝的組み換えのモデルによって同祖的領域の変化をモデル化し，疾患原因遺伝子の同定を行う方法である．ただし，同祖性は，ある与えられた世代時間内，あるいは家系内で定義される概念であり，遺伝連鎖分析等の家系に基づく研究では機能していたが，一般集団における定義方法はあまり明確ではなく混乱がある．

近交係数は一個体におけるアリルの近親性の度合いを表す量であった．ここで，2 個体 $I$, $J$ 間の近親性は，$I$ と $J$ から生まれる子の近交係数によって定義できる．これを親縁係数とよぶ．何らかの近交のある集団で，ある遺伝子座において，個体 $I$ のもつ二つのアリルを $a, b$，個体 $J$ のもつ二つのアリルを $c, d$ でそれぞれ表す．以下では，同祖的であるときには $a = c$，そうでないときは $a \neq c$ と表記する．以降の議論では，$I$ と $J$ の両方共に近親婚による子でないと仮定する．すなわち，$a \neq b$ かつ $c \neq d$ である．変数 $Z$ を $I$ と $J$ 間の同祖的なアリルの個数とすれば，$Z$ は $0, 1, 2$ のいずれかの値をとる．$Z$ は IBD の状態を示す量である．$I$, $J$ のもつアリルの同祖性の可能な状態は全 7 通りがある．$I$, $J$ が近親婚の子であることを許せば，15 通りの同祖的アリルのパターンを考える必要があり，父母由来のアリルを区別しなければ 9 パターンとなる．ここでは詳しく述べないが，興味のある読者は文献[20, 21] を参照されたい．

家系図が未知であっても，多くの SNP がある場合にはデータから $P(Z = j) (j = 0, 1, 2)$ を推定する方法が開発されており (たとえば，Purcell et al.[16] 等)，理論値と見比べることで 2 個体間の関係性が推測できる．ゲノムワイド関連解析では，無限サイトモデルの下で，同型的アリル共有を同祖的アリル共有として期待し，疾患発症の原因とするが，近い血縁関係の個体がサンプル集団に混入していると，血縁状態が原因の同祖的アリル共有が疾患の要因として誤って報告される場合がある．この偽陽性を避けるために，遺伝学研究では3親等以内の血縁者を除外することがよく行われるが，特に地域住民コホートを用いた疫学研究ではこのような除外が行われないことがしばしばである．さらには，記録された血縁関係と遺伝的な血縁関係に相違がある場合もある (たとえば未報告の養子縁組など)．これらの血縁性の除去をゲノムワイドな高密度SNPデータを用いることで近い血縁関係にあるペアを見出すことができる．見出されたペアの一方の個体をサンプルから除去することがしばしば行われる．

### 25.1.7 ゲノムワイド関連解析

ゲノムワイド関連解析 (genome-wide association study, GWAS)[22] は，各SNPと興味の対象の形質との関連 (相関) を調べて，多重検定によって発見を行っていく方法である．全 $p$ 個のSNPがあり，ある形質値 $y$ に対して以下の $p$ 個の回帰モデルを当てはめる．

$$h\{E(y|Z, G_j)\} = Z\beta_{0j} + G_j\beta_{1j}, \quad j = 1, \cdots, p$$

ここで，$Z$ は切片項を含む共変量ベクトル，$h$ はリンク関数，$G_j$ は $j$ 番目のSNPに対応する効果を表す変数である．たとえば，加法モデルであれば $G_j$ はマイナーアリルの個数 (0,1,2) となり，また優性モデルであればマイナーアリルをひとつでももてば1，それ以外は0をとる変数である．$p$ 個の回帰係数 $\beta_{11}, \ldots, \beta_{1p}$ がゼロであるという帰無仮説を検定するが，$p$ は数十万から数千万というオーダーであり，多数の検定を繰り返すことから，偽陽性を制御するために多重検定補正が行われる．たとえば，Bonferroni 補正によって，補正前 $p$ 値が $5 \times 10^{-8}$ 以下等の厳しい有意水準が適用される[22]．

データ内に複数の民族集団が含まれるとき，すなわち集団構造がある場合には，集団構造に起因する偽陽性が生じる可能性がある．しかしながら，集団構造はつねに既知とは限らず，報告されていない場合もあり，正確に把握することは難しい．多くのSNPデータが得られている場合には，データから集団構造を推定することが行われる．ゲノムワイドSNPデータの主成分分析による主成分得点を回帰モデルの共変量に含める方法や，個体間の遺伝的類似度行列を分散にもつ変量効果を取り入れた混合モデルによって，集団構造の影響を取り除いた解析がしばしば行われている．個体間の血縁性が既知である場合には理論的な親縁係数を利用することもできる．

### 25.1.8 相互作用解析

前項では，各SNPの効果をひとつずつ調べていく方法を述べた．しかし，複数のSNPによる相互作用 (エピスタシス，epistasis) が存在している可能性がある．あるいは環境要因とSNPの相互作用もありうる．回帰モデルに交互作用項を含めることで相互作用を捉える方法がしばしば利用される．すなわち，加法的モデルからの乖離によって相互作用を定義するものである．$G_1$,$G_2$ という二つのSNPとそれらの交互作用項を含む回帰モデル，

$$h\{\mathrm{E}(y|Z, G_1, G_2)\} = Z\beta_0 + G_1\beta_1 + G_2\beta_2 + (G_1 \times G_2)\beta_{12}$$

において，$\beta_{12} = 0$ の検定によって相互作用の有無を検討する．ここで $G_1 \times G_2$ は $G_1$ と $G_2$ の交互作用項を意味する．環境との相互作用の場合は，$G_1$ を環境要因の変数とすればよい．ただし，交互作用の検定は検出力が低いことが知られている．そのうえ多数の SNP との交互作用の検定では，検定の多重性がより深刻となる．Kraft らは，遺伝子 × 環境相互作用の発見のために，$\beta_2 = 0$ かつ $\beta_{12} = 0$ の検定を行うことを考えた[23]．この検定の棄却は，相互作用効果を含む何らかの遺伝的効果の存在を示唆する．遺伝子 × 遺伝子相互作用解析においても，同様の検定が提案されている[24]．

### 25.1.9 レアバリアント解析

次世代シークエンス技術により，アリル頻度が 1%以下等の低頻度なバリアント (レアバリアント) と疾患との関連性を調べる研究が行われるようになった．一般的な GWAS での単点解析と同様の解析方法では満足のいく検出力が確保できない可能性があり，遺伝子あるいはある領域に含まれるバリアントをまとめて解析する方法が開発された．いま，ある領域上に $m$ 個の SNV があると仮定し，形質 $y$ が次のリンク関数 $h$ をもつ以下の回帰モデルに従うとする．

$$h\{\mathrm{E}(y|Z, G_1, \ldots, G_m)\} = Z\beta_0 + \sum_{j=1}^{m} G_j\beta_j$$

ここで $\beta_0$ は共変量 $Z$ に対する回帰係数，$\beta_j$ は $j$ 番目の SNV に対する変数 $G_j$ の回帰係数である．$G_j$ は SNP の場合と同じく $\{0, 1, 2\}$ の値をとる．帰無仮説 $\beta_j = 0$ $(j = 1, \cdots, m)$ の検定により $m$ 個のバリアントの総合効果を調べる．ただし，$m$ が小さい場合ならば，尤度比検定や，Wald 検定等の自由度 $m$ のカイ二乗分布に基づく検定が利用できるが，$m$ が大きいと検出力の低下を招くため好ましくない．現在までに数多くのレアバリアント解析法が提案されているが，代表的な手法に負荷検定と二次検定がある．負荷検定は複数のバリアントを単一の変数にまとめて検定を行う手法である．二次検定は複数のバリアントに変量効果モデルを仮定して，変量効果の分散成分検定に帰着させるものであり，SKAT (sequence kernel association test[25]) 法が代表的である．どの手法が良いかについてはさまざまな議論が行われているが，対象とする形質とその背後の遺伝的構造に依存して決まる．そこでデータから適切な手法を決定して検定を行う両者の折衷となる適応的な方法が提案されている[26]．

## 25.2 マイクロアレイ遺伝子発現解析，プロテオーム解析

分子生物学の基本原則である「セントラルドグマ」は，1958 年 Crick によって提唱され，生物では DNA を鋳型として mRNA が転写され，さらにそれが翻訳されてタンパク質の順に遺伝情報が伝達されるという古典的考えである[27]．一方，オミクス

データは，ギリシャ語の「ome：全体像や総体」を表すオミクス (omics) と，「ics：科学，技術，研究，知識体系」を合成した用語である．オミクスデータは，ゲノムの解析であるゲノミクス，遺伝子発現解析であるトランスクリプトミクス，タンパク発現解析であるプロテオミクス等から得られるデータの総称として用いられている．ここでは，創薬，新規診断法の確立や個別化医療の実現等の医学的に重要な知見を得るために利用されているデータとして，マイクロアレイにより測定した遺伝子発現データと，プロテオームで特に注目されている質量分析から得られるタンパク発現データを紹介する．

### 25.2.1　マイクロアレイ遺伝子発現解析

マイクロアレイによって測定される遺伝子発現データとは，ゲノム上の遺伝子のDNA から転写されたmRNA が生体内で発現している量を網羅的に測定したデータである．1999 年 Golub et al.[28] が白血病患者のマイクロアレイデータを用いた階層的クラスター分析を行い，白血病が急性骨髄性白血病 (AML) と急性リンパ性白血病 (ALL) に分類できることを示し，医学・生物学研究において強いインパクトを与えた．その後も創薬における分子標的の探索や個別化医療の実現を目指し，さまざまな疾患，特にがんの研究において世界的に研究が進められている．

#### a.　マイクロアレイデータ測定原理・方法

一般的にマイクロアレイとは，数千から数万の非常に多くの試料を，実験用スライドガラスやシリコンの基板上に高密度に固定し，一度に実験するための技術の総称である[29]．特に細胞や組織検体の遺伝子発現量を網羅的に測定するために，核酸を対象とするDNA マイクロアレイを中心として開発が進み，20 世紀末から利用されるようになってきた．DNA マイクロアレイの基本原理は，DNA の 4 種類の塩基であるA,T,G,C のなかで，A と T, G と C が相補的に結合することを利用する．遺伝子の一部の塩基配列が明らかな 1 本鎖の DNA (プローブ) を，あらかじめ網羅的かつ高密度に基板上に配置しておく．これに発現量を調べたい細胞，組織からそれぞれ mRNA をとり，アレイに流し込んで反応 (hybridization) させれば，検体の配列と相補的な塩基配列の部分にのみ検体の DNA 鎖が結合する．検体の細胞，組織には蛍光色素で標識してあるため，蛍光強度をスキャナー等で測ることにより，アレイ上の各遺伝子の発現量を一度の実験で網羅的に測定することができるわけである．測定されるデータは蛍光色素の強度 (intensity) であり，2 色のものと 1 色のものがある．Affmetrix 型の 1 色法では，フォトリソグラフィ法と半導体作成技術を応用し，現在最も普及している HG-U133Plus2.0 アレイでは，基盤上に 25 塩基の複数のオリゴヌクレオチドプローブでプローブセットが構成されており，約 5 万 5 千種類のプローブセットの発現シグナルを観測することができる．一方，2 色法では，同一人のがん部と正常部など同時に測定するため，二つのサンプルの発現量を直接比較したい場合に有効であるが，もともとはスポットの DNA 量のコントロールの困難さを克服する方法であるため，現在は 1 色法が主流になっている．

**b. 前 処 理 法**

スキャナーで得られた蛍光強度に関しては，データ解析の前処理としてクオリティチェックと正規化 (normalization) を行う必要がある．前処理としてのクオリティチェックでは，個々のアレイデータに対してバックグラウンド補正を行う．さらにデータの正規化は，データ解析者が手法を選択して行う必要がある．これまで非常に多くの手法が提案され統計学的な性能比較研究が行われているが，実際には Affymetrix 用の MAS5 (MicroArray Suite 5)[30] または RMA (robust multiarray average)[31] がよく用いられている．MAS5 では，全プローブセットのシグナル強度分布の上下 2%を除いたトリム平均が解析者の設定した値になるように，アレイごとに独立に正規化を行う．RMA では，正規化すべきすべてのアレイを用いる．複数のアレイデータにおけるシグナル値の分布を同一にするために quantile 法を用い，シグナル値の大きさの順位が等しい遺伝子同士で平均値を求め，その値を各アレイデータの値としている．したがって，RMA は正規化に用いるアレイセットが変わると，同じアレイであるのに遺伝子発現値が変化してしまう特徴があるため，データが徐々に追加されるような研究には適していない．

**c. 出力データの解釈・解析**

マイクロアレイデータの前処理としての正規化を行った後の解析には，大きく分けて教師なし解析と教師あり解析に分類される．教師なし解析は，遺伝子発現データのみを用いて，データセット内に存在するサブグループの探索・確認や特徴のあるサンプルの発見を主な目的として行われ，代表的にものには教師なしクラスタリング (unsupervised clustering) や主成分分析がある．一方教師あり解析では，がん部と正常部や，処理の前後などサンプルのラベル情報を利用した 2 群間で発現量が異なる遺伝子を抽出する発現差解析や，遺伝子発現データを用いてラベルの判別・予測を行う判別分析が行われる[32]．一般的な 2 群比較の発現差解析では SAM (significance analysis of microarrays)[33] 等の方法を用い，検定の多重性を考慮して統計学的に関連性の強い遺伝子候補を個々に抽出する．このような群間で差のある遺伝子群が抽出されると，関連遺伝子のみで階層クラスタリングを行い，発現量の大小を色で表示したヒートマップ (heatmap) を用いて視覚的に例示することが多い．マイクロアレイデータを用いて 2 群の判別を行う際には，高次元データ小標本問題 ($N$ ¡¡ $p$ 問題：ここで $N$ はサンプルサイズ，$p$ は遺伝子数) が生じる．そのため，SVM[34, 35] や Adaboost[36, 37] 等の種々の機械学習アルゴリズムを利用した判別法や遺伝子抽出法が提案されている．抽出した遺伝子の生物学的機能に関連する情報を調べるために，次の d. で示す各種のデータベースを利用することができる．抽出された遺伝子リストから関連する生物学的機能を類推することが困難なことが多いため，あらかじめ共通する生物学的機能やシグナル伝達パスウェイを有する遺伝子を遺伝子セットとしてまとめ，2 群のラベルと関連している遺伝子セットを統計学的に探索する GSEA[38] をはじめとしたエン

リッチメント解析 (enrichment analysis) 等もよく行われる．

**d. 遺伝子機能の検索**

一般的に市販されているマイクロアレイでは，アレイ基盤上に固定した遺伝子のプローブ情報がリスト化されており，各プローブの遺伝子名や生物学的な機能を参照することができる．米国 NCBI の Entrez Gene では，各遺伝子の染色体上の位置，配列，構造，機能等の情報を提供しており，他のタンパク質のデータベース等とリンクしている．RefSeq (reference sequence) は，各研究者が発見・投稿した各種遺伝子の配列情報の冗長性を NCBI が整理作成したもので，配列解析では参照すべき核酸・タンパク質のアノテーション情報を提供しているデータベースである．GO (gene ontology) とは，遺伝子の機能に関して生物学分野における 3 種の情報として biological process (生物学的プロセス)，cellular component (細胞の構成要素)，molecular function (分子機能) に関する代表的用語が整理されたデータベースである．KEGG (Kyoto encyclopedia of genes and genomes)[39] は，遺伝子間の機能的関連を示すパスウェイマップ等をコンピュータで処理できる表現で公開している．これらのデータベースを用いてバイオインフォマティクス技術が進展している．

### 25.2.2 プロテオーム解析

ヒトのタンパク質は，生命現象の主役を担っている．選択的スプライシング，翻訳後修飾等により，ゲノム上の遺伝子の個数よりもはるかに多い数が存在し，また未知タンパク質も数多く存在する．そのため，ヒトの新規タンパク質，構造や機能の研究は，医学分野，特に今後の個別化医療の実現に向けた研究として期待されている．プロテオーム解析 (proteomic analysis) は，タンパク質の発現量を網羅的に解析する大規模研究であり，電気泳動法や質量分析の技術を用いて発展してきた．

25

電気泳動法は分子生物学や生化学の分野でタンパク質を分離する技術として重要である．原理としては，荷電粒子や分子はその荷電と反対の極に向かって移動し，pH 勾配があると荷電が 0 となる等電点で停止することを利用している．また，2D-DIGE (2-D fluorescence difference gel electrophoresis) では，薬物処理した細胞とコントロールの二つのサンプルをそれぞれ緑と赤の蛍光で標識し，両者を混合して 1 枚のゲルで二次元電気泳動法を行う．2 色法のマイクロアレイと同様に，薬物処理細胞のみに含まれるタンパク質では緑色に，コントロールのみに含まれるタンパク質は赤色，両方が同じ量だけ発現している場合は黄色に発色することにより，二つのサンプルに含まれるすべてのタンパク質の発現の違いを調べることができる．一方，質量分析ではタンパク質の種類の特定と発現量の測定を行う．質量分析から得られるデータに対しては種々の統計的解析を加える必要があり，以下では，質量分析データについて概説する．

**a. 質量分析データ測定原理・方法**

質量分析法 (mass spectrometry)[40] では，分析したい少量の試料に高電圧やレーザー等でエネルギーを与えることでイオン化させ，出力としてマススペクトルをデータとして得ることができる．マススペクトルは，横軸に**質量電荷比**(質量を電荷数で割った値であり，$m/z$ と表記)，縦軸に**イオンのシグナル強度** (intensity) を表した波形グラフであり，試料に含まれる固有成分に対応してピーク状の波形を観察することができる．

質量分析装置は，試料導入部，イオン源，質量分離部 (分析管部)，検出部およびデータ処理部から構成されており，試料のイオン化方法や，検出方法によって多くの種類があり，それぞれ測定の目的や，測定したい試料の性質に応じて使い分けられている．たとえば，2002 年にノーベル化学賞を受賞した田中耕一氏の研究成果で開発・実用化が進んだ**MALDI 法** (マトリックス支援レーザー脱離イオン化法) は，試料導入部において，試料にレーザー光によってイオン化されやすい物質 (マトリックス) を混合させ，これにレーザーを照射することにより物質をイオン化する．イオン化した物質は真空中を移動してイオン検出器までを飛行し，質量電荷比が大きい場合は低速で，小さい場合は高速で飛行する．この**飛行時間** (time of flight) をもとに，質量に関するデータとして横軸に質量電荷比 ($m/z$)，縦軸にイオンのシグナル強度を示すマススペクトラムが得られる．MALDI 法はタンパク質，ペプチド，多糖等の比較的大型の生体分子のイオン化に向く．

試料が液体状のサンプルの場合，試料導入部として液体クロマトグラフィーを質量分析装置 (LC/MS) に直結して，成分の分離を行う．特に有機化合物の定性・定量を行う場合に使用され，分子量が比較的大きいまたは極性が比較的高い成分の分析に有効である．試料が気体または揮発性物質である場合は，試料導入部としてガスクロマトグラフィーを直結した質量分析装置 (GC/MS) が用いられる．GC/MS では，分子量が比較的小さく，揮発性の高い成分の分析に有効であり，また多数試料の連続測定，さらに極微量試料の定量も可能である．さらに，試料として光学顕微鏡で観察したものを用い，肉眼で興味のある微小領域を確認し，その部分に含まれている成分を高精度に同定するための質量顕微鏡[41]も開発されている．光学顕微鏡で形態学的に発見された病変部に対して，イメージング技術を適用し，生体分子の分布も視覚化が可能となった．

イオン化された物質の質量情報だけでは，物質の特定は困難なため，詳細な配列情報を得る方法としてタンデム質量分析計 (MS/MS) が開発されている．MS/MS では，複数の質量分析部 (MS) が直列に結合され，最初の MS で特定のイオンのみを選択し，不活性ガスと衝突させ二次的に生じたイオンを次の MS で検出する．四重極イオントラップ (QIT) では，多段階の質量分析 ($MS^n$) が可能であり，未知の物質の同定も可能となった．

### b. 前処理法

質量分析装置から出力されるマススペクトルに対しては，データセットに対して統計解析を行う前に各種の前処理を行う必要がある．前処理法には，各マススペクトルに対して個別に行う場合と，マススペクトルを集めて全体に行う場合がある．各マススペクトルに対して行う前処理としては，バックグラウンド補正があり，マススペクトルをグラフ化した際に，小さな $m/z$ 値ほどノイズのインテンシティが高くなっているような場合には，バックグラウンドを $m/z$ 領域全体で一定の値になるように補正する．また，ノイズを除去して行うピークの検出方法 (peak picking) の選択も問題[42] であり，たとえば Matlab ではピーク抽出アルゴリズム (mspeaks 関数) が開発されている．マススペクトルを集めた前処理法としては，サンプル間でのマススペクトルの同一ピークの $m/z$ 値を同じ値に設定し直す較正 (alignment) と，マススペクトル間で比較可能性を担保するためのデータの正規化を行う．標準的な方法は決定していないが，各検体のマススペクトル全体の面積である総イオン流量 TIC (total ion current) が検体同士では一定であると仮定して調整する方法がよく用いられている．

### c.　出力データの解釈・解析

タンデム質量分析 (MS/MS) や多段階の質量分析 ($MS^n$) を用いて，タンパク質の同定やアミノ酸配列の推定を行うために，タンパク質分子を酵素特異的に切断したペプチドを開裂し，長さの異なるアミノ酸配列断片についてそれぞれの質量を測定する．開裂したペプチド断片を質量順に並べたとき，その質量の差は構成アミノ酸に相当するため，その質量からアミノ酸の種類を推定する．

一方，質量分析計を用いて，正常部とは異なりがん部特異的に発現しているタンパク質など異なる 2 群を同定するバイオマーカー探索や，候補タンパク質をセットとして探索する必要が生じる場合がある．タンパク発現データでは解析すべきピークの数が遺伝子発現データと比較して少なく，前項で紹介した遺伝子発現解析で用いた統計学的方法や機械学習法が同様に有用となる．データ解析で抽出したピークタンパクが生物学的に意味を有するかどうかは，データベース検索，独立データを用いた検証や動物実験等を用い目的に応じて確認する必要がある．

### d.　タンパク質関連情報の検索

MASCOT はタンパク質やペプチドを同定する代表的なプログラムの一つであり，質量分析計から得られた試料のマススペクトルにマッチするアミノ酸配列をタンパク質やゲノムの配列データベースから検索し，実験した試料に含まれるタンパク質を同定する[43]．このように，一般的にプロテオーム解析から得られたデータに関しては，マイクロアレイで使用される既知の遺伝子の塩基配列を基にしたプローブと異なり，単なるピーク情報だけから生物学的機能は探索できないため，多段階の質量分析 ($MS^n$) から得られるデータをもとに，塩基配列，アミノ酸配列，タンパク質機能等の種々のデータベースが用いられている．さらに，これらの結果をもとにタンパクの立体構造予測も行われ，創薬においては重要な分野となっている．

## 25.3 システムバイオロジー

### 25.3.1 細胞内分子ネットワーク

1990 年代ヒトゲノム計画がスタートし，おおよそ 13 年の年月をかけヒトゲノム (human genome) のドラフトシークエンスが決定された．この成果により，ヒトゲノムには 2 万数千のタンパク質コード領域，すなわち遺伝子が存在し，それらの機能的な解析，病気との関連等を解析する基盤が整い，ヒトにおける分子生物学が真の意味で始まったといっても過言ではないであろう．

これら遺伝子は，それぞれ独立にメッセンジャー RNA に転写され，タンパク質に翻訳されているわけではない．必要なときに必要な遺伝子が働くための情報伝達の仕組みが備わっている．細胞が外部からのシグナルを受容体により受け取り，そのシグナルに応じたタンパク質を生成する．受容体によりキャッチされた情報は，細胞内のタンパク質のリン酸化や脱リン酸化，タンパク質同士の物理的な結合 (タンパク質間相互作用) により核内にある DNA に伝達される．この部分は，シグナル伝達経路とよばれ，タンパク質やその化学変化からなるネットワーク (タンパク質ネットワーク) がその構成要素となる．受け取ったシグナルによっては，転写因子とよばれる種類のタンパク質が活性化され，特定の DNA 配列を認識し，結合することで下流の遺伝子の転写を促進，あるいは抑制したりする．この転写因子を中心とするメカニズムは，**転写制御ネットワーク** (transcriptional network) や**遺伝子ネットワーク** (gene network) とよばれる．また，エネルギーを産生する等，物質の化学変化に基づく代謝ネットワークも生体内分子の形成するシステムの一部である．大腸菌におけるこれらのネットワークの一例を図 25.2 にあげた．

ヒトにおけるこれらの仕組みは，一塩基多型 (SNP) など DNA の違いによって，さまざまなタンパク質の形状や活性が変化し，個々人で少しずつ異なっている．また，臓器間でも働いている遺伝子が異なるため，異なるシステムが働いていると考えられる．Dr. Leroy Hood (President of Institute for Systems Biology) は，**システムバイオロジー** (systems biology) を "*Systems Biology is the science of discovering, modeling, understanding and ultimately engineering at the molecular level the dynamic relationships between the biological molecules that define living organisms*" と定義した．たとえば，Genome-wide Association Study (GWAS) を行い，疾患関連遺伝子を同定した際，なぜその遺伝子 (もしくは SNP) が疾患に関係するのかという理由づけを，上述のタンパク質ネットワークや転写制御ネットワークを用いて分子レベルで試みるのは，システムバイオロジー的な解析といえよう．

2000 年代初頭，システムバイオロジー的な解析は，マイクロアレイ技術の発展により，遺伝子が生成する RNA の量を網羅的に計測することが可能となり大きな注目を

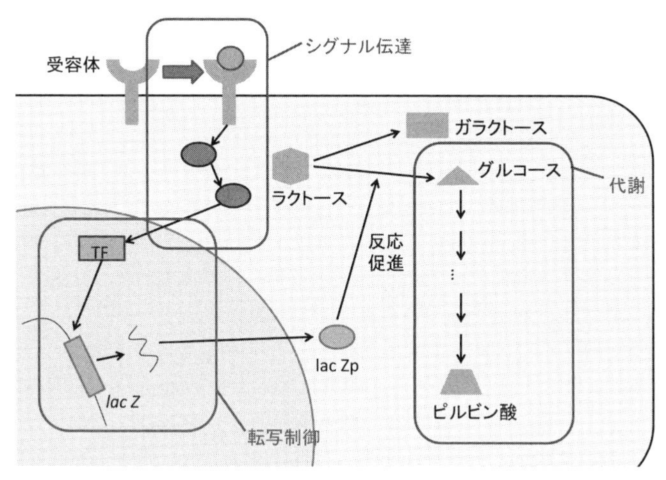


**図 25.2** 大腸菌における細胞内分子ネットワークの例

集めた．代謝ネットワークは，KEGG (http://www.genome.jp/kegg/) によりデータベース化され整備されていたが，タンパク質ネットワークや転写制御ネットワークは，どのような構造のネットワークが形成されているか多くの部分が未知であったため，データに基づくネットワーク構造の予測が大きな注目を集めた．たとえば，転写制御ネットワークでは，ヒトの2万数千の遺伝子に対してマイクロアレイ技術によりRNA 発現量を網羅的に計測し，各遺伝子の RNA 発現量の相関に基づく推論が行われた．いわゆるグラフィカルガウシアンモデルやベイジアンネットワークといった確率モデルが用いられたが，2万数千という遺伝子の数に対して，得られるサンプル数は当時数百程度であったため，n<p 問題の典型例であった．



### 25.3.2 がん研究におけるシステムバイオロジー

がんは，ゲノムに生じた変異が蓄積し生じる病気である．ここで，変異とは，DNA を構成する塩基 (A, T, G, C) が何らかの影響で変わってしまうことである．たとえば，DNA のある箇所がもともとは A であったのが，後天的に G に置き換わってしまうような一塩基の変異は single nucleotide variant (SNV) とよばれる．また，いくつかの連続する塩基の欠失 (deletion) や新規配列の挿入 (insertion) もある．DNA 配列は変化していないが，その化学修飾 (エピゲノム) が異常な変化を起こすこともある．このような多数の変異がゲノム上に起こり，細胞は正常のコントロールから逸脱し，アポトーシスを起こすことなく無限に細胞分裂を繰り返す．これががん細胞である．

遺伝子領域上に生じた変異はタンパク質を変化させる可能性があり，重要であると考えられる．このような変異は，上述したタンパク質ネットワークや転写制御ネットワーク，代謝ネットワークにも影響を及ぼす可能性がある．たとえば，同じ臓器，同じ病理診断のがんであってもがん患者によって生じているゲノムの変異は同一ではない．生じている変異が異なれば影響を受けるネットワークも異なり，抗がん剤の効果ががん患者によって異なることにつながる．ヒトゲノム計画が終了した2000年初頭，1人のゲノム情報を読み取る (DNA配列を決定する) ためのコストは，数十億円～百億円程度であったが，2007年頃，次世代シークエンサー (next generation sequencer) とよばれる機器の登場により劇的にそのコストは下がった．2016年現在，1人の30億塩基対からなるゲノム情報を読み取るのは，10数万円程度であり，計測技術の進歩により今後もこのコストは下がっていくと予想されている．

2016年現在，多くの研究施設で使用されているIllumina社の次世代シークエンサーでは，数百塩基に断片化されたDNAの両端百塩基程度を読み取ることとなる．また，読み取る際に1%程度のエラーが生じ，配列依存的なものもある．そのため，その処理には大規模コンピュータが必要となり，解析には統計的なデータ解析を要する．

この技術により，巨大なゲノムデータが次々に構築されている．たとえば，国際がんゲノムコンソーシアム (International Cancer Genome Consortium, ICGC) は50種類のがんを対象に，500名ずつ患者をリクルートし，がん細胞で生じているゲノム変異のカタログを作成している (http://icgc.org/)．また，米国のThe Cancer Genome Atlas (TCGA) では，1万人以上のがん患者の全エキソームシークエンス (遺伝子コード領域のみのDNA配列のデータ) やRNA発現，プロテオーム等マルチオミックスデータが蓄積されている (https://cancergenome.nih.gov/)．DNAを鋳型にしてRNAは転写され，タンパク質に翻訳される．DNA配列は，次世代シークエンスを用いて網羅的に得られる．RNAもマイクロアレイにより得られるし，次世代シークエンスにより，RNA量とRNA上に生じている変異，スプライシングの異常等も同時に得られるようになった．このようにそもそもレイヤーが違うともいえる異種のしかしながら本質的に関係のあるデータを解析していくことは，システムバイオロジーの大きな目的の一つである．大規模がんマルチオミクスデータを活用し，DNAシークエンスデータからがん細胞に生じたゲノム変異を同定し，RNAやプロテオームのデータをあわせることでその機能的な意味づけや予後予測，再発リスク予測，抗がん剤の効果予測等を目的にさまざまなシステムバイオロジー的な解析が行われている．

### 25.3.3 免疫研究におけるシステムバイオロジー

ヒト白血球抗原 (human leukocyte antigen, HLA) は，第6染色体上にコードされる遺伝子から生成され，T細胞への抗原提示を行い，自己と非自己 (細菌やウイルスなど) を識別し，免疫反応においてきわめて重要な役割を担っている．多様な「非自己」に対応するために，HLAをコードするゲノム配列には，ヒトの長い歴史のなかで突然変異が蓄積され，きわめて多様性に富む領域となっている．HLAにもさまざまな遺伝子があるが，たとえば，HLA A遺伝子は，SNPの組合せにより3000を超える型が知られている．この型の違いによりT細胞に提示できる抗原が異なり，免疫反応の個人差の要因の一つとなっている．

がん細胞において生じたDNA変異によって，異常なタンパク質が合成され，それがかがん細胞の成長を促進することもある．しかしながら，そのような異常タンパク質は，そもそもはその方が有していない「非自己」であるため，通常であればHLA分子によりT細胞に抗原提示され，その異常タンパク質を有する細胞(がん細胞)は排除されると考えられる．これががん免疫監視とよばれるシステムである(図25.3)．また，誘導されるT細胞もその受容体によってHLAから提示された抗原を認識するが，受容体もきわめて多様性に富み，10の15乗を超えるバリエーションがあるといわれている．

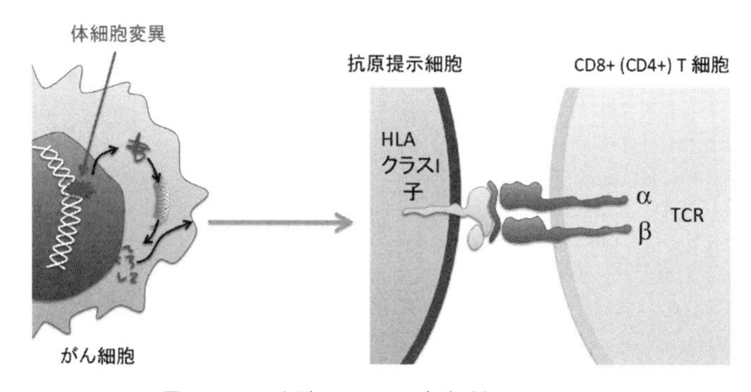


**図 25.3** T細胞によるがん免疫監視のシステム



近年，がんに対する免疫療法として，免疫チェックポイント阻害剤の有効性が示され大きな注目を集めている．そもそもヒトの体内では，免疫細胞(T細胞)が暴走しないよう免疫監視システムに事前にブレーキがかけられている．免疫チェックポイント阻害剤は，そのブレーキを外すことで，異常タンパクを提示しているHLA分子を一斉に免疫細胞が攻撃するように仕向けることである．がんに対するこのような免疫療法の効果予測は，前述した免疫監視のシステムを理解することが必要である．どのような異常タンパク質がその方のHLAによって提示される可能性があるのか，また，その方のT細胞はそれを認識することができるか，といった予測を通して，反応をシステムとして捉えることで可能となると考えられる．

### 25.3.4 今後の展望

ゲノム関連のデータについては，今後も計測技術の発展が進み，より多様なデータが計測されることは間違いない．たとえば，一細胞(シングルセル)でのDNAやRNAのシークエンス解析等は，データの解像度を大きく上昇させることは間違いない．また，がん細胞を一細胞ずつ計測することで，がんの多様性と同時に腫瘍組織の生成過程をモデリングし，より有効な抗がん剤の選択等にもつながるであろう．

ゲノム関連データの統計学的な解析により，個々人でのDNA，エピゲノム，RNAの違いが見出される．また，われわれの体内に共生し，われわれの健康状態とも関連があることがわかりつつある細菌叢もシークエンス技術の発展により網羅的なデータが得られるようになってきた．がん細胞で起こっている体細胞変異もDNAやエピゲノムなどゲノム関連分子においてシングルセルのレベルでデータが得られる．これらの情報を統合し，健康や病気をシステム的に理解する．システムバイオロジーは，さらに大きく重要な課題を問われている．

## 文　　献

1) Kruglyak, L and DA Nickerson. *Nat Genet* **27**: 234–236, 2001.
2) 田宮　元, 植木優夫, 小森　理. ゲノム医学のための遺伝統計学 (クロスセクショナル統計シリーズ 3), 共立出版, 2015.
3) Kimura, M and T Ohta. *Genetics* **75**: 199–212, 1973.
4) Hardy, GH. *Science* **28**: 49–50, 1908.
5) Weinberg, W. *Jahresh Ver Vaterl Naturkd Württemb* **64**: 369–382, 1908.
6) Wigginton, JE, DJ Cutler and GR Abecasis. *Am J Hum Genet* **76**: 887–893, 2005.
7) Lewontin, RC. *Genetics* **49**: 49–67, 1964.
8) Wellek, S and A Ziegler. *Hum Hered* **67**: 128–139, 2009.
9) Ott, J. *Analysis of Human Genetic Linkage*, 3rd ed, Johns Hopkins University Press, 1999.
10) Haldane, JBS. *J Genet* **8**: 299–309, 1919.
11) Kosambi, DD. *Ann Eugen* **12**: 172–175,1944.
12) Stephens, M, N Smith and P Donnelly. *Am J Hum Genet* **68**: 978–989, 2001.
13) Delaneau, O, J Marchini and JF Zagury. *Nat Methods* **9**: 179–181, 2012.
14) Howie, BN, P Donnelly and J Marchini. *PLoS Genet* **5**: e1000529, 2009.
15) Lander, ES and P Green. *Proc Natl Acad Sci* **84**: 2363–2367, 1987.
16) Purcell, S, B Neale, K Todd-Brown, L Thomas, MA Ferreira, et al. *Am J Hum Genet* **81**: 559–575, 2007.
17) Wright, S. *Am Nat* **56**: 330–338, 1922.
18) Crow, J and M Kimura. *An Introduction to Population Genetics Theory*, Harper & Row, 1970.
19) 安田徳一. 初歩からの集団遺伝学, 裳華房, 2007.
20) Weir, BS, AB Anderson and AM Hepler. *Nat Rev Genet* **7**: 771–780, 2006.
21) 冨田　誠, 植木優夫. ゲノムデータ解析 (統計学 One Point 1), 共立出版, 2016.
22) Risch, N, and K Merikangas. *Science* **273**: 1516–1517, 1996.
23) Kraft, P, YC Yen, DO Stram, J Morrison and WJ Gauderman. *Hum Hered* **63**: 111–119, 2007.
24) Hemani, G, K Shakhbazov, HJ Westra, T Esko, AK Henders, AF McRae, J Yang, G Gibson, NG Martin, A Metspalu, L Franke, GW Montgomery, PM Visscher and

JE Powell. *Nature* **508**: 249–253, 2014.

25) Wu, MC, S Lee, T Cai, Y Li, MC Boehnke and X Lin. *Am J Hum Genet* **89**: 82–93, 2011.
26) Lee, S, GR Abecasis, M Boehnke and X Lin. *Am J Hum Genet* **95**: 5–23, 2014.
27) Crick, FHC. *Symp Soc Exp Biol* **XII**: 139–163, 1958.
28) Golub, TR, et al. *Science* **286**: 531–537, 1999.
29) Kohane, IS, AT Kho and AJ Butte. 星田有人訳. 統合ゲノミクスのためのマイクロアレイデータアナリシス, 丸善, 2004.
30) Hubbell, E, WM Liu, and R Mei. *Bioinformatics* **18**: 1585–1592, 2002.
31) Irizarry, RA, B Hobbs, F Collin, YD Beazer-Barclay, KJ Antonellis, Scherf and TP Speed. *Biostatistics* **4**: 249–264, 2003.
32) 藤渕　航, 堀本勝久編. 実験医学別冊 **23**, 羊土社, 2008.
33) Tusher, VG, R Tibshirani and R Chu. *Proc Natl Acad Sci* **98**: 5116–5121, 2001.
34) Cortes, C and V Vapnik. *Machine Learning* **20**: 273–297, 1995.
35) Guyon, I, J Weston, S Barnhill, et al. *Machine Learning* **46**: 389–422, 2002.
36) Freund, Y and RE Schapire. *J Comput Sys Sci* **55**: 119–139, 1995.
37) Dettling, M and P Bühlmann. *Bioinformatics* **19**: 1061–1069, 2003.
38) Subramanian, A, et al. *PNAS* **102**: 15545–15550, 2005.
39) Kanehisa, M, et al. *Nucleic Acids Res* **44**: D457–D462, 2016.
40) 日本質量分析学会. マススペクトロメトリー関係用語集, 国際文献印刷社, 2009.
41) 瀬藤光利, 他. 顕微鏡 **43**(1): 24–28, 2008.
42) Yasui, Y, et al. *Biostatistics* **4**(3): 449–463, 2003.
43) Perkins, DN, DJ Pappin, DM Creasy and JS Cottrell. *Electrophoresis* **20**: 3551–3567, 1999.

# Chapter 26

# オミクスデータの解析

第 25 章では，シークエンスやマイクロアレイ技術を用いてオミクスデータを測定し，解析するさまざまな医学研究について紹介した．多くの研究は，疾患の発生や進展，病態・予後，治療に対する反応性等に関する特定の表現型に着目し，その背後にある生物学的機序の解明や表現型の判別・予測を目的とするものである．そこで本章はオミクスデータを用いた表現型変数との関連解析や判別・予測解析に焦点を当てる．オミクスデータには，遺伝子多型 (一塩基多型，コピー数など)，遺伝子やタンパク質の発現量等のデータがあり，離散的なものから連続的なものまでさまざまな型のデータがある．データの型や特徴に応じた関連解析，判別・予測解析の基本的な方法はすでに確立しており (たとえば，第 3, 7, 9, 12 章)，オミクスデータに対してもこれらの方法を基本に考えることができる．しかし，オミクスデータは，変数 (遺伝子多型や遺伝子など) の数が膨大 (数千〜数百万) な高次元のデータとなるため特別な工夫が必要となる．さらに，オミクスデータは遺伝学や分子生物学上の原理に沿って複雑な構造を有しており，オミクス変数間の相関にも配慮する必要がある．

## 26.1　次元縮小，クラスタリング

高次元のオミクスデータの主な特徴を抽出し，次元をうまく縮小できれば，オミクスデータの背後にある生物学的機序に関する仮説生成に役立つ．さらに，後続の表現型変数との関連解析や判別・予測解析に向けて有用な情報も得られるだろう．なお，ここでのオミクスデータの次元縮小は表現型変数の情報を用いない，すなわち，教師なし (unsupervised) の解析に相当する (表現型変数の情報を用いる教師あり (supervised) の解析は 26.2, 26.3 節で触れる)．この種の次元縮小解析は連続的な変量である遺伝子やタンパク質の発現量の解析で特に多くみられる．

代表的な次元縮小解析はクラスター分析 (12.7, 12.8 節) である．いま一定数のサンプル (個体) に対して多くの遺伝子の発現量を同時に測定したとする．このとき，遺伝子のクラスタリングにより，サンプルを通して発現パターンの似通った遺伝子クラスターが得られる．これは同時調節遺伝子群 (co-regulated genes) の同定を助け，遺伝子機能やパスウェイの検討に役立つ．遺伝子クラスタリングは表現型変数との関連解析で検出された (有意となった) 遺伝子セットに限定して行うことも多い．

階層型クラスタリング (12.7 節) はシンプルでわかりやすいのでよく用いられる．特に，二つの遺伝子 (または遺伝子クラスター) を一つ一つ併合してゆき，最終的には全遺伝子からなるクラスターができ上がる凝集型クラスタリング (agglomerative clustering) の適用が最も多い．遺伝子間の類似度尺度 (または距離尺度) には相関係数を用いることが多い．これは各遺伝子のデータを平均 0，分散 1 に標準化した下で Euclid 距離を用いることに対応する．クラスター間の距離のとり方としては群平均法や最長距離法 (または完全連結法) 等がよく用いられる．なお，多くの遺伝子のクラスタリングでは (特に意味のある情報をもっていない) ノイズ遺伝子の影響を大きく受ける可能性があるので注意が必要である．クラスタリングの過程で適切でないクラスターができてもそれが後で修復されることはない．

$k$-means 法に代表される非階層型クラスタリング (12.8 節) もよく用いられる．これはある初期分割から開始し，分割の良さを表す評価関数が最適となるように分割の修正を繰り返し，最終的にある局所解に到達するものである．分割数も含め初期値への依存性が強いのでいくつかの初期分割を用意した下での探索的な検討が必要となる．正規混合モデルに代表されるモデルに基づくクラスタリングもよく用いられる．確率モデルに基づく解析であるので最尤法に基づく推測が可能となり，AIC 等の情報量規準を用いた分割数の選択等も可能となる．

サンプルのクラスタリングも同様に行える．これにより，オミクスデータのプロファイルに基づく新しいサンプル分類の発見が期待される．一般に，生成されたサンプルのクラスタリングに対しては，臨床変数等の外部情報との関連性をみることでその生物学的・医学的解釈が試みられる．一方，特定の臨床変数との関連性をみるために，あらかじめ，その臨床変数と関連する遺伝子を選抜したうえでサンプルのクラスタリングが実施されることがある (supervised clustering)．しかし，この解析ではサンプルクラスターと臨床変数の関連性が必然的に生じるので，関連性をもって新しい発見と主張することには無理がある (さらに選抜遺伝子にノイズ遺伝子が多く含まれていれば偽陽性の可能性もある)．

遺伝子とサンプルの同時クラスタリング (two-way clustering, biclustering) も考えられる．これは，たとえば，ある遺伝子群に対して (すべてのサンプルでなく)，一部のサンプルのみで特徴的な発現プロファイルが存在する，といった局所的なクラスターの検出を可能にする．近年，多くの同時クラスタリング法が提案されている[2)]．特に今後増加が見込まれるサンプル数の大きなオミクスデータへの適用が期待される．

他の次元縮小のアプローチとして，主成分分析や多次元尺度構成法等の多変量解析法 (第 12 章) の適用が有効な場合もある．しかし，多数のオミクス変数を要約した低次元のコンポーネント (主成分など) に対しては生物学的解釈が困難なことが多い．これらの方法はクラスター分析と組み合わせて実施するとよいであろう．

## 26.2 関 連 解 析

オミクスデータと表現型変数の関連解析の最も代表的なものは，一つ一つのオミクス変数 (一塩基多型や遺伝子など) と，表現型変数との関連性を検定する**多重検定** (multiple tests) である．$m$ 個のオミクス変数それぞれに対して「$H_0$: 表現型変数との関連性なし」「$H_1$: 表現型変数との関連性あり」の検定を考える．各々の検定における $H_0$ の真偽は未知であるが，もしこれが観察可能であればすべての検定の結果は表 26.1 のクロス集計により要約できる．

**表 26.1** 多重検定の結果

| | $H_0$ を棄却 | $H_0$ を受容 | 合計 |
|---|---|---|---|
| $H_0$ が真 | $V$ | $U$ | $m_0$ |
| $H_0$ が偽 | $S$ | $T$ | $m_1$ |
| 合計 | $R$ | $W$ | $m$ |

検定の数 $m$ が増加すると検定全体での偽陽性の数 $V$ も増加するため，$V$ を一定水準以下に抑える必要性が生じる．そのアプローチは関連解析の目的や位置づけに依存する．

関連解析が検証的な解析と位置づけられているときには検定全体での第一種の誤り，つまり，少なくとも一つ以上の偽陽性を得る確率である family-wise error rate (FWER)

$$FWER = P(V \geq 1)$$

を一定水準 $\alpha$ 以下 (通常，$\alpha = 5\%$) に抑えるという基準が用いられる．たとえば，疾患リスクの評価を目的とした**ゲノムワイド関連研究** (genome-wide association study, GWAS) の多くではこの基準が用いられる．

一方，関連解析が探索的な解析，すなわち，後続研究に向けての関連オミクス変数のスクリーニング (ふるい分け) が目的であれば，別の基準を用いるのが適切であろう．仮に，一つ一つのオミクス変数に対して，有意水準 5%の検定を $m = 10,000$ 回行うと平均的に 500 個もの偽陽性が生じる．しかし，その一方で後続研究に向けて意味のある関連オミクス変数，すなわち，真陽性をできるだけ多く検出したいという要請が本来存在するはずである．つまり，偽陽性と真陽性のバランスが重要である．そこで，偽陽性を一つも許さない基準に対応する FWER 基準でなく，多少の偽陽性数・割合を許容する別の基準を用いることが考えられる．具体的には，**偽発見割合** (false discovery proportion, FDP)

$$FDP = V/R$$

を考える ($R > 0$). なお, $R = 0$ のときは $FDP = 0$ と置く. $V$ も $R$ も確率変数であるので $FDP$ も確率変数となる. このとき $FDP$ の期待値である**偽発見率** (false discovery rate, FDR)

$$FDR = E(FDP) \tag{26.1}$$

を $\alpha$ 以下 (通常, $\alpha = 5 \sim 20\%$) に抑える FDR 基準が最もよく用いられる. この基準は遺伝子発現データの関連解析等で広く普及している. なお, 表現型変数に関連するオミクス変数が存在せず ($m_1 = 0$), かつ, 検定が互いに独立のとき, FDR 基準は FWER 基準に一致する[3]. すなわち, $m_1$ が大きくなるにつれて両者の違いは大きくなる.

一つの関連解析のなかで二つの基準を同時に用いることも考えられる. たとえば, GWAS では保守的な FWER 基準が一般に好まれるが, 特に関連遺伝子多型の数 $m_1$ が比較的大きい多遺伝子疾患 (polygenic disease) では, 数多くの関連遺伝子多型が見逃されてきたことも事実である. そこで最近では FDR 基準を用いた解析も報告され始めている. 今後は解析の位置づけを明確にしたうえで, FWER 基準に基づく検証的解析に加えて, 後続研究に資する FDR 基準に基づく探索的解析を同時に実施してもよいであろう[4].

検証的, 探索的解析を問わず, 全オミクス変数を通して $p$ 値のヒストグラムや分位点のプロット (Q-Q プロット) が作成されることが多い. あるオミクス変数に対して帰無仮説 $H_0$ が成立するなら $p$ 値の分布は理論上 [0, 1] の一様分布になる. これより, 全オミクス変数でのヒストグラムや, Q-Q プロット上で一様分布からの乖離がみられれば関連シグナルの存在が示唆されるだろう. なお, 一様分布からの乖離は, 交絡 (たとえば, GWAS における集団層別化 (25.1.7 項)) や, オミクス変数間の相関等によっても引き起こされることがあるので注意が必要である. なお, 遺伝子多型やコピー数のデータに対しては, 横軸に染色体番号を含むゲノム座標, 縦軸に $-\log_{10}(p$ 値$)$ をとったマンハッタンプロットもよく用いられる.

$p$ 値の分布を視覚的に捉えた後は多重検定の実施である. 以下では, FWER 基準, FDR 基準に基づく主な多重検定法について紹介する.



### 26.2.1 FWER のコントロール

FWER 基準に対する多重検定の研究は古くから盛んであり, すでに数多くの方法が提案されている (詳細については第 5 章を参照されたい). オミクスデータの関連解析では大きく三つのアプローチが存在する.

一つは, 確率不等式に基づく保守的な有意水準を用いることで, オミクス変数間のあらゆる相関構造の下で FWER 基準を達成する方法である. 各検定の有意水準を $\alpha/m$ とする Bonferroni 法, これにステップダウン手順を適用した Holm 法が代表的な方法である. 二つ目のアプローチは, 正の相関構造の仮定を置くことで先のアプローチの保守性を緩和する方法である．Hommelの方法やHochbergの方法がその代表的な方法である．三つ目のアプローチは，Westfall and Young法[5]に代表される表現型ラベルの並べ替えデータセットに基づいて，$p$値の最小値の帰無分布を近似的に求める方法である．ここでの帰無分布は全$m$個のオミクス変数が$H_0$に従う下$(m_0 = m)$での分布となる(弱制御, weak control)．ステップダウンMax $T$，またはMin $P$法が代表的である．一般にこれらの方法は，実在するオミクス変数間の相関に基づいた棄却限界値の設定を可能とし，最も検出力の高いFWER調整法とみなされている．ただし，観察データセットと並べ替えデータセットで変数間の相関構造が等しいことを前提としており，特に，表現型のクラス(たとえば，GWASの場合はケースとコントロール)の間で相関構造が大きく異なる可能性がある場合には注意が必要である．

三つ目のアプローチに関連して，生物学・遺伝学の知見に基づいて相関構造を想定するアプローチもある．GWASにおいてはゲノム上で比較的隣接する遺伝子多型(一塩基多型)の間には非常に強い相関が存在する．この構造に基づく種々のシミュレーション研究から，ヨーロッパの集団におけるゲノム全体の検定は約$10^6$個の独立な検定に相当することが示唆されている[6]．これにBonferroni法を適用すると，いわゆる**ゲノムワイド有意水準**(genome-wide significance level)とよばれる$5 \times 10^{-8}$という有意水準が導かれる．

### 26.2.2 FDRのコントロール

FDR基準$(FDR \leq \alpha)$を用いた最も代表的な方法はBenjamini–Hochbergの方法(BH法)である[3]．$m$個の$p$値を大きさの順に並べ替えた$p_{(1)} \leq p_{(2)} \leq \cdots \leq p_{(m)}$に対して，

$$k^* = \max\left[1 \leq k \leq m;\ p_{(k)} \leq \alpha k/m\right] \tag{26.2}$$

を求める．もし$k^*$が存在するならば$p_{(1)} \leq \cdots \leq p_{(k^*)}$に対応する$H_0$を棄却する．

BH法において検定間に正の相関を想定すると$FDR \leq \alpha\pi_0$が示される[7]．ここで$\pi_0 = m_0/m$であり，$m$個の検定のうち$H_0$が成立するものの割合(表現型と関連のないオミクス変数の割合)を表す．もし，$\pi_0$の良い推定量$\tilde{\pi}_0$を得ることができれば，式(26.2)において$p_{(k)} \leq \alpha k/m$の代わりに$p_{(k)} \leq \alpha k/(m\tilde{\pi}_0)$を用いることでBH法の保守性を緩和できる．$\pi_0$の推定量については多くの提案がある[8]．

別のアプローチとしてFDRの推定に基づくものがある．仮想的な研究の繰り返しに基づく頻度論の枠組みを考えると，BH法による検定の棄却域は仮想研究ごとに異なるものと考えられる．一方，FDR推定に基づくアプローチでは，棄却域(あるいは有意性のカットオフ値)を固定した下で(仮想研究を通しての)FDPの分布を考える．この分布自体(たとえば，上側10%点など)を制御の対象とすることも考えられるが[9]，オミクス変数間の相関が全体としてさほど大きくなければ分布の平均であるFDRを推定し，これを制御の対象とすることは妥当であろう．代表的なFDRの推

定法として Storey 法 (ST 法) がある[10].

$$\widetilde{FDR}(t) = \frac{m\tilde{\pi}_0 t}{\#\{p_j \leq t\}} \tag{26.3}$$

ここで,

$$\tilde{\pi}_0 = \frac{\#\{p_j > \xi\}}{(1-\xi)m} \tag{26.4}$$

である. なお, $\#$は括弧内の条件をみたす検定の個数を表す. 定数 $\xi$ $(0 < \xi < 1)$ を 1 に近づけると, 近似的に, $\#\{p_j > \xi\}/m \approx \pi_0(1-\xi)$ が成立することに注意する. 実際にはバイアスと分散のトレードオフを考慮して $\xi$ の値を定める. 一般に $\tilde{\pi}_0$ は $\pi_0$ を過大に推定するので, 式 (26.3) は FDR の保守的な推定量となる. $p$ 値のような個々の検定に付与する有意性の指標として, FDR 水準に相当する $\boldsymbol{q}$ 値 ($q$-value) も提案されている. すなわち, $j$ 番目の検定の $p$ 値 $p_j$ に対して,

$$\tilde{q}_j = \min_{t \geq p_j} \widetilde{FDR}(t)$$

を導入し, $\tilde{q}_j \leq \alpha$ となった検定を FDR 基準で有意と判定する.

FDR の推定に基づく別の方法として SAM (significance analysis of microarrays) 法がある. この方法はマイクロアレーを用いた遺伝子発現解析で特に普及している. 2 値の表現型クラスの間で遺伝子 $j$ の発現量 (連続的変量) を比較する状況では, 二標本 $t$ 統計量の分母を修正した統計量 $T_j = (\hat{\mu}_j^{(1)} - \hat{\mu}_j^{(2)})/(\tau\hat{\sigma}_j + c)$ を用いる. ここで, $\hat{\mu}_j^{(1)}, \hat{\mu}_j^{(2)}$ はクラス別の発現量の平均値, $\hat{\sigma}_j$ は共通クラス内分散 $\sigma_j$ の推定値, $\tau$ はオミクス変数を通して共通のサンプルサイズ項 $\tau = \sqrt{1/n_1 + 1/n_2}$ である. 定数 $c$ はクラス内分散の推定の安定化を意図しており, $T_j$ の変動係数が $c$ を通してほぼ一定となるように定められる. $T_j$ の任意のカットオフ値に対する偽陽性数の期待値 $\mathrm{E}(V)$ を表現型ラベルの並べ替えに基づいて推定する. そのうえで, FDR の推定値が $\alpha$ 以下となるカットオフ値を同定する.

検定統計量に対してモデルを仮定するアプローチも有用である. たとえば, 先の SAM で述べた 2 値の表現型変数の解析において, 遺伝子 $j$ の効果サイズ $\delta_j = (\mu_j^{(1)} - \mu_j^{(2)})/\sigma_j$ の推定量 $Y_j = (\hat{\mu}_j^{(1)} - \hat{\mu}_j^{(2)})/\hat{\sigma}_j$ に対して混合モデル (mixed model)

$$f(y_j) = \pi_0 f_0(y_j) + \pi_1 f_1(y_j) \tag{26.5}$$

を仮定する. $f_0, f_1$ は遺伝子 $j$ が表現型と関連なし, 関連ありの下での $Y_j$ の確率密度関数を表す. $\pi_0, \pi_1$ は二つのコンポーネントの混合比率を表し, $\pi_0 + \pi_1 = 1$ である. なお, 便宜上, 遺伝子間の独立性が仮定されることが多いが, 推定における empirical null の指定 (後述) や遺伝子クラスタリングとの併用が考えられる[11]. 相関を指定した下でモデル推定を行うことも可能である.

片側検定に対応して $Y_j \leq y$ のときに遺伝子 $j$ を関連ありと判定するならばベイズ

流の FDR を

$$FDR(y) = \frac{\pi_0 F_0(y)}{F(y)} \tag{26.6}$$

と定義できる[12]．ここで，$F_0, F_1$ は $f_0$, $f_1$ の累積確率関数である．すなわち，$FDR(y)$ は ($Y_j \leq y$ で条件づけた下での) 関連なしの事後確率と解釈できる．また，($Y_j \leq y$ でなく) $Y_j = y$ で条件づけた局所 **FDR** (local FDR),

$$\ell FDR(y) = \frac{\pi_0 f_0(y)}{f(y)} \tag{26.7}$$

も提案されている[12]．このとき，$FDR(y)$ は $\ell FDR(y)$ に関する条件付き期待値 $FDR(y) = \int_{-\infty}^{y} \ell FDR(u) f(u) du / \int_{-\infty}^{y} f(u) du = \mathrm{E}_f \left[ \ell FDR(y) | Y \leq y \right]$ と解釈できる．

上記のモデルに基づく解析は一般に FDR 推定のためのツールとして位置づけられているが，関連ありのコンポーネント $f_1$ に対して階層構造を入れることで遺伝子別の効果サイズ推定や検出力・サンプルサイズ推定等の解析が行える点が重要である (26.2.4, 26.2.5 項)．具体的には，オミクス変数 $j$ が表現型変数と関連をもつとき，階層モデル (hierarchical model)

$$Y_j | \delta_j \sim N(\delta_j, \tau^2), \quad \delta_j \sim g_1 \tag{26.8}$$

を仮定する．$\delta_j$ はオミクス変数 $j$ 固有の効果サイズであり，効果サイズ分布 $g_1$ に従う．ベイズ流の枠組みでは $g_1$ は $\delta_j$ の事前分布に対応する．解析者がこれを指定してもよいがデータから推定してもよい (経験ベイズ)．後者では膨大な数のオミクス変数のデータを用いてノンパラメトリックに $g_1$ を推定することもできる．スプライン回帰による周辺分布 $f$ のノンパラメトリック推定量に基づく $g_1$ の推定法 (Locfdr 法[12]), EM アルゴリズムを用いた最尤法[13] が利用できる．なお，帰無分布 $f_0$ は，統計量の漸近正規性に基づいて $Y_j \sim N(0, \tau^2)$ と指定することが多いが (theoretical null), $Y_j \sim N(\delta_0, \tau_0^2)$ と指定して $\delta_0, \tau_0^2$ をデータから推定することも考えられる (empirical null)[12].

以上の方法は，オミクス変数の生データ (たとえば，個々のサンプルの遺伝子発現量) から計算した検定統計量に対してモデリングを行うものであるが，生データを直接モデリングの対象とする方法も多く提案されている[14]．前者のアプローチでは，$Z$ 統計量に対して漸近正規性の近似が利用できるが，後者のアプローチでは生データの分布に対して慎重なモデリングが必要となる．

### 26.2.3 適用例

近年，前立腺がんの悪性度に関係するいくつかの遺伝子再構成が発見されているが，最も代表的なものは 21 番染色体における TMPRSS2-ERG 融合である．Setluer et al.[15] は，455 名の前立腺がん患者のがん生検サンプルに対して cDNA マイクロアレー解析を行い，TMPRSS2-ERG 融合を規定する遺伝子群の同定を試みた．ここでは 103 名の TMPRSS2-ERG 融合保有グループと，残りの 352 名のグループの間で前処理としての正規化 (normalization) を通過した 6144 個の遺伝子の対数発現量を比較する．図 26.1 は，全 6144 個の遺伝子に対して 2 標本 $t$ 検定を行ったときの両側 $p$ 値のヒストグラムと Q-Q プロットである．$p$ 値のヒストグラムでは $p$ 値がゼロに近いところではっきりとしたピークがあり，Q-Q プロットにおいても一様分布からの乖離は明らかである．

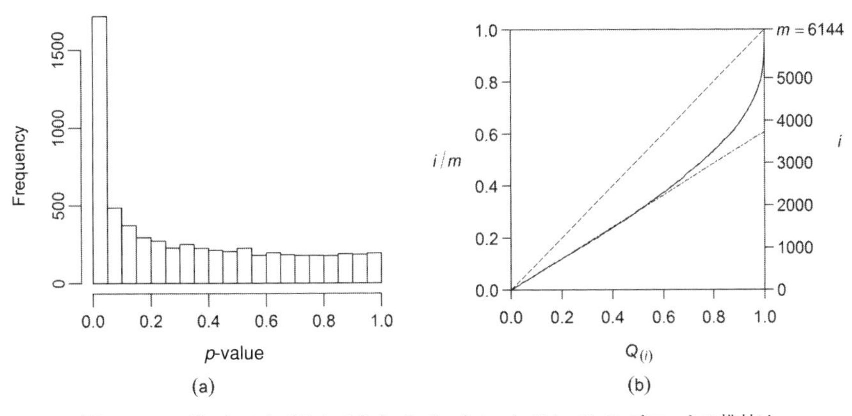


**図 26.1** $p$ 値のヒストグラム (a) と Q-Q プロット (b)．Q-Q プロットの横軸は $Q_{(i)} = 1 - p_{(m-i+1)}$，縦軸は一様分布の下での $Q_{(i)}$ の期待値 $(i/m)$

FDR 基準の方法である BH 法，ST 法，SAM 法，Locfdr 法を適用した結果を表 26.2 に示す．なお，これらの方法はそれぞれ R パッケージ `p.adjust`, `qvalue`, `smar`, `fdrtool` を用いて実行した．有意となった検定の数が最も小さいのは BH 法であるが，これは BH 法の保守性を反映していると考えられる．特にこのデータでは $\pi_0$ の推定値が 50%程度とかなり小さいため (26.2.5 項)，$\pi_0$ の推定値に基づいて FDR を推定する ST 法や Locfdr 法でより多くの検定が有意になったと考えられる．

**表 26.2** FDR 基準で有意となった検定の数

| FDR | BH 法 | ST 法 | SAM 法 | Locfdr 法 |
|---|---|---|---|---|
| 5% | 964 | 1213 | 973 | 1215 |
| 10% | 1294 | 1666 | 1442 | 1675 |

参考までに，検証的な多重検定として $FWER = 5\%$の基準を用いた Bonferroni 法と Tmax 法を実行した．R パッケージ `p.adjust` と `mt.maxT` を用い，Max T 法での並べ替えの回数は 10,000 とした．有意となった検定の数は，Bonferroni 法で 88

個，max T 法で 136 個となり，遺伝子間の相関を考慮した Max T 法の方が検出数が多い．しかし，FDR 基準による検出数との差は歴然である．この結果は $\pi_0$ が小さい (関連遺伝子数 $m_1$ が大きい) ことによるものと考えられる．

### 26.2.4 その他の指標

多重検定では個々のオミクス変数に対して $p$ 値に代表される統計的有意性の指標を用いるがこれ以外にも有用な指標がある．GWAS では，ベイズの定理に基づいた false-positive report probability (FPRP)

$$FPRP_j = \Pr(H_0|P_j \le \alpha_j) = \frac{\Pr(P_j \le \alpha_j|H_0)\Pr(H_0)}{\Pr(P_j \le \alpha_j|H_0)\Pr(H_0) + \Pr(P_j \le \alpha_j|H_1)P(H_1)}$$
$$= \frac{\alpha_j \pi_0}{\alpha_j \pi_0 + (1-\beta_j)\pi_1}$$

が提案されている[16]．ここで，$\alpha_j, 1-\beta_j$ はオミクス変数 $j$ の検定の有意水準，検出力である．$\pi_0$ $(= 1 - \pi_1)$ と $\beta_j$ の値については推定値を用いたり，適当な範囲を想定する．FPRP はベイズ流の FDR 式 (26.6) (あるいは $q$ 値) に相当する．

ベイズファクター $BF_j(y) = \Pr(Y_j = y|\, H_0)/\Pr(Y_j = y|\, H_1)$ も用いられる．ここで，$\Pr(Y_j = y|\, H_1)$ は，効果サイズ $\theta_j = \theta$ の下での確率 $\Pr(Y_j = y|\, \theta_j = \theta)$ を $\theta_j$ の事前分布で重み付け平均をとることで得られる．$BF_j(y)$ は $H_0$ に関する事後オッズ比と事前オッズ比を用いて

$$\frac{\Pr(H_0|Y_j = y)}{1 - \Pr(H_0|Y_j = y)} = BF_j(y) \times \frac{\pi_0}{1 - \pi_0}$$

の関係にある．

より直接的な関連の指標として，選択したオミクス変数についての関連ありの事後確率がある．

$$l_j = \Pr(H_1|Y_j = y) = \pi_1 f_1(y)/f(y) \quad (= 1 - \ell FDR(y))$$

あわせて，関連の大きさを表す効果サイズの推定値も重要である．階層混合モデル (26.5), (26.8) を仮定するとき，$H_1$ の下での効果サイズ $\delta$ の事後平均は，

$$e_j = \mathrm{E}(\delta|H_1, Y_j = y) = \int \delta f(\delta|H_1, Y_j = y)d\delta$$

で表される．ここで，$f(\delta|H_1, Y_j = y) = \varphi((\delta - y)/\tau)g_1(\delta)/f_1(y)$ であり，$\varphi$ は標準正規分布の密度関数である．これより，オミクス変数 $j$ の効果サイズの事後平均

$$\mathrm{E}(\delta|Y_j = y) = l_j e_j$$

が得られる．オミクス変数の選択では二つのエラー，1) $H_0$ が成立するオミクス変数 (偽陽性) の選択，2) $H_1$ が真の場合の効果サイズの過大推定 (選択バイアス) があるが，それぞれ，$l_j, e_j$ を用いて補正している[17]．なお，$l_j$ や $e_j$ の推定値は $\pi_1$ と $g_1$ の推定値に基づいて得られる．

### 26.2.5 検出力の向上，サンプルサイズ設計

多重検定全体での検出力の定義として最も自然なものは，$H_1$ をみたす検定 (関連オミクス変数) 全体での検出力の平均である**全体検出力** (overall power) である．しかし，一般に微少な効果サイズをもつオミクス変数が多く存在するため，全体検出力は非常に小さな値となることが多い．そこで，生物学的により意味があると考えられる，一定以上の効果サイズをもつオミクス変数に限定した平均検出力である**部分検出力** (partial power) の使用が考えられる[13]．

検出力の向上のためのアプローチの一つは検定の数を減らすことである．たとえば，gene set enrichment 解析は，遺伝子機能解析やパスウェイ解析から導かれる遺伝子セットに基づく解析であり，特に遺伝子発現解析の分野で普及している[18]．生物学的な知識に基づいてあらかじめ遺伝子セットを規定するので，結果の生物学的解釈が比較的容易であるという長所もある．

検出力向上の最も有効なアプローチはサンプルサイズ設計である．GWAS での検証的な関連解析では，単一の関連遺伝子多型の検定を想定し，想定されるアリル頻度，効果サイズを指定した下での検出力，サンプルサイズ計算が行われる．あわせて，多重検定全体での検出数に基づく評価が行われることもある．

後続研究に向けてのスクリーニング解析 (探索的解析) では，本節の冒頭で述べたように偽陽性と真陽性のバランスが本来重要である．具体的には，横軸に FDR，縦軸に検出力 (全体検出力または部分検出力) をとった ROC 曲線の作成が考えられる．これはスクリーニングにおける (検定統計量の) カットオフ値の選択にも有用であろう[13]．なお，この検討においては，関連オミクス変数の割合と効果サイズ分布 (たとえば，式

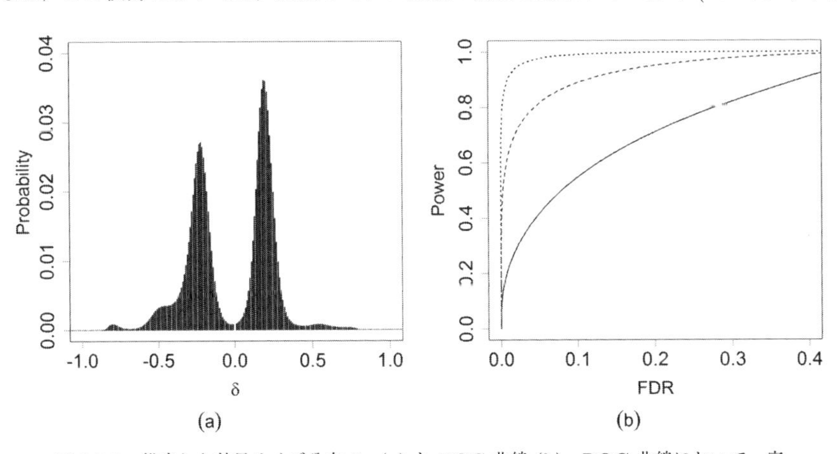


**図 26.2** 推定した効果サイズ分布 $\hat{g}_1$ (a) と ROC 曲線 (b)．ROC 曲線において，実線は全体検出力，破線は $\eta_1 = -0.34$, $\eta_2 = 0.26$ (分布 $\hat{g}_1$ の下側，上側 10%点) に対する部分検出力，点線は $\hat{g}_1$ 上の 2 番目のピークを捉えるための $\eta_1 = -0.40$, $\eta_2 = 0.40$ に対する部分検出力

(26.5), (26.8) における $\pi_1, g_1$) の適切な指定が重要である．過去に類似研究のデータがあれば 26.2.2 項のモデルに基づく方法を適用できる．

26.2.3 項の前立腺がんデータに対して階層混合モデル (26.5), (26.8) を仮定し，EM アルゴリズムを用いて $\pi_1$ を推定すると 0.50 と推定された．効果サイズ分布 $g_1$ の推定値 $\hat{g}_1$ を図 26.2(a) に示す．効果サイズ $\delta$ の絶対値が 0.2〜0.3 周辺で最大のピークがあり，0.5 周辺で小さなピークが認められる．この推定結果に基づく FDR と検出力の ROC 曲線を図 26.2(b) に示す．ここで，部分検出力は効果サイズを $\delta \leq \eta_1\,(<0), \delta \geq \eta_2\,(>0)$ に限定した平均検出力である．

図 26.2 では，サンプルサイズを前立腺がん研究と同じものに指定しているが (TMPRSS2-ERG 融合保有 103 名，それ以外 352 名)，$\pi_1, g_1$ の推定値を固定した下で，サンプルサイズを変化させてもよい[13]．この種の検討は，将来，類似のマイクロアレー研究を計画する際に有用となるであろう．

## 26.3 予 測 解 析

オミクス変数を用いた表現型変数の予測・判別解析では，オミクス変数の数 $p$ がサンプルサイズ $n$ より格段に大きくなり ($p \gg n$)，従来の方法ではうまく対処できないという事態が生じる．単純なアプローチとして，変数ごとに $t$ 統計量や $C$ 統計量を計算し，表現型のクラスラベルと強い関連をもつ変数を選択 (フィルタリング) したうえで標準的な判別・予測法を適用することが考えられる．別のアプローチとして正則化に基づく方法が考えられる．本節では古典的な Fisher 線形判別の正則化と，機械学習でよく用いられる $L_1$ ノルムまたは $L_2$ ノルムによる正則化の方法を紹介する．

### 26.3.1 Fisher 線形判別における分散共分散行列に対する正則化

Fisher 線形判別 (第 12 章) は構築が容易であり，正規性の仮定からの乖離に対してロバストであるので広く用いられている．しかしながら，$p > n$ の場合には分散共分散行列の逆行列を計算できない．一つの対処として一般化逆行列を用いることが考えられるが，$n$ が小さいときは推定が不安定になり推奨されない[19]．そこで正則化された分散共分散行列を用いる方法がある[19]

$$\widetilde{\Sigma} = \alpha\widehat{\Sigma} + (1-\alpha)I_p \tag{26.9}$$

ただし，$0 \leq \alpha \leq 1$，$\widehat{\Sigma}$ は分散共分散行列の推定値，$I_p$ は $p$ 次元の単位行列である．$\widetilde{\Sigma}$ を用いた Fisher 線形判別法を**正則化線形判別解析** (regularized linear discriminant analysis, RLDA) という．正則化パラメータ $\alpha$ のため分散共分散行列の推定はバイアスを伴うが，分散が安定するため結果的に推定精度は向上する (バイアスと分散のトレードオフ) (第 12 章)．RLDA に関連したものとして，$\alpha = 0$, $I_p$ を $\widehat{\Sigma}$ の対角要素からなる対角行列で置き換えた**対角線形判別解析** (diagonal linear discriminant analysis, DLDA) がある．これは最も強い正則を付加した Fisher 線形判別と解釈できる．

### 26.3.2 $L_1$ ノルム等を用いた正則化予測法

パラメータの安定的な推定を可能にするためにはパラメータの正則化の考えが重要となってくる．また，用いる変数の数をできるだけ少なくし，シンプルなモデルで背後の確率構造を捉えるというケチの原理 (Ockham の髭剃り) を考慮することも実際の解析では大切である．このような状況に対して，**lasso** (least absolute shrinkage and selection operator) が理論面でも適用面でも大いに注目されている[20]．

$n$ 個のサンプルの観測値からなる連続的な反応変数 $\boldsymbol{y} \in \mathrm{R}^n$ と $p$ 個の説明変数からなる $n \times p$ の行列 $\boldsymbol{X}$ が与えられたとき，lasso は

$$\|\boldsymbol{y} - \boldsymbol{X}\boldsymbol{\beta}\|_2^2 + \lambda \sum_{j=1}^{p} |\beta_j|, \qquad \lambda \geq 0 \tag{26.10}$$

を最小にするようにパラメータ $\boldsymbol{\beta} = (\beta_1, \ldots, \beta_p)^t$ を求める．ただし，$\|\cdot\|_2$ は Euclid ノルムである．説明変数の尺度変換に対する不変性が成立しないことに注意する．一般には変数ごとに平均 0，分散 1 に基準化したものを説明変数行列 $\boldsymbol{X}$ として用いることが多い．lasso と似た方法にリッジ (ridge) 回帰がある[21]．これは，目的関数

$$\|\boldsymbol{y} - \boldsymbol{X}\boldsymbol{\beta}\|_2^2 + \lambda \sum_{j=1}^{p} \beta_j^2, \qquad \lambda \geq 0 \tag{26.11}$$

が最小となるようにパラメータを推定する．lasso との違いは第二項のペナルティ項が $L_1$ ノルム (絶対値の和) ではなく $L_2$ ノルムの 2 乗 (2 乗和) となっていることである．この違いは些細に思えるかもしれないが，実際の推定では大きな違いが生じる．図 26.3 は前立腺がんにおける前立腺特異抗原 (PSA) の解析[22] に適用したときの $\boldsymbol{\beta}$ の推定結果である．ここで，$\boldsymbol{X}$ は lcavol (log(がんの体積))，lweight (log(前立腺の重さ))，age (年齢)，lbph (log(良性の前立腺肥大の量))，gleason (グリーソンスコア)，pgg45 (グリーソンスコアが 4 または 5 の割合) からなる行列，反応変数 $\boldsymbol{y}$ は lpsa (log(PSA)) からなるベクトルである．lasso の場合はペナルティパラメータ $\lambda$ の値が大きくなるにつれて $\boldsymbol{\beta}$ の推定値が完全に 0 に縮小されているのに対し，リッジ回帰の場合は，$\lambda$ が大きくなるにつれて $\boldsymbol{\beta}$ の値は小さくなるものの完全に 0 にはならない (lasso の図の横軸は $\lambda$ であるのに対し，リッジ回帰の図の横軸は $\log(\lambda)$ であることに注意)．図 26.3 の lasso のパス図の一つの特徴としてそれぞれのパスが線分の結合から生成されることが示されている[23]．lasso については，変数増加法の一種である least angle regression とほぼ同等であり，効率的な推定アルゴリズム[23] が提案されたことで大いに普及することとなった．

膨大なオミクス変数を用いた判別・予測解析において，真に回帰係数がゼロでない変数は全体のごく一部に限られるというスパース性を仮定することは妥当であろう．

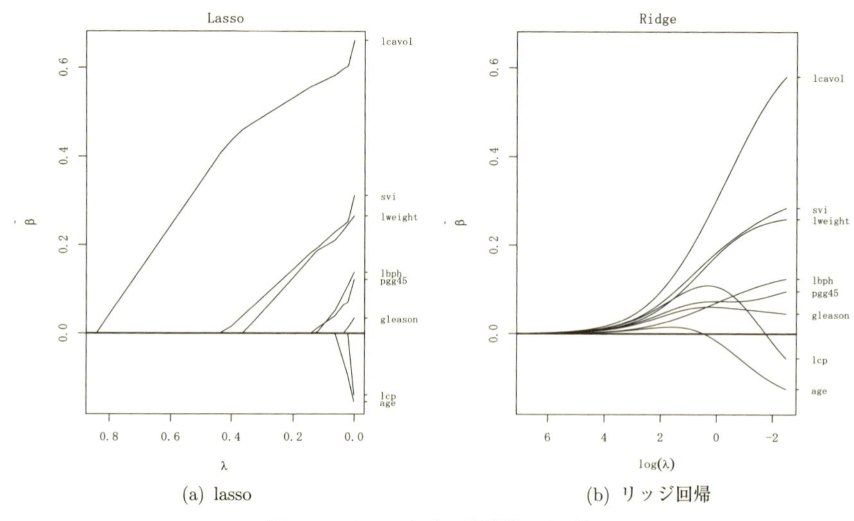


(a) lasso　　(b) リッジ回帰

**図 26.3** lasso とリッジ回帰のパス図

変数選択と推定精度の良さの基準として次の二つが考えられる．1) 真値が 0 でない係数に対応する変数のみ漸近的に確率 1 で選択できる (一致性)．2) 真値が 0 でない係数に対応する変数に対し漸近正規性が成立する (漸近正規性)．これら二つの性質が成り立つとき，その方法は**オラクル性** (oracle property) をもつという[24]．しかし，残念ながら lasso による変数選択は一般に絶対値の大きな係数を過度に縮小する効果があるために一致性をもたず，オラクル性を有さないことが知られている[25]．これより，予測精度に基づいて最適な $\lambda$ を定めると，lasso は重要な変数の係数の縮小を抑えるため，結果として多くのノイズ変数も含むモデルを選択する傾向がある[26]．しかしながら，真のパラメータのなかに多くのゼロを含むスパースな状況の下では，AIC, BIC をもとにした古典的なステップワイズの変数選択法やリッジ回帰よりも性能が良いことが指摘されている[27]．これより，lasso だけで変数選択をすべて行うのではなく，2 段階に分け，数千数万を超えるはなはだ大きい $p$ をある程度小さい数十数百の $p'$ に落とし込むフィルタリングとしての使い方も推奨されている[28]．

以下では，オラクル性をみたす拡張を施した**適応型 lasso** (adaptive lasso)，変数のグループ情報を考慮したグループ lasso 等の lasso の拡張版について紹介する．

**a. lasso の拡張版**

適応型 lasso[25] は目的関数

$$\|\boldsymbol{y} - \boldsymbol{X}\boldsymbol{\beta}\|_2^2 + \lambda \sum_{j=1}^{p} \hat{w}_j |\beta_j|, \qquad \lambda \geq 0 \tag{26.12}$$

を最小化する．ここで，$(\hat{w}_1, \ldots, \hat{w}_p)^t = 1/|\hat{\boldsymbol{\beta}}^{(0)}|^{\gamma} (\gamma > 0)$ とし $\hat{\boldsymbol{\beta}}^{(0)}$ はパラメータの真値 $\boldsymbol{\beta}^*$ の $\sqrt{n}$ 一致推定量とする．たとえば，最小二乗法による推定値が $\hat{\boldsymbol{\beta}}^{(0)}$ とし

て考えられる．$\hat{\beta}_j^{(0)}$ の値が大きいと重みは小さくなり，$\hat{\beta}_j^{(0)}$ の値が小さいと重みは大きくなる．つまり最初に重要と推定された変数には小さいペナルティが，重要でないと推定されたものには大きいペナルティが付加された下で $\boldsymbol{\beta}$ の推定が行われる．重要な変数の重みは漸近的に定数に収束し，ノイズの変数に対する重みは漸近的に無限大に発散するためこの方法はオラクル性をもつことになる．

同じように 2 段階に推定を分割した方法として**緩和 lasso** (relaxed lasso)[29] がある．これは lasso を用いて第一段階の変数選択を実施した後に，選択された変数に対して上記の $\hat{w}_j$ の代わりに一つのパラメータ $\phi$ $(0 \leq \phi \leq 1)$ を用いて係数を推定し直す方法である．つまり，ペナルティ項として $\phi\lambda \sum_{j=1}^{p} |\beta_j|$ を考えることに対応する．これは lasso が変数の縮小により変数選択を行っているため，その過大に縮小推定された係数を $\phi$ で調整している．ただし，変数選択は第一段階の lasso で行っているため変数選択の一致性は一般に成立しない．

一方，オラクル性を担保するための拡張とは別の展開として，グループ効果を考慮したグループ **lasso** (group lasso)[30] がある．これは分散分析で使われる因子内の複数の水準，加法モデルを考えた際の基底関数の集まり，または遺伝子機能等の生物学的分類に基づいて変数をグループとして扱う際に適している．変数を $J$ 個のグループに分割し，それぞれに対応するパラメータを $\boldsymbol{\beta}_j (j = 1, \cdots, J)$ とすると，目的関数は以下のように定義される．

$$\|\boldsymbol{y} - \boldsymbol{X\beta}\|_2^2 + \lambda \sum_{j=1}^{J} \|\boldsymbol{\beta}_j\|_{K_j}, \qquad \lambda \geq 0 \tag{26.13}$$

ここで，$\|\boldsymbol{\eta}\|_K = (\boldsymbol{\eta}^\top K \boldsymbol{\eta})^{1/2}$．一番簡単な $K_j$ の例は単位行列の場合で $K_j = I_{p_j}$ となる．$p_1, \ldots, p_J$ はそれぞれのグループ中の変数の数とする．$p_1 = p_2 = \cdots = p_J = 1$ のときは通常の lasso に帰着する．ただし，グループ中の変数の数に応じてペナルティを変えるのが通常であり，標準的には $K_j = p_j I_{p_j}$ が用いられる．グループの分け方により $L_1$ ペナルティと $L_2$ ペナルティが出現するので lasso とリッジ回帰の中間の方法とも解釈できる．いずれにせよ，スパースの効果が各グループごとに適用されることが特徴である．一方，オラクル性をもつようにしたものも提案されている[31]．

$L_1$ ペナルティと $L_2$ ペナルティを直接目的関数のなかに用いたものに**エラスティックネット** (elastic net) がある[32]．目的関数は

$$\|\boldsymbol{y} - \boldsymbol{X\beta}\|_2^2 + \lambda_1 \sum_{j=1}^{p} |\beta_j| + \lambda_2 \sum_{j=1}^{p} \beta_j^2, \qquad \lambda_1, \lambda_2 \geq 0 \tag{26.14}$$

となる．これは次の lasso の欠点を補うために提案された．第一に $p > n$ の場合には lasso はたかだか $n$ 個の変数しか選択できないこと[23]，第二に相関がある変数をグループとして選択できないこと，第三に変数間に強い相関がある場合に予測精度が悪くなることである．たとえば，マイクロアレー研究での遺伝子選択を考える場合，生物学的に同一のパスウェイにある遺伝子はグループとして選択するのが望ましい場合

26

がある．上記のグループ lasso との違いはそのグループ情報を明示的に指定しない点にある．実際，ある二つの変数の相関が高い場合，それらに対応するエラスティックネットの変数の係数は同時にゼロ方向に縮小されることが理論的に示されている．また，オラクル性をもつよう拡張した適応型エラスティックネットも提案されている[33]．

その他の拡張版として，上記の $L_2$ ロス $\|\boldsymbol{y} - \boldsymbol{X}\boldsymbol{\beta}\|_2^2$ を一般化線形モデルの負の対数尤度に置き換えたもの[34] や，サポートベクトルマシン (support vector machine, SVM) のヒンジロスに置き換えたもの[35] も提案されている．それぞれ `R` のパッケージとして `glmnet`[36] と `penalizedSVM`[35] が用意されている．

### b. 前立腺がん遺伝子発現データへの適用

16.2.3 項の関連解析に用いた前立腺がんの遺伝子発現データ[15] に，lasso，エラスティックネット，リッジ回帰，緩和 lasso，サポートベクトルマシン，アダブースト (AdaBoost)，正則化 Fisher 線形判別 (RLDA) (ただし正則化パラメータは $\alpha = 0.95$ を用いた)，分散行列に対角行列を使った Fisher 線形判別 (DLDA) を適用した．なお，表現型変数は TMPRSS2 遺伝子と ERG 遺伝子の融合の有無という二つのクラスの判別問題であるため，lasso，エラスティックネット，リッジ回帰は一般化線形モデルに拡張したものを使った[36]．緩和 lasso に対してもこの拡張を行い，$\boldsymbol{\beta}$ の縮小を和らげるパラメータは $\phi = 0.5$ とした．またサポートベクトルマシンも $L_1$ ペナルティで正則化したものを使った[35]．解析対象の遺伝子の数は $p = 6144$ であり，被験者数は $n = 455$ である．

まず全データを学習データとテストデータに 2：1 の割合でランダムに分割し，学習データでモデル構築，テストデータで判別精度の比較を行った．lasso，エラスティックネット，リッジ回帰，サポートベクトルマシンの正則化パラメータ ($\lambda$ または $\lambda_1, \lambda_2$)，アダブーストの繰り返し数，Fisher 線形判別，DLDA の遺伝子数はチューニングパラメータとして，学習データに 5 重交差検証法を適用し，予測誤差または予測 AUC が最適となるように定めた．ただし，Fisher 線形判別と DLDA では $t$ 検定の $p$ 値で遺伝子を順位づけしたうえで，上位の遺伝子から 5 重交差検証法で選ばれた個数だけを選択し，判別に用いた (フィルタリング)．上記のランダムなデータ分割を 100 回行い，それぞれのテストデータから予測誤差と予測 AUC (ROC カーブの下側面積) を計算した結果をそれぞれ図 26.4 の上段と下段に示す．興味深いことに予測誤差が平均して一番低いのは古典的な Fisher 線形判別 (RLDA) となった．その次は $L_1$ ペナルティを使ったサポートベクトルマシンとなった．また遺伝子間の相関構造をまったく考慮していない一番シンプルな DLDA の方法も，遺伝子のフィルタリングを行うことでその他の機械学習の方法と比べ遜色ない判別精度を達成した．予測 AUC ではリッジ回帰が一番判別精度が良かった．最後にそれぞれの方法でモデル構築の際に使った遺伝子の個数の比較を行った結果を図 26.5 に示する．lasso，エラスティックネット，アダブーストはそれぞれ 100 個前後，リッジ回帰はすべての変数を使っているため数は $p = 6144$ 個，サポートベクトルマシンではそれほど $L_1$ の効果は出現せず，数千

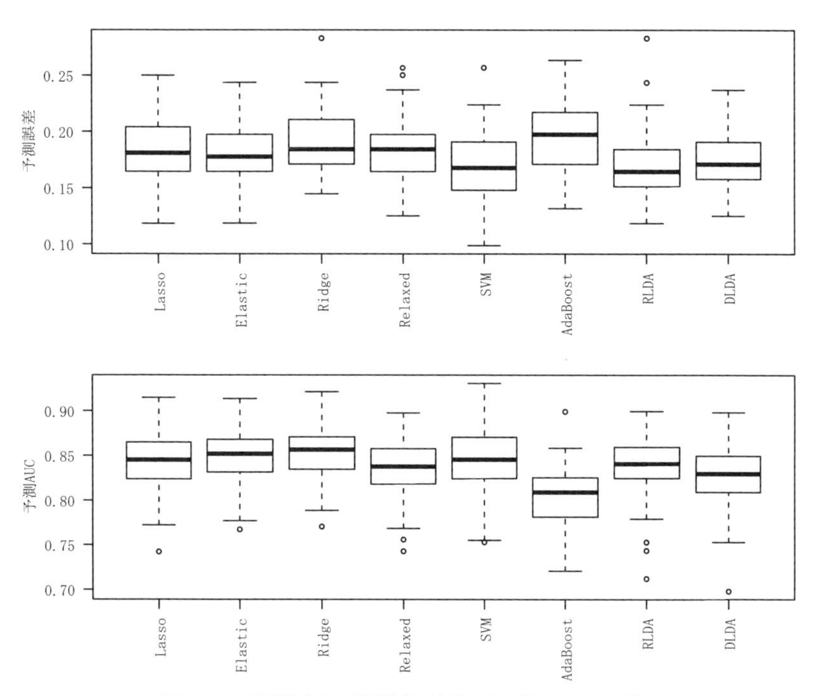


**図 26.4** 予測法別の予測誤差 (上段) と予測 AUC (下段)

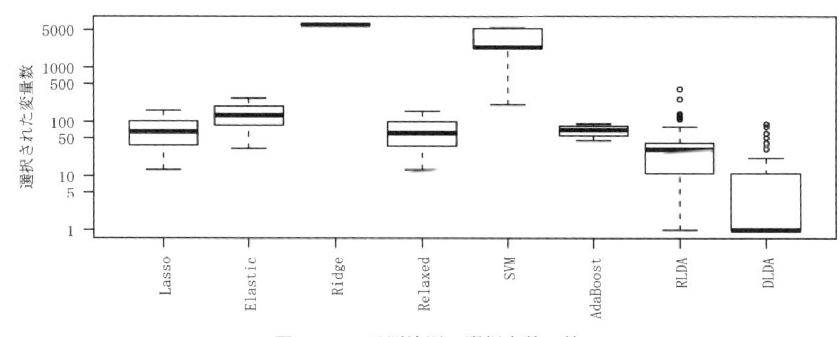


**図 26.5** 予測法別の選択変数の数

個ほどであった. RLDA と DLDA は他の方法と比べ使う変数の数は少なく, シンプルなモデル構築となった. 予測誤差, 予測 AUC, モデルの簡潔さを総合的にみると, 先行研究[1] でも示されているように, RLDA や DLDA の古典的な方法が機械学習の方法と比べてほぼ同等の予測精度を示す結果となった.

### 26.3.3 いくつかの注意点

オミクスデータを用いた予測解析に関していくつかの注意点をまとめる.

### a. 選択変数の再現性

予測の評価においては，予測精度に加えて，選択された説明変数 (セット) に関する再現性の評価が試みられることがあるが，概して再現性は非常に低い．一般に，予測に役立つ説明変数の多くは複雑な相関構造をもっており，同程度の予測精度を達成しうる変数の組合せは数多く存在する (多重解)．このような多重解のなかから，データに含まれる偶然的変動を受けてたまたま一つの解が得られると考えると選択変数の再現性の低さを説明できるだろう．ここで注意すべきことは，変数選択の意味での再現性が低くても，予測精度の意味での再現性が低いとは限らないということである．たとえば，早期乳がんの再発リスク診断では，予測に用いる遺伝子セットはほとんど重複していないものの，予測精度の再現性が示された予測式がいくつか存在する．さらに興味深いことに，これらの予測式間では個々の患者での予測結果に関して高い一致性が認められている[37]．予測解析では臨床的に意味がある予測精度が一定の再現性をもって実証されることが重要である (臨床的妥当性の評価)．

その一方で，予測式の臨床応用では，選択変数に対して一定の生物学的解釈が求められることも事実であろう．予測解析での変数選択の際に生物学的情報を取り入れることや，選択変数と相関の高い変数を事後的に探索して生物学的解釈を試みることが考えられる．上記の早期乳がんでの再発予測の例のように，類似の予測式が他に存在するならば予測式間で選択変数の生物学的解釈に共通性があるかを調べることも考えられる．

### b. 予測解析法の選択

オミクスデータを用いた予測解析法の選択は，予測解析が分子診断法の開発全体のなかでどのように位置づけられているかに依存する．特に，オミクスデータを用いた予測解析の後に，分子データ測定のプラットフォームを変更する計画がある場合には注意を要する[14]．がんの分子診断法の開発では，たとえば，開発早期にマイクロアレー解析により探索的検討を行い，その後，臨床現場で普及しているリアルタイム定量 PCR 解析を用いた実用化が試みられることがある．多くの場合，PCR プラットフォームで一度に測定可能な変数の数には限りがある (数十個程度)．このとき，探索的検討であるマイクロアレー研究でこの数を大きく上回る変数を用いた予測解析を実施してもあまり意味がなく，フィルタリングの実施や lasso 等の変数選択を伴う予測アルゴリズムを検討すべきであろう．PCR プラットフォームへの移行後には，予測アルゴリズムのキャリブレーション (係数の重みや閾値等の調整) が必要となり，場合によっては予測アルゴリズムや変数選択の見直しが必要となることもある．

一方，今後のハイスループット技術の進展により，臨床現場での実用に耐えうるシークエンス技術や，カスタムアレー等が低コストで利用できるようになれば単一のプラットフォームを用いた診断法開発が可能になり，予測解析法の選択肢も大きく広がってくるだろう．変数選択，予測アルゴリズムを含めて多くの予測解析法が提案されているが，どの方法もすべての状況下で高い性能を発揮するものではなく，うまく働く状況とそうでない状況が存在する．早期の探索的研究であれば複数の予測解析法を同時に適用して比較することもできるだろう．予測式開発と予測精度の評価の方法はケースバイケースであり，研究目的，対象疾患の性質，利用可能な研究資源，データの特徴等を踏まえた慎重な検討が必要である．

### c. 予測精度 (臨床的妥当性) の評価

オミクスデータを用いた予測解析における予測精度の評価は大きく**内的妥当性** (internal validity) と**外的妥当性** (external validity) の評価に分けられる．内的妥当性は当該オミクス研究の対象集団での予測精度，外的妥当性は外部集団での予測精度を表す．いずれにおいても診断法開発のゴールが明確であることが前提であり，予測式を開発する集団 (学習集団) と精度評価のための集団 (テスト集団)，そして予測精度の指標が適切に設定される必要がある．予測精度の指標については他章 (第 9, 12, 24 章) を参照されたい．

オミクスデータを用いた予測式の内的妥当性の評価法には**サンプル分割法** (split-sample) と，クロスバリデーションやブートストラップ法を用いた**標本再抽出法** (resampling method) に分けられる．サンプル分割法は，全サンプルを学習集団とテスト集団に分割し，学習集団で予測式を作製し，テスト集団で予測精度を評価する．二つの集団の分割比についてのコンセンサスはない．達成したい予測精度の水準が明確であるならば，予測精度の推定精度に基づいてテスト集団の大きさを定めることが考えられる．一方，学習集団の必要な大きさは，予測対象である表現型変数の分布やオミクス変数間の相関構造，オミクスデータに含まれるシグナルの強さに大きく依存するのでその設計はより複雑となる[38]．サンプル分割法の利点の一つは，予測式の作製において，アルゴリズムとしての表現が難しい複雑な手順を含めることができることである．たとえば，生物学的情報等の外部情報に基づいて試行錯誤的に予測式を作製することもできる．

26

一方，標本再抽出法による予測精度の評価では，変数選択も含めた予測式作製のすべての手順がアルゴリズムとして完全に規定できる場合に限定される．標本再抽出法の適用では，テスト集団のデータが予測式作製で使用されること (情報のリーク) に対する特別な注意が必要である．典型的な例は，変数選択 (フィルタリング) を全サンプルで行った後にクロスバリデーションにより予測精度を評価することである．予測式の作製の手順には変数選択も含まれるので，もし変数選択を全サンプルを使って行うと (クロスバリデーションでのいかなる) テストデータはすでに予測式の作製で使われていることとなり，深刻な**過適合** (overfitting) が引き起こされる[39]．高次元のオミクスデータを用いた予測解析における変数選択による過適合は想像以上に深刻である．正しい方法は，クロスバリデーションの各ステップ (fold) において，変数選択も含め予測式の作製を最初からやり直すことである．フィルタリングで用いる統計量の閾値や正則化パラメータ等のチューニングパラメータの値を予測精度指標に基づいて最適化する場合には，クロスバリデーションの各ステップの学習データに対して新たにクロスバリデーションを実施すべきである (二重クロスバリデーション，または，ネスト化クロスバリデーション)．以上の方法では，クロスバリデーションの各ステップで異なる変数が選択され，予測式も異なるものが得られるだろう．上記の方法より得られる予測精度の推定値は，チューニングパラメータ値の決定による選択選択，予測式の構成，判別閾値の設定等をすべて含めた予測解析全体の「アルゴリズム」を (当該研究の母集団からの) 独立したサンプルに適用したときに得られるであろう予測精度として解釈することができる．

外的妥当性の評価では，予測式 (診断法) の適用を想定している標的集団に近い集団を設定することが望ましい．そのうえで，評価対象となる予測システムを完全に指定することが求められる．予測アルゴリズムとの関係では，予測に用いる変数，予測式の関数，係数 (重み) の値，判別の際の閾値が含まれるが，さらに，検体の採取・保管，データの測定・管理，正規化や欠測データの補完等も含めた前処理の方法等も含まれる．つまり，診断対象 (適格基準) を設定した下で，検体採取に始まるインプットから，最終の予測結果にいたるアウトプットを得るまでの全プロセスを指定することが原則である．どこか一部分をデータに基づいて変更すれば別途バリデーションの必要性が生じる．外的妥当性の評価は前向き研究として行われることもあるが，一定の条件の下，検体がバンキングされている過去の観察研究や臨床試験を用いて行うことも可能であろう[40]．

オミクスデータに基づく予測システムの開発と，検証全般における詳細なガイダンス (主にがん領域) については McShane et al.[41] を参照されたい．

## 文　　　献

1) Dudoit, S, J Fridlyand and TP Speed. *J Am Stat Assoc* **97**: 77–87, 2002.

2) Eren, K, M Deveci, O Küçüktunç and ÜV Çatalyürek. *Brief Bioinform* **14**: 279–292, 2013.

3) Benjamini, Y and Y Hochberg. *J R Stat Soc Ser B* **57**: 289–300, 1995.

4) 松井茂之. 計量生物学 **38**: 127–139, 2018.

5) Westfall, PH and SS Young. *Resampling-based Multiple Testing*, Wiley, 1993.

6) Sham, PC and SM Purcell. *Nat Rev Genet* **15**: 335–346, 2014.

7) Benjamini, Y and D Yekutieli. *Ann Stat* **29**: 1165–1188, 2001.

8) Pounds, S. *Brief Bioinform* **7**: 25–36, 2006.

9) Genovese, CR and L Wasserman. *J Am Stat Soc* **101**: 1408–1417, 2006.

10) Storey, JD. *J R Stat Soc Ser B* **64**: 479–498, 2002.

11) McLachlan, GJ, RW Bean and LB Jones. *Bioinformatics* **22**: 1608–1615, 2006.

12) Efron, B. *Large-scale Inference: Empirical Bayes Methods for Estimation, Testing, and Prediction*, Cambridge University Press, 2012.

13) Matsui, S and H Noma. *Biometrics* **67**: 1225–1235, 2011.

14) Matsui, S, M Buyse and R Simon. *Design and Analysis of Clinical Trials for*

*Predictive Medicine*, Chapman & Hall/CRC, 2015.
15) Setlur, SR, KD Mertz, Y Hoshida, et al. *J Natl Cancer Inst* **100**: 815–825, 2008.
16) Wacholder, S, S Chanock, M Garcia-Closas, L El Ghormli and N Rothman. *J Natl Cancer Inst* **96**: 434–442, 2004. 2008.
17) Matsui, S and H Noma. *Biostatistics* **12**: 223–233, 2011.
18) Tamayo, P, G Steinhardt, A Liberzon and JP Mesirov. *Statist Method Med Res* **25**: 472–487, 2016.
19) Guo, Y, T Hastie and R Tibshirani. *Biostatistics* **8**: 86–100, 2007.
20) Tibshirani, R. *J R Stat Soc Ser B* **58**: 267–288, 1996.
21) Hoerl, AE and RW Kennard. *Technometrics* **12**: 55-67, 1970.
22) Stamey, TA, JN Kabalin, JE McNeal, IM Johnstone, F Freiha, EA Redwine and N Yang. *J Urology* **141**: 1076–1083, 1989.
23) Efron, B, T Hastie and I Johnstone. *Ann Stat* **32**: 407–499, 2004.
24) Fan, J and R Li. *J Am Stat Assoc* **96**: 1348–1360, 2001.
25) Zou, H. k *J Am Stat Assoc* **101**: 1418–1429, 2006.
26) Meinshausen, N and P Bühlmann. *Ann Stat* **34**: 1436–1462, 2006.
27) Clarke, B, E Fokoué and HH Zhang. *Variable Selection*: 569–678, Springer, 2009.
28) Hesterberg, T, NH Choi, L Meier and C Fraley. *Stat Surveys* **2**: 61–93, 2008.
29) Meinshausen, N. *Comput Stat Data Anal* **52**: 374–393, 2007.
30) Yuan, M and Y Lin. *J R Stat Soc Ser B* **68**: 49–67, 2006.
31) Wang, H C Leng. *Compt Stat Data Anal* **52**: 5277–5286, 2008.
32) Zou, H and T Hastie. *J R Stat Soc Ser B* **67**: 301–320, 2005.
33) Zou, H and HH Zhang. *Ann Stat* **37**: 1733–1751, 2009.
34) Park, MY and T Hastie. *J R Stat Soc Ser B* **69**: 659–677, 2007.
35) Becker, N, W Werft, G Toedt, P Lichter and A Benner. *Bioinformatics* **25**: 1711–1712, 2009.
36) Friedman, J, T Hastie and R Tibshirani. *J Stat Softw* **33**: 1–22, 2010.
37) Fan, C, DS Oh, L Wessels, B Weigelt, DS Nuyten, AB Nobel, LJ van't Veer and CM Perou. *N Engl J Med* **355**: 560–569, 2006.
38) Dobbin, K and Simon R. *Biostatistics* **8**: 101–117, 2007.
39) Ambroise, C and GJ McLachlan. *Proc Natl Acad Sci USA* **99**: 6562–6566, 2002.
40) Simon, RM, S Paik and DF Hayes. *J Natl Cancer Inst* **101**: 1446–1452, 2009.
41) McShane, LM, MM Cavenagh, TG Lively, et al. *BMC Med* **11**: 220, 2013.

Chapter 27

# 画像データの解析

## 27.1 画像データ

医学研究のなかで画像は診断の際等に視覚的な評価のために利用されてきた．近年の撮像技術の向上や記録媒体の増量化により脳や臓器の詳細な情報を画像化できるようになった．これに伴い画像情報を定量化し疾患の早期発見や予後予測等に役立てるための研究が盛んに行われている．

### 27.1.1 画像データ

はじめに画像データの説明を行う．例として人間の脳形態に対する磁気共鳴画像 (magnetic resonance imaging, MRI) を用いる．

脳の測定データは，図 27.1(a) にあるように横，縦，スライスに立方体で区切ったうえで，それぞれに対応するデータ値が記録される．この立方体の区切りが画像データの最小単位でありボクセル (voxel) とよばれる．図 27.1(a) では 3(横) $\times$ 3(縦) $\times$ 3(スライス) $=$ 9 ボクセルある．このよび方は三次元画像に対するものであり，二次元の場合はピクセル (pixel) とよばれる．ボクセルは volume と pixel をあわせた言葉である．また，各ボクセルに得られたデータ値は，輝度や画素値等とよばれたりするが本章ではボクセル値 (二次元の場合はピクセル値) とよぶ．

図 27.1(b) は三次元脳形態画像のうち横断面の一つを表している (脳画像の表示方法としてこのような二次元表現を全スライスにて行う方法がよく用いられる)．図 27.1(b) 内の四角で囲まれた部分を拡大した $8 \times 8$ ボクセル画像が図 27.1(c) であり，さらには各ボクセル値も表示している．これらの図をみてわかるとおり，ボクセル値が低いほど黒を強くするようにして，ボクセル値の大小に色を対応させて脳形態が画像として可視化される．

こうして，ボクセル値は脳の特徴を表しているため，このボクセル値を被験者グループ間で比較する等の解析を行うことができる．また，1 人当たりの三次元脳形態画像におけるボクセル数は膨大である．たとえば 1 ボクセル当たりのサイズを 1.5 mm 立方と設定したとき，121(横) $\times$ 145(縦) $\times$ 121(スライス) $= 2,122,945$ ボクセルとなる (多用されている場合である)．27.2 節以降に詳しくみていくが，このような膨大な

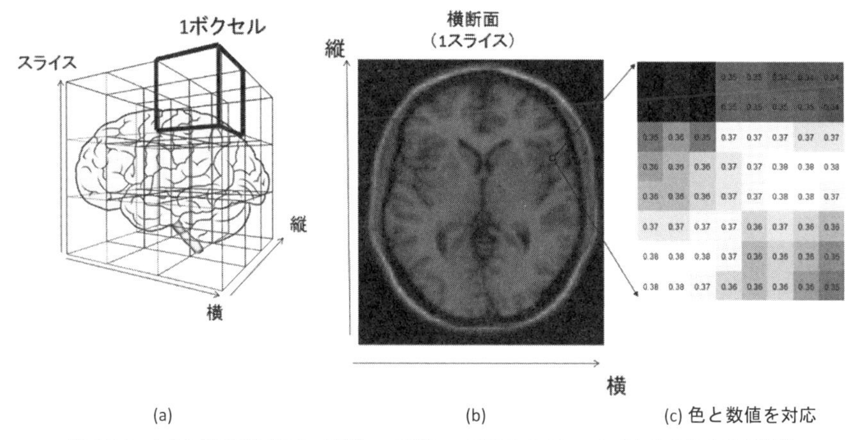


図 27.1 (a) 三次元脳画像の 3(横) × 3(縦) × 3(スライス) = 9 ボクセルによる区切りを表している. (b) 横断面における MRI 形態画像. (c) (b) の四角部分を拡大した 8 × 8 = 64 ピクセルの二次元画像 (数値はピクセル値)

データを解析することになる.

### 27.1.2 解析用データフォーマット

前項でみたように, 一般に画像データは数値の配列 (もしく行列) でありそれは空間的 (もしくは平面的) な位置に配置される. 他方, 多くの統計解析では, 行が被験者, 列が変数を表すスプレッドシートに保存されたデータを解析に用いる. 画像データもこのような解析用データフォーマットに変換することにより多くの統計学的手法が適用できる. 例としてここでは簡単に 2 × 2 のピクセル画像を考える. 図 27.2(a) に 4 人分の画像とピクセル値を示している. ここでもピクセル値が高いと色が濃くなり低



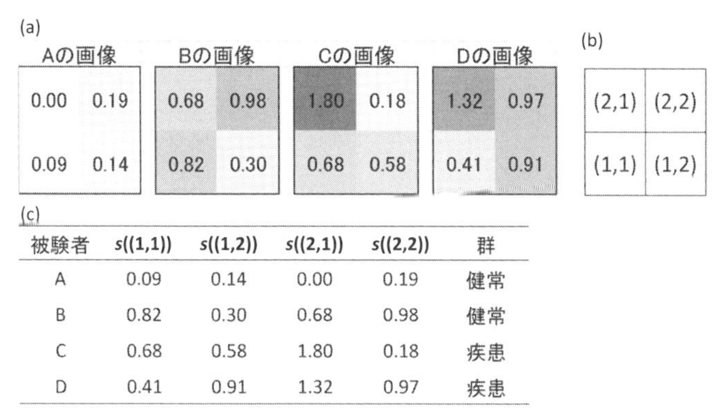


| 被験者 | s((1,1)) | s((1,2)) | s((2,1)) | s((2,2)) | 群 |
|---|---|---|---|---|---|
| A | 0.09 | 0.14 | 0.00 | 0.19 | 健常 |
| B | 0.82 | 0.30 | 0.68 | 0.98 | 健常 |
| C | 0.68 | 0.58 | 1.80 | 0.18 | 疾患 |
| D | 0.41 | 0.91 | 1.32 | 0.97 | 疾患 |

図 27.2 (a) 4 人分の 2 × 2 画像. 数値はピクセル値を表す. (c) は (b) の番地に基づき作成される画像データの統計解析用フォーマット

くなると色が薄くなるように表している.

各ピクセルの番地を表すベクトルを $\boldsymbol{v}$ とする. $2 \times 2$ のピクセル画像の例だと, $\boldsymbol{v}_1 = (1,1)$, $\boldsymbol{v}_2 = (1,2)$, $\boldsymbol{v}_3 = (2,1)$, $\boldsymbol{v}_4 = (2,2)$ となる (図 27.2(b)). 被験者 $\alpha$ の番地 $\boldsymbol{v}$ のピクセル値を $s_\alpha(\boldsymbol{v})$ とすると被験者の観測ベクトルとして $\boldsymbol{s}_\alpha = (s_\alpha(\boldsymbol{v}_1), s_\alpha(\boldsymbol{v}_2), s_\alpha(\boldsymbol{v}_3), s_\alpha(\boldsymbol{v}_4))'$ と表すことができる. 一つの番地に対するピクセル値を一つの変数とみなし列ごとに整理すると, 図 27.2(c) のような解析用データフォーマット (データ行列) を得ることができる. さらに図 27.2(c) の一番右の列のように群情報 (健常群か疾患群か) さらには他の共変量等の被験者背景情報を組み込むことができる.

図 27.2(c) をプロットすると図 27.3(a) のようになり, $\boldsymbol{v}_3 = (2,1)$ では群間でピクセル値に差がありそうである. こうしてたとえば各番地ごとにピクセル値に対する平均値の検定を行えば, 健常群と疾患群との違いを調べることができる. もし (2,1) のみ有意差が示唆されれば図 27.3(b) のように (2,1) のピクセルに色をつけて結果を表示する. 脳画像解析における応用例を 27. 2. 1 項で紹介する. また健常か病気かの群を目的変数, ピクセル値を説明変数にすることにより判別問題となる. このような解析については 27. 2. 2 項で紹介する.

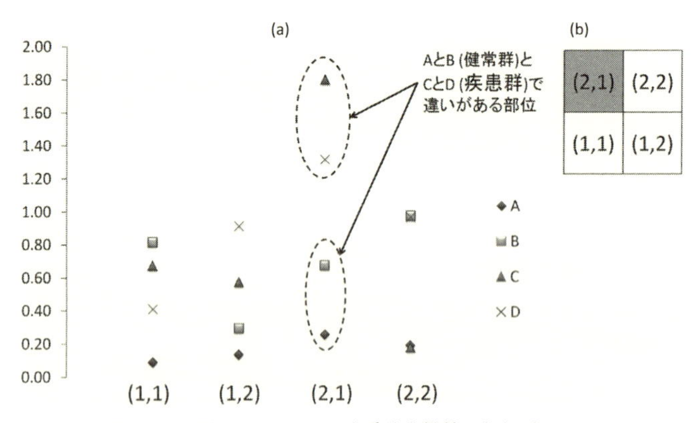


**図 27.3** 図 27.2 のデータを番地を横軸にとりプロット

### 27. 1. 3 画像前処理

得られた画像はそのまま解析に用いられるのではなく, 前処理としていくつかの加工が行われる. この行程は解析結果の解釈を手助けしたり, 適用手法の仮定をみたすようにしたり, ノイズの軽減をする等のさまざまな効果がある. 特に前項のようなピクセルの値を被験者間で比較する場合に, 結果の解釈をするためには, そのピクセルが被験者間で同じ部位を表す必要がある. ここでは位置合わせのための基礎的な方法として, 位置を変える変換 (幾何学的変換という) のためのアフィン変換 (affine transformation)

と解像度を変えるために必要な補間法について説明する．

アフィン変換は座標の線形変換と平衡移動を同時に行う変換であり，座標 $(x, y)$ から $(x', y')$ への変換は次式で与えられる．

$$\begin{pmatrix} x' \\ y' \end{pmatrix} = \boldsymbol{T} \begin{pmatrix} x \\ y \end{pmatrix} + \boldsymbol{s}, \text{ ただし } \boldsymbol{T} = \begin{pmatrix} a & c \\ b & d \end{pmatrix}, \boldsymbol{s} = \begin{pmatrix} e \\ f \end{pmatrix}$$

行列 $\boldsymbol{T}$ は線形変換を表し，ベクトル $\boldsymbol{s}$ が平行移動を表す．例として図 27.4 の中央にあるような座標 A$(-1, -1)$, B$(-1, 1)$, C$(1, -1)$, D$(1, 1)$ を頂点とする四角形の変換を考える．

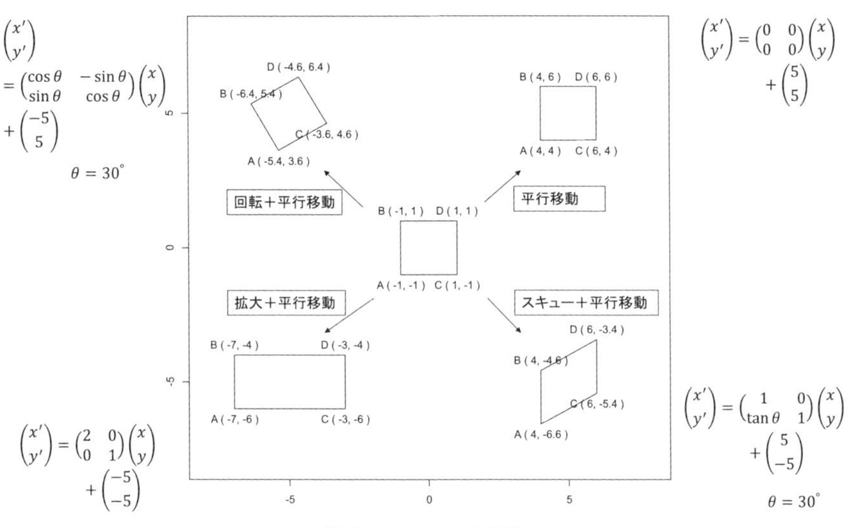


**図 27.4** アフィン変換

$a = b = c = d = 0, e \neq 0, f \neq 0$ のとき平行移動を表すので，$a = b = c = d = 0, e = f = 5$ とした場合は図 27.4 の右上のようになる．$a = \cos\theta, b = \sin\theta, c = -\sin\theta, d = \cos\theta$ のときは回転角 $\theta$ の回転となるので，$\theta = \pi/6$, $e = -5, f = 5$ とした場合は左上のように回転と平行移動になる．$a \neq 0, b = c = 0, d \neq 0$ のときは拡大もしくは縮小となるので，$a = 2, b = c = 0, d = 1, e = -5, f = -5$ とした場合は図 27.4 の左下のように横軸方向の拡大と平行移動になる．$a = 1, b = \tan\theta, c = 0, d = 1$ のときはスキュー (平行四辺形化) となるので，$a = 1, b = \tan\pi/6, c = 0, d = 1, e = 5, f = -5$ とした場合は図 27.4 の右下のようなスキューと平行移動になる．

次に解像度変換を説明する．$2 \times 2$ の解像度である画像のピクセル値が図 27.5(a) のとおりとする．これを図 27.5(b) のような $6 \times 6$ の解像度に変換する．この際に図 27.5(a) における四つのピクセル値が図 27.5(b) のように移動したうえでその他の空欄ピクセルが補間される必要がある．ここでは二つの補間方法を紹介する．図 27.5(c)

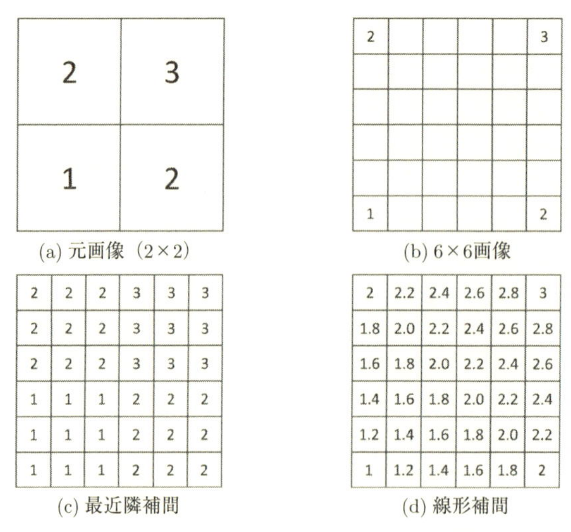


(a) 元画像（2×2）　(b) 6×6画像

(c) 最近隣補間　(d) 線形補間

**図 27.5**　解像度変換と補間

は**最近隣法** (nearest neighbour method) であり最も近い番地のピクセル値で補間している．図 27.5(d) は**線形補間法** (linear interpolation) であり，図 27.5(b) で値が入っているピクセルを最大値もしくは最小値としてその間を等間隔のピクセル値で補間している．他にも，二次曲線補間，スプライン補間等がある．逆に図 27.5(c) や (d) の高解像度から図 27.5(a) のような低解像度への変換もあり，よく用いられる方法の一つとして併合するピクセル値を平均する．このような解像度を落とすことは解析における次元縮小にもなる．

ここで紹介した幾何学的変換や補間の詳細については画像処理関連の書籍が多くあるが，たとえば文献[1] を参照されたい．

## 27.2　脳 画 像 解 析

最も画像が活用されている領域の一つである脳研究は国内外で重要な位置づけがされている．社会的にも，認知症，統合失調症，うつ病等の精神疾患，子どもの発達障害等が問題になっており，適切な治療を行うために早期発見や病態の客観的評価の研究が世界中で盛んに行われている．このような状況下で統計学の貢献が求められている．

本章では MRI に注目する．MRI は強い静磁場内でラジオ波を対象物に照射して共鳴させる．共鳴により発せられる信号を記録して画像として出力する．信号の強度 (データ値) をコントラスト (色の濃さ) として，脳の各組織を画像として表現する．原理等の詳細は，文献[2,3] を参照されたい．MRI 撮像時の撮像法を変えることにより，異なる性質の画像を得ることができる．以下の 2 種類の画像が代表的である．(1) 構

造的画像 (解剖学的な構造, structural MRI, sMRI) は脳の形態 (萎縮) を調べ, (2) 機能的画像 (functional MRI, fMRI) は, 脳血流 (血液中ヘモグロビン) から blood oxygen level dependent (BOLD) 信号を得て, 脳血流の変化を観察することにより, 間接的に脳の活動を調べる. 本章では sMRI の解析に着目する.

sMRI における前処理には大きく分けて, (1) セグメンテーション (segmentation), (2) 解剖学的標準化 (spatial normalization), (3) 平滑化 (smoothing) がある. 詳細は文献[3] にまとめられている. セグメンテーションは, 主に sMRI 解析における前処理であり, 脳画像のボクセル値をもとに灰白質, 白質, 脳脊髄液に分割することである. このことは脳組織分類 (tissue classification) ともよばれる. 各ボクセルがどの組織に属するかは未知であるため, 統計学的にはクラスタリングの問題である. 次に解剖学的標準化は標準脳画像へのボクセルの位置合わせを行うものである. これは空間的に標準化 (位置・サイズ・形態の合わせ込み) を行い, 異なる対象者であっても同一座標のボクセルを脳の同一部位であるとみなせ, 対象者間の比較が可能となる. 解剖学的標準化法は前節で説明したアフィン変換や補間方法の考え方が基本となるが, 実際には非線形変換に基づく多くの方法が提案されている[4]. その後, 前処理の最終段階として平滑化が行われる. これは個人内のボクセル値の過度な変動を抑えたり, 正規確率場理論を適用できるようにするためである. したがって, その理論を用いないなど場合によってはこの平滑化はスキップされる.

以上の前処理の後に行われる sMRI 解析の代表的な応用例として, アルツハイマー病等の認知症研究において脳萎縮を評価することがあげられ, 解析方法としては, 灰白質の局所的な容積をアルツハイマー病 (AD) 群と, 健常群とで比較する VBM (voxel based morphometry[5]) が臨床研究において最も多く使われてきた. 用いられる統計解析法は一般線形モデルであり, 前処理からこの解析までを実行するための代表的なソフトウェアは SPM である. SPM の導入や操作方法は文献[6] が詳しい.



### 27.2.1 一般線形モデル

前述の VBM に代表されるように, ボクセルごとに一般線形モデル (general linear model, GLM) を当てはめ, 推定されたパラメータから算出される統計量を図示する方法が多く用いられている. 目的変数はボクセル $k$ におけるボクセル値であり, 被験者は $n$ 人いるとし, 目的変数ベクトルを $\boldsymbol{Y}_k = (Y_{k1}, Y_{k2}, \ldots, Y_{kn})^t$ とする. $k = 1, 2, \cdots, V$ であり, $V$ はボクセル数である. 27.1.2 項ではボクセルの位置を明記するための方法を用いたが, ここではそれを用いない表記にしている, すなわち, $Y_{k\alpha} = s_\alpha(\boldsymbol{v}_k)$ という対応がある. これに対し次のようなモデルを考える.

$$\boldsymbol{Y}_k = \boldsymbol{X}\boldsymbol{\beta}_k + \boldsymbol{\varepsilon}_k, \quad k = 1, 2, \cdots, V \tag{27.1}$$

ここで $\boldsymbol{X}$ は $n \times p$ のデザイン行列であり具体例は後述する. $\boldsymbol{\beta}_k$ は $p$ 次元回帰パラメータ, $\boldsymbol{\varepsilon}_k \sim N(\boldsymbol{0}, \sigma_k^2 \boldsymbol{I})$ は誤差項である. デザイン行列 $\boldsymbol{X}$ が適切に与えられていれ

ば，回帰パラメータは最小二乗法により推定され，$\hat{\boldsymbol{\beta}}_k$ として次のように得られる．

$$\hat{\boldsymbol{\beta}}_k = (\boldsymbol{X}'\boldsymbol{X})^{-1}\boldsymbol{X}^t\boldsymbol{Y}_k$$

$\sigma_k^2$ の不偏推定量は，$\hat{\sigma}_k^2 = \boldsymbol{e}_k^t\boldsymbol{e}_k/(n-(p+1))$ として与えられる．ただし $\boldsymbol{e}_k$ は残差ベクトルであり $\boldsymbol{e}_k = \boldsymbol{Y}_k - \boldsymbol{X}\hat{\boldsymbol{\beta}}_k$ である．そして群間比較等の推測をコントラストを用いて行う．コントラストベクトル $\boldsymbol{c}$ に対し，帰無仮説 $H_0 : \boldsymbol{c}\boldsymbol{\beta}_k = 0$ の検定統計量はつぎのように与えられる．

$$T_k = \frac{\boldsymbol{c}^t\hat{\boldsymbol{\beta}}_k}{\sqrt{\boldsymbol{c}^t\mathrm{Var}[\hat{\boldsymbol{\beta}}_k]\boldsymbol{c}}} \sim t_{n-p}, \quad k = 1, 2, \cdots, V \tag{27.2}$$

ここで，$\mathrm{Var}[\hat{\boldsymbol{\beta}}_k]$ は $\hat{\boldsymbol{\beta}}_k$ の分散共分散行列であり，$t_{n-p}$ は自由度 $n-p$ の $t$ 分布を表す．ボクセルごとにこの検定統計量を得ることになる．ある閾値を設けそれより高い値を示した検定統計量を脳画像上にプロットすることにより，どの部位で有意差が認められたのかを可視化する．

検定統計量の閾値によっては結果が異なるため，閾値を客観的に定める必要がある．「統計学的有意」ということにより検定統計量の閾値を設ける．脳全体での推測を行うには複数 (ボクセル数分) の検定統計量を考えることになり検定の多重性が生じる．100,000 個のボクセルのうちどれが有意かを考えたとき，有意水準 $\alpha = 0.05$ の場合，5000 個のボクセルが偽陽性となり過剰な誤りを犯すことになる．こうして多重性の補正が必要になり，脳画像解析においても family-wise error rate (FWER) や false discovery rate (FDR) を考慮した補正方法が用いられる[7,8]．さらには隣り合うボクセル間では相関が強いと考えられ，その相関を考慮する必要がある．そのための方法として次の GLM 適用例の後にクラスターレベル推測を紹介する．

**一般線形モデルの適用例**

SPM を用いた GLM 適用例を示す．画像データは，ワシントン大学アルツハイマー病研究グループによる open access series of imaging studies (OASIS, `http://www.oasis-brains.org/`) が公開しているデータベースから国際的評価法「臨床的認知症尺度」(CDR; 正常 (=0)，疑い (=0.5)，軽度 (=1)，中等度 (=2)，高度 (=3)) が測定されている 55 名を選択した．また CDR $> 0$ となる患者をアルツハイマー病 (AD) 疑いとし，CDR $= 0$ を健常とした (AD 群 27 名，健常者群 28 名)．AD 群と健常群の群間比較を行う．共変量として脳全体の容積を考えた．前処理として，SPM バージョン 8 (SPM8) により解剖学的標準化と平滑化が行われたものを解析に用いた．

SPM バージョン 12 (SPM12) により GLM を当てはめた結果を図 27.6 に示す．図 27.6 の右側にはデザイン行列を図式化したものが出力されている．被験者に対する添え字 $i$ は並べ替えたうえで割り当てているとする，すなわち，$i = 1, 2, \cdots, 28$ が健常者，$i = 29, 30, \cdots, 55$ が AD とする．このとき，モデル式 (27.1) におけるデザイン

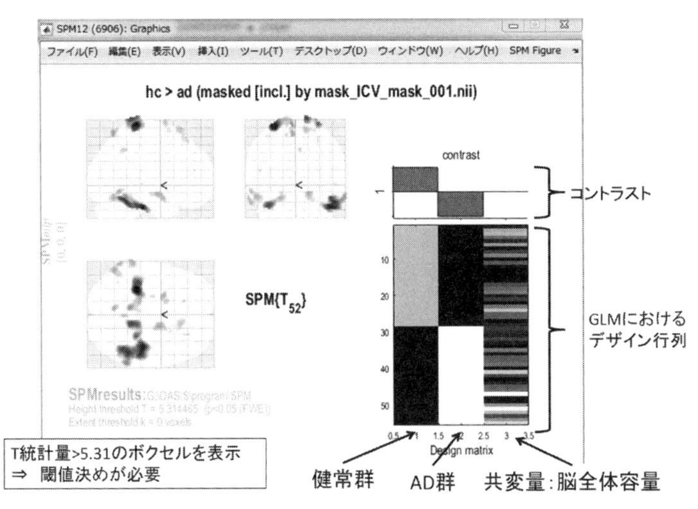


**図 27.6** GLM の適用例 (SPM 出力)

行列 $\boldsymbol{X}$ は $55 \times 3$ であり，1 列目は $(\mathbf{1}'_{28}, \mathbf{0}'_{27})'$, 2 列目は $(\mathbf{0}'_{28}, \mathbf{1}'_{27})'$, 3 列目は共変量である脳全体の容積値となる．ただし $\mathbf{1}_a$ は長さ $a$ の要素がすべて 1 のベクトル，$\mathbf{0}_a$ は長さ $a$ の要素がすべて 0 のベクトル，である．脳全体の容積で調整したうえでの群間比較は，式 (27.2) の検定統計量においてコントラストベクトル $\boldsymbol{c} = (1, -1, 0)'$ を用いて行われる．

ボクセルごとの検定統計量は図 27.6 の左側のように脳画像テンプレート上にプロットされる．この際，検定統計量の閾値は 5.31 を用いている．すなわち，検定統計量が 5.31 より大きいボクセルのみ，検定統計量の大きさに対応する色の濃さで塗りつぶされている．この 5.31 は FWER = 0.05 に対応する閾値であり，ソフトウェア SPM における FWER のデフォルトに設定されている．こうして得られた脳画像上の有意な差異を表す箇所の座標から解剖学的脳部位を特定させ結果を解釈する．

**クラスターレベル推測**

ボクセルごとの推測 (ボクセルレベル推測) を行うと検定の数が多くなり，多重補正においても高めの閾値が設定される (検出されにくい)．構造上，近隣のボクセルは似たような結果になるのが自然であり，隣接するボクセルの集まり (クラスター) を考える．このクラスターを対象にした推測を**クラスターレベル推測** (cluster level inference) という．

クラスターはデータに基づくものであり，次の手順で形成される．

1) 各ボクセルの検定統計量 (たとえば式 (27.2)) を算出し脳画像テンプレート上に図示．
2) 検定統計量に対する任意の閾値 (height threshold) を決める ($T = 4$ とか 5).

3) その閾値を超えたボクセルからクラスターの形成する．隣接するボクセルの塊を一つのクラスターと考える．

クラスターレベル推測の例として図 27.7 のような場合を考える．比較のためにボクセルレベル推測を (a) としており，クラスターレベル推測は (b) において表している．図には 8 × 8 のボクセル (厳密には二次元なのでピクセル) に統計量が 6 段階のカラースケールで表示されている．図 27.7(a) のボクセルレベルでは検定統計量の値自体に閾値を設け有意なボクセルを得る (ここでは最も濃いボクセルのみが有意)．図 27.7(b) のクラスターレベルでは，はじめに (ボクセルレベルの) 検定統計量に対してある閾値を任意に決め (ここでは 3 番目以上に濃いボクセル)，クラスターを定める．その結果二つのクラスターが形成されている．クラスターレベル推測では，どのクラスターが有意な大きさかを判断する．(クラスターレベルの) 検定統計量はクラスターに属するボクセル数 (クラスターサイズ (cluster size)) である．よって閾値はクラスターサイズで考え，図 27.7 の例では閾値を 9 ボクセルとしている．この場合，16 ボクセルからなるクラスターが有意であり，4 ボクセルからなるクラスターは有意でない，となる．

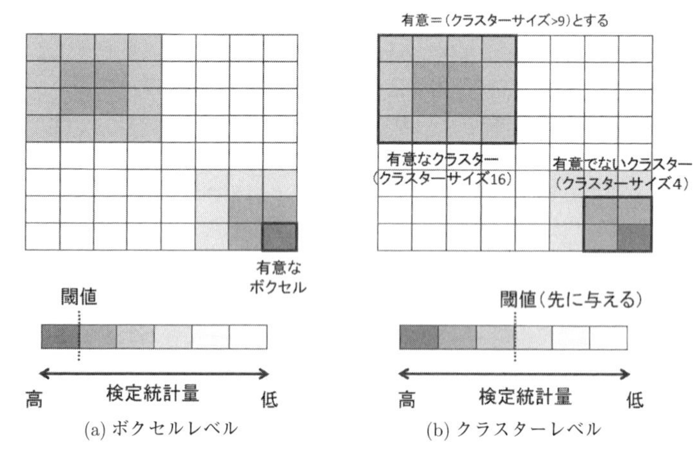


**図 27.7** (a) ボクセルレベルと (b) クラスターレベル．ただしクラスターは閾値を超えたボクセルのうち二つ以上隣接しているものとした．クラスターレベルの推測では閾値を 9 ボクセルとした

一般の検定同様に，検定統計量であるクラスターサイズから $p$ 値が導出される．それには確率場理論が用いられる．クラスターレベルもボクセルレベルと同様に多重性の補正が必要になる．検定数はクラスターレベルがより少なくなるため比較的検出力が高くなる．この手順のなかで注意すべき点としてはクラスター形成手順 2) における height threshold を十分に高くとる必要がある．低めにとってしまうと偽陽性率が高まってしまう．このことも含めたクラスター推測の詳細は文献[9] を参照されたい．

### 27.2.2 判別分析

目的変数として疾患か否かの2値変数とする画像データによる判別問題として考える．GLMとは目的変数と説明変数が逆となる．脳画像を用いた判別分析応用例の代表的なものとして，sMRIを用いた認知症の早期診断に関する研究は国内外で盛んに行われている．日本国内ではアルツハイマー病の診断ツールとしてvoxel-based specific regional analysis system for Alzheimer's disease (VSRAD)が開発され診療に広く用いられている．VSRADでは海馬領域の容積を正常人と比較して大きく逸脱しているものはアルツハイマー疑いとして診断を行う．

脳画像の判別分析においては百万ボクセルが変数となりサンプルサイズは百程度の場面が多いため高次元データ解析法と考えられる．このような背景もあり臨床研究のなかでも近年発展した機械学習法や正則化法が適用されている[10)]．しかし脳画像は各手法が元来想定していた次元よりもさらに高次元のデータであるため，直接の適用は困難であり，入力変数の数を減らす次元縮小が必要となる．そのために解像度を落としたり，ボクセル値を入力とせずに複数のボクセルからなる関心領域 (region of interest, ROI) を考えたり，または主成分分析により得られた主成分が用られている．さらには空間上の動径基底展開法も有効であり，教師付きスパース主成分分析 (supervised sparse principal component analysis) と組み合わせると効果的に次元縮小が行うことができ，次元縮小後に上記の判別分析法や経時測定解析など多種の統計解析方法が適用可能となる[11, 12)]．この分野の研究はまだ発展途上であり今後最新の文献を調査し続ける必要があると考えられる．

## 文献

1) 勝木健雄, 蓬来祐一郎. デジタル画像処理 (Rで学ぶデータサイエンス 11), 共立出版, 2011.
2) Filippi, M. *FMRI Techniques and Protocols*, 2nd ed, Humana Press, 2016.
3) Friston, K, J Ashburner, S Kiebel, T Nichols and W Penny. *Statistical Parametric Mapping — The Analysis of Functional Brain Images*, Academic Press, 2007.
4) Klein, A, J Andersson, BA Ardekani, J Ashburner, B Avants, MC Chiang, GE Christensen, DL Collins, J Gee, P Hellier, JH Song, M Jenkinson, C Lepage, D Rueckert, P Thompson, T Vercauteren, RP Woods, JJ Mann and RV Parsey. *Neuroimage* **46**(3): 786–802, 2009.
5) Ashburner, J and KJ Friston. *Neuroimage* **11**(6): 805–821, 2000.
6) 根本清貴. すぐできるVBM 精神・神経疾患の脳画像解析 SPM12対応 DVD付, 学研メディカル秀潤社, 2014.
7) Nichols, TE. *Neuroimage* **62**(2): 811–815, Aug 2012.
8) 川口 淳. 脳MRIデータの統計解析, 計量生物学, **33**(2): 145–174, 2013.
9) 川口 淳. 脳画像解析における統計学的クラスター推測, 日本磁気共鳴医学会雑誌, **37**(2): 39–49, 2017.
10) Klöppel, S, A Abdulkadir, CR Jack, N Koutsouleris, J Mourão-Miranda and P Ve-

muri. *Neuroimage* **61**(2): 457–463, 2012.

11) Kawaguchi, A. In KY, T, ed. *Diagnostic Probability Modeling for Longitudinal Structural Brain MRI Data Analysis, Statistical Techniques for Neuroscientists*: 361–374, CRC Press, 2016.

12) Kawaguchi, A and F Yamashita. *Biostatistics* **18**(4): 651–665, 2017.

# III

# 医学統計学の数理

Chapter 28

# 確率と確率分布

## 28.1　確　　　　率

### 28.1.1　標本空間と事象

サイコロの出る目のように，実際に出る値は**標本点** (sample point) とよばれている．ここでは標本点を象徴的に $\omega$ という記号で表すことにする．出る目の全体は**標本空間** (sample space) とよばれている．ここでは標本空間を象徴的に $\Omega$ という記号で表す：$\Omega = \{1, 2, 3, 4, 5, 6\}$．標本点と標本空間の関係は $\omega \in \Omega$ と表せる．

偶数の目の全体は次で表すことができる：$A = \{2, 4, 6\}$．このような標本空間 $\Omega$ の部分集合 $A\,(\subset \Omega)$ を**事象** (event) という．標本空間自身も事象の一つとなることができ**全事象** (full event) という．標本点をもたない空集合は**空事象** (empty event) とよばれ，$\emptyset$ で表される．

事象 $A$ が起きないという事象は $A$ の**補事象** (complementary event) とよばれて $A^c$ と表される．もちろん $A^c = \Omega - A$ である．二つの事象 $A$ と $B$ のうち少なくとも一つが起きるという事象は $A$ と $B$ の**和事象** (union of events) とよばれて $A \cup B = \{\omega : \omega \in A$ または $\omega \in B\}$ で表される．また，二つの事象 $A$ と $B$ が同時に起きるという事象は $A$ と $B$ の**積事象** (intersection of events) とよばれて $A \cap B = \{\omega : \omega \in A$ かつ $\omega \in B\}$ で表される．また，事象 $A$ と補事象 $A^c$ は同時に起こりえないが，そのような同時に起こりえない事象を互いに**排反** (disjoint) であるという．きちんと書けば，二つの事象 $A$ と $B$ が $A \cap B = \emptyset$ をみたすとき，$A$ と $B$ は互いに排反であるという．

次に事象の演算を組み合わせた場合を考えてみよう．和事象や積事象の補集合を考えてみる．このとき，**de Morgan の法則** (de Morgan's law) とよばれている性質をみてとれる：

$$(A \cup B)^c = A^c \cap B^c, \qquad (A \cap B)^c = A^c \cup B^c$$

これまでは二つの事象に対する演算について考えてきたが，さらに三つの事象に対する演算も考えてみよう．和事象や積事象は同様に定義できる．三つの事象が互いに排反であるとは，そのうちどの二つをとっても互いに排反であるときをいうことにする．さらに三つの事象に関しては以下の結合法則 (associative law) a), b) と分配法則 (distributive law) c), d) が成り立つ：

a) $(A \cup B) \cup C = A \cup (B \cup C) = A \cup B \cup C$

b) $(A \cap B) \cap C = A \cap (B \cap C) = A \cap B \cap C$

c) $(A \cup B) \cap C = (A \cap C) \cup (B \cap C)$

d) $(A \cap B) \cup C = (A \cup C) \cap (B \cup C)$

もちろん四つ以上の事象に対しても同様に考えることができる．

### 28.1.2 確率の定義

確率とは事象の起きやすさを表す量である．事象 $A$ が起きる確率を $\Pr(A)$ で表すことにする．サイコロ投げであれば，サイコロの目が $i$ である確率は $\Pr(\{i\}) = 1/6$ であるし，サイコロの目が偶数である確率は $\Pr(\{2, 4, 6\}) = 1/2$ である．

標本空間 $\Omega$ が有限の場合の確率の公理 (axiom of probability) は以下である：

1) 事象 $A$ に対して $\Pr(A)$ は実数であり，$0 \leq \Pr(A) \leq 1$ が成り立つ．

2) 全事象に対する確率は 1 である：$\Pr(\Omega) = 1$.

3) 互いに排反な事象 $A_1, \ldots, A_n$ に対して次が成り立つ：

$$\Pr(A_1 \cup \cdots \cup A_n) = \Pr(A_1) + \cdots + \Pr(A_n)$$

(これらはサイコロ投げでは自然に想定できる)．厳密には，この確率の公理をみたす写像 $\Pr(A)$ を確率 (probability) とよぶことにする．ただし，標本空間が実数全体であったりすると，この公理では少し足りない．詳細は他書を参照されたい．

確率の公理から以下の性質は簡単に導ける：$\Pr(\emptyset) = 0$. $\Pr(A^c) = 1 - \Pr(A)$. $A \subset B \Rightarrow \Pr(A) \leq \Pr(B)$. さらに少し考察することで以下の性質も導ける：

$$\Pr(A \cup B) = \Pr(A) + \Pr(B) - \Pr(A \cap B)$$

これは加法定理 (addition theorem) とよばれる．

### 28.1.3 条件付き確率と独立性

袋のなかに赤玉と白玉が入っていて，しかもそれぞれの玉には数字の 1 か 2 が書かれているとする．袋のなかから取り出した玉が赤色 (事象 A) であったとき，書かれている数字が 1 (事象 B) である確率を考えることにしよう．このような確率は条件付き確率 (conditional probability) とよばれていて，$\Pr(B|A)$ と表現される．この確率を次で定義する：

$$\Pr(B|A) = \frac{\Pr(A \cap B)}{\Pr(A)}$$

この定義式を変形すると，次が得られる：

$$\Pr(A \cap B) = \Pr(A)\Pr(B|A)$$

これは積事象の確率の分解であり，和事象の加法定理に対して，**乗法定理** (multiplication theorem) とよばれている．

事象 $A$ が起きたという条件に，事象 $B$ が起きる確率が依存しない，つまり，$\Pr(B|A) = \Pr(B)$ が成り立つとき，事象 $A$ と事象 $B$ は**独立** (independent) であるという．独立性を定義する式は，乗法定理から，次のように変形できる：

$$\Pr(A \cap B) = \Pr(A)\Pr(B)$$

## 28.2　確率変数と確率分布



### 28.2.1　確率変数と確率分布

まずはサイコロ投げを例として話を進めよう．いま，サイコロのとりうる値を象徴的に $X$ で表すことにする．このとき，サイコロの出る目の確率を以下のように表現することにしよう：$\Pr(X = x) = 1/6$ $(x = 1, 2, 3, 4, 5, 6)$．このような $X$ を**確率変数** (random variable) とよぶ (厳密には，確率空間に対して，ある性質をみたす実数値関数を確率変数という．詳細は他書を参照されたい)．

確率変数 $X$ が可算個の離散値だけをとりうるとき，確率変数 $X$ は**離散型** (discrete type) であるということにしよう．サイコロ投げは離散型の例である．離散型確率変数の確率を表現する関数として以下を用意しておこう：

$$\begin{aligned} f(x) &= \Pr(X = x), \quad & x &= x_1, x_2, \ldots \\ &= 0, & x &\neq x_1, x_2, \ldots \end{aligned}$$

もちろん次を想定している：$f(x_i) > 0$, $\sum_{i=1}^{\infty} f(x_i) = 1$．この関数 $f(x)$ は**確率関数** (probability function) とよばれている．

確率変数 $X$ が連続値をとりうるときは，確率変数 $X$ は**連続型** (continuous type) であるということにしよう．連続型確率変数 $X$ が区間 $(a, b]$ にある確率を

$$\Pr(a < X \leq b) = \int_a^b f(t)dt$$

で考えることにしよう．さらに，確率なので，もちろん次を想定している：$f(x) \geq 0$, $\int_{-\infty}^{\infty} f(x)dx = 1$．関数 $f(x)$ は**確率密度関数** (probability density function, pdf) とよばれている．ただし，確率関数と確率密度関数を分けずに，どちらも**密度関数** (density function) とよぶことも多い．

密度関数と違って，確率が積もっていく様子を捉える量として，(累積) **分布関数** (cumulative distribution function, cdf) というものがある：$F(x) = \Pr(X \leq x)$．分布関数は以下の性質をもっていることが簡単にわかる：$F(a) \leq F(b)$ $(a < b)$．$0 \leq F(x) \leq 1$．$F(x)$ は右連続．

ここで密度関数と分布関数との関係を整理しておこう．実は，密度関数が決まると分布関数が決まり，逆に分布関数が決まると密度関数も決まる．確率変数が離散型の

場合は，密度関数を利用した分布関数の表現は，

$$F(x) = \Pr(X \leq x) = \sum_{x_i \leq x} f(x_i)$$

と与えられるし，逆に，分布関数を利用した密度関数の表現は，

$$f(x) = F(x) - F(x-)$$

で与えられる．確率変数が連続型の場合は，密度関数を利用した分布関数の表現は，

$$F(x) = \Pr(X \leq x) = \int_{-\infty}^{x} f(t)dt$$

と与えられるし，逆に，分布関数を利用した密度関数の表現は，

$$f(x) = \frac{d}{dx} F(x)$$

で与えられる．

確率変数のとりうる値と対応する確率は，密度関数や分布関数等によって捉えられているわけだが，そのような確率的挙動を**確率分布** (probability distribution) とよんでいる．具体的な確率分布の例については後述する．

確率変数 $X$ が生存時間等を表す場合には，**ハザード関数** (hazard function) を用いることもある：

$$\lambda(x) = \lim_{\varepsilon \to 0} \frac{\Pr(x < X \leq x + \varepsilon | X > x)}{\varepsilon} = \frac{f(x)}{1 - F(x)}$$

いま $\varepsilon$ が十分に小さいとする．時刻 $x$ まで生存していたという条件の下で $x + \varepsilon$ までに死亡する確率が $\Pr(x < X \leq x + \varepsilon | X > x)$ であるので，それが $\varepsilon\lambda(x)$ で近似されることになる．ハザード関数が得られると累積分布関数は次で得られる：

$$F(x) = 1 - \exp\left\{-\int_{c}^{x} \lambda(u)du\right\}$$

ここで $c$ は適当な値である．また，$S(x) = 1 - F(x)$ は，**生存関数** (survival function) という．

### 28. 2. 2　確率変数の特性値

確率変数 $X$ の密度関数を $f(x)$ で表しておくことにする．まずは確率変数 $X$ が離散型の場合を考えよう．確率変数 $X$ がとりうる値の集合を $\mathcal{X} = \{x_1, x_2, \ldots\}$ で表すことにする．平均 $\mu$ を以下で定義する：

$$\mu = \sum_{i=1,2,\cdots} x_i f(x_i) = \sum_{x \in \mathcal{X}} x f(x)$$

次に確率変数 $X$ が連続型の場合を考えよう．確率変数 $X$ がとりうる値の領域を $\mathcal{X}$ で表すことにする．このとき，平均 $\mu$ を以下で定義する：

$$\mu = \int_{\mathcal{X}} xf(x)dx$$

このような総和表現と積分表現の対応は，(Rieman) 積分が総和から定義されることを思い出すと，すぐに納得できるであろう．以下では，誤解を生じないときは，しばしば積分表現だけで話を進める．積分範囲も誤解を生じない限り省略することにする．

さきほど平均を定義した．その平均は，しばしば次のように表現される：

$$\mu = \mathrm{E}[X] = \int xf(x)dx$$

これを確率変数 $X$ の期待値 (expectation) という．なお $g(X)$ の期待値は次で表現される：$\mathrm{E}\left[g(X)\right] = \int g(x)f(x)dx$．期待値はモーメントともいい，特に，$\mathrm{E}[X^k]$ は (原点まわりの) $k$ 次モーメントという．



さて，平均とは別に確率変数のバラツキを捉えるものに分散 (variance) がある．これは確率変数 $X$ の平均 $\mu$ からの離れ具合を 2 乗に基づいて平均的に測るものである．そのため分散 $\sigma^2 = \mathrm{Var}[X]$ は次で定義される：

$$\sigma^2 = \mathrm{Var}[X] = \mathrm{E}\big[(X-\mu)^2\big] = \int (x-\mu)^2 f(x)dx$$

ところで，分散は確かにバラツキの尺度であるが，2 乗しているために，もとの確率変数と単位が違う．そのため，単位を合わせた分散の平方根 $\sigma = \sqrt{\sigma^2}$ を使うこともあり，それを標準偏差 (standard deviation) という．平均と標準偏差の比である $\sigma/\mu$ は変動係数 (coefficient of variation, CV) という．

簡単のために確率変数は連続型であるとする．適当な $\alpha$ $(0 < \alpha < 1)$ に対して，$F(x) = \alpha$ をみたす点を，$100\alpha$%点という．特に，50%点は，中央値 (median) とよばれる．

### 28.2.3 多次元確率変数と同時確率分布と周辺確率分布

一次元の確率変数 $X_1, \ldots, X_k$ をまとめた確率変数 $\boldsymbol{X} = (X_1, \ldots, X_k)^t$ を多次元確率変数 (multivariate random variable) という．なお，“$t$” はベクトルの転置を表しているが，毎回書くのは冗長なので，誤解を生じない限りは転置の記号を省略して $\boldsymbol{X} = (X_1, \ldots, X_k)$ と表現する．また，多次元確率変数の確率分布を，いくつかの確率変数を同時に扱っているという意味で，特に，同時確率分布 (joint probability distribution) ともいう．

離散型と連続型については，一次元のときと同様に考える．多次元確率変数が可算個の離散値をとりうるときに離散型であるということにする．このとき密度関数は次のように表せるとする：

$$\begin{aligned} f(\boldsymbol{x}) &= \Pr(\boldsymbol{X} = \boldsymbol{x}), \quad && \boldsymbol{x} = \boldsymbol{x}_1, \boldsymbol{x}_2, \ldots \\ &= 0, && \boldsymbol{x} \neq \boldsymbol{x}_1, \boldsymbol{x}_2, \ldots \end{aligned}$$

もちろん次を想定している：$f(\boldsymbol{x}_i) > 0$, $\sum_{i=1}^{\infty} f(\boldsymbol{x}_i) = 1$．多次元確率変数が連続値を

とりうるときに連続型であるということにする．分布関数は次のように表せるとする：

$$\begin{aligned}\Pr(\boldsymbol{X} \le \boldsymbol{x}) &= \Pr(X_1 \le x_1, \ldots, X_k \le x_k)\\ &= \int_{-\infty}^{x_k} \cdots \int_{-\infty}^{x_1} f(t_1, \ldots, t_k)\, dt_1 \ldots dt_k\end{aligned}$$

もちろん次を想定している：$f(\boldsymbol{x}) \ge 0$, $\int_{\boldsymbol{R}^k} f(\boldsymbol{x})\, d\boldsymbol{x} = 1$.

ところで，多次元確率変数 $\boldsymbol{X} = (X_1, \ldots, X_k)$ の同時確率分布が決まっているとき，同時ではない確率変数 $X_i$ だけの確率分布はどのようになるのだろうか．そのような確率分布を周辺確率分布 (marginal probability distribution) という．まずは多次元確率変数 $\boldsymbol{X} = (X_1, \ldots, X_k)$ が離散型の場合を考えよう．その同時密度関数 $f(\boldsymbol{x}) = \Pr(\boldsymbol{X} = \boldsymbol{x})$ がわかっていたとする．そのとき，確率変数 $X_1$ の周辺密度関数 $f_1(x_1)$ は次のように求められる：

$$f_1(x_1) = \sum_{x_2, \ldots, x_k} f(x_1, x_2, \ldots, x_k)$$

次に，多次元確率変数 $\boldsymbol{X}$ が連続型で，同時密度関数 $f(x_1, \ldots, x_k)$ がわかっていたとする．そのとき，確率変数 $X_1$ の周辺密度関数 $f_1(x_1)$ は次で求められる：

$$f_1(x_1) = \int_{-\infty}^{\infty} \cdots \int_{-\infty}^{\infty} f(x_1, x_2, \ldots, x_k) dx_2 \ldots dx_k.$$

もちろん，確率変数 $X_i$ の周辺密度関数 $f_i(x_i)$ も同様に求められる．

### 28.2.4　多次元確率変数の特性値

一次元確率変数のときと同じように，多次元確率変数 $\boldsymbol{X} = (X_1, \ldots, X_k)$ の期待値と平均と分散等を定義しよう．一次元のときと同様に連続型のときだけを説明する．

多次元確率変数 $\boldsymbol{X}$ を一次元確率変数に変換した $g(\boldsymbol{X})$ に対しては，期待値を次で定義する：$\mathrm{E}[g(\boldsymbol{X})] = \int g(\boldsymbol{x}) f(\boldsymbol{x}) d\boldsymbol{x}$. さらに，多次元確率変数 $\boldsymbol{X}$ を多次元確率変数 $\boldsymbol{g}(\boldsymbol{X}) = (g_1(\boldsymbol{X}), \ldots, g_m(\boldsymbol{X}))$ に変換した場合の期待値は次で定義する：$\mathrm{E}[\boldsymbol{g}(\boldsymbol{X})] = (\mathrm{E}[g_1(\boldsymbol{X})], \ldots, \mathrm{E}[g_m(\boldsymbol{X})])$. ここで特に，$\boldsymbol{g}(\boldsymbol{X}) = \boldsymbol{X}$ と置くことで，多次元確率変数 $\boldsymbol{X}$ の平均ベクトル $\boldsymbol{\mu}$ を次で定義する：$\boldsymbol{\mu} = (\mu_1, \ldots, \mu_k) = \mathrm{E}[\boldsymbol{X}] = (\mathrm{E}[X_1], \ldots, \mathrm{E}[X_k])$.

多次元確率変数 $\boldsymbol{X}$ の分散も，一次元のときの自然な拡張として同様に定義しようと考えるが，実は平均と違って，少し違う形に拡張する．それは，確率変数と確率変数の関係という新たな興味が生まれるからである．まず，確率変数 $X_i$ の分散は一次元のときと同様に次で定義する：

$$\sigma_i^2 = \mathrm{Var}[X_i] = \mathrm{E}[(X_i - \mu_i)^2]$$

さらに二つの確率変数 $X_i$ と $X_j$ の関係を表す量として共分散 (covariance) を次で定義する：

$$\sigma_{ij} = \mathrm{Cov}[X_i, X_j] = \mathrm{E}[(X_i - \mu_i)(X_j - \mu_j)]$$

もちろん $\sigma_{ii} = \mathrm{Cov}[X_i, X_i] = \mathrm{Var}[X_i] = \sigma_i^2$ である．共分散を利用して，多次元確率変数 $\boldsymbol{X}$ の共分散行列 (covariance matrix) を次で定義する：

$$\Sigma = \mathrm{Var}[\boldsymbol{X}] = \begin{pmatrix} \sigma_{11} & \ldots & \sigma_{1k} \\ \vdots & & \vdots \\ \sigma_{k1} & \ldots & \sigma_{kk} \end{pmatrix} = \mathrm{E}\left[(\boldsymbol{X} - \boldsymbol{\mu})(\boldsymbol{X} - \boldsymbol{\mu})^t\right]$$

また，二つの確率変数 $X_i$ と $X_j$ の関係を，共分散の代わりに，次で定義される相関係数 (correlation coefficient) で捉えることも多い：



$$\rho_{ij} = \mathrm{Corr}[X_i, X_j] = \frac{\mathrm{Cov}[X_i, X_j]}{\sqrt{\mathrm{Var}[X_i]\mathrm{Var}[X_j]}}$$

この量は，二つの確率変数 $X_i$ と $X_j$ を標準化した変数 $Z_i = (X_i - \mu_i)/\sigma_i$ と $Z_j = (X_j - \mu_j)/\sigma_j$ の共分散でもある：$\rho_{ij} = \mathrm{Cov}[Z_i, Z_j]$．特に，相関係数が 0 のときは，無相関といわれる．

相関係数の絶対値は 1 以下であることが証明される．さらに，相関係数の絶対値が 1 であるとき，二つの確率変数 $X_i$ と $X_j$ に対して，確率 1 で線形性が成り立つ．そのため，相関係数は線形性の尺度と捉えることもできる．

### 28.2.5 確率変数の独立性

コイン投げで表と裏が出る事象をそれぞれ確率変数 $X$ に対して $X = 1$ と $X = 0$ を対応させる．そして $k$ 回のコイン投げを確率変数 $X_1, \ldots, X_k$ で表すことにしよう．このとき，$(X_1, \ldots, X_k) = (x_1, \ldots, x_k)$ となる確率は，それぞれの事象 $X_1 = x_1, \ldots, X_k = x_k$ を表す確率を掛け合わせるだろう．つまり以下が成り立つ：

$$\Pr\left((X_1, \ldots, X_k) = (x_1, \ldots, x_k)\right) = \Pr(X_1 = x_1) \cdots \Pr(X_k = x_k).$$

この関係式を，連続型のときにも考えられるように，密度関数の記号 $f(x_1, \ldots, x_k)$ を使って，次で表現し直しておこう：

$$f(x_1, \ldots, x_k) = f_1(x_1) \ldots f_k(x_k)$$

確率変数 $X_1, \ldots, X_k$ がこのような性質をみたすときに**独立** (independent) であるという．特に，独立な確率変数 $X_1, \ldots, X_k$ が同一の確率分布 $F(x)$ に従っているとき，確率変数 $X_1, \ldots, X_k$ は**独立同一分布** (i.i.d., independently and identically distributed) に従うといい，$X_1, \ldots, X_k \sim_{\text{i.i.d.}} F(x)$ 等と表される．

独立性と無相関性には関係があるような気がする．この関係を考えてみよう．確率変数 $X$ と $Y$ が独立とする．このとき，その二つの確率変数は無相関であることが簡単に確認できる．ただし，無相関であるからといって，独立とは限らないので注意が必要である．つまり，条件としては，独立性の方が無相関性よりも強い．

### 28.2.6 確率変数の条件付き確率分布

袋のなかに赤玉と白玉が入っていて，しかもそれぞれの玉には数字の 1 か 2 か 3 が書かれているとする．袋のなかから取り出した玉が赤色であったとき，書かれている数字が 3 である確率を考えることにしよう．取り出された玉の色が赤色か白色かを確率変数 $X$ を利用して $X=1$ と $X=2$ で表すことにしよう．また書かれている数字に対応する事象を確率変数 $Y$ を利用して $Y=1$ と $Y=2$ と $Y=3$ とで対応させよう．このとき，玉の色が赤玉 $(X=1)$ であったときに書かれている数字が 3 である $(Y=3)$ という条件付き確率は次で定義された：

$$\Pr(Y=3|X=1)=\frac{\Pr(X=1,Y=3)}{\Pr(X=1)}=\frac{f_{X,Y}(1,3)}{f_X(1)}$$

この関係を一般化したものが**条件付き密度関数** (conditional density function) であり，$X=x$ であるときに $Y=y$ である条件付き密度関数 $f_{Y|X}(y|x)$ を以下で定義する：

$$f_{Y|X}(y|x)=\frac{f_{X,Y}(x,y)}{f_X(x)}$$

また，条件付き密度関数に対応して，条件付き期待値を次のように導入する：

$$\mathrm{E}_{Y|X}[g(X,Y)\,|\,X=x]=\int g(x,y)f_{Y|X}(y|x)dy$$

## 28.3 離散型の確率分布

### 28.3.1 一 様 分 布

離散型確率変数 $X$ が $x_1,\ldots,x_n$ の値を等確率でとるとする：

$$f(x_i)=\Pr(X=x_i)=\frac{1}{n},\qquad i=1,\cdots,n$$

このようなとき，離散型確率変数 $X$ は**一様分布** (uniform distribution) に従うといわれる．平均と分散は $\bar{x}=\sum_{i=1}^n x_i/n$ と $\sum_{i=1}^n(x_i-\bar{x})^2/n$ で与えられる．

### 28.3.2 Bernoulli 分布

コイン投げを考える．表か裏かを $X=1$ か $X=0$ で表す．その確率として次を用意する：$\Pr(X=1)=\theta$, $\Pr(X=0)=1-\theta$．もちろん $0<\theta<1$ とする．まとめて次のようにも表現できる：

$$f(x)=\Pr(X=x)=\theta^x(1-\theta)^{1-x},\qquad x=0,1$$

この密度関数をもつ確率変数 $X$ は，**Bernoulli 分布** (Bernoulli distribution) に従うといわれる．特に $X=1$ となる確率 $\Pr(X=1)=\theta$ を生起確率という．平均と分散は $\theta$ と $\theta(1-\theta)$ である．

### 28.3.3 二 項 分 布

コイン投げを $n$ 回行ったとする．表が出る確率を $\theta$ とする．このとき表が出る回数が $x$ となる確率を考えよう．表が $x$ 回出る組合せの数は

$$\begin{pmatrix} n \\ x \end{pmatrix} = \frac{n!}{x!(n-x)!} = \frac{n(n-1)\cdots(n-x+1)}{x!}$$

であり，それぞれが起きる確率は $\theta^x(1-\theta)^{n-x}$ なので，確率変数 $X$ の確率として以下を用意する：

$$f(x) = \Pr(X = x) = \begin{pmatrix} n \\ x \end{pmatrix} \theta^x(1-\theta)^{n-x}, \qquad x = 0, 1, \cdots, n$$



この密度関数をもつ確率変数 $X$ は，**二項分布** (binomial distribution) に従うといわれ，$X \sim Bin(n;\theta)$ と表される．この密度関数の形を図 28.1 で例示しておく．

二項分布は次の自然な解釈もできる．繰り返された $n$ 回のコイン投げを，生起確率が $\theta$ である独立な Bernoulli 試行として，確率変数 $X_1, \ldots, X_n$ で表すことにする．その総和を $X = X_1 + \cdots + X_n$ で表すことにする．このとき，表が出る回数を表す確率変数 $X$ は二項分布 $Bin(n;\theta)$ に従う．

平均と分散は $n\theta$ と $n\theta(1-\theta)$ である．二項分布が独立な Bernoulli 分布の和であると考えれば，これらの結果は自然である．

### 28.3.4 負の二項分布

コイン投げを繰り返す．表が出る確率を $\theta$ とする．表が $n$ 回出るまでに裏が出る回数 $X$ は，次の密度関数をもつ：

$$f(x) = \Pr(X = x) = \begin{pmatrix} n+x-1 \\ x \end{pmatrix} \theta^n(1-\theta)^x, \qquad x = 0, 1, \cdots$$

この密度関数をもつ確率変数 $X$ は，**負の二項分布** (negative binomial distribution)

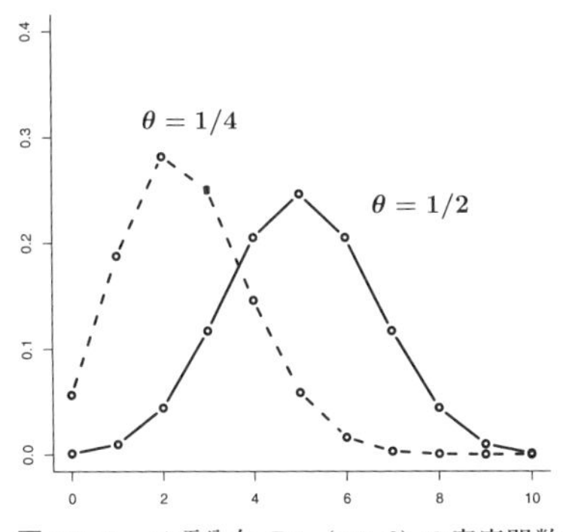


**図 28.1** 二項分布 $Bin(10;\theta)$ の密度関数

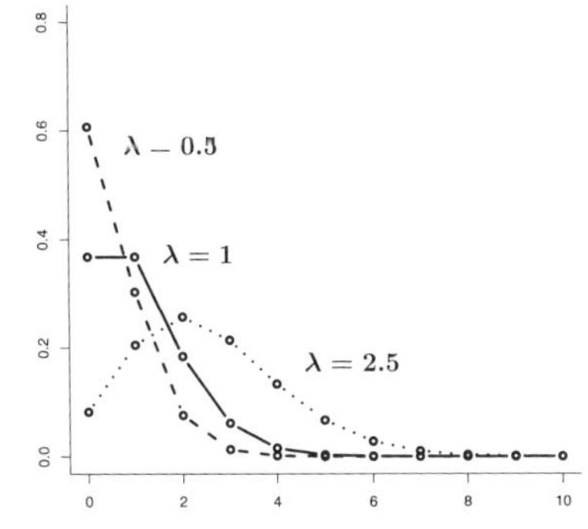


**図 28.2** Poisson 分布 $Po(\lambda)$ の密度関数

に従うといわれる．平均と分散は $n(1-\theta)/\theta$ と $n(1-\theta)/\theta^2$ である．

二項分布 $Bin(n;\theta)$ の密度関数 $g(x)$ は，$h(p)=(p+q)^n$ を $p=0$ のまわりで Taylor 展開したときの $x$ 回微分に対応する項において，$p=\theta$, $q=1-\theta$ と置いた場合に対応する：$g(x)=(h^{(x)}(0)/x!)p^x=\{n!/(n-x)!x!\}q^{n-x}p^x=\{n!/(n-x)!x!\}(1-\theta)^{n-x}\theta^x$．同様に，負の二項分布の密度関数 $f(x)$ は，$h(p)=(p+q)^{-n}$ を $p=0$ のまわりで Taylor 展開したときの $x$ 回微分に対応する項において，$p=-(1-\theta)/\theta$, $q=1/\theta$ と置いた場合に対応する．

#### 28.3.5 Poisson 分布

次の密度関数をもつ確率変数 $X$ は，**Poisson 分布** (Poisson distribution) に従うといわれ，$X\sim Po(\lambda)$ と表される：

$$f(x)=\Pr(X=x)=\frac{\lambda^x}{x!}e^{-\lambda},\qquad x=0,1,\cdots$$

この密度関数の形を図 28.2 で例示しておく．平均と分散はともに $\lambda$ である．

コイン投げにおいて，表が出る確率はとても小さくて，でも，コイン投げの回数をものすごく多くして，それによって，表が出る回数はそこそこ存在しているとしよう．このときの表が出る回数に対応する確率変数 $X$ の確率分布としても，Poisson 分布が得られる．

#### 28.3.6 超幾何分布

袋のなかに赤玉が $M$ 個で白玉が $N-M$ 個あるとする．その袋のなかから $n$ 個を取り出したとき，赤玉の個数を $X$ とする．このときの確率密度関数は次で与えられる：

$$\Pr(X=x)=\frac{\binom{M}{x}\binom{N-M}{n-x}}{\binom{N}{n}},\quad x=\max(0,n-N+M),\cdots,\min(n,M)$$

この密度関数をもつ確率変数 $X$ は，**超幾何分布** (hypergeometric distribution) に従うといわれる．平均は $np$ であり分散は $np(1-p)(N-n)/(N-1)$ である．ただし $p=M/N$ である．

### 28.4 連続型の確率分布

#### 28.4.1 一様分布

確率変数 $X$ が区間 $(a,b)$ の間で，一様にどれかの値をとる可能性があるという．そのときの密度関数は次で与えられる：

$$f(x)=\frac{1}{b-a},\qquad a<x<b$$

この密度関数をもつ確率変数 $X$ は，区間 $(a,b)$ 上の一様分布に従うといわれ，$X\sim U(a,b)$ と表される．平均と分散は $(b+a)/2$ と $(b-a)^2/12$ である．

### 28.4.2　指 数 分 布

次の密度関数をもつ確率変数 $X$ は，指数分布 (exponential distribution) に従うといわれ，$X \sim Ex(\lambda)$ と表される：

$$f(x) = \lambda e^{-\lambda x}, \qquad x > 0$$

ただし $\lambda > 0$ とする．平均と分散は $1/\lambda$ と $1/\lambda^2$ である．この密度関数の形を図 28.3 で例示しておく．ハザード関数が一定値 $\lambda$ であるとき，この分布が得られる．そのため，ある種の無記憶性をもつ．



### 28.4.3　Weibull 分 布

次の密度関数をもつ確率変数 $X$ は，**Weibull 分布** (Weibull distribution) に従うといわれる：

$$f(x) = \frac{\gamma}{\theta}\left(\frac{x}{\theta}\right)^{\gamma-1} \exp\left\{-\left(\frac{x}{\theta}\right)^{\gamma}\right\}, \qquad x > 0$$

ただし $\gamma, \theta > 0$ とする．ハザード関数が $\gamma x^{\gamma-1}/\theta^{\gamma}$ であるとき，この分布が得られる．

### 28.4.4　正 規 分 布

連続型確率変数の確率分布として最も代表的な分布は**正規分布** (normal distribution) である．確率変数 $X$ が，次の密度関数をもつとき，正規分布に従うといわれ，$X \sim N(\mu, \sigma^2)$ と表される：

$$f(x) = \frac{1}{\sqrt{2\pi\sigma^2}} \exp\left\{-\frac{(x-\mu)^2}{2\sigma^2}\right\}, \qquad -\infty < x < \infty$$

平均と分散は $\mu$ と $\sigma^2$ である．この密度関数の形を図 28.4 で例示しておく．

確率変数 $X$ は，平均 $\mu$ の近辺の値をとりやすく，平均 $\mu$ から離れた値ほどとりにくくなる．また，密度関数の形は，$\sigma$ の値が小さいほど尖り，大きくなるほど平たくなる．

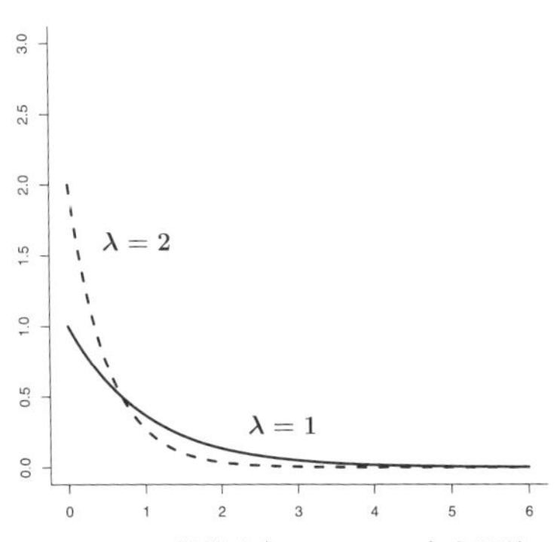

**図 28.3**　指数分布 $Ex(\lambda)$ の密度関数

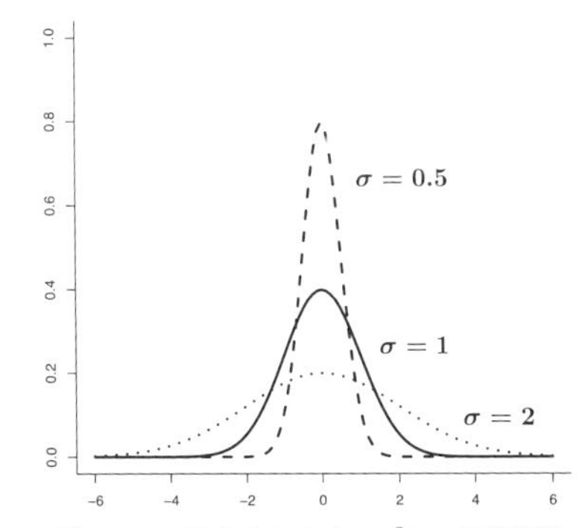

**図 28.4**　正規分布 $N(0, \sigma^2)$ の密度関数

確率変数 $X$ が $N(\mu,\sigma^2)$ に従うとき，線形変換した $aX+b$ は $N(a\mu+b,a^2\sigma^2)$ に従う．特に，標準化変数 $Z=(X-\mu)/\sigma$ は正規分布 $N(0,1)$ に従うことになり，それは**標準正規分布** (standard normal distribution) とよばれる．

世のなかにはさまざまな確率分布があるけれども，連続型確率変数に対して，正規分布ほど頻繁に採用される分布はない．計測誤差やノイズの分布にはしばしば正規分布が適用される．後に述べる中心極限定理 (28.6 節) 等によって，その重要性と自然な導出過程が認識でき，なぜ正規とよばれるかが実感できる．

### 28.4.5 対数正規分布

確率変数 $Z$ が正規分布 $N(\mu,\sigma^2)$ に従っているとき，$X = e^Z$ は**対数正規分布** (log-normal distribution) に従うといわれる．その密度関数は次になる：

$$f(x)=\frac{1}{\sqrt{2\pi\sigma^2}x}\exp\left\{-\frac{(\log x-\mu)^2}{2\sigma^2}\right\},\qquad x>0$$

平均と分散は $\exp(\mu+\sigma^2/2)$ と $\exp(2\mu+\sigma^2)(\exp(\sigma^2)-1)$ である．定義から，$X$ の対数をとった $\log X$ は $N(\mu,\sigma^2)$ に従う．

### 28.4.6 ガンマ分布

確率変数 $X$ は，次の密度関数をもつとき，**ガンマ分布** (gamma distribution) に従うといわれ，$X\sim\Gamma(\alpha,\beta)$ と表される：

$$f(x)=\frac{\beta^\alpha}{Ga(\alpha)}x^{\alpha-1}e^{-\beta x},\qquad x>0$$

ただし，$\alpha,\beta>0$ とし，$Ga(\alpha)$ はガンマ関数である．平均と分散は $\alpha/\beta$ と $\alpha/\beta^2$ である．

お客さんがくる時間間隔が指数分布 $Ex(\lambda)$ に従っているとき，お客さんが $n$ 人くるまでの時間の分布を考えよう．それぞれのお客さんの時間間隔は独立で，それぞれを確率変数 $X_1,\dots,X_n$ で表すことにすると，求める時間は確率変数の和 $X=X_1+\cdots+X_n$ で表される．この確率変数 $X$ はガンマ分布 $Ga(n,\lambda)$ に従う．

### 28.4.7 カイ二乗分布と $t$ 分布

確率変数 $X_1,\dots,X_n$ が独立に標準正規分布に従うとする．その 2 乗和の確率変数 $X=X_1^2+\cdots+X_n^2$ は，ガンマ分布 $Ga(n/2,1/2)$ に従う．この分布は特に自由度 $n$ の**カイ二乗分布** (chi-squared distribution) といわれ，$X\sim\chi_n^2$ と表される．この密度関数は次になる：

$$f(x)=\frac{1}{2^{n/2}Ga(n/2)}x^{n/2-1}e^{-x/2},\qquad x>0$$

平均と分散は $n$ と $2n$ である．この密度関数の形を図 28.5 で例示しておく．確率変数 $X_i$ が $N(\mu_i,1)$ に従っているときは，**非心度** (noncentral parameter) が $\sum_{i=1}^n\mu_i^2$

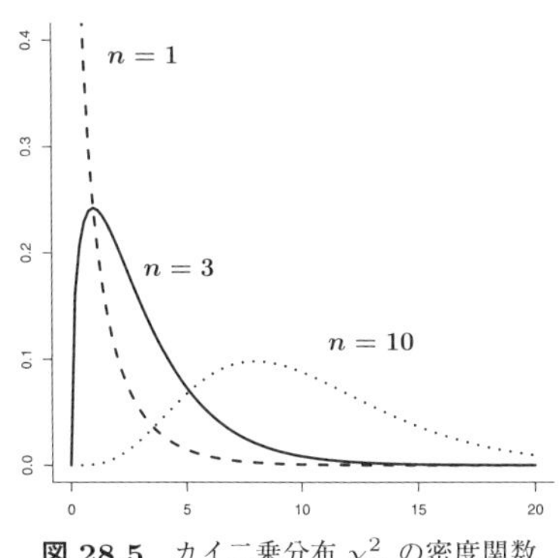


図 28.5　カイ二乗分布 $\chi_n^2$ の密度関数

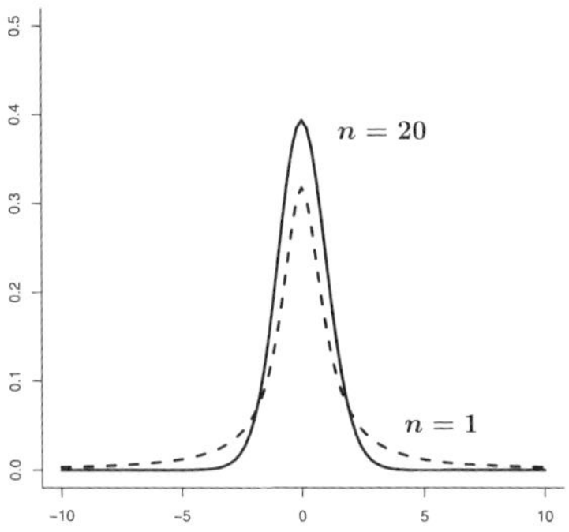

図 28.6　$t$ 分布 $t_n$ の密度関数

の非心カイ二乗分布に従うといわれる．

確率変数 $X$ が標準正規分布に従っていて，確率変数 $Y$ が自由度 $n$ のカイ二乗分布に従っているとする．さらに二つの確率変数 $X$ と $Y$ は独立であるとする．このとき，確率変数 $T = X/\sqrt{Y/n}$ は次の密度関数をもつ：

$$f(t) = \frac{\Gamma((n+1)/2)}{\sqrt{n\pi}\Gamma(n/2)}\left(1+\frac{t^2}{n}\right)^{-(n+1)/2}, \qquad -\infty < t < \infty$$

この密度関数をもつ確率変数は，自由度 $n$ の $\boldsymbol{t}$ 分布 ($t$-distribution) に従うといわれ，$T \sim t_n$ と表される．この分布は区間推定や検定のときに自然に現れる．密度関数の形を図 28.6 で例示しておく．特に $n = 1$ のときは **Cauchy 分布** (Cauchy distribution) といわれる．もしも $n$ が十分に大きければ，標準正規分布とほぼ同じである．

### 28.4.8　ベータ分布

単位区間 $(0, 1)$ 上の確率変数 $X$ は，次の密度関数をもつとき，ベータ分布 (beta distribution) に従うといわれ，$X \sim Beta(\alpha, \beta)$ と表される：

$$f(x) = \frac{1}{Beta(\alpha, \beta)}x^{\alpha-1}(1-x)^{\beta-1}, \qquad 0 < x < 1$$

ただし, $\alpha, \beta > 0$ であり, $Beta(\alpha, \beta)$ はベータ関数である．平均と分散は $\mu = \alpha/(\alpha+\beta)$ と $\mu(1-\mu)/(\alpha+\beta+1)$ である，密度関数の形を図 28.7 で例示しておく．

## 28.5　多次元の確率分布

### 28.5.1　多項分布

多項分布は二項分布の多次元化である．コイン投げの代わりに，$1, \cdots, k$ までの数字が書かれたサイコロ投げを考えよう．それぞれの目が出る確率が $\theta_1, \ldots, \theta_k$ であったとする．もちろん $0 < \theta_i < 1$ $(i = 1, \cdots, k)$ かつ $\theta_1 + \cdots + \theta_k = 1$ とする．サ

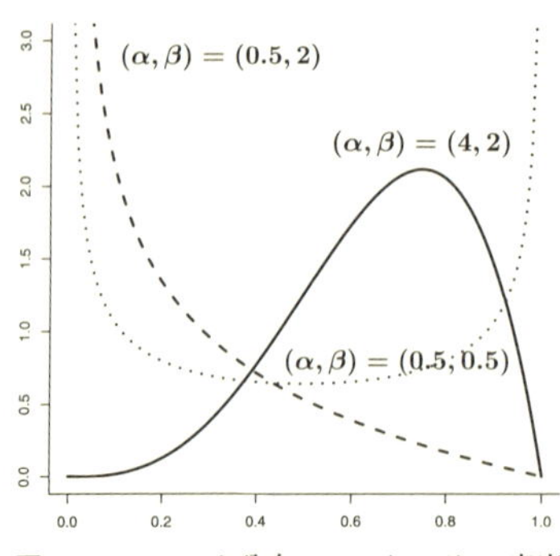


**図 28.7** ベータ分布 $Beta(\alpha, \beta)$ の密度関数

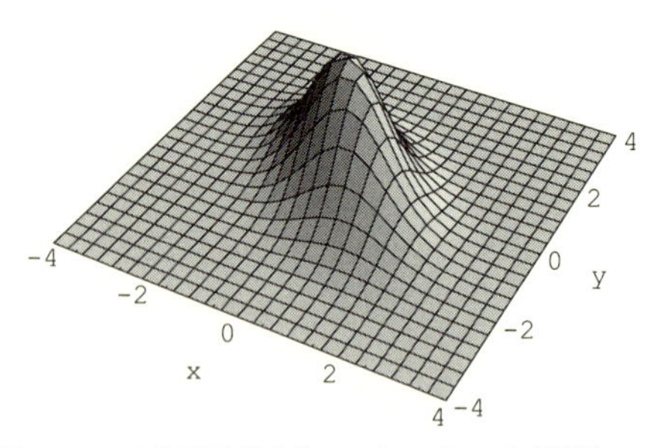


**図 28.8** 二次元正規分布 $N_2(\boldsymbol{\mu}, \Sigma)$ の密度関数
$\mu = \mu_2 = 0,\ \sigma_1 = \sigma_2 = 1,\ \sigma_{12} = -0.5$

イコロ投げを $n$ 回行ったとする．それぞれの目が出た回数が $X_1, \ldots, X_k$ であるとする．その多次元確率変数 $\boldsymbol{X} = (X_1, \ldots, X_k)$ の密度関数として以下を用意する：

$$f(\boldsymbol{x}) = \Pr(\boldsymbol{X} = \boldsymbol{x}) = \frac{n!}{x_1! \ldots x_k!} \theta_1^{x_1} \ldots \theta_k^{x_k}$$

$$x_i = 0, 1, \cdots, n;\ x_1 + \cdots + x_k = n$$

この密度関数をもつ確率変数 $\boldsymbol{X}$ は**多項分布** (multinomial distribution) に従うといわれ，$\boldsymbol{X} \sim M_k(n; \theta_1, \ldots, \theta_k)$ と表される．

平均ベクトルは $\boldsymbol{\mu} = \mathrm{E}[\boldsymbol{X}] = n(\theta_1, \ldots, \theta_k)$ であり，分散と共分散は $\mathrm{Var}[X_i] = n\theta_i(1 - \theta_i)$ と $\mathrm{Cov}[X_i, X_j] = -n\theta_i\theta_j\ (i \neq j)$ となる．平均と分散は二項分布の一般化と考えると自然である．共分散は，$i \neq j$ に対して $X_i$ が増えると $X_j$ は減るので，共分散が負というのも納得がいく．

### 28.5.2 多次元正規分布

多次元正規分布は一次元正規分布の多次元化である．線形代数で一次元を多次元にするときの一般的な考え方を知っていれば自然に出てくる．確率変数 $\boldsymbol{X} = (X_1, \ldots, X_k)^t$ が，つぎの密度関数をもつとき，**多次元正規分布** (multivariate normal distribution) に従うといわれ，$\boldsymbol{X} \sim N_k(\boldsymbol{\mu}, \Sigma)$ と表される：

$$f(\boldsymbol{x}) = \frac{1}{(2\pi)^{k/2}|\Sigma|^{1/2}} \exp\left\{-\frac{1}{2}(\boldsymbol{x} - \boldsymbol{\mu})^t \Sigma^{-1} (\boldsymbol{x} - \boldsymbol{\mu})\right\}, \qquad \boldsymbol{x} \in \boldsymbol{R}^k$$

ただし $\Sigma$ は対称で正定値な行列とする．平均ベクトルと共分散行列は $\boldsymbol{\mu}$ と $\Sigma$ となる．確率変数 $\boldsymbol{X}$ は，$\boldsymbol{\mu}$ の周辺で値をとりやすく，$\boldsymbol{\mu}$ から離れた値ほどとりにくくなる (図 28.8).

確率変数 $X_i$ の周辺確率分布は一次元正規分布 $N(\mu_i, \sigma_i^2)$ になる．$X_1 = x_1$ を与えた下での $X_2$ の条件付き密度関数は，$N(\nu(x_1), \eta^2)$ になる．ただし，$\nu(x_1) = \mu_2 + (\sigma_{12}/\sigma_1^2)(x_1 - \mu_1)$, $\eta^2 = \sigma_2^2 - \sigma_{12}^2/\sigma_1^2$ である．また，線形変換 $A\boldsymbol{X} + \boldsymbol{b}$ の分

布は，$N(A\boldsymbol{\mu}+\boldsymbol{b}, A\Sigma A^t)$ である．つまり，同時確率分布が正規分布であれば，周辺確率分布も条件付き確率分布も線形変換も正規分布となる．

二つの確率変数 $X_1$ と $X_2$ が独立ならば無相関でもある，ということはすでに確認している．多次元正規分布のときには，この逆も成り立つ．

## 28.6 大数の法則と中心極限定理

確率変数 $X$ は平均が $\mu = \mathrm{E}[X]$ で分散が $\sigma^2 = \mathrm{Var}[X]$ であったとする．確率変数 $X_1, \ldots, X_n$ は独立に同一の分布に従っているとする．その分布は確率変数 $X$ と同じであるとする (この状況はすでに現れたように $X_1, \ldots, X_n \sim_{i.i.d.} X$ を意味する)．



まずは確率収束の概念を用意しておく．次が成り立つときに，$X_n$ は $X$ に**確率収束** (converge in probability) するといい，$X_n \xrightarrow{P} X\ (n \to \infty)$ で表される：任意の $\varepsilon > 0$ に対して $\lim_{n\to\infty} \Pr(|X_n - X| > \varepsilon) = 0$．なお，確率収束には，確率 1 収束 (または概収束) という，より強い意味の収束の概念や，平均収束のような概念もある．

確率変数の平均 $\bar{X} = \sum_{i=1}^n X_i/n$ に対して，次の確率収束が成り立つ：

$$\bar{X} \xrightarrow{P} \mu, \qquad n \to \infty$$

これを**大数の法則** (law of large numbers) という．

次に分布収束の概念を用意する．次が成り立つときに，$X_n$ は $X$ に**分布収束** (converge in distribution) (または**法則収束** (converge in law)) するといい，$X_n \xrightarrow{d} X\ (n \to \infty)$ で表される：$\Pr(X \le x)$ の任意の連続点 $x$ に対して $\lim_{n\to\infty} \Pr(X_n \le x) = \Pr(X \le x)$．

確率変数の平均の標準化量に対して，次の分布収束が成り立つ：

$$Z_n = \frac{\bar{X} - \mu}{\sqrt{\sigma^2/n}} \xrightarrow{d} Z \sim N(0,1), \qquad n \to \infty$$

これを**中心極限定理** (central limit theorem) という．確率変数 $X$ が Bernoulli 分布のときは，中心極限定理に対応するものは，特に，**de Moivre–Laplace の定理** (de Moivre–Laplace theorem) といわれる．

中心極限定理の驚くべきところは，もとの確率変数 $X$ の確率分布が何であっても，繰り返し実験を行えば，標準化された確率変数 $Z_n$ の確率的挙動を正規分布だけで捉えられる，ということころである．ここに正規分布の重要性が滲み出ている．

繰り返し数 $n$ が無限大のときを漸近的といい，対応する理論を総称して**漸近理論** (asymptotic theory) という．また，確率変数 $X_n$ が，漸近的に正規分布に従うときは，漸近正規性をもつといわれる．

## 28.7 確 率 過 程

時刻 $t$ に応じて確率変数 $X(t)$ が得られるとする．時刻 $t$ のとりうる範囲を $T$ で表したとき，$\{X(t) : t \in T\}$ を**確率過程** (stochastic process) という．確率過程のとりうる値を**状態** (state) といい，その全体を**状態空間** (state space) という．確率過程から得られるデータを $t$ の関数としてみたとき，**標本関数** (sample function) という．

### 28.7.1 Markov 性

離散時間 $t = 0, 1, 2, \cdots$ に離散値 $1, 2, \cdots, n$ をとる確率過程 $X(t)$ を考える．任意の $t$ に対して次がみたされるときに，**Markov 連鎖** (Markov chain) であるという：

$$\Pr(X(t+1) = j | X(0), \cdots, X(t)) = \Pr(X(t+1) = j | X(t)), \qquad j = 1, \cdots, n$$

つまり，過去の値のなかでも，直前の値にしか依存しないという場合である．特に，この分布が，$t$ に依存しないとき，時間的に一様であるといわれる．

状態 $X(t) = i$ から $X(t+s) = j$ に**推移** (transition) する確率を $p_{ij}^{(t,t+s)} = \Pr(X(t+s) = j | X(t) = i)$ と置く．ここで，$r = 1, \cdots, s-1$ に対して，

$$p_{ij}^{(t,t+s)} = \sum_{k=1}^{n} p_{ik}^{(t,t+r)} p_{kj}^{(t+r,t+s)}$$

が成り立つ．時間的に一様の場合は，$p_{ij}^{(t,t+s)}$ は $t$ に依存しないので，それを $p_{ij}^{(s)}$ で表し，$P^{(s)} = p_{ij}^{(s)}$ と置く．すると $P^{(s)} = P^{(r)} P^{(s-r)}$ となる．特に，$p_{ij}^{(1)} = p_{ij}$ として $P = p_{ij}$ と置くと，$P^{(t)} = P^t$ であるとわかる．

特に離散とは限らない場合に，上記のような性質をもつとき，**Markov 過程** (Markov process) という．

### 28.7.2 Poisson 過程

観測を開始した時点を $t = 0$ として，ある事象が生起した時間を $T_1, T_2, \ldots$ と置く．生起した時間間隔 $T_1 - 0, T_2 - T_1, \ldots$ が独立であり指数分布 $Ex(\lambda)$ に従うとする．このとき，区間 $(0, t]$ に生起する回数 $N(t)$ は，**強度** (intensity) が $\lambda$ の **Poisson 過程** (Poisson process) に従うという．(ただし $N(0) = 0$ とする．) 時刻 $t$ を固定したときには，$N(t)$ は Poisson 分布 $Po(\lambda t)$ に従う．

## 文献

1) 伏見正則. 確率と確率過程 (シリーズ〈金融工学の基礎〉3), 朝倉書店, 2004.
2) 藤澤洋徳. 確率と統計 (現代基礎数学 13), 朝倉書店, 2006.

Chapter 29

# 標本と統計的推測

## 29.1 標本とパラメータ

### 29.1.1 標本とパラメータ

例としてはサイコロの出る目の全体，一般的には考える対象とする集団のことを**母集団** (population) という．サイコロの目の現れ方は確率的な挙動によって決められる．母集団の確率的な挙動を表す確率分布を**母集団分布** (population distribution) ともいう．サイコロを母集団とした場合の母集団分布は多項分布である．

サイコロを振ると 1 から 6 までの値が現れる．そのような具体的に現れる値を**標本値** (sample value) という．標本値はしばしば小文字 $x$ で表される．その標本値 $x$ の背後に想定される確率変数 $X$ を**標本** (sample) という．

サイコロを $n$ 回振って得られると想定される標本 $X_1, \ldots, X_n$ があったとしよう．サイコロの場合は，それぞれの標本は無作為に得られるのが普通であり，そのように標本を得る方法を**無作為抽出** (random sampling) といい，得られる標本を**無作為標本** (random sample) という．確率変数の言葉でいうと，確率変数 $X_1, \ldots, X_n$ が母集団 (の確率的な挙動) を表す確率変数 $X$ と同一の分布に従っていて独立である，ということである：

$$X_1, \ldots, X_n \sim_{i.i.d.} X$$

本章では，原則として，この設定とする．母集団の平均と分散を $\mu = \mathrm{E}[X]$ と $\sigma^2 = \mathrm{Var}[X]$ とする．なお，以下では，記号の簡略化のために，$\boldsymbol{X} = (X_1, \ldots, X_n)$ という表現も用いることにする．

Bernoulli 分布は生起確率 $\theta$ によって決定される．正規分布は平均 $\mu$ と分散 $\sigma^2$ によって決定される．このように母集団を特徴づける変数を**パラメータ** (parameter) もしくは**母数**とよんでいる．

### 29.1.2 標本平均と標本分散

**標本平均** (sample mean) と**標本分散** (sample variance) は次で定義される：

$$\bar{X} = \frac{1}{n}\sum_{i=1}^{n} X_i, \qquad S^2 = \frac{1}{n-1}\sum_{i=1}^{n}(X_i - \bar{X})^2$$

標本平均や標本分散のように，標本だけによって定義される量を**統計量** (statistic) という．標本平均 $\bar{X}$ の平均と分散は $\mu$ と $\sigma^2/n$ である．標本分散 $S^2$ の平均は $\sigma^2$ である．また，大数の法則より，$n \to \infty$ のとき，$\bar{X} \xrightarrow{P} \mu$ であり，加えて，$S^2 \xrightarrow{P} \sigma^2$ も示せる．

母集団分布が正規分布 $N(\mu, \sigma^2)$ であったとする．標本平均 $\bar{X}$ は正規分布 $N(\mu, \sigma^2/n)$ に従う．このように，統計量が内在している確率分布を，**標本分布** (sample distribution) という．標本分散 $S^2$ の標本分布は，カイ二乗分布で説明できる：$(n-1)S^2/\sigma^2 \sim \chi^2_{n-1}$．また標本平均 $\bar{X}$ と標本分散 $S^2$ は独立である．

### 29.1.3 標準化と Student 化

標準化された変数 $Z_n$ と **Student 化** (Studentization) された変数 $T_n$ はしばしば登場する：

$$Z_n = \frac{\bar{X} - \mu}{\sqrt{\sigma^2/n}}, \qquad T_n = \frac{\bar{X} - \mu}{\sqrt{S^2/n}}$$

(一般的には，Student 化された変数とは，標準化された変数のなかで，分散 $\sigma^2$ の部分を，その値に確率収束する確率変数で置き換えた変数のことをいう)．

母集団分布が正規分布であったとしよう．このとき，標準化変数 $Z_n$ は，標準正規分布 $N(0,1)$ に従う．Student 化変数 $T_n$ は，自由度 $n-1$ の $t$ 分布に従う．

母集団分布が不明なときを考えよう．標準化変数 $Z_n$ は，中心極限定理から，漸近的には標準正規分布 $N(0,1)$ に従う．Student 化変数 $T_n$ も，漸近的には標準正規分布 $N(0,1)$ に従う．

## 29.2 点　推　定

### 29.2.1 推　定　量

母集団分布がパラメータ $\theta$ の Bernoulli 分布であったとする．つまり母集団の平均は $\theta$ である．このとき，標本平均 $\bar{X}$ によってパラメータ $\theta$ を推定することは，一つの妥当な考えであろう．このように，適当な統計量 $T(\boldsymbol{X})$ によってパラメータ $\theta$ を推定することを，特に**点推定** (point estimation) ともいい，その統計量 $T(\boldsymbol{X})$ を**推定量** (estimator) という．その標本値である $T(\boldsymbol{x})$ は**推定値** (estimate) とよばれる．パラメータ $\theta$ に対する推定量や推定値は，しばしば $\hat{\theta}$ (シータハット) のように表現される．厳密には，**推定** (estimation) の枠組みの一つに点推定があるわけだが，慣習的には，誤解のない限り，点推定のことを単に推定とよんでいる．

標本平均 $\bar{X}$ の平均は $\theta$ である．つまり $\mathrm{E}[\bar{X}] = \theta$ である．これは標本平均がパラメータ $\theta$ を平均的にはうまく推し量っているということである．ある意味では望ましい性質といえるであろう．このような性質を**不偏性** (unbiasedness) といい，このような不偏性をもつ推定量を**不偏推定量** (unbiased estimator) という．

また，標本平均 $\bar{X}$ は，大数の法則から，母集団の平均 $\theta$ に確率収束する．このような性質を**一致性** (consistency) といい，このような一致性をもつ推定量を**一致推定量** (consistent estimator) という．

### 29.2.2 推定量の良さ

パラメータ $\theta$ の推定量として $T = T(\boldsymbol{X})$ があったとする．このとき，乖離の度合いを，$\mathrm{E}[(T-\theta)^2]$ で測ることにしよう．この尺度は**平均二乗誤差** (mean squared error) とよばれている．そして，平均二乗誤差が小さいほど，推定量としては良いと考えることにしよう．なお，平均二乗誤差は，次のように，分散部分とバイアス部分に分解できる：$\mathrm{E}[(T-\theta)^2] = \mathrm{Var}[T] + (\mathrm{E}[T]-\theta)^2$．そのため，推定量 $T$ が不偏であるとき，つまり，$\mathrm{E}[T] = \theta$ であるときは，平均二乗誤差と分散は一致することを指摘しておこう．そのため，不偏推定量を扱う限りは，平均二乗誤差が小さいということと分散が小さいということは同値である．

平均 $\mu$ を，線形不偏推定量 $T_w = \sum_{i=1}^{n} w_i X_i$ によって推定することを考えてみよう．このとき，平均二乗誤差を最小にする線形不偏推定量 $T_w$ は標本平均 $\bar{X}$ である，ということも証明できる．このように，線形不偏推定量のなかで平均二乗誤差を最小にする推定量は，**最良線形不偏推定量** (best linear unbiased estimator, BLUE) とよばれている．

### 29.2.3 十分統計量

母集団がパラメータ $\theta$ によって特徴づけられているとする．母集団からの標本 $\boldsymbol{X}$ に対して，ある統計量 $S = S(\boldsymbol{X})$ を与えた下での標本 $\boldsymbol{X}$ の条件付き確率分布が，パラメータ $\theta$ に依存しないときに，統計量 $S$ を，パラメータ $\theta$ に対する**十分統計量** (sufficient statistic) という．

統計量 $S = S(\boldsymbol{X})$ がパラメータ $\theta$ に対する十分統計量であるための必要十分条件は，標本 $\boldsymbol{X}$ の同時密度関数 $f_n(\boldsymbol{x};\theta)$ に対して，次のような表現が可能になることである：

$$f_n(\boldsymbol{x};\theta) = g(S(\boldsymbol{x});\theta)\,h(\boldsymbol{x}), \qquad g(S(\boldsymbol{x});\theta) \geq 0,\ h(\boldsymbol{x}) \geq 0$$

この分解定理のありがたいところは，統計量 $S$ に関わる密度関数や条件付き密度関数を，事前に明示的に得ていなくても，統計量 $S$ が十分統計量かどうかを判断できる点である．

十分統計量を使うと推定量が簡単に改良できることがある．パラメータ $\theta$ に対する推定量 $T$ があるとする．統計量 $S$ がパラメータ $\theta$ に対する十分統計量であったとする．そして条件付き期待値に基づく推定量 $U = \mathrm{E}[T|S]$ を考える．ここでポイントとなっているのは，普通は条件付き期待値はパラメータ $\theta$ に依存するのだけれども，統計量 $S$ が十分統計量なので，$U = \mathrm{E}[T|S]$ はパラメータ $\theta$ に依存していなくて，推定

量になっているという点である．このとき次が成り立つ：

$$\mathrm{E}[(T-\theta)^2] \geq \mathrm{E}[(U-\theta)^2], \qquad U = \mathrm{E}[T|S]$$

これを **Rao–Blackwell の定理** (Rao–Blackwell theorem) という．ゆえに，平均二乗誤差を小さくするという意味では，もとの推定量 $T$ よりも条件付き期待値に基づく推定量 $U=\mathrm{E}[T|S]$ の方がよく，推定量は十分統計量に依存した形で考えればよいということがわかる．

加えて，完備性も成り立つと，さらに進んだ話ができる (完備性に関しては他書を参照されたい)．まずは言葉を一つ用意しておこう．不偏推定量のなかで，パラメータの値が何であっても，一様に分散を最小にしている推定量を，**一様最小分散不偏推定量** (uniformly minimum variance unbiased estimator, UMVUE) という．完備十分統計量がわかると，このような推定量を，簡単につくることができる．

統計量 $S$ がパラメータ $\theta$ に対する完備十分統計量とする．パラメータ $\theta$ に対する不偏推定量 $T$ があるとする．このとき，条件付き期待値に基づく推定量 $U=\mathrm{E}[T|S]$ は，一様最小分散不偏推定量になる．さらに，完備十分統計量 $S$ の関数である不偏推定量としては，唯一である．これを **Lehmann–Scheffe の定理** (Lehmann–Scheffe theorem) という．

### 29.2.4 有効推定

母集団はパラメータ $\theta$ によって特徴づけられているとする．ここで，パラメータ $g(\theta)$ を，何らかの不偏推定量 $T(\boldsymbol{X})$ で推定することにしよう．このとき次の不等式が成り立つ：

$$\mathrm{E}_\theta[(T-g(\theta))^2] = \mathrm{Var}_\theta[T] \geq \frac{\{g'(\theta)\}^2}{nI(\theta)}$$

ここで $I(\theta)$ は **Fisher 情報量** (Fisher information) とよばれる量である：

$$I(\theta) = \mathrm{E}_\theta\left[-\frac{d^2}{d\theta^2}\log f(X;\theta)\right] = \int\left\{-\frac{d^2}{d\theta^2}\log f(x;\theta)\right\} f(x;\theta)\,dx$$

この不等式は (無作為標本に対する) **Cramer–Rao の不等式** (Cramer–Rao's inequality) とよばれている．ゆえに不偏推定量の平均二乗誤差 (または分散) には下限が存在するということである．この下限を達成する推定量は有効 (efficient) であるといわれる．

実は，有効推定量が存在するための必要条件は，密度関数が指数型であるということである．指数型の密度関数の標準形は次で与えられる：

$$f(x;\theta) = \exp\{\theta\, t(x) - \psi(\theta) + b(x)\}$$

多くの代表的な密度関数はこの形で表現できる．このとき，推定量 $\bar{t}$ は，パラメータ $\eta(\theta)=\mathrm{E}_\theta[t(X)]$ に対する有効推定量になる．また，$\bar{t}$ は，後に現れる最尤推定量でもある．

## 29.3 最 尤 推 定

### 29.3.1 尤　　度

母集団を表す密度関数が $f(\boldsymbol{z};\theta)$ であったとする．標本値が $\boldsymbol{x}$ であったとする．その標本値 $\boldsymbol{x}$ を密度関数 $f(\boldsymbol{z};\theta)$ に代入した $f(\boldsymbol{x};\theta)$ は，特別に**尤度** (ゆうど，likelihood) もしくは**尤度関数** (likelihood function) とよばれている．標本値の代わりに標本 $\boldsymbol{X}$ が代入された $f(\boldsymbol{X};\theta)$ も同様に尤度とよばれている．

ところで，$f(\boldsymbol{x};\theta)$ が密度関数とよばれているときは，$\boldsymbol{x}$ が主要な変数であったが，尤度とよばれているときは，$\boldsymbol{x}$ は観測された標本値として固定されているので，主要な変数はパラメータ $\theta$ となっている．主要な変数がパラメータ $\theta$ であることを明示的に表すために，$f(\boldsymbol{x};\theta)$ を $L(\theta;\boldsymbol{x})$ や $L(\theta)$ と表すこともある．



### 29.3.2 最尤推定の定義

母集団が離散型であり，標本値 $\boldsymbol{x}$ を観測したとする．標本値 $\boldsymbol{x}$ を観測する同時確率は，離散型なので次のように表せる：

$$\Pr(\boldsymbol{X}=\boldsymbol{x})=f(\boldsymbol{x};\theta)=L(\theta;\boldsymbol{x})$$

ここで，その標本値 $\boldsymbol{x}$ を観測したのは，その標本値 $\boldsymbol{x}$ を観測する確率が高かったからだ，と考えることはそこそこ妥当だろう．さらに一歩進めて，その標本値 $\boldsymbol{x}$ を観測したのは，その標本値 $\boldsymbol{x}$ を観測する確率が最大だったからだ，と考えてみよう．つまり，パラメータ $\theta$ の真値 $\theta^*$ は，その標本値 $\boldsymbol{x}$ を観測する同時確率 (つまり尤度) を最大にする値だったのだと想定しよう．この考え方は離散型以外にも拡張できる．そこでつぎのようにして推定値 $\hat{\theta}$ を提案しよう：

$$\hat{\theta}=\hat{\theta}(\boldsymbol{x})=\arg\max_{\theta} f(\boldsymbol{x};\theta)=\arg\max_{\theta} L(\theta;\boldsymbol{x})$$

この推定値を**最尤推定値** (maximum likelihood estimate) という．標本値 $\boldsymbol{x}$ を標本 $\boldsymbol{X}$ で置き換えたものを**最尤推定量** (maximum likelihood estimator) という．このような推定法を**最尤推定** (maximum likelihood estimation) という．

最尤推定値を具体的に導出するときには，上記の定義よりも，上記の定義に対数変換を施したものを使う方が，普通は計算が楽である：

$$\hat{\theta}=\arg\max_{\theta}\,\log f(\boldsymbol{x};\theta)=\arg\max_{\theta}\,\log L(\theta;\boldsymbol{x})=\arg\max_{\theta}\,l(\theta;\boldsymbol{x}).$$

なお，尤度 $L(\theta;\boldsymbol{x})=f(\boldsymbol{x};\theta)$ の対数 $l(\theta;\boldsymbol{x})=\log L(\theta;\boldsymbol{x})=\log f(\boldsymbol{x};\theta)$ は，**対数尤度** (log-likelihood) とよばれている．

最尤推定値はしばしば臨界値である．そのため，最尤推定値 $\hat{\theta}$ を方程式 $dl/d\theta=0$ の解として探すことも多い．この方程式を**尤度方程式** (likelihood equation) という．

定義から簡単にわかることであるが，パラメータ $\theta$ の代わりに，一対一変換された $\eta = h(\theta)$ を新しいパラメータとみなしたとき，このパラメータに対する最尤推定量は $\hat{\eta} = h(\hat{\theta})$ になる．つまり，最尤推定量は，パラメータ変換に対して不変である．

### 29.3.3 最尤推定量の漸近的性質

天下り的に最尤推定量 $\hat{\theta}$ の漸近的性質を以下で述べる．パラメータの真値を $\theta^*$ と置く．いま密度関数に関して適当な正則条件 (reguralality condition) が成り立っているとする．そのとき，最尤推定量 $\hat{\theta}$ は，次の一致性と漸近正規性をもっている：

(i) $\hat{\theta} \xrightarrow{P} \theta^*$

(ii) $\sqrt{n}(\hat{\theta} - \theta^*) \xrightarrow{d} N(0, I(\theta^*)^{-1})$

前者が大数の法則に対応するもので，後者が中心極限定理に対応するものである．

さらに別の推定量 $\check{\theta}$ も一致性と漸近正規性をもつとしよう．このとき次の性質はしばしば成り立つ：

$$\lim_{n\to\infty} n\mathrm{Var}[\check{\theta}] \geq I(\theta^*)^{-1} = \lim_{n\to\infty} n\mathrm{Var}[\hat{\theta}]$$

つまり，最尤推定量は，ある意味で，漸近的な分散は最小になり，推定量としてベストである，ということになる．

## 29.4 区 間 推 定

### 29.4.1 一般の区間推定

パラメータ $\theta$ に対する区間推定 (interval estimation) を考える．信頼水準 95%の区間推定量 (interval estimator) とは，次の性質をみたす区間 $I(\boldsymbol{X})$ のことをいう：

$$\Pr(\theta \in I(\boldsymbol{X})) \geq 0.95$$

確率変数 $\boldsymbol{X}$ の部分に実現値 $\boldsymbol{x}$ を入れたものを区間推定値という．なお，区間推定量のことを，信頼区間 (confidence interval) ともいう．また，対象とするパラメータが多次元のときには，区間ではなく領域になるので，それを信頼領域 (confidence region) という．

### 29.4.2 平均パラメータの区間推定

平均 $\mu$ の区間推定を考えることにする．まずは，分散 $\sigma^2$ は既知であり，母集団分布が正規分布であると想定する．標本平均の標準化変数として $Z_n = (\bar{X} - \mu)/\sqrt{\sigma^2/n}$ を用意する．標準正規分布の両側 5%点 $z^*$ に対して次が成り立つ：$\Pr(|Z_n| \leq z^*) = 0.95$. この式を平均 $\mu$ について解くと，区間推定量 $I(\boldsymbol{X})$ 次が得られる：

$$0.95 = \Pr(\mu \in I(\boldsymbol{X})), \quad I(\boldsymbol{X}) = \left[\bar{X} - z^*\sqrt{\sigma^2/n}, \bar{X} + z^*\sqrt{\sigma^2/n}\right]$$

なお，区間で書くのは面倒なので，しばしば，区間の両側だけで，$\bar{X} \pm z^*\sqrt{\sigma^2/n}$ と表すこともある．

次は分散 $\sigma^2$ が未知の場合を考える．基本的な流れは同じである．未知な $\sigma^2$ を，その推定量である標本分散 $S^2$ で置き換えて，Student 化変数を最初に用意する：$T_n = (\bar{X} - \mu)/\sqrt{S^2/n}$. この Student 化変数は自由度 $n-1$ の $t$ 分布に従う．自由度 $n-1$ の $t$ 分布の両側 5%点を $t^*_{n-1}$ と置く：$\Pr(|T_n| \leq t^*_{n-1}) = 0.95$. この式を平均 $\mu$ について解くと，区間推定量 $J(\boldsymbol{X})$ 次が得られる：

$$0.95 = \Pr(\mu \in J(\boldsymbol{X})), \quad J(\boldsymbol{X}) = \left[\bar{X} - t^*_{n-1}\sqrt{S^2/n}, \bar{X} + t^*_{n-1}\sqrt{S^2/n}\right]$$

次は，分散が未知なだけでなく，母集団が正規分布と想定されていない場合を考える．まずは正規分布のときと同様に Student 化変数 $T_n = (\bar{X} - \mu)/\sqrt{S^2/n}$ を用意しておく．Student 化変数 $T_n$ は標準正規分布に分布収束する．標準正規分布に従う確率変数 $Z$ とその両側 5%点である $z^*$ を用意しておく．すると次が成り立つ：

$$\lim_{n\to\infty} \Pr(|T_n| \leq z^*) = \Pr(|Z| \leq z^*) = 0.95$$

いままでと同様に平均 $\mu$ について解く：

$$\begin{aligned} 0.95 \approx \Pr(|T_n| \leq z^*) = \Pr(\mu \in K(\boldsymbol{X})), \\ K(\boldsymbol{X}) = \left[\bar{X} - z^*\sqrt{S^2/n}, \bar{X} + z^*\sqrt{S^2/n}\right] \end{aligned}$$

信頼水準が近似的に 95%である区間推定量として $K(\boldsymbol{X})$ が提案できたことになる．

### 29.4.3　分散パラメータの区間推定

母集団分布は正規分布 $N(\mu, \sigma^2)$ であるとする．分散 $\sigma^2$ の推定量として標本分散 $S^2$ があった．その標本分散は次の性質をもっていた：$(n-1)S^2/\sigma^2 \sim \chi^2_{n-1}$. ここでカイ二乗分布 $\chi^2_{n-1}$ の下側 2.5%点と上側 2.5%点をそれぞれ $u$ と $v$ と置くと，次が成り立つ：$\Pr(u \leq (n-1)S^2/\sigma^2 \leq v) = 0.95$. これを分散 $\sigma^2$ について解くと，区間推定量 $H(\boldsymbol{X})$ が得られる：

$$0.95 = \Pr(\sigma^2 \in H(\boldsymbol{X})), \quad H(\boldsymbol{X}) = \left[(n-1)S^2/v, (n-1)S^2/u\right]$$

## 29.5　検　　　定

### 29.5.1　検定の基本的な考え方

ある牛乳製造会社は，自分たちのつくっている牛乳の乳脂肪分は平均的に 3%であると主張している．しかしながら，この主張はかなり疑わしい．そこで，牛乳製造会社の主張を検証することにした．牛乳の乳脂肪分の平均を $\mu$ で表すことにしよう．すると牛乳製造会社の主張は次で表せる：

$$H : \mu = \mu_0 \, (= 3)$$

このような仮説 (hypothesis) を**帰無仮説** (null hypothesis) という．平均 $\mu$ の推定量として $\bar{X}$ が考えられるので，$|\bar{X}-\mu_0|$ が十分に大きいとき，帰無仮説は正しくないと主張してもよいであろう．

そこで，牛乳製造会社の主張する帰無仮説 $H$ を，次の方法で検証する：

$$\text{行動}\ (*):\quad |\bar{X}-\mu_0| \geq c \quad \Rightarrow \quad \text{帰無仮説}\ H\ \text{を棄却する．}$$

問題はどのように閾値 $c$ を決めればよいかである．行動 $(*)$ を起こすための標本領域 $W$ を**棄却域** (reject region) という．この場合の棄却域は次になる：

$$W = \{\boldsymbol{X} = (X_1, \ldots, X_n) : |\bar{X}-\mu_0| \geq c\}$$

標本からつくられる検定の核となる統計量を，**検定統計量** (test statistic) という．ここでは，$|\bar{X}-\mu_0|$ が，検定統計量である．

行動 $(*)$ によって誤った判断はしたくないものである．さて，本当は帰無仮説 $H$ が正しいのに，標本に基づくと $|\bar{X}-\mu_0| \geq c$ が成り立ち，行動 $(*)$ が起こり，帰無仮説 $H$ を棄却したとしよう．このとき誤った判断をしている．この誤りを**第一種の誤り** (type I error) という．第一種の誤り確率を $\Pr_H(W)$ と表すことにする．この誤り確率を小さくするように閾値 $c$ を決めることにしよう．

そこで，第一種の誤り確率を，ある程度は小さい確率値 $\alpha = 0.05$ よりも小さくすることを考えよう：

$$\Pr_H(W) = \Pr_H(|\bar{X}-\mu_0| \geq c) \leq \alpha = 0.05$$

ここでの確率値 $\alpha$ は，0.05 に限らず 0.1 や 0.01 等も使われることがある．その確率値は**有意水準** (significance level) とよばれる．第一種の誤り確率が $\alpha = 0.05$ より小さいときには，有意水準 5%とか有意水準 $\alpha$ 等と表現される．

さて，有意水準を 5%と設定し，先ほどの有意水準に関係する式を思い出すと，未知数が $c$ で関係式が一つあるので，閾値 $c$ を適当に決めることができるように思える．そのようにして閾値 $c$ が具体的に決められたときの行動 $(*)$ を有意水準 5% (または有意水準 $\alpha$) の**検定** (test) という．この行動に基づいて帰無仮説が棄却されたときには，有意水準 5%の検定によって帰無仮説は棄却された，とか，帰無仮説は 5%有意であった，等といわれる．

具体的に閾値 $c$ を考えよう．母集団分布が $N(\mu, \sigma^2)$ であるとする．まずは分散が既知の場合を考える．簡単な式変形から，$c \geq z^* \sqrt{\sigma^2/n}$ をみたせばよいとわかる．普通は等号のときを採用する．なぜなら，後に現れる第二種の誤り確率を最小にするからである．結果的に有意水準 5%の検定として次が提案できる：

$$|\bar{X}-\mu_0| \geq z^* \sqrt{\sigma^2/n} \quad \Rightarrow \quad \text{帰無仮説}\ H\ \text{を棄却する}$$

分散が未知の場合は，$c \geq t^*_{n-1}\sqrt{S^2/n}$ をみたせばよいとわかる．ところで，母集団分布が正規分布でないときは，どうすればよいのだろうか．やはりすでに区間推定のところで行ったのとほぼ同じ議論を行えばよい．有意水準が近似的に 5%である検定として次が提案できる：

$$|\bar{X}-\mu_0| \geq z^* \sqrt{S^2/n} \quad \Rightarrow \quad \text{帰無仮説 } H \text{ を棄却する}$$

最後に分散の検定を簡単に述べる．帰無仮説を $H: \sigma^2 = \sigma_0^2$ とする．母集団分布は正規分布 $N(\mu, \sigma^2)$ であるとする．有意水準が 5%である検定として次が提案できる：

$$(n-1)S^2/\sigma_0^2 \leq \chi_{n-1}^2(0.025) \quad \text{または} \quad (n-1)S^2/\sigma_0^2 \geq \chi_{n-1}^2(0.975)$$
$$\Rightarrow \quad \text{帰無仮説 } H \text{ を棄却する．}$$

ここで $\chi_p^2(\alpha)$ は自由度 $p$ のカイ二乗分布の $100\alpha$%点である．



### 29.5.2　$p$　　　　値

検定統計量は，標本 $\boldsymbol{X}$ の関数なので，象徴的に $T(\boldsymbol{X})$ と表現することにしよう．閾値を $c$ としたとき，第一種の誤り確率は $\Pr_H(T(\boldsymbol{X}) \geq c)$ で表される．ここで閾値 $c$ を標本値 $T(\boldsymbol{x})$ で置き換えたものを $\boldsymbol{p}$ **値** ($p$-value) という：

$$p^*(\boldsymbol{x}) = \Pr_H(T(\boldsymbol{X}) \geq T(\boldsymbol{x}))$$

(より正確には $p^*(x) = \sup_H \Pr_H(T(\boldsymbol{X}) \geq T(\boldsymbol{x}))$ 等と考えるべきなのだが，ここでは簡単のために上記で話をする)．

さて，$p$ 値と有意水準 $\alpha$ の検定には，意義深い関係がある．簡単のために分散が既知であるとして $T(\boldsymbol{X}) = |\bar{X}-\mu_0|/\sqrt{\sigma^2/n}$ の場合を考えることにしよう．まずは次の関係式を思い出す：$\Pr_H(T(\boldsymbol{X}) \geq z^*) = \alpha$．そのため，$p$ 値が $\alpha$ 以下であるということと，標本値に基づいて具体的に有意水準 $\alpha$ で帰無仮説を棄却するための条件である $T(\boldsymbol{x}) \geq z^*$ は，同値である：

$$p^*(\boldsymbol{x}) \leq \alpha \quad \Leftrightarrow \quad T(\boldsymbol{x}) \geq z^*$$

ゆえに，$p$ 値を計算して，有意水準よりも小さいかどうかで，帰無仮説を棄却するかどうかを決めるのである．

### 29.5.3　帰無仮説と対立仮説

これまでは帰無仮説だけを考えてきた．ここからは，帰無仮説と対立するという意味での仮説をも用意することにしよう．このような仮説を対立仮説 (alternative hypothesis) という．より一般的には，母集団のパラメータ $\theta$ に対して，帰無仮説と対立仮説を次のように表現する：

$$H: \theta \in \Theta_H, \qquad K: \theta \in \Theta_K$$

たとえば，29.5.1 項で用意した基本的な場合では，分散が既知だとすると，$\theta = \mu$, $\Theta_H = \{\mu : \mu = \mu_0\}$, $\Theta_K = \{\mu : \mu \neq \mu_0\}$, となり，分散が未知だと，$\boldsymbol{\theta} = (\mu, \sigma^2)$,

$\Theta_H = \{\boldsymbol{\theta} : \mu = \mu_0\}$, $\Theta_K = \{\boldsymbol{\theta} : \mu \neq \mu_0\}$，となる．

これまでは，棄却域を $W$ として表したとき，次の行動と対応する第一種の誤りに注目してきた：

$$\text{行動 (I)：} \quad \boldsymbol{X} \in W \quad \Rightarrow \quad \text{帰無仮説 } H \text{ を棄却する}$$

ところで，よく考えると，標本が棄却域に入らなかった場合の行動をきちんと規定していなかった．その場合は，行動を以下で規定することにしよう：

$$\text{行動 (II)：} \quad \boldsymbol{X} \in W^c \quad \Rightarrow \quad \text{帰無仮説 } H \text{ を棄却しない}$$

行動 (II) においては次の誤りが内在している．本当は帰無仮説 $H$ が正しくない (対立仮説 $K$ が正しい) のに，$\boldsymbol{X} \in W^c$ となり，行動 (II) が起こり，帰無仮説 $H$ を棄却しない，という誤りである．これを**第二種の誤り** (type II error) という (表 29.1)．第二種の誤り確率は $\Pr_K(W^c)$ と表現することにしよう．第二種の誤り確率の逆を意味する確率 $\Pr_K(W) = 1 - \Pr_K(W^c)$ は**検出力** (power) といわれる．

**表 29.1**　第一種の誤りと第二種の誤り

| | $\boldsymbol{X} \in W^c$ | $\boldsymbol{X} \in W$ |
|---|---|---|
| $H$ が正しい | ○ | × (第一種の誤り) |
| $K$ が正しい | × (第二種の誤り) | ○ |

### 29.5.4　片 側 仮 説

ある牛乳製造会社は，自分たちのつくっている牛乳の乳脂肪分は平均的に 3%以上であると主張している (前の話では 3%であると主張していた)．しかしながら，この主張はかなり疑わしい．そこで，牛乳製造会社の主張を検証することにした．

検定の基本的な考え方については，すでに詳しい説明をしているので，本項では重要な部分だけを取り出して話を進めることにしよう．まずは話を整理してみる．牛乳製造会社の主張としての帰無仮説と牛乳製造会社の主張を否定する対立仮説は次で表現できる：

$$H : \mu \geq \mu_0 \, (= 3), \quad K : \mu < \mu_0$$

このような仮説は片側仮説といわれる．そして牛乳製造会社の主張する仮説 $H$ を次の方法で検証しよう：

$$\bar{X} - \mu_0 \leq c \quad \Rightarrow \quad \text{帰無仮説 } H \text{ を棄却する}$$

有意水準を $\alpha = 0.05$ としたとき，$c \leq -z_\alpha \sqrt{\sigma^2/n}$ をみたせばよいとわかる．ただし $z_\alpha$ は標準正規分布の上側 $100\alpha$%点である．分散が未知であったり，母集団分布が正規分布でないとき等は，どのようにすればよいのであろうか．このような場合は 29.5.1 項と同様の考え方をあわせて用いればよい．

### 29.5.5 検定の良さ

有意水準が $\alpha$ である検定，言い換えると，第一種の誤り確率が $\alpha$ 以下である検定が二つあるとして，第二種の誤り確率が小さい (検出力が大きい) 検定の方を良い検定と考えることにしよう．ある意味で自然な考え方であろう．

本項では，話をクリアにするために，29.5.1 項で用意した基本的な設定に戻ることにする．さらに簡単のために，分散 $\sigma^2$ は既知とし，帰無仮説と対立仮説は次であるとする：$H:\mu=0,\ K:\mu\neq 0$．対応する棄却域は $W_n=\{\boldsymbol{X}:|\bar{X}|\geq c\}$ となる．

有意水準が $\alpha$ であるという性質は，29.5.1 項において，次のように表現された：

$$c\geq z^*\sqrt{\sigma^2/n}\quad (=c^*\ と置く)$$

閾値 $c$ を小さくすればするほど，標本領域 $W_n^c=\{\boldsymbol{X}:|\bar{X}|<c\}$ は小さくなり，ゆえに第二種の誤り確率 $\mathrm{Pr}_K(W_n^c)$ は小さくなる．そのため，有意水準が $\alpha$ であるという条件，言い換えれば，閾値 $c$ が $c\geq c^*$ をみたすという条件の下で，第二種の誤り確率を最小にするのは閾値 $c$ が最小のとき，言い換えれば，等号 $c=c^*$ が成り立つときになる．このような理由のため，有意水準が $\alpha$ の検定を考えるとき，本来は第一種の誤り確率が $\alpha$ 以下であるという不等号の条件であるにもかかわらず，つねに等号のときを考えてきたのである．分散 $\sigma^2$ が未知の場合も同様に考えることができる．

ところで，標本平均 $\bar{X}$ に基づいてつくられる検定は，最初の標本 $X_1$ だけによってつくられる検定よりも優れているはずである．ここでは分散 $\sigma^2$ が既知とする．標本平均 $\bar{X}$ に基づいてつくられる棄却域は次であった：$W_n=\{\boldsymbol{X}:|\bar{X}|\geq z^*\sqrt{\sigma^2/n}\}$．実は次を証明できる：$\mathrm{Pr}_K(W_1^c)>\mathrm{Pr}_K(W_2^c)>\cdots>\mathrm{Pr}_K(W_n^c)$．結果的に，標本数が多いほど，第二種の誤り確率を小さくすることになり，検定として良いという結論も導かれる．

### 29.5.6 最強力検定

帰無仮説と対立仮説が設定された後に，良い検定というのを自動的につくることができないだろうか．推定においては，最尤推定という強力な方法があったけれども，検定においても，何らかの強力な方法がないだろうか．そのような問題に対して応えようというのが本項である．

**a. Neyman–Pearson の基本定理**

母集団の密度関数は $f(x;\theta)$ と表現できるとする．簡単のために連続型であるとする．このときに仮説を次のように最も単純な仮説として考える：

$$H:\theta=\theta_0,\qquad K:\theta=\theta_1\ (\neq\theta_0)$$

この仮説を検定で検証することを考えてみよう．

無作為標本 $X_1,\ldots,X_n$ に対応する尤度は $f_n(\boldsymbol{X};\theta)=\prod_{i=1}^n f(X_i;\theta)$ と書き表せる．ここで天下り的に次のタイプの棄却域を考えることにしよう：

$$W = \left\{ \boldsymbol{X} : \frac{f_n(\boldsymbol{X};\theta_1)}{f_n(\boldsymbol{X};\theta_0)} \geq c \right\}$$

尤度比 $f_n(\boldsymbol{X};\theta_1)/f_n(\boldsymbol{X};\theta_0)$ が十分に大きければ，対立仮説の下での尤度 $f_n(\boldsymbol{X};\theta_1)$ は帰無仮説の下での尤度 $f_n(\boldsymbol{X};\theta_0)$ よりも十分に大きいと考えられるので，帰無仮説を棄却するという考え方である．尤度に基づいた思想は最尤推定に似ている．もちろん閾値 $c$ は有意水準が $\alpha$ になるように決める．

実は，尤度比に基づいてつくられた先ほどの棄却域 $W$ に関しては，次のことがいえる：閾値 $c$ を第一種の誤り確率がちょうど $\alpha$ になるように決められたとき，その棄却域に基づく検定は，有意水準が $\alpha$ である検定のなかで，検出力を最大にしている．この命題を **Neyman–Pearson** の基本定理 (Neyman–Pearson's fundamental lemma) という．つまり，帰無仮説も対立仮説もともに単純仮説であれば，何も考えずに尤度比に基づいて棄却域をつくれば，自動的に最適な検定がつくれるわけである．適当な有意水準の下で，対立仮説を適当な単純仮説としたときに，検出力を最大にする検定を，**最強力検定** (most powerful test, MP test) という．

ところが，対立仮説が単純仮説であるという想定は，現実感覚からいうと，相当に恣意的である．帰無仮説も必ずしも単純仮説とは限らない．このような一般の場合については後に議論する．

なお，母集団は連続型であると想定したけれども，離散型の場合はどうなるのであろうか．そのときは，実は，$\Pr_H(W) = \alpha$ となる閾値 $c$ を設定することが，一般には難しい．そうするためには**確率化** (randomization) という操作が必要になる．

### b. 一様最強力検定

Neyman–Pearson の基本定理から，棄却域 $W$ に基づく検定は最強力検定である．さて，つくり上げられた棄却域 $W$ が対立仮説に関係した値 $\theta_1$ に依存しなかったとしよう．このように，適当な有意水準の下で，検出力を対立仮説の下で一様に最大にする検定を，**一様最強力検定** (uniformly most powerful test, UMP test) という．

母集団分布が $N(\mu, \sigma^2)$ で $\sigma^2$ が既知であるとする．帰無仮説と対立仮説が $H : \mu = \mu_0$ と $K : \mu = \mu_1 (> \mu_0)$ であるとする．Neyman–Pearson の基本定理から得られる有意水準 5%の検定の棄却域として，$W = \{\boldsymbol{X} : \bar{X} - \mu_0 > z_{0.05}\sqrt{\sigma^2/n}\}$ が得られる．この棄却域 $W$ は対立仮説の値 $\mu_1$ に依存しないので，一様最強力検定である．

### c. 一様最強力不偏検定

推定において不偏性という概念を導入したように，検定においても不偏性という概念を導入することにしよう．ただし，言葉は同じであっても，イメージは相当に違う．棄却域を $W$ とする有意水準 $\alpha$ の検定は，その検出力が $\alpha$ 以上である時に，**不偏検定** (unbiased test) であるといわれる：$\Pr_K(W) = 1 - \Pr_K(W^c) \geq \alpha$.

いま，どのような標本に対しても，帰無仮説の形に関わりなく，帰無仮説を確率 $\alpha$ で棄却するナンセンスな確率化検定を考えよう．このとき，第一種の誤り確率も検出力も，もちろん $\alpha$ である．ゆえに，このナンセンスな検定は，有意水準 $\alpha$ の不偏検定であり，有意水準 $\alpha$ の不偏検定のなかでは検出力が最も小さい．少なくとも，このナンセンスな検定よりも検出力が高い検定を考えたいというのが，不偏性の考えである．

Neyman–Pearson の基本定理を自然に拡張することで，尤度比に基づいて，最強力不偏検定をつくることが可能である．さらに，対立仮説において，一様に最強力な不偏検定を**一様最強力不偏検定** (uniformly most powerful unbiased test, UMPU test) という．たとえば，29.5.1 項で，母集団が正規分布の場合の平均に関する検定は，一様最強力不偏検定になる．

**d.　区間推定と検定**

区間推定と検定の話は非常に似通っている．適当な枠組みで統一的に議論すると，数学的には，さらに整理されることになる．統一的な見方を知りたい読者は他書を参照されたい．検定においては，検定の良さの規準に基づいて，最強力検定・一様最強力検定・一様最強力不偏検定が説明されたが，区間推定においても，自然な拡張によって，区間推定の良さの規準に基づいて，最精密区間推定・一様最精密区間推定・一様最精密不偏区間推定を考えることができる．



### 29.5.7　尤度比検定・Wald 検定・スコア検定

母集団分布を表す密度関数が $f(x;\boldsymbol{\theta})$ であるとする．漸近的性質のために必要な正則条件を仮定しておく．話を簡単にするために，パラメータを $\boldsymbol{\theta}=(\boldsymbol{\theta}_1^t,\boldsymbol{\theta}_2^t)^t$ と表現しておき，帰無仮説が $H:\boldsymbol{\theta}_1=\boldsymbol{\theta}_{10}$ であり，対立仮説が $K:\boldsymbol{\theta}_1\neq\boldsymbol{\theta}_{10}$ であるとする．パラメータ $\boldsymbol{\theta}_1$ の次元を $q$ とする．これに対する一般的な検定を考えよう．

拡張された尤度比を次で定義する：

$$\Lambda_n=\frac{\sup_H f_n(\boldsymbol{X};\boldsymbol{\theta})}{\sup_{H\cup K} f_n(\boldsymbol{X};\boldsymbol{\theta})}=\frac{f_n(\boldsymbol{X};\hat{\boldsymbol{\theta}}_H)}{f_n(\boldsymbol{X};\hat{\boldsymbol{\theta}})}$$

ここで，$\hat{\boldsymbol{\theta}}$ は最尤推定量であり，$\hat{\boldsymbol{\theta}}_H$ は帰無仮説が正しいという下での制限付最尤推定量である．尤度比の時と同じような考えに基づいて，この値が十分に小さいときに帰無仮説を棄却すると考える．それは**尤度比検定** (likelihood ratio test) とよばれる．帰無仮説の下で $-2\log\Lambda_n \xrightarrow{d} \chi_q^2$ が証明できる．そのため，棄却域が

$$W=\left\{\boldsymbol{X}:-2\log\Lambda_n>\chi_q^2(\alpha)\right\}$$

である検定は，有意水準が近似的に $100\alpha$%になる．

最尤推定量 $\hat{\boldsymbol{\theta}}$ の上側である $\hat{\boldsymbol{\theta}}_1$ が $\boldsymbol{\theta}_{10}$ から十分に遠ければ，帰無仮説を棄却すると考えてもよいであろう．最尤推定量の漸近正規性から $\sqrt{n}(\hat{\boldsymbol{\theta}}_1-\boldsymbol{\theta}_1^*)\xrightarrow{d} N(\mathbf{0},I^{11}(\boldsymbol{\theta}^*))$ である．ただし $I^{11}$ は Fisher 情報行列

$$I(\boldsymbol{\theta})=\mathrm{E}_{\boldsymbol{\theta}}\left[-\frac{\partial^2}{\partial\boldsymbol{\theta}\partial\boldsymbol{\theta}^t}\log f(X;\boldsymbol{\theta})\right]$$

に対して $I^{-1}$ の (1,1) ブロックである．ゆえに，帰無仮説の下で，$n(\hat{\boldsymbol{\theta}}_1-\boldsymbol{\theta}_{10})^t\{I^{11}(\hat{\boldsymbol{\theta}})\}^{-1}(\hat{\boldsymbol{\theta}}_1-\boldsymbol{\theta}_{10})\xrightarrow{d}\chi_q^2(\alpha)$ が証明できる．そのため，棄却域が

$$W = \left\{ \boldsymbol{X} : n(\hat{\boldsymbol{\theta}}_1 - \boldsymbol{\theta}_{10})^t \{I^{11}(\hat{\boldsymbol{\theta}})\}^{-1}(\hat{\boldsymbol{\theta}}_1 - \boldsymbol{\theta}_{10}) > \chi^2_q(\alpha) \right\}$$

である検定は，有意水準が近似的に $100\alpha\%$ になる．この検定は，最尤推定量だけが必要で，制限付最尤推定量は必要ないため，簡単につくることができる．これを **Wald 検定** (Wald test) という．

帰無仮説が正しく標本数 $n$ が大きければ，制限付最尤推定量 $\hat{\boldsymbol{\theta}}_H$ は最尤推定量 $\hat{\boldsymbol{\theta}}$ に近いと考えられる．スコア関数を $\boldsymbol{s}_j(\boldsymbol{\theta}) = \partial \log f_n(\boldsymbol{X};\boldsymbol{\theta})/\partial\boldsymbol{\theta}_j \ (j=1,2)$ と置く．帰無仮説が正しく標本数 $n$ が大きければ，$\boldsymbol{s}_1(\hat{\boldsymbol{\theta}}_H) \approx \boldsymbol{s}_1(\hat{\boldsymbol{\theta}}) = \boldsymbol{0}$ が想定される．(注意しておくと $\boldsymbol{s}_2(\hat{\boldsymbol{\theta}}_H) = \boldsymbol{0}$ はつねに成り立つ)．そのため，$\boldsymbol{s}_1(\hat{\boldsymbol{\theta}}_H)$ が $\boldsymbol{0}$ から遠いならば，帰無仮説を棄却すると考えてもよいであろう．漸近理論を利用すると，棄却域が

$$W = \left\{ \boldsymbol{X} : \boldsymbol{s}_1(\hat{\boldsymbol{\theta}}_H)^t I^{11}(\hat{\boldsymbol{\theta}}_H)\boldsymbol{s}_1(\hat{\boldsymbol{\theta}}_H) > \chi^2_q(\alpha) \right\}$$

である検定は，有意水準が近似的に $100\alpha\%$であるとわかる．この検定は，最尤推定量は必要なく，制限付最尤推定量だけが必要である．これを**スコア検定** (score test) という．

## 文　　献

1) 藤澤洋徳．確率と統計 (現代基礎数学 13), 朝倉書店, 2006.

# Chapter 30

# ベイズ推測

医学データはさまざまな要因によるランダムネス (不確実性) を伴っている．たとえば，薬の有効性は個人差による変動があり，同じ個人であっても症状の程度によって効果に違いが生ずる．また効果を測る際の誤差 (測定誤差) も考慮する必要がある．このようにランダムネスを伴う現象を確率現象という．そのランダムネスには起こりやすさの法則があり，それを確率といい，確率という概念を導入することにより合理的な判断や決定を行うことができる．ここでは，医学の知識や経験を事前情報として組み入れてデータを解析するベイズ推測の方法について解説する．

## 30.1　ベイズ推測の基本事項

### 30.1.1　ベイズの定理と事前分布・事後分布

#### a.　ベイズの定理

ベイズの定理とは，逆向きの条件付き確率を計算する公式のことである．この公式の意味を乳がんの定期検診を例にとって説明してみよう．

(1) 40 歳の女性のうち 1%が乳がんに罹患しており，(2) 乳がんに罹患している女性のうち検査で正しく陽性と判定されるのは 80%で，(3) 乳がんでない女性の 10%は間違って陽性と判定されることがわかっているとする．このとき，検査で陽性と判定された女性が本当に乳がんに罹患している確率を求めたい．

以上の内容を確率を用いて書いてみると，$A=$ (40 歳の女性が乳がんに罹患している), $B=$ (検査で陽性と判定される) が事象となり, (1) より $A$ の確率が $\Pr(A)=0.01$ であり，(2) より $A$ を与えたときの $B$ の条件付き確率が $\Pr(B|A)=0.8$, (3) より $\overline{A}$ を与えたときの $B$ の条件付き確率が $\Pr(B|\overline{A})=0.1$ と表されることがわかる．ここで $\overline{A}$ は乳がんに罹患していない事象のことで，$A$ の補事象とよばれる．このとき，求めたい確率は，$B$ を与えたときの $A$ の条件付き確率 $\Pr(A|B)$ であり逆向きの条件付き確率になる．

条件付き確率 (conditional probability) の定義から, $\Pr(A|B)=\Pr(A \cap B)/\Pr(B)$, $\Pr(A\cap B)=\Pr(B|A)\Pr(A)$ であるから，$\Pr(A|B)=\Pr(B|A)\Pr(A)/\Pr(B)$ と表される．ここで，$B=B\cap(A\cup\overline{A})=(B\cap A)\cup(B\cap\overline{A})$, $(B\cap A)\cap(B\cap\overline{A})=\emptyset$ であるから，$\Pr(B)=\Pr(B\cap A)+\Pr(B\cap\overline{A})=\Pr(B|A)\Pr(A)+\Pr(B|\overline{A})\Pr(\overline{A})$

と書ける．したがって，

$$\Pr(A|B) = \frac{\Pr(B|A)\Pr(A)}{\Pr(B|A)\Pr(A) + \Pr(B|\overline{A})\Pr(\overline{A})}$$

と書け，逆向きの条件付き確率が順方向の条件付き確率を用いて表されることになる．これを**ベイズの定理** (Bayes theorem) という．乳がんの定期検診の例では，$\Pr(A) = 0.01$, $\Pr(\overline{A}) = 0.99$, $\Pr(B|A) = 0.8$, $\Pr(B|\overline{A}) = 0.1$ を代入することにより，$\Pr(A|B) \approx 7.5\%$となる．

**b.　事前分布と事後分布**

乳がんの定期検診の例において 40 歳の女性が乳がんに罹患している確率 $\Pr(A)$ は事前にわかっている確率である．ベイズの定理は，事前の確率を利用して，検査で陽性と判定された場合に乳がんに罹患しているという事後的な確率を与えていることになる．こうした考え方は，統計モデルの母数の推測において医学知識や経験を事前情報として組み入れるのに役立つ．

たとえば，新薬を $n = 20$ 人に処方し，効果があるときには 1，ないときには 0 として集計をとったところ，$x = 15$ 人に効果が現れたとする．各人に効果が現れる確率を $\theta$ とすると，$x$ は二項分布 $Bin(n, \theta)$ に従う．この分布を

$$f(x|\theta) = \binom{n}{x}\theta^x(1-\theta)^{n-x}$$

と表して**尤度関数** (likelihood function) という．尤度関数を最大にする $\theta$ の推定値 $\hat{\theta}$ を**最尤推定値** (maximum likelihood estimate) といい，いまの場合 $\hat{\theta} = x/n = 15/20 = 0.75$ で与えられる．

ここで，これまでの臨床研究により $\theta$ は平均 0.4，分散 $0.1^2$ であることが事前情報としてわかっているものとする．$\theta$ は確率であるから $0 \leq \theta \leq 1$ をみたすので，区間 $(0, 1)$ 上の分布としてベータ分布 $Beta(a, b)$ を想定してみる．この分布の平均と分散は $a/(a+b)$, $ab/\{(a+b)^2(a+b+1)\}$ なので，それぞれ 0.4, $0.1^2$ と置いて連立方程式を解くと，$a = 9.2$, $b = 13.8$ になる．すなわち，$\theta$ の分布として，$a, b$ にこれらの値を代入したもの $Beta(a, b)$ が得られる．これを $\theta$ の**事前分布** (prior distribution) といい，$\pi(\theta)$ という記号で表す．

次に，$\theta$ の推測に事前情報を組み入れる方法を述べよう．上述の確率分布は

$$x|\theta \sim f(x|\theta) = Bin(n, \theta)$$
$$\theta \sim \pi(\theta) = Beta(a, b)$$

と記述することができる．これは，二項分布の母数 $\theta$ にベータ分布 $Beta(a, b)$ を仮定しているので，**二項・ベータモデル** (binomial–beta model) とよばれる．$\theta$ に関する推測を行うために，$x$ を与えたときの $\theta$ の条件付き分布 $\pi(\theta|x)$ を求める．これは逆向きの条件付き分布なのでベイズの定理を連続分布の場合に拡張することによって求め

ることができる．$(x,\theta)$ の同時確率分布は $f(x|\theta)\pi(\theta)$ で与えられるので，$x$ を与えたときの $\theta$ の条件付き分布は

$$\pi(\theta|x) = \frac{f(x|\theta)\pi(\theta)}{f_\pi(x)}$$

と表すことができる．ここで分母は $x$ の周辺分布であり $f_\pi(x) = \int f(x|\theta)\pi(\theta)d\theta$ で与えられる．これを $\theta$ の**事後分布** (posterior distribution) という．いまの場合，$\theta$ の事後分布は

$$\pi(\theta|x) = Beta(a+x, b+n-x)$$

なるベータ分布に従うことが確かめられる．事後分布は尤度関数に事前分布を組み入れた確率分布であり，事後分布に基づいて $\theta$ の推測を行うことを**ベイズ的推測** (Bayesian inference) という．これに対して尤度関数のみに基づいた推測を頻度論的推測という．

以上では二項・ベータモデルを例として扱ってきたが，その他の代表的な例として，正規・正規モデル，Poisson・ガンマモデルを紹介しよう．

**(正規・正規モデル)** これは $x$ の分布も $\theta$ の事前分布も正規分布で与えられるモデルで，たとえば $x$ の分布が平均 $\theta$，分散 $\sigma^2$ の正規分布 $f(x|\theta) = N(\theta, \sigma^2)$ とし，$\theta$ に $\pi(\theta) = N(\mu, \tau^2)$ なる正規分布を考えると，事後分布は

$$\pi(\theta|x) = N\left(\frac{\sigma^2\mu + \tau^2 x}{\sigma^2+\tau^2}, \frac{\sigma^2\tau^2}{\sigma^2+\tau^2}\right)$$

で与えられる．$x$ の代わりに標本サイズ $n$ の標本平均 $\overline{x}$ を考えるときには，$\sigma^2$ の代わりに $\sigma^2/n$ を代入すればよい．

**(Poisson・ガンマモデル)** これは $x$ の分布に平均 $n\lambda$ の Poisson 分布 $Po(n\theta)$，$\theta$ の事前分布にガンマ分布 $Ga(a, 1/b)$ を想定したモデル，すなわち $f(x|\theta) = Po(n\theta)$，$\pi(\theta) = Ga(a, 1/b)$ とすると，事後分布は

$$\pi(\theta|x) = Ga(a+x, 1/(n+b))$$

で与えられる．このモデルを **Poisson・ガンマモデル** (Poisson-gamma model) という．

### 30.1.2 ベイズ推定，信用区間，予測分布

#### a. ベイズ流点推定

**ベイズ推定量** (Bayes estimator) は事後分布の平均やモード，メディアンで定義されることが多い．二項・ベータモデルにおいて $\theta$ のベイズ推定量を事後分布の平均 $\mathrm{E}[\theta|x]$ で与えると，

$$\hat{\theta}_\pi = \frac{a+y}{a+b+n} = \frac{a+b}{a+b+n}\cdot\frac{a}{a+b} + \frac{n}{a+b+n}\cdot\frac{x}{n}$$

と書ける．$a/(a+b)$ は事前分布の平均であり，$x/n$ は事前分布を仮定しないときの最

尤推定量になるので，ベイズ推定量は両者の加重平均で表現できることがわかる．標本サイズ $n$ が大きければ $x/n$ に近づき，$n$ が小さければ $a/(a+b)$ の方へ近づく．また $a+b$ が大きくなれば事前分布の分散が小さくなり平均 $a/(a+b)$ への確信が強くなる．このときベイズ推定量は $a/(a+b)$ の方へ近づくことがわかる．すなわち，加重平均の重みは標本サイズ $n$ と事前分布の確信 $a+b$ の大小に基づいて調整されている．これに先ほどの数値を代入すると，$\hat{\theta}_\pi = 0.56$ となり，$x/n = 0.75$ と $a/(a+b) = 0.4$ の中間の値をとっている．

正規・正規モデルにおいては，$\theta$ のベイズ推定量は

$$\frac{\sigma^2\mu + \tau^2 x}{\sigma^2 + \tau^2} = \frac{1/\tau^2}{1/\sigma^2 + 1/\tau^2}\mu + \frac{1/\sigma^2}{1/\sigma^2 + 1/\tau^2}x$$

となり，$x$ と $\mu$ を，$x$ の精度 $1/\sigma^2$ と $\mu$ への確信度 $1/\tau^2$ で調整した形をしている．

Poisson・ガンマモデルにおいては，$\theta$ のベイズ推定量は

$$\frac{a+x}{b+n} = \frac{b}{b+n}\cdot\frac{a}{b} + \frac{n}{b+n}\cdot\frac{x}{n}$$

で与えられ，事前分布の平均 $a/b$ と最尤推定量 $x/n$ との加重平均で表されることがわかる．

**b. ベイズ信用区間**

信用係数 $1-\gamma$ のベイズ信用区間 (Bayesian credible interval) は，事後分布に関してその区間が $\theta$ を含んでいる確率が $1-\gamma$ になる区間として与えられる．たとえば，$L$ と $U$ を

$$\int_L^U \pi(\theta|x)d\theta = 1-\gamma$$

をみたすようにとると，$L, U$ は $x$ の関数になるので $L(x), U(x)$ と書くことにする．このとき，区間 $[L(x), U(x)]$ は $\Pr_\pi(\theta \in [L(x), U(x)]|x) = 1-\gamma$ をみたすので，信用係数 $1-\gamma$ の信用区間 (credible interval) になる．

正規・正規モデルについては，ベイズ推定量 $\hat{\theta}_\pi = (\sigma^2\mu + \tau^2 x)/(\sigma^2 + \tau^2)$ に対して，$\theta$ の事後分布は

$$\frac{\sqrt{\sigma^2+\tau^2}}{\sqrt{\sigma^2\tau^2}}(\theta - \hat{\theta}_\pi) \sim \mathcal{N}(0,1)$$

なる形に変形できる．$z_{\gamma/2}$ を標準正規分布の上側 $100\gamma/2\%$点，すなわち標準正規分布の分布関数 $\Phi(\cdot)$ に対して $1-\Phi(z_{\gamma/2}) = \gamma/2$ をみたす分位点とし，

$$I_\pi(x) = \left[\hat{\theta}_\pi - \frac{\sqrt{\sigma^2\tau^2}}{\sqrt{\sigma^2+\tau^2}}z_{\gamma/2},\ \hat{\theta}_\pi + \frac{\sqrt{\sigma^2\tau^2}}{\sqrt{\sigma^2+\tau^2}}z_{\gamma/2}\right]$$

なる区間を考える．このとき，$\theta$ がこの区間に入る事後確率は

$$\Pr_\pi(\theta \in I_\pi(x)|x) = \Pr_\pi\left(-z_{\gamma/2} \le \frac{\sqrt{\sigma^2+\tau^2}}{\sqrt{\sigma^2\tau^2}}(\theta - \hat{\theta}_\pi) \le z_{\gamma/2}|x\right) = 1-\gamma$$

となるので，$I_\pi(x)$ は信用係数 $1-\gamma$ の信用区間になることがわかる．

正規・正規モデルは事後分布が対称分布になるので信用区間はベイズ推定量を中心に両側に同じ幅の区間をつくることができる．しかし，二項・ベータモデルや Poisson・ガンマモデルは事後分布が対称ではないので同様な方法では信用区間をつくることができない．この場合は，両側に事後確率が $\gamma/2$ になる分位点をとることにする．たとえば二項・ベータモデルの場合は

$$\int_0^{L(x)} \pi(\theta|x)d\theta = \gamma/2, \quad \int_{U(x)}^1 \pi(\theta|x)d\theta = \gamma/2$$

をみたすように $L(x), U(x)$ を求めると，得られる区間 $[L(x), U(x)]$ は信用係数 $1-\gamma$ の $\theta$ の信用区間となる．

信用区間についての注意として，信頼区間とは別の概念であることがあげられる．正規分布モデル $x|\theta \sim N(\theta, \sigma^2)$ における，信頼係数 $1-\gamma$ の信頼区間 (confidence interval) は

$$CI(x) = [x - \sigma z_{\gamma/2},\ x + \sigma z_{\gamma/2}]$$

であり，これは $\Pr(\theta \in CI(x)|\theta) = 1-\gamma$ をみたしている．このことは，たとえば $CI(x)$ が信頼係数 95%の信頼区間であるとは，100 回 $x$ の乱数を発生させたときに 95 回は区間 $CI(x)$ が $\theta$ を含んでいることを意味しており，$x$ の値が与えられたときには $CI(x)$ は $\theta$ を含むか含まないかのどちらかである．これに対して，信用係数 95%の信用区間 $I_\pi(x)$ は，$x$ の値が与えられたとき $\theta$ の事後分布に関して $\theta$ が区間 $I_\pi(x)$ に含まれる確率が 95%であることを意味する．

**c.　ベイズ予測分布**

$x$ を観測可能な変量，$y$ を $x$ とは独立な将来の変量とし，それぞれ $f(x|\theta)$, $f(y|\theta)$ に従っているとき，観測値 $x$ と事前情報 $\pi(\theta)$ に基づいて予測分布 $f(y|\theta)$ を予測する問題を考える．このとき，ベイズ予測分布 (Bayesian predictive distribution) は

$$\hat{f}_\pi(y|x) = \int f(y|\theta)\pi(\theta|x)d\theta = \int f(y|\theta)f(x|\theta)\pi(\theta)d\theta / f_\pi(x) \qquad (30.1)$$

で与えられる．実際，$\int \hat{f}_\pi(y|x)dy = 1$ をみたすので確率分布になっている．

### 30.1.3　仮説検定とベイズファクターおよびモデル比較

**a.　仮説検定とベイズファクター**

母数 $\theta$ に関する仮説検定 (hypothesis test) は，一般に

$$H_0 : \theta \in \Theta_0 \quad \text{vs.} \quad H_1 : \theta \in \Theta_1$$

なる形で表される．ここで $\Theta_0 \cap \Theta_1 = \emptyset$, $\Theta_0 \cup \Theta_1 = \Theta$ をみたしており，$\Theta$ は母数全体の集合である．頻度論的な仮説検定では，$H_0$ を帰無仮説といい有意水準 $\alpha$ を設け $H_0$ を間違えて棄却してしまう確率が $\alpha$ 以下になるように検定手法を構成する．これに対して，ベイズ流仮説検定は，それぞれの仮説に事前確率 $\Pr(H_i)$ を仮定する．これは

$\Pr(H_0) + \Pr(H_1) = 1$ であるから，確率の比 $\Pr(H_0)/\Pr(H_1)$ はどちらの仮説が起こりやすいかを事前に与えていることになる．これを**事前オッズ比** (prior odds ratio) という．事前オッズ比が 1 であることは両方の仮説が同等に起こりやすいことを事前に与えていることを意味する．各仮説における $\theta$ の事前分布を $\pi(\theta|H_0)$, $\pi(\theta|H_1)$ とすると，$\theta$ の事前分布は

$$\pi(\theta) = \pi(\theta|H_0)\Pr(H_0) + \pi(\theta|H_1)\Pr(H_1) \tag{30.2}$$

と書ける．$x$ の尤度が $x|\theta \sim f(x|\theta)$ で与えられるとき，事後分布は

$$\pi(\theta|x) = \frac{f(x|\theta)\pi(\theta|H_0)\Pr(H_0) + f(x|\theta)\pi(\theta|H_1)\Pr(H_1)}{f_\pi(x|H_0)\Pr(H_0) + f_\pi(x|H_1)\Pr(H_1)}$$

の形で表される．ここで $f_\pi(x|H_i) = \int_{\theta\in\Theta_i} f(x|\theta)\pi(\theta|H_i)d\theta$ である．このことから，各仮説 $H_i$ の事後確率は

$$\Pr(H_i|x) = \int_{\theta\in\Theta_i} \pi(\theta|x)d\theta = \frac{f_\pi(x|H_i)\Pr(H_i)}{f_\pi(x|H_0)\Pr(H_0) + f_\pi(x|H_1)\Pr(H_1)}$$

と書ける．この事後確率の比

$$\Pr(H_0|x)/\Pr(H_1|x)$$

を**事後オッズ比** (posterior odds ratio) といい，この値の大小によりどちらの仮説を選択するかを判断する．すなわち，$\Pr(H_0|x)/\Pr(H_1|x) < 1$ のとき仮説 $H_0$ は棄却される．

ベイズファクター (Bayes factor) は，事後オッズ比と事前オッズ比に基づいて

$$BF_{01} = \frac{\text{事後オッズ比}}{\text{事前オッズ比}} = \frac{\Pr(H_0|x)/\Pr(H_1|x)}{\Pr(H_0)/\Pr(H_1)}$$

で定義される．これに上で与えられている事後確率を代入し整理すると，

$$BF_{01} = f_\pi(x|H_0)/f_\pi(x|H_1)$$

となり，ベイズファクターはそれぞれの仮説での周辺確率の比として表される．

### b. ベイズモデルの比較とモデル平均

ベイズファクターはいくつかのモデルを比較するときに使われる．いま $K$ 個のモデル $M_1, \ldots, M_K$ が候補として考えられ，これらのモデルを比較したいとする．それぞれのモデルの事前確率を $\Pr(M_i)$ とすると $\Pr(M_1) + \cdots + \Pr(M_K) = 1$ をみたす．各モデル $M_i$ に対して事前分布 $\pi(\theta|M_i)$ を設定すると，モデル $M_i$ に対するモデル $M_j$ のベイズファクターは，検定の場合と同様に考えて

$$BF_{ij} = \frac{\Pr(M_i|x)/\Pr(M_j|x)}{\Pr(M_i)/\Pr(M_j)} = \frac{f_\pi(x|M_i)}{f_\pi(x|M_j)}$$

で与えられる．ここで $f_\pi(x|M_i) = \int_{M_i} f(x|\theta)\pi(\theta|M_i)d\theta$ である．通常は，$M_1$ を最も小さいモデルもしくは最も大きなモデルに固定し，$k = 2, \cdots, K$ に対してベイ

ズファクターの値 $BF_{1j}$ を比較して最小になるモデルを選択する．$M_1$ を固定すれば $BF_{1k}$ によるモデルの比較は周辺確率密度関数 $f_\pi(x|M_k)$ に基づいて比較することに等しい．**ベイズ情報量規準** (Bayesian information criterion, BIC) は標本サイズ $n$ を大きくとったときの $-2\log f_\pi(x|M_k)$ の近似的な量として

$$BIC_k = -\log f(x|\hat{\theta}_k) + p_k \log n$$

により与えられる．ここで $p_k$ はモデル $M_k$ の母数 $\theta_k$ の次元であり，$\hat{\theta}_k$ は $\theta_k$ の最尤推定値である．

ベイズファクターや BIC, AIC 等の情報量規準に基づいて最適なモデルを選択し，選択されたモデルの母数の推定を行うことになる．ここで注意すべきことは，最適なモデルの選択には不確実性が伴うため，誤ったモデルの選択が母数推定に影響を与える可能性がある点である．そこで，すべての候補モデル $M_1, \ldots, M_K$ に関して，各モデル $M_k$ の起こりやすさを事後確率 $\Pr(M_k|x)$ でウェイトづけした推定量

$$\hat{\theta}^{MA} = \sum_{k=1}^{K} \Pr(M_k|x) \mathrm{E}[\theta|M_k, x]$$

が考えられる．これは，各モデルでのベイズ推定量をモデルの事後確率に関して平均をとったもので，**ベイズモデル平均** (Bayesian model average) とよばれる．$\Pr(M_k)$ が $k$ に関して均一のとき，$n$ を大きくとると周辺確率が BIC に基づいて近似できるので

$$\Pr(M_k|x) \approx \exp\{-BIC_k/2\} \Big/ \sum_{k=1}^{K} \exp\{-BIC_k/2\}$$

と書ける．ベイズモデル平均のウェイトとしてこの近似値を用いることができる．

**c. ベイズモデルの診断**

想定したベイズモデルが，観測されたデータに当てはまっているか否かを調べるためには**クロスバリデーション** (cross-validation) という方法を用いる．これは，観測された $n$ 個のデータ $\boldsymbol{x} = (x_1, \ldots, x_n)$ から $x_i$ を除いたもの $\boldsymbol{x}_{-i} = (x_1, \ldots, x_{i-1}, x_{i+1}, \ldots, x_n)$ を考え，$\boldsymbol{x}_{-i}$ に基づいたモデルから将来の値 $x_i^*$ を予測する．このとき実際の $x_i$ とどの程度近いかを調べることにより，想定したモデルの妥当性を診断する方法である．ベイズモデルにおいては，$\boldsymbol{x}_{-i}$ を与えたときの $x_i^*$ の**クロスバリデーション予測分布** (cross-validation predictive distribution) は

$$f(x_i^*|\boldsymbol{x}_{-i}) = \int f(x_i^*|\theta)\pi(\theta|\boldsymbol{x}_{-i})d\theta$$

によって与えられる．このとき，$x_i^*$ のところへ観測値 $x_i$ を代入したもの $f(x_i|\boldsymbol{x}_{-i})$ を用いて，モデルのデータへの当てはまりの良さを調べることができ，この値が大きければ当てはまりが良いと判断できる．

### 30.1.4 リスク最適性からのアプローチ

ベイズ推定量，ベイズファクター，ベイズ流予測分布はリスク最適性のアプローチによる合理的な手法として導くことができる．$x$ の尤度関数を $f(x|\theta)$ とし $\theta$ の事前分布を $\pi(\theta)$ とする．推定や検定は $x$ に基づいて $\theta$ に関するある種の決定を行うので，この関数を一般に $\delta(x)$ で表し**決定方式** (decision rule) という．決定方式には間違いに対する損失を伴うので，それを**損失関数** (loss function) $L(\theta, \delta(x))$ で評価することを考える．たとえば，点推定の場合，$L(\theta, \delta(x)) = (\delta(x) - \theta)^2$ で $\delta(x)$ が $\theta$ からどの程度離れているかを測ることができる．損失関数は $x$ に依存するので，これを $x$ の確率分布で平均化したもの

$$R(\theta, \delta) = \int L(\theta, \delta(x)) f(x|\theta) dx$$

を**リスク関数** (risk function) という．頻度論的にはこのリスク関数に基づいて決定方式 $\delta(x)$ の良さを評価することになるが，ベイズの立場では $\theta$ の確率分布に関してさらに平均化したもの

$$r(\pi, \delta) = \int R(\theta, \delta)\pi(\theta) d\theta = \int\int L(\theta, \delta(x)) f(x|\theta)\pi(\theta) dx d\theta$$

を評価することになる．事後分布 $\pi(\theta|x)$ と周辺分布 $f_\pi(x)$ を用いると $f(x|\theta)\pi(\theta) = \pi(\theta|x) f_\pi(x)$ と書き直せるので，

$$r(\pi, \delta) = \int\left\{\int L(\theta, \delta(x))\pi(\theta|x) d\theta\right\} f_\pi(x) dx$$

と変形することができる．$\{\cdot\}$ の中身を**事後リスク** (posterior risk) といい，それを最小にする $\delta(x)$ を**ベイズ決定方式** (Bayes decision rule) という．

点推定の場合，ベイズ決定方式はベイズ推定量とよばれ，2 乗損失関数 $L(\theta, \delta(x)) = (\theta - \delta(x))^2$ に関しては事後リスクは $\int[\{\delta(x)\}^2 - 2\theta\delta(x) + \theta^2]\pi(\theta|x) d\theta$ と書けるので，これを最初にするベイズ推定量は事後平均 $\delta(x) = \int \theta\pi(\theta|x) d\theta$ で与えられることがわかる．

仮説検定の場合，ベイズ決定方式はベイズ検定とよばれる．帰無仮説を $H_0 : \theta \in \Theta_0$，対立仮説を $H_1 : \theta \in \Theta_1$ とし，$\Theta_0 \cap \Theta_1 = \emptyset$ とする仮説検定を考えてみよう．検定方式 $\delta(x)$ は $H_0$ を棄却するとき $\delta(x) = 1$，$H_0$ を受容するとき $\delta(x) = 0$ をとるので，仮説検定の損失関数は，$\theta \in \Theta_0$ で $\delta(x) = 1$ のとき，もしくは $\theta \in \Theta_1$ で $\delta(x) = 0$ のときに 1 の値をとり，その他の場合に 0 の値をとる．このとき，事前分布 (30.2) に対する事後リスクは $\int_{\theta\in\Theta_0} \pi(\theta|x) d\theta \cdot \delta(x) + \int_{\theta\in\Theta_1} \pi(\theta|x) d\theta \cdot (1 - \delta(x)) = \Pr(H_1|x) + \{\Pr(H_0|x) - \Pr(H_1|x)\} \cdot \delta(x)$ と書けるので，**ベイズ検定** (Bayes test) は

$$\delta_\pi(x) = \begin{cases} 1, & \Pr(H_1|x)/\Pr(H_0|x) \geq 1 \text{ のとき} \\ 0, & \Pr(H_1|x)/\Pr(H_0|x) < 1 \text{ のとき} \end{cases}$$

で与えられることがわかる．

予測分布の予測問題については，損失関数として **Kullback–Leibler** 情報量 (Kullback–Leibler information) が使われるのが一般的である．観測値 $x$ の分布 $f(x|\theta)$ と事前分布 $\pi(\theta)$ から予測分布 $f(y|\theta)$ を予測する問題を考える．予測量を $\hat{f}(y|x)$ とし，これで $f(y|\theta)$ を予測するときの損失関数として Kullback–Leibler 情報量 $\int[\log\{f(y|\theta)/\hat{f}(y|x)\}]f(y|\theta)dy$ を用いると，ベイズリスクは

$$\int\int\int\left\{\log\frac{f(y|\theta)}{\hat{f}(y|x)}\right\}f(y|\theta)dyf(x|\theta)dx\pi(\theta)d\theta$$

と書ける．これを最小にするベイズ予測分布を求めると (30.1) で与えられる．

## 30.2 事前分布の設定および階層ベイズと経験ベイズ



### 30.2.1 事前分布の設定

ベイズ推測は事前分布の設定の仕方に大きく影響を受けるので，どのように設定するかが重要なポイントとなる．事前分布の設定にはさまざまな方法があり，次のような簡単な設定で概略を説明してみよう．$x$ の尤度関数を $x|\theta \sim f(x|\theta)$ とし，$\theta$ の事前分布を $\theta|\lambda \sim \pi(\theta|\lambda)$ とする．$\lambda$ は超母数とよばれ，$\theta$ と $\lambda$ は多次元でもかまわないとする．この場合，$\theta$ の事後分布は $\pi(\theta|x,\lambda) = f(x|\theta)\pi(\theta|\lambda)/f_\pi(\boldsymbol{x}|\lambda)$ で与えられ，$x$ の周辺分布は $f_\pi(\boldsymbol{x}|\lambda) = \int f(x|\theta)\pi(\theta|\lambda)d\theta$ である．

#### a. 主観的事前分布

事前分布の母数の値 $\lambda$ を経験や知識から事前に定めておく設定を主観的事前分布 (subjective prior distribution) という．この場合 $\theta$ に関するベイズ推測は超母数 $\lambda$ の事前の設定から影響を受ける．たとえば，正規・正規モデルでのベイズ推定量は

$$\frac{\sigma^2\mu+\tau^2x}{\sigma^2+\tau^2} = \frac{1/\tau^2}{1/\sigma^2+1/\tau^2}\mu + \frac{1/\sigma^2}{1/\sigma^2+1/\tau^2}x$$

であるが，$\mu$ と $\tau^2$ の値に依存して決まり，特に $\mu$ の値のとり方に敏感である．$\tau^2$ の値を非常に大きくとることで $\mu$ の影響を抑えることもできる．

#### b. 共役事前分布

事前分布 $\pi(\theta|\lambda)$ とその事後分布 $\pi(\theta|x,\lambda)$ が同じ分布族に入るような事前分布を共役事前分布 (conjugate prior distribution) という．共役事前分布の利点はデータの発生による事後分布の更新過程を同じ分布族のなかで構成することができることにある．たとえば，正規・正規モデルを考えてみると，データが時系列的に観測されており $n$ 時点で構成された事後分布が $\mathcal{N}(\hat{\theta}_\pi^{(n)}, \hat{\tau}_\pi^{2(n)})$ なる形であるとする．$n+1$ 時点で $x_{n+1}$ が観測されると，$n$ 時点での事後分布を事前分布と考えて $n+1$ 時点での事後分布を求めると，$\mathcal{N}(\hat{\theta}_\pi^{(n+1)}, \hat{\tau}_\pi^{2(n+1)})$ と表され，平均と分散は

$$\hat{\theta}_\pi^{(n+1)} = (\sigma^2\hat{\theta}_\pi^{(n)} + \hat{\tau}_\pi^{2(n)}x_{n+1})/(\sigma^2+\hat{\tau}_\pi^{2(n)})$$
$$\hat{\tau}_\pi^{2(n+1)} = \sigma^2\hat{\tau}_\pi^{2(n)}/(\sigma^2+\hat{\tau}_\pi^{2(n)})$$

で与えられる．このように，共役事前分布については超母数を更新するだけで事後分布が得られることになり便利である．二項・ベータモデルや Poisson・ガンマモデルにおいては，それぞれベータ分布，ガンマ分布が共役事前分布になるが，共役事前分布自体それほど多くない．

**c. 無情報事前分布**

主観的事前分布は超母数 $\lambda$ の値のとり方に影響を受けると述べたが，このことは解析者が恣意的に解析結果を操作する可能性があることを示唆する．そこで無情報な事前分布が考えられる．たとえば，$x$ の確率密度関数が位置母数 $\theta$ と尺度母数 $\sigma$ が入った関数 $\sigma^{-1}f((x-\theta)/\sigma)$ の形をしているときには，$\theta$ と $\sigma$ の代表的な無情報事前分布は

$$\pi(\theta)=1, \quad \pi(\sigma)=1/\sigma$$

で与えられる．これらは位置変換や尺度変換に関して不変であるという性質をもつ．位置・尺度母数をもつ確率分布は特別な構造であり，一般には Jeffreys の事前分布が用いられる．$x$ の確率関数もしくは確率密度関数 $f(x|\theta)$ に対して **Fisher 情報量** (Fisher information) は，

$$I(\theta)=\mathrm{E}\left[\left\{\frac{d}{d\theta}\log f(x|\theta)\right\}^2\right]$$

で与えられるが，Jeffreys の事前分布 (Jeffreys' prior distribution) は

$$\pi^J(\theta)=\sqrt{|I(\theta)|}$$

で定義される．$\theta$ が多次元のときには $I(\theta)$ は Fisher 情報量行列になり $|I(\theta)|$ は行列式の絶対値になる．たとえば，Bernoulli 分布 $Ber(p)$ の母数 $p$ の Jeffreys の事前分布は $\pi^J(p)=1/\sqrt{p(1-p)}$ であり $Beta(1/2,1/2)$ に対応している．二項分布 $Bin(n,p)$ の Jeffreys 事前分布も同じ形をする．Poisson 分布 $Po(\lambda)$ の Jeffreys 事前分布は $\pi^J(\lambda)=1/\sqrt{\lambda}$ となる．

こうして得られる無情報事前分布は $\int\pi(\theta)d\theta$ が発散してしまい確率分布にならない場合が多いことに注意する．$\int\pi(\theta)d\theta=\infty$ となる事前分布を**非正則な事前分布** (non-regular prior distribution) という．これに対して主観的事前分布のように $\int\pi(\theta)d\theta<\infty$ をみたすものを**正則な事前分布** (regular prior distribution) とよんでいる．非正則な事前分布を扱ううえで大事な点は事後分布が確率分布になることであり，事後リスク関数が存在していれば最適解を求めることができる．点推定のときにはこれを**一般化ベイズ推定量** (generalized Bayes estimator) という．たとえば，正規分布モデル $x|\theta\sim N(\theta,\sigma^2)$ において無情報事前分布 $\pi(\theta)=1$ を用いると，事後分布 $\pi(\theta|x)$ は $N(x,\sigma^2)$ になり $\theta$ の一般化ベイズ推定量は $x$ で与えられることがわかる．

### 30.2.2 階層ベイズと経験ベイズ

ベイズ推測の応用上の有用性は，事前分布に知識や経験に基づいた階層構造を組み

入れることによりデータを説明する豊かなモデルをつくることができる点である．たとえば，正規分布の分散に逆ガンマ分布を仮定すると $t$ 分布のような裾の厚い分布が得られ，さらにその逆ガンマ分布のパラメータに分布を仮定すると裾の厚さを調整してくれるようになる．

階層的事前分布を考える別の利点は，主観的事前分布において問題となった解析者の恣意性を緩和することができる点である．このようにベイズ解析に客観性をもたせるアプローチを**客観的ベイズ** (objective Bayes) といい，事前分布の超母数に関してベイズ推測が有界になるときロバスト (頑健) ベイズとよんでいる．経験ベイズとよばれる手法もこの方向性を指向しているので，階層ベイズとあわせて以下で説明する．

**a.　階層的事前分布**

**階層的事前分布** (hierarchical prior distribution) は多段階の階層構造をもつ事前分布で，たとえば 2 段階の簡単な階層的事前分布をもつモデルは次のように表すことができる．



$$\begin{aligned} x|\theta &\sim f(x|\theta) \\ \theta|\lambda &\sim \pi(\theta|\lambda) \\ \lambda &\sim \psi(\lambda) \end{aligned} \tag{30.3}$$

$\pi(\theta) = \int \pi(\theta|\lambda)\psi(\lambda)d\lambda$ と書けるので $\theta$ に事前分布を想定することに帰着できる．逆に $\pi(\theta)$ を上のような階層構造に分解することができれば，$\theta$ および $\lambda$ の事後分布がよく知られている分布で表されるときには，後述する Gibbs サンプリングを用いて容易にベイズ推測を行うことができる．このように補助変量を加えることにより数値計算を容易にする方法を**拡大法** (augmentation method) という．また客観的ベイズ推測やロバストベイズ推測の視点からは，1 段階目の事前分布 $\pi(\theta|\lambda)$ はより正確な分布を与え，2 段階目の事前分布 $\psi(\lambda)$ はより曖昧な分布 (たとえば無情報事前分布) を与えることが望ましいと考えられている．

たとえば，$x_1, \ldots, x_p$ が互いに独立に分布し

$$\begin{aligned} x_i|\lambda_i &\sim f(x_i|\lambda_i) = Po(\lambda_i) \\ \lambda_i|b &\sim \pi(\lambda_i|b) = Ga(a, b) \end{aligned} \tag{30.4}$$

に従っているとし，$a$ は正の既知の値とする．このとき，$\boldsymbol{x} = (x_1, \ldots, x_p)$ と置くと，$\lambda_i$ のベイズ推定量は $\hat{\lambda}_i(b) = \mathrm{E}[\lambda_i|\boldsymbol{x}] = \{b/(b+1)\}(a + x_i)$ となり，超母数 $b$ の取り方の影響を大きく受けることになる．そこで $b$ に

$$b \sim \pi(b) \propto b^{\alpha-1}/(1+b)^{\alpha+\beta}$$

となる分布を仮定すると，$\lambda_i$ の階層的ベイズ推定量は，$\overline{x} = \sum_{i=1}^{p} x_i/p$ に対して

$$\hat{\lambda}_i(\alpha, \beta) = \mathrm{E}[\lambda_i|\boldsymbol{x}] = \frac{p\overline{x} + \alpha}{p\overline{x} + pa + \alpha + \beta}(a + x_i)$$

と書ける．$\alpha, \beta$ のとり方に影響を受けるもののベイズ推定量 $\hat{\lambda}_i(b)$ のときよりも緩和されていることがわかる．さらに，$\alpha = \beta = 0$ と置いてみると，$\hat{\lambda}_i^{HB} = \{\overline{x}/(\overline{x}+a)\}(a+x_i)$ となり，超母数の影響を取り除くことができる．この場合，$b$ の事前分布は $\pi(b) = 1/b$ となり，無情報事前分布になっている．

**b.　経験ベイズ法**

主観的事前分布のところで注意したように，事前分布の超母数の設定はベイズ推測に敏感に反映される．そこで，超母数を未知母数としてこれをデータから推定することによって事前分布の設定に客観性をもたせることが考えられる．これを**経験ベイズ法** (empirical Bayes method) とよんでいる．

具体的には，モデル (30.3) において超母数 $\lambda$ に分布を仮定する代わりに $\lambda$ を未知母数として扱う．この $\lambda$ を $x$ の周辺分布 $f_\pi(x|\lambda) = \int f(x|\theta)\pi(\theta|\lambda)d\theta$ から最尤法等の方法で推定し推定量 $\hat{\lambda}$ を求める．この推定量 $\hat{\lambda}$ を主観的ベイズ推測法のなかに現れる $\lambda$ のところに代入することによって経験ベイズ推測手法が得られる．たとえばベイズ推定量が $\hat{\theta}_\pi(\lambda) = \mathrm{E}[\theta|x, \lambda]$ なる形で与えれるとき $\theta$ の経験ベイズ推定量は $\hat{\theta}_\pi(\hat{\lambda}) = \mathrm{E}[\theta|x, \hat{\lambda}]$ となる．また事前分布を $\pi(\theta|\hat{\lambda})$ により推定することもできる．

たとえば，モデル (30.4) において $b$ を未知母数としてみる．$x_i$ の周辺分布は負の二項分布になるので，$\boldsymbol{x} = (x_1, \ldots, x_p)$ の同時周辺分布から $b$ の最尤推定量を求めると，$\hat{b} = \overline{x}/a$ となる．これをベイズ推定量 $\hat{\lambda}_i(b)$ に代入すると，得られる経験ベイズ推定量は $\hat{\lambda}_i^{EB} = \{\overline{x}/(\overline{x}+a)\}(a+x_i)$ となる．これは $b$ をデータから推定することによって $b$ のとり方の恣意性を排除していることがわかる．この例では，$\hat{\lambda}_i^{HB}$ と $\hat{\lambda}_i^{EB}$ とが一致しており，このような推定量はベイズ経験ベイズ推定量とよばれる．

## 30.3　Markov 連鎖モンテカルロ法

階層的事前分布を組み入れてベイズモデルをつくり事後分布を求めようとすると，よく知られている分布以外は容易に求めることができない．また事後分布の平均を求めるには多重積分を計算する必要があり，モデルが複雑になるにつれて解析的に求めるのは困難になる．そこで，数値的に事後分布を求めるための方法が **Markov 連鎖モンテカルロ (MCMC) 法** (Markov chain Monte Carlo method) であり，その代表が **Metropolis–Hastings 法** (Metropolis–Hastings method) と **Gibbs サンプリング法** (Gibbs sampling method) である．まず確率分布から乱数を発生させる方法について説明しよう．

### 30.3.1　乱数の発生法

区間 [0,1] 上の一様分布に従う一様乱数や正規分布に従う正規乱数についてはソフトウェアに用意されている．確率分布に従う乱数を一様乱数から構成する原理的な方法が以下で与えられる．

### a. 確率積分変換

連続型確率変数の場合に分布関数 $F(x) = \Pr(X \leq x)$ の形がわかっていれば，この逆関数 $F^{-1}(\cdot)$ を用いて分布 $F(\cdot)$ からの乱数を発生させることができる．

Step 1. 一様乱数 $U \sim U(0,1)$ を発生させる．
Step 2. $X = F^{-1}(U)$ を置く．

このとき $F'(x) = f(x)$ と置くと，$X \sim f(x)$ に従う．たとえば，指数分布 $f(x) = e^{-x}$ からの乱数を発生させたい場合には，$F(x) = 1 - e^{-x}$ より $1 - e^{-X} = U$ を解いて，$X = -\log(1-U)$ と置けばよい．

確率変数 $X$ が離散型で $x_1 < x_2 < \cdots < x_k$ に値をとる場合には，次のようにして離散分布からの乱数を発生させることができる．

Step 1. $U \sim U(0,1)$ を発生させる．
Step 2. $F(x_{i-1}) < U \leq F(x_i)$ ならば，$X = x_i$ と置く．

たとえば $X \sim Bin(2, 1/2)$ の場合には，$U \sim U(0,1)$ に対して $X$ は次のようになる．

$$X = \begin{cases} 0, & 0 < U \leq 1/4 \text{ のとき} \\ 1, & 1/4 < U \leq 3/4 \text{ のとき} \\ 2, & 3/4 < U \leq 1 \text{ のとき} \end{cases}$$

### b. 受容・棄却法

いま確率分布 $\pi(x)$ からの乱数を発生させたいとする．$\pi(x)$ のサポートを含む確率密度関数 $g(x)$ をとり，$M$ を $M = \max_x\{\pi(x)/g(x)\}$ で定義し有限であるとする．

Step 1. $g(x)$ から乱数 $x^*$ を発生させる．また $U \sim U(0,1)$ を発生させる．
Step 2. $U \leq \pi(x^*)/\{Mg(x^*)\}$ ならば $x^*$ を $\pi(x)$ からの標本として受容して $X = x^*$ と置き，そうでなければ棄却して Step 1 へ戻る．

このとき $X \sim \pi(x)$ となる．これを，**受容・棄却法** (acceptance–rejection method) という．

$\pi(x)$ からの乱数発生方法がわからなくても $g(x)$ からの乱数発生法がわかっていれば $g(x)$ からの乱数に基づいて $\pi(x)$ からの乱数を発生させることができる．ただし $M$ の値が大きくなると棄却する割合が大きくなり非効率なサンプリング方法になってしまう．特に，$M < \infty$ という制約は重要で，提案分布の密度 $g(x)$ が目標分布の密度 $\pi(x)$ より分布の裾が厚くなる必要がある．たとえば $\pi(x) \sim \mathcal{N}(0,1)$ の場合には $g(x)$ として Cauchy 分布をとることができるが，$\pi(x)$ が Cauchy 分布の場合には候補密度 $g(x)$ を与えることができない．この場合は次項で述べる Metropolis–Hastings 法が使われる．

たとえば $a \geq 1$, $b \geq 1$ なるベータ分布 $Beta(a,b)$ から乱数を発生させたい場合を考えよう．$\pi(x)$ は $Beta(a,b)$ の確率関数であり，$g(x)$ として一様分布 $U(0,1)$ の確率関数 $g(x) = 1$ をとると，$M = \max_{0 \leq x \leq 1} x^{a-1}(1-x)^{b-1}/Beta(a,b)$ となり，受

容・棄却法は次のようになる.

Step 1. $U \sim U(0,1)$, $V \sim U(0,1)$ を独立に発生させる.
Step 2. $U \leq \pi(V)/M$ ならば $V$ を $\pi(x)$ からの標本として受容して $X = V$ と置き, そうでなければ棄却して Step 1 へ戻る.

**c. 重点サンプリング**

ある関数 $h(x)$ の積分 $H = \int h(x)dx$ を計算する際に確率分布からの乱数が利用できる. $g(x)$ を乱数発生が可能な確率密度関数とし $h(x)$ のサポートを含むものとする.

$$H = \int h(x)dx = \int \frac{h(x)}{g(x)} g(x)dx = \mathrm{E}_g\left[\frac{h(X)}{g(X)}\right]$$

と書けるので, $h(x)$ の積分は $h(x)/g(x)$ の確率密度関数 $g(x)$ に関する期待値として表されることになる. したがって次のようにして積分を計算できる.

Step 1. $g(x)$ から $n$ 個の乱数 $x_1, \ldots, x_n$ を発生させる.
Step 2. $\widehat{H} = n^{-1} \sum_{i=1}^{n} h(x_i)/g(x_i)$ として積分 $\int h(x)dx$ を推定する.

重点サンプリング (importance sampling) では推定精度が $g(x)$ のとり方に依存しており, 精度を高めるさまざまな工夫が提案されている.

### 30.3.2 Metropolis–Hastings (MH) 法

いま確率密度関数 $\pi(x)$ から乱数を発生させたい場合を考える. これを目標分布という. $\pi(x)$ から直接乱数を発生させることができないため提案分布の密度 $q(x,y)$ を考えてこの密度から乱数を発生させることを考える. $q(x,y)$ は $\int q(x,y)dy = 1$ をみたしており, 本来ならば条件付き密度 $q(y|x)$ の形で表すべきものであるが Markov 連鎖との関係から通常 $q(x,y)$ と表記する.

$x_0$ を初期値として与え, 以下 $x_{k-1}$ が与えられたとする.

Step 1. $q(x_{k-1}, y)$ から $y_k$ を発生させ,

$$\alpha(x_{k-1}, y_k) = \min\left\{1, \frac{\pi_u(y_k)q(y_k, x_{k-1})}{\pi_u(x_{k-1})q(x_{k-1}, y_k)}\right\}$$

を計算する. ただし $\pi(x_{k-1})q(x_{k-1}, y_k) = 0$ のときには $\alpha(x_{k-1}, y_k) = 0$ とする. また $\pi_u(x)$ は $\pi(x)$ において正規化定数を省いたものである.
Step 2. $U \sim U(0,1)$ を発生させ, $U \leq \alpha(x_{k-1}, y_k)$ なら $y_k$ を受容して $x_k = y_k$ とし, $U > \alpha(x_{k-1}, y_k)$ なら $y_k$ を棄却して $x_k = x_{k-1}$ とする. $k$ を $k+1$ として Step 1 に戻る.

このとき乱数の系列 $\{X_k, k = 1, 2, \cdots\}$ が構成でき, 大きな $k$ に対して $x_k \sim \pi(x)$ が成り立つ. これを, **Metropolis–Hastings 法** (Metropolis–Hastings method) という.

乱数の最初の部分は初期値に依存するので使用せず, それ以降発生する乱数を用いる. 提案密度として代表的なものは酔歩連鎖と独立連鎖とよばれるもので, それぞれ

$q(x,y)=f(y-x)$, $q(x,y)=f(y)$ なる形で与えられる.

たとえば, 確率密度関数 $\pi(x)=Ce^{-x^4}(1+|x|^3)$ から乱数を発生させることを考える. ここで $C=\int_{-\infty}^{\infty}e^{-x^4}(1+|x|^3)dx$ である. 提案密度として $y|x_{k-1}\sim N(x_{k-1},1)$, すなわち $q(x_{k-1},y)=(2\pi)^{-1}e^{-(y-x_{k-1})^2/2}$ なる酔歩連鎖を考えると,

$$\alpha(x,y)=\min\{1,e^{-y^4+x^4}(1+|y|^3)/(1+|x|^3)\} \tag{30.5}$$

となるので, Metropolis–Hastings 法は次のようになる.

初期値 $x_0$ を与え, 以下 $x_{k-1}$ が与えられているとする.

> Step 1. $y_k\sim N(x_{k-1},1)$, $U\sim U(0,1)$ を発生させる.
> Step 2. $U\le\alpha(x_{k-1},y_k)$ なら $x_k=y_k$ とし, $U>\alpha(x_{k-1},y_k)$ なら $x_k=x_{k-1}$ として, Step 1 に戻る.

このとき大きな $k$ に対して $x_k$ は $\pi(x)$ からの乱数とみなすことがきる.

30

### 30.3.3 Gibbs サンプリング法

発生させたい変数が $m$ 個あり, $k$ 回目に発生する乱数を $\boldsymbol{x}^{(k)}=(x_1^{(k)},\dots,x_m^{(k)})$, $\boldsymbol{x}^{(k)}$ から $j$ 番目の元を除いたものを $\boldsymbol{x}_{-j}^{(k)}=(x_1^{(k)},\dots,x_{j-1}^{(k)},x_{j+1}^{(k)},\dots,x_m^{(k)})$ とする. また $\boldsymbol{x}=(x_1,\dots,x_m)$ に対して $\boldsymbol{x}_{-j}$ を同様に定義する. 確率密度関数 $\pi(\boldsymbol{x})$ から乱数を発生させるための **Gibbs サンプリング法** (Gibbs sampling method) は次のようなアルゴリズとして与えられる. まず, $\boldsymbol{x}_{-j}$ を与えたときの $x_j$ の条件付き確率密度関数 $\pi(x_j|\boldsymbol{x}_{-j})$ と, それからの乱数の発生法がすべての $j=1,\cdots,m$ について与えられているとする.

初期値 $\boldsymbol{x}^{(0)}$ を与え, 以下 $\boldsymbol{x}^{(k-1)}=(x_1^{(k-1)},\dots,x_m^{(k-1)})$ が与えられているとする.

> Step 1. $x_1^{(k)}\sim\pi(x_1|x_2^{(k-1)},\dots,x_m^{(k-1)})$ を発生させる.
> Step 2. $x_2^{(k)}\sim\pi(x_2|x_1^{(k)},x_3^{(k-1)},\dots,x_m^{(k-1)})$ を発生させる.
> Step 3. $x_3^{(k)}\sim\pi(x_2|x_1^{(k)},x_2^{(k)},x_4^{(k-1)},\dots,x_m^{(k-1)})$ を発生させる.

以下同様にして

> Step $m$. $x_m^{(k)}\sim\pi(x_2|x_1^{(k)},\dots,x_{m-1}^{(k)})$ を発生させる. 以上から $\boldsymbol{x}^{(k)}=(x_1^{(k)},\dots,x_m^{(k)})$ が得られるので, $k$ を $k+1$ として Step 1 に戻る.

このとき乱数の系列 $\{\boldsymbol{x}^{(k)},k=1,2,\cdots\}$ が構成でき, 大きな $k$ に対して $x_j^{(k)}\sim\pi(x_j)$ $(j-1,\cdots,m)$ が成り立つ.

ベイズ階層モデル (30.3) について, Gibbs サンプリングを利用した事後分布からのサンプリングを構成してみよう. $(x,\gamma)$ を与えたときの $\theta$ の条件付き分布, $(x,\theta)$ を与えたときの $\gamma$ の条件付き分布は,

$$\pi(\theta|x,\gamma)=\frac{f(x|\theta)\pi(\theta|\gamma)}{\int f(x|\theta)\pi(\theta|\gamma)d\theta},$$

$$\pi(\gamma|x,\theta)=\frac{f(x|\theta)\pi(\theta|\gamma)\psi(\gamma)}{\int f(x|\theta)\pi(\theta|\gamma)\psi(\gamma)d\gamma}=\pi(\gamma|\theta)$$

と書ける．いま，このような条件付き分布がわかっていてその分布に従う乱数を発生させることができるとする．

初期値として $\theta_0, \gamma_0$ を決める．$k=1,2,\cdots,M$ に対して次の要領で乱数を発生させる．

Step 1. $\theta|x,\gamma_{k-1} \sim \pi(\theta|x,\gamma_{k-1})$ から乱数 $\theta_k$ を発生させる．
Step 2. $\gamma|x,\theta_k \sim \pi(\gamma|x,\theta_k)$ から乱数 $\gamma_k$ を発生させる．$k$ を $k+1$ にして Step 1 へ戻る．

このとき，大きな $k$ に対して，$\theta_k \sim \pi(\theta|x)$, $\gamma_k \sim \pi(\gamma|x)$ となる．$M$ を大きくとると，$\mathrm{E}[h(\theta)|x]$ は $M^{-1}\sum_{k=1}^{M} h(\theta_k)$ により推定することができる．

たとえば，Poisson ガンマ階層モデルを考える．$x|\lambda \sim Po(\lambda)$, $\lambda|b \sim Ga(a,b)$, $b^{-1} \sim Ga(k,\tau)$ とし，$a$, $k$, $\tau$ は既知の値とする．このとき，条件付き分布は

$$\lambda|x,b \sim \pi(\lambda|x,b) = Ga(a+x, b/(1+b))$$
$$b^{-1}|x,\lambda \sim \pi(b^{-1}|x,\lambda) = Ga(a+k, \tau/(1+\lambda\tau))$$

と書けるので，Gibbs サンプリングは次のようになる．

初期値として $\lambda_0, b_0$ を決め，$k=1,2,\cdots,M$ に対して乱数を発生させる．

Step 1. $\lambda|x,b_{k-1} \sim Ga(a+x, b_{k-1}/(1+b_{k-1}))$ から乱数 $\lambda_k$ を発生させる．
Step 2. $b^{-1}|x,\lambda_k \sim Ga(a+k, \tau/(1+\lambda_k\tau))$ から乱数 $b_k^{-1}$ を発生させる．$k$ を $k+1$ にして Step 1 へ戻る．

このとき大きな $k$ に対して $\lambda_k \sim \pi(\lambda|x)$, $b_k^{-1} \sim \pi(b^{-1}|x)$ となり，$\mathrm{E}[h(\lambda)|x]$ は $M^{-1}\sum_{i=1}^{M} h(\lambda_i)$ によって推定できることになる．

本章の詳しい説明については，成書[1~3] を参照されたい．

## 文　　献

1) 伊庭幸人, 種村正美, 大森裕浩, 和合　肇, 佐藤整尚, 高橋明彦. 計算統計 II (統計科学のフロンティア 12), 岩波書店, 2005.
2) 古澄英男. ベイズ計算統計学 (統計解析スタンダード), 朝倉書店, 2015.
3) 小西貞則, 越智義道, 大森裕浩. 計算機統計学の方法 —ブートストラップ, EM アルゴリズム, MCMC — (シリーズ〈予測と発見の科学〉5), 朝倉書店, 2008.

# Chapter 31

# モデルの評価と選択

## 31.1 はじめに

観測・測定されたデータから，その背後にあるさまざまな疾病に関与する要因を探索し，発症リスクの予測と制御を実現するためには，データに基づくモデリングが基礎的な役割を担う．モデリング (modeling) とは，疾病発症の構造を近似するモデルの想定，想定したモデルの推定，そして推定したモデルの評価と選択という一連のプロセスをいう．このモデリングのプロセスのなかで，モデルの良さを何らかの基準によって評価し，汎化能力の高いモデルを構築する必要性がつねに生じる．

線形回帰モデル，Cox モデル，ロジスティックモデル，混合効果モデル等の回帰モデリングでは，どの説明変数をモデルへ取り入れるかによって異なるモデルが対応し，これを**変数選択** (variable selection) という．多項式回帰モデルや自己回帰モデルにおいては，次数の決定が本質的であり，**次数選択** (order selection) という．スプライン，$B$ スプライン，動径基底関数等のような基底展開に基づく非線形回帰モデルに対しては，非線形化の程度を決めるためにモデルの評価が必要となる．さらに，誤差関数に回帰係数の 2 乗和のようなペナルティ項を課した正則化法でモデルを推定すると，正則化パラメータの推定もあわせて必要となる．また，説明変数の個数がデータ数を大きく超える高次元データの分析に有効な手法として **$L_1$ 正則化法** ($L_1$ regularization) がある．これは，線形回帰モデルの回帰係数の絶対値 ($L_1$ ノルム) の和を正則化項とする正則化推定法であり，モデルの推定と変数選択を同時に実行できる手法である．しかし，同様に正則化パラメータの決定が本質的となり，モデル評価基準がその役割を果たす，

これまでに提唱され，実際上，広く用いられているモデル評価基準は，モデルの良さを測る基準として，それぞれ異なる基準に基づいて提唱された．ここでは，予測誤差，Kullback–Leibler 情報量，ベイズアプローチの観点に基づいて導出されたさまざまなモデル評価基準について述べる．モデルの評価と選択についての詳細は，Burnham and Anderson[1)]，小西・北川[2)]，Konishi and Kitagawa[3)]，Hastie et al.[4)] (Chapter 7)，小西[5)] (第 5 章)，Konishi[6)] (Chapter 5) 等を参照されたい．

## 31.2 予測誤差推定

本節では，構築したモデルの良さを予測の観点から捉えたときの誤差である予測 2 乗誤差を定義して，その推定量として導かれる評価基準について述べる．

### 31.2.1 予測 2 乗誤差

目的変数 $y$ と $p$ 個の説明変数 $x_1, x_2, \ldots, x_p$ に関して観測された $n$ 組のデータを $\{(y_i, \boldsymbol{x}_i); i = 1, 2, \cdots, n\}$ とする．ただし，$\boldsymbol{x}_i$ は，複数の説明変数に関する $i$ 番目のデータをベクトル表示したものである．この $n$ 組のデータ集合に基づいて，目的変数と説明変数を結びつける回帰モデルは，一般に次の式で与えられる．

$$y_i = u(\boldsymbol{x}_i; \boldsymbol{\beta}) + \varepsilon_i, \qquad i = 1, 2, \cdots, n \tag{31.1}$$

ただし, $\boldsymbol{\beta}$ はモデルに含まれるパラメータベクトルとする．回帰関数とよばれる $u(\boldsymbol{x}_i; \boldsymbol{\beta})$ に対して，さまざまな線形・非線形モデルを想定する．モデルに含まれるパラメータ $\boldsymbol{\beta}$ の推定値を $\hat{\boldsymbol{\beta}}$ とし，推定したモデルを $y = u(\boldsymbol{x}; \hat{\boldsymbol{\beta}})$ とする．ただし，$\boldsymbol{x}$ は説明変数に基づくベクトルである．

モデルの適合度を評価するための一つの指標として，次の**残差平方和** (residual sum of squares, RSS) がある．

$$RSS = \sum_{i=1}^{n} \left\{ y_i - u(\boldsymbol{x}_i; \hat{\boldsymbol{\beta}}) \right\}^2 \tag{31.2}$$

しかし，残差平方和は，変数選択や次数選択等のモデル評価基準として有効に機能しない．たとえば，線形回帰モデルでは，説明変数の個数を増やすにつれて，残差平方和は減少していく．また，多項式回帰モデルでは，高次のモデルほどデータの近くを通るようになり残差平方和は減少し，結局すべてのデータを通る $n-1$ 次の多項式を選択してしまう．

残差平方和は，つねに最も複雑なモデルを選択することから，モデルのデータへの過適合を生じる．これは，モデルの評価には予測の観点が必要であることを示している．すなわち，観測データ (学習データ) に基づいて一つのモデルを構築したとき，そのモデルの良さはモデル構築に用いたデータとは独立にとられたデータ (テストデータ) によって評価する必要性を示している．モデリングは，観測データへ最も良く当てはまるモデルを求めるのではなく，構築したモデルで将来の現象を予測することを目的としているからである．

そこで，観測データとは独立に，各点 $\boldsymbol{x}_i$ でランダムにとられたデータ $Z_i = z_i$ に対して平均的にどの程度の誤差があるかを次の式で評価する．

$$PSE = \sum_{i=1}^{n} \mathrm{E} \left[ \left\{ Z_i - u(\boldsymbol{x}_i; \hat{\boldsymbol{\beta}}) \right\}^2 \right] \tag{31.3}$$

これは，**予測 2 乗誤差** (predictive sum of squares) といい，この予測 2 乗誤差の推定量を求めることが本質的となる．

実際には観測データとは別に，さらにテストデータを獲得する状況は現実的ではない．観測されたデータのみに基づいて予測の観点からモデルを評価する方法の一つが，次のクロスバリデーションである．

### 31.2.2 クロスバリデーション

クロスバリデーション (cross-validation, 交差検証法) は，1 組の観測データをモデルの推定に用いるデータとモデルの評価に用いるデータに分離して行う方法である．いま，$p$ 個の説明変数からなる集合の部分集合によって推定した回帰関数を $u(\boldsymbol{x};\hat{\boldsymbol{\beta}})$ とする．このとき，クロスバリデーションは以下のステップを通して実行される．

Step 1. $n$ 個の観測データのなかから $i$ 番目のデータ $(y_i, \boldsymbol{x}_i)$ を取り除いた残りの $(n-1)$ 個のデータに基づいてモデルを推定し，これを $u(\boldsymbol{x};\hat{\boldsymbol{\beta}}^{(-i)})$ とする．

Step 2. Step 1 で取り除いた $i$ 番目のデータ $(y_i, \boldsymbol{x}_i)$ に対する 2 乗誤差 $\{y_i - u(\boldsymbol{x}_i;\hat{\boldsymbol{\beta}}^{(-i)})\}^2$ を求める．

Step 3. すべての $i \in \{1,2,\cdots,n\}$ に対して，Step 1 と 2 を $n$ 回反復実行し

$$CV = \sum_{i=1}^{n} \left\{ y_i - u\big(\boldsymbol{x}_i;\hat{\boldsymbol{\beta}}^{(-i)}\big) \right\}^2 \tag{31.4}$$

を推定したモデルの良さを測る基準とし，各モデルに対する CV 値が最小となるモデルを選択する．

**$k$ 分割クロスバリデーション**　クロスバリデーションは，一般には $n$ 個の観測データを $k$ 個のデータ集合 $\{\chi_1,\chi_2,\ldots,\chi_k\}$ に分割する．ただし，分割は各データ集合に含まれるデータの個数がほぼ等しくなるように行うとする．分割した $i$ 番目のデータ集合 $\chi_i$ を除く $(k-1)$ 個のデータ集合でモデルを推定する．推定したモデルを取り除いた $n/k$ 個のデータを含む $\chi_i$ で評価し，このプロセスを $i=1,2,\cdots,k$ に対して順に実行して，その平均値を予測 2 乗誤差の推定値とする．この方法は **$k$ 分割クロスバリデーション** ($k$-fold cross-validation) とよばれる．

**一般化クロスバリデーション**　クロスバリデーションを適用して多数のモデルを評価するときには，その実行プロセスからわかるように計算量が問題となる．しかし，31.3.2 項の例 3 で示すようなハット行列とよばれるある条件をみたす行列 $H$ が存在する場合には，個々のデータを一つ一つ取り除いて行う $n$ 回の推定プロセスが不要となり，計算量を大幅に削減できる (詳細は，小西[5] (p.103) 等を参照されたい)．

このハット行列 $H=(h_{ij})$ を用いると式 (31.4) は，

$$CV = \frac{1}{n}\sum_{i=1}^{n} \left\{ \frac{y_i - u(\boldsymbol{x}_i;\hat{\boldsymbol{\beta}})}{1-h_{ii}} \right\}^2 \tag{31.5}$$

と表すことができる．ただし，$h_{ii}$ はハット行列の第 $i$ 対角成分である．さらに，分母に含まれる $1-h_{ii}$ をその平均値 $1-n^{-1}\mathrm{tr}H$ で置き換えたのが，次の**一般化クロスバリデーション** (generalized cross-validation; Craven and Wahba[7]) である．

$$GCV = \frac{\sum_{i=1}^{n}\{y_i - u(\boldsymbol{x}_i;\hat{\boldsymbol{\beta}})\}^2}{n\{1-\frac{1}{n}\mathrm{tr}H\}^2} \tag{31.6}$$

クロスバリデーションが，式 (31.3) で定義した予測 2 乗誤差の推定値であることは，小西・北川[2] (pp.174–177) を，また，ハット行列を用いた置き換えがなぜ可能であるかという点については，小西・北川[2] (p.178), Konishi and Kitagawa[3] (p.243) を参照されたい．

### 31.2.3 Mallows の $C_p$ 基準

回帰モデルの枠組みで，予測 2 乗誤差の不偏推定量として導かれたモデル評価基準に，次の式で与えられる Mallows の $C_p$ (Mallows' $C_p$)[8] がある．

$$C_p = \frac{\mathrm{RSS}}{n\hat{\omega}^2} + \{2(p+1)-n\}$$

ここで，RSS は式 (31.2) で定義した残差平方和である．推定量 $\hat{\omega}^2$ としては，通常，最も複雑なモデルの誤差分散の不偏推定量が用いられる．たとえば，線形回帰モデルに対しては，すべての説明変数を含むモデルの誤差分散の不偏推定量が用いられる．$C_p$ 基準の小さいモデルほど望ましいモデルといえる．

Mallows の $C_p$ 基準は，線形回帰モデルの枠組みで，データを生成する確率構造と想定したモデルの確率構造を分離することによって導かれたものである．すなわち，まず目的変数に関する $n$ 個のデータからなる観測値ベクトル $\boldsymbol{y}$ の期待値と分散共分散行列を，それぞれ $\mathrm{E}[\boldsymbol{y}]=\boldsymbol{\mu}$, $\mathrm{Cov}(\boldsymbol{y})=\omega^2 I_n$ とする．ただし，$I_n$ は $n \times n$ 単位行列である．このとき，真の期待値 $\boldsymbol{\mu}$ を，線形回帰モデル $\boldsymbol{y}=X\boldsymbol{\beta}+\boldsymbol{\varepsilon}$ ($\mathrm{E}[\boldsymbol{y}]=X\boldsymbol{\beta}$, $\mathrm{Cov}(\boldsymbol{y})=\sigma^2 I_n$) を通して推定するとする．この線形回帰モデルの枠組みでの $\boldsymbol{\mu}$ の最小二乗法による推定値は，$\hat{\boldsymbol{\mu}}=X\hat{\boldsymbol{\beta}}$ であることから，$\hat{\boldsymbol{\mu}}$ と $\boldsymbol{\mu}$ との乖離を平均 2 乗誤差 $\mathrm{E}[(\hat{\boldsymbol{\mu}}-\boldsymbol{\mu})^t(\hat{\boldsymbol{\mu}}-\boldsymbol{\mu})]$ で測り，その不偏推定量として導かれたのが $C_p$ 基準である．ただし，$\boldsymbol{a}^t$ はベクトル $\boldsymbol{a}$ の転置ベクトルとする．詳細は，小西・北川[2] (p.183) を参照されたい．

## 31.3 情報量規準

回帰モデルの枠組みで定義された式 (31.3) の予測 2 乗誤差とは，推定したモデル $y=u(\boldsymbol{x};\hat{\boldsymbol{\beta}})$ を用いて各点 $\boldsymbol{x}_i$ での値を $\hat{y}_i=u(\boldsymbol{x}_i;\hat{\boldsymbol{\beta}})$ で予測したとき，$\hat{y}_i$ は将来のデータ $z_i$ と平均的にどの程度離れているかを点と点との間の距離で測ったものといえる．これに対して，推定したモデルを確率分布で表現して，データを発生した真の確率分布との距離を **Kullback–Leibler 情報量** (Kullback–Leibler information)[9]

で測り，その推定量として導かれたのが，一般に**情報量規準** (information criterion) とよばれている評価基準である．これによって，回帰モデルに限らず確率分布で表現されたさまざまなモデルの評価を可能とする汎用性の高いモデル評価基準となった．

### 31.3.1 Kullback–Leibler 情報量

データ $y_1, y_2, \ldots, y_n$ は，密度関数 $g(y)$ (確率分布関数 $G(y)$) に従って生成されたものとする．このデータを発生した真の分布を近似するために，パラメトリックモデ $\mathcal{F} = \{f(y|\boldsymbol{\theta}); \boldsymbol{\theta} \in \Theta \subset R^p\}$ を想定する．このとき，パラメトリックモデルに含まれる未知の $p$ 次元パラメータベクトル $\boldsymbol{\theta}$ を，推定量 $\hat{\boldsymbol{\theta}}$ で置き換えた $f(y|\hat{\boldsymbol{\theta}})$ で真の分布 $g(y)$ を近似する．一般に，確率分布で表現されたモデル $f(y|\hat{\boldsymbol{\theta}})$ を**統計モデル** (statistical model) という．

データを発生した真の分布 $g(y)$ と，このデータに基づいて構築した統計モデル $f(y|\hat{\boldsymbol{\theta}})$ との近さを Kullback–Leibler 情報量 (KL 情報量) で測るとする．KL 情報量は，連続型確率変数の場合には，$\log\{g(Z)/f(Z|\hat{\boldsymbol{\theta}})\}$ の $g(z)$ に関する期待値として定義され，次の式で与えられる．

$$\mathrm{E}_Z\left[\log \frac{g(Z)}{f(Z|\hat{\boldsymbol{\theta}})}\right] = \int_{-\infty}^{\infty} \log\left\{\frac{g(z)}{f(z|\hat{\boldsymbol{\theta}})}\right\} g(z)dz$$
$$= \int_{-\infty}^{\infty} \log g(z)\ g(z)dz - \int_{-\infty}^{\infty} \log f(z|\hat{\boldsymbol{\theta}})\ g(z)dz \quad (31.7)$$

離散型確率変数の場合には，積分を離散点上での和に置き換える．

KL 情報量は，モデルの推定に用いたデータとは独立に，将来真の分布からランダムにとられたデータ $Z = z$ の従う分布 $g(z)$ を，統計モデル $f(z|\hat{\boldsymbol{\theta}})$ で予測したときの平均的な良さを測っており，この値がより小さいモデルを採用する．これは，(31.7) 式の右辺第一項は真の分布 $g(z)$ のみに関係し，個々のモデルに依存せず一定であることから，モデルの**平均対数尤度** (expected log-likelihood) とよばれる第二項 $\mathrm{E}_Z[\log f(Z|\hat{\boldsymbol{\theta}})]$ を最大とするモデルの選択と同等である．この平均対数尤度の推定量として導かれたモデル評価基準を，一般に**情報量規準** (information criterion) という．

### 31.3.2 AIC

赤池情報量規準 (Akaike's information criterion, AIC)[10] は，最尤法によって推定したモデル $f(z|\hat{\boldsymbol{\theta}}_{ML})$ を評価するための基準で，平均対数尤度 $\mathrm{E}_Z[\log f(Z|\hat{\boldsymbol{\theta}}_{ML})]$ の近似推定量として導かれ，次の式で与えられた．

$$AIC = -2\log f(\boldsymbol{y}|\hat{\boldsymbol{\theta}}_{ML}) + 2(\text{モデルの自由パラメータ数}) \quad (31.8)$$

ただし，$\hat{\boldsymbol{\theta}}_{ML}$ は $\boldsymbol{\theta}$ の最尤推定量とし，$\log f(\boldsymbol{y}|\hat{\boldsymbol{\theta}}_{ML})$ は $n$ 次元データベクトル $\boldsymbol{y}$ に基づくモデルの**最大対数尤度** (maximum log-likelihood) である．モデルの**自由パラ**

メータ数 (number of free parameters) とは，最大対数尤度で平均対数尤度を推定したとき，平均的にどの程度過大に推定しているかを表すバイアス

$$\text{bias} = \mathrm{E}_{\boldsymbol{Y}}\left[\log f(\boldsymbol{Y}|\hat{\boldsymbol{\theta}}_{ML}) - n\mathrm{E}_Z[\log f(Z|\hat{\boldsymbol{\theta}}_{ML})]\right]$$

の近似値で，モデルの複雑さの程度を捉えている．AIC の値を最小とするモデルを最適なモデルとして選択する．

多数のパラメータで特徴づけられたモデルほど，観測したデータへのモデルの当てはまりは良い．しかし，複雑すぎるとモデルは将来の現象予測に有効に働かない．AIC は予測の観点から最適なモデルを選択するための評価基準で，モデルのデータへの適合度を最大対数尤度 ($\log f(\boldsymbol{y}|\hat{\boldsymbol{\theta}}_{ML})$ で捉え，モデルの複雑さの程度であるモデルの自由パラメータ数をペナルティとして組み込んでいることがわかる．

**例 1 (線形回帰モデル)**　**Gauss 型**線形回帰モデル (Gaussian regression model) とは，式 (31.1) の回帰モデルにおいて，回帰関数を $u(\boldsymbol{x}_i;\boldsymbol{\beta}) = \beta_0+\beta_1 x_{i1}+\cdots+\beta_p x_{ip} = \boldsymbol{\beta}^t\boldsymbol{x}_i$ と線形近似し，誤差の出方に正規分布 $N(0,\sigma^2)$ を仮定したモデルである．ただし，$\boldsymbol{\beta} = (\beta_0,\beta_1,\ldots,\beta_p)^t$, $\boldsymbol{x}_i = (1, x_{it}, x_{i2},\ldots,x_{ip})^t$ とし，$\boldsymbol{\beta}^t$ はベクトル $\boldsymbol{\beta}$ の転置ベクトルを表す．データの確率的変動と現象の構造は，一つの確率分布モデル

$$f(\boldsymbol{y}|\boldsymbol{\beta},\sigma^2) = \left(\frac{1}{2\pi\sigma^2}\right)^{n/2} \exp\left\{-\frac{1}{2\sigma^2}\sum_{i=1}^{n}(y_i - \boldsymbol{\beta}^t\boldsymbol{x}_i)^2\right\}$$

で表現できる．最尤法によって推定した確率分布モデルとは，回帰係数ベクトル $\boldsymbol{\beta}$ と誤差分散 $\sigma^2$ の最尤推定量 $\hat{\boldsymbol{\beta}}$ と $\hat{\sigma}^2$ を上式に代入した

$$f(\boldsymbol{y}|\hat{\boldsymbol{\beta}},\hat{\sigma}^2) = \left(\frac{1}{2\pi\hat{\sigma}^2}\right)^{n/2} \exp\left(-\frac{n}{2}\right)$$

である．ただし，$\hat{\sigma}^2 = (1/n)\sum_{i=1}^{n}(y_i - \hat{\boldsymbol{\beta}}^t\boldsymbol{x}_i)^2$ とする．

このとき，モデルの最大対数尤度とは，$\log f(\boldsymbol{y}|\hat{\boldsymbol{\beta}},\hat{\sigma}^2) = -(n/2)\log(2\pi\hat{\sigma}^2) - n/2$ であり，モデルの自由パラメータ数とは，$(p+1)$ 個の回帰係数と誤差分散 $\sigma^2$ の計 $(p+2)$ 個である．したがって，式 (31.8) の AIC は次で与えられる．

$$AIC = n\log(2\pi\hat{\sigma}^2) + n + 2(p+2) \tag{31.9}$$

説明変数のそれぞれの組合せに対して求めた AIC の値を最小とする変数の組を最適なモデルとして選択する．

**例 2 (ロジスティック回帰モデル)**　複数の要因が複合的に作用し合ってある疾病を誘発すると考えられるとき，疾病要因の特定と発症確率 (リスク確率) を予測するためのロジスティック回帰モデル (logistic regression model) を構築するとする．

いま，$p$ 個の説明変数 (リスク要因) $x_1, x_2, \ldots, x_p$ と目的変数 $y$ に対して観測された $n$ 組の観測データを $\{(\boldsymbol{x}_i,\ y_i);\ i = 1,2,\cdots,n\}$ とする．ここで，目的変数は，次のように 0 と 1 の 2 値のみをとるデータとする．

$$y_i = \begin{cases} 1, & \text{反応あり} \\ 0, & \text{反応なし} \end{cases}$$

反応 (発症) したか否かを表す確率変数 $Y$ を導入すると，複合リスク要因 $\boldsymbol{x}_i$ に対する反応確率は $\Pr(Y_i = 1|\boldsymbol{x}_i) = \pi_i$ であり，非反応確率は $\Pr(Y_i = 0|\boldsymbol{x}_i) = 1 - \pi_i$ と表される．さらに，複合リスク要因と反応確率との関係をロジスティックモデル (logistic model)

$$\pi_i = \frac{\exp(\boldsymbol{\beta}^t \boldsymbol{x}_i)}{1 + \exp(\boldsymbol{\beta}^t \boldsymbol{x}_i)} \tag{31.10}$$

によって結び付ける．ただし，回帰係数ベクトル $\boldsymbol{\beta}$ は切片を加えた $\boldsymbol{\beta} = (\beta_0, \beta_1, \ldots, \beta_p)^t$ とし，対応して $\boldsymbol{x}_i = (1, x_{i1}, x_{i2}, \ldots, x_{ip})^t$ とする．

ロジスティック回帰モデルは，現象の構造を式 (31.10) で近似し，0–1 データ $y_i$ の確率的変動を Bernoulli 分布

$$f(y_i|\pi_i) = \pi_i^{y_i}(1 - \pi_i)^{1-y_i}, \quad y_i = 0, 1$$

で捉えたモデルである．したがって，確率分布モデルとは，式 (31.10) を Bernoulli 分布に代入した次の式で与えられる．

$$f(\boldsymbol{y}|\boldsymbol{\beta}) = \prod_{i=1}^{n} \pi_i^{y_i}(1 - \pi_i)^{1-y_i} = \prod_{i=1}^{n} \left[\exp(y_i \boldsymbol{\beta}^t \boldsymbol{x}_i) \left\{\frac{1}{1 + \exp(\boldsymbol{\beta}^t \boldsymbol{x}_i)}\right\}\right] \tag{31.11}$$

モデルの $(p+1)$ 次元回帰係数ベクトル $\boldsymbol{\beta}$ の最尤推定値 $\hat{\boldsymbol{\beta}}$ は，Newton–Raphson 法等の数値的最適化法によって推定する．推定した最尤推定値を式 (31.11) へ代入した $f(\boldsymbol{y}|\hat{\boldsymbol{\beta}})$ が，ロジスティック回帰モデルに対する統計モデルであり，$\log f(\boldsymbol{y}|\hat{\boldsymbol{\beta}})$ がモデルの最大対数尤度である．また，モデルの自由パラメータ数とは，式 (31.10) のロジスティックモデルに含まれる $(p+1)$ 個のパラメータであり，したがって，推定した確率分布モデルを評価する情報量規準 AIC は，次で与えられる．

$$AIC = -2 \log f(\boldsymbol{y}|\hat{\boldsymbol{\beta}}) + 2(p+1)$$

**正則化最尤法とモデルの有効自由度**　線形回帰モデルの説明変数間に強い相関がある場合には，回帰係数の推定値は大きく変動し信頼性に欠ける．あるいは，多数のパラメータで特徴づけられた非線形モデルを最尤法によって推定すると，しばしばモデルのデータへの過適合 (over-fitting) を引き起こす．このような場合，正則化項 (ペナルティ項) を対数尤度関数に課した評価関数

$$\ell_\lambda(\boldsymbol{\theta}) = \log f(\boldsymbol{y}_n|\boldsymbol{\theta}) - \frac{1}{2}\lambda R(\boldsymbol{w}) \tag{31.12}$$

を最大とするパラメータの値を推定値とする**正則化最尤法** (regularized maximum likelihood methods) あるいは**罰則付き最尤法** (penalized maximum likelihood methods) とよばれる推定法が用いられる．ここで，$\lambda\ (> 0)$ は，**正則化パラメータ** (regularization parameters) とよばれる．

確率分布モデルのパラメータに制約がなければ，式 (31.8) で与えられる $AIC$ のモデルの自由パラメータ数は，確率分布に含まれるパラメータ数である．これに対して，ペナルティ項を課した正則化法によって推定したモデルの自由パラメータ数は，制約の程度に依存して変わる．この問題に対して，Hastie and Tibshirani[11] は，一般化クロスバリデーションで触れたハット行列 $H$ とよばれる行列に基づいてモデルの自由度を定義し，これを**有効自由度** (effective degrees of freedom) あるいは有効パラメータ数とよんだ (ハット行列については，例 3 で例示する)．このハット行列に基づく有効自由度を，式 (31.8) の AIC のモデルの自由パラメータ数に置き換えた次の情報量規準を提案した．

$$AIC_R = -2\log f(\boldsymbol{y}|\hat{\boldsymbol{\theta}}_R) + 2\ \mathrm{tr}H(\lambda) \tag{31.13}$$

ただし，第一項は正則化最尤法によって推定したモデルの最大対数尤度を表し，$\mathrm{tr}H(\lambda)$ は行列 $H(\lambda)$ の対角成分の和を表し，正則化パラメータ $\lambda$ に依存することを示す．以下に，正則化最尤法によって推定された統計モデルを評価するためのハット行列を用いた情報量規準 $\mathrm{AIC}_R$ の例を，リッジ回帰 (ridge regression; Hoerl and Kennard[12]) を通して述べる．

**例 3 (リッジ回帰)** Hoerl and Kennard[12] は，説明変数間に強い相関がある場合に回帰係数の 2 乗和をペナルティ項としたリッジ回帰を提唱した．まず，例 1 の線形回帰モデルにおいて，データを $y_i^* = y_i - \overline{y}$, $x_{ij}^* = (x_{ij} - \overline{x}_j)/s_j$ と基準化する．ただし，$\overline{y} = \sum_{i=1}^n y_i/n$, $\overline{x}_j = \sum_{i=1}^n x_{ij}/n$, $s_j = \left\{\sum_{i=1}^n (x_{ij} - \overline{x}_j)^2\right\}^{1/2}$ とする．このとき，基準化したデータは

$$\sum_{i=1}^n y_i^* = 0, \qquad \sum_{i=1}^n x_{ij}^* = 0, \qquad \sum_{i=1}^n x_{ij}^{2*} = n, \qquad j = 1, 2, \cdots, p$$

をみたす．ここで，改めて $y_i^*$ を $y_i$, $x_{ij}^*$ を $x_{ij}$ とすると，一般性を失うことなく切片を除く，次の線形回帰モデルから出発できる．

$$\boldsymbol{y} = X\boldsymbol{\beta} + \boldsymbol{\varepsilon}, \qquad \boldsymbol{\varepsilon} \sim N_p(\boldsymbol{0}, \sigma^2 I_n)$$

ただし，$X$ は $n \times p$ 計画行列，$\boldsymbol{\beta}$ は $p$ 次元回帰係数ベクトルである．このとき，$\boldsymbol{\beta}$ の正則化最尤推定量は，$\hat{\boldsymbol{\beta}}_R = (X^tX + \lambda I_p)^{-1}X^t\boldsymbol{y}$ であり，したがって予測値ベクトルは，$\hat{\boldsymbol{y}} = X\hat{\boldsymbol{\beta}} = X(X^tX + \lambda I_p)^{-1}X^t\boldsymbol{y}$ で与えられる．このとき，ハット行列 $H(\lambda)$ は $H(\lambda) = X(X^tX + \lambda I_p)^{-1}X^t$ で定義される．行列 $H(\lambda)$ は，観測値ベクトル $\boldsymbol{y}$ を予測値ベクトル $\hat{\boldsymbol{y}}$ へ，$\hat{\boldsymbol{y}} = H(\lambda)\boldsymbol{y}$ と行列変換することから ハット行列 (hat matrix) とよばれる．非線形回帰モデルの曲線 (曲面) 推定に対しては，平滑化行列 (smoother matrix) とよばれている．$\lambda = 0$ とすると，$\mathrm{tr}X(X^tX)^{-1}X^t = p$ となり，モデルの自由パラメータ数となることがわかる．

ハット行列 $H(\lambda)$ を用いてモデルの有効自由度を求めるとき，式 (31.13) の情報量規準は

$$AIC_R = n\log(2\pi\hat{\sigma}^2) + n + 2\ \mathrm{tr}H(\lambda)$$

で与えられる．ただし，$\hat{\sigma}^2 = (1/n)\sum_{i=1}^{n}(y_i - \hat{\boldsymbol{\beta}}_R^t \boldsymbol{x}_i)^2$ とする．この情報量規準を最小とする $\lambda$ と $p$ に対応するモデルを最適なモデルとして選択する．

一般に，式 (31.12) の正則化項を $R(\boldsymbol{\beta}) = \boldsymbol{\beta}^t K\boldsymbol{\beta}$ とすると，$\boldsymbol{\beta}$ の正則化最尤推定量は，$\hat{\boldsymbol{\beta}} = (X^tX + \lambda\hat{\sigma}^2K)^{-1}X^t\boldsymbol{y}$ で与えられ，予測値ベクトルは $\hat{\boldsymbol{y}} = X\hat{\boldsymbol{\beta}} = X(X^tX + \lambda\hat{\sigma}^2K)^{-1}X^t\boldsymbol{y}$ である．ここで，$H(\lambda) = X(X^tX + \lambda\hat{\sigma}^2K)^{-1}X^t$ がハット行列である．

## 31.4 ベイズ型モデル評価基準

最尤法に基づく統計モデルの評価基準として，ベイズアプローチによって構成された Schwarz[13] のベイズ型モデル評価規準 (Bayesian model selection criterion, BIC) がある．

いま，$r$ 個のモデルの候補を $M_1, M_2, \ldots, M_r$ とし，各モデル $M_i$ は確率分布モデル $f_i(y|\boldsymbol{\theta}_i)$ と $p_i$ 次元パラメータベクトル $\boldsymbol{\theta}_i$ の事前分布 $\pi_i(\boldsymbol{\theta}_i)$ によって特徴づけられているとする．この想定した $r$ 個のモデルのなかから，ベイズアプローチによって最適なモデルを評価・選択する．

想定した $r$ 個の確率分布モデルには，異なる次元の未知のパラメータベクトルが含まれている．したがって，何らかの方法で確率分布モデルから未知の要素を取り除く必要がある．このための一つの方法として，確率分布の未知のパラメータベクトル $\boldsymbol{\theta}_i$ を推定量 $\hat{\boldsymbol{\theta}}_i$ で置き換えた $f_i(y|\hat{\boldsymbol{\theta}}_i)$ と，データを発生した真の分布との近さを KL 情報量で評価したのが情報量規準であった．

これに対してベイズアプローチでは，$n$ 個のデータ $\boldsymbol{y} = \{y_1, y_2, \ldots, y_n\}$ が観測されたとき，パラメータベクトル $\boldsymbol{\theta}_i$ に対して想定した事前分布 $\pi_i(\boldsymbol{\theta}_i)$ で積分した

$$p_i(\boldsymbol{y}) = \int f_i(\boldsymbol{y}|\boldsymbol{\theta}_i)\pi_i(\boldsymbol{\theta}_i)d\boldsymbol{\theta}_i \tag{31.14}$$

を評価の対象とする．データ $\boldsymbol{y}$ が観測されたときの尤度，すなわちモデル $M_i$ を仮定したとき，そのデータが観測される確からしさ (尤もらしさ) を表しており，周辺尤度 (marginal likelihood) とよばれる．

### 31.4.1 BIC

Schwarz[13] の提唱した BIC は，式 (31.14) を積分の **Laplace** 近似 (Laplace approximation for integrals; 小西・北川[2], p.155) を用いて近似した結果得られたもので，通常，$-2\log p_i(\boldsymbol{y})$ の近似式として次の形で用いられている．

$$BIC = -2\log f_i(\boldsymbol{y}|\hat{\boldsymbol{\theta}}_i) + p_i \log n$$

ただし，$\hat{\boldsymbol{\theta}}_i$ はモデル $f_i(y|\boldsymbol{\theta}_i)$ の $p_i$ 次元パラメータベクトル $\boldsymbol{\theta}_i$ の最尤推定量である．

最尤法によって推定された $r$ 個のモデルのなかで，BIC の値を最小とするモデルを最適なモデルとして選択する．

このように，AIC と BIC はどちらもモデルのデータへの適合度を最大対数尤度で捉え，モデルの複雑さの程度をペナルティとして組み込んでいる．しかし，AIC がモデルの良さを KL 情報量を用いて測っているのに対して，BIC はベイズアプローチによって最適なモデルを選択しており，基本的に異なる基準に基づいて導かれたものであることがわかる．

### 31.4.2 DIC

Spiegelhalter et al.[14] は，ベイズの観点からモデルの複雑さの度合いを表す有効自由度を定義し，AIC や BIC 等と同じタイプのモデル評価基準を提唱し，これを **DIC** (deviance information criterion，逸脱度情報量規準) とよんだ．

いま，確率分布モデル $f(y|\boldsymbol{\theta})$ ($\boldsymbol{\theta} \in \Theta \subset R^p$) とパラメータベクトル $\boldsymbol{\theta}$ の事前分布 $\pi(\boldsymbol{\theta})$ に対して，観測データ $\boldsymbol{y}$ に対する事後分布は，

$$\pi(\boldsymbol{\theta}|\boldsymbol{y}) = \frac{f(\boldsymbol{y}|\boldsymbol{\theta})\pi(\boldsymbol{\theta})}{\int f(\boldsymbol{y}|\boldsymbol{\theta})\pi(\boldsymbol{\theta})d\boldsymbol{\theta}}$$

で与えられる．このとき，Spiegelhalter et al.[14] は，モデルの有効自由度を次の式で定義した．

$$p_D = -2\mathrm{E}_{\pi(\boldsymbol{\theta}|\boldsymbol{y})}\left[\log f(\boldsymbol{y}|\boldsymbol{\theta})\right] + 2\log f(\boldsymbol{y}|\hat{\boldsymbol{\theta}}) \qquad (31.15)$$

ただし，期待値は事後分布に関してとるとする．

ここで，ベイズ逸脱度 (Bayesian deviance) として $D(\boldsymbol{\theta}) = -2\log f(\boldsymbol{y}|\boldsymbol{\theta}) + 2\log h(\boldsymbol{y})$ を用いると，式 (31.15) は

$$p_D = \overline{D(\boldsymbol{\theta})} - D(\overline{\boldsymbol{\theta}}) \qquad (31.16)$$

と書き表すことができる．ただし，$\overline{\boldsymbol{\theta}}$ $(= \hat{\boldsymbol{\theta}})$ は，$\overline{\boldsymbol{\theta}} = E_{\pi(\boldsymbol{\theta}|\boldsymbol{y})}[\boldsymbol{\theta}]$ で与えられる事後平均とし，$\overline{D(\boldsymbol{\theta})}$ は，$\overline{D(\boldsymbol{\theta})} = \mathrm{E}_{\pi(\boldsymbol{\theta}|\boldsymbol{y})}[D(\boldsymbol{\theta})]$ で定義される逸脱度の事後平均である．また，$h(\boldsymbol{y})$ は基準化項で，データ $\boldsymbol{y}$ のみに依存し，異なるモデルの比較においては影響しない項である．

ベイズの観点から定義されたモデルの有効自由度とは，逸脱度の事後平均とパラメータの事後平均における逸脱度との差と考えることができる．このとき，DIC は次の式で与えられる．

$$\begin{aligned} DIC &= \overline{D(\boldsymbol{\theta})} + p_D \\ &= -2\mathrm{E}_{\pi(\boldsymbol{\theta}|\boldsymbol{y})}\left[\log f(\boldsymbol{y}|\boldsymbol{\theta})\right] + p_D \end{aligned}$$

さらに，式 (31.16) を用いると，DIC は

$$\begin{aligned} DIC &= D(\overline{\boldsymbol{\theta}}) + 2p_D \\ &= -2\log f(\boldsymbol{y}|\overline{\boldsymbol{\theta}}) + 2p_D \end{aligned}$$

と表すことができる．この式から，DIC はモデルの逸脱度にモデルの複雑さに対するペナルティ $p_D$ を課した評価基準であることがわかる．

## 文　献


1) Burnham, KP and DR Anderson. *Model Selection and Multimodel Inference — A Practical Information-theoretic Approach*, 2nd ed, Springer, 2002.
2) 小西貞則, 北川源四郎. 情報量規準 (シリーズ〈予測と発見の科学〉 2), 朝倉書店, 2004.
3) Konishi, S and G Kitagawa. *Information Criteria and Statistical Modeling*, Springer, 2008.
4) Hastie, T, R Tibshirani and J Friedman. *The Elements of Statistical Learning*, 2nd ed, Springer, 2009.
5) 小西貞則. 多変量解析入門 — 線形から非線形へ —, 岩波書店, 2010.
6) Konishi, S. *Introduction to Multivariate Analysis — Linear and Nonlinear Modeling*, Chapman & Hall/CRC, 2014.
7) Craven, P and G Wahba. *Numerische Mathematik* **31**: 377–403, 1979.
8) Mallows, CL. *Technometrics* **15**: 661–675, 1973.
9) Kullback, S and RA Leibler. *Ann Math Statist* **22**: 79–86, 1951.
10) Akaike, H. In Petrov, BN and F Csaki, eds. *2nd Inter. Symp.on Information Theory*: pp.267–281, Akademiai Kiado, 1973.
11) Hastie, T and RJ Thibshirani.*Generalized Additive Models*, Chapman & Hall/CRC, 1990.
12) Hoerl, AE and RW Kennard. *Technometrics* **42**: 55–67, 1970.
13) Schwarz, G. *Ann Stat* **6**: 461–464, 1978.
14) Spiegelhalter, DJ, NG Best, BP Carlin and A van der Linde. *J R Stat Soc Ser B* **64**: 583–639, 2002.


31

Chapter 32

# 計算統計：ブートストラップ，EMアルゴリズム

## 32.1 ブートストラップ法

### 32.1.1 は じ め に

コンピュータシステムの高度な発展と利用環境の飛躍的な向上が相まって，解析的・代数的操作をアルゴリズム化するさまざまな統計的計算法が提唱され，コンピュータ上へ実装されてきた．1979 年に Efron によって提唱されたブートストラップ法 (bootstrap methods) もその一つで，従来，理論的アプローチが難しかった統計的推測論の問題に対して有効な解を与えるということで注目を集めた．その特徴は，ブートストラップ法の実行プロセスのなかで，積分計算等に対する解析的アプローチを，観測データ自身を反復抽出 (リサンプリング) するというモンテカルロ計算法で置き換えた点にある．これによって，古典的な統計的推測論において制約となっていた，特定の母集団確率分布の下での解析的アプローチがモンテカルロ法による計算に置き換わり，きわめて緩やかな仮定の下で，より複雑な問題に適用できる柔軟な統計手法となった．

本章では，推定量のバイアスと分散の評価，信頼区間構成法，回帰モデル，識別・判別モデルに関する統計的推測等を，ブートストラップではどのように実行するかについて述べる．また，ブートストラップ実行プロセスに組み込まれているデータの反復復元抽出とは何かを，理論的に考察する．

Efron[1] の論文が発表されてから，手法の理論研究と実際問題への適用の拡大化が相互に作用し合い，理論統計と応用統計の両側面に大きな影響を与えてきた．ブートストラップ法の統計的諸問題への応用と実際的な側面を中心に書かれた著書としては，Efron and Tibshirani[2], Davison and Hinkley[3]，汪・田栗[4]，小西ら[5] (第 I 部) 等があり，理論的側面を中心としたものとしては，Efron[6], Hall[7], Shao and Tu[8] 等がある．また，Diaconis and Efron[9], Efron and Gong[10]，小西[11] (第 8 章) では，ブートストラップ法の基本的な考え方を平易に紹介している．

### 32.1.2 実行プロセス

本項では，推定量の誤差評価のためのバイアスと分散推定，信頼区間構成法を通して，ブートストラップ法の基本的な考え方と実行プロセスについて述べる．

未知の母集団確率分布関数 $F(x)$ に従って生成された $n$ 個の無作為標本を $\boldsymbol{X}_n = \{X_1, X_2, \ldots, X_n\}$ とする．確率分布関数 $F(x)$ に関するあるパラメータ $\theta$ を，推定量 $\hat{\theta} = \hat{\theta}(X_1, X_2, \ldots, X_n) \equiv \hat{\theta}(\boldsymbol{X}_n)$ で推定するとする．データ $\boldsymbol{x}_n = \{x_1, x_2, \ldots, x_n\}$ が観測されたとき，推定値 $\hat{\theta} = \hat{\theta}(\boldsymbol{x}_n)$ によって未知のパラメータ $\theta$ を推定するが，この観測データのなかには推定値のほかにも推定の誤差に関する情報が含まれており，これを有効に抽出して推定の信頼度をあわせて評価することが統計的分析を行ううえで重要となる．

推定の誤差を捉える基本的な一次元評価尺度が，次の推定量のバイアスと分散である．

$$\mathrm{bias}(\hat{\theta}) = \mathrm{E}_F[\hat{\theta}] - \theta, \qquad \mathrm{Var}(\hat{\theta}) = \mathrm{E}_F[(\hat{\theta} - \mathrm{E}_F[\hat{\theta}])^2] \tag{32.1}$$

また，推定量の分散 $\mathrm{Var}(\hat{\theta})$ に対して，$\sqrt{\mathrm{Var}(\hat{\theta})}$ は推定量の標準誤差とよばれる．

さらに，推定量の分布がわかれば，確率あるいは信頼度を用いて推定値とパラメータとの誤差をより明確に述べることができるし，パラメータの信頼区間の構成が可能となる．このような観点から必要となるのは，多くの場合 $\hat{\theta} - \theta$ の確率分布 $G(x)$ およびその $100\alpha\%$ 点 $c_\alpha$ で，それぞれ次の式で与えられる．

$$G(x) = P_F(\hat{\theta} - \theta \leq x), \qquad P_F(\hat{\theta} - \theta \leq c_\alpha) = \alpha \tag{32.2}$$

ブートストラップ法は，式 (32.1) と式 (32.2) の推定値を，コンピュータ上で数値的に求めるための一つの統計手法であるが，イメージ的には次のステップを通して実行する．

**(1)　ブートストラップ標本の反復抽出**

Step 1. $n$ 個の観測データ $\{x_1, x_2, \ldots, x_n\}$ を壺に入れてよくかき混ぜた後，一つのデータを取り出して，これを $x_1^*$ とする．取り出したデータをもとに戻して，再び一つのデータを抽出し $x_2^*$ と置く．この復元抽出を $n$ 回繰り返すことによって，大きさ $n$ の標本 $\{x_1^*, x_2^*, \ldots, x_n^*\}$ が求まり，このデータ集合をブートストラップ標本 (bootstrap sample) という．

Step 2. Step 1 で求めたブートストラップ標本 $\{x_1^*, x_2^*, \ldots, x_n^*\}$ に基づいて推定量の値 $\hat{\theta}(x_1^*, x_2^*, \ldots, x_n^*)$ を計算し，これを $\hat{\theta}^*(1)$ と置く．

Step 3. 再び 1 の Step を通して新たに大きさ $n$ のブートストラップ標本を抽出し，Step 2 と同様に推定量の値を求めてこれを $\hat{\theta}^*(2)$ と置く．このプロセスを $B$ 回繰り返すと $B$ 個の推定値

$$\hat{\theta}^*(1), \hat{\theta}^*(2), \cdots, \hat{\theta}^*(B) \tag{32.3}$$

が求まる．

**(2)　バイアス，分散推定**　観測データに基づく推定値 $\hat{\theta}$ と $B$ 個のブートストラップ標本に基づく推定値 $\{\hat{\theta}^*(i);\ i = 1, 2, \cdots, B\}$ を用いて，式 (32.1) の推定量のバイアスと分散は，それぞれ次のように近似的に推定される．

$$\widehat{\mathrm{bias}}(\hat{\theta}) \approx \frac{1}{B}\sum_{i=1}^{B}\hat{\theta}^*(i) - \hat{\theta}, \qquad \widehat{\mathrm{Var}}(\hat{\theta}) \approx \frac{1}{B-1}\sum_{i=1}^{B}\left\{\hat{\theta}^*(i) - \hat{\theta}^*(\cdot)\right\}^2 \tag{32.4}$$

ただし，$\hat{\theta}^*(\cdot) = \sum_{i=1}^{B}\hat{\theta}^*(i)/B$ とする．

**(3) 推定量の分布とパーセント点**　式 (32.2) の推定量の分布と 100 $\alpha$% 点は，それぞれ次のように数値的に近似される．

$$\hat{G}(x) \approx \frac{1}{B}\{B \text{ 個の } \hat{\theta}^*(i) - \hat{\theta} \text{ のなかで } x \text{ 以下の個数}\} \tag{32.5}$$

$$\hat{c}_\alpha \approx \{\text{ 大きさの順に並べた } B \text{ 個の } \hat{\theta}^*(i) - \hat{\theta} \text{ のなかで } B\alpha \text{番目の大きさの値 }\}$$

ただし，$B\alpha$ が整数でない場合は，$[(B+1)\alpha]$ 番目の大きさの値とする．$[x]$ は実数 $x$ を超えない最大の整数である．

このとき，$P_F(c_{1-\alpha} \leq \hat{\theta} - \theta \leq c_\alpha) = 2\alpha - 1$ より，$100(2\alpha-1)$%**ブートストラップ信頼区間** (bootstrap confidence interval) は，$[\hat{\theta} - \hat{c}_\alpha,\ \hat{\theta} - \hat{c}_{1-\alpha}]$ で与えられる．さらに，$B$ 個の推定値 $\hat{\theta}^*(1), \hat{\theta}^*(2), \cdots, \hat{\theta}^*(B)$ をもとにヒストグラムを描けば，推定量 $\hat{\theta}$ の標本分布すなわち推定量 $\hat{\theta}$ の確率的変動の様相を視覚的に捉えることができる．以上のプロセスは，たとえば，R のパッケージ boot 等を利用して，容易に実行できる環境にある．

(3) で述べた信頼区間構成法は，推定量 $\hat{\theta}$ の分布の直接近似に基づく方法で，**パーセンタイル法** (percentile methods) とよばれている．しかし，推定量の分布は一般に非対称で，近似精度は推定量のバイアス，歪みの大きさに影響され，パーセンタイル法は精度の点で問題があった．このため，近似信頼区間の精度改善を目的としてさまざまな方法が提案された．推定量 $\hat{\theta}$ の分散の推定値 $\hat{\sigma}^2$ に対して，Student 化された $(\hat{\theta} - \theta)/\hat{\sigma}$ を基準量とした方法もその一つで，ブートストラップ $t$ 法 (bootstrap-$t$ methods) とよばれた．さらに，推定量の正規化変換に基づいて構成されたバイアス修正加速化パーセンタイル法 ($BC_a$ 法) 等が提唱された．しかし，分散，バイアスや加速定数の推定を必要とすることから，標本数にもよるが必ずしも精度向上が計られるとは限らないことに注意する．

ブートストラップ信頼区間の構成法については，Hall[7,12], Efron and Tibshirani[2], Chernick[13], Davison and Hinkley[3]，小西ら[5] を参照されたい．

### 32.1.3 パラメトリックブートストラップ

ブートストラップ法は，本来，特定の母集団分布を仮定しないノンパラメトリックな統計的推測法として提唱されたものである．しかし，たとえば多変量解析の各種分析法を適用するにあたっては，推定量の分布はたとえ多変量正規分布の仮定の下でも，解析的にきわめて取り扱いにくい場合が多い．このようなことから，パラメトリックモデルの下でもブートストラップ法による数値的アプローチは有用であり，また，ブートストラップ法をパラメトリックモデルの下で再考することによって，その構造がより明らかになる.

いま，母集団確率分布として，平均ベクトル $\boldsymbol{\mu}$，分散共分散行列 $\Sigma$ をもつ $p$ 変量正規分布 $F(\boldsymbol{x}|\boldsymbol{\mu},\Sigma)=N_p(\boldsymbol{\mu},\Sigma)$ を仮定する．$n$ 個のデータはこの $p$ 変量正規分布に従って観測されたものとし，平均ベクトル $\boldsymbol{\mu}$ と分散共分散行列 $\Sigma$ を，それぞれ標本平均ベクトル $\overline{\boldsymbol{x}}$ と標本分散共分散行列 $S$ で推定する．このとき，まずデータを発生した母集団確率分布 $F(\boldsymbol{x}|\boldsymbol{\mu},\Sigma)$ を，$F(\boldsymbol{x}|\overline{\boldsymbol{x}},S)=N_p(\overline{\boldsymbol{x}},S)$ で推定すると，既知の確率分布 $N_p(\overline{\boldsymbol{x}},S)$ に従う $p$ 次元正規乱数を反復発生させることが可能となる．この大きさ $n$ の $p$ 次元正規乱数が，32.1.2 項 (1) Step 1 の観測データから復元抽出したブートストラップ標本に相当する．したがって，式 (32.3) に相当する関心のあるパラメータ $\theta$ の推定量 $\hat{\theta}$ のブートストラップ標本に基づく推定値を，正規乱数によって同様に求めることができ，多変量解析における推定量の統計的推測の問題をモンテカルロ法によって取り扱うことが可能となる.

以上の方法は，母集団確率分布モデルとして特定の確率分布を仮定していることから，パラメトリックブートストラップ (parametric bootstrap) という．これに対して，特定の母集団確率分布を仮定しない通常のブートストラップを，ノンパラメトリックブートストラップとよんで区別することもある.

32

### 32.1.4　経験分布関数とブートストラップ標本

パラメトリックブートストラップでは，仮定した確率分布モデルに従って観測されたデータを用いて，まず確率分布を推定し，次に推定した確率分布に従う乱数を反復発生させ，これをブートストラップ標本とした．これに対して，ブートストラップでは，観測データからブートストラップ標本をリサンプリングするが，これは経験分布関数とよばれる確率分布で推定した母集団確率分布を通して，以下のように解釈できる.

未知の母集団確率分布 $F(x)$ に従って生成された $n$ 個のデータを $\{x_1,x_2,\ \ldots,\ x_n\}$ とする．各データ $x_i$ に等確率 $1/n$ を付与した離散型確率分布 (確率関数) $\hat{f}(x_i)=1/n$ $(i=1,2,\cdots,n)$ を考える (図 32.1 上)．この確率関数の分布関数を**経験分布関数** (empirical distribution function) という (図 32.1 下).

一般に，未知の母集団確率分布 $F(x)$ に従う $n$ 個のデータに基づいて構成した経験分布関数 $\hat{F}(x)$ は，$F(x)$ の推定した確率分布として用いられる．パラメトリックブートストラップで例示した $F(\boldsymbol{x}|\overline{\boldsymbol{x}},S)$ に相当する．図 32.2 は，$F(x)$ とその推定量である経験分布関数 $\hat{F}(x)$ の関係を示したものである．図 32.2 左上の図は，平均 8，分散 1 の正規分布関数 $N(8,1)$ を表し，右上の図は $N(8,1)$ から発生させた 10 個のデータに基づく経験分布関数で正規分布関数を近似する様子を表したものである．左下と右下の図は，それぞれ $N(8,1)$ に従って発生させた 100 個および 1000 個のデータに基づく経験分布関数を示す．データを増やしていくと経験分布関数は，データを発生した分布関数 $N(8,1)$ に近づいていくことがわかる.

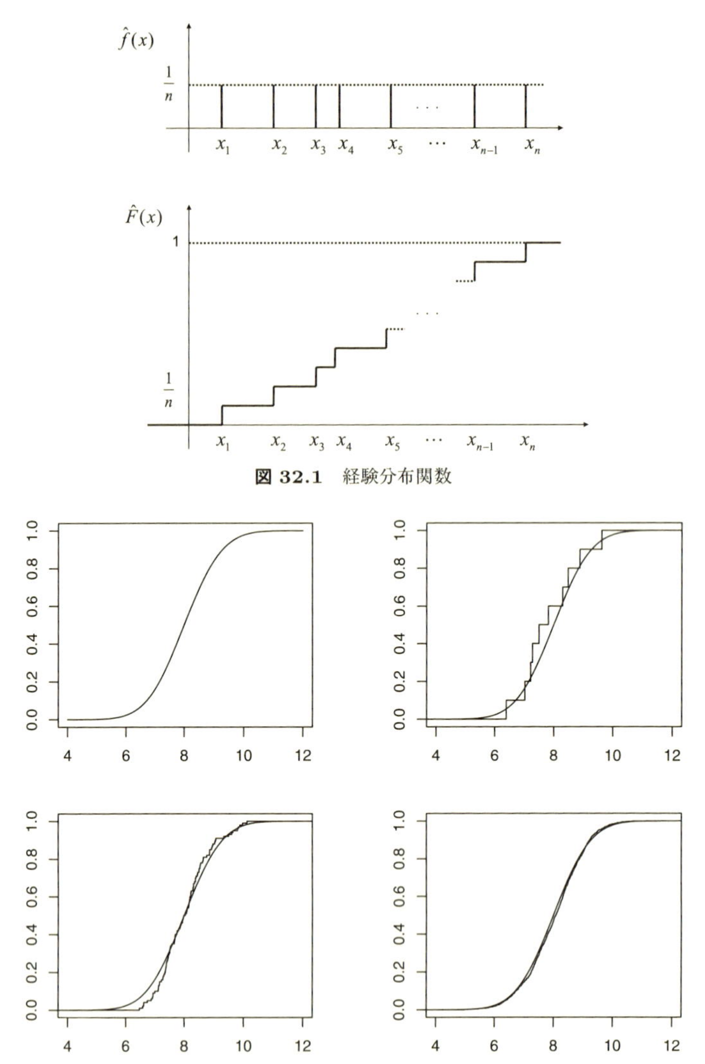


**図 32.1**　経験分布関数

**図 32.2**　真の分布関数 (左上)：　真の分布関数とそこから生成された 10 個のデータに基づく経験分布関数 (右上)：　真の分布関数とそれぞれ 100 個 (左下) および 1000 個 (右下) のデータに基づく経験分布関数

正規乱数列は，図 32.3(a) に示すように $(0,1]$ 上の一様乱数 $u$ を反復発生させて，標準正規分布関数 $\Phi(x)$ の逆関数 $\Phi^{-1}(u)$ によって得ることができる．一般に任意の分布関数 $F(x)$ に対して $F(x)$ に従う乱数も $(0,1]$ 上の一様乱数 $u$ を反復発生させて，$F(x)$ の逆関数 $F^{-1}(u)$ によって得ることができる．同様のことを経験分布関数に当てはめると，経験分布関数とは $n$ 個のデータ $x_1, x_2, \ldots, x_n$ の各点上に等確率

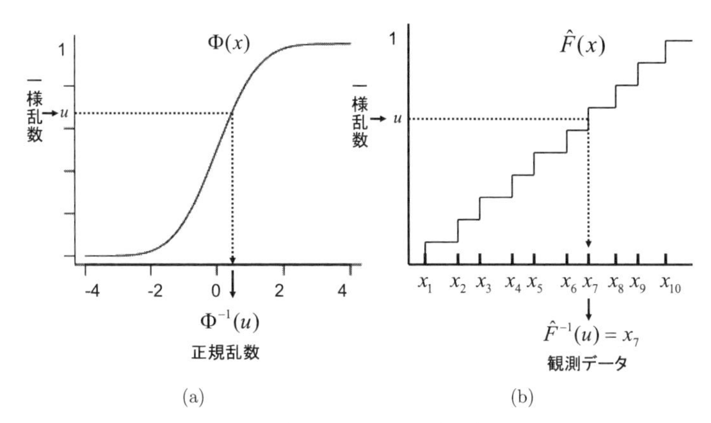


**図 32.3** 正規乱数と経験分布関数からの乱数発生 (ブートストラップ標本)

$1/n$ をもつ離散分布であることから

$$\hat{F}^{-1}(u) = \{x_1, \ldots, x_n \text{ のなかのいずれか一つのデータ }\} \tag{32.6}$$



となる (図 32.3(b)). このように経験分布関数からの乱数とは, 観測された $n$ 個のデータからランダムに抽出したデータであることがわかる. 観測されたデータ $x_1, x_2, \ldots, x_n$ からの $n$ 個のデータの復元抽出 (一度抽出したデータも次の抽出の対象とする抽出法) によって求めたデータ集合がブートストラップ標本である.

ブートストラップ法を適用するにあたって, 対象とする推定量が一次元データに基づくものであるか多次元データに基づくものであるかの違いはあるが, 観測データからのリサンプリングに基づく実行プロセスは, 基本的には一次元の場合も多次元の場合も同じである.

### 32.1.5 回帰モデリング

回帰分析 (regression analysis) は, 現象の結果とそれに影響を及ぼすと考えられる要因を結びつける手法で, 線形現象から複雑な非線形構造を内在する現象を分析するためのさまざまなモデリングが提唱されている. いま, 複数の説明変数 $\{x_1, x_2, \ldots, x_p\}$ と目的変数 (予測変数) $y$ に関して観測された $n$ 組のデータ $\{(\boldsymbol{x}_i, y_i); i - 1, \cdots, n\}$ に基づいてモデル化する. 説明変数の各点 $\boldsymbol{x}_i$ において観測されたデータ $y_i$ は, ノイズ (誤差項) $\varepsilon_i$ を伴って

$$y_i = u(\boldsymbol{x}_i; \boldsymbol{\beta}) + \varepsilon_i, \quad i = 1, \cdots, n \tag{32.7}$$

と観測されたとする. ただし, $\varepsilon_1, \varepsilon_2, \ldots, \varepsilon_n$ は互いに独立で平均 0, 分散 $\sigma^2$ とし, 関数 $u(\boldsymbol{x}; \boldsymbol{\beta})$ は現象の平均構造を近似するためのモデル (回帰関数) で, 一般に未知のパラメータベクトル $\boldsymbol{\beta} = (\beta_0, \beta_1, \ldots, \beta_p)^t$ に依存するとする. たとえば, 線形回帰モデルは, $u(\boldsymbol{x}; \boldsymbol{\beta}) = \beta_0 + \beta_1 x_1 + \ldots + \beta_p x_p$ と想定したものであり, 多項式回

帰モデルは説明変数 $x$ に対して $u(x;\boldsymbol{\beta}) = \beta_0 + \beta_1 x + \beta_2 x^2 + \cdots + \beta_p x^p$ と想定したものである．また，複雑な非線形構造を捉えるための回帰関数として，スプライン，$B$ スプライン，動径基底関数，階層型ニューラルネットワーク等があり，それぞれ分析目的に応じて用いられる (たとえば，Hastie et al.[14)]，小西[15)])．

観測データ $\{(\boldsymbol{x}_i, y_i);\, i = 1, \cdots, n\}$ に基づいて最小二乗法 (least squares methods)

$$\min_{\boldsymbol{\beta}} \sum_{i=1}^{n} \{y_i - u(\boldsymbol{x}_i;\boldsymbol{\beta})\}^2 \tag{32.8}$$

によって $\boldsymbol{\beta}$ を推定してこれを $\hat{\boldsymbol{\beta}}$ とし，推定した回帰モデルを $y = u(\boldsymbol{x};\hat{\boldsymbol{\beta}})$ とする．回帰モデルのパラメータ推定に対する統計的推測にブートストラップ法を適用するにあたっては，個々の問題設定に応じて次のような (a), (b)2 通りのデータ発生の確率構造が考えられる．

(a) 式 (32.7) のノイズ $\varepsilon_1, \ldots, \varepsilon_n$ は，未知の確率分布 (誤差分布) $F(\varepsilon)$ から生成されたランダムサンプルで $\mathrm{E}_F[\varepsilon_i] = 0$, $\mathrm{E}_F[\varepsilon_i^2] = \sigma^2$ とする．(b) 説明変数 $\boldsymbol{x}$ と目的変数 $y$ に関する $n$ 組のデータ $(\boldsymbol{x}_1, y_1), \ldots, (\boldsymbol{x}_n, y_n)$ は，$(p+1)$ 次元確率分布 $F(\boldsymbol{x}, y)$ に従って生成されたとする．このとき，(a) のデータ発生の確率構造の下での推定量 $\hat{\boldsymbol{\beta}}$ の統計的誤差のブートストラップ推定は，以下のプロセスを通して実行される．

**(1)** データに基づいて推定した回帰モデルを $y = u(\boldsymbol{x};\hat{\boldsymbol{\beta}})$ とする．各点での残差 $\hat{\varepsilon}_i = y_i - u(\boldsymbol{x}_i;\hat{\boldsymbol{\beta}})$ $(i = 1, \cdots, n)$ を求め，その平均を

$$\hat{\varepsilon}(\cdot) = \frac{1}{n}\sum_{i=1}^{n} \hat{\varepsilon}_i \tag{32.9}$$

とする．次に．平均を補正した残差を $e_i = \hat{\varepsilon}_i - \hat{\varepsilon}(\cdot)$ とする，

**(2)** 中心化した $n$ 個の残差 $\{e_1, e_2, \ldots, e_n\}$ から復元抽出して，$e_1^*, e_2^*, \ldots, e_n^*$ を求めて

$$y_i^* = u(\boldsymbol{x}_i;\hat{\boldsymbol{\beta}}) + e_i^*, \qquad i = 1, \cdots, n \tag{32.10}$$

によって，各点 $\boldsymbol{x}_i$ でのブートストラップ標本 $\{(\boldsymbol{x}_1, y_1^*), \cdots, (\boldsymbol{x}_n, y_n^*)\}$ を構成する．

**(3)** ブートストラップ標本 $\{(\boldsymbol{x}_1, y_1^*), \cdots, (\boldsymbol{x}_n, y_n^*)\}$ に基づく

$$\min_{\boldsymbol{\beta}} \sum_{i=1}^{n} \{y_i^* - u(\boldsymbol{x}_i;\boldsymbol{\beta})\}^2 \tag{32.11}$$

を最小とする解を $\hat{\boldsymbol{\beta}}^*(1)$ と置く．

**(4)** (2)，(3) のプロセスを $B$ 回繰り返すことによって得られた $\hat{\boldsymbol{\beta}}^*(1), \hat{\boldsymbol{\beta}}^*(2), \cdots, \hat{\boldsymbol{\beta}}^*(B)$ に基づいて，推定量 $\hat{\boldsymbol{\beta}}$ に関する誤差評価を行う．

回帰モデルにおいて，$n$ 個のデータ $\{\boldsymbol{z}_i = (\boldsymbol{x}_i, y_i);\ \ i = 1, \cdots, n\}$ が互いに

独立に同一の $(p+1)$ 次元確率分布 $F$ から生成されたと仮定する (b) の場合には，$\{\boldsymbol{z}_1, \boldsymbol{z}_2, \ldots, \boldsymbol{z}_n\}$ からリサンプリングし，大きさ $n$ のブートストラップ標本 $\{(\boldsymbol{x}_1^*(1), y_1^*(1)), \cdots, (\boldsymbol{x}_n^*(1), y_n^*(1))\}$ を抽出する．このプロセスを反復して大きさ $n$ のブートストラップ標本を $B$ 組抽出して，これらを

$$\{(\boldsymbol{x}_1^*(b), y_1^*(b)), \cdots, (\boldsymbol{x}_n^*(b), y_n^*(b))\}, \qquad b = 1, \cdots, B \tag{32.12}$$

とする．次に，各ブートストラップ標本 $\{(\boldsymbol{x}_1^*(b), y_1^*(b)), \cdots, (\boldsymbol{x}_n^*(b), y_n^*(b))\}$ に基づいて

$$\min_{\boldsymbol{\beta}} \sum_{i=1}^{n} \{y_i^*(b) - u(\boldsymbol{x}_i^*(b); \boldsymbol{\beta})\}^2 \tag{32.13}$$

を最小とする解を求めて $\hat{\boldsymbol{\beta}}^*(b)$ と置く．このようにして求めた $B$ 個の回帰係数ベクトルの推定値 $\hat{\boldsymbol{\beta}}^*(1), \hat{\boldsymbol{\beta}}^*(2), \cdots, \hat{\boldsymbol{\beta}}^*(B)$ に基づいて推定量 $\hat{\boldsymbol{\beta}}$ に関する誤差評価を行う．

### 32.1.6 ブートストラップ選択確率

さまざまな疾患の解明とその発症確率の予測にあたっては，複合的に作用し合って疾患を誘発する要因の特定とリスク確率予測のためのモデル化が重要な役割を担う．そのためのツールとして用いられる回帰モデル，ロジスティックモデル，Cox モデル，識別・判別モデル等は，観測された 1 組のデータ集合に基づいてモデルを設定し，推定したモデルの良さをモデル評価基準を用いて評価し，適切なモデルを選択する．このとき，モデリングの過程における変数選択が本質的となるが，一連のモデリングのプロセスを通して構築したモデルの信頼性を評価するにはどうすればよいであろうか．この問題にブートストラップ法を適用すると，次のようにしてモデルのブートストラップ選択確率 (bootstrap model selection probability) に基づく評価が可能となる．

**(1)** 観測された $n$ 個のデータ集合を $\{(y_i, \boldsymbol{x}_i);\ i = 1, 2, \cdots, n\}$ とする．ここで，$\boldsymbol{x}_i$ は複数の説明変数に関する多次元のデータ，$y_i$ は，回帰モデルでは実数値をとる目的変数，ロジスティックモデルでは 0 と 1 の 2 値変数，Cox モデルでは生存時間，識別・判別モデルではどのクラスへ属するかを表すラベル変数とする．観測データからの復元抽出によって取り出したブートストラップ標本を $\{(y_i^*, \boldsymbol{x}_i^*);\ i = 1, 2, \cdots, n\}$ とする．

**(2)** ブートストラップ標本 $\{(y_i^*, \boldsymbol{x}_i^*);\ i = 1, 2, \cdots, n\}$ に対して，モデリングのプロセスを通して一つの最適なモデルを構築する．たとえば，回帰モデルでは，推定したモデルをモデル評価規準 AIC や BIC，あるいはクロスバリデーション等によって評価し，一つのモデルを選択する．識別・判別モデルでは，構築した判別法を予測誤差によって評価し，最適なモデルを選択する．

**(3)** (1) と (2) のステップを $B$ 回繰り返して，選択された変数の組の割合をそれぞれの変数の組に対して求める．この割合を**モデル選択確率** (model selection probability) といい，一連のモデリングのプロセスの信頼性を計る目安とする．

ブートストラップ法を適用すると，1 組の観測データ集合からモデリングのプロセスを通して構築された最適な変数の組に基づくモデルに対して，信頼性あるいは不確定性の目安をモデル選択確率によって与えることができる．

## 32.2 EM アルゴリズム

### 32.2.1 は じ め に

EM アルゴリズム (expectation-maximization algorithm) は，Dempster et al.[16] によって，当初，データの欠測など不完全な状態で観測されたデータに基づいてモデルのパラメータの最尤推定値を反復法によって求めるための手法として提唱された．その基本的な考え方は，不完全なデータを与えた下で完全データに基づく尤度の最大化を利用するという簡潔なものであった．EM アルゴリズムの柔軟さと汎用性の高さから，その後，医学，薬学，工学等の自然科学はもとより，社会学，経済学，経営学など社会科学の諸分野のモデリングに重要な役割を果たしてきた．さらに，さまざまな問題への適用を通してアルゴリズムの改良や拡張が行われるとともに，その基本的概念を統計科学，機械学習，パターン認識等の複雑な問題解決に応用する試みが広く行われた．本節では，EM アルゴリズムの基本的な考え方と実行プロセスについて述べるが，詳しくは，渡辺[17]，Bishop[18] (Chapter 9)，汪ら[4] (第 III 部)，小西ら[5] (第 II 部) 等を参照されたい．

### 32.2.2 基本的考え方

EM アルゴリズムは，一般的に次のように述べることができる．密度関数 $f(\boldsymbol{x};\boldsymbol{\theta})$ に従って実際に観測・測定された $n$ 個のデータを $\boldsymbol{x}_1,\boldsymbol{x}_2,\ldots,\boldsymbol{x}_n$ とする．この各観測データに対応して，何らかの理由によってデータが欠測，欠損している部分に相当する変数，あるいは**潜在変数** (latent variables) を $\boldsymbol{z}_1,\boldsymbol{z}_2,\ldots,\boldsymbol{z}_n$ とする．たとえば，$f(\boldsymbol{x};\boldsymbol{\theta})$ を，混合比率 $\pi_j$ $(j=1,2,\cdots,g)$ をもつ混合分布モデル (mixture distribution model)

$$f(\boldsymbol{x};\boldsymbol{\theta})=\sum_{j=1}^{g}\pi_j f_j(\boldsymbol{x};\boldsymbol{\theta}_j) \tag{32.14}$$

とする．このとき，各データ $\boldsymbol{x}_i$ はどの群から観測されたものであるかわからないことから，$\boldsymbol{z}_i$ を欠損している群の所属を表す潜在変数ベクトル $\boldsymbol{z}_i=(z_{i1},z_{i2},\ldots,z_{ig})^t$ を導入する．データが群 $G_j$ からのものであれば，$j$ 番目の成分のみ $z_{ij}=1$ として，残りの成分はすべて 0 とする．

完全データとは，観測されたデータと潜在 (欠測) 変数部分を併せた $\{(\boldsymbol{x}_1,\boldsymbol{z}_1),(\boldsymbol{x}_2,\boldsymbol{z}_2),\cdots,(\boldsymbol{x}_n,\boldsymbol{z}_n)\}$ をいい，その同時密度関数を $f(\boldsymbol{x},\boldsymbol{z};\boldsymbol{\theta})$ とする．これに対して，観測データ $\boldsymbol{x}_1,\boldsymbol{x}_2,\ldots,\boldsymbol{x}_n$ を不完全データといい，この不完全データ (incomplete data) に基づく対数尤度関数は，次の式で与えられる．

$$\ell(\boldsymbol{\theta}) = \sum_{i=1}^{n} \log f(\boldsymbol{x}_i; \boldsymbol{\theta}) \tag{32.15}$$

$$= \begin{cases} \displaystyle\sum_{i=1}^{n} \log \int f(\boldsymbol{x}_i, \boldsymbol{z}_i; \boldsymbol{\theta}) d\boldsymbol{z}_i, & \text{連続型潜在変数} \\ \displaystyle\sum_{i=1}^{n} \log \sum_{\boldsymbol{z}_i} f(\boldsymbol{x}_i, \boldsymbol{z}_i; \boldsymbol{\theta}), & \text{離散型潜在変数} \end{cases}$$

ただし，$\sum_{\boldsymbol{z}_i}$ は，潜在変数のとるすべての離散点の集合に関して和をとるとする．

この対数尤度関数を最大とするパラメータ $\boldsymbol{\theta}$ の最尤推定値を解析的に求めることは難しく，非線形最適化法による数値計算が必要であるが，これに代わるより効率的な計算法が EM アルゴリズムである．実際には，手元にあるのは観測変数 $\boldsymbol{x}$ に関するデータのみで，潜在変数 $\boldsymbol{z}$ に関するデータは観測されていない．そこで，観測変数 $\boldsymbol{x}$ が与えられたという条件の下での潜在変数 $\boldsymbol{z}$ の条件付き密度関数

$$f(\boldsymbol{z}|\boldsymbol{x}; \boldsymbol{\theta}) = \frac{f(\boldsymbol{x}, \boldsymbol{z}; \boldsymbol{\theta})}{\int f(\boldsymbol{x}, \boldsymbol{z}; \boldsymbol{\theta}) d\boldsymbol{z}} \ (\text{連続型}), \qquad f(\boldsymbol{z}|\boldsymbol{x}; \boldsymbol{\theta}) = \frac{f(\boldsymbol{x}, \boldsymbol{z}; \boldsymbol{\theta})}{\sum_{\boldsymbol{z}} f(\boldsymbol{x}, \boldsymbol{z}; \boldsymbol{\theta})} \ (\text{離散型})$$

に対して，この期待値の情報を用いてパラメータを推定するというのが EM アルゴリズムの基本的考え方である．

EM アルゴリズによるパラメータ $\boldsymbol{\theta}$ の推定値は，適当な初期値 $\boldsymbol{\theta}^{(0)}$ から出発して，以下の E (expectation) ステップと M (maximization) ステップを反復実行して解を更新して求める．



### 32.2.3 EM アルゴリズムの実行プロセス

**[EM アルゴリズム** (EM algorithm)**]**

**E ステップ**　完全データに基づく対数尤度関数 $\sum_{i=1}^{n} \log f(\boldsymbol{x}_i, \boldsymbol{z}_i|\boldsymbol{\theta})$ に対して，$t$ ステップ目のパラメータの値 $\boldsymbol{\theta}^{(t)}$ をもつ $\boldsymbol{z}_i$ の条件付き密度関数を $f(\boldsymbol{z}_i|\boldsymbol{x}_i; \boldsymbol{\theta}^{(t)})$ とする．このとき，次のように条件付き期待値を計算する．

$$Q(\boldsymbol{\theta}, \boldsymbol{\theta}^{(t)}) = \sum_{i=1}^{n} E_{\boldsymbol{\theta}^{(t)}}[\log f(\boldsymbol{x}_i, \boldsymbol{z}_i; \boldsymbol{\theta})] \tag{32.16}$$

$$= \begin{cases} \displaystyle\sum_{i=1}^{n} \int f(\boldsymbol{z}_i|\boldsymbol{x}_i; \boldsymbol{\theta}^{(t)}) \log f(\boldsymbol{x}_i, \boldsymbol{z}_i; \boldsymbol{\theta}) d\boldsymbol{z}_i, & \text{連続型潜在変数} \\ \displaystyle\sum_{i=1}^{n} \sum_{\boldsymbol{z}_i} f(\boldsymbol{z}_i|\boldsymbol{x}_i; \boldsymbol{\theta}^{(t)}) \log f(\boldsymbol{x}_i, \boldsymbol{z}_i; \boldsymbol{\theta}), & \text{離散型潜在変数} \end{cases}$$

ただし，$\sum_{\boldsymbol{z}_i}$ は，潜在変数のとるすべての離散点の集合に関して和をとるとする．

**M ステップ**　E ステップで計算した $Q(\boldsymbol{\theta}, \boldsymbol{\theta}^{(t)})$ を $\boldsymbol{\theta}$ に関して最大化して，その値を $\boldsymbol{\theta}^{(t+1)}$ とする．

このEステップとMステップを反復実行して，収束条件を満足するまで繰り返す．収束条件としては，次のようなものが用いられ，設定した十分小さな値以下となるまで繰り返す．

$$||\boldsymbol{\theta}^{(t+1)} - \boldsymbol{\theta}^{(t)}||,\ |Q(\boldsymbol{\theta}^{(t+1)}, \boldsymbol{\theta}^{(t)}) - Q(\boldsymbol{\theta}^{(t)}, \boldsymbol{\theta}^{(t)})|,\ \ell(\boldsymbol{\theta}^{(t+1)}|\boldsymbol{x}_{(n)}) - \ell(\boldsymbol{\theta}^{(t)}|\boldsymbol{x}_{(n)})$$

ただし，$||\cdot||$ は Euclid ノルム，$\ell(\boldsymbol{\theta}^{(t)}|\boldsymbol{x}_{(n)})$ は観測されたデータに基づく $t$ ステップ目の対数尤度とする．

### 32.2.4　EM アルゴリズムの理論的考察

E ステップでは，完全データに基づく対数尤度関数の期待値を，観測データとパラメータ値が与えられた下での潜在変数の条件付き分布に関して求めていることがわかる．このような条件付き分布に関して期待値をとることの妥当性，またEステップとMステップを反復してパラメータ値を更新するとき，対数尤度関数の値がなぜ増大していくかを示す必要がある．以後，連続型確率変数の場合を考えるが，離散型確率変数は積分を離散点上での和に置き換えれば，同様な議論が可能である．

不完全データに基づく対数尤度関数は，次の式で与えられる．

$$\ell(\boldsymbol{\theta}) = \sum_{i=1}^{n} \log f(\boldsymbol{x}_i; \boldsymbol{\theta}) = \sum_{i=1}^{n} \log \int f(\boldsymbol{x}_i, \boldsymbol{z}_i; \boldsymbol{\theta}) d\boldsymbol{z}_i \tag{32.17}$$

いま，潜在変数に関する任意の密度関数 $q(\boldsymbol{z}_i)$ に対して，式 (32.17) は

$$\sum_{i=1}^{n} \log \int q_i(\boldsymbol{z}_i) \frac{f(\boldsymbol{x}_i, \boldsymbol{z}_i; \boldsymbol{\theta})}{q_i(\boldsymbol{z}_i)} d\boldsymbol{z}_i = \sum_{i=1}^{n} \log E_{q_i(\boldsymbol{z}_i)} \left[ \frac{f(\boldsymbol{x}_i, \boldsymbol{Z}_i; \boldsymbol{\theta})}{q_i(\boldsymbol{Z}_i)} \right] \tag{32.18}$$

と表せる．

ここで，条件付き分布に関して期待値をとることの妥当性を示すために，**Jensen の不等式** (Jensen's inequality) を用いる．対数関数 $\log x$ は凹関数 (上に凸)，したがって $g(x) = -\log x$ は凸関数であることから，Jensen の不等式 $\mathrm{E}[g(X)] \geq g(\mathrm{E}[X])$ より，$\log(\mathrm{E}[X]) \geq \mathrm{E}[\log X]$ となる．確率変数 $X$ を式 (32.18) 右辺の $f(\boldsymbol{x}_i, \boldsymbol{Z}_i; \boldsymbol{\theta})/q_i(\boldsymbol{Z}_i)$ と置いて Jensen の不等式を適用すると，

$$\log \mathrm{E}_{q_i(\boldsymbol{z}_i)} \left[ \frac{f(\boldsymbol{x}_i, \boldsymbol{Z}_i; \boldsymbol{\theta})}{q_i(\boldsymbol{Z}_i)} \right] \geq \mathrm{E}_{q_i(\boldsymbol{z}_i)} \left[ \log \frac{f(\boldsymbol{x}_i, \boldsymbol{Z}_i; \boldsymbol{\theta})}{q_i(\boldsymbol{Z}_i)} \right] \tag{32.19}$$

となる．よって，不完全データに基づく式 (32.17) の対数尤度関数に対して，次の不等式が求まる．

$$\ell(\boldsymbol{\theta}) = \sum_{i=1}^{n} \log f(\boldsymbol{x}_i; \boldsymbol{\theta}) \geq \sum_{i=1}^{n} \int q_i(\boldsymbol{z}_i) \log \frac{f(\boldsymbol{x}_i, \boldsymbol{z}_i; \boldsymbol{\theta})}{q_i(\boldsymbol{z}_i)} d\boldsymbol{z}_i \tag{32.20}$$

右辺は不等式の下界を与えており，また $q_i(\boldsymbol{z}_i)$ は任意の密度関数であることに注意すると，この不等式をよりタイトにする下界を突き詰めると，Jensen の不等式で等号が成り立つとき，すなわちある $\boldsymbol{\theta}$ に対して

$$\frac{f(\boldsymbol{x}_i, \boldsymbol{z}_i; \boldsymbol{\theta})}{q_i(\boldsymbol{z}_i)} = c, \qquad \text{定数} \tag{32.21}$$

となるときである．また，$q_i(\boldsymbol{z}_i)$ は密度関数であることから，定数 $c$ は

$$\int q_i(\boldsymbol{z}_i) d\boldsymbol{z}_i = \frac{1}{c} \int f(\boldsymbol{x}_i, \boldsymbol{z}_i; \boldsymbol{\theta}) d\boldsymbol{z}_i = 1 \tag{32.22}$$

より，$c = \int f(\boldsymbol{x}_i, \boldsymbol{z}_i; \boldsymbol{\theta}) d\boldsymbol{z}_i$ となり，したがって，Jensen の不等式の等号が成立するのは

$$q_i(\boldsymbol{z}_i) = \frac{f(\boldsymbol{x}_i, \boldsymbol{z}_i; \boldsymbol{\theta})}{\int f(\boldsymbol{x}_i, \boldsymbol{z}_i; \boldsymbol{\theta}) d\boldsymbol{z}_i} = f(\boldsymbol{z}_i | \boldsymbol{x}_i; \boldsymbol{\theta}) \tag{32.23}$$

のときであることがわかる．

ここで，式 (32.20) の $q_i(\boldsymbol{z}_i)$ をパラメータの更新値 $\boldsymbol{\theta}^{(t)}$ をもつ条件付き分布で置き換えると

$$\begin{aligned} \ell(\boldsymbol{\theta}) &= \sum_{i=1}^{n} \log f(\boldsymbol{x}_i; \boldsymbol{\theta}) \\ &\geq \sum_{i=1}^{n} \int f(\boldsymbol{z}_i | \boldsymbol{x}_i; \boldsymbol{\theta}^{(t)}) \log \frac{f(\boldsymbol{x}_i, \boldsymbol{z}_i; \boldsymbol{\theta})}{f(\boldsymbol{z}_i | \boldsymbol{x}_i; \boldsymbol{\theta}^{(t)})} d\boldsymbol{z}_i \\ &= \sum_{i=1}^{n} \left\{ \int f(\boldsymbol{z}_i | \boldsymbol{x}_i; \boldsymbol{\theta}^{(t)}) \log f(\boldsymbol{x}_i, \boldsymbol{z}_i; \boldsymbol{\theta}) d\boldsymbol{z}_i \right. \\ &\qquad \left. - \int f(\boldsymbol{z}_i | \boldsymbol{x}_i; \boldsymbol{\theta}^{(t)}) \log f(\boldsymbol{z}_i | \boldsymbol{x}_i; \boldsymbol{\theta}^{(t)}) d\boldsymbol{z}_i \right\} \end{aligned}$$

となる．この式の最右辺は下界を与えているが，パラメータ $\boldsymbol{\theta}$ に依存しない第二項目を除く第一項目は，与えられた $\boldsymbol{\theta}^{(t)}$ とデータ $\boldsymbol{x}_i$ に対する条件付き分布 $f(\boldsymbol{z}_i | \boldsymbol{x}_i; \boldsymbol{\theta}^{(t)})$ に関して，完全データに基づく対数尤度関数の条件付き期待値を求める E ステップであり，次の M ステップで最大化を行いパラメータ値を $\boldsymbol{\theta}^{(t+1)}$ へと更新していることがわかる．

E ステップと M ステップを反復してパラメータ値を更新するとき，対数尤度関数の値がなぜ増大していくかは，次のように示すことができる．いま，M ステップで $\boldsymbol{\theta}^{(t)}$ から $\boldsymbol{\theta}^{(t+1)}$ へと更新されたとする．このとき，Jensen の不等式を適用すると，次の式が求まる．

32. 計算統計：ブートストラップ，EM アルゴリズム

$$
\begin{aligned}
\ell(\boldsymbol{\theta}^{(t+1)}) &= \sum_{i=1}^{n} \log f(\boldsymbol{x}_i; \boldsymbol{\theta}^{(t+1)}) = \sum_{i=1}^{n} \log \int f(\boldsymbol{x}_i, \boldsymbol{z}_i; \boldsymbol{\theta}^{(t+1)}) d\boldsymbol{z}_i \\
&\geq \sum_{i=1}^{n} \int f(\boldsymbol{z}_i | \boldsymbol{x}_i; \boldsymbol{\theta}^{(t)}) \log \frac{f(\boldsymbol{x}_i, \boldsymbol{z}_i; \boldsymbol{\theta}^{(t+1)})}{f(\boldsymbol{z}_i | \boldsymbol{x}_i; \boldsymbol{\theta}^{(t)})} d\boldsymbol{z}_i \\
&\geq \sum_{i=1}^{n} \int f(\boldsymbol{z}_i | \boldsymbol{x}_i; \boldsymbol{\theta}^{(t)}) \log \frac{f(\boldsymbol{x}_i, \boldsymbol{z}_i; \boldsymbol{\theta}^{(t)})}{f(\boldsymbol{z}_i | \boldsymbol{x}_i; \boldsymbol{\theta}^{(t)})} d\boldsymbol{z}_i \\
&= \ell(\boldsymbol{\theta}^{(t)})
\end{aligned}
$$

したがって，E ステップと M ステップによってパラメータ値を更新していくと，対数尤度関数は増大していることがわかる．

## 文　　献


1) Efron, B. *Ann Stat* **7**: 1–26, 1979.
2) Efron, B and R Tibshirani. *An Introduction to the Bootstrap*, Chapman & Hall/CRC, 1993.
3) Davison, AC and DV Hinkley. *Bootstrap Methods and Their Application*, Cambridge University Press, 1997.
4) 汪　金芳, 田栗正章, 手塚　集, 樺島祥介, 上田修功. 計算統計 I (シリーズ統計科学のフロンティア 11) — 確率計算の新しい手法 —, 岩波書店, 2003.
5) 小西貞則, 越智義道, 大森裕浩. 計算統計学の方法 — ブートストラップ, EM アルゴリズム, MCMC —(シリーズ〈予測と発見の科学〉5), 朝倉書店, 2008.
6) Efron, B. *The Jackknife, the Bootstrap, and Other Resampling Plans*, SIAM, 1982.
7) Hall, P. *The Bootstrap and Edgeworth Expansion*, Springer, 1992.
8) Shao, J and D-S Tu. *The Jackknife and Bootstrap*, Springer, 1995.
9) Diaconis, P and B Efron. *Sci Am* **248**: 116–130, 1983. (松原 望訳. コンピュータがひらく新しい統計学, サイエンス **13**: pp.58–75, 1983).
10) Efron, B and G Gong. *Am Stat* **37**: 36–48, 1983.
11) 小西貞則. 村上征勝, 田村義保編. パソコンによるデータ解析 (統計科学選書): pp.123–142, 朝倉書店, 1988.
12) Hall, P. *Ann Stat* **16**: 927–985, 1988.
13) Chernick, MR. *Bootstrap Methods — A Guide for Practitioners and Researchers*, 2nd ed, Wiley, 2007.
14) Hastie, T, R Tibshirani and J Friedman. *The Elements of Statistical Learning*, Springer, 2001.
15) 小西貞則. 多変量解析入門—線形から非線形へ—, 岩波書店, 2010.
16) Dempster, A P, NM Laird and DB Rubin. *J R Stat Soc Ser B* **39**: 1–37, 1977.
17) 国友直人, 山本　拓, 北川源四郎, 竹村彰通編. 数理・計算の統計科学 (21 世紀の統計科学 III): EM アルゴリズム, 東京大学出版会, 2008.
18) Bishop, CM. *Pattern Recognition and Machine Learning*, Springer, 2006.

# 索　　引

## ア　行

## カ　行

## サ　行

## タ 行

## ナ　行



## ハ　行

## マ 行

## ヤ　行



## ラ　行

## ワ　行

## A



## B

## C

## D

### E

**J**



**K**

## N



## O

**Q**



**R**

**S**

**T**